U0397657

疑难少见真菌病例

COMPLICATED AND RARE FUNGAL CASES

主　编・温　海

副主编・顾菊林　朱红梅

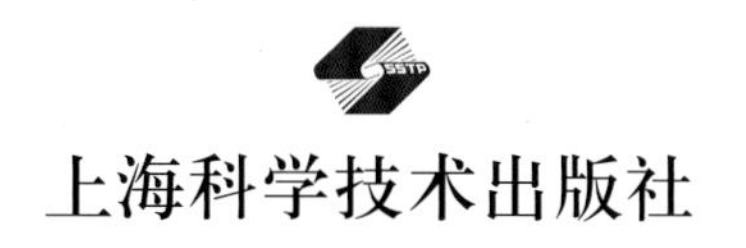

上海科学技术出版社

图书在版编目（CIP）数据

疑难少见真菌病例 / 温海主编. -- 上海 : 上海科学技术出版社, 2020.6
ISBN 978-7-5478-4803-6

Ⅰ. ①疑… Ⅱ. ①温… Ⅲ. ①疑难病－真菌病－病案 Ⅳ. ①R519

中国版本图书馆CIP数据核字(2020)第036522号

疑难少见真菌病例

主　编　温　海
副主编　顾菊林　朱红梅

上海世纪出版(集团)有限公司
上 海 科 学 技 术 出 版 社 出版、发行
(上海钦州南路71号　邮政编码200235　www.sstp.cn)
上海中华商务联合印刷有限公司印刷
开本 787×1092　1/16　印张 27.5
字数 550千字
2020年6月第1版　2020年6月第1次印刷
ISBN 978-7-5478-4803-6 / R · 2026
定价：198.00元

内容提要

本书由《中国真菌学杂志》2006—2019年刊登的疑难少见真菌病例汇编而成。内容收集皮肤科、感染科、眼科、呼吸科等领域的真菌病例195例。编者将病例根据菌种分类，共8章，包括皮肤癣菌、孢子丝菌、马拉色菌、暗色真菌、念珠菌、隐球菌、曲霉和其他真菌引起的感染。每个病例均以“临床资料”“诊断与治疗”“本例要点”三个板块展开，阐述各病例的临床特点、诊断治疗要点和难点等。本书内容简练，图文并茂，实用性强，旨在为临床医生诊治疑难少见真菌病时提供帮助和指导。

编者名单

主　编

温　海

副主编

顾菊林　朱红梅

编　者

（以姓氏汉语拼音为序）

白　东　曹欣欣　曹训宇　曹艳云　陈吉泉　陈雪雯　程卫萍
代亚玲　方　伟　冯　姣　冯佩英　付　萍　高　峰　高露娟
高芸璐　葛红芬　葛　兰　郭　凯　郭艳阳　郭　芸　郭志丽
杭小锋　何仁亮　何晓丹　胡　瑚　胡素泉　胡文英　胡小平
胡志敏　黄　海　黄　慧　黄　静　黄　芩　黄苏扬　黄文明
黄祝青　冀　然　江光明　姜　媛　蒋　献　金星姬　金学洙
景东云　居哈尔·米吉提　康瑞花　康俞莉　孔庆涛　兰文雷
蓝　海　李春阳　李聪慧　李东明　李发增　李　薇　李　芸
李志瑜　李宗辉　梁官钊　梁　好　刘　芳　刘汉平　刘建清
刘　丽　刘任红　刘双娟　刘　伟　刘　雯　刘小平　刘晓峰
刘　艳　卢其明　吕桂霞　吕　莎　罗柳春　马少吟　聂　舒

帕丽达·阿布利孜 彭雪梅 齐显龙 冉林卉 冉梦龙
冉 昕 冉玉平 尚盼盼 邵 霞 申玉英 沈威敏 石 庆
石 钰 史会连 史希武 宋红娟 宋 敏 孙秋宁 唐教清
唐 黎 陶 露 滕元姬 田夫军 田力娣 王爱平 王 东
王桂祯 王 涵 王 莉 王露霞 王 鹏 王 澎 王润超
王淑芬 王 舒 王向熙 王晓雯 王晓霞 王雪连 王艳玲
王有为 文京华 闻轶旸 吴 斌 吴 洁 吴 琼 向 耘
萧伊伦 谢振谋 熊 琳 熊旭东 徐修礼 徐 艳 许昌春
许 雪 杨飞飞 杨连娟 杨 玲 杨艳平 杨 阳 易雪梅
尹 斌 游紫梦 余 进 虞伟衡 禹卉千 袁乃芬 原 英
岳学苹 曾梅华 曾义斌 詹济滂 张海清 张 杰 张兰予
张仁芳 张瑞峰 张一男 张谊之 张 英 张志创 赵蓓蕾
赵敬军 赵 静 赵作涛 郑宝勇 郑文爱 郑毓芳 钟白玉
钟 华 周村建 周光平 周 南 周万青 周亚彬 朱伯成
朱晨雨 朱 敏 朱文静 朱小红

资料整理编排

卫凤莲 施 慧 陈雪红 王 飞

序　一

对于临床工作者来说，病例专栏常常是最受欢迎的栏目之一。阅读病例资料，对于拓宽医务工作者的视野、培养诊断思维、丰富临床诊治经验，都很有裨益。《中国真菌学杂志》编辑部将创刊10余年来分散在各期杂志上的病例汇总在一起，按照不同的致病菌种分类、整理成册，系统而有条理，便于学习，是一项非常有意义的工作。

通读《疑难少见真菌病例》，可以迅速了解目前国内真菌病的概况，包括浅部真菌病的致病菌有哪些，深部真菌病的致病菌有哪些，常用的真菌检测方法有哪些，又有哪些新进展，哪些病常见，哪些病危害大，哪些病治疗比较困难，等等。

细读每个病例，可以从一个个实例的病史、实验室检查、真菌检查结果、治疗方法、治疗前后临床照片等详细资料，细细体会和学习临床医生的诊断思路与治疗策略。

此书不是原来已发表病例的文字堆砌，而是经过精简和提炼的精粹。全书体例统一，层次清晰，重点突出。每个病例分为三部分：一是临床资料，包含了精炼的病史和检查结果；二是诊断与治疗；三是本例要点，突出了本病例的学习重点。全书每个病例都由《中国真菌学杂志》主编温海教授仔细审阅、把关，保证了此书的质量。

可以说，对于真菌相关科室的工作人员来说，《疑难少见真菌病例》是一本不可多得的好书，相信它对培养诊断思维、指导临床实践很有价值。诚然书中都是他人经验，但是“他山之石，可以攻玉”，当你灵犀点通，就可举一反三，遇到类似病例，便可及时为患者做出真菌病的正确诊断，进行有效的治疗，解除其病痛。如果你愿意与同道分享，更可总结成文，投稿《中国真菌学杂志》。

中国医学科学院皮肤病研究所教授

2020年2月

序　二

由温海教授主编的《疑难少见真菌病例》即将出版，这是我国医学真菌学领域的一件大事，可喜可贺。

在200万种真菌中，大部分真菌对人类直接或间接有益，少数菌种对人类有害，目前被确认为致病菌的真菌已有560余种。医学真菌虽然只占极少数，但其引起的疾病在皮肤科门诊病例中占近30%，而在感染科、呼吸科等科室中，并发深部或浅部真菌感染的患者也屡见不鲜。有体癣、股癣、头癣这些常见病，也有隐球菌性脑膜炎这类致死率极高的深部真菌感染，时刻影响着人们的身心健康。

《疑难少见真菌病例》精选了《中国真菌学杂志》创刊14年来刊登的大量疑难少见病例，内容涉及基础医学与临床医学中的大部分学科——皮肤、感染、血液、呼吸、器官移植、肿瘤、急救、创伤等。每个病例都分成3个部分：临床资料、诊断与治疗、本例要点。本书层次清晰，简洁明快，图文并茂，非常实用，是作者送给全国同仁的一份厚礼。通读本书，广大医务工作者可以在大量实例中拓宽视野、提高诊断思路、丰富临床诊治经验，从而提高我国临床医生对于真菌感染疾病的诊治水平，减少误诊、漏诊。

祝《疑难少见真菌病例》出版、发行顺利！

海军军医大学附属长征医院教授

中国工程院院士

2020年3月

前　言

真菌病是涉及多学科、严重危害人类健康的疾病之一，随着医学技术和治疗手段的快速发展，真菌病的发病率也在逐年上升，这一现象已引起医学界高度重视。但对疑难和少见真菌病的认识，特别是诊断和治疗等方面还存在着许多问题。为了更好地帮助更多的医务工作者认识真菌病，及时诊断和治疗真菌病，我们编写了《疑难少见真菌病例》一书，目的是在临床医生诊断和治疗各种真菌病的临床实践中起到一定的帮助作用。

《中国真菌学杂志》是由国家新闻出版总署批准发行的我国医学真菌学领域唯一的一本专业期刊，以报道我国医学真菌学的最新研究进展、构建真菌与真菌病学术交流平台为宗旨，在我国医学真菌学领域具有极其重要的影响力和学术地位，自创刊以来，累积发表了大量疑难少见的真菌病例。为了让这些病例在医务工作者的临床工作中起到帮助作用，经过编辑部全体人员的共同努力，从已刊登的病例报告中精选出195个病例，并对每个病例进行了归类、编辑及重点内容提炼，最终整理、编撰成本书。

《疑难少见真菌病例》一书具有以下特点：第一，疾病分类清晰明了，全书按照真菌致病菌的分类进行排序，方便读者查阅。第二，收集的病例比较全，涉及面比较广，不但包括皮肤科常见的各种浅部真菌病，还收集了呼吸科、感染科、血液科、肿瘤科、眼科、耳鼻喉科及器官移植科等科室的深部真菌感染病例；既有疑难或少见的病例，又有常见但临床表现特殊，易误诊、误治的病例。第三，病例资料完整，图片清晰，每个病例均包括完整的病史、实验室检查、真菌学检查。真菌镜检、培养及真菌鉴定等资料完整，大多数病例都有临床诊治前、后的照片，部分病例还包括皮肤组织病理、分子生物学等检查结果，这对读者学习和参考这些真菌病例均具有很大的帮助。第四，每个病例增加了要点分析，为了帮助读者学习、理解病例的内容，在每个病例最后由编委会的专业人员提炼出该病例的要点，目的是告诉读者本病例最值得掌握的重点是什么。例如，该病例是临床表现特殊，还是诊治方面有什么值得借鉴之处。

我们希望本书能对临床医生诊治真菌病起到一定的帮助作用，为提高我国真菌病的诊疗水平尽绵薄之力。在此我们首先要感谢各位编委无私地提供了病例资料，感谢许多专家给予的关心和支持，感谢编辑部卫凤莲、施慧、陈雪红、王飞四位编辑的辛勤工作。本书的编写过程不仅得到了各位作者和上海科学技术出版社的鼎力支持，同时也得到了广大专家、教授的热心指导和帮助，在此，一并致以衷心的感谢。

由于编撰时间仓促加之专业水平有限，本书在各方面一定有不完善甚至错误之处，望各位读者给予指正，不胜感激！

温海

2020年2月

目 录

第一章　皮肤癣菌感染

第二章 孢子丝菌感染

第三章 马拉色菌感染

第四章 暗色真菌感染

第五章　念珠菌感染

第六章 隐球菌感染

第七章 曲霉感染

第八章 其他真菌感染

第一章
皮肤癣菌感染

第一节 头 癣

病例1 误诊为头皮脓肿经抗生素及植皮治疗无效的脓癣

【临床资料】

患儿1 男，9岁，因"头皮外伤后脓肿、溃疡28天，植皮术后5天再发脓肿、溃疡"就诊。患儿33天前头顶被硬物击伤，4天后局部形成约4 cm^2隆起包块，触之软，轻微压痛，当地医院诊断为"头皮脓肿"，但行包块内穿刺未抽出内容物；静脉滴注青霉素及局部外敷药物加压包扎，约7天后包块破溃，流血性脓液，表面脱发，行切开引流、每天局部换药10天后局部形成约5 cm^2大小溃疡面，上覆较多脓性分泌物，周围毛发脱落稀疏，散发数个绿豆大脓性丘疹，感轻微瘙痒。10天前于某院烧伤整形科求治，取头顶创面分泌物分别做需氧菌和厌氧菌培养，结果有"酵母样菌"生长而无厌氧菌生长，查人类免疫缺陷病毒（human immunodeficiency virus, HIV）、梅毒血清学及乙肝两对半均为阴性，因长时间抗生素治疗无效，考虑为"特殊细菌感染"，于3天前行自体植皮：取右大腿皮肤修补头皮缺损。术后先后给予头孢噻肟钠和万古霉素静脉滴注，同时将伊曲康唑胶囊内的微粒直接撒在皮损上，但术后第5天植皮缝合口周围皮损再发。患病期间无发热、寒战等全身症状，头部皮损周围皮肤无明显红肿。患儿家中养有狗、猫各1只，兔多只。系统检查无异常分泌物（图1-1-1A）。刮取皮损处断发、脓血做KOH涂片，镜下见孢子和菌丝，标本接种在沙堡弱培养基（Sabouraud's dextrose agar, SDA）斜面，25℃、4天长出白色粉状菌落（图1-1-1B），转种于尿素培养基，3天后培养基变红，即尿素酶试验阳性（图1-1-1C），钢圈法SDA小培养镜下见大量螺旋菌丝、葡萄状小分生孢子及分隔棒状大分生孢子（图1-1-1D）。

患儿2 女，8岁。因"头顶脓肿、溃疡24天，植皮术后7天再发脓丘疹"就诊。31天前，患儿头顶出现10余个散在的黄豆大脓丘疹，伴头皮疼痛及发热（最高体温38.5℃），当地按"脓疱疮"予青霉素等抗生素治疗4天无效，患儿仍发热，脓疱融合成片形，成约6 cm^2脓肿，表面头发脱落，3天后脓肿自行破溃流咖啡色黏稠脓液，诊断为"头皮脓肿"，切开引流继续抗生素治疗及外科换药10天体温逐渐降至正常，局部形成溃疡，继续换药7天仍无明显好转。7天前于上述烧伤整形科行自体植皮，取颞部头皮修补顶部缺损。术后予抗生素静脉滴注，第7天植

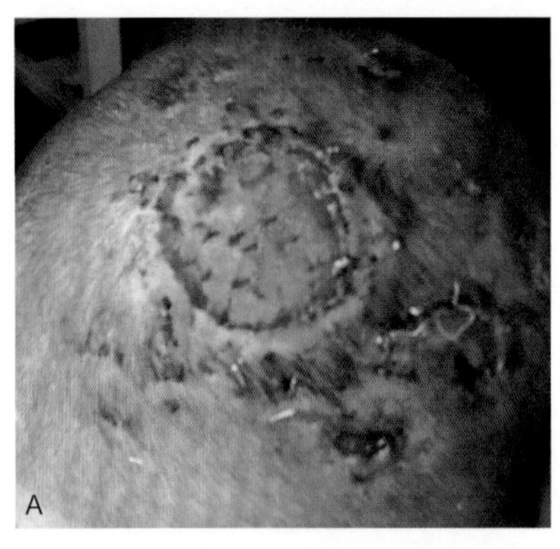

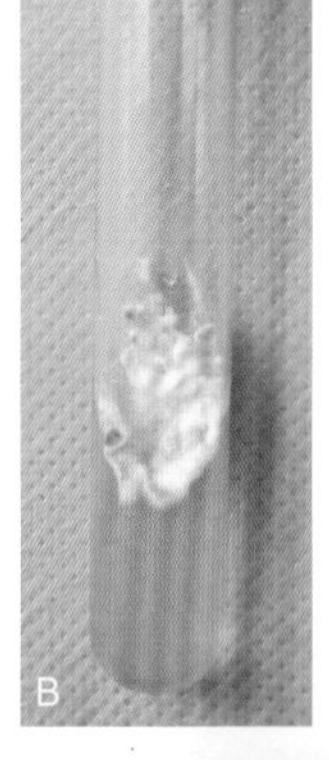

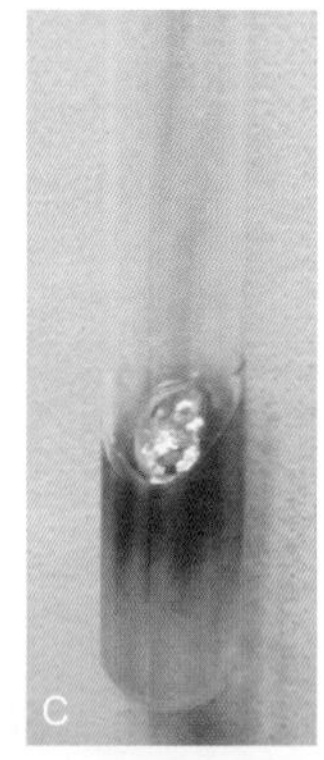

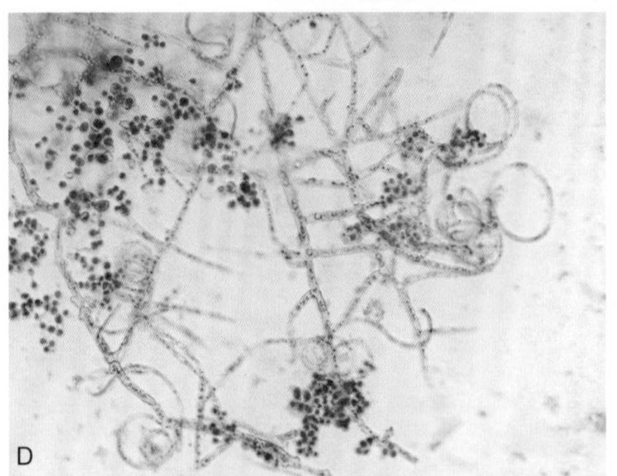

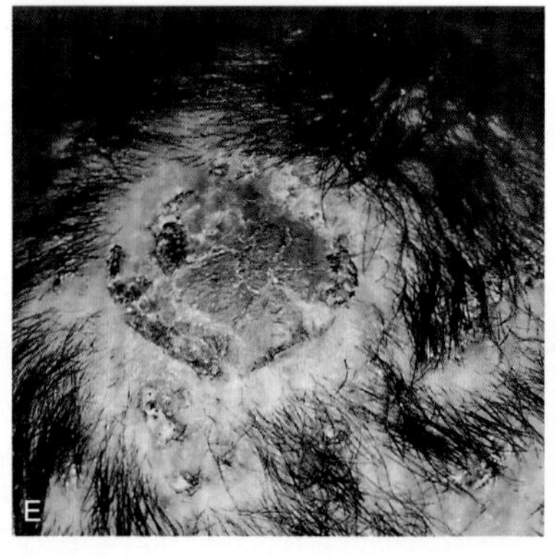

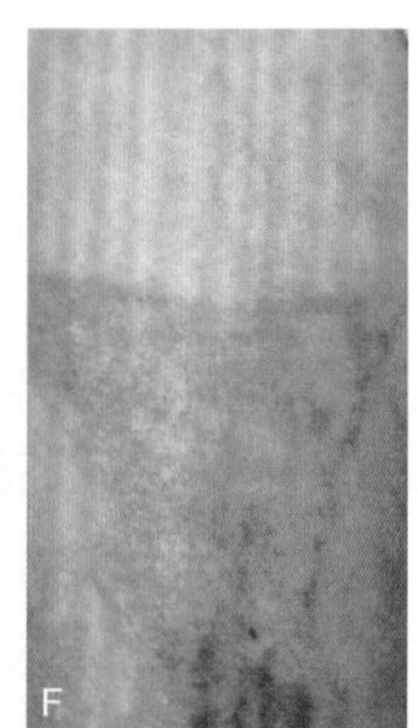

图1-1-1 A. 初诊时皮损，头部植皮术后6天。B. 皮损处脓血、断发接种于SDA 25℃培养4天长出白色粉状菌落充满斜面。C. 尿素酶试验阳性。D. SDA小培养15天后镜下见螺旋菌丝及葡萄串状小分生孢子（×400）。E. 口服伊曲康唑100 mg/d连续60天后皮损痊愈。F. 右大腿供皮区浅表瘢痕及色素改变

皮区边缘再次出现皮疹。患儿家中养有宠物猫。系统检查无异常，皮肤科检查：头顶部一约7 cm^2淡红色移植皮肤，表面点状糜烂，少量脓性分泌物及结痂，边缘散在10余个脓性丘疹（图1-1-2A）。取皮损标本KOH涂片镜下见孢子、菌丝，标本接种在SDA斜面，25℃、4天长出白色粉状菌落（图1-1-2B），尿素酶试验阳性（图1-1-2C），SDA小培养镜下见大量螺旋菌丝（图1-1-2D）。

【诊断与治疗】

诊断：2例患儿都是须癣毛癣菌所致脓癣。

治疗：① 患儿1，口服伊曲康唑，100 mg/d（患儿体重22 kg，按5 mg/kg计算），以全脂牛奶送药。服药7天患儿再无新发丘疹，溃疡开始愈合，连续服药60天后皮损痊愈，植皮区无毛发生长（图1-1-1E），真菌镜检为阴性，服药期间无不良反应。右大腿供皮区遗留浅表瘢痕及色素改变（图1-1-1F）。② 患儿2，予伊曲康唑口服，100 mg/d（患儿体重19 kg），用全脂牛奶服药。约6天再无新发丘疹，连续服药49天后皮损愈合，遗留瘢痕性脱发（图1-1-2E），再次真菌镜检阴性，无药物不良反应。左颞部供皮区遗留淡红色浅表瘢痕（图1-1-2F）。

【本例要点】

文中2例患儿因头皮脓肿长期用抗生素治疗无效未被考虑真菌感染，培养的“酵母样菌”

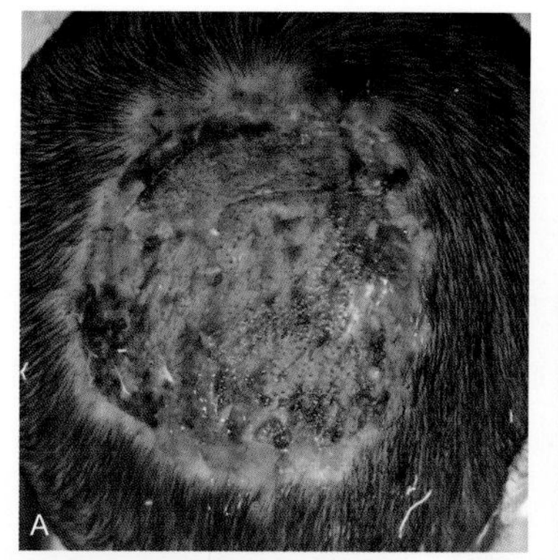

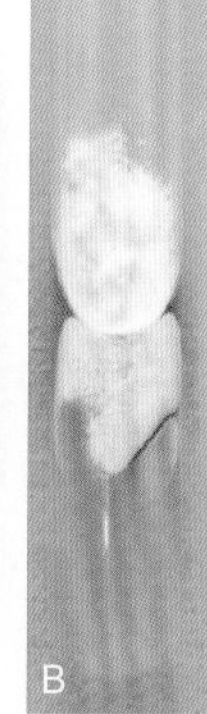

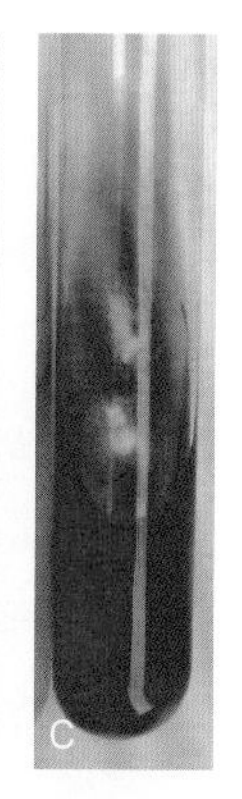

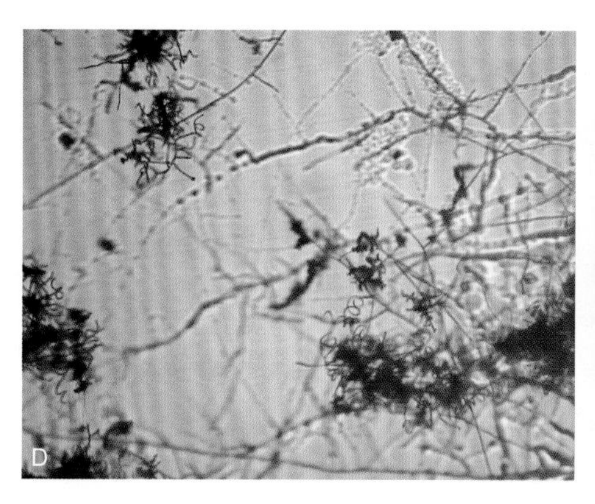

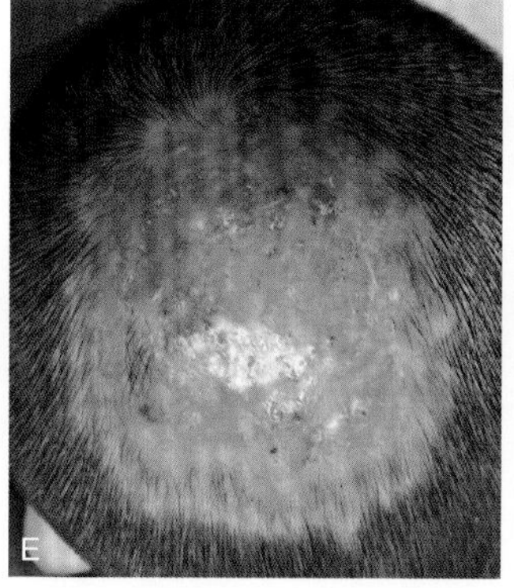

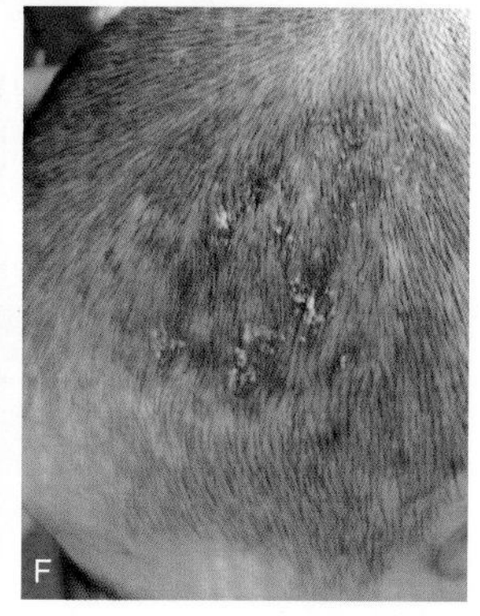

图1-1-2　A. 初诊时皮损，头部植皮术后7天再发脓性丘疹及糜烂。B. 皮损处脓血、断发接种于SDA 25℃培养4天长出白色粉状菌落充满斜面。C. 尿素酶试验阳性。D. SDA小培养15天后镜下见螺旋菌丝（×400）。E. 口服伊曲康唑100 mg/d连续49天后皮损痊愈。F. 左颞部供皮区遗留淡红瘢痕

未做真菌鉴定即被认为是“特殊细菌感染”，前后在同一整形科行植皮治疗均失败，皮疹复发后查真菌阳性才确诊为脓癣。分析其原因，主要是初诊医生对头癣尤其是脓癣缺乏警惕与充分的认识，造成脓癣被误诊为头皮脓肿。脓癣多为亲动物性或亲土性皮肤癣菌感染后机体产生强烈毛囊及毛囊周围炎症反应所致，有明显肿胀、脓液渗出。因与细菌所致的头皮脓肿有相似之处——都形成脓肿，故临床上常被误诊，但两者之间还是有明显区别。细菌性头皮脓肿和真菌所致的脓癣，皮损有类似之处，经过治疗表现不典型者更难鉴别，但两者发病史及临床特点各有不同，病原学检查则可获得直接证据，仔细询问病史和病原学检查是关键。此2例的教训是对有家养宠物或抗生素治疗无效的头部脓肿形成的患儿，应高度警惕脓癣并常规取皮损做真菌检查，对分离的“酵母样菌”应做进一步鉴定。只要对儿童头癣保持高度警惕性，遇到疑似病例或抗生素治疗无效的病例，常规取皮损做真菌检查，可避免误诊的发生。皮损标本KOH涂片直接镜检见菌丝和（或）孢子即可确诊，是一项简便易行的方法，但镜检阴性时还应等待培养结果。脓癣的治疗应选口服抗真菌药（伊曲康唑微粒直接局部外用不能被吸收），配以外用抗真菌药，定期剪除病发，每天用含酮康唑的香波洗头；有人主张对炎症严重者在内服抗真菌药物同时短期内服糖皮质激素以减轻炎症反应；合并细菌感染可局部或系统使用抗生素；脓肿较大可穿刺抽液以促进吸收，切忌切开引流，更不能植皮治疗。

（何晓丹）

病例2 紫色毛癣菌致成人黑点癣及泛发性体癣

【临床资料】

患者，女，23岁，因“全身皮疹伴瘙痒反复半年，加重1个月”就诊。患者半年前躯干四肢出现红色瘙痒性皮疹，至当地医院就诊，诊断为“银屑病”，予糖皮质激素外用制剂治疗，皮疹逐渐增多，并出现脓疱；2个月前曾予“阿维A 20 mg/d”口服，皮疹似有好转；1个月前皮疹复发，红斑脓疱面积增大，外用糖皮质激素制剂治疗未能控制。为进一步诊治至我院，门诊拟“体癣，脓疱型银屑病待排”收入院。患者为尼姑，庵内饲养有猫、犬。

系统检查未见异常。皮肤科情况：躯干、四肢见对称分布散在环状鲜红斑、有脱屑，红斑周围见圈状分布米粒大小脓疱，脓疱位置浅表，局部融合成脓湖，中央见正常皮肤，Auspitze征(－)，见图1-1-3。头皮毛囊见黑点、断发，拔发试验(++)，见图1-1-4。实验室检查：常规检查无异常，躯干四肢多处皮屑、脓疱疱液真菌镜检见菌丝；断发真菌镜检见大量发内孢子(图1-1-5)。躯干四肢多处皮屑、脓疱疱液及断发真菌培养见菌体生长，经鉴定为紫色毛癣菌(图1-1-6)。皮肤病理为慢性炎症未见脓疱结构；头皮病理活检：毛囊内见大量真菌孢子，PAS染色(+)，见图1-1-7。

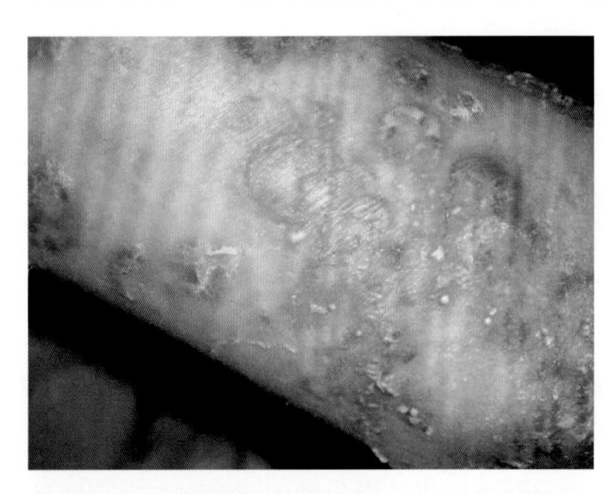

图1-1-3 上肢伸侧环状鲜红斑、有脱屑，红斑周围见圈状分布米粒大小脓疱

【诊断与治疗】

诊断：紫色毛癣菌所致黑点癣，泛发性体癣。

治疗：患者入院时考虑脓疱型银屑病，故曾予阿奇霉素0.5 g，1次/天，静脉滴注7天。躯干四肢皮屑、脓疱疱液真菌镜检见菌

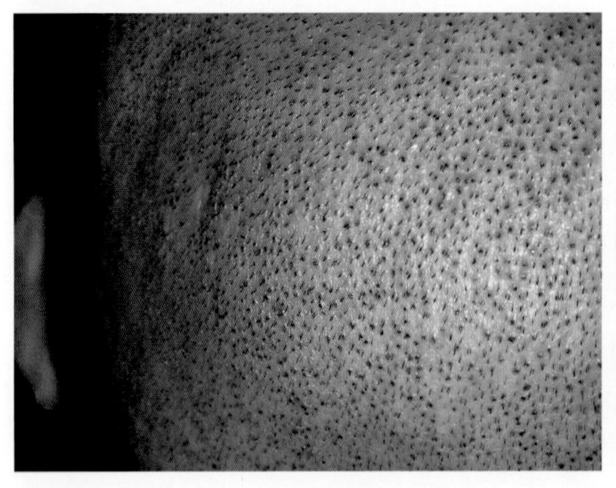

图1-1-4 头皮毛囊见黑点、断发

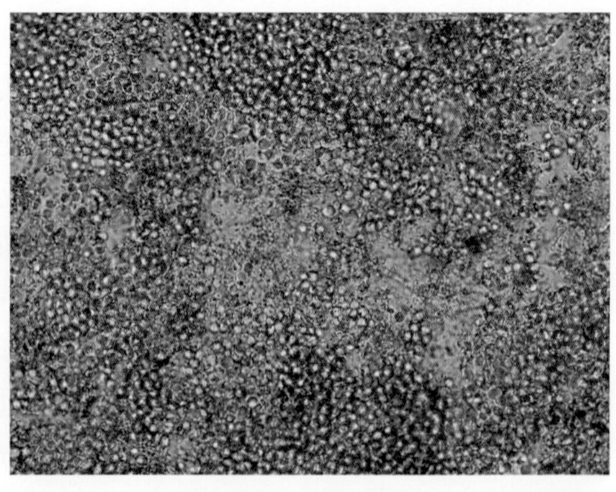

图1-1-5 断发真菌镜检：大量发内孢子(油镜10×40)

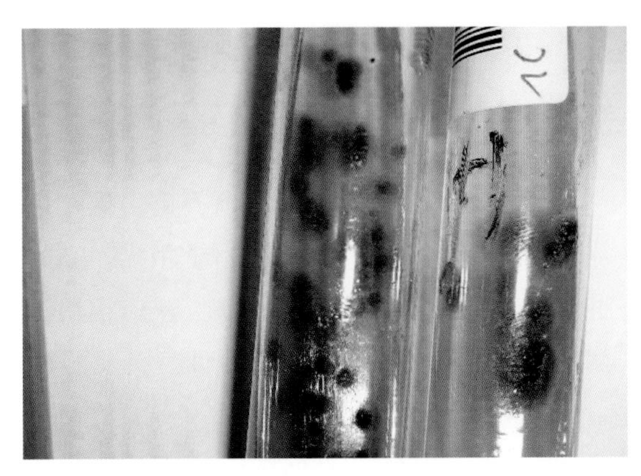

图1-1-6　躯干四肢多处皮屑、脓疱疱液及断发真菌培养2周见菌体生长，经鉴定为紫色毛癣菌

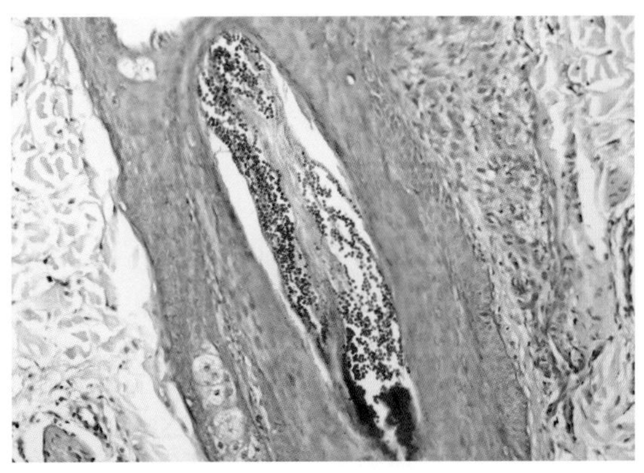

图1-1-7　头皮病理活检：毛囊内见大量真菌孢子，PAS染色（+）（PAS染色 ×200）

丝后即予伊曲康唑每次0.1 g，2次/天，口服；特比萘芬软膏外用，2次/天。10天后躯干四肢脓疱、红斑基本消退，但头发黑点未消退，镜检（+）。患者为福建人，予出院带药：伊曲康唑每次0.1 g，2次/天，继续口服；特比萘芬软膏外用，2次/天；嘱当地医院按时就诊。服药2个月后患者回我院复查：头皮毛囊黑点消退，无断发，拔发试验（−），发真菌镜检和培养均为阴性。

【本例要点】

黑点癣是由皮肤癣菌感染所致，在我国黑点癣主要由紫色毛癣菌和断发毛癣菌感染所致，好发于儿童，成人少见。成人黑点癣的临床表现呈多样性：皮损为慢性发展过程，可无脱发，仅有头皮屑增多伴瘙痒，易误诊为脂溢性皮炎；也可与儿童的头癣症状相似，有头皮的炎症性斑块伴脱发。而在免疫受损的患者，例如系统性红斑狼疮（systemic lupus erythematosus, SLE）接受皮质类固醇治疗的患者或肾移植的患者，一般均有明显的临床症状：红斑、鳞屑和脱发。本例患者为免疫正常的成年女性，黑点癣为紫色毛癣菌感染所致，临床表现较为典型：患者头皮虽无鳞屑斑，但具备典型损害，即头发出头皮即折断呈黑点状，真菌学检查断发镜检见链状孢子，断发培养出菌体紫色毛癣菌。头癣的治疗包括洗头、剃头、擦药、枕巾煮沸消毒外，要规则地口服抗真菌药物（如特比萘芬或伊曲康唑）4～6周。本例患者予伊曲康唑每次0.1 g，2次/天，口服，疗程至8周治愈。

本例黑点癣同时伴泛发性体癣，临床上较少见，由于没有得到及时正确的诊断及误用了糖皮质激素，导致皮损炎症明显、泛发脓疱，一度被误诊为脓疱型银屑病而延误了治疗。仔细观察患者皮损表现：有环形皮损、边缘炎症明显伴有脱屑且中心呈愈合状；脓疱位置较表浅且在红斑周围围合成环状及形成脓湖；真菌学检查（镜检和培养）可以明确诊断。该患者为尼姑，自述共用剃头刀片，推测剃头引起细小伤口致真菌感染（患者饲养猫、犬）头皮头发，同时搔抓等致使感染延至全身皮肤致泛发性体癣。泛发性体癣需要与湿疹、神经性皮炎和银屑病等鉴别，真菌学检查可明确区分；而黑点癣需与白癣和黄癣鉴别，黑点癣的皮损较小，头发出头皮易断，留下黑点，直接镜检常见发内链状孢子可以鉴别。

（高芸璐）

病例3 表现为脂溢性皮炎样的儿童头癣

【临床资料】

患儿，女，5岁，因“头皮丘疹半年，鳞屑增多并脱发半个月”就诊。半年前头皮出现红色针尖大丘疹，丘疹数目逐渐增多并融合，无鳞屑、结痂、断发、脱发及束状发，自觉稍痒。当时未做治疗。近来自行外用酒精及曲咪新乳膏（皮康霜）治疗，每天1次，连续1周，丘疹很快消失并停用药物。半个月前，患处出现鳞屑、结痂，鳞屑呈片状脱落，头发无折断、脱落，自觉明显瘙痒。否认动物接触史。

体检：全身情况好。皮肤科检查：头顶稍左侧见一6 cm × 4 cm大小皮肤被覆糠秕状鳞屑，刮掉鳞屑基底皮肤红，病变处毛发基本正常，不易折断，未见明显断发，周围皮肤无明显异常（图1-1-8）。

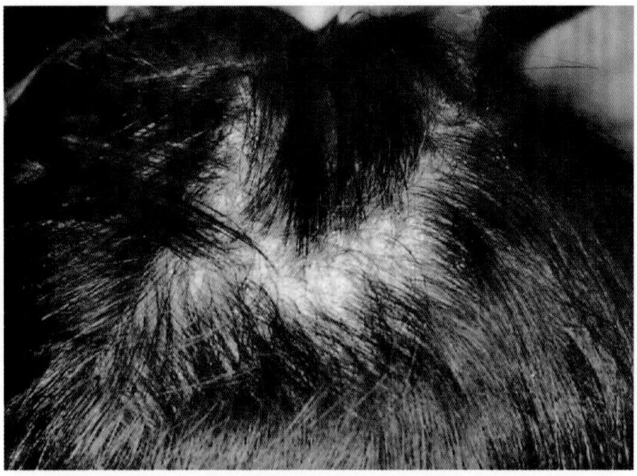

图1-1-8 头皮被覆糠秕状鳞屑，病变处毛发基本正常，不易折断，未见明显断发，周围皮肤无明显异常

实验室检查：刮取皮屑及患处头发直接镜检可见透明分隔菌丝和发内孢子（图1-1-9）。取鳞屑和头发接种到沙堡弱培养基上，25℃培养，菌落生长缓慢，开始为白色，经过2周逐渐变成中央紫色周边淡红的菌落（图1-1-10）。将菌落转种到含有复合维生素B的沙堡弱培养基，25℃培养，2周后形成紫色菌落，色泽鲜明，颜色中央深、周边淡，菌落生长茂盛，表面有皱褶（图1-1-11）。将菌落接种到含马铃薯葡萄糖琼脂培养基（potato

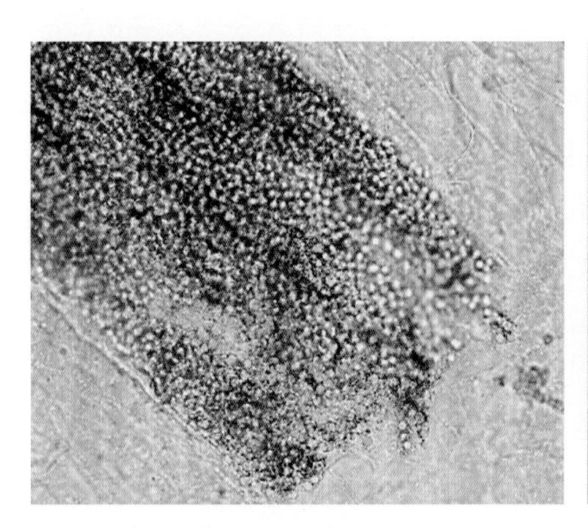

图1-1-9 皮屑、头发直接镜检，透明分隔菌丝、发内孢子（×400）

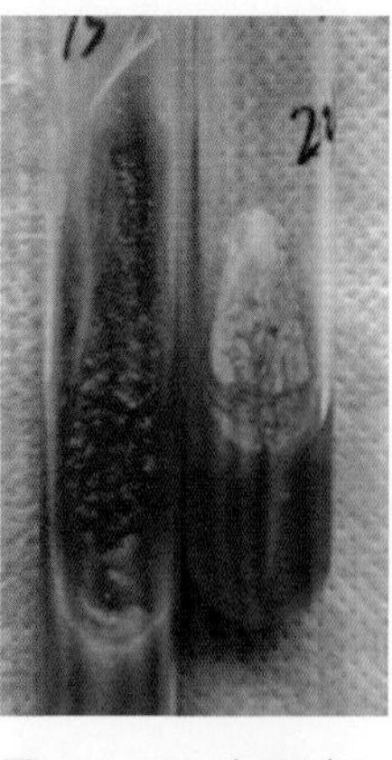

图1-1-10 皮屑（左）、头发（右）在沙堡弱培养基25℃培养2周后长出皱褶，紫色菌落

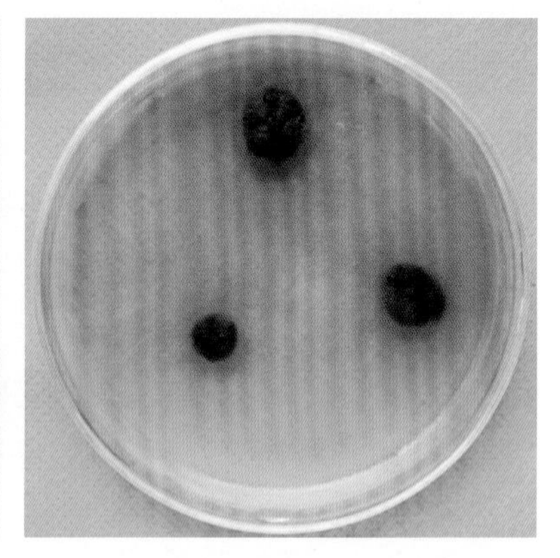

图1-1-11 含有复合维生素B的沙堡弱培养基25℃培养2周后形成紫色菌落，色泽鲜明，颜色中央深、周边淡，菌落生长良好，表面有皱褶

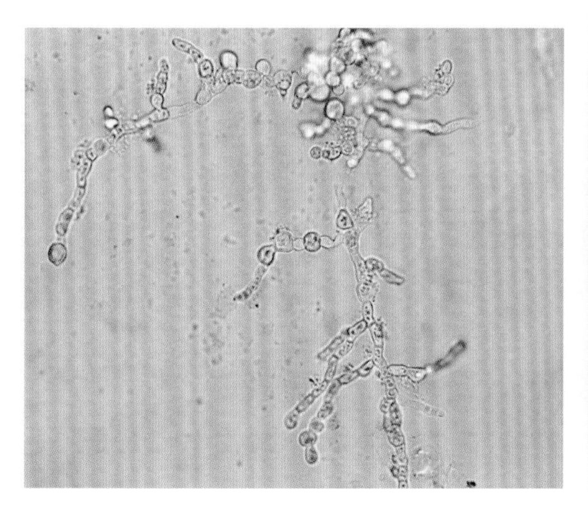

图1-1-12　马铃薯葡萄糖琼脂培养基小培养25℃培养2周光镜：菌丝粗细不一，分隔、分支多，并有不规则突起，间生厚壁孢子多见（×400）

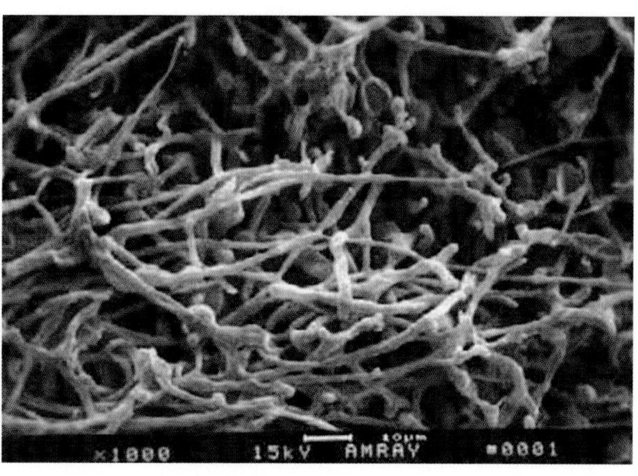

图1-1-13　马铃薯葡萄糖琼脂培养基小培养25℃培养2周扫描电镜：菌丝粗细不均，不规则突起及间生厚壁孢子多见（×1 000）

dextrose agar, PDA）的钢圈内做小培养，25℃，2周后镜下可见菌丝粗细不一，分隔、分支多，并有不规则突起，间生厚壁孢子多见（图1-1-12）。将小培养标本用3%戊二醛固定24小时后做成扫描电镜标本在AMRAY-1000B型扫描电镜下观察见：结构较显微镜检见菌丝粗细不均，不规则突起及间生厚壁孢子多见（图1-1-13）。鉴定为紫色毛癣菌（*Trichophyton violaceum*）。

【诊断与治疗】

诊断：紫色毛癣菌所致头癣。

治疗：给予特比萘芬口服，125 mg/d；用2%酮康唑洗剂洗头，1次/天；外用1%盐酸特比萘芬乳膏，3次/天，疗程3周。疗程结束后，电话回访患者头皮病灶处鳞屑消失，恢复正常。

【本例要点】

该患儿发病始为红色小丘疹，随病情的发展，丘疹增多并融合，经外用抗真菌和糖皮质激素复合制剂后丘疹消失。就诊时头皮附着一层糠秕状鳞屑，刮掉鳞屑基底皮肤红，病变处毛发基本正常，未见明显断发，临床上易误诊为脂溢性皮炎或头皮糠疹。通过刮取皮屑、头发直接镜检查见菌丝、孢子，对鳞屑、头发培养有紫色菌落长出，经过小培养形态学鉴定为紫色毛癣菌，诊断为头癣。紫色毛癣菌主要引起儿童的黑点癣，也可以引起成人的黑点癣。该患儿临床表现与一般的头癣不同，从临床表现不容易鉴别，只有靠真菌学检查确诊并给予对因治疗。紫色毛癣菌引起的头癣内服联合外用特比萘芬辅以2%酮康唑洗剂洗头，疗效确切，未发生不良反应。

（李发增）

病例4　红色毛癣菌致儿童脓癣

【临床资料】

患儿，男，5岁，因“头部左后侧脓肿破溃、结痂伴瘙痒、疼痛半个月余”来我院门诊就诊。

半个月前患儿头部左后侧不明原因起红色丘疹伴瘙痒，皮损逐渐扩大，出现散在、质地柔软的脓肿，部分逐渐融合隆起、破溃，大量脓液渗出，伴头发脱落。患者无发热，无局部淋巴结肿大。家中曾养鸽子、猫、犬，患儿曾与其亲密接触。

体格检查：一般情况可，系统检查未见异常。皮肤科情况：患儿头部左后侧可见一6 cm × 6 cm境界清楚的圆形皮损，散在毛囊性脓疱，部分融合隆起，质地柔软，表面有破溃并有蜂窝状排脓小孔，有脓性分泌物溢出（图1-1-14A）；脓肿表面覆有脓痂，毛发松动易拔出，自觉瘙痒，压之疼痛。

实验室检查：取脓液细菌培养及药敏试验，未见细菌生长。真菌学检查：取皮损处断发及脓液，一部分用10% KOH涂片做真菌直接镜检，镜下可见发内、外均有大量链状排列孢子（图1-1-15A）；一部分接种于含放线菌酮和氯霉素的沙堡弱培养基，置26℃恒温培养箱中培养，生长迅速，第10天可见菌落覆盖至整个斜面，表面白色绒毛状，背面酒红色（图1-1-15B）。做方块法小培养，7天后镜检可见大量侧生小分生孢子分生菌丝两侧，呈梨形或棒状。间或可见少量分隔大分生孢子（图1-1-15C）。通过菌落形态及小培养镜下特点鉴定该菌为：红色毛癣菌。

【诊断与治疗】

诊断：红色毛癣菌致儿童脓癣。

治疗：遵循“擦、洗、剃、服、消”五字方针综合治疗，嘱患儿剃头每周1次，热水洗头每天1次，将使用的毛巾、枕套、帽子等日用物品煮沸消毒。由于患儿曾有密切接触猫、犬及鸽子等宠物史，因此嘱其与宠物隔离。给予伊曲康唑胶囊0.2 g口服，1次/天，3周后减量为0.1 g口服，1次/天，维持治疗；泼尼松5 mg口服，1次/天，连用6天；2%酮康唑洗剂洗头，1次/3天，连续8周；2%碘酊外用，连用8周。治疗期间无任何不良反应。用药1周后复诊，已不见脓液渗出，取断发镜检仍可见发外链状孢子，用药2周后复诊脓疱疹基本消退，瘙痒及疼痛减

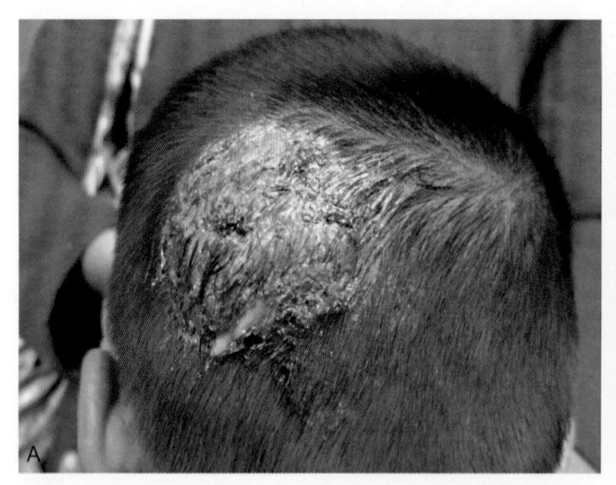

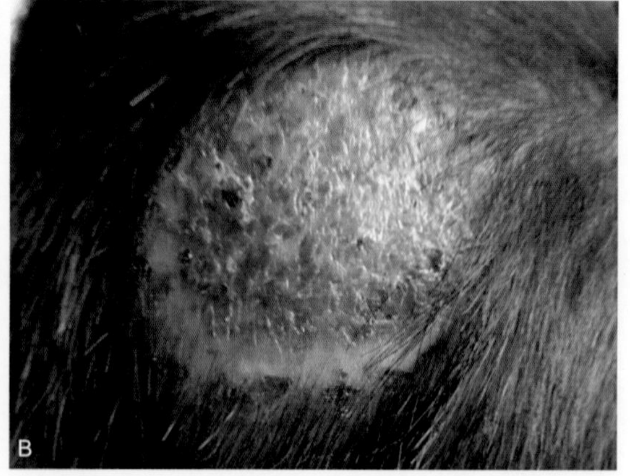

图1-1-14 A. 左后侧头部毛囊性脓疡，部分融合隆起，质地柔软。B. 用药7周后复诊时原有皮损全部消退，瘢痕形成

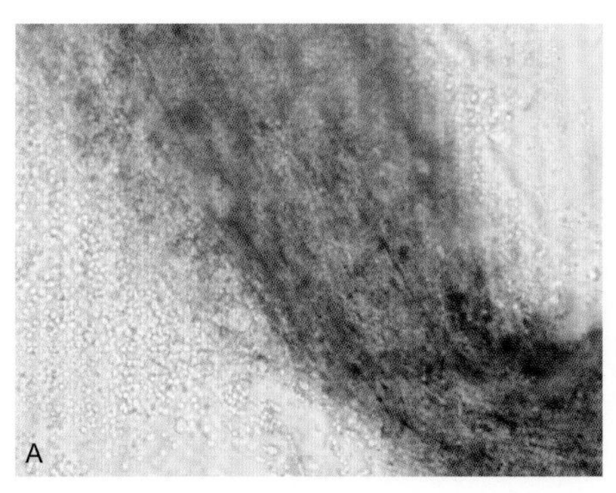

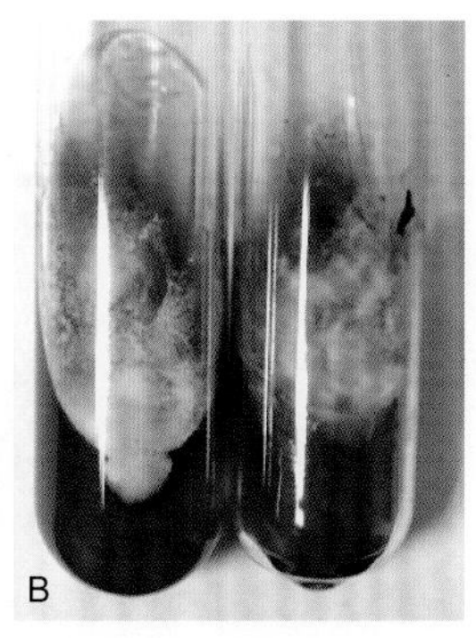

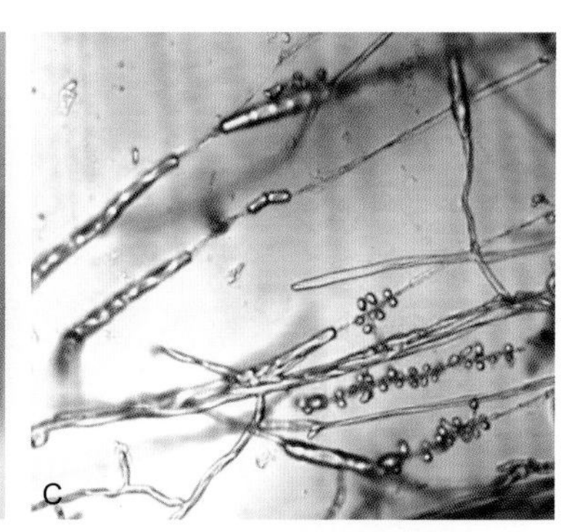

图1-1-15　A. 直接镜检可见发内、外均有大量链状排列孢子（×100）。B. 沙堡弱培养基培养可见表面白色绒毛状、背面酒红色菌落。C. 小培养见大量侧生小分生孢子，间或可见少量分隔大分生孢子

轻。用药7周后复诊时皮损全部消退（图1-1-14B），真菌镜检阴性，创面形成永久性脱发，瘢痕形成。

【本例要点】

本例症状表现为质地柔软的脓肿破溃渗出，瘙痒并伴压痛及脱发，脓癣诊断明确。近年来由于养宠物的盛行，头癣的发病率有上升趋势。患儿虽有猫、犬等动物接触史，但鉴于红色毛癣菌为亲人性皮肤癣菌，且患儿母亲口述其父有手癣正在接受治疗，考虑其病因可能为其家人浅部真菌感染接触传播。给予综合治疗，联合应用伊曲康唑口服治疗，并短期使用泼尼松，外用酮康唑洗剂、碘酊治疗，治疗效果较好，未出现不良反应，达到临床和真菌学治愈。

（王雪连）

病例5　须癣毛癣菌致儿童脓癣

【临床资料】

患儿，女，4岁，因“头皮丘疹1个月，脓肿4天”入院。1个月前患儿头顶偏右侧头皮出现散在2、3个米粒至豌豆大红色丘疹，表面脱屑，自觉瘙痒，未做特殊处理，丘疹逐渐增多。7天前搔抓后丘疹破溃，流黄色脓液及结痂，附近诊所诊断为“脓疱疮”，内服青霉素V钾、外敷莫匹罗星（百多邦）和中药无效。4天前头顶丘疹扩大融合成肿块，流黄色脓液，伴疼痛。6个月前家中曾养宠物小白兔。

体检：患儿体温37.1℃，营养中等，发育正常，体重16 kg。各系统检查未发现异常。皮肤科情况：头顶部可见一约4 cm×4 cm大小肿块，边界清楚，表面呈粉红色，有多个蜂窝状小孔，压之有少量脓液溢出。脓肿周围散在数个红色丘疹，米粒至豌豆大小，其上可见针尖大小脓疱。皮损处毛发脱落或折断（图1-1-16）。右鼻唇沟内侧皮肤、右手背和右胸前壁各有一约1 cm×1 cm大小红色斑丘疹，表面糜烂，有少量黄色脓液。

实验室检查：白细胞 17.99×10^{9}/L，中性分叶核粒细胞86%，淋巴细胞9%，红细胞 4.36×10^{12}/L，血红蛋白120 g/L。肝、肾功能均正常。头部渗出液细菌培养有棒状杆菌。

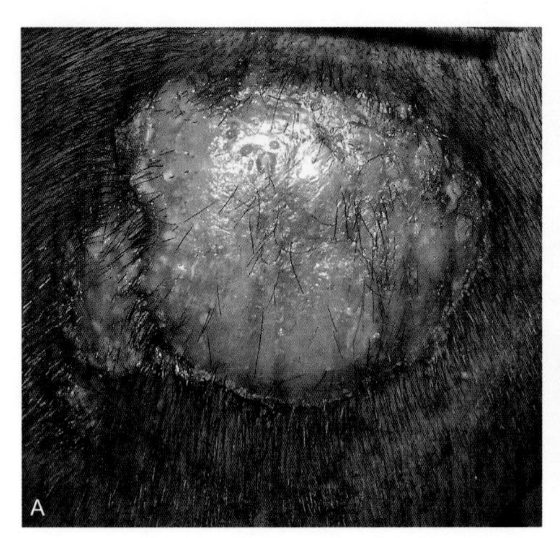

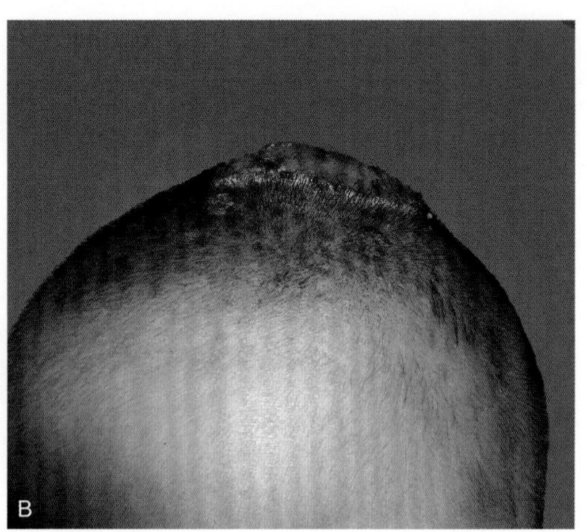

图1-1-16 A,B. 患儿头顶部皮损

真菌学检查：① 镜检：头部断发查见发外孢子，右鼻唇沟内侧皮肤、右手背和右胸前壁3处皮损查见菌丝。② 培养：将头部皮损分泌物及断发接种于沙堡弱培养基（SDA），25℃培养10天后见粉末状白色菌落充满试管斜面，背面呈棕黄色（图1-1-17左）。③ 尿素酶试验阳性（图1-1-17中）。④ 马铃薯葡萄糖琼脂培养的菌落无色素产生（图1-1-17右）。⑤ 将培养生长的菌落接种于沙堡弱培养基做小培养，15天后显微镜下观察，见较多棒状大分生孢子、葡萄串状小分生孢子及螺旋菌丝（图1-1-18）。⑥ 毛发穿孔试验：镜下观察见发干上有与发轴垂直的楔形缺损（图1-1-19）。

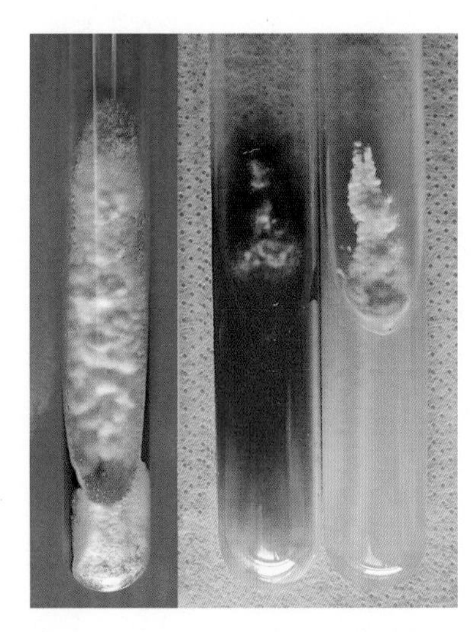

图1-1-17 头部皮损分泌物及断发接种于沙堡弱培养基25℃培养10天，见白色粉末状菌落充满试管斜面，背面呈棕黄色（左）；生长的菌落接种于尿素培养基5天，见培养基变红（中）；马铃薯葡萄糖琼脂培养基5天无色素产生（右）

【诊断与治疗】

诊断：须癣毛癣菌致儿童脓癣。

治疗：给予特比萘芬片，62.5 mg/d，口服12天；头孢噻肟1.0 g/d联合克林霉素0.2 g/d静脉滴注6天，后改为万古霉素0.25 g/d静脉滴注5天；皮损处1∶9聚维酮碘湿敷后外搽特比萘芬软膏，1次/天。治疗至第12天时患者头部肿块较前变平，渗出减少（图1-1-20）。右侧鼻唇沟内侧和右手背皮肤皮损干燥，少量脱屑。复查：白细胞7.38×10^9/L，中性分叶核粒细胞47.6%；头部皮损处分泌物细菌培养阴转；真菌镜检和培养仍阳性。遂停用抗生素，特比萘芬加至125 mg/d。治疗至14天患者头部肿块进一步变平，渗出减少，另外3处皮损干燥无鳞屑，患儿出院，门诊随访。院外继续口服特比萘芬125 mg/d治疗。1个月后复诊时头顶部皮损呈扁平暗红色斑块，表面干燥，另外3处皮损消失。治疗2个月后复诊时患者头部皮损进一步变平，皮损边缘少量毛发生长（图

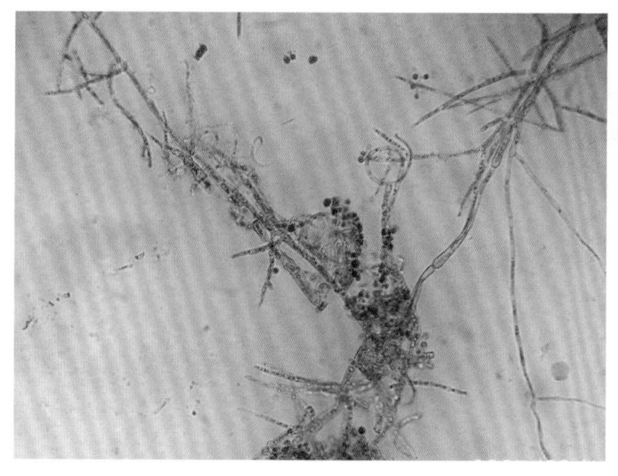

图1-1-18　棒状大分生孢子、葡萄串状小分生孢子和螺旋菌丝（SDA小培养15天）

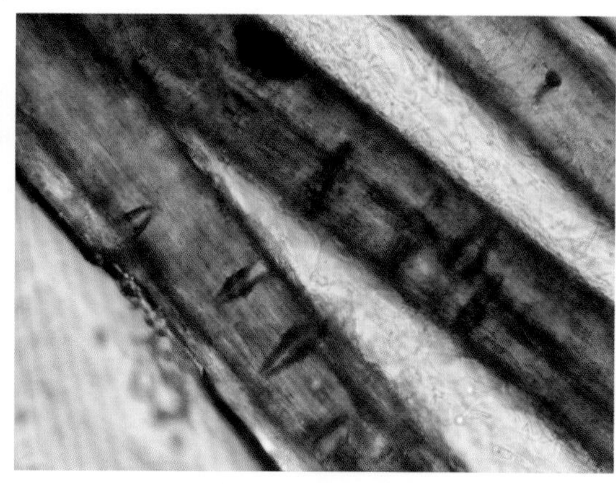

图1-1-19　毛发穿孔试验见发干上有与发轴垂直的楔形缺损

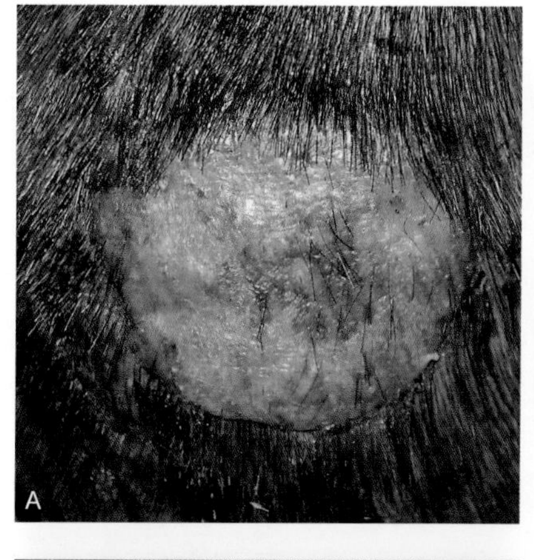

图1-1-20　A，B．治疗第12天时患儿头顶部皮损

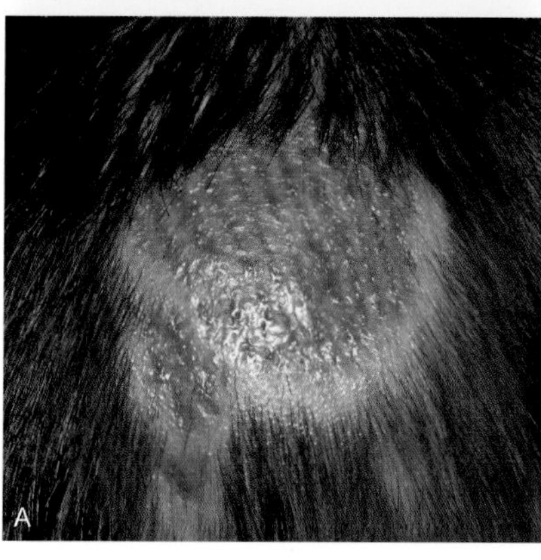

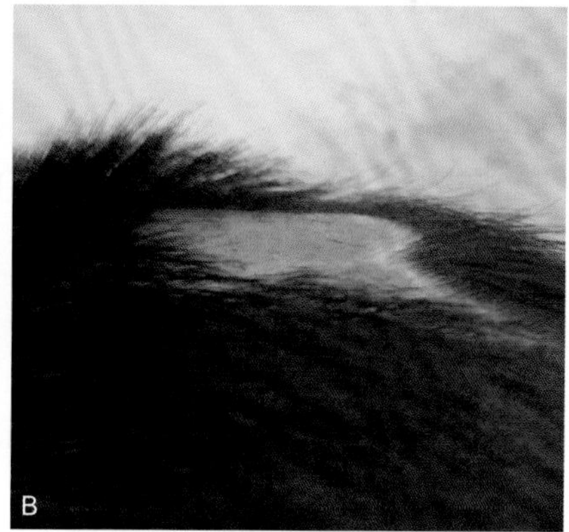

图1-1-21　A，B．治疗2个月后患儿头顶部皮损

1-1-21），真菌镜检阴性。

【本例要点】

脓癣是一种主要由亲土性或亲动物性的皮肤癣菌侵犯毛发、毛囊及其周围组织，发生明显炎症反应的头癣。常见致病菌包括须癣毛癣菌及犬小孢子菌。本例患儿有动物接触

史，临床表现为化脓性损害，真菌镜检、培养证实为须癣毛癣菌感染，并伴有细菌感染。本例患儿用特比萘芬62.5 mg/d口服、特比萘芬乳膏外用及抗生素治疗后皮损好转，细菌培养阴性，但真菌检查仍阳性，考虑为疗程不够和(或)剂量不足，故增大特比萘芬剂量至125 mg/d治疗。2个月后复诊时皮损好转明显，真菌学转阴，无不良反应。本例诊治证实，特比萘芬内服与外用联合治疗脓癣疗效确切且安全。

(石钰)

病例6 断发毛癣菌致婴儿头癣并发癣菌疹

【临床资料】

患儿，男，5个月，体重6.25 kg，因“额部发际处红斑3个月”就诊。3个月前无明显诱因于前额发际处出现散在红斑，逐渐增多，融合成片(图1-1-22A)。在当地医院予以“头孢类抗生素”口服治疗无效。发病后一般情况可，无发热、咳嗽、腹泻等症状。无猫、犬、兔等宠物接触史，既往史、家族史无特殊。各系统体格检查未发现明显异常。皮肤科检查：前额发际处大片红斑，相互融合，红斑不规则、边界较清，红斑内头发稀疏，个别折断或脱失，无鳞屑、丘疹、渗液、脓疱或脓肿。

血常规、肝肾功能各项指标正常。皮损镜检见数个真菌孢子(图1-1-23A)，皮损真菌培养(沙堡弱培养基，28℃培养7天)：生长出白色绒毛状菌落(图1-1-23B)，显微镜下见圆形、梨形或棒状小分生孢子沿菌丝侧生生长(图1-1-23C)。对所得真菌的rRNA基因内转录

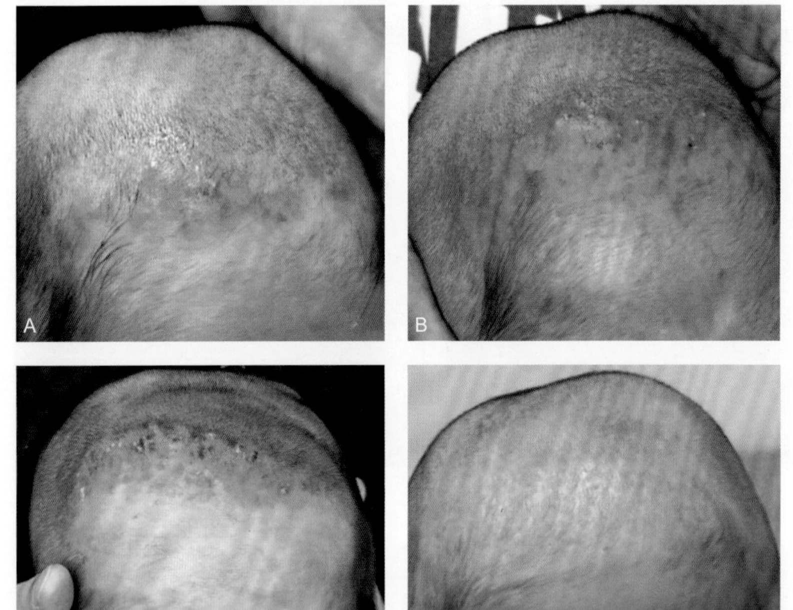

图1-1-22 患儿头部皮损变化。A. 治疗前，前额发际处红斑，部分头发折断或脱失。B. 抗真菌治疗1周时，红斑逐渐融合，出现毛囊性脓疱，红斑下触及脓肿。C. 抗真菌治疗2周时，头面部散在环状鳞屑性丘疹及红斑。D. 治疗结束时(伊曲康唑治疗9周，泼尼松治疗5周后，序贯复方甘草酸苷治疗8周)，皮损消退，新生头发长出

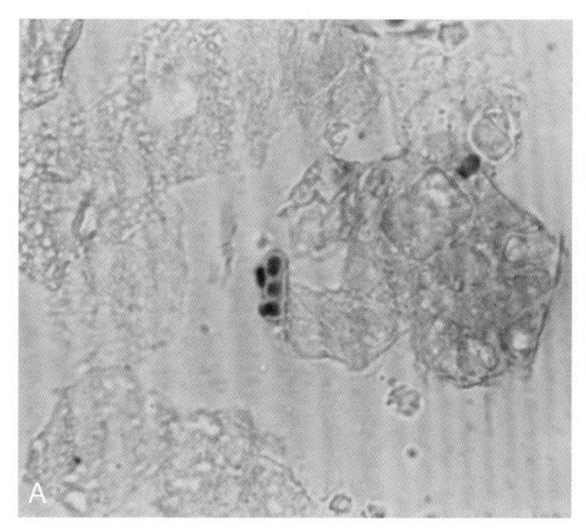

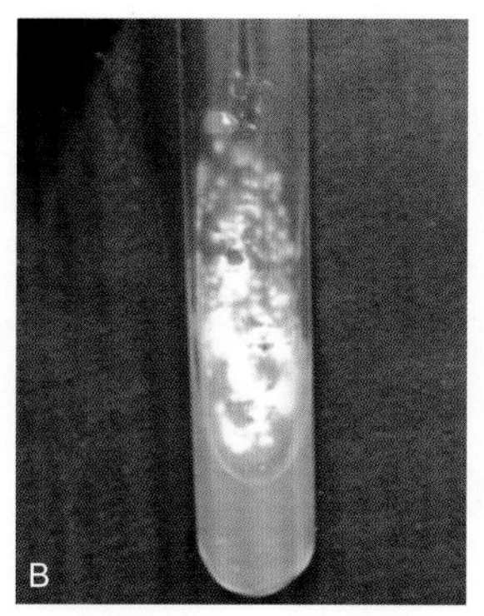

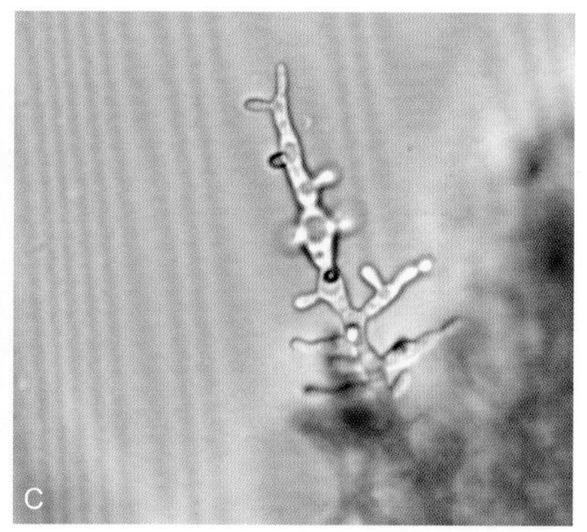

图1-1-23 真菌学检查。A. 头皮皮损涂片显微镜检见数个真菌孢子(×400)。B. 皮损真菌培养:白色绒毛状菌落(沙堡弱培养基,28℃培养7天)。C. 挑取菌落行显微镜检查:圆形、梨形或棒状小分生孢子沿菌丝侧生生长(×400)

间隔区(inter transcribed spacer, ITS)进行了克隆测序,在GenBank中经Blast序列比对,与断发毛癣菌(*Trichophyton tonsurans*)的ITS序列同源性为98%(GenBank登录号KU992674)。取纯培养菌落,用"打孔法"进行抗真菌药物体外药敏试验,结果证实1%卢立康唑乳膏比1%萘替芬-0.25%酮康唑乳膏对该菌抗菌活性更强(图1-1-24)。

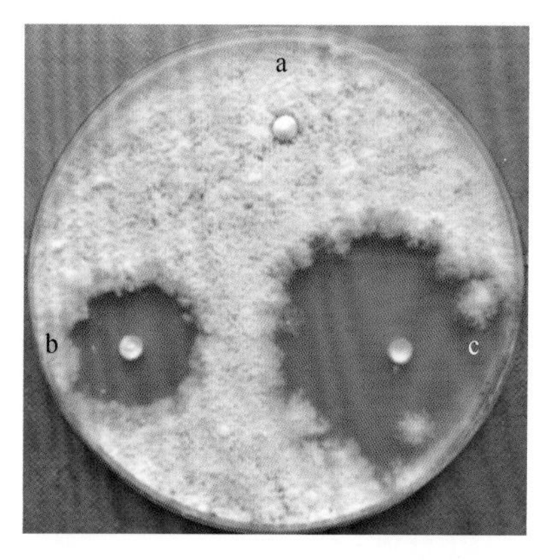

图1-1-24 抗真菌药物体外药敏试验:1%卢立康唑乳膏比1%萘替芬-0.25%酮康唑乳膏对该菌抗菌活性更强(a,阴性对照丙酸氯倍他索乳膏;b,1%萘替芬-0.25%酮康唑乳膏;c,1%卢立康唑乳膏)

【诊断与治疗】

诊断:断发毛癣菌致婴儿头癣。

治疗:予伊曲康唑胶囊33 mg(打开胶囊将其内微粒分成1/3)口服,1次/天,纯牛奶送服;外用2%酮康唑洗剂、1%萘替芬-0.25%酮康唑乳膏。治疗过程中红斑逐渐融合,出现少许毛囊性脓疱,红斑下触及脓肿(图1-1-22B),头面部非原发皮损部位逐渐出现散在多发环状鳞屑性丘疹及红斑(图1-1-22C),诊断头癣继发癣菌疹,加用泼尼松5 mg口服,1次/天,并将1%萘替芬-0.25%酮康唑乳膏改为1%卢立康唑乳膏外用。加泼尼松治疗5周后,环状鳞屑性丘疹及红斑、脓疱基本消退,予停用,代之复方甘草酸苷片25 mg口服,1次/天。伊曲康唑使用9周后皮疹消退,新生头发长出,予停用。口服复方甘草酸苷片巩固治疗共8周后停药(图1-1-22D)。随访1年无复发,治疗期间无不良反应,复查血常规、肝肾功能正常。

【本例要点】

头癣多发生于3～7岁儿童,罕见于婴儿期。本例2个月龄时发病,抗真菌治疗过程中出现脓疱、脓肿等癣菌疹,不同于常见亲人性皮肤癣菌所致头癣,临床罕见,易误诊为毛囊炎、头皮脓肿等。系统抗真菌治疗联合口服糖皮质激素可减轻炎症反应、缩短疗程及减少瘢痕性脱发风险,联合应用糖皮质激素后皮肤炎症能更快减轻,头发生长更早。续贯复方甘草酸苷使炎症反应持续改善，且可保护肝功能，减少药物性肝损伤发生概率。有Meta分析显示1%卢立康唑乳膏治疗皮肤癣菌病安全而有效。本例中，抗真菌药物体外药敏试验确认1%卢立康唑乳膏比1%萘替芬-0.25%酮康唑乳膏对该菌抗菌活性更强，符合Meta研究结论。

（唐教清）

病例7 红色毛癣菌致石棉状糠疹样成人头癣

【临床资料】

患者，女，51岁，因“头皮弥漫性鳞屑伴瘙痒4年余”就诊。患者5年前曾被确诊为皮肌炎，应用泼尼松等药物治疗。治疗1年后头皮出现数个红色丘疹及斑片，后出现弥漫性白色鳞屑状斑片伴严重瘙痒。自诉曾用硝酸咪康唑霜、双氯芬酸钠缓释片等药物，症状稍减轻。近1个月在本院治疗皮肌炎期间经皮肤科会诊，诊断为“头皮石棉状糠疹”，给予酮康唑洗剂、曲安奈德益康唑乳膏、吡硫翁锌气雾剂治疗，症状虽可稍缓解，但较前无明显改善。既往有足部脱屑伴瘙痒20余年；个别趾甲增厚、变黄10余年；鼻咽癌3年，曾接受过放疗。皮肤科检查：头皮大量弥漫性大小不一的白色鳞屑状斑片，部分可见渗出后结痂及稀疏毛发，个别可见绿豆大小红色丘疹（图1-1-25），皮损有触痛；躯干及四肢未见鳞屑性斑片；20个指、趾甲表现为不同程度的甲板增厚、混浊、色黄、缺损；双足底及外侧缘干燥、粗糙、角化过度伴脱屑。实验室检查：头皮鳞屑、足部皮屑及趾甲屑做KOH涂片直接镜检可见大量菌丝（图1-1-26），培养及鉴定（图1-1-27）后确定为红色毛癣菌。

【诊断与治疗】

诊断：红色毛癣菌所致头癣，角化过度型足癣，甲真菌病。

治疗：尽量剪短头发。给予特比萘芬片250 mg口服，1次/天；特比萘芬乳膏外涂，2次/

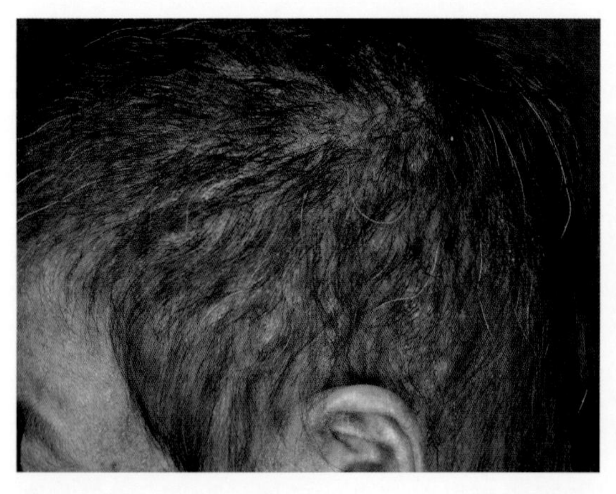

图1-1-25 头皮弥漫性分布大小不一的大量白色鳞屑状斑片，部分可见渗出后结痂及稀疏毛发

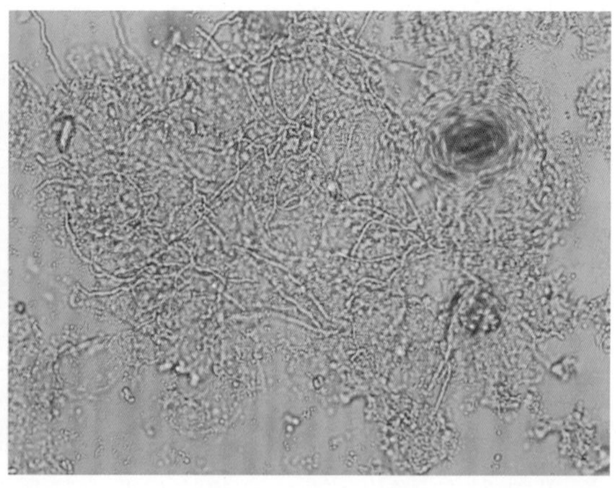

图1-1-26 头皮鳞屑做氢氧化钾涂片可见大量真菌菌丝

天；酮康唑洗剂洗头，1次/天；枕巾、毛巾、梳子、衣帽等生活用品及理发工具煮沸消毒。连续治疗4周停药。

1周后复诊，头皮及足底皮损大部分消退，瘙痒明显减轻，皮损处刮取皮屑直接镜检仅见少量菌丝。1个月后复诊时皮损全部消退，见新发长出，真菌镜检及培养结果均为阴性。随访3个月无复发。

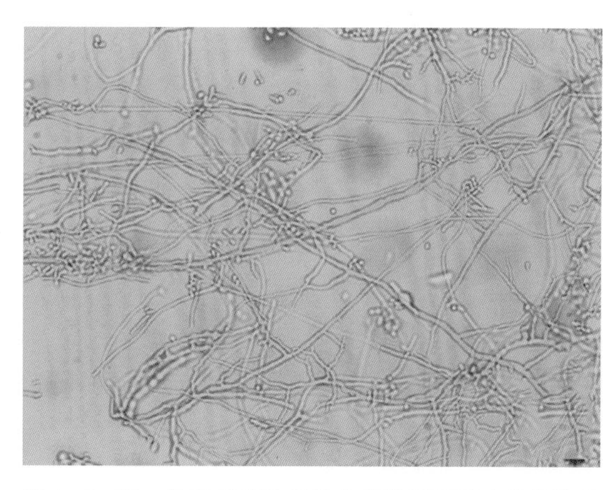

图1-1-27　头皮分离菌株做小培养后可见小分生孢子量多，单细胞，呈棒形到梨形，沿菌丝孤立或聚集

【本例要点】

红色毛癣菌常引起体股癣，手足癣及甲真菌病等浅部真菌病，而由红色毛癣菌引起的头癣在临床上较为罕见。本病例主要表现为头皮弥漫性分布大小不一的白色鳞屑状斑片，可见红斑、红色丘疹等明显炎症反应，瘙痒较严重，虽毛发稀疏，但无断发等毛发损害。由于部分表现为石棉状糠疹样损害，因而曾被误诊为石棉状糠疹。该患者最先患有足癣，随后出现头部皮损，且致病菌均为红色毛癣菌，由此推断头皮感染可能是由于手对足部进行搔抓，通过自身接种传播所致。另外，该患者由于患有皮肌炎和鼻咽癌，一直应用糖皮质激素类药物且曾接受过放疗，导致机体免疫力受损，这可能是本例患者红色毛癣菌播散感染的原因之一。对于临床上免疫力低下且其他部位存在癣菌感染的患者，一旦头皮出现石棉状糠疹、脂溢性皮炎样损害，而常规治疗效果不佳者，应考虑真菌感染的可能并及时进行真菌学检查。本病例在做好剪发、洗头和消毒工作的基础上应用特比萘芬联合疗法取得良好疗效，说明该方法在缩短疗程、减少费用、提高疗效等方面有一定优势。

（刘丽）

病例8　断发毛癣菌致成人黑点癣

【临床资料】

患者，女，68岁，因“头顶部片状脱发3个月”（图1-1-28）就诊。患者3个月前无明显诱因出现头顶部头皮瘙痒，且瘙痒逐渐加重，家人发现头顶部头发脱落，头皮发红。自行局部外用药（具体不详）无效，皮损继续扩大，瘙痒难忍。患者就诊前生活在福建农村，无其他真菌病病史，否认外伤史及宠物接触史，否认家庭传染史。体格检查：一般情况良好，未见颈后及耳后淋巴结肿大。头顶部形状不规则暗红斑片最大面积约10.0 cm × 4.5 cm，少量脱屑。红斑区毛发根部紧贴头皮脱落，呈黑点状，脱发区毛囊轻度红肿，部分头皮皮下轻度波动感，无明显压痛。血常规、肝肾功能未见异常。

真菌直接镜检：在患者皮损处散在黑点状断发的区域刮取鳞屑及拔除病发，滴加10%KOH载液后直接显微镜检查，在病发的发干内可见大量密集链状排列的圆形孢子（图1-1-29A）。真

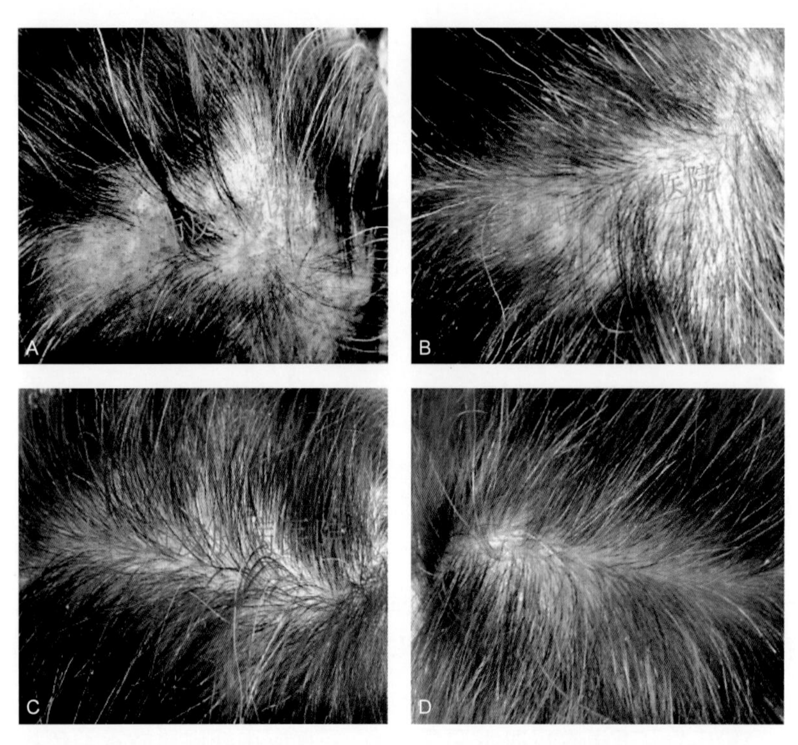

图1-1-28 A. 治疗前：红斑区毛发根部紧贴头皮脱落，呈黑点状，脱发区毛囊轻度红肿。B. 治疗2周：头皮红斑颜色部分消退，部分新发生出。C. 治疗6周：头顶部小片头皮轻度潮红，原有断发均顺利长出。D. 治疗后半年随访，预后无瘢痕形成

菌培养：取皮屑及残余病发接种于SDA斜面培养基，27℃培养7天可见黄白色小菌落生长。转种SDA平皿，27℃培养15天见菌落生长良好，直径约6 cm，呈细绒毛状，中央白色，边缘呈浅黄色，背面呈黄白色（图1-1-29B）。PDA玻片小培养，27℃培养15天后可见棒状、梨形等不同形状的小分生孢子生长，沿菌丝左、右两侧可见侧生、棒状小分生孢子（图1-1-29C）。尿素酶试验：将分离菌株接种于含有尿素的琼脂培养基，27℃培养7天，观察培养基颜色，可见培养基变为红色，呈阳性反应。

分子生物学鉴定：提取培养菌落DNA，扩增ITS区，扩增产物测序结果通过Blast比对显示，与GenBank中断发毛癣菌序列同源性100%。

【诊断与治疗】

诊断：断发毛癣菌致黑点癣。

治疗：总疗程2个月。伊曲康唑每次0.2 g，2次/天，连续口服4周；后减为0.2 g，1次/天，连续口服4周。酮康唑洗剂，1次/天，局部外洗。曲安奈德益康唑霜，2次/天，局部外搽1周后停药。酮康唑乳膏，2次/天，局部外搽，治疗第2周起应用。头巾、枕巾、发套、梳子等消毒，1次/周。治疗2周时头顶部红斑色淡，波动感消失，红肿消退，部分新发长出，头皮少量脱屑（图1-1-28B）。治疗6周随访：头顶部小片头皮轻度潮红，原有断发均顺利长出，无明显脱屑、断发，未见瘢痕（图1-1-28C）。头皮屑及毛发的真菌镜检及培养均呈阴性。做KOH涂片，断发碎屑中均未见菌丝及孢子。总疗程8周时停药（图1-1-28C），停药后随访半年未见复发（图1-1-28D）。

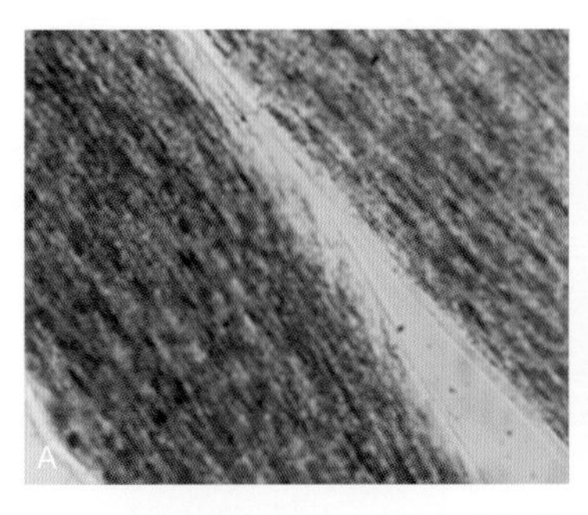

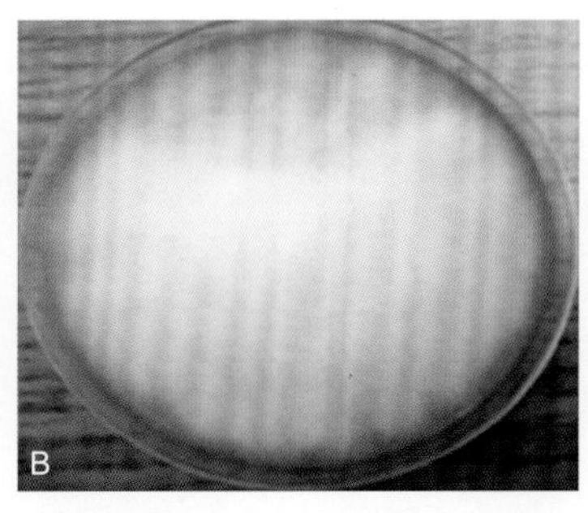

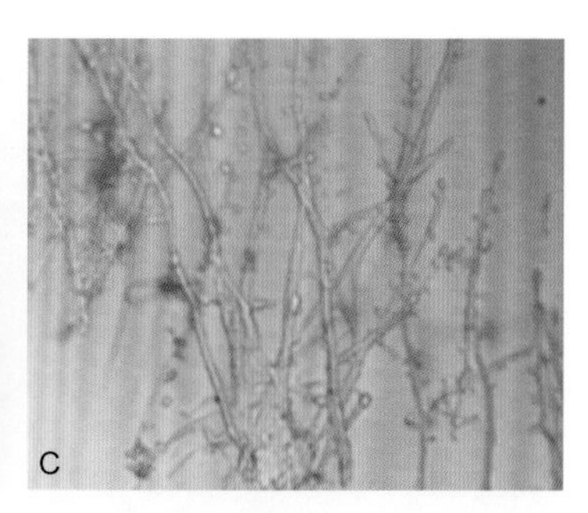

图1-1-29　A. 10%KOH真菌镜检：发干内密集链状排列的圆形孢子（×400）。B. SDA培养27℃ 15天，可见菌落呈细绒毛状，背面呈黄白色。C. 玻片小培养可见棒状、梨形等小分生孢子沿分支、分隔菌丝侧生生长

【本例要点】

头癣的临床类型在不同地区有一定差别，但主要还是以白癣为主，黑点癣是相对少见的临床感染类型。黑点癣临床症状主要为鳞屑、斑片及黑点状断发，由于临床体征不典型，自觉症状轻微，较易被误诊、误治。临床上应与脂溢性皮炎、头皮银屑病、头皮糠疹、瘢痕性脱发、梅毒虫蚀样脱发、头部脓肿性穿掘性毛囊周围炎等进行鉴别。而黑点癣皮损头发一出头皮就被折断，留下黑点，断发真菌镜检能见到发内链状孢子，真菌培养阳性等可鉴别。

本例患者的临床症状除了黑点状断发外，还有明显的瘙痒，为其就医的主要原因。断发毛癣菌作为亲人性皮肤癣菌，具有一定的接触传染性，但极少引起脓癣。其皮损区皮肤具有红斑、肿胀、轻度波动感等一定程度的炎症反应。可能为合并脓癣的早期表现，提示即使是亲人性皮肤癣菌，如不及时治疗或用药不当，亦有引起脓癣的可能，需要积极有效治疗。由于黑点癣对毛囊的破坏较重，愈后易留下点状或片状脱发，在进行抗真菌治疗同时亦应注意加强抗炎治疗，防范可能出现的永久性瘢痕性脱发等后遗症。黑点癣系统治疗常用药为伊曲康唑和特比萘芬，治疗疗程为6～8周，具体可视患者情况而定。本例患者的局部治疗除了采用洗、剃、涂、煮等传统方法，我们在外涂时先应用曲安奈德和益康唑的复方制剂，外用1周以减轻局部炎症反应，1周后再改为单方抗真菌药物，取得较为理想的临床疗效，未出现局限性脱发等并发症，提示治疗早期给予一定的抗炎治疗有助于改善黑点癣的预后。由此可见，在治疗同一疾病时，应根据其不同的症状、体征给予不同的治疗方案，进行个体化治疗。

（杨阳）

病例9　脓癣伴急性丹毒样癣菌疹

【临床资料】

患者，女，68岁，因“头皮脓肿伴瘙痒6周，四肢肿痛伴发热8天”入院。6周前头顶部散发米粒大小红色丘疹伴有瘙痒，当时未做处理。皮疹逐渐扩大增多，2周前蔓延至整个头皮，部分丘疹增大、融合成脓肿，伴压痛。遂来我院就诊，皮损局部真菌镜检查见菌丝并进行真菌培养。予抗真菌药物口服治疗，依从性不佳，且有局部自行搔抓刺激行为。头皮皮疹发生5周

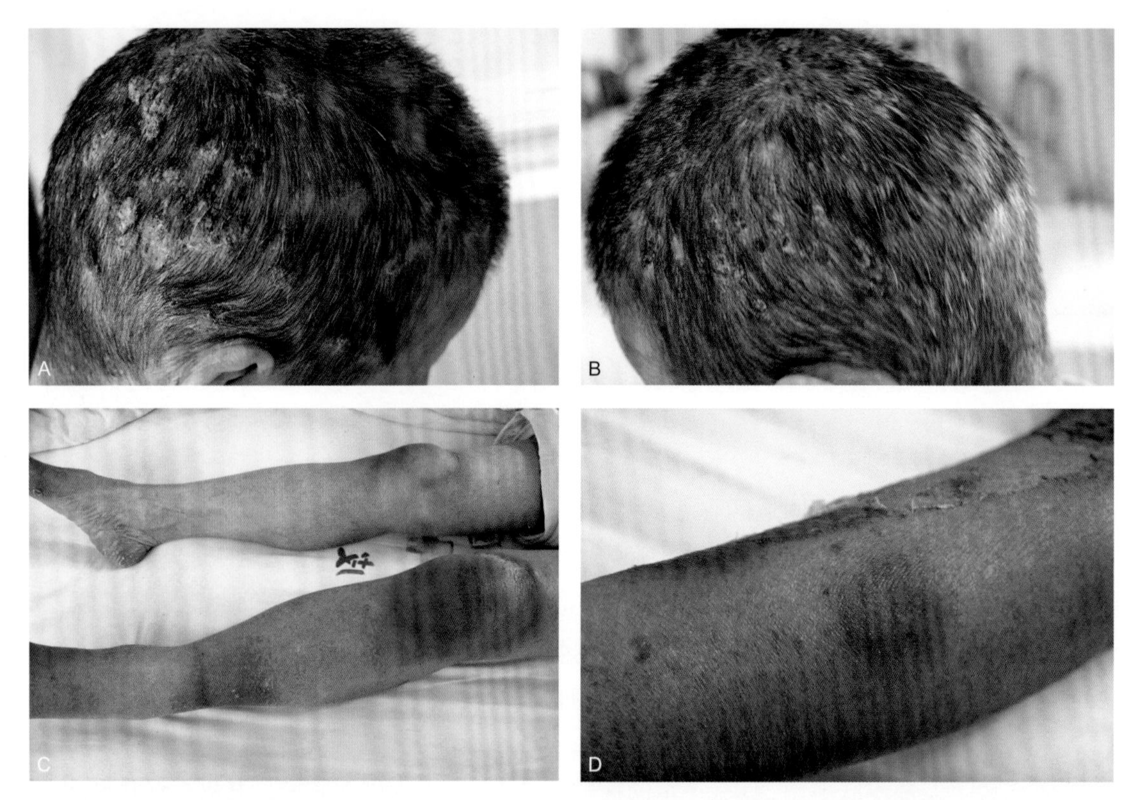

图1-1-30 初诊时头皮区及四肢皮损。A，B. 头皮区散发黄豆大小红色丘疹，部分顶端见破溃及渗出，结脓痂。C，D. 双下肢及左前臂伸侧近肘部可见大片水肿性红色斑块

后，双膝伸侧出现鸡蛋大小水肿性红斑，境界清，诉压痛明显，伴轻度发热，自测体温38℃，无寒战。膝部红斑逐渐扩大，以左侧为著，累及小腿及足部，肿胀明显。近日来左前臂伸侧近肘部也出现类似皮疹。患者多年养猫，平时与猫接触密切，常以猫爪搔抓头发。猫身未见皮损（因患者拒绝，未能行真菌检查）。

体格检查：系统检查无异常。皮肤科情况：头皮区泛发红色黄豆大小丘疹，部分丘疹顶端见破溃及渗出、脓痂。皮损区散在少量折断的断发（图1-1-30A，B）。双下肢及左前臂伸侧近肘部可见大片水肿性红斑，鸽卵到鹅蛋大小不等，境界不清，局部有浸润感。红斑肿胀以左下肢为重，累及胫前及足背，局部呈凹陷性水肿（图1-1-30C，D）。皮温高，压痛明显。浅表淋巴结未扪及肿大。

实验室检查：血常规示白细胞为18×10^9/L，中性粒细胞为82%，淋巴细胞为10.5%，中性粒细胞计数为14.76×10^9/L；补体C4为0.43 g/L，C反应蛋白（CRP）为62.7 mg/L，红细胞沉降率53 mm/h；CD8为37%，CD4/CD8为1.02%。断发真菌镜检示发外菌丝和孢子，培养结果为“犬小孢子菌”（图1-1-31）。

【诊断与治疗】

诊断：犬小孢子菌致脓癣并发急性丹毒样癣菌疹。

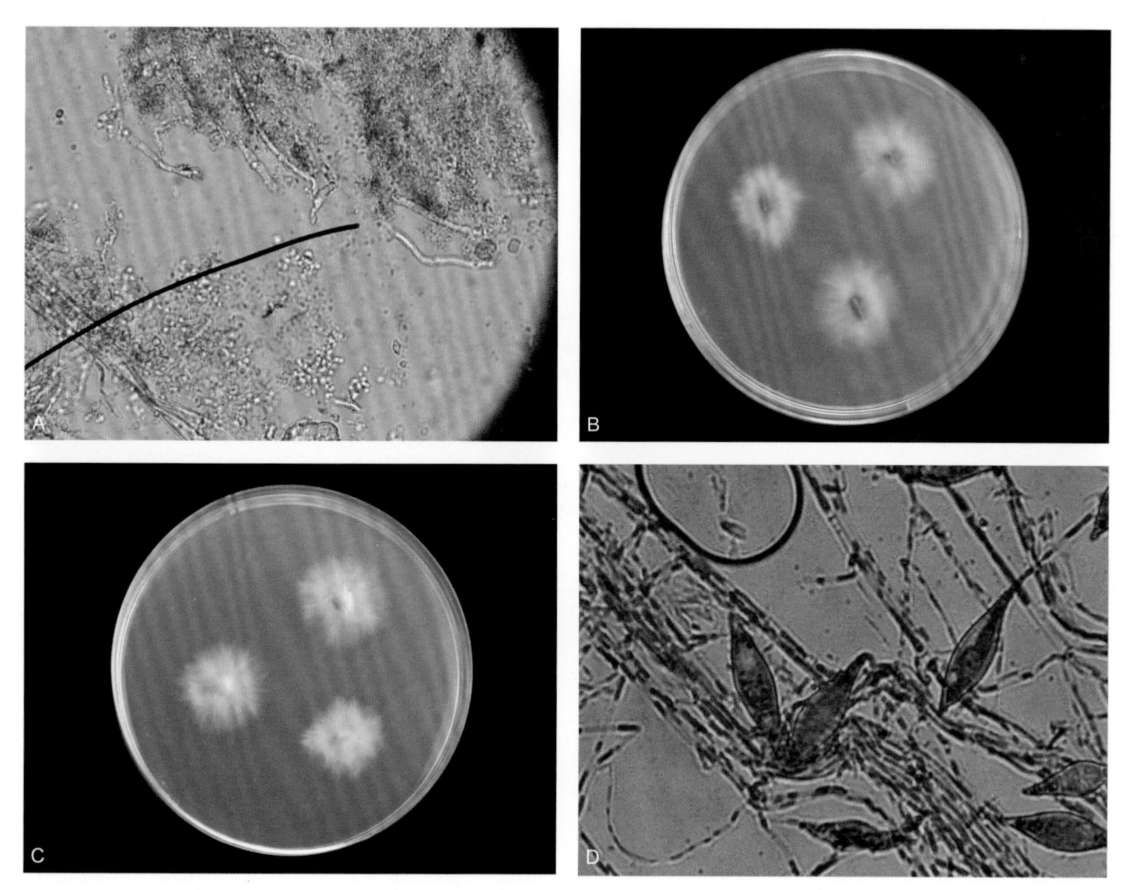

图1-1-31 真菌镜检及培养。A. 断发镜检可见发外菌丝及孢子。B, C. 在PDA培养基室温培养6天后的菌落，正面开始为白色绒毛状，逐渐变成淡黄色，呈羊毛状，背面为红棕色。D. 犬小孢子菌显微镜下可见分生孢子，部分呈帽状结构

治疗：给予口服伊曲康唑每次200 mg，2次/天。用药1周后患者头皮原有皮疹渗出明显减少，部分痂皮明显脱落，露出愈合面（图1-1-32A，B），头皮未见新发皮疹。四肢红斑明显消退，疼痛消失（图1-1-32C，D）。体温正常。目前患者已出院，正进一步随访中。

【本例要点】

本例患者经常被其饲养的猫搔抓头发，尽管由于患者的坚持，猫未做真菌学检查，但它作为头癣传染来源的可能性最大。本例患者断发中查见犬小孢子菌，该菌是一种亲动物性的皮肤癣菌，也是目前头癣的最主要致病菌，在本例患者皮损处引起较强的炎症反应，表现为脓癣。

癣菌疹常继发于浅部真菌病，多系由真菌代谢产物经血行传播后，在病灶以外的皮肤上发生的皮疹，与原发病灶的炎症强度成正比。本例患者入院前头皮多发性脓肿，局部真菌感染病灶活跃，炎症反应明显。头发及脓痂真菌直接镜检阳性。前期门诊治疗依从性不佳，又有局部搔抓等自行刺激行为，故可能导致其丹毒样癣菌疹的发生。临床上此种类型的癣菌疹

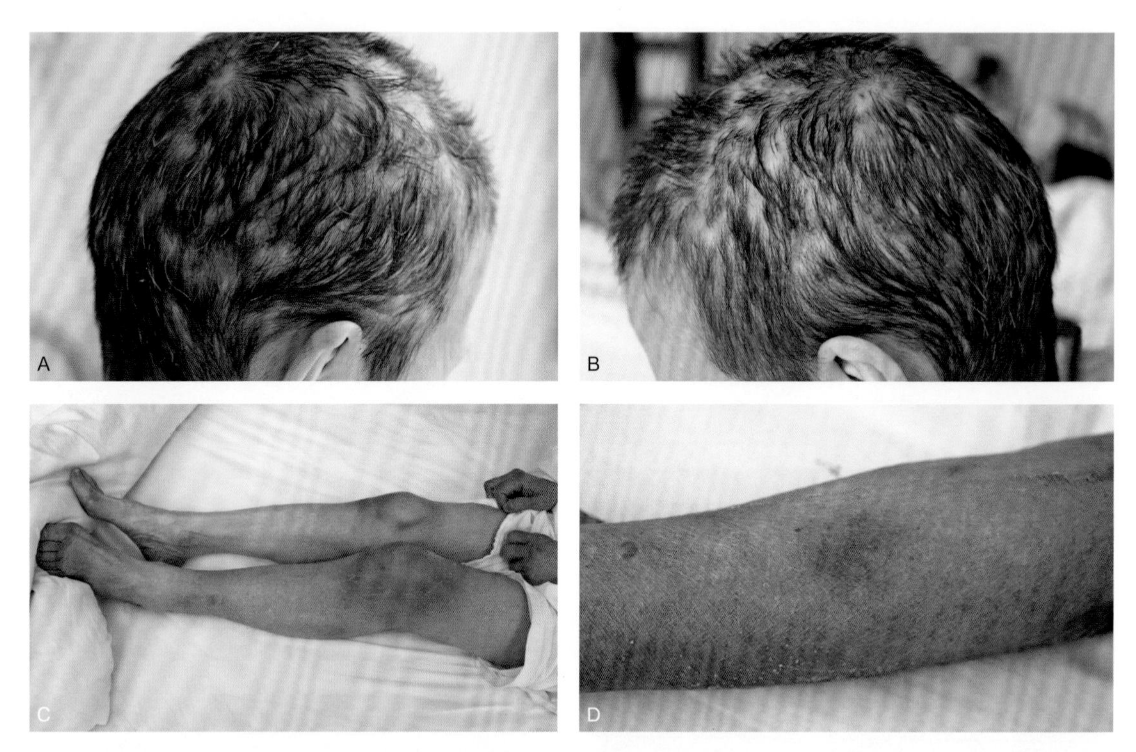

图1-1-32 治疗1周后皮损。A,B. 头皮区皮疹渗出明显减少,部分痂皮明显脱落,露出愈合面,未见新发皮疹。C,D. 双下肢及左前臂伸侧近肘部红斑明显消退

较少见,因其临床症状类似丹毒表现,需与丹毒鉴别。但后者发病急骤,常有畏寒、发热等全身症状,皮损多为单侧发生,故可与其鉴别。本例患者入院后经持续口服伊曲康唑抗真菌治疗后,四肢与头皮的皮疹一起消退,更进一步证实了脓癣及癣菌疹的诊断。该患者经过治疗,预后良好。

当前家养宠物已成为头癣的重要传染源,应引起家庭成员及有关防治部门的重视。而注重增强患者的依从性,积极治疗头癣等原发性浅部真菌感染,是防治癣菌疹的关键。

(方伟)

病例10 须癣毛癣菌致成人眉区脓癣

【临床资料】

患者,女,46岁,因“左眉部周围斑块1个月余”就诊。1个月前左眉部无明显诱因出现红斑、丘疹,自觉疼痛,伴瘙痒,自行使用复方醋酸地塞米松乳膏效果不佳,皮损逐渐增大。患者平素体健,否认糖尿病等慢性病史,否认免疫抑制剂使用史。无接触猫、狗等宠物史。体格检查:左眉、额部见约4 cm × 5 cm的暗红色斑块,其上见丘疹及丘疱疹,无溃烂,有少许脓疱散在分布,颈部淋巴结无肿大(图1-1-33)。

皮损组织病理学:表皮大致正常,真皮中层及内层密集淋巴细胞、组织细胞浸润,可见多

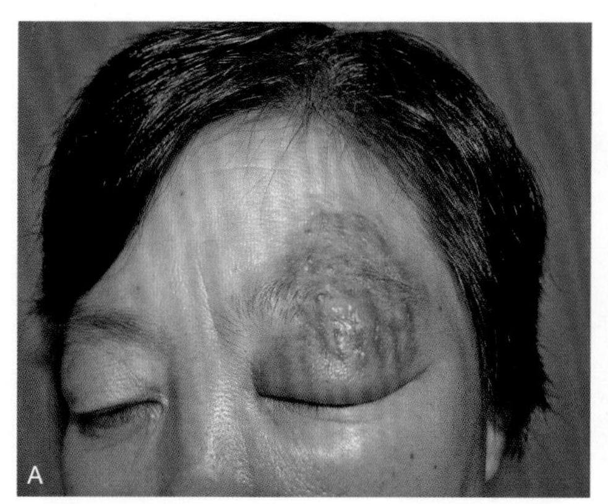
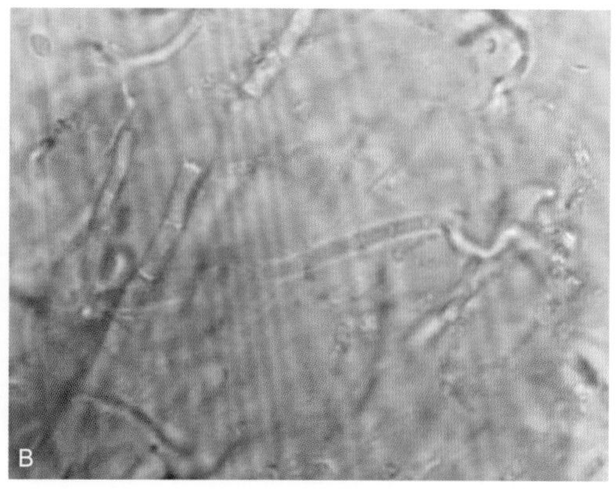

图1-1-33 A. 左眉周红色斑块，有散在脓疱。B. 直接镜检见菌丝（×100）

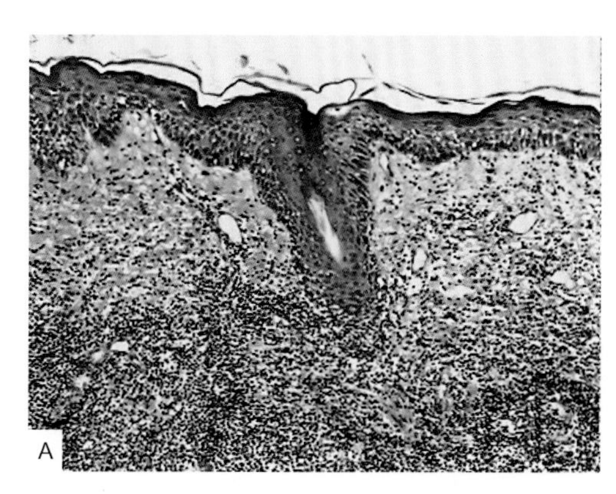
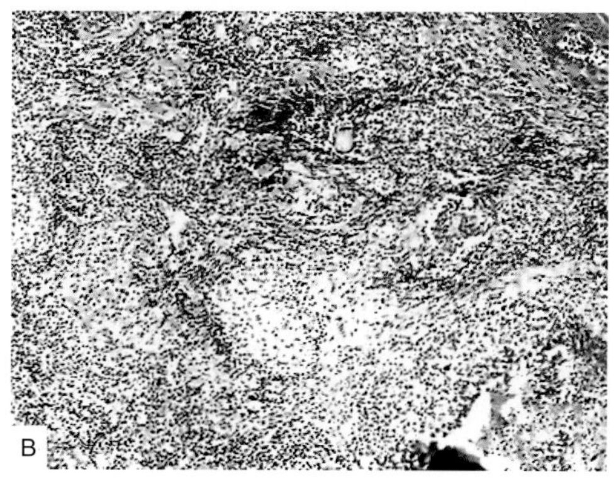

图1-1-34 A,B. 组织病理学检查：真皮内淋巴细胞、组织细胞密集浸润，可见多核巨细胞（HE染色 ×100）

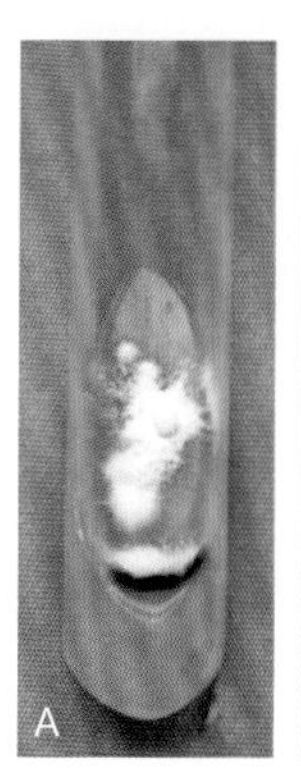
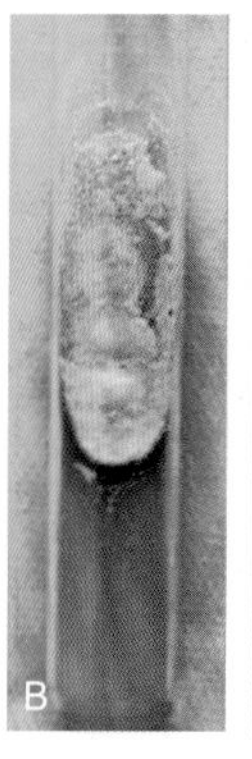
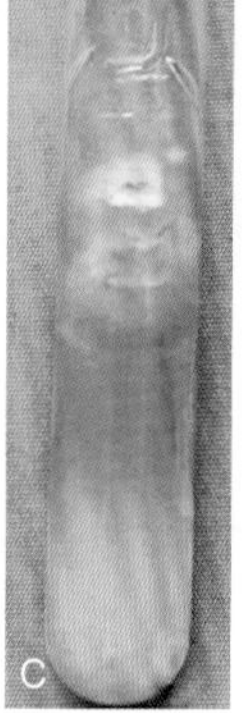
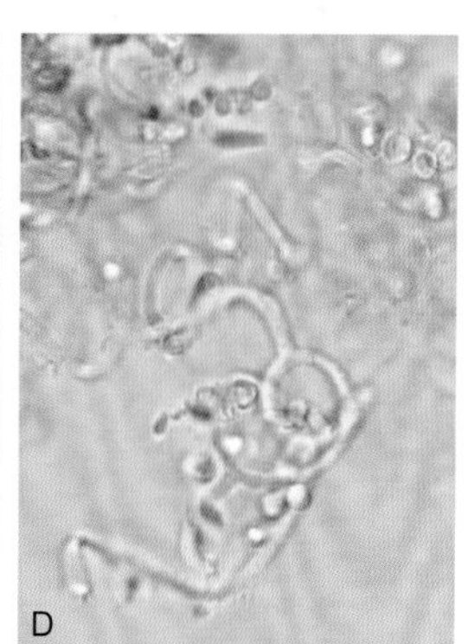

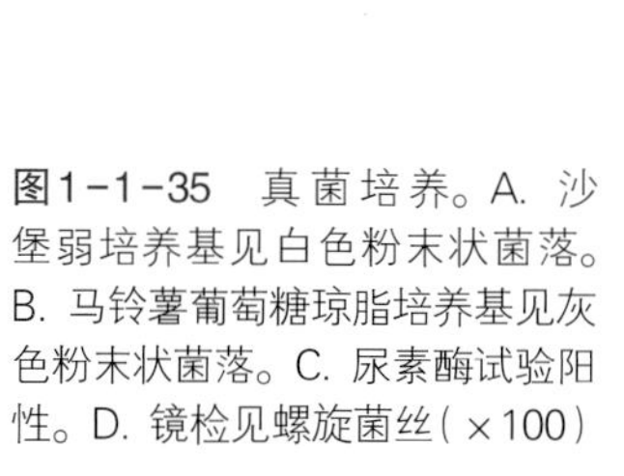

图1-1-35 真菌培养。A. 沙堡弱培养基见白色粉末状菌落。B. 马铃薯葡萄糖琼脂培养基见灰色粉末状菌落。C. 尿素酶试验阳性。D. 镜检见螺旋菌丝（×100）

核巨细胞及少许浆细胞（图1-1-34A，B）。真菌学检查：皮损涂片直接镜检可见菌丝。26℃培养，培养14天沙堡弱培养基见白色及黄白色粉末状（图1-1-35A）菌落生长，马铃薯葡萄糖琼脂培养基上菌落呈灰色粉末状（图1-1-35B）；尿素酶试验阳性（图1-1-35C）。显微镜下可见少量棒形、约5～7隔、壁薄而光滑的大分生孢子及较多圆形小分生孢子聚集成葡萄状，有较多的螺旋菌丝（图1-1-35D）。菌株形态学鉴定为须癣毛癣菌。

【诊断与治疗】

诊断：须癣毛癣菌致脓癣。

治疗：给予盐酸特比萘芬250 mg/d 口服，硝酸舍他糠唑软膏外用。2周后复查真菌镜检阴性，治疗1个月后皮损完全愈合。

【本例要点】

通常认为脓癣是头癣的一种，主要是由亲土性或亲动物性的皮肤癣菌侵犯毛发、毛囊及周围皮肤，从而产生明显的炎症反应，包括红斑、肿胀、脓液等。常见的致病菌有须癣毛癣菌、犬小孢子菌、石膏样小孢子菌等。造成脓性损害的主要原因为患者对局部真菌抗原的迟发性变态反应，由T细胞所介导。

本例患者并未出现头癣损害，皮损主要表现为眉区的浸润性红斑及散在脓疱。而脓癣多发生于儿童。本例发生在成年女性较少见，一般成年人发生脓癣，多伴有明确的免疫抑制状态，但本例患者尚未发现免疫异常，需要加强随访，以及时发现免疫方面是否有问题。

（齐显龙）

病例11 红色毛癣菌致脓癣

【临床资料】

患儿，女，6岁，体重25 kg，因"头顶部斑块伴不适2个月余"来我院门诊就诊。2个月前患儿无明显诱因出现头顶部斑块，逐渐增大，伴破溃、渗出，偶有瘙痒、疼痛等不适。曾于多家医院诊治未见明显好转。既往史、家族史无特殊。家中未饲养宠物。体格检查：一般情况可，系统查体未见异常。皮肤科检查：头顶可见一约4 cm × 5 cm大小红色斑块，境界较清楚，质地柔软，其上可见大量毛囊性脓疱及脓痂。毛发易拔除，压痛（+），见图1-1-36A。

直接镜检及培养：断发直接镜检未找到菌丝、孢子；脓液直接镜检见大量孢子，未找到菌丝（图1-1-37A）。断发中脓液细菌培养阴性。收集脓液及断发，提取DNA，同时将脓液及断发分别接种于沙堡弱培养基（含卡那霉素）中，置于27℃培养箱中培养。

病发及脓液分子鉴定：取病发10余根及脓液于1.5 mL离心管中，加入DNA提取液及少量玻璃珠震荡10分钟后离心收集上清，采用EasyPure Plant Genomic DNA Kit提取DNA，后利用引物ITS1 5′-TCCGTAGGTGAACCTGCGG-3′和 ITS4 5′-TCCTCCGCTTATTGATATGC-3′扩增所提取真菌 DNA 的ITS 区。将PCR 扩增产物进行测序，测序结果登录GenBank进行Blast比对，结果与红色毛癣菌的序列一致性为100%。

真菌培养及分子鉴定：取培养真菌于燕麦琼脂培养基、察氏琼脂培养基中培养（图1-1-37B，C），行形态学观察，同时玻璃珠法提取菌株DNA，并利用ITS1、ITS4扩增及测序鉴定，于GenBank比对。

药物敏感性检测：伊曲康唑（Sigma-Aldrich，批号84625-61-6，纯度＞99%）、特比萘芬（Sigma-Aldrich，批号78628-80-5，纯度＞99%）及伏立康唑（Sigma-Aldrich，批号

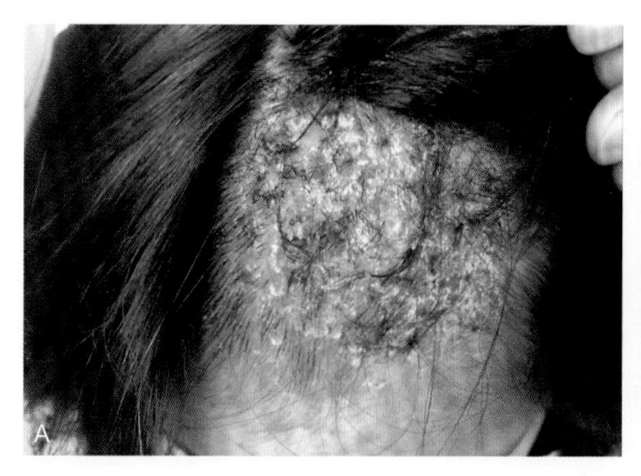

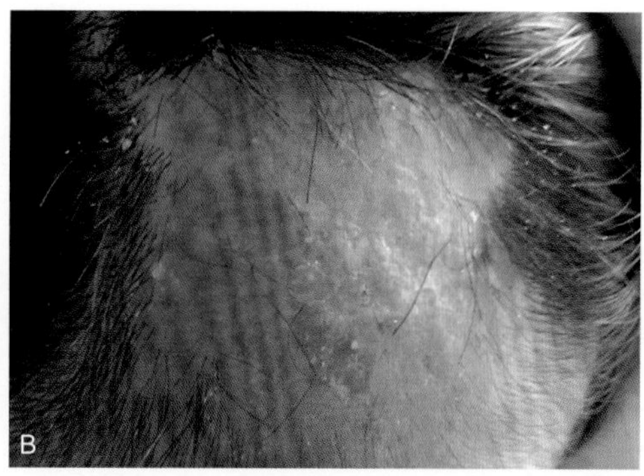

图1-1-36　A. 头顶部毛囊性脓疡，部分融合，表面覆脓痂。B. 治疗1个月后皮损基本消退，无脓疱、丘疹，局部形成瘢痕

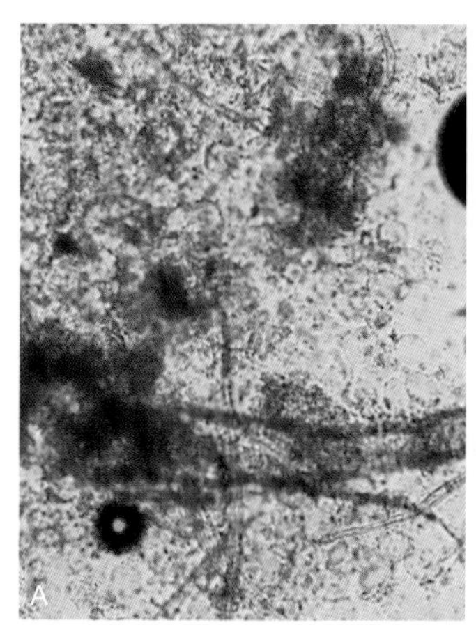

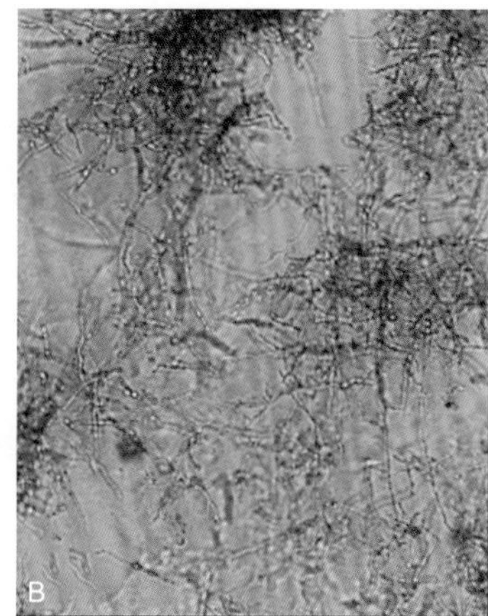

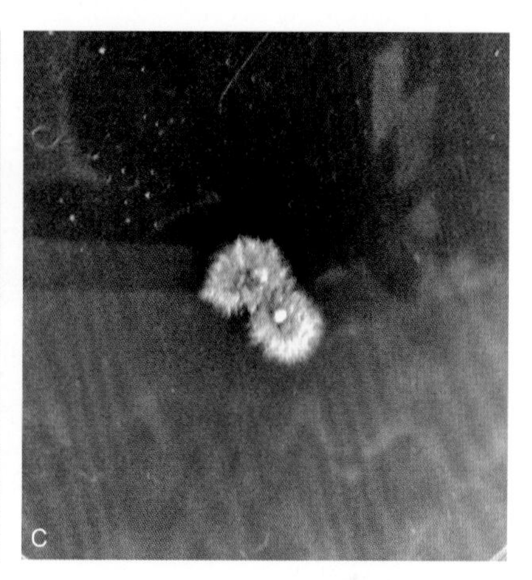

图1-1-37　A. 脓液直接镜检：仅见大量孢子，未找到菌丝。B. 红色毛癣菌（×100）。C. 红色毛癣菌大体：表面白色绒毛状（察氏固体培养基，27℃，培养7天）

182369-73-9，纯度>99%），试验时用二甲基亚砜将3种药物溶解成储存液，浓度均为1 600 mg/L。参考美国临床实验室标准化研究所（CLSI）M38-A2方案，以近平滑念珠菌ATCC22019作为试验的质控菌株，药敏板按照方案推荐方法配制。将配好的药敏板置于35℃孵育72小时后肉眼观察判读结果，最低抑菌浓度（MIC）定义为肉眼观察到的80%真菌生长受抑制的最低药物浓度。

【诊断与治疗】

诊断：红色毛癣菌致脓癣。

治疗：给予患儿特比萘芬125 mg/d口服，并辅以泼尼松片5 mg/d，口服1周后停药；同时剪发、消毒、联苯苄唑洗剂外洗及特比萘芬乳膏外用。治疗1个月后复诊。经菌落分子生物学及形态学鉴定，分离菌种证实为红色毛癣菌，与早期分子鉴定结果一致。微量液基稀释法测得伊曲康唑、特比萘芬及伏立康唑对该株红色毛癣菌的MIC分别为2 μg/mL、0.06 μg/mL及0.25 μg/mL。药敏试验提示其对特比萘芬敏感。患儿服药期间无任何不良反

应。复诊时见皮疹明显好转，红斑多数消退，无脓疱、丘疹，局部形成瘢痕，暂无毛发生长（图1-1-36B）。

【本例要点】

脓癣因其临床表现的多样性和不典型性，临床易误诊。脓癣主要应用抗真菌药物治疗，目前常用伊曲康唑或特比萘芬，不同的致病菌种对这些抗真菌药物的敏感性存在差异，因此及时准确的诊断及菌种鉴定对于指导临床用药意义重大。

传统诊断方法主要包括真菌的直接镜检和培养，直接镜检阳性率低，而采用传统的培养法鉴定菌种耗时长，至少需要1～2周，给临床诊治带来不便。而病变部位分子鉴定能及早明确致病菌种，并为经验性治疗用药提供依据。本例患儿由于镜检取断发及脓液行直接镜检，脓液中见大量孢子，未找到菌丝，断发中未见菌丝、孢子。培养需耗时1～2周，然而采用病发和脓液直接提取DNA鉴定在2天内即可完成，大大缩短了临床诊疗的时间。

虽然分子诊断可以给临床诊治带来便捷，但是目前致病真菌对药物敏感性的检测只能对培养获得的纯菌进行，并且培养菌株的分子生物学和形态学鉴定结果可与早期诊断获得的结果相互验证。传统的真菌培养仍非常必要。

本例患儿就诊时取病发做镜检和培养，同时行早期分子检测，结果吻合，均为红色毛癣菌。经验性给予特比萘芬治疗的同时，对培养出来的红色毛癣菌进行了药物敏感性检测，发现其对特比萘芬高度敏感。患者治疗1个月后获得较好的临床效果。嘱患儿继续口服特比萘芬治疗。

（石庆）

病例12 不同致病菌引起儿童头癣3例

【临床资料】

患儿1 女，5岁，因“左枕部脱发半年伴有瘙痒”就诊。喜爱抚摸猫、狗等。体检：一般情况尚可，体温37.0℃，心率87次/分，呼吸22次/分，血压10.5/6 kPa，体重13 kg。全身浅表淋巴结未触及。皮肤科检查：左枕部见2.5 cm×2.5 cm淡红斑片，上有毛囊性红色小丘疹，附着鳞屑，并伴有脱发；头发略稀疏、无光泽，病发折断、易拔，脱发斑周围发根部可见有菌鞘（图1-1-38）。自行剃发7天复诊时，可见有30多处（0.5～1.0）cm×（0.5～1.0）cm散在小片红斑、毛囊性小丘疹。实验室检查：血常规中嗜酸性细胞增高（6.7%），尿常规、肝肾功能均为正常范围。

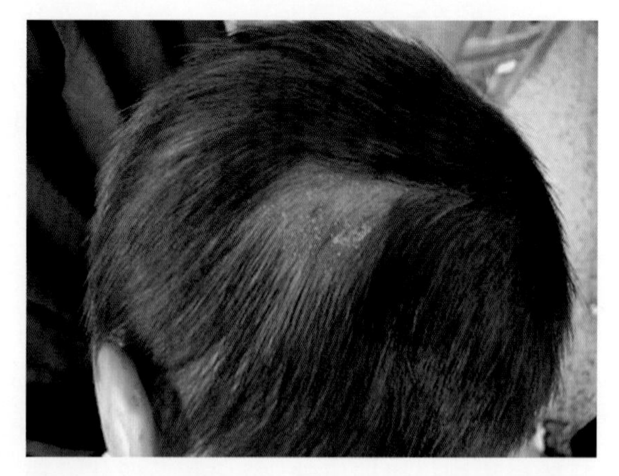

图1-1-38 白癣：左枕部淡红斑片，上有毛囊性红丘疹、鳞屑，伴有脱发

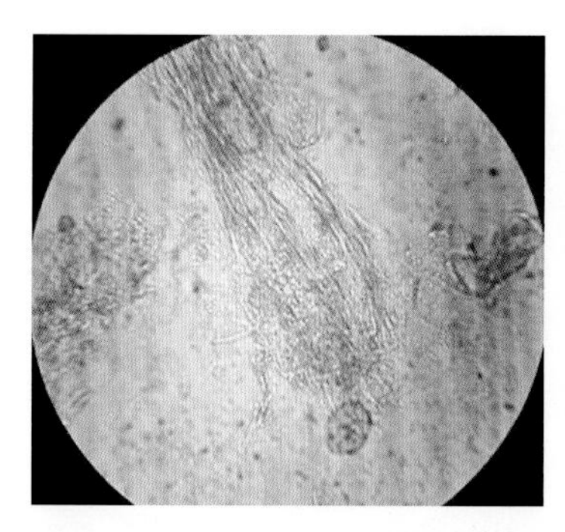
图1-1-39　病发内大量细长菌丝、周围散在小孢子，毛发结构基本消失（×40）

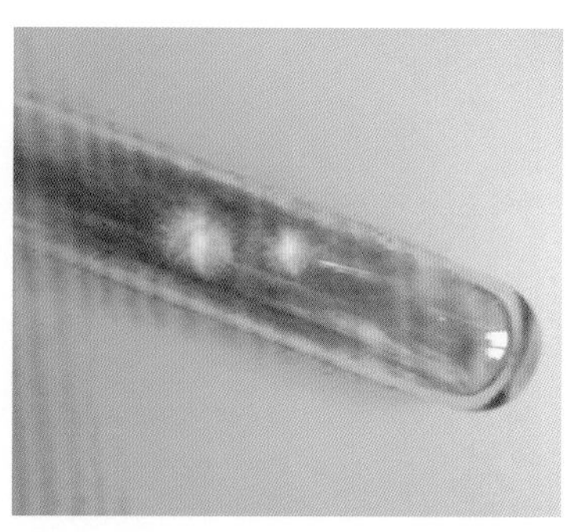
图1-1-40　犬小孢子菌的菌落：14天时中央有黄白色微微突起、呈棉絮状、周围呈放射状的菌落

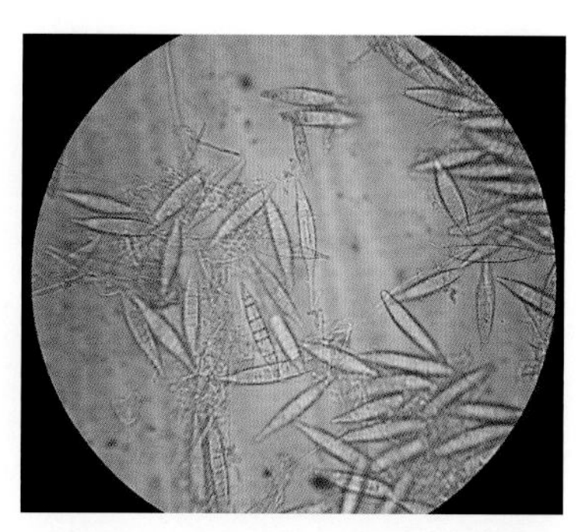
图1-1-41　梭形和纺锤形的大分生孢子

真菌学检查：用透明双面胶带粘取病发和糠状头屑直接镜检，可见短小的病发内大量细长菌丝、周围散在小孢子，毛发结构基本消失（图1-1-39）。取病发和鳞屑接种于沙堡弱培养基上25℃培养，10天后中央有黄白色微微突起、呈羊毛状、周围呈放射状的菌落，14天时菌落呈棉絮状；背面呈黄橘色（图1-1-40）。挑取部分菌落镜下观察，可见大量有6个以上分隔、梭形和纺锤形的大分生孢子，在其顶点稍弯曲，壁厚，有棘状突起（图1-1-41）。

患儿2　女，9岁，因"头顶部鳞屑斑伴脱发2年余"至我科就诊，无自觉症状。从不接触动物，很少接触泥土。曾在当地多家医院就诊，诊断为脂溢性皮炎。曾外用二硫化硒洗剂、糠酸莫米松乳膏、复方醋酸地塞米松乳膏、他克莫司软膏、红霉素软膏等药物无效。体检：一般情况尚可，体温37.4℃，心率90次/分，呼吸18次/分，血压11.5/8 kPa，体重30 kg。枕后淋巴结肿大，耳后淋巴结未触及。皮肤科检查：头顶部见10 cm×8 cm鳞屑斑伴有脱发，因病发刚出头皮即折断，故毛囊口留下断发呈黑点状（图1-1-42）。实验室检查：血、尿常规，肝肾功能均正常范围。真菌学检查：取病发直接镜检可见病发内大量链状排列的圆形大孢子（图1-1-43），病发

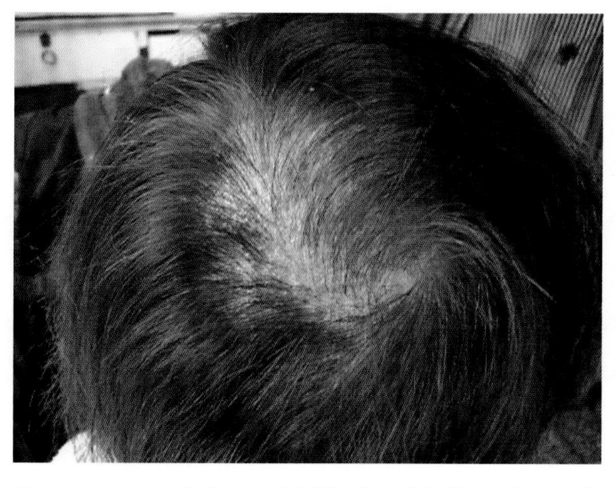
图1-1-42　黑点癣：头顶部鳞屑斑伴有脱发，毛囊口留下残发呈黑点状

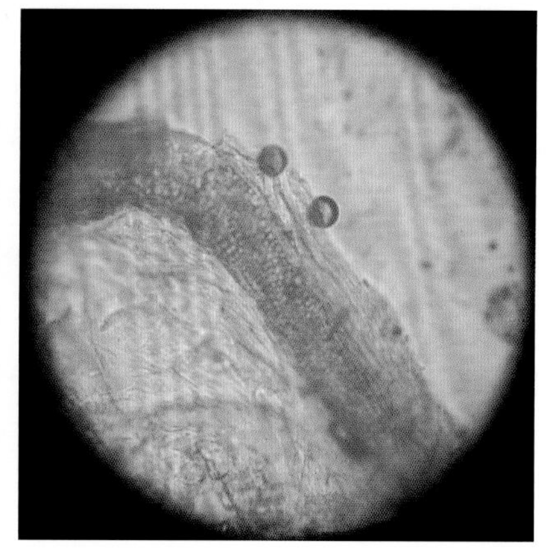
图1-1-43　病发内大量链状排列的圆形大孢子（×40）

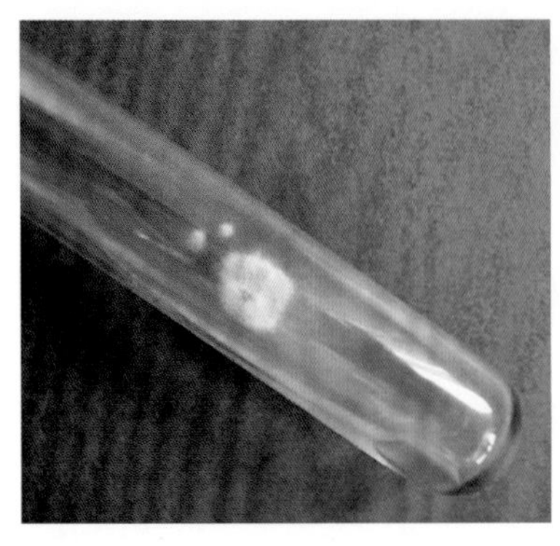

图1-1-44 断发毛癣菌的菌落：15天时成为中央米黄色丝绒状、周围呈红褐色的菌落

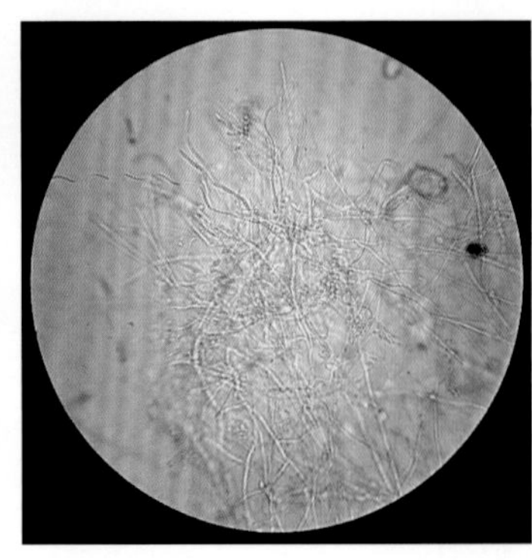

图1-1-45 细长菌丝中成堆的梨形和棒形小分生孢子

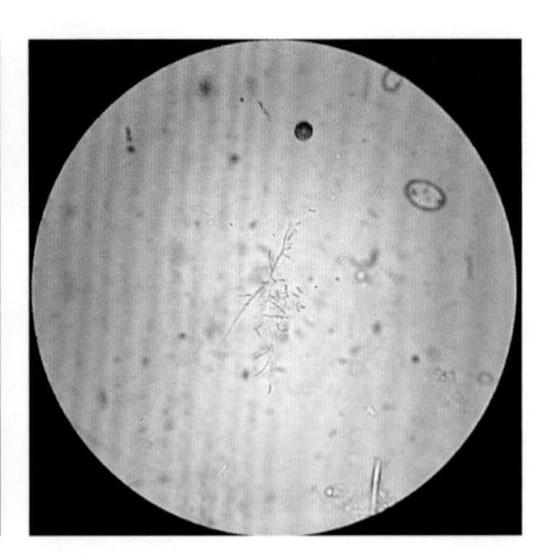

图1-1-46 棒状小分生孢子形似蜈蚣状（×40）

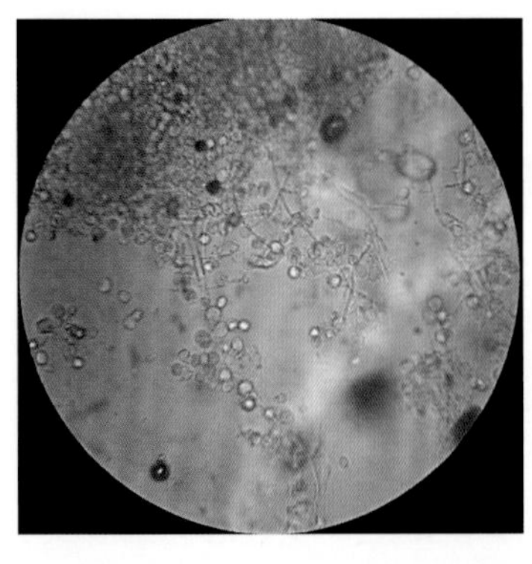

图1-1-47 气球状小分生孢子（×40）

外有细长菌丝，一端呈螺旋状。取病发和鳞屑接种于沙堡弱培养基上25℃培养，菌落生长缓慢，质地可变。8天后有白色丝绒状、中央微微突起的菌落；15天后成为中央米黄色丝绒状、周围呈红褐色的菌落（图1-1-44）。21天后成为中央表面米白色、质地呈淡红褐色、周围呈红白色的菌落。挑取部分菌落镜下观察，可见细长菌丝中成堆的梨形和棒形小分生孢子（图1-1-45），棒状小分生孢子形似蜈蚣状（图1-1-46），还有气球状小分生孢子（图1-1-47）。

患儿3 女，7岁，因"枕后部肿块20天"就诊。无明显诱因下，最初为枕后部散在米粒至绿豆大小皮疹，1周后融合成1个包块。在当地医院外科就诊，诊断为痈。行手术切开排脓，有血性脓液排出。给予头孢甲肟钠针剂（每天0.5 g，共3天）和头孢呋辛钠针剂（每天1.0 g，共7天）静脉滴注。林可霉素利多卡因凝胶外用无效。无家畜接触史。遂来我科就诊。体检：一般情况尚可，体温37.4℃，心率120次/分，呼吸24次/分，血压10.5/6 kPa，体重20 kg。两侧耳后淋巴结肿大。皮肤科检查：见枕后部5 cm×3 cm皮肤隆起性肿块，表面湿润、渗血、质地软，周围散在丘疱疹、小脓疱、结痂，其毛发易拔除（图1-1-48）。实验室检查：血常规中白细胞增高（9.30×10^9/L），血小板增高（357×10^9/L）；尿常规、肝肾功能均正常范围。当地医院CT检查：枕顶部皮下软组织肿块，脑内未见明显异常。真菌学检查：拔取病发直接镜检可见毛发结构基本正常，未见孢子和菌丝。取渗出血液接种于沙堡弱培养基上25℃培养，7天后有米黄色

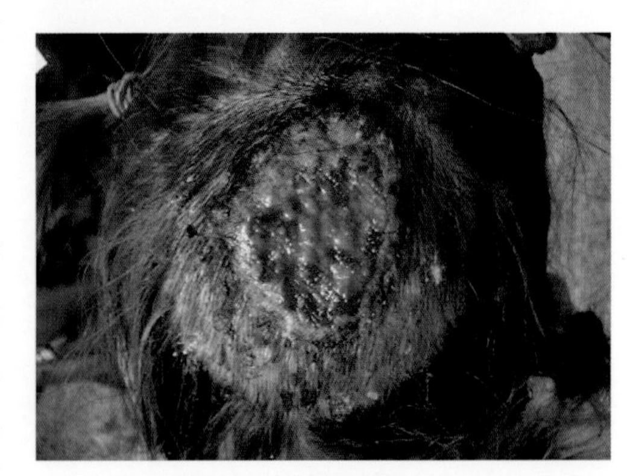

图1-1-48 脓癣：枕后部皮肤肿块，表面湿润、渗血，周围散在丘疱疹、小脓疱、结痂

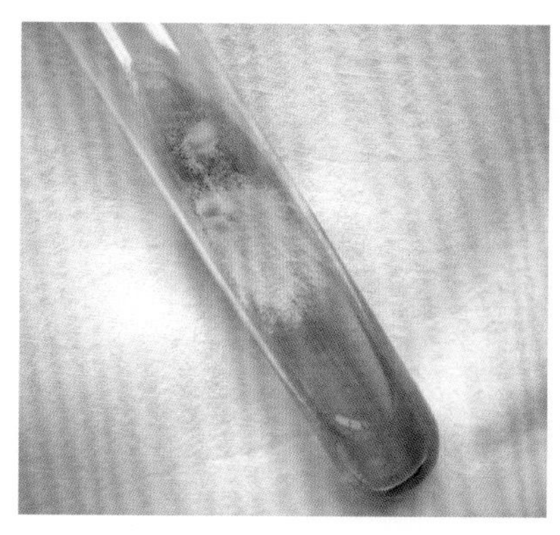

图1-1-49　须癣毛癣菌的菌落：7天时有米黄色中央微微突起、周围粉末状呈放射状的菌落

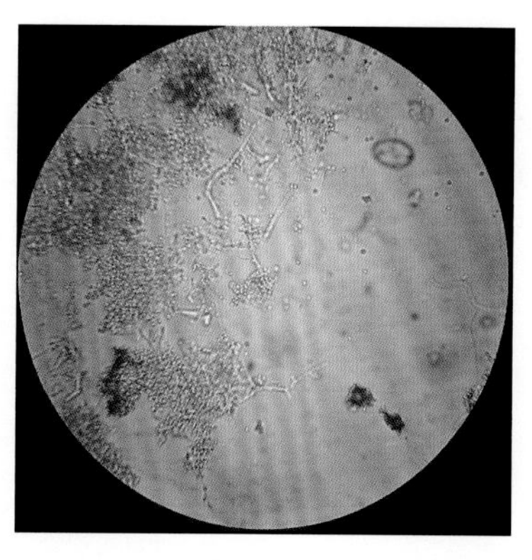

图1-1-50　大量圆形、未成熟葡萄状的小分生孢子

中央微微突起、周围粉末状呈放射状、占据1/2以上斜面的菌落；背面呈红褐色（图1-1-49）。挑取部分菌落镜下观察，可见大量圆形、未成熟葡萄状的小分生孢子（图1-1-50）。

【诊断与治疗】

诊断：① 犬小孢子菌致白癣。② 断发毛癣菌致黑点癣。③ 须癣毛癣菌致脓癣。

治疗：① 患者1给予口服特比萘芬片每天62.5 mg，共28天；外用联苯苄唑乳膏每天1次，共28天。嘱咐其家长为其每天洗头1次，经常煮沸、消毒其使用的毛巾、枕套等。治疗后因回原籍而未来复诊，电话随访得知：治疗2周时症状明显改善，4周时症状完全消失而停止用药。后未形成瘢痕，头发完全长出。② 患者2给予口服伊曲康唑胶囊每天100 mg，共14天；外用联苯苄唑乳膏每天1次。嘱咐其家长为其剃发，每天洗发1次，经常煮沸、消毒其使用的毛巾、枕套等。治疗后因回当地未来复诊，电话随访得知：治疗2周时症状无明显改善，自行停止用药，在当地医院改用中药洗剂，从未剪发，也未坚持每天1次洗头，症状时轻时重，11个月后仍未治愈，无瘢痕出现。③ 患者3给予口服伊曲康唑胶囊每天100 mg，共14天；外用联苯苄唑乳膏每天1次，共28天。7天后复诊已自行剃发，嘱咐其家长为其每天洗头1次，经常煮沸、消毒其使用的毛巾、枕套等。治疗后未来复诊，电话随访得知：治疗1周后症状明显改善，伤口渗血消失，疮面干。治疗2周后疮面变平。继续外用联苯苄唑乳膏2周痊愈。之后形成萎缩性瘢痕，1年后仍未见头发长出。

【本例要点】

儿童头癣发病与接触宠物和动物密切相关。本文中白癣患儿有接触宠物史，由亲动物性犬小孢子菌引起。另2例头癣患儿则无明确的接触史，黑点癣由亲人性断发毛癣菌引起；脓癣由亲人性或动物性须癣毛癣菌引起。一般认为亲人性须癣毛癣菌菌落质地为毛状到粉状，亲动物性的菌落质地为颗粒状，本病例所述菌落质地为粉状，故可认为亲人性分离菌。因此，他们的发病可能与其生活环境和不注意自身清洁等有关，在此情况下感染致病真菌而发病。本病例中白癣镜检可见短小的病发内大量细长菌丝、周围散在小孢子，毛发结构基本消失；黑点癣镜检可见病发内大量链状排列的圆形大孢子,病发外有细长菌丝,一端呈螺旋状;脓癣病发镜检可见毛发结构基本正常,未见孢子和菌丝。本文报道的白癣镜检可见发内孢子,与文献报道可见发外菌丝和孢子不同可能是个例;黑点癣镜检可见病发外螺旋状菌丝也可能是个例;而脓癣病发镜检未见孢子和菌丝并非该患者的病发未受真菌感染。对于头癣治疗需采用综合治疗方法,落实服药、搽药、洗发、剪发、消毒5项措施,以达到事半功倍的疗效。用伊曲康唑胶囊应注意2岁以下儿童禁用、6岁以下儿童慎用。特比萘芬片可用于2岁以上儿童。脓癣切忌切开引流。

(沈威敏)

病例13 误诊为蜂窝织炎的脓癣

【临床资料】

患儿,女,6岁,因“头部外伤2个月,局部脓肿破溃、流脓10余天”入院。2个月前患儿爬树不慎摔下,致头部有1个小指头大小伤口,当即出血、疼痛,用中草药外敷止血后又用创可贴贴敷,伤口渐愈。10天前无诱因下原伤口处出现约鸡蛋大小的疼痛性肿块,在当地卫生院予抗生素和中草药治疗无效(具体情况不详)。肿块增大并破溃流脓、糜烂、渗液,疼痛显著。为进一步明确诊治,到我院外科门诊,拟“头部蜂窝织炎”收住院处理。发病以来患儿无头晕、恶心、呕吐、抽搐,无发热、咳嗽。既往史、个人史、家族史无特殊。

体格检查:体温39℃,心率95次/分,呼吸20次/分,体重22 kg。各系统查体无异常。皮肤科检查:右侧头部见1个约10 cm × 12 cm肿块,隆起,边界清楚,质地柔软,表面有多数蜂窝状排脓小孔,从中可挤出脓液,中央有直径2 cm、深约1 cm溃疡口,边界不规则,底部凹凸不平,有较多淡黄色脓性血性分泌物,伴轻度异味。肿块周围有4个直径1～2 cm卫星病灶,触及质软,皮温偏高,触痛明显,无波动感。患处毛发易拔除。

入院后查血常规示白细胞16.6×10^9/L,中性粒细胞百分比72.7%,淋巴细胞百分比19.5%,红细胞3.46×10^{12}/L,血红蛋白98 g/L,血小板640×10^9/L。创面分泌物细菌培养示阴沟肠杆菌。皮损处头皮组织病理示:皮下、毛囊周围及小血管周围均可见大量中性粒细胞、淋巴细胞、组织细胞及少量嗜酸性粒细胞浸润,局灶见多核细胞反应,真皮内有小脓肿。未见明显真菌结构(图1-1-51)。肝肾功能、胸片、头颅正、侧位片未见异常。入院后经头孢噻肟钠、丁胺卡那、哌拉西林钠-他唑巴坦钠治疗,并予脓肿切开引流术及碘伏湿敷换药治疗,创面略有好转,但仍不断有新

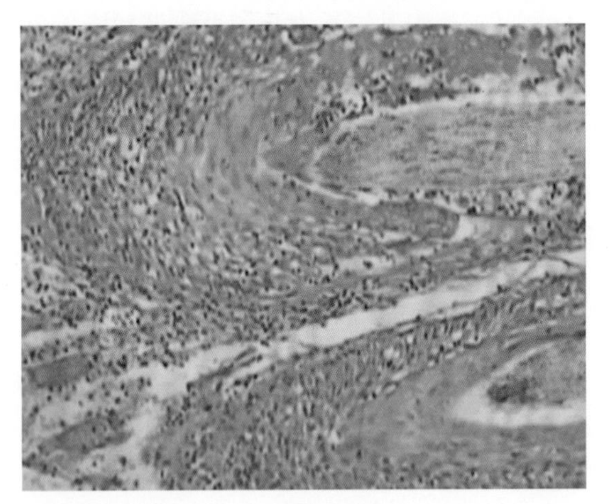

图1-1-51 病理表现(10×10)

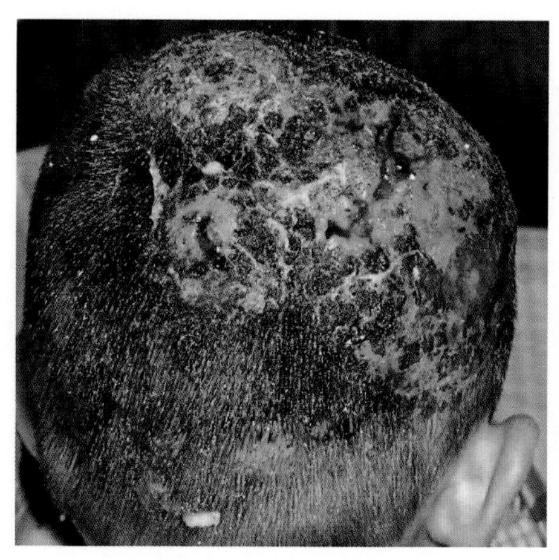

图1-1-52　头部皮损

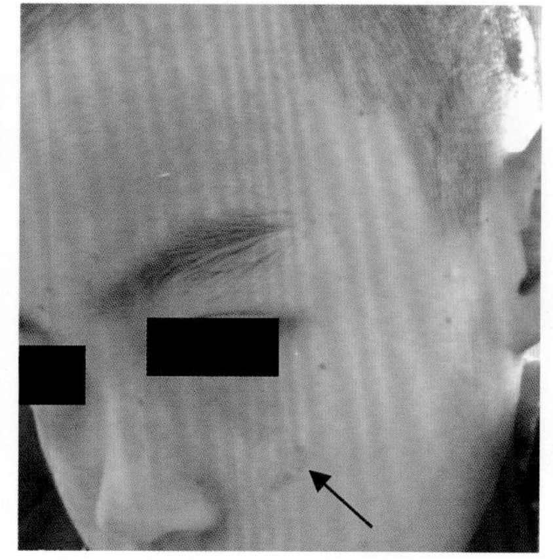

1-1-53　面部皮损

发病灶。此后2次创面分泌物细菌培养均为阴性。因疗效不理想，且面部逐渐出现环形红斑，遂请皮肤科会诊。取脓肿处断发KOH镜检示发内、外均有多量链状排列孢子及有隔菌丝，面部皮损KOH溶液直接镜检查见有隔菌丝、孢子（图1-1-52，图1-1-53）。

【诊断与治疗】

诊断：① 脓癣。② 面癣。

治疗：局部碘伏湿敷换药；特比萘芬片125 mg，1次/天，口服；每周剃发1～2次，消毒枕巾、衣物等。服药当晚患者头部皮损疼痛消失。1周后创面明显缩小，3周后头部溃疡愈合，所有皮损均明显缩小且部分消失，无新发病灶。患者带药出院继续治疗。治疗5周时所有病灶消失，遗留秃发性瘢痕，镜检真菌阴性，嘱停药，后失去随访。

【本例要点】

脓癣好发于儿童，多为感染亲动物性或亲土性皮肤癣菌后，机体产生强烈毛囊及毛囊周围炎症反应所致，有明显肿胀渗出，无明显波动感，而且毛根松动易拔出。皮损分泌物、断发涂片可见真菌菌丝、孢子，真菌培养阳性。细菌性头皮脓肿各年龄均可发生，局部红、肿、热、痛明显，但毛发无松动断折，培养有细菌生长，抗生素治疗有效。两者发病史及临床特点各有不同，病原学检查是诊断直接依据。皮损标本KOH涂片直接镜检见菌丝或者孢子即可确诊，是简便易行的方法。对疑似病例或抗生素治疗无效的病例，常规取皮损做真菌检查，可避免误诊发生。脓癣治疗首选口服抗真菌药，配以外用抗真菌药，定期剪除病发，使用消毒用品。脓肿大者可穿刺抽液，切忌切开引流，更不能植皮。

（刘任红）

病例14　迁延性黑点癣

【临床资料】

患者，女，37岁，因“头皮屑增多、瘙痒和脱发30年”来我院就诊。自述30年前头皮鳞屑

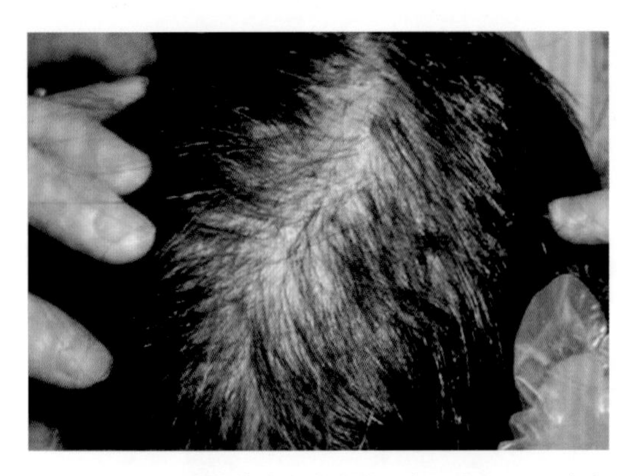

图1-1-54 感染伴有头发折断，在毛囊口可见残存黑点状的发根

增多、痒，抓致渗血，结痂、黏着皮屑及脱发。病损缓慢发展累及全头皮。外院反复治疗无明显效果。其母患同样头皮病变。

体格检查：一般情况良好。系统检查未见异常。皮肤科检查：整头皮满布白色糠状鳞屑、血痂、点片状脱发及散在黑点状断发（图1-1-54）。

真菌直接镜检：在患者鬓部、枕部等具有散在黑点状断发的区域取鳞屑及病发，滴加20%KOH载液后直接显微镜检查，在鳞屑及病发周围可见排列成串或成堆的真菌孢子，在病发内可见大量的链状孢子（图1-1-55，图1-1-56）。

真菌培养：取鳞屑及病发接种至含氯霉素的沙堡弱培养基，28℃培养2周。菌落生长慢，沿接种划线区域呈线条状分布，大小为1～3 mm，表面不规则皱褶、湿润，呈蜡样。一部分菌落较大、具有紫红色色素和金属光泽，菌种中央颜色较深，呈暗紫色，周围较浅甚至无色，色素不向培养基渗透。另外少部分菌落较小、无色或只有淡紫红色。3周后菌落稍增大、紫色菌落颜色逐步加深、无色菌落逐步出现紫红色色素，仍有新的无色菌落出现（图1-1-57）。

小培养：采用方块法将该菌接种至马铃薯培养基（PDA），28℃培养。镜下可见较粗大透明的菌丝呈不规则扭曲和膨大，未见大、小分生孢子，厚壁孢子间生或侧生，数目较多（图1-1-58）。

药敏试验：采用CLSI M27-A微量液基稀释法进行药敏试验，发现该菌对特比萘芬、布替萘芬敏感，对伊曲康唑、酮康唑中度敏感，对氟康唑、联苯苄唑耐药。

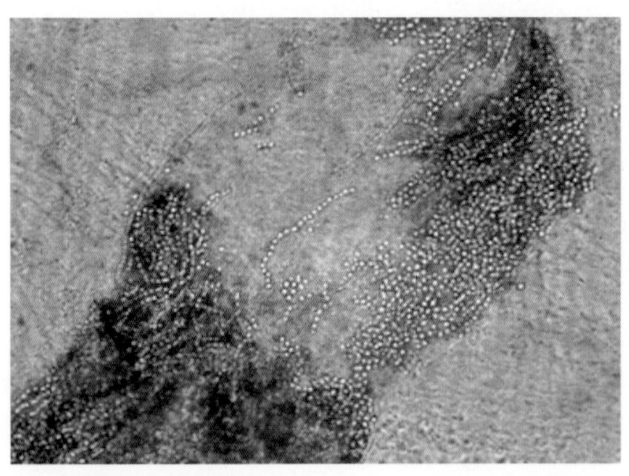

图1-1-55 皮屑及发干周围可见真菌孢子（×400）

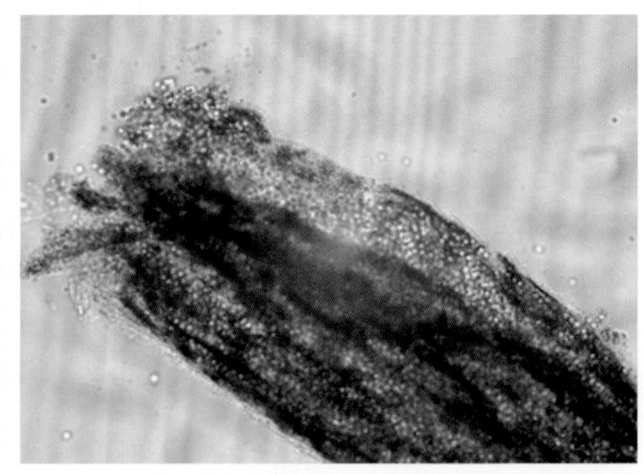

图1-1-56 病发内可见大量的链状孢子（×400）

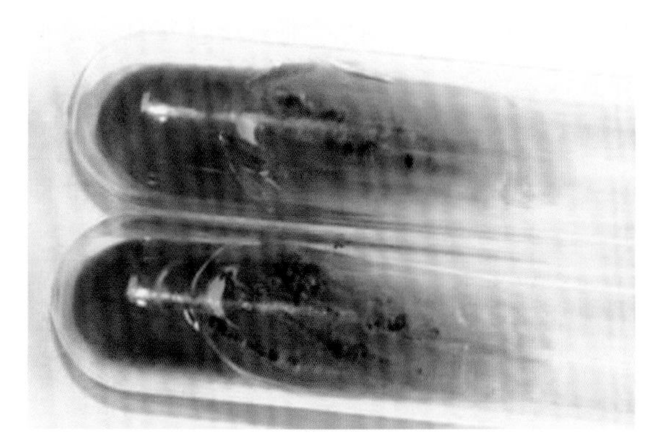

图1-1-57　沙堡弱培养基28℃培养2周，部分菌落呈现紫色

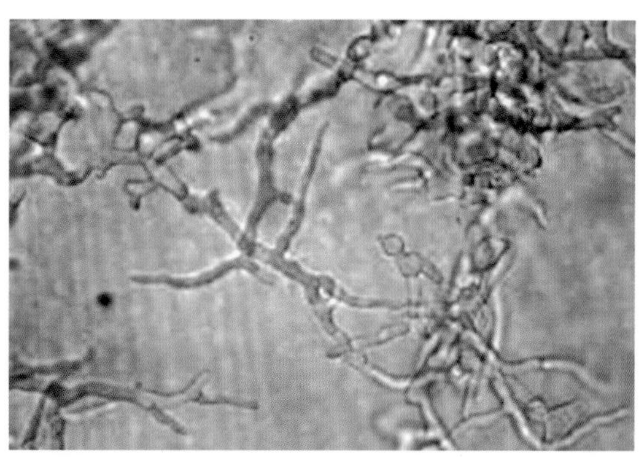

图1-1-58　镜下可见粗大透明的菌丝（×400）

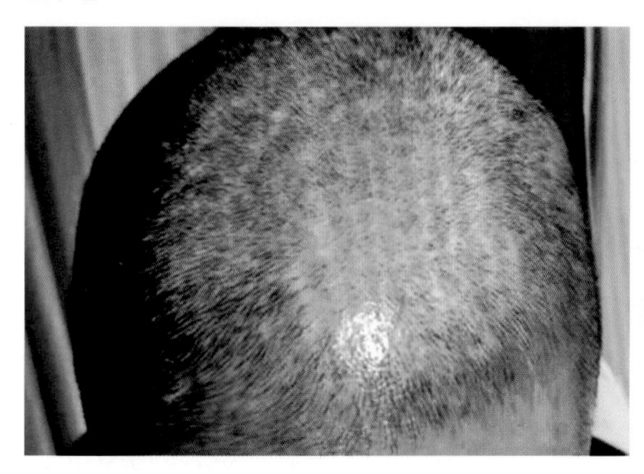

图1-1-59　治疗2周后

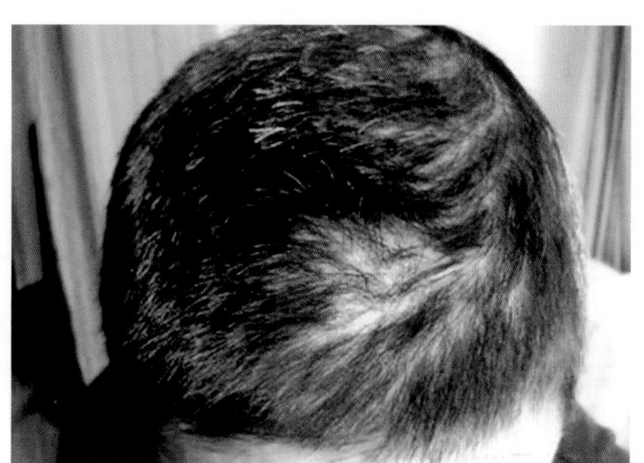

图1-1-60　治疗2个月后

【诊断与治疗】

诊断：紫色毛癣菌致迁延性黑点癣。

治疗：予伊曲康唑0.2 g，1次/天，口服，共5周；二硫化硒和酮康唑洗剂洗头，外涂5%硫黄软膏和复方酮康唑霜（本院制剂），1次/天；剪发，头巾、枕巾、发套等消毒，1次/周。治疗2周后，痒感减轻、鳞屑减少，未见不良药物反应（图1-1-59）。真菌镜检：发内孢子阳性，真菌培养阴性。治疗4周仍见点片弥散无发萎缩瘢痕。真菌镜检：皮屑内见少许孢子，培养阴性。治疗2个月后，头发生长良好（图1-1-60）。真菌镜检及培养均为阴性。肝功能检查：高密度脂蛋白2.57 mmol/L（参考值：＜1.15 mmol/L），其余正常。疗效判定：痊愈。

【本例要点】

黑点癣由紫色毛癣菌或断发癣菌感染所致，好发于学龄前及学龄期儿童。由于青春期后皮脂中饱和脂肪酸分泌增多，故成人头癣比较少见。而本例患者病程迁延30余年，实为罕见。患者自述其母亲于30年前也有同样的头皮病变，长期的密切接触可能是感染进而发病的直接原因。患者处于中国的西南地区，气候相对温热潮湿，头癣病例中尤以小孢子菌属的犬小孢子菌引起的儿童白癣最为常见，偶见毛癣菌属中红色毛癣菌、须癣毛癣菌引起的头癣，紫色毛癣菌引起的黑点癣比较少见。该患者的居住地为较偏远城镇，医疗技术水平较差并且参差不齐，医务人员对于头癣和真菌的知识掌握不够，导致该病例未能得到及时的诊断和治疗，且病程迁延数年不愈。总结其发病且长年不愈的原因：① 儿童时期细胞免疫较为低下，皮肤保护屏障遭到破坏或发育不全，接触感染是直接原因。② 未得到及时的诊断和治疗，药物或处理措施使用不当。③ 可能与易感的家族基因有关。

本例患者无免疫性疾病史、系统检查未发现异常，对于成年人，如有鳞屑增多、头皮瘙痒、头发脱落或黏着结痂等症状，常规的真菌学检查对于头癣的早期诊断、及时诊断是很有意义的。尽早应用抗真菌治疗（口服抗真菌药物联合外用抗真菌制剂）以及常规的清洗、消毒等措施，这些均是治疗头癣的有效手段。

（王有为）

病例15 粉小孢子菌致脓癣

【临床资料】

患儿，男，3岁，因“头部红色皮疹伴流脓1个月”就诊。患儿母亲述1个月前因接触狗后头皮开始出现红色斑块，之后皮疹范围逐渐扩大并开始出现流脓现象，在当地医院就诊，曾系统给予抗生素（具体不详）、外用“鱼石脂软膏”等药物治疗，皮疹未见明显好转，为进一步诊治就诊于我院门诊。患儿一般健康状况良好。父母无手、足癣病史，家中及四邻无类似患者。

体格检查：发育营养状况良好，各系统检查无异常。皮肤科检查：头顶部偏右侧头皮见一约2 cm × 2 cm大小红色斑块，边界尚清，触之有浸润感，表面皮肤红肿糜烂，见数个脓头及黄色脓性分泌物。皮损表面无毛发生长（图1-1-61）。

实验室检查：头皮皮损处分泌物真菌镜检示大量细而弯曲、有分隔的菌丝。沙堡弱培养基培养18天后，出现黄红色粉末状菌落，外周有淡黄色绒毛，其背面为暗红色，培养基不着色（图1-1-62）。

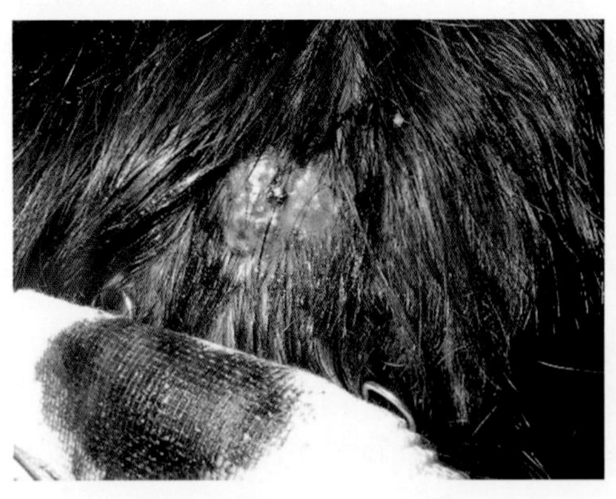

图1-1-61 首次就诊时情况

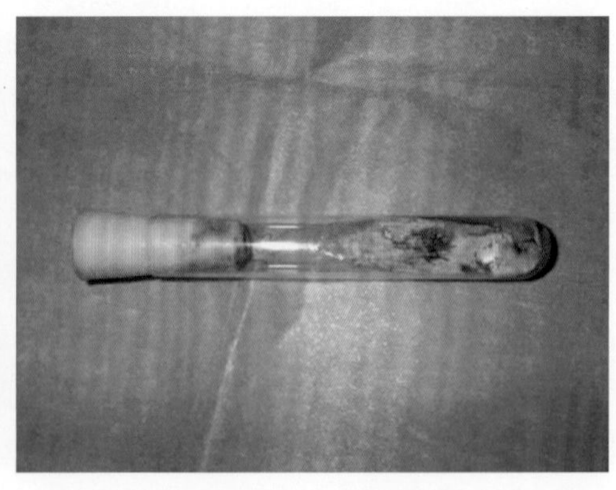

图1-1-62 培养结果

【诊断与治疗】

诊断：粉小孢子菌致脓癣。

治疗：嘱患儿剃头，安尔碘外用消毒，并给予伊曲康唑胶囊50 mg/d口服，疗程28天。治疗1周时，头皮皮损处分泌物已明显减少（图1-1-63）。2周时，红斑边界开始缩小，疗程结束时皮损处已开始有毛发生长（图1-1-64）。治疗4周时，实验室检查真菌镜检阴性，但培养仍为阳性（图1-1-65）。嘱患者注意头部清洁，但未继续系统给药。停药后4周可见皮损处毛发明显生长（图1-1-66），继续随访观察，直至停药后9周复诊，皮疹已基本治愈，真菌镜检及培养均为阴性（图1-1-67，图1-1-68）。

【本例要点】

粉小孢子菌所致的浅部真菌感染较少见，本例患儿根据真菌直接镜检及鉴定培养结果可确诊为粉小孢子菌所致脓癣，病因考虑与接触狗有关。伊曲康唑对头癣的治疗有良好的效果，但在幼儿治疗方面的临床经验还很少。本例患儿采用伊曲康唑胶囊50 mg/d口服，疗程4周，疗程结束时真菌直接镜检虽然已经转阴，但培养仍有真菌生长，由于考虑到伊曲康唑在治疗结束后体内仍有持续效应存在，因此没有继续用药。直至停药9周后，患儿已基本治愈。提示该菌对伊曲康唑反应较为敏感，用药前、后未出现不适症状，说明药物的安全性较好。患儿

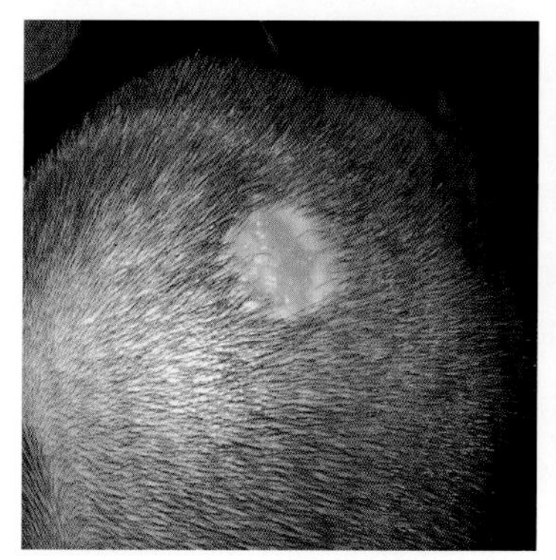

图1-1-63　治疗后1周

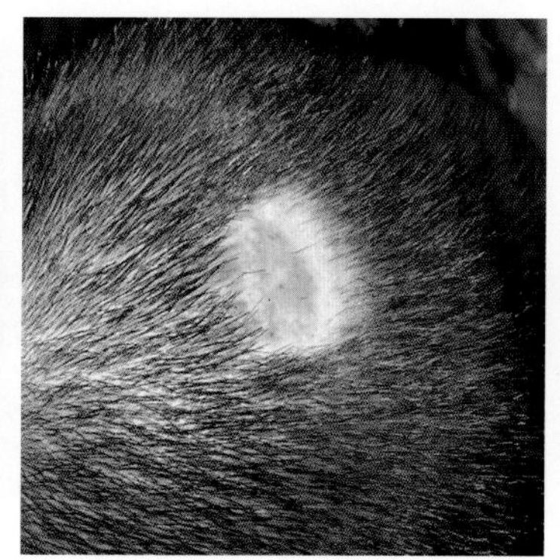

图1-1-64　治疗后2周

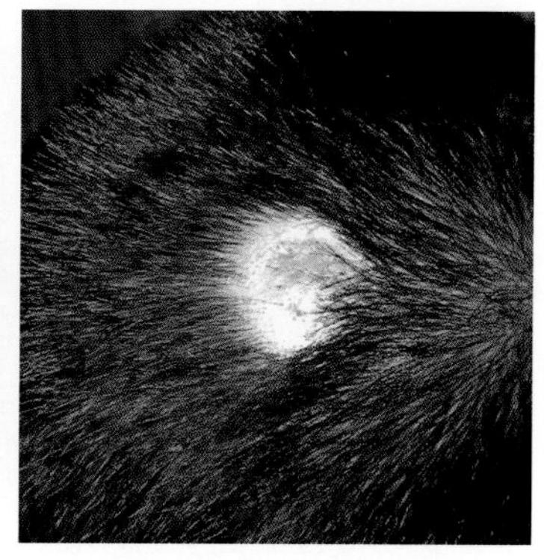

图1-1-65　治疗后4周

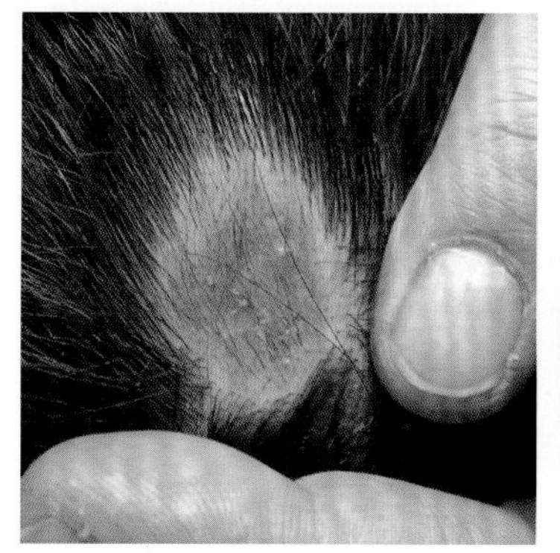

图1-1-66　停药后4周

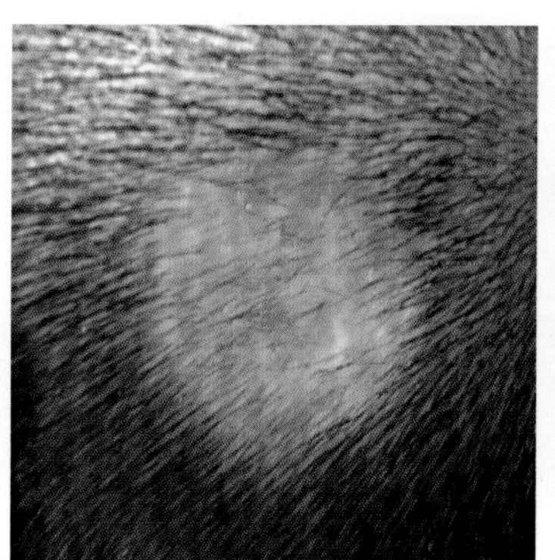

图1-1-67　停药后6周

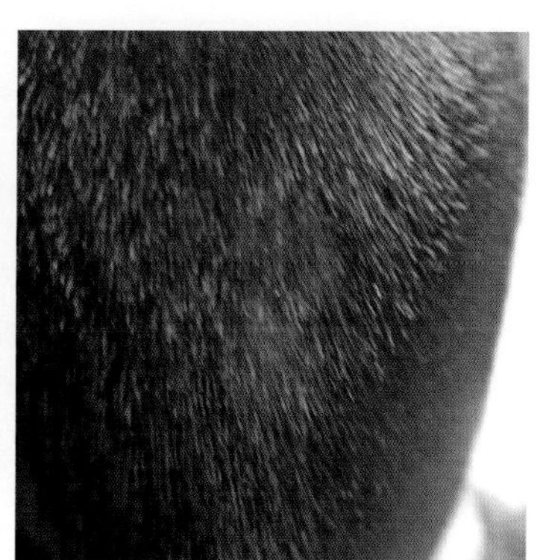

图1-1-68　停药后9周

发病时虽炎症反应较明显，但预后并未造成瘢痕，说明仍是浅部表皮感染。

（郭志丽）

病例16 犬小孢子菌致婴儿头癣

【临床资料】

患儿，女，出生21天，主因“头顶部片状红斑、丘疹、水疱7天”就诊。于7天前无明显诱因头顶部出现1分钱币大小红斑，皮损渐增大、稍高出皮肤表面，无明显瘙痒，渐扩大且边缘隆起，外院曾给药膏外用2天，效果不佳。渐有少许脱屑出现，皮损增大，遂来我院就诊。患者平素体健，母乳喂养。

皮肤科检查：头顶部见约3 cm × 3 cm的暗红色斑块，边缘隆起（图1-1-69A）。

真菌学检查：皮损真菌镜检查见菌丝（图1-1-70A）。沙堡弱培养基27℃培养5天有菌落生长，为白色羊毛状，基底呈黄棕色，背面呈黄褐色（图1-1-70B）；米饭培养基显微镜下可见呈纺锤形、顶点稍微弯曲、壁厚和棘状突起，有6～12个分隔大分生孢子（图1-1-70C）。

【诊断与治疗】

诊断：犬小孢子菌致婴儿头癣。

治疗：给予硝酸舍他康唑软膏及特比萘芬乳膏外用，1周后皮损愈合，2周后复查真菌镜检阴性，皮损完全消失（图1-1-69B）。

【本例要点】

小孢子菌属引起的感染可以产生明显的炎症反应，包括红斑、水疱、肿胀、脓液形成等，但也有部分损害不典型，容易被误诊或漏诊。本例患者由于年龄较小，又没有跌倒擦伤史，炎症反应较轻，故而最初未引起首诊人员的重视，根据临床呈现初期表现而被诊断为皮炎、湿疹。另外真菌感染临床表现复杂，部分真菌可以表现为类似带状疱疹等不典型损害。但患儿家中有宠物猫和犬各1只，患者父母自述，宠物身上可见脱毛及红斑鳞屑样皮疹，本例患者年幼，很难有宠物接触的机会，患儿感染可能由于家属没有很好地注意卫生，将菌带到患儿头部定植，

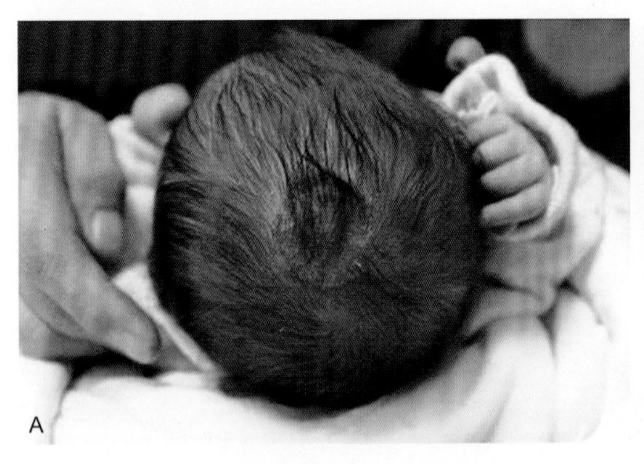

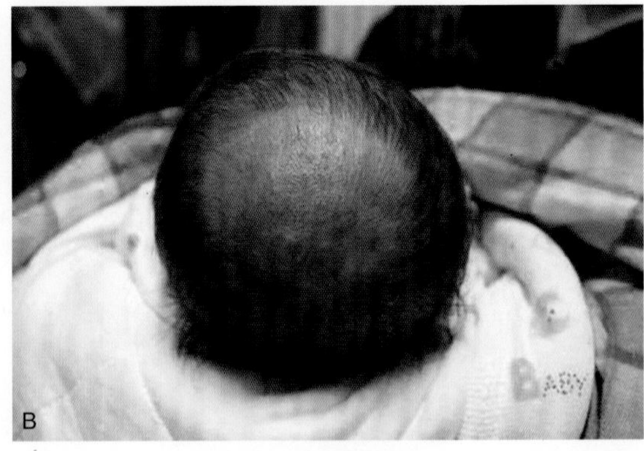

图1-1-69 A. 治疗前皮损呈圆形环状红斑、丘疹、水疱，边缘隆起。B. 治疗后2周皮损愈合，边缘变平

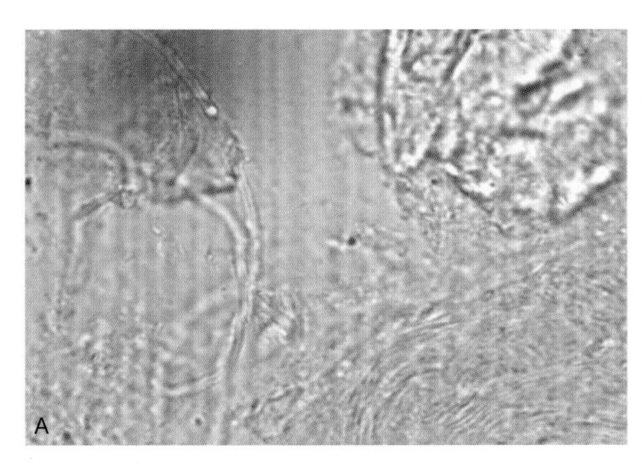
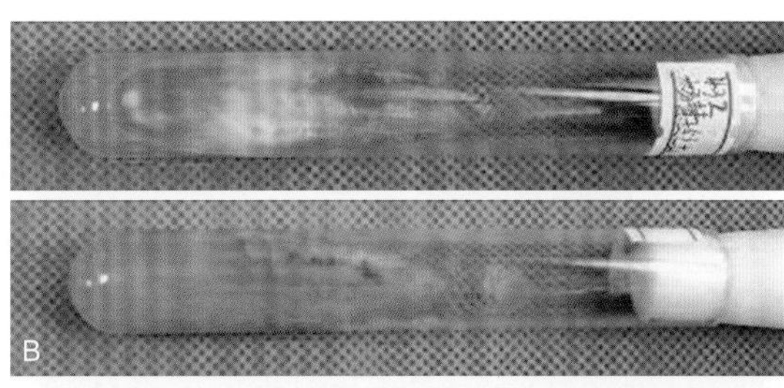
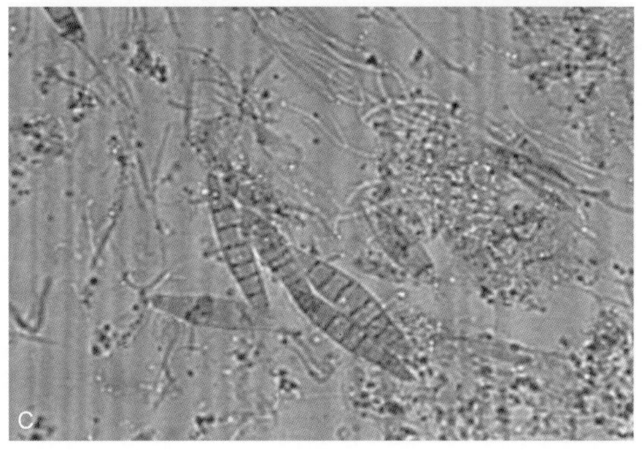

图1-1-70 A. 真菌镜检见长菌丝(×400)。B. 沙堡弱培养基27℃培养5天,见质地毛状到羊毛状的菌落,表面颜色白色到淡黄色,背面呈橘黄色。C. 大分生孢子呈纺锤形,在顶点稍微弯曲,壁厚,分隔>6个(×400)

引起头癣。

本病例真菌培养具有犬小孢子菌的典型结构,诊断明确。患者前期治疗无效,提示对于部分临床表现不典型的红斑鳞屑为表现的皮损,应及时进行真菌学检查,明确诊断,尽早给予有效的抗真菌治疗。临床医生应该注意到小孢子菌属真菌感染的疾病特征,避免误诊、误治,尽可能给予患者正确的治疗措施。对犬小孢子菌的治疗主张联合用药,以减小毒副作用、达到最大治疗效果为目的。对于脓癣患者,建议口服盐酸特比萘芬片或伊曲康唑胶囊联合外用特比萘芬乳膏或硝酸舍他康唑等药物,均可取得理想的治疗效果。

(郭艳阳)

病例17 紫色毛癣菌致老年头癣

【临床资料】

患者,女,62岁。头皮红斑、丘疹、鳞屑1个月,加重伴脓疱3周,结痂1周。患者1个月前无明显诱因头皮出现红斑、丘疹、鳞屑,自觉瘙痒,未予重视。3周前患者头部出现脓疱,疱壁厚,疱液黄色混浊,门诊治疗无效。1周前以"湿疹伴感染"在当地住院治疗。血常规、血生化、电解质未见异常。免疫学检查:IgG 19.20 g/L(8～15.5 g/L),IgA 3 530 mg/L(836～2 900 mg/L),IgM 652 mg/L(700～2 200 mg/L),IgE 706.64 U/mL(0.1～150 U/mL)。补体:C3 0.671 g/L(0.785～1.52 g/L),C4 0.16 g/L(0.14～0.36 g/L)。ANA 1∶320均质型核仁型,SSA(+++),ENA(-)。左颞部头皮组织病理活检:表皮棘层水肿,真皮小血管周围较多淋巴细胞、组织细胞和中性粒细胞浸润及上皮样肉芽肿形成。予苯唑西林钠、莫匹罗星抗感染,氯雷他定、酮替芬抗过敏,白芍总苷、复方甘草酸苷等抗炎，1∶9聚维酮碘溶液湿敷等抗细菌治疗6天后皮损无明显改善，遂到我科就诊。查体见头皮多发红斑、鳞屑、结痂（图1-1-71A），皮肤镜下见糜烂、渗出及黄白色痂壳，毛发未见明显受累（图1-1-71B）。紫外光皮肤镜下见痂壳处有黄白色荧光（图1-1-71C）。头皮痂壳处标本经10%KOH涂片直接镜检见分隔真菌菌丝（图1-1-72A）。将头皮痂壳种植至沙堡弱培养基中，于25℃培养25天后，有紫色菌落生长，其周围有红色色素（图1-1-72B）。用DNA试剂盒（Omega Bio-Tek）提取菌落DNA，以NL引物做PCR扩增后测序，做Blast比对结果为紫色毛癣菌（*Trichophyton violaceum*），同源性99%（GenBank登录号：KY123853）。

【诊断与治疗】

诊断：紫色毛癣菌所致头癣。

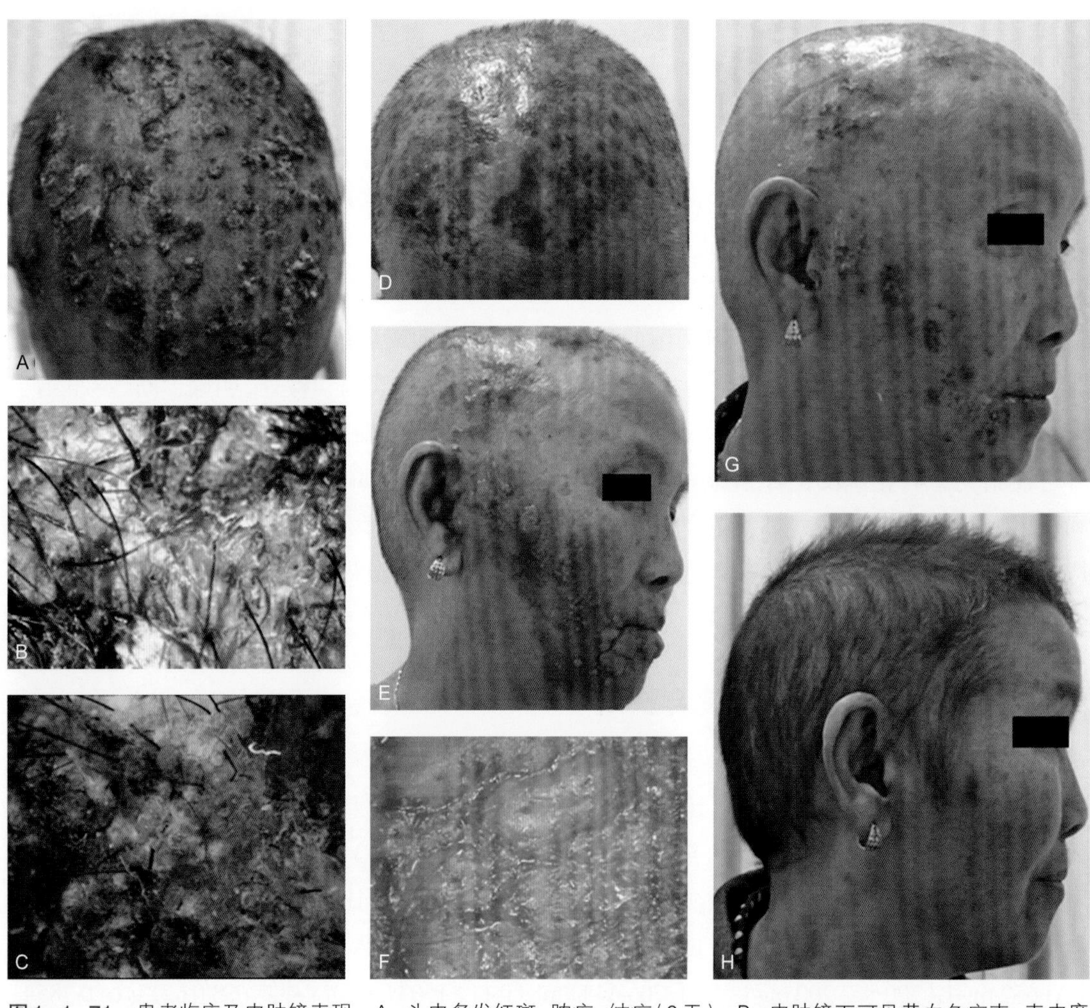

图1-1-71　患者临床及皮肤镜表现。A. 头皮多发红斑、脓疱、结痂（0天）。B. 皮肤镜下可见黄白色痂壳，表皮糜烂、渗出，但毛发未见明显受累。C. 紫外光皮肤镜见痂壳处有黄白色荧光。D. 伊曲康唑等治疗3周，头皮痂壳完全消退，遗留大片红斑，新发有所生长（21天）。E. 右耳、右面颊部、口唇及下颌部带状红斑及簇集张力性水疱，疼痛明显（21天）。F. 皮肤镜下可见含黄色疱液的张力性水疱。G. 溴夫定治疗带状疱疹9天，头皮面部红斑、水疱基本消退（35天）。H. 治疗16周复诊，头皮、右耳及右面部皮损好转（112天）

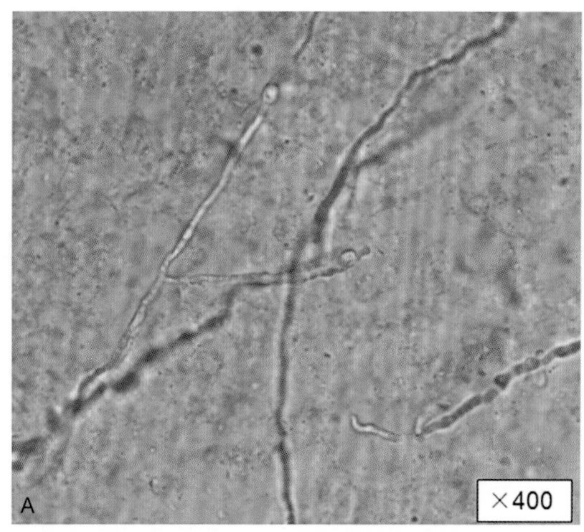

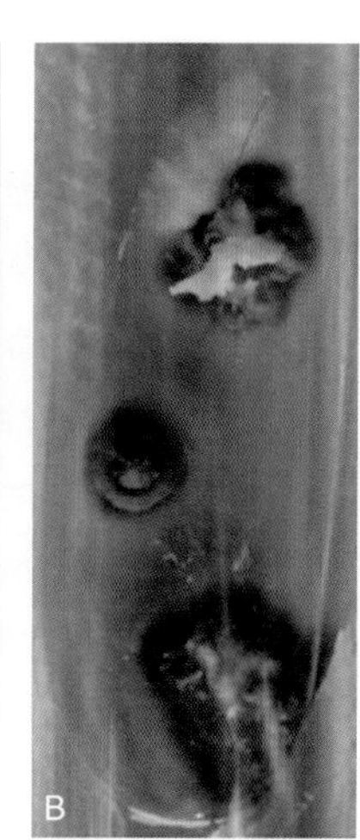

图1-1-72　真菌检查结果。A. 10% KOH真菌直接镜检发现菌丝。B. 25℃，SDA培养25天，紫色菌落生长，周围有红色色素

治疗：用钝刀刮去头皮痂壳，予口服伊曲康唑胶囊每次200 mg，2次/天，牛奶送服；用2%酮康唑洗剂清洗皮损后外用1%萘替芬-0.25%酮康唑乳膏，联合内服头孢地尼（100 mg/d）、泼尼松（20 mg/d）和复方甘草酸苷每次2片，2次/天。治疗3周后复诊患者头皮痂壳完全消退，遗留瘢痕及新发生长（图1-1-71D）。复查真菌镜检和培养均阴性。但患者右侧头皮、耳前、面颊部、口唇及下颌部新出现带状分布红斑，其上有簇集性水疱及大疱，伴疼痛明显（图1-1-71E）。皮肤镜下见水疱为张力性（图1-1-71F）。根据临床表现考虑右侧头面部带状疱疹（三叉神经下颚支受累）。因患者院外已服用盐酸伐昔洛韦胶囊每次150 mg，3次/天，共4天，症状未控制，仍有新发水疱。故将抗病毒药物改为口服溴夫定片125 mg，1次/天；普瑞巴林每次75 mg，2次/天；外用喷昔洛韦乳膏。治疗10天后，头顶皮损明显好转，面部红斑、水疱基本消退，遗留少许痂壳及色素沉着，仍自觉右侧面部疼痛（图1-1-71G）。停用溴夫定片，后继续予普瑞巴林镇痛及抗真菌治疗（图1-1-73）。治疗16周后头皮头癣和右头面部疱疹痊愈，遗留少量色素沉着（图1-1-71H）。患者皮损变化和治疗用药过程见图1-1-73。随访1年头癣和带状疱疹未复发。

【本例要点】

本例老年女性头皮结痂，误诊为"湿疹"延误治疗。经真菌镜检、培养及分子测序明确了感染源为紫色毛癣菌，确诊为头癣，予抗真菌治疗疗效明显；治疗头癣期间右头面部发生带状疱疹。

头癣和头面带状疱疹两种病原体均易感染免疫功能低下人群，如老年人，糖尿病、HIV及自身免疫性疾病患者等。本例老年女性，免疫学检查ANA及SSA阳性，虽然无红斑狼疮、干燥综合征等临床表现，仍提示有潜在免疫功能异常，需定期检测免疫指标及临床随访。

紫色毛癣菌为亲人性皮肤癣菌，一般炎症较轻，常导致发内感染引起黑点癣。但本例临床表现特殊，最终经直接镜检、培养及分子测序等明确病原菌。清除头皮带菌痂壳后内服伊曲康唑联合外用1%萘替芬-0.25%酮康唑乳膏及2%酮康唑洗剂清洗皮损，疗效显著。溴夫定（brivudine）与阿昔洛韦（每次800 mg，5次/天）比较，溴夫定（125 mg，1次/天）可缩短张力

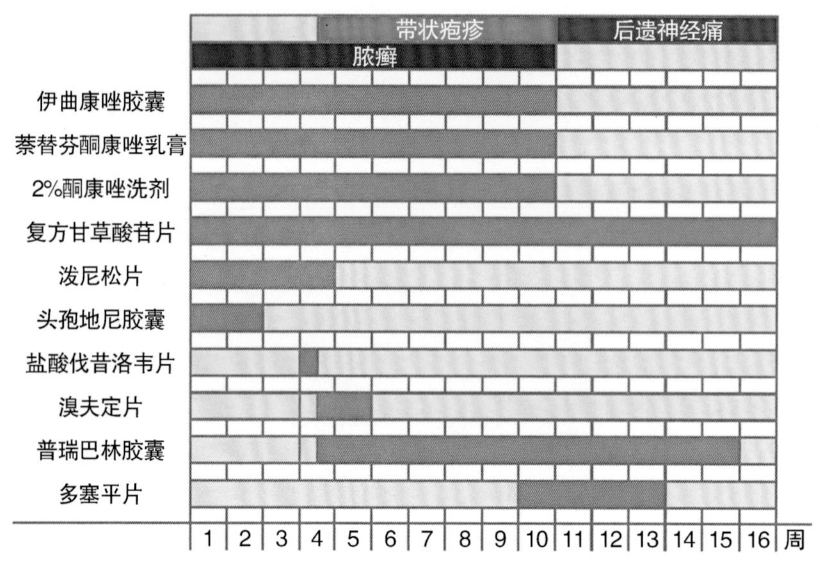

图1-1-73 患者诊治及用药时间图

性水疱结痂时间，更快控制病毒复制，缩短带状疱疹后遗神经痛时间。溴夫定比泛昔洛韦和伐昔洛韦能更好缓解疼痛。本患者先、后联合使用伊曲康唑胶囊和溴夫定片，未出现不良反应，肝肾功能未见明显异常，两病均治愈。

（冉昕）

病例18 紫色毛癣菌致成人迁延性黑点癣

【临床资料】

患者，女，36岁，因“头皮黑点10余年”就诊。患者10年前头皮出现黑点，逐渐增多，伴脱发，无痛、痒等不适，黑点可用指甲刮除。曾于多家医院就诊，外用酮康唑洗剂洗发效果不佳。体格检查：一般情况良好，系统检查未见异常。皮肤科检查：头皮多个毛囊分布黑点，黑点可刮除，无红斑、丘疹、脓疱等（图1-1-74A）。

实验室检查：血常规、肝肾功能未见异常。皮肤镜下可见黑点征，较多螺旋状发及少许逗号样发（图1-1-75A）。

直接荧光镜检：拔取黑点状断发及刮取周边皮屑置于载玻片上，滴加真菌荧光染色液1滴，即可在荧光显微镜下镜检，镜下可见头屑大量孢子聚集和发外散在孢子，未见发内链状孢子（图1-1-76A，B）。

真菌培养：拔取患者头皮黑点及刮取周边皮屑接种于SDA斜面培养基，25℃，7天可见白色湿润小菌落，21天后转变为无绒毛紫色菌落。转种添加了维生素B_1的SDA平皿，置25℃，28天可见菌落生长缓慢，直径1.2 cm，呈不规则皱褶，中间深紫色，边缘淡红色（图1-1-77A）。添加了维生素B_1的SDA玻片小培养，28天后镜下可见菌丝短粗、分隔、多分支

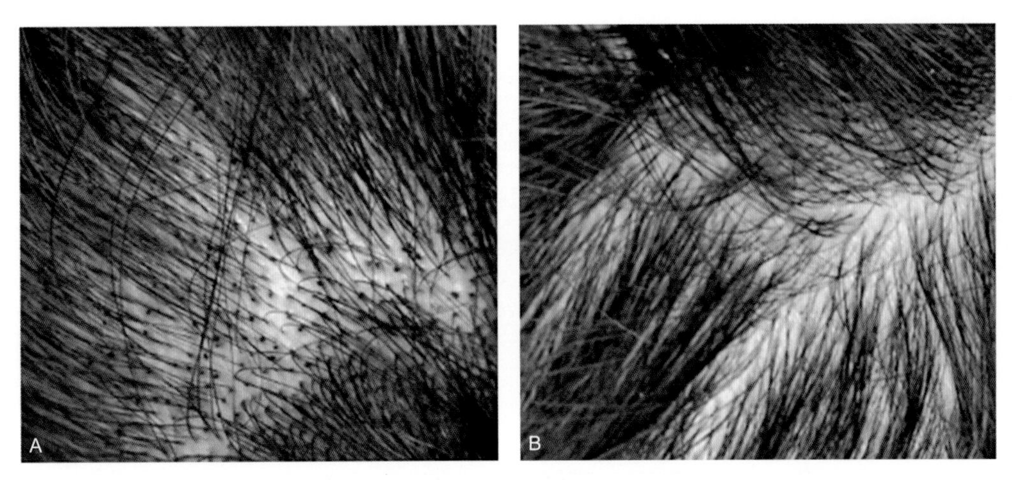

图1-1-74 A. 治疗前：头皮多个毛囊分布黑点。B. 治疗2周后：头皮黑点消失

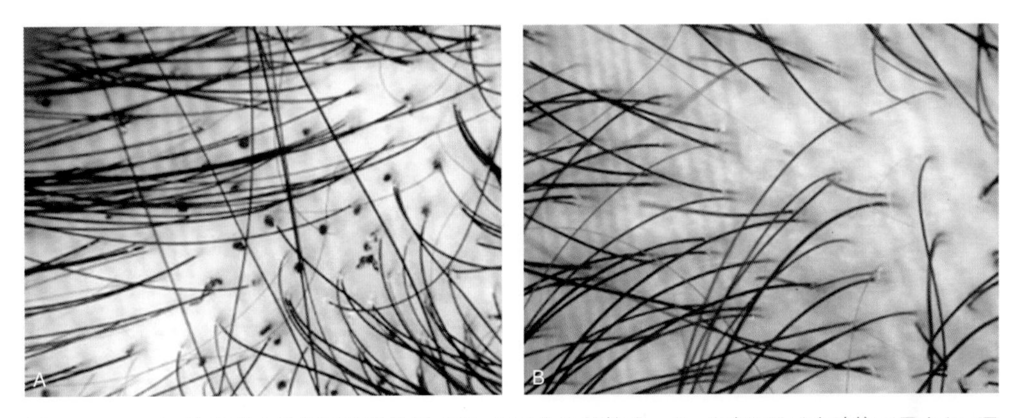

图1-1-75 A. 治疗前皮肤镜下表现为黑点征、逗号发和螺旋发。B. 治疗2周后皮肤镜下黑点征、逗号发和螺旋发消失

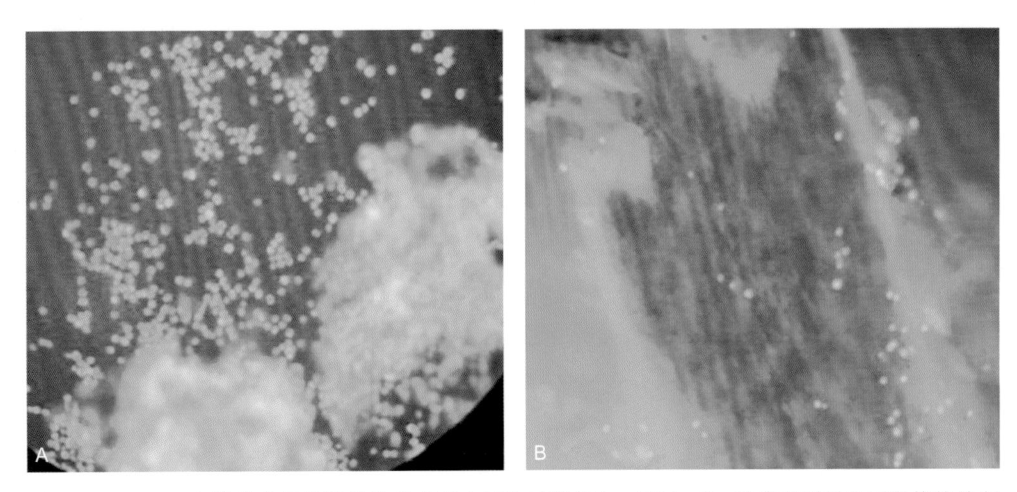

图1-1-76 A. 直接荧光显微镜镜检头皮屑大量孢子聚集（×400）。B. 直接荧光染色显微镜镜检断发外散在孢子（×400）

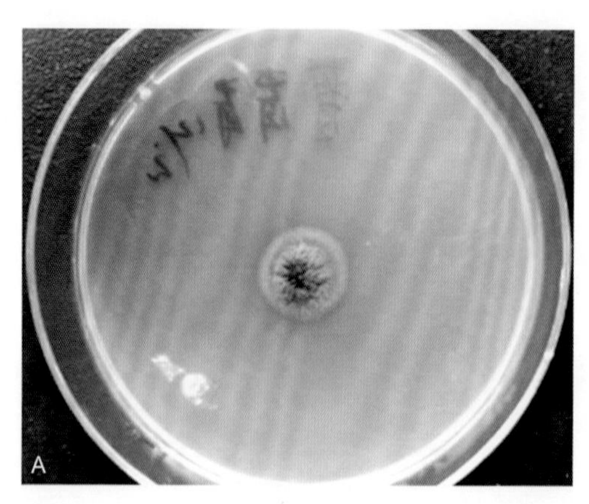
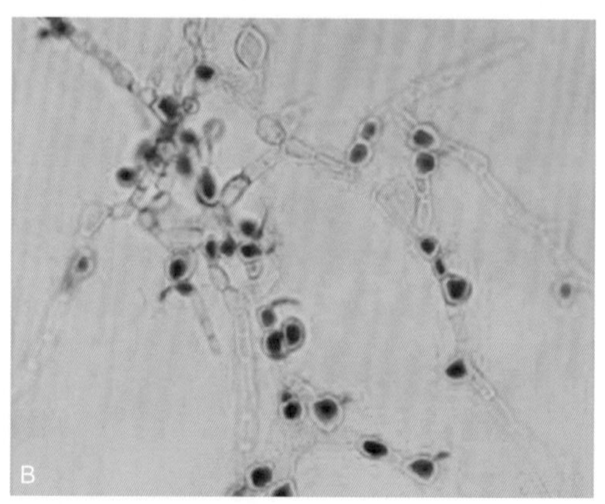

图1-1-77 A. SDA培养25℃ 28天可见菌落呈不规则皱褶，中间深紫色，边缘淡红色。B. 玻片小培养镜下可见短粗、分隔菌丝和厚壁孢子（乳酸酚棉蓝染色 ×400）

和厚壁孢子（图1-1-77B）。

分子生物学鉴定：提取培养菌落DNA，使用ITS4/ITS5引物扩增rDNA ITS片段后测序，所得序列与GenBank中紫色毛癣菌序列同源性99%。

【诊断与治疗】

诊断：紫色毛癣菌所致黑点癣。

治疗：伊曲康唑0.2 g口服，1次/天；酮康唑洗剂洗头；特比萘芬喷剂外用。2周后复查，患者头部黑点消失，有短毛发长出（图1-1-74B），真菌镜检及培养阴性，皮肤镜下未见黑点征、螺旋发及逗号样发，可见少许新生头发（图1-1-75B）。4周后患者临床症状消失，再次真菌镜检及培养阴性，停用伊曲康唑，患者目前仍在随访。

【本例要点】

黑点癣主要由紫色毛癣菌和断发毛癣菌感染引起，临床症状多为鳞屑、斑片及黑点状断发，表现为鳞屑增多、炎症性斑块、结痂、毛囊红肿、瘙痒等。但这些体征往往并不典型，较易被误诊、误治。此外，头癣患者的临床表现也有很大不同，轻至无炎症的感染及少许的鳞屑，重至大量脱发、脓肿及窦道。本例患者的一个特殊之处在于感染症状的轻微，除了黑点状断发外，头皮并无红斑、丘疹、脓疱等症状，亦无自觉不适。因为症状轻微不典型，一直被误诊为脂溢性皮炎，用酮康唑洗剂效果不佳，导致病情迁延10余年，时间之长实属罕见。

本例患者多次拔取黑点状断发进行镜检，均未发现典型的发内孢子，只见头屑中大量孢子和散在发外孢子。这种现象是否与这株菌的致病毒力有关有待进一步研究。其感染10余年，症状轻微，可能与反复使用酮康唑洗剂起到一定抑菌作用有关。

本例患者皮肤镜下为黑点征，较多螺旋状发及少许逗号样发，初步判断为黑点癣，并进一步经真菌学检查证实。患者用药2周后复诊，皮肤镜下可见螺旋发、逗号发及黑点征均已消失，疗效显著，通过皮肤镜还可以对头癣的疗效进行观察评价。

（谢振谋）

病例19　母女共患犬小孢子菌感染

【临床资料】

患者1　女，5岁，因“发现枕部头皮多发脓肿12天”就诊。患儿于12天前于枕部发现一圆形斑块，约指甲盖大小，上覆黄白色糠秕状鳞屑，有压痛，后逐渐增大，表面形成蜂窝状排脓小孔，可见溢脓。自用酮康唑洗剂和联苯苄唑软膏，皮损无明显改善。2天前枕部新发2个炎性斑块，表面无破溃溢脓。追问病史，患儿父亲诉患儿于1个月前在亲戚家曾密切接触宠物猫，该猫颈项部有一脱毛区。专科检查：枕部见一椭圆形斑块，大小约3 cm × 3 cm，境界清楚，表面被覆黄色脓痂，可见蜂窝状排脓小孔，下枕部可触及2个质软斑块（图1－1－78）。

患者2　女，患者1之母，40岁，孕妇，妊娠28周，因“发现右腰部孤立性红斑伴瘙痒2天于患者1复诊时（初诊11天后）”就诊。追问病史，患者1发病之后此例患者给患者1护理头部病灶时手曾多次接触病灶，并且与患者1同寝，无宠物接触史。既往有妊娠糖尿病，现血糖控制良好。专科检查：右腰部可见一圆形红斑，上覆细小鳞屑和痂皮，境界清楚（图1－1－79）。

真菌学检查：取患者1皮损处病发，行10% KOH制片镜检以及滴加真菌荧光染色液于荧光显微镜下镜检，可见发内充斥透明分隔真菌菌丝（图1－1－80A，B）。将病发接种于马铃薯葡萄糖琼脂培养平皿（PDA），3天可见菌落生长，2周后见明黄色、羊毛状菌落，背面呈黄色

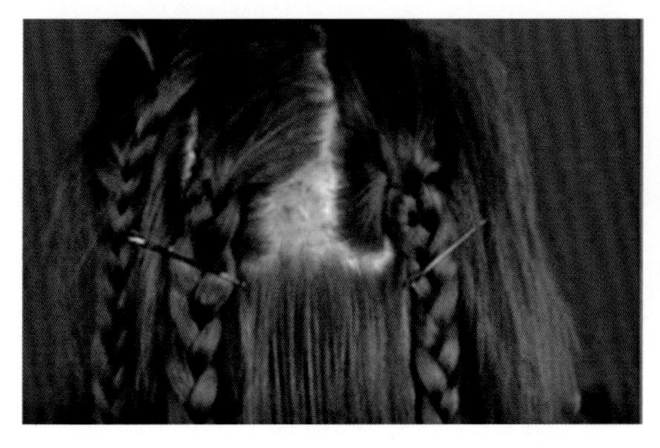

图1－1－78　枕部见一椭圆形斑块，表面被覆黄色脓痂

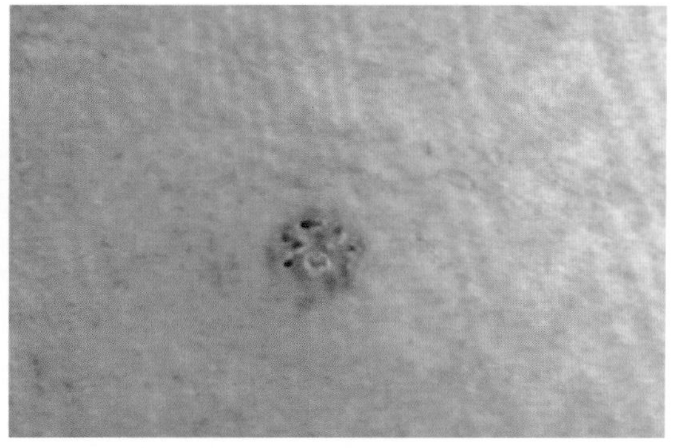

图1－1－79　右腰部可见一圆形红斑，上覆细小鳞屑和痂皮

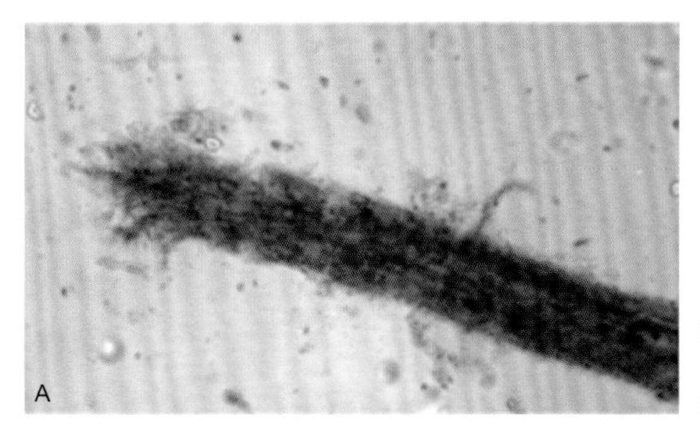

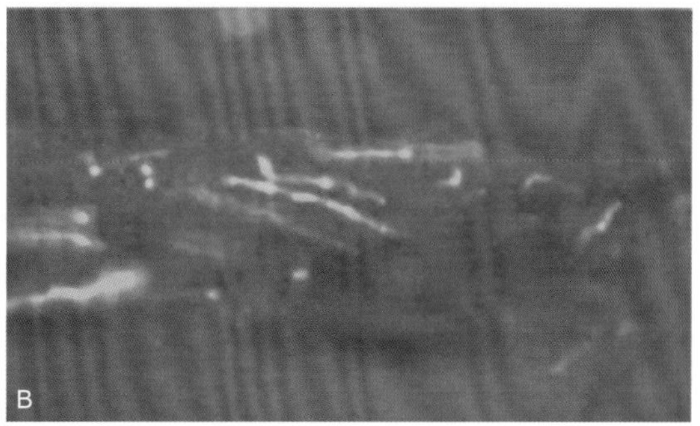

图1－1－80　A，B. 直接镜检及真菌荧光染色荧光显微镜下镜检：可见发内充斥透明分隔真菌菌丝

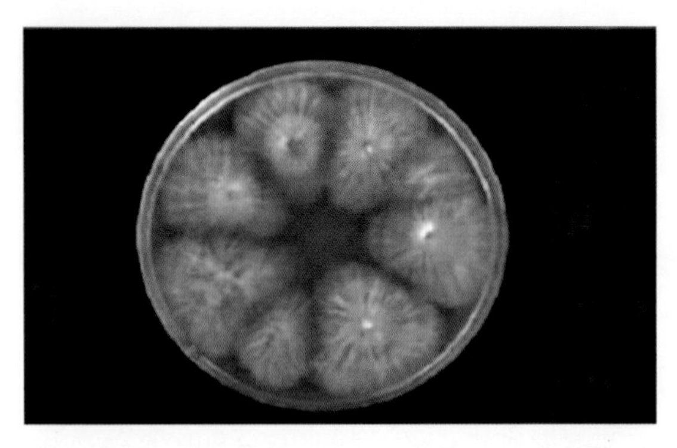

图1-1-81 PDA培养2周后：明黄色、羊毛状菌落，背面呈黄色

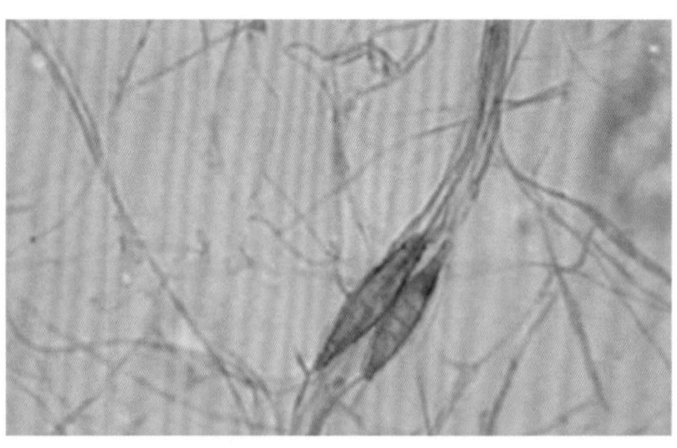

图1-1-82 乳酸酚棉蓝染色后显微镜下见较多的梭形大分生孢子，一端肥大，厚壁，有刺

（图1-1-81）。将小培养的玻片上的菌落行乳酸酚棉蓝染色后显微镜下观察可见较多的梭形大分生孢子，一端肥大，厚壁，有刺（图1-1-82）。取患者2皮屑行患者1同样的镜检及培养，可见相似真菌菌丝，菌落形态与小培养的镜下结构也一致。

分子生物学测序：分别取患者1和患者2真菌培养物，采用商品化的真菌核酸提取试剂盒进行DNA提取（试剂盒名称：first strand cDNA synthesis kit），真菌特异性引物ITS4/ITS5进行PCR，产物送华大基因生物工程技术服务有限公司进行序列测定，通过Blast工具在GenBank上比对皆鉴定为犬小孢子菌。

【诊断与治疗】

诊断：① 患者1为犬小孢子菌所致脓癣。② 患者2为犬小孢子菌所致体癣。

治疗：① 给予患者1口服特比萘芬每次0.125 g，2次/天和泼尼松每次5 mg，3次/天（2周后减至每次5 mg，2次/天）；联合外用酮康唑洗剂。6周后皮损消退，未遗留瘢痕。② 给予患者2外用酮康唑洗剂和外涂联苯苄唑软膏，1次/天。3周后皮疹完全消退，瘙痒消失。

【本例要点】

本例患者的犬小孢子菌感染来源为非自家宠物，且患者1女童的头皮脓癣是单次接触宠物所致，非长期反复接触。另外，患者2妊娠母亲并无宠物接触史，而是在予患者1护理头部病灶时手曾多次接触病灶，在日常生活中与患者1也多有如同寝等密切接触，而且经真菌镜检、培养及分子生物学测序鉴定，患者1和患者2的犬小孢子菌为同一菌种，故患者2的犬小孢子菌感染是由患者1传染导致的。

犬小孢子菌感染并非只有长期反复接触宠物才会导致，单次的短暂接触也可能，所以为了防治犬小孢子菌感染，不仅要加强自家宠物的卫生管理，也要避免接触非自家的宠物或其他动物，同时医务人员因工作需要而接触病畜时需做好相关防护，医护人员短暂接触病畜后发病的现象也有报道。所以犬小孢子菌感染的家庭成员、护理人员也要做好必要的防护，防止犬小孢子菌感染。

（詹济滂）

第二节　面部真菌感染

病例20　面癣误诊（1）

【临床资料】

患者，女，34岁，农民，因“面部起皮疹伴瘙痒4个月加重1周”就诊。自述4个月前右侧面颊部出现一约黄豆大小红色环形皮损，伴瘙痒。在当地诊所诊断为“过敏性皮炎”，给予外用糖皮质激素、曲咪新乳膏，同时口服马来酸氯苯那敏片1周，皮疹减轻，停药后复发。此后曾在当地多家医院按“皮炎、湿疹”治疗，外用复方醋酸地塞米松乳膏、尿素软膏、复方酮康唑，口服氯雷他定、特非那丁、赛庚啶、西替利嗪等药物。开始用药时红斑均略减轻，但皮疹反复发作且面积逐渐扩大。

患者既往体健，无糖尿病病史，无手、足癣史，无日晒后皮疹加重史，无猫、犬等宠物接触史。家族中亦无同类病患者。查体：发育正常，营养中等，系统检查无异常。皮肤科情况：额部，双上眼睑，面颊部，鼻头、鼻周，下颌部，颈上部可见大片弥漫红斑，其上散在小丘疹、丘疱疹及少许脱屑。面部皮疹边界不清，颈部边界清楚（图1-2-1，图1-2-2）。

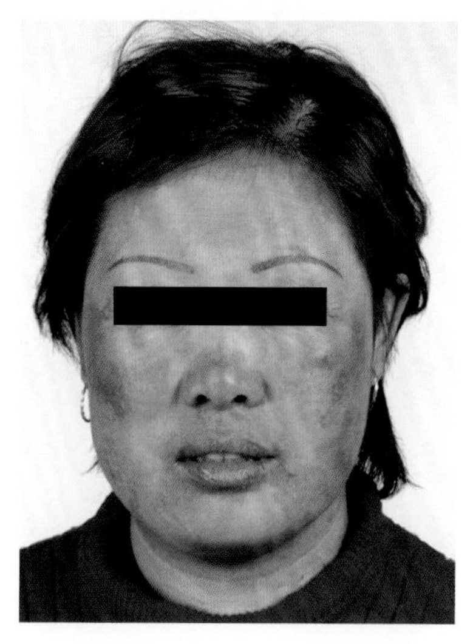

图1-2-1　额部，双上眼睑，面颊部，鼻头、鼻周，下颌部，可见大片红斑，其上散在小丘疹、丘疱疹及少许脱屑，皮疹边界不清

实验室检查：刮取皮损边缘鳞屑行真菌直接镜检可见大量菌丝。真菌培养：沙堡弱培养基，37℃ 10天正面菌落呈白色羊毛状，气生菌丝较多且长，排列紧密，充满斜面。菌落背面呈淡黄色（图1-2-3，图1-2-4）。镜检可见较细分支、分隔的菌丝及球形、梨形小分生孢子（图1-2-5，图1-2-6）。尿素酶试验阳性。鉴定为须癣毛癣菌。

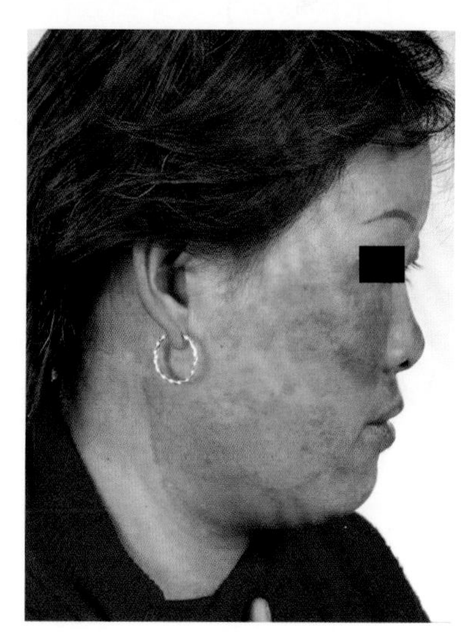

图1-2-2　颈上部可见大片红斑，其上散在小丘疹、丘疱疹及少许脱屑，边界清楚

【诊断与治疗】

诊断：面部须癣毛癣菌感染。

治疗：给予特比萘芬片250 mg，口服，1次/天；2%布替萘芬软膏外用，3～4次/天。5天后皮疹红肿减轻，瘙痒好转。14天皮疹消退，瘙痒消失。停止口服特比萘芬，继续外用2%布替萘芬软膏2周以巩固疗效。1个月后真菌直接镜检阴性。随访6个月无复发。

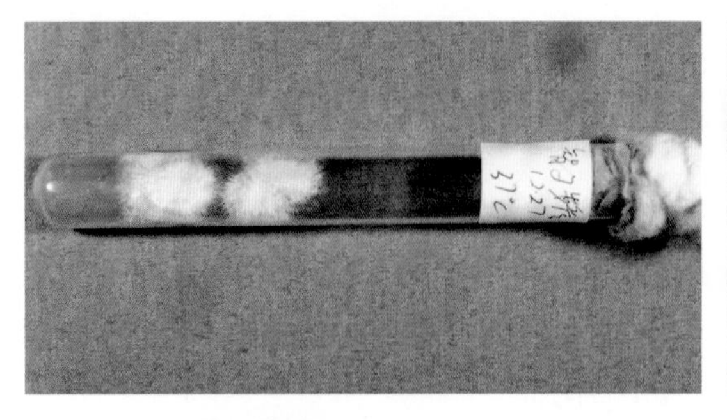

图1-2-3　菌落正面呈白色羊毛状，气生菌丝较多且长，排列紧密，充满斜面

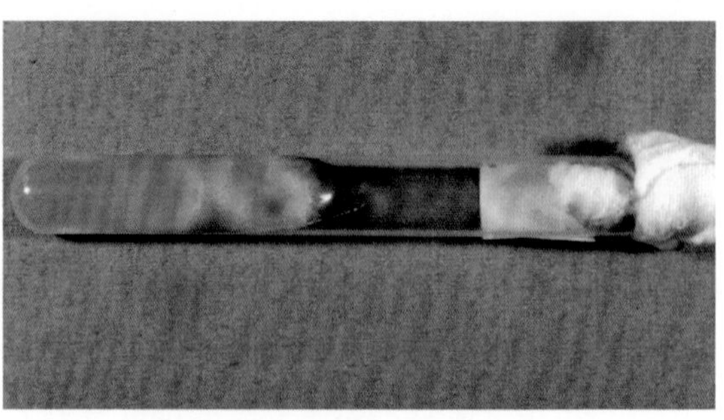

图1-2-4　菌落背面呈淡黄色

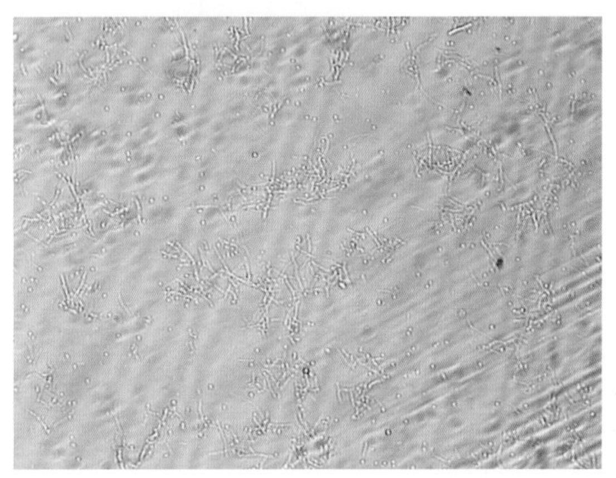

图1-2-5　镜检可见较细分支、分隔的菌丝及球形、梨形小分生孢子（×40）

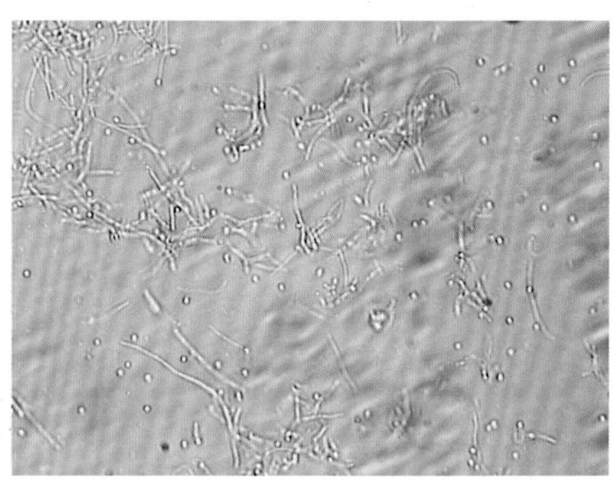

图1-2-6　镜检可见较细分支、分隔的菌丝及球形、梨形小分生孢子（×100）

【本例要点】

误诊病例多曾采用糖皮质激素类药物外用治疗，而外用糖皮质激素类药物能降低机体免疫功能，增强真菌致病力，使皮损失去原来典型损害，表现为鳞屑性红斑边界不清，中央失去自愈倾向，类似慢性湿疹、神经性皮炎、银屑病样等改变，成为难辨认癣或激素修饰癣。为避免面癣误诊、误治，应尽量做到以下几点：① 仔细全面检查皮损情况。本病例面部皮损边界不清，但颈部皮损边界清楚，具有典型的体癣特征。② 对于面部诊断不明的皮损应尽量避免外用糖皮质激素类药物，以免掩盖或加重病情。③ 对可疑病例应进行真菌镜检，取材时尽量多点取材。遇到镜检“假阴性”的结果时，如患者就诊前曾有不规则使用抗真菌药物史，应结合病史和临床症状去判断。对顽固病例或泛发患者建议做真菌培养。

（康瑞花）

病例21　疑似红斑狼疮的面部难辨认癣

【临床资料】

患者，女，21岁，因“颜面部红斑、丘疹伴瘙痒”就诊。患者于10个月前无明显原因双侧面颊部出现淡红色斑块、丘疹，并覆有少许鳞屑；丘疹为针尖大小，渐扩大至米粒大小，自觉斑块日晒后颜色渐加深；先后外擦尿素软膏、清凉油、复方酮康唑、复方醋酸地塞米松、糖皮质激素等及口服马来酸氯苯那敏片等不能缓解，当地医生怀疑为“红斑狼疮”，后患者到我院就诊。既往无特殊病史，否认药物及食物过敏史。

体检：系统检查未见异常。皮肤科情况：双侧面颊、口唇、鼻梁、眼睑、额部、下颌大片地图样边界清楚的暗红至鲜红色斑，其间可见数个米粒大小红色丘疹，部分融合成斑块，右耳郭及颈侧也有红斑，其表面有糠秕状鳞屑（图1-2-7）。

实验室检查：血尿常规无异常。真菌学检查：刮取面部鳞屑涂片加10%KOH后镜检发现菌丝，将鳞屑接种于沙堡弱培养基中室温培养，3天后开始长出白色粉状菌落，做小培养后镜下见棒状分隔大分生孢子、大量葡萄状小分生孢子及螺旋菌丝，尿素酶试验阳性，毛发穿孔试验阳性，鉴定为须癣毛癣菌。免疫学检查：ANA阴性，抗dsDNA阴性，抗SM阴性。组织病理学检查：在右下颚角处取活检，HE染色见表皮轻度角化过度，棘层肥厚及空泡变性、基底层色素细胞轻度增加，未见基层液化；毛囊皮脂腺轻度肥大，真皮散在炎症细胞浸润，以血管、毛囊皮脂腺及汗腺周围较明显（图1-2-8A）。角质层可见真菌菌丝，沿毛囊口向毛囊内侵犯，在毛囊内壁及毛囊头部可见链状孢子和分隔菌丝（图1-2-8B～D）。

【诊断与治疗】

诊断：面部难辨认癣（体癣）。

治疗：真菌镜检阳性后立即停用糖皮质激素类外用药物，给予口服盐酸特比萘芬，250 mg，1次/天，连服3周。21天后复诊时见原红斑颜色减退，临床症状完全消除（图1-2-9），再刮取面部皮屑镜检涂片未发现菌丝，培养也无真菌生长。

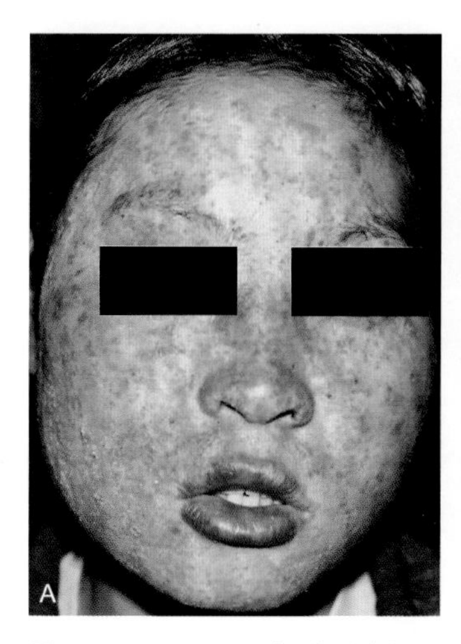

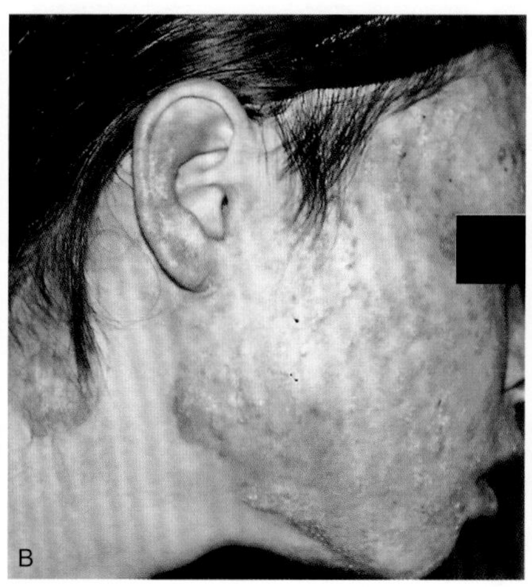

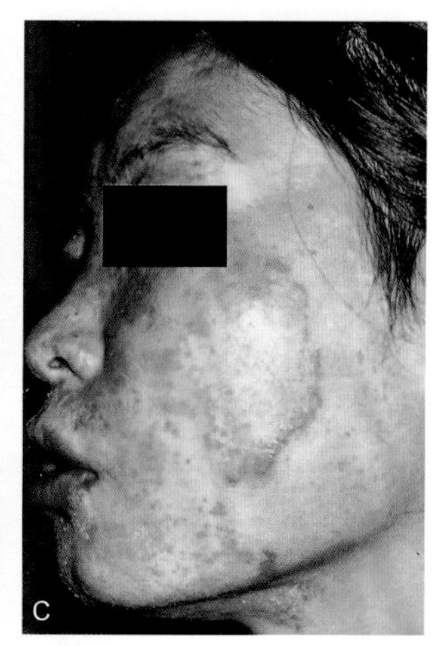

图1-2-7　A～C. 初诊时皮损：双侧面颊、口唇、鼻梁、眼睑、额部、下颌大片地图样边界清楚的暗红至鲜红色斑，其间可见数个米粒大小红色丘疹，部分融合成斑块，右耳郭及颈侧也有红斑，其表面有糠秕状鳞屑

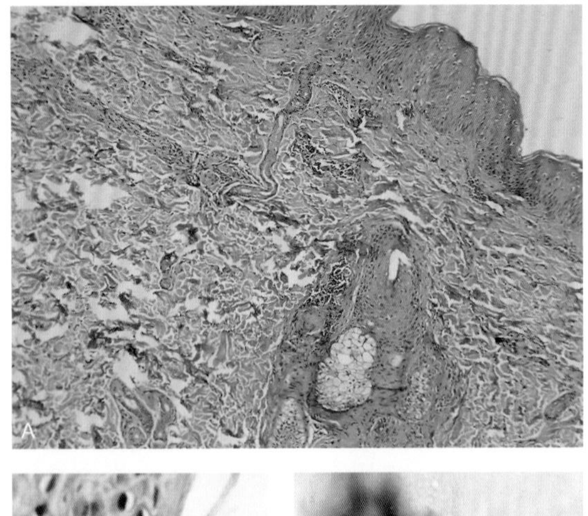

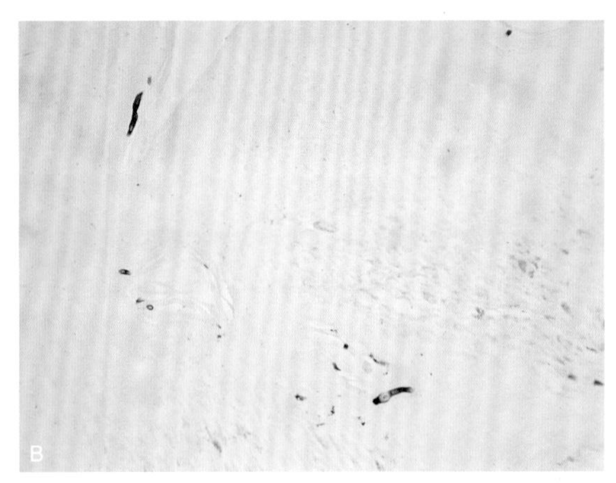

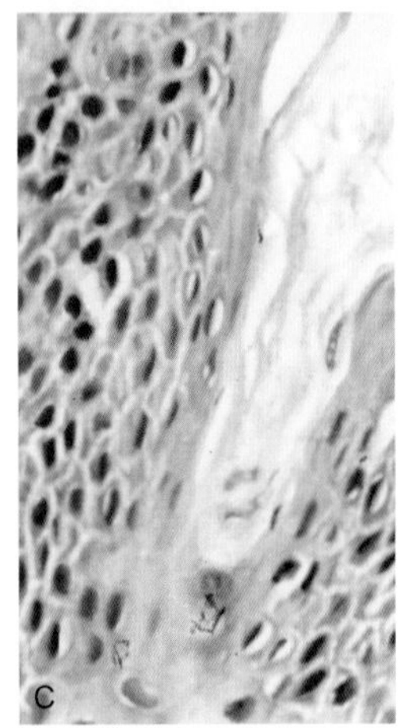

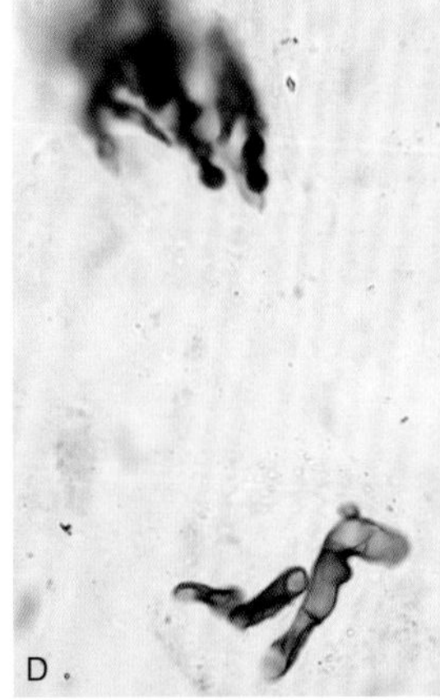

图1-2-8 组织病理检查。A. 在右下颚角处取活检，在HE染色见表皮轻度角化过度，棘层肥厚及空泡变性、基底层色素细胞轻度增加，未见基层液化；毛囊皮脂腺轻度肥大，真皮散在炎细胞浸润，以血管、毛囊皮脂腺及汗腺周围较明显。B～D. 角质层可见真菌菌丝，沿毛囊口向毛囊内侵犯，在毛囊内壁及毛囊头部可见链状孢子和分隔菌丝

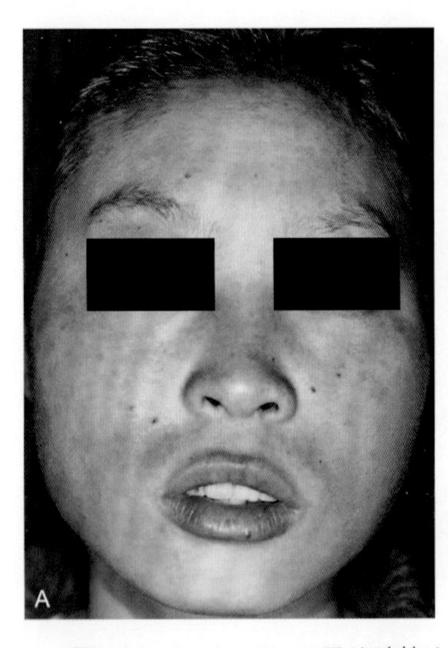

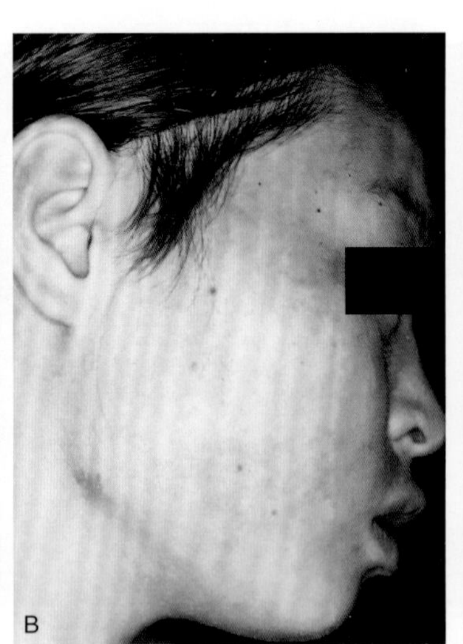

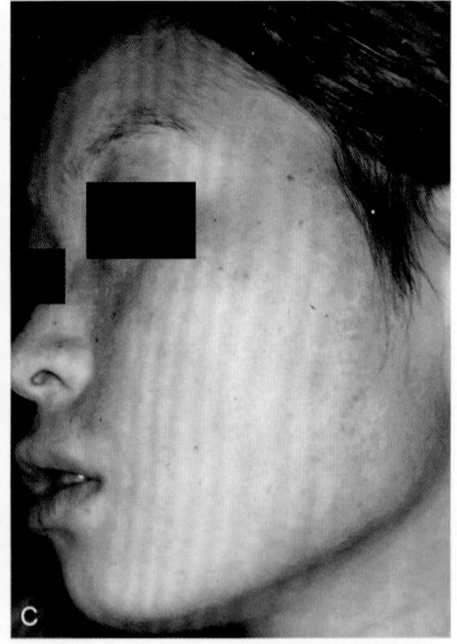

图1-2-9 A～C. 口服盐酸特比萘芬，每天250 mg，21天后复诊时见原红斑颜色减退，临床症状完全消除

【本例要点】

外用糖皮质激素等可降低皮肤局部的免疫力，抑制炎症反应，使体癣皮损不典型，边界不清，中央失去自愈倾向，成为难辨认癣（tinea incognito）或激素修饰癣，因糖皮质激素有抗炎作用，初用时可缓解局部的炎症及瘙痒等症状，患者感觉舒适，但继续使用则增加真菌的致病力，使症状加重，面积扩大，此时患者已对糖皮质激素形成依赖，难以停用。发生于面部的难辨认癣由于每天受洗脸、化妆、剃须等因素影响，皮损更不易辨认，易被误诊为“红斑狼疮”“湿疹”等。本例由于在当地未做真菌检查而盲目治疗10个月无效，患者症状加重甚至怀疑红斑狼疮。我们刮取患处鳞屑直接镜检即明确诊断，真菌培养进一步确定致病菌种为须癣毛癣菌。血、尿常规及免疫学检查排除了红斑狼疮。病理切片也证实角质层有真菌菌丝，有沿毛囊向周围扩散的趋势，真皮浅层及附属器有炎症反应。因此临床医生对颜面部的皮损应首先排除真菌感染，在未明确诊断之前，切勿滥用糖皮质激素等药物。本例治疗给予盐酸特比萘芬内服是基于皮损面积较大，外用抗真菌药恐不能完全到位，还可避免因外用抗真菌药物剂型不适、用药次数过多（患者往往过度治疗）使本来就敏感的面部皮损发生接触性皮炎，结果证实内服特比萘芬方便、有效，未见明显不良反应。

（冉玉平）

病例22 石膏样小孢子菌致幼儿面部难辨认癣

【临床资料】

患儿，女，2岁半，因“左面颊部外伤后起皮损2个月”就诊。2个月前跌倒致左面颊部擦伤，表皮擦破，无出血及皮下淤血，未予特殊处理。1周后原擦伤处发红并出现丘疹，伴瘙痒，丘疹融合逐渐发展成浸润性红色斑块，表面结痂。当地医院先后给予醋酸曲安奈德（皮康霜）、克霉唑霜、地塞米松霜外用治疗无效，皮损加重。家中未喂养猫、狗、鸡等动物。体检：一般情况好。左面颊部约3 cm×4 cm大小的浸润性红色斑块及结节，表面有黄褐色痂壳，周围有红斑及散在绿豆大丘疹（图1-2-10）。其他部位皮肤未发现有类似病灶。

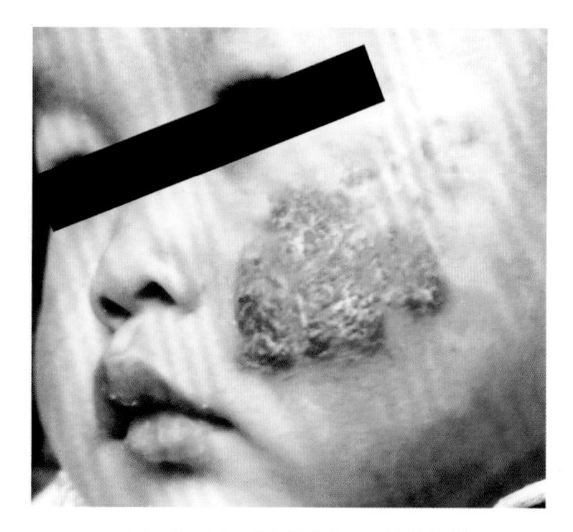

图1-2-10 初诊时患儿面部皮损

真菌学检查：因患儿有外伤史，皮损炎症反应明显，取痂壳做直接镜检未发现菌丝和孢子，初诊时考虑为孢子丝菌病（皮肤固定型），将痂壳接种于含氯霉素和放线菌酮的沙堡弱葡萄糖琼脂斜面培养基，27℃培养。接种的痂壳在培养20天后开始长出绒毛状白色菌落，逐渐变为棕黄色粉末状（图1-2-11），背面呈褐色。沙堡弱葡萄糖琼脂钢圈小培养，镜下可见产孢丰富，以大分生孢子为主，纺锤形，（12～13）μm×（40～60）μm大小，壁薄，4～6

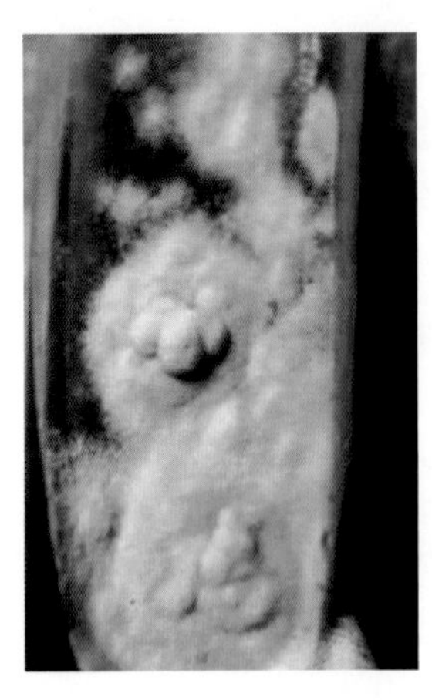

图1-2-11 痂壳接种在沙堡弱培养基25℃培养28天时菌落：粉红色、绒毛状，中心隆起，周围平坦，表面粉末状

个分隔，菌丝少（图1-2-12）。将小培养标本置于2.5%戊二醛内固定后按常规制作扫描电镜观察标本，在AMRAY-1000B型扫描电镜下观察：见纺锤形大分生孢子，有4～6个环状竹节样膨隆，表面粗糙（可见散在小棘）或较光滑（图1-2-13，图1-2-14）。根据以上特点鉴定为石膏样小孢子菌。

【诊断与治疗】

诊断：石膏样小孢子菌所致面部难辨认癣。

治疗：初诊时考虑为孢子丝菌病（皮肤固定型），暂给予10%碘化钾内服（每次10 mL，3次/天）和10%聚维酮碘湿敷（1次/天）。1周后复诊皮损未见好转，且在红斑基础上出现散在脓疱。因此时真菌培养仍未生长，故改曲安奈德益康唑乳膏外用，2次/天。2周后复诊，见脓疱消失，炎症显著减轻，浸润性红斑变平，颜色恢复正常（图1-2-15），因表面已无痂壳及鳞屑未再做真菌培养，患儿未再来复诊。

【本例要点】

本例患儿有外伤史，其跌倒时面部着地致擦伤后发生石膏样小孢子菌感染，推测是在表皮擦破时接触了含菌的土壤而受染，因不正规使用多种外用药物，使其临床表现为难辨认癣，趋向于形成Majocchi肉芽肿，属轻型即患者免疫功能正常情况。

本例患儿初诊时考虑为孢子丝菌病，给予碘化钾内服和10%聚维酮碘外敷无效，复诊时真菌培养仍未生长，但不能排除皮肤真菌感染，故选用含1%硝酸益康唑和0.1%曲安奈德的派瑞松乳膏，2周后复诊皮损明显好转，最后真菌培养鉴定为石膏样小孢子菌。石膏样小孢子菌是一种亲土性的皮肤癣菌，其感染可产生明显的炎症反应，包括红斑、肿胀、脓液等，也有部分不典型表现，石膏样小孢子菌所致感染炎症反应明显，临床表现多样，容易漏诊和误诊。硝酸

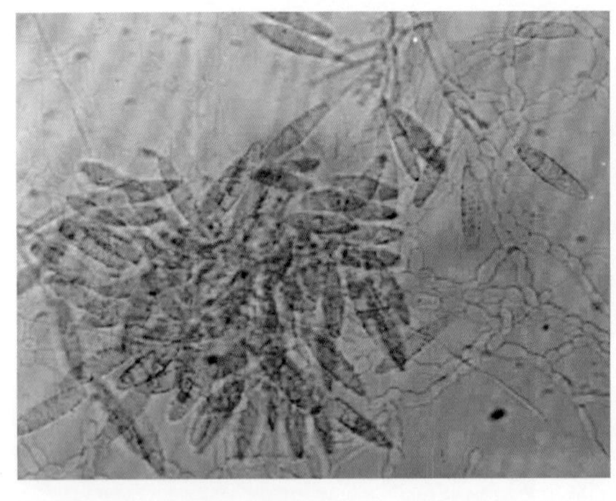

图1-2-12 光镜下见大量纺锤形、对称、壁薄大分生孢子，4～6隔，两端钝圆，菌丝较少（×400）

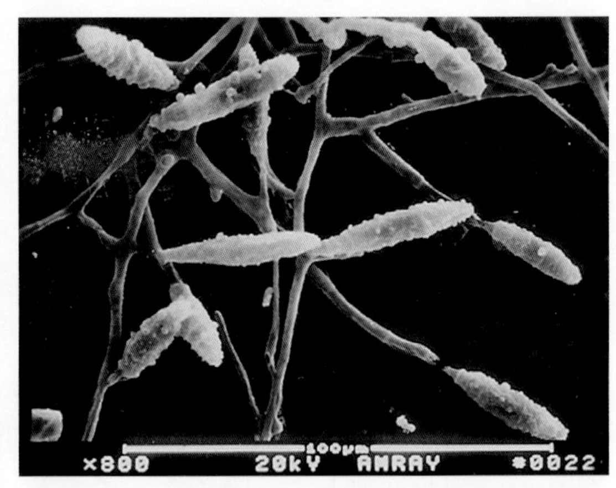

图1-2-13 扫描电镜下见大分生孢子呈纺锤形，表面粗糙有小棘，沿菌丝侧壁可见个别小分生孢子（×800）

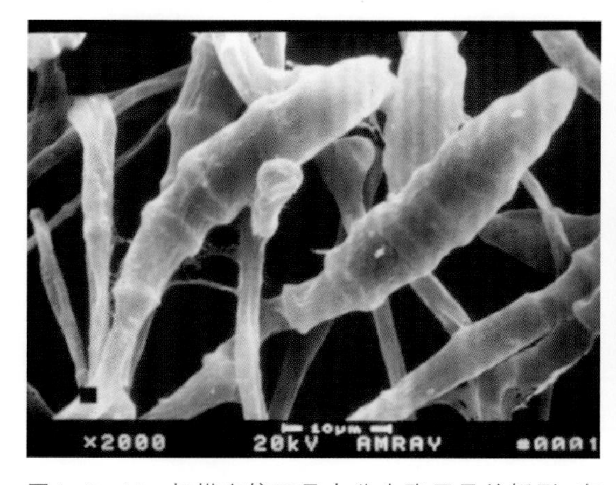

图1-2-14　扫描电镜下见大分生孢子呈纺锤形，有4～6个分隔，表面较光滑（×2 000）

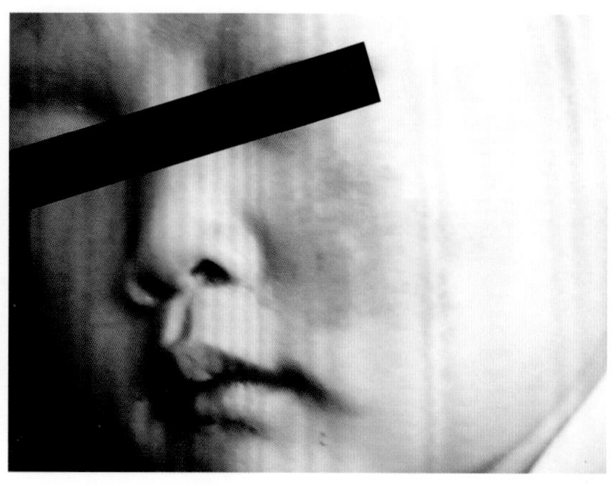

图1-2-15　外用曲安奈德益康唑乳膏2周后皮损治愈

益康唑抗真菌作用强，结合曲安奈德的抗炎作用，适用于本例中这种怀疑真菌感染而又暂未得到真菌学证据的皮损。

（冉玉平）

病例23　密切接触宠物兔后幼儿鼻孔周围体癣

【临床资料】

患儿，男，4岁，因"鼻面部红斑、鳞屑，伴瘙痒10余天"就诊。就诊10余天前患儿鼻头部出现红斑，上覆鳞屑，继而伴瘙痒，当地医院诊断为"湿疹"。外用复方醋酸地塞米松软膏（皮炎平）等药后，瘙痒无减轻，红斑扩大，鳞屑增多。近2个月来家中养有宠物小白兔，患儿每天与兔子接触密切。

体格检查：一般情况良好，体重15 kg。各系统检查未发现异常。

皮肤科情况：两鼻孔周围及鼻尖、上唇皮肤发红，上覆黄色痂皮，伴表皮抓破及结痂，左鼻唇沟处有同样皮损一块，约黄豆大小（图1-2-16）。身体其他部位未见皮损。

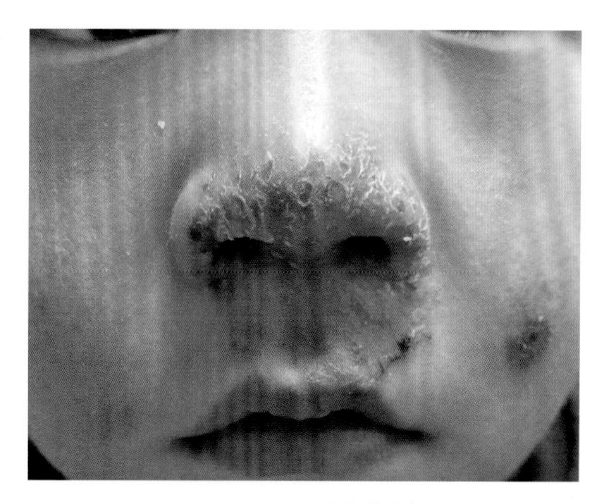

图1-2-16　治疗前皮损

真菌学检查：① 镜检：用透明胶带粘贴法粘取皮屑做真菌镜检，光镜下见皮屑内真菌菌丝（图1-2-17），毳毛内有大量密集镶嵌状排列的孢子（图1-2-18）。将粘贴的皮屑标本以2%戊二醛固定，梯度酒精脱水，经乙酸异戊酯置换、临界点干燥、真空镀膜后扫描电镜（FEI-Inspect F）观察，见螺旋状弯曲菌

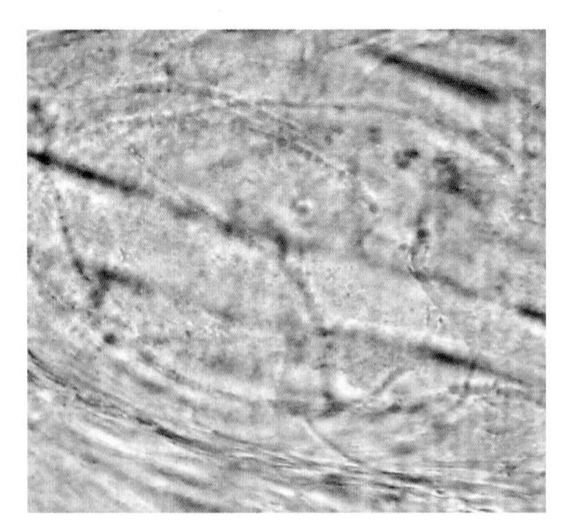

图1-2-17　皮屑内菌丝(×400)

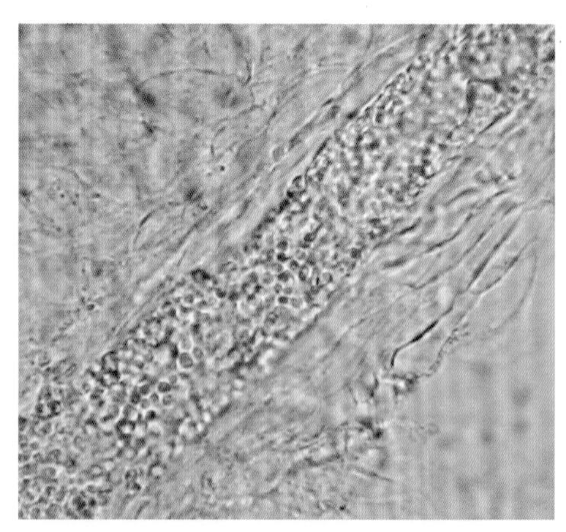

图1-2-18　毳毛毛干内密集镶嵌状真菌孢子(×400)

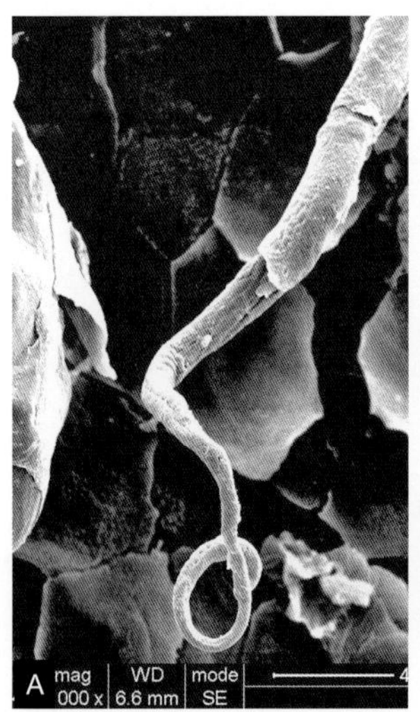

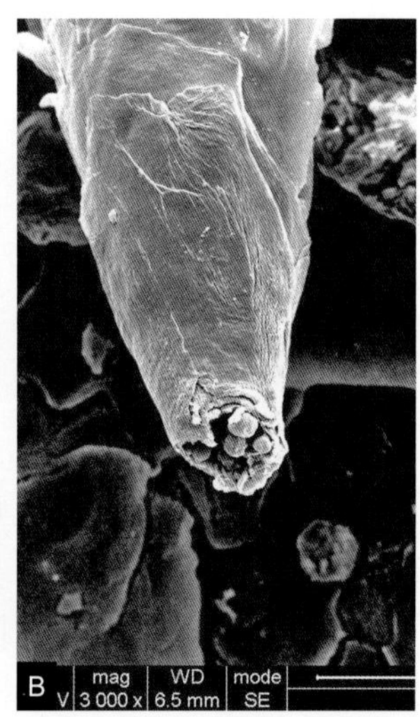

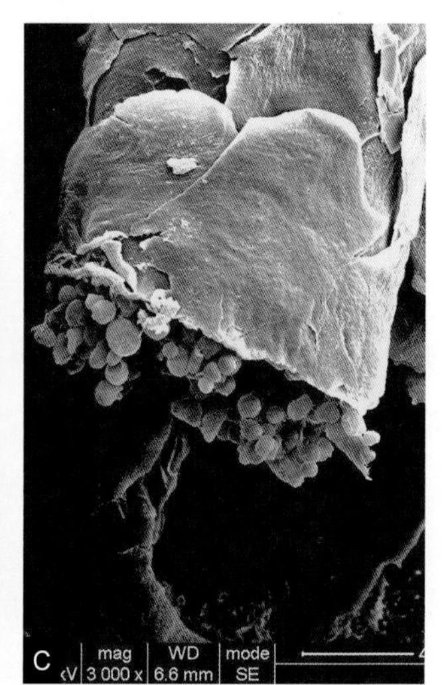

图1-2-19　A~C. 扫描电镜观察到螺旋菌丝及毳毛断端充满孢子(×3 000)

丝穿行于表皮细胞间,毳毛的断端充满真菌孢子(图1-2-19)。② 培养:将皮屑标本接种于沙堡弱培养基(SDA)置27℃培养3天后见白色粉末状菌落开始生长,7天后见菌落表面呈白色粉末样,边缘微有淡黄色色素(图1-2-20A),背面呈淡棕黄色(图1-2-20B)。将培养生长的菌落接种于含沙堡弱培养基的钢圈内做小培养,3天后镜下观察见较多棒状分隔大分生孢子(图1-2-21A)、葡萄串状小分生孢子及螺旋菌丝(图1-2-21B)。③ 尿素酶试验:将菌落接种在尿素琼脂培养基上,3天后培养基变为红色(图1-2-22)。④ 毛发穿孔试验:将1 cm长短的头发十数根置平皿内,加蒸馏水25 mL,灭菌后加10%无菌酵母浸膏3滴,将菌落接种在平皿内,13天后镜下观察见发干上有与发轴垂直的楔形缺损(图1-2-23)。鉴定为须癣毛癣菌。

【诊断与治疗】

诊断:须癣毛癣菌感染所致体癣。

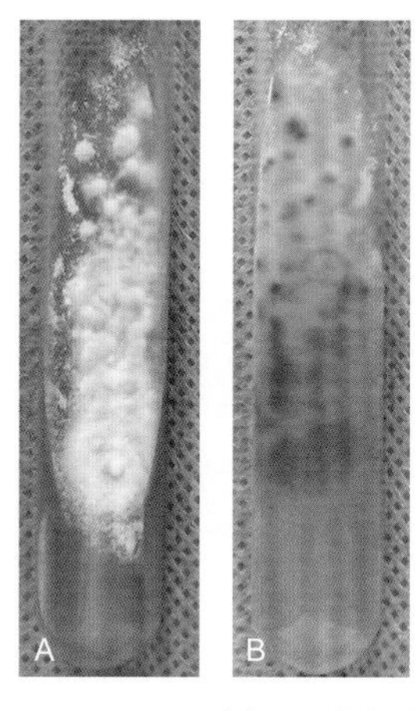

图1-2-20　沙堡弱培养基第7天。A. 正面。B. 背面

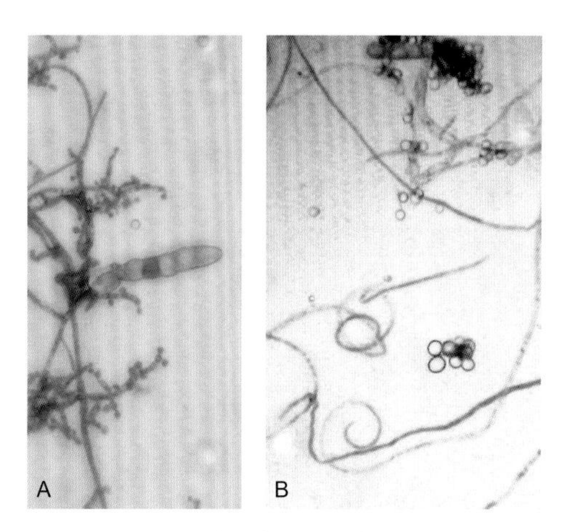

图1-2-21　A. 小培养见棒形分隔大分生孢子(×400)。B. 葡萄串状小分生孢子及螺旋菌丝(×400)

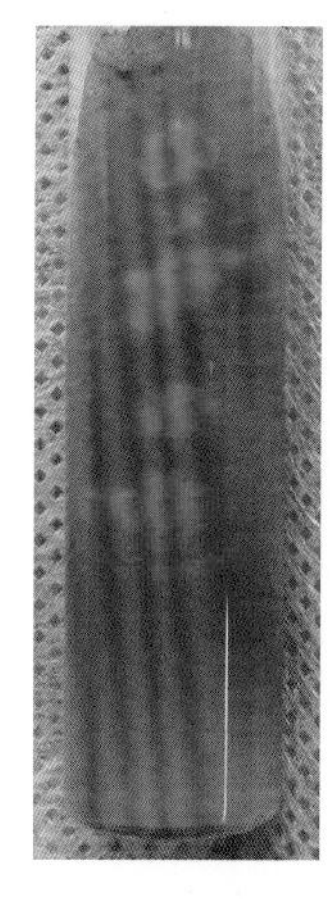

图1-2-22　将菌落接种于尿素培养基3天见培养基变红

治疗：真菌直接镜检阳性后给予伊曲康唑0.1 g/d(全脂牛奶送服)，每连服2天停1天。局部外用萘替酚酮康唑乳膏，2次/天。嘱其与宠物兔隔离。治疗6天后复诊见鼻面部皮损明显好转，红斑变淡，鳞屑全部消退，皮肤光滑，自述基本无瘙痒感。治疗20天后患儿鼻部有少许淡红斑，无鳞屑。嘱其外用药可减量为1次/天。治疗34天后鼻面部原皮损处皮肤基本正常(图1-2-24)。再局部粘贴取材做真菌镜检阴性，故停药。服药期间患儿无不适感，未见药物不良反应。

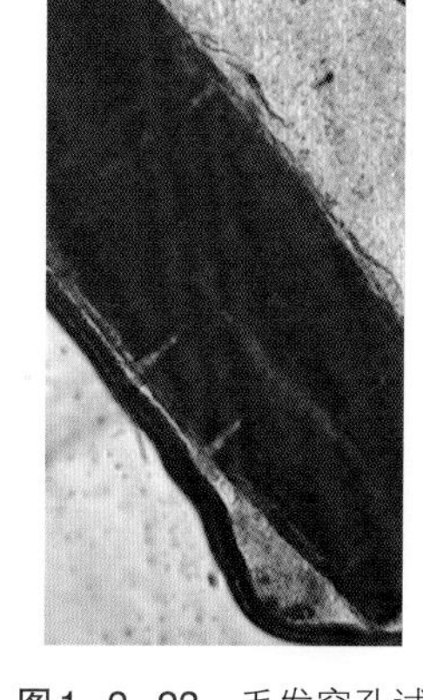

图1-2-23　毛发穿孔试验见发干上有与发轴垂直的楔形缺损(×100)

【本例要点】

本例患儿直接镜检特别是扫描电镜观察均发现真菌孢子侵入毳毛的毛干内，密集镶嵌状排列，而毛表皮相对完整。临床上发现按常规皮炎、湿疹治疗无效者，应仔细询问有无与动物密切接触史，刮取鳞屑做真菌镜检和培养可找到真菌感染的证据。一旦明确诊断即应给予针对性的抗真菌治疗。伊曲康唑为三唑类抗真菌药物，且有高度亲脂性、亲角质性，抗真菌谱广，对皮肤癣菌病有治疗作用。本例用药依据：患儿体重15 kg，伊曲康唑用量以5 mg/(kg·d)计算，需75 mg/d，但胶囊剂不便拆分，所以采用0.1 g/d，服2天停1天，使3天中服药200 mg，平均服药量近70 mg/d。与全脂牛奶同服可促进药物吸收。因患儿毳毛中发现真

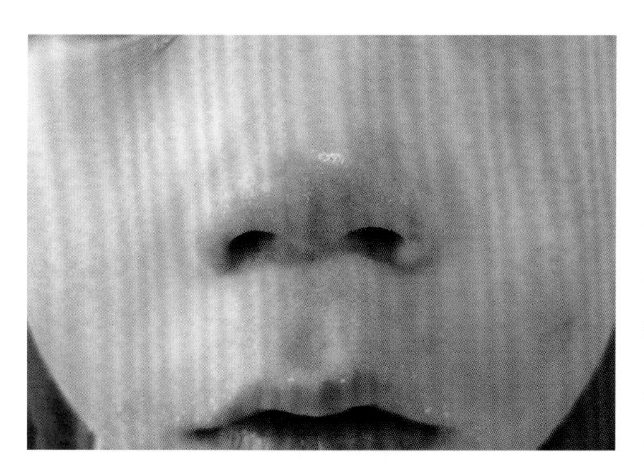

图1-2-24　治疗34天后

菌孢子，故疗程参考头癣（4～6周），较单纯体癣的疗程长，根据真菌镜检复查的结果确定疗程为34天。结合萘替芬酮康唑外用，治疗体癣起效快，本例治疗6天即明显好转，疗效满意。

（张瑞峰）

病例24 石膏样小孢子菌致面部感染

【临床资料】

患儿，男，5岁，因“右侧面颊部皮疹20余天”就诊。患儿20多天前因摔跤右侧面部着地，擦破面颊部皮肤，当时皮损处轻微渗血，未予特殊处置，4天后右侧面颊部皮肤擦破处出现红斑，渐出现丘疹、丘脓疱疹，并扩大，自行外用莫匹罗星软膏（百多邦）、红霉素眼膏等治疗无效。患者平素体健，家中未饲养猫、狗等宠物。

体检：一般检查未见异常，右侧面颊部见直径约2 cm大小红斑，表面有小丘疹、丘脓疱疹（图1-2-25）。

实验室检查：真菌镜检取患者皮疹边缘皮屑加1滴10%KOH后直接镜检见大量菌丝；将皮屑接种于SDA培养基中，置25℃培养，2周后生长出棕黄色粉末状菌落，菌落中心颜色较深，边缘色浅（图1-2-26），背面棕黄色；将培养的菌落接种在PDA培养基上做小培养，10天后镜下观察见大量纺锤形大分生孢子，大小为（12～13）μm×（40～60）μm，壁薄，4～6个分隔，菌丝少（图1-2-27）；根据菌种特点鉴定为石膏样小孢子菌。

【诊断与治疗】

诊断：石膏样小孢子菌所致面癣。

治疗：皮损处予酮康唑乳膏适量每天2次外用，余未予特殊处置。2周后复诊，皮疹明显消退，仅遗留局部轻微红斑（图1-2-28）。复查真菌镜检示：阴性。随诊观察1个月皮疹未见复发。

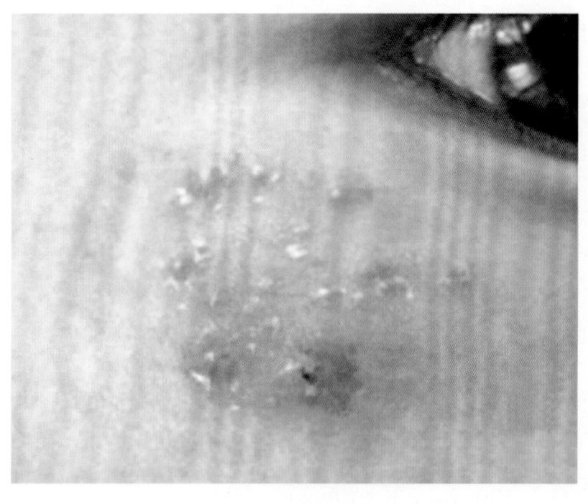

图1-2-25 初诊时患儿皮疹

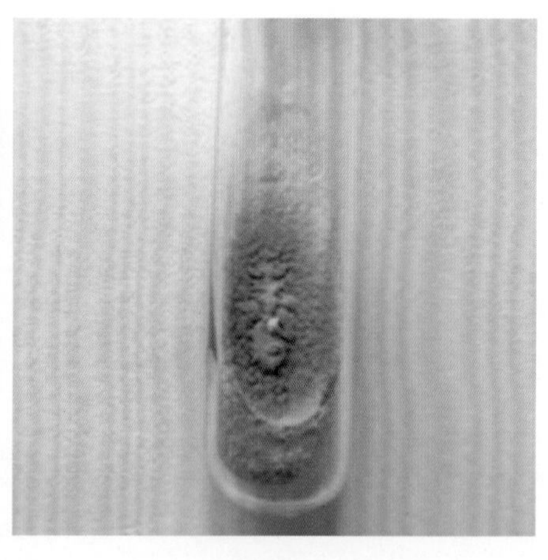

图1-2-26 皮屑接种于SDA培养基25℃培养1周，生长出棕黄色粉末状菌落

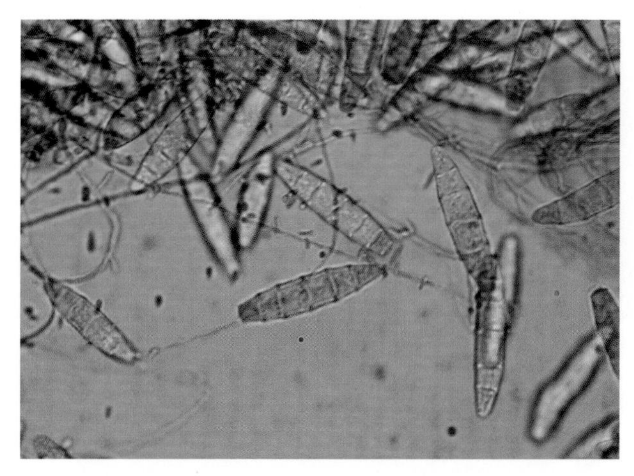

图1-2-27　PDA培养基中小培养，镜下纺锤形大分生孢子，大小为(12～13)μm×(40～60)μm，壁薄，4～6个分隔，棒状侧生小分生孢子(×400)

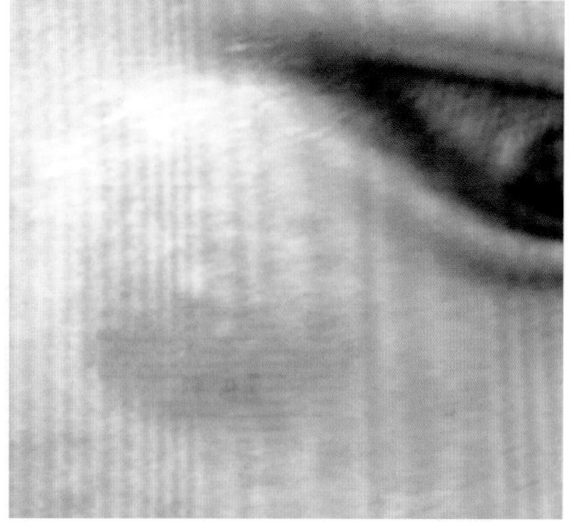

图1-2-28　外用酮康唑乳膏治疗2周后皮疹痊愈

【本例要点】

石膏样小孢子菌是一种亲土性的皮肤癣菌，其感染可产生明显的炎症反应，包括红斑、肿胀、脓液等，也有部分不典型表现，石膏样小孢子菌所致感染炎症反应明显，临床表现多样，容易漏诊和误诊。本例患者出现红斑丘疹、丘脓疱疹，炎症反应重易误诊为一般皮肤细菌感染，家长即外用莫匹罗星软膏、红霉素眼膏治疗。但患儿有典型的外伤史，且有土壤接触史，临床遇到类似患者应警惕真菌感染可能，尤其是一些亲土性真菌感染，应及时行真菌镜检及培养以明确诊断。本例患者皮损浸润不严重，这与疾病得到及时诊断有关，仅使用酮康唑乳膏每天2次外用，效果显著。2周后复诊，皮疹明显消退，仅遗留局部淡红斑。

（曾梅华）

病例25　面部难辨认癣

【临床资料】

患者1　男，34岁。面部前额片状红斑，表面结痂，痒1个月余。1个月前无明显诱因下患者前额部出现米粒大小丘疹，自觉瘙痒。未予处理。丘疹不断向外扩展，表面出现结痂。外院多次按湿疹给予外用药物治疗(具体药物不详)。近1周皮疹进一步加重，表面结痂更为明显，瘙痒亦加重。系统检查未见异常。患者平素身体健康，否认糖尿病、血液系统疾病等病史，否认长期系统使用免疫抑制剂史。皮肤科情况：面部前额见类圆形红斑，表面蜜黄色结痂，少许渗出，边界清楚(图1-2-29)。真菌直接镜检可见分支、分隔菌丝。取材接种于沙堡弱琼脂培养基，25℃培养，培养第4天长出白色绒毛状菌落，第6天菌落转变为粉末状，微黄色(图1-2-30)。挑取适量菌落行小培养，镜下见大量3～8个分隔棒状大分生孢子，小分生孢子呈葡萄珠状，可见螺旋菌丝(图1-2-31)。

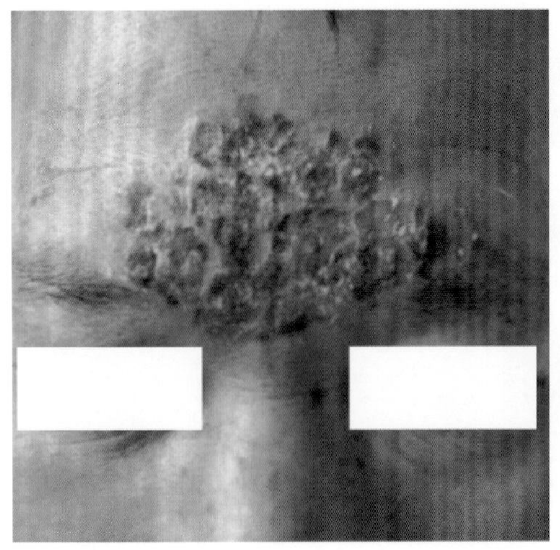

图1-2-29 面部前额部皮损。面部前额类圆形红斑，表面蜜黄色结痂，少许渗出，边界清楚

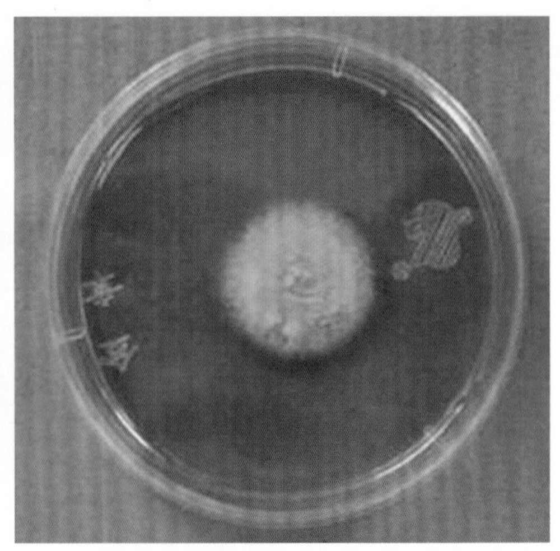

图1-2-30 SDA真菌培养7天。菌落为粉末状，微黄色，边缘毛状

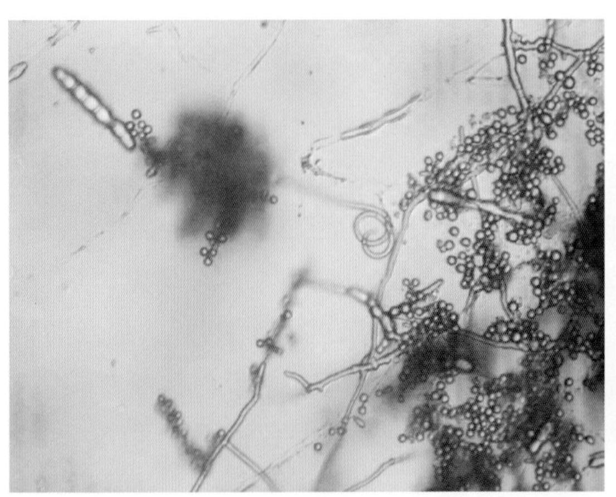

图1-2-31 PDA小培养。镜下见3～8个分隔棒状大分生孢子，小分生孢子呈葡萄珠状，可见螺旋菌丝

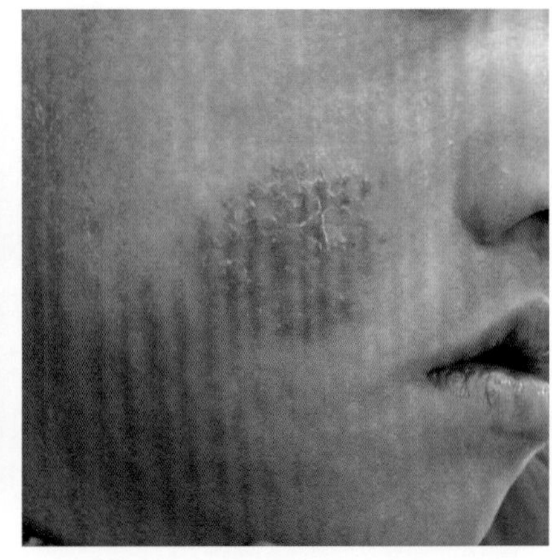

图1-2-32 右面颊部皮损。右面颊浸润性红斑，表面丘疹水疱，少许渗出结痂，边界清楚

患者2 男，4岁。右面颊红斑水疱，痒2个月余。2个月前无明显诱因下患儿右面颊出现红斑，黄豆大小。表面散在水疱，自觉瘙痒。外院诊断为单纯疱疹，给予外用药治疗，效果欠佳，并不断向外扩展，自行外用曲安奈德益康唑软膏（派瑞松）、莫匹罗星软膏（百多邦）、碘苷（疱疹净）等药治疗，皮疹未见好转。近1周皮疹进一步加重。系统检查未见异常。皮肤科情况：右面颊浸润性红斑，表面丘疹水疱，少许渗出结痂，边界清楚（图1-2-32）。真菌直接镜检：可见分支、分隔菌丝。取材接种于沙堡弱琼脂培养基，25℃培养。培养第3天长出白色绒毛状菌落，第7天菌落转变为棕黄色粉末状（图1-2-33）。挑取适量菌落行小培养，镜下见大量4～6个分隔的梭形大分生孢子，壁薄，菌丝较少（图1-2-34）。

【诊断与治疗】

诊断：① 患者1，须癣毛癣菌所致面部难辨认癣。② 患者2，石膏样小孢子菌所致面部

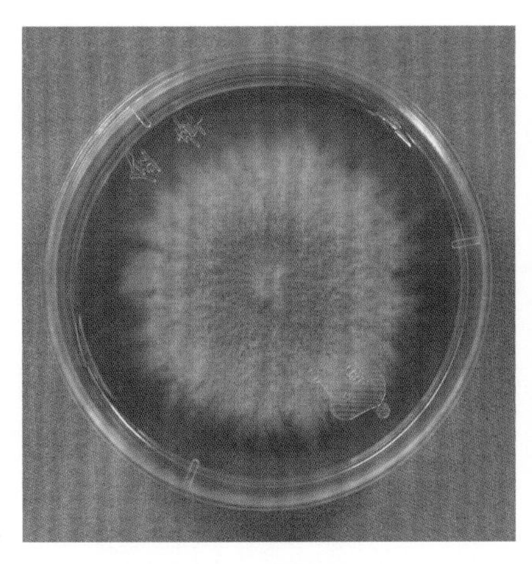

图1-2-33　SDA真菌培养7天。菌落边缘毛状，中央为棕黄色粉末状

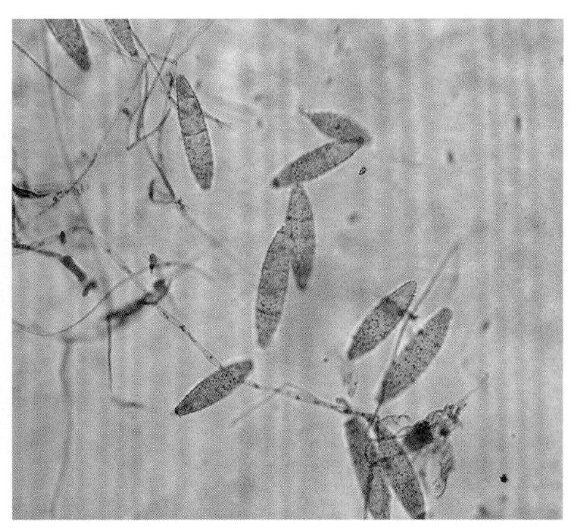

图1-2-34　PDA小培养。大量4～6个分隔的梭形大分生孢子，壁薄，菌丝较少

难辨认癣。

治疗：① 患者1，给予伊曲康唑胶囊每次100 mg，2次/天，口服；外用舍它康唑乳膏，2次/天。2周后痊愈。随访未复发。② 患者2，给予特比萘芬125 mg，1次/天，口服；外用特比萘芬乳膏，2次/天。2周明显好转，3周痊愈。随访未复发。

【本例要点】

难辨认癣在面部可表现为盘状红斑狼疮样、湿疹样、酒糟鼻样，在肢体可表现为脓疱病样、湿疹样。较少见的类似银屑病、紫癜、脂溢性皮炎和扁平苔藓。难辨认癣最常见的原因为使用激素。本文患者1皮损表现为类圆形红斑，表面蜜黄色结痂，临床酷似脓疱疮，国内未见同类皮损的报道。通过真菌镜检、培养和小培养见须癣毛癣菌的典型结构，诊断明确。患者2皮损表现为右面颊浸润性红斑，表面丘疹水疱，少许渗出结痂，边界清楚。通过真菌镜检及试管培养和小培养见石膏样小孢子菌的典型结构，诊断明确。但是表现为浸润性红斑，临床似单纯疱疹较为少见。2名患者在就诊前均有用药史，虽未明确，但仍考虑有应用糖皮质激素的可能，致使局部皮肤抵抗力降低，发生真菌感染，同时临床上也失去典型体癣表现，容易导致误诊、误治。2名患者病程迁延1～2个月，用多种药物疗效欠佳，诊断明确后，予抗真菌治疗，2～3周即痊愈。提示临床上对皮损表现不典型、按其他疾病治疗反应较差的患者，应考虑真菌感染的可能性，尽早行相关真菌学检查，以避免误诊、误治。

（郑宝勇）

病例26　红色毛癣菌致面癣

【临床资料】

患者，女，60岁，因“右侧面颊部、右耳后红斑伴瘙痒2周余”就诊。患者于2周前无明显诱因出现面部红斑，伴瘙痒，患者未予重视及处理。皮疹逐渐扩大，右耳后出现类似皮疹，瘙

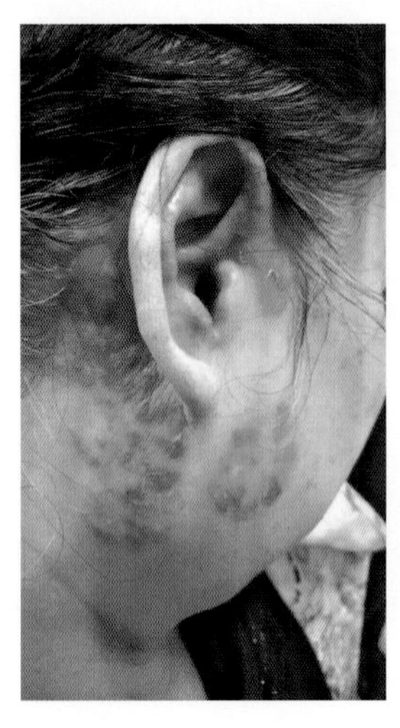
图1-2-35 右侧面颊部、右耳后可见数个边界清楚的环状红斑，边缘隆起，表面稍有脱屑（治疗前）

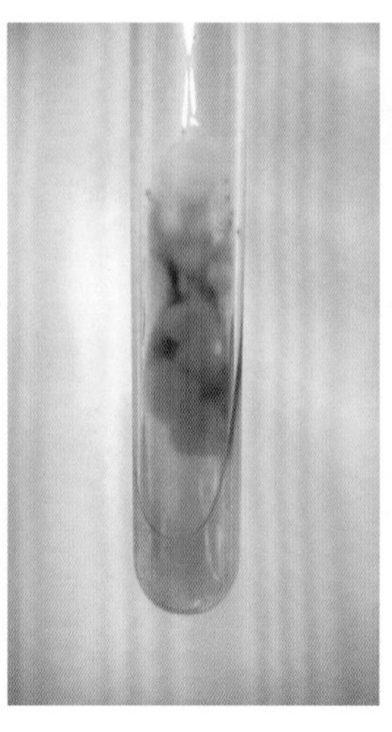
图1-2-36 红色毛癣菌菌落（正面）

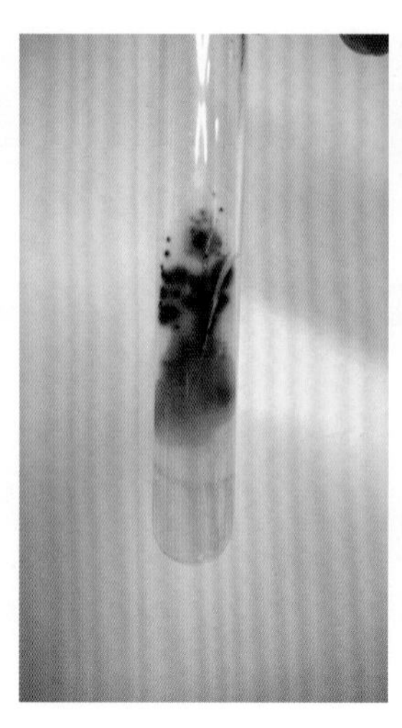
图1-2-37 红色毛癣菌菌落（背面）

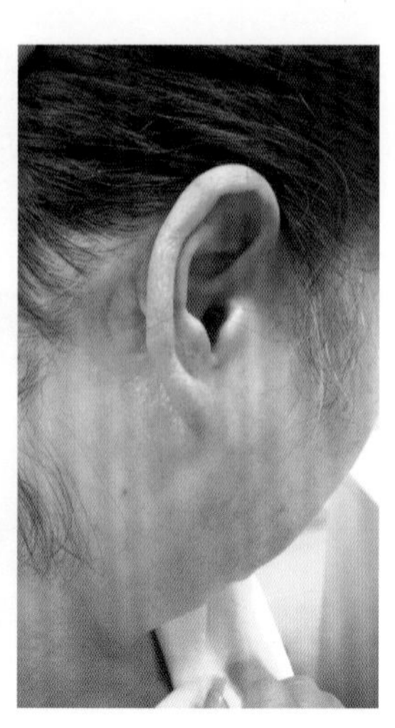
图1-2-38 右侧面颊部、右耳后，皮疹基本消退（治疗后14天）

痒明显。患者既往有糖尿病史10余年，注射胰岛素控制，自述血糖控制可，手癣反复发作史2年。否认肝炎、结核等传染病史及其密切接触史。否认手术、外伤及输血史。否认食物、药物过敏史。否认宠物接触史。发病以来患者精神状态可，食欲睡眠正常，体重无明显变化，大小便正常。

体格检查：一般情况良好，系统查体未见异常。皮肤科情况：右侧面颊部、右耳后可见数个边界清楚的环状红斑，边缘隆起，表面稍有脱屑。未见水疱、脓疱，未及淋巴结肿大（图1-2-35）。

真菌学检查：直接镜检查见菌丝；皮屑接种在沙堡弱培养基上，28℃培养2周，长出2 cm×1 cm大小红色菌落（图1-2-36，图1-2-37）。

【诊断与治疗】

诊断：红色毛癣菌所致面癣。

治疗：予以伊曲康唑胶囊每次100 mg口服，2次/天，共14天；联合局部外用盐酸特比萘芬乳膏，2次/天。4周后患者来院复查，皮损基本痊愈（图1-2-38），继续外用盐酸特比萘芬乳膏巩固疗效。

【本例要点】

面癣是指发生在面部的皮肤癣菌感染，临床上常常缺乏典型的癣病皮损特征，易误诊为脂溢性皮炎、湿疹、痤疮等，多采用类固醇药物或具类激素作用的他克莫司、吡美莫司乳膏外用，改变原发皮损外观，成为难辨认癣或激素修饰不典型癣。不当地使用上述药物，也会导致感染的播散，如癣菌性Majocchi肉芽肿。面部皮损在使用上述药物前，需仔细询问患者有无宠物接触史、亲属间有无类似皮损出现等病史以排除本病。红色毛癣菌是我国常见的皮肤真菌感染致病菌，皮肤癣菌的甘露聚糖有免疫抑制作用，红色毛癣菌中的甘露聚糖，可能也能减少免疫细胞增殖,从而增强其侵袭力。本例患者采用伊曲康唑胶囊每次100 mg口服,2次/天,共14天;并联合局部外用盐酸特比萘芬乳膏,2次/天,效果较好。

(聂舒)

病例27 须癣毛癣菌致面癣继发皮肤癣菌疹

【临床资料】

患儿,女,10岁,因"右眶周红斑、鳞屑10天"就诊。自述家中长期养狗(有脱毛现象)并与其有亲密的接触行为。查体见右眶周约5 cm×6 cm大小红斑,边界清楚,略高于皮面,红斑表面可见散在黄色小脓疱及白色的鳞屑,自觉瘙痒(图1-2-39)。

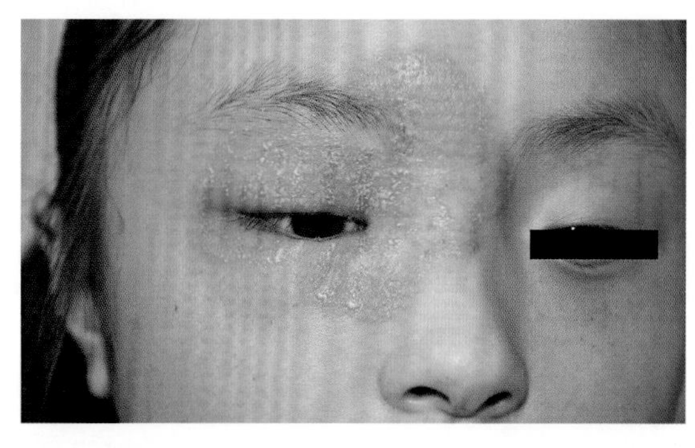

图1-2-39 患儿右眶周可见约5 cm×6 cm大小红斑,红斑边界清楚,略高于皮面,红斑上可见针尖大小脓疱及白色鳞屑

实验室检查:用胶带粘取病变部位鳞屑,经15%KOH处理后在显微镜下观察,查见大量真菌菌丝(图1-2-40A)。刮取鳞屑接种于沙堡弱培养基(SDA),28℃培养7天可见白色粉末状菌落长出(图1-2-40B),镜下观察见棒状分隔(4~6隔)大分生孢子(图1-2-40C)及大量小分生孢子和螺旋菌丝。将菌落接种于尿素酶培养基中6天后观察,见培养基颜色变红,即尿素酶试验阳性(图1-2-40D)。采用Bioflux试剂盒提取培养菌落真菌DNA,以真菌rDNA基因保守区为靶目标,用真菌通用引物ITS1(5′-TCCGTAGGTGAACCTGCGG-3′)和ITS4(5′-TCCTCCGCTTATTGATATGC-3′)扩增ITS区。反应体系:模板DNA 4 μL,引物各2 μL,2×Pfu PCR寡核苷酸混合物Master Mix 25 μL,无菌双蒸水补足50 μL。反应条件:94℃

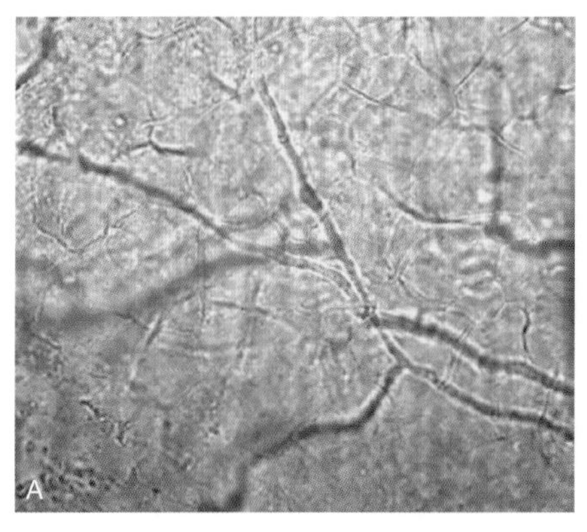

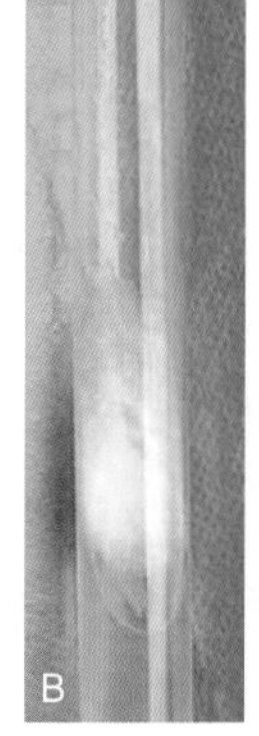

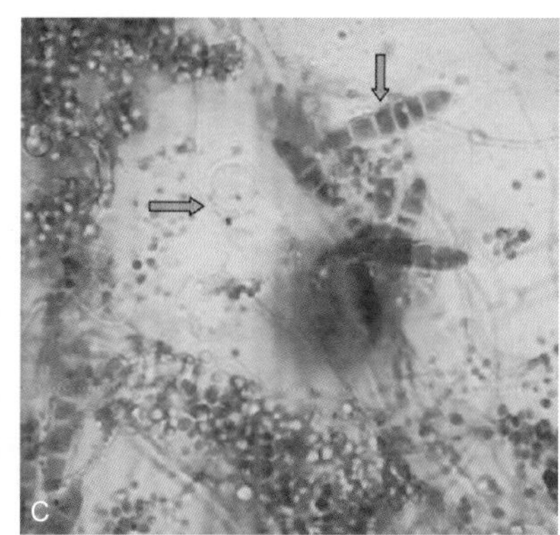

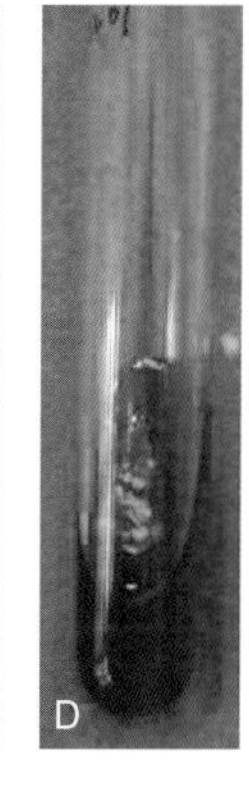

图1-2-40 A. 经15%KOH处理皮损表面鳞屑,显微镜下观察,可见大量真菌菌丝(×400)。B. 皮损接种于SDA,28℃培养7天可见白色粉末状菌落长出。C. 挑取部分菌落经亚甲蓝染色,镜下观察见棒状分隔(4~6隔)大分生孢子及大量小分生孢子和螺旋菌丝(×400)。D. 将菌落接种于尿素酶培养基中6天后见培养基颜色变红,即尿素酶试验阳性

2分钟，94℃ 30秒，47℃ 15秒，72℃ 1分钟，共35个循环，最后72℃ 10分钟；PCR扩增产物经2%琼脂糖凝胶电泳后GoldView染色验证，约600 bp。测序后Blast比对，与万博节皮菌（须癣毛癣菌的有性期）18S rDNA部分序列碱基一致性100%，ITS全序列、28S rDNA部分序列碱基一致性100%。序列上传GenBank编号为：KC767265。

【诊断与治疗】

诊断：须癣毛癣菌致面癣继发皮肤癣菌疹。

治疗：初诊时根据临床特点及直接镜检查到菌丝诊断为面癣，患儿体重30 kg。予盐酸特比萘芬125 mg/d口服；1%萘替芬-0.25%酮康唑乳膏2次/天外用。治疗8天后复诊，患儿面部、颈部新出现片状红斑（图1-2-41），取鳞屑查真菌阴性。考虑为继发癣菌疹，予以口服复方甘草酸苷片1片/次，每天3次；盐酸左西替利嗪5 mg/d；外用卤米松/三氯生软膏1次/天治疗。治疗2天后复诊继发皮损颜色变淡，面积减少。继续治疗12天（总疗程22天），原发的面癣及继发的癣菌疹皮损均消退（图1-2-42）。

【本例要点】

癣菌疹是皮肤癣菌感染病灶处出现明显炎症时，在非癣菌感染部位皮肤发生的多形性皮疹，是宿主机体对真菌代谢或降解产物的超敏反应，常继发于足癣或股癣等，约15%的癣病发生癣菌疹。本例患者面部感染了亲动物性须癣毛癣菌，在抗真菌药物治疗过程中菌体结构破坏释放的抗原成分进入体内产生抗体，引起原发皮损以外皮肤发生变态反应，即癣菌疹。对此予口服复方甘草酸苷片、盐酸左西替利嗪，外用卤米松/三氯生软膏抗炎、抗过敏治疗，治疗14天皮损基本消退。癣菌疹的常规治疗是在口服抗组胺药物基础上内服糖皮质激素，但患者和医生对真菌感染用糖皮质激素有顾虑，复方甘草酸苷片可延缓体内糖皮质激素代谢而提高内源性糖皮质激素水平，起到抗炎、抗过敏的作用，可作为治疗和预防癣菌疹的有效方案。鳞

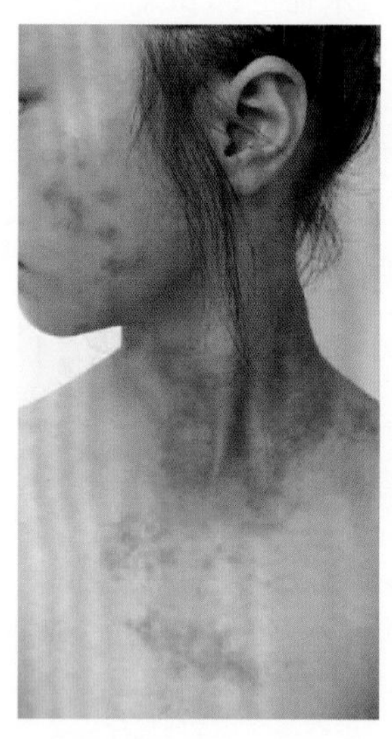
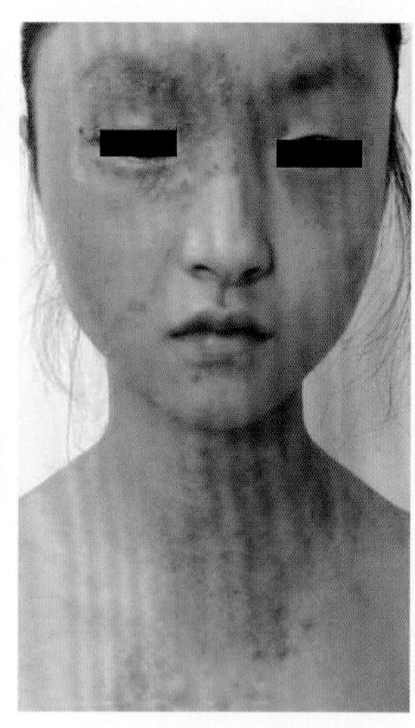
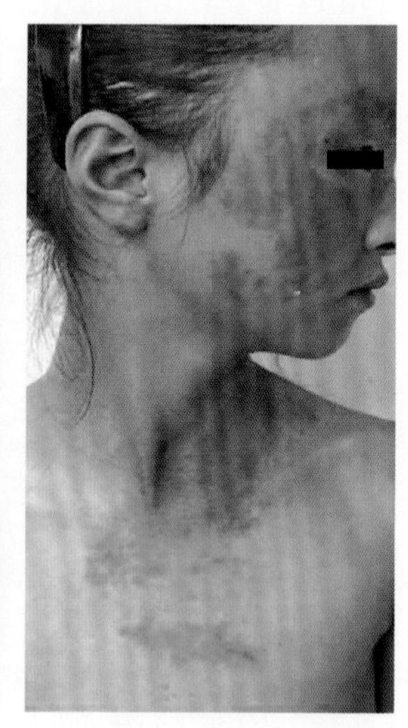

图1-2-41 内服盐酸特比萘芬，外用1%萘替芬-0.25%酮康唑乳膏8天后复诊，面部、颈胸部新出现片状红斑

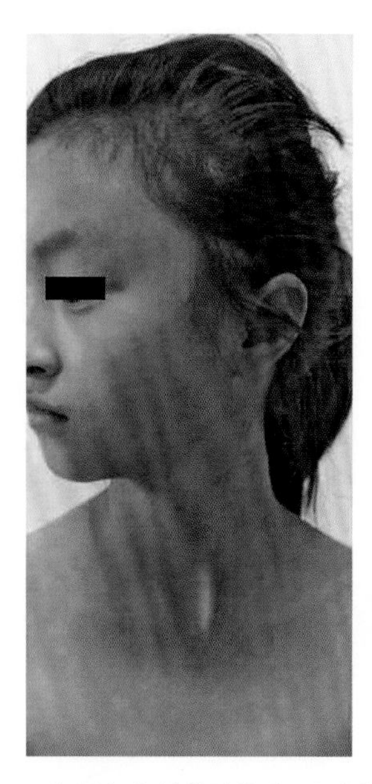
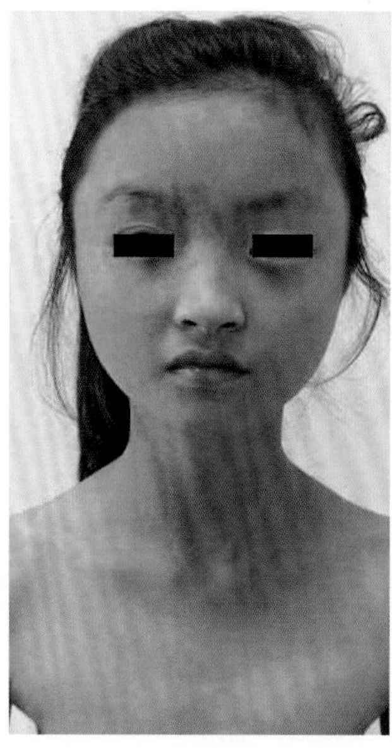
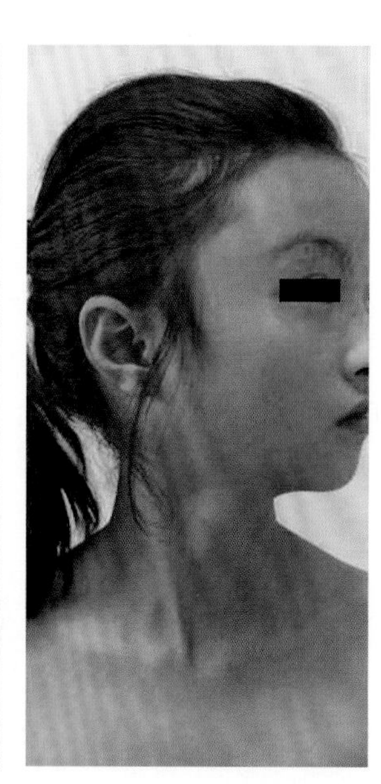

图1-2-42 加服复方甘草酸苷片、盐酸左西替利嗪，外用卤米松/三氯生软膏治疗14天，原发皮损及继发皮损基本消退

屑真菌镜检阴性后可局部外用卤米松/三氯生软膏，以迅速缓解癣菌疹临床症状，而抗真菌治疗原发面癣应贯穿于癣菌疹治疗始终。

（胡文英）

病例28 半永久文眉术后犬小孢子菌感染

【临床资料】

患者，女，23岁。双眉反复红肿、瘙痒伴少许脱屑5个月余。5个多月前半永久化妆（文眉）术后1周出现皮肤潮红伴瘙痒，无水肿、脱屑。当地医院予尿素乳膏、糠酸莫米松乳膏外用后好转；2天后复发，出现红色丘疹、结节伴明显瘙痒，诊断为“过敏性皮炎”，予他克莫司软膏、丁酸氢化可的松外用，症状反复，随后患者辗转多家医院，曾予依巴斯丁、烟酰胺口服；夫西地酸、弱效激素乳膏外用；脉冲激光治疗1次。病情反复、持续不愈，故来我院就诊。追问病史，家中饲养宠物犬，接触较多。

专科检查：双眉部可见红斑、丘疹，可见渗出、结痂并上覆细小鳞屑，边界稍清，触之皮温稍高，该处皮肤凹凸不平，较周围皮肤稍硬（图1-2-43）。

真菌学检查：取患者双侧皮损边缘及痂皮，用乳酸酚棉蓝制片行直接镜检，可见透明分隔菌丝（图1-2-44）。将皮屑接种于沙堡弱培养基，25℃培养2周，可见浅黄色菌落，白色絮状菌丝铺满斜面，菌落中间趋向粉末状，培养基背侧呈浅棕黄色。挑取适量镜检，可见特征性的大分生孢子（图1-2-45，图1-2-46），菌落和镜检结果提示为犬小孢子菌。

分子鉴定：皮损处刮屑培养2周后，lysis buffer 提取真菌DNA，PCR法扩增真菌核糖体

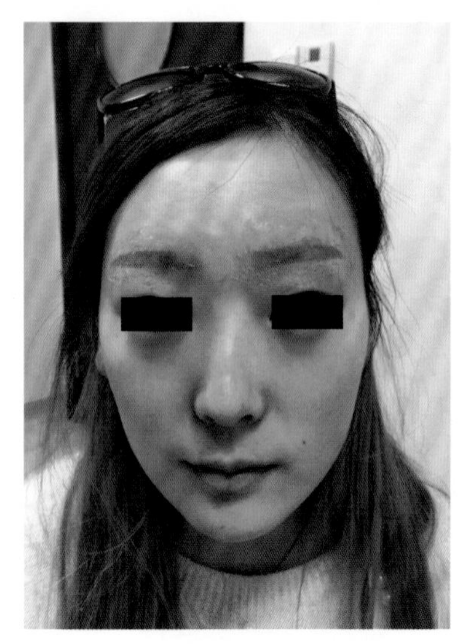

图1-2-43　患者双眉部可见红斑、丘疹，伴渗出、结痂，上覆细小鳞屑

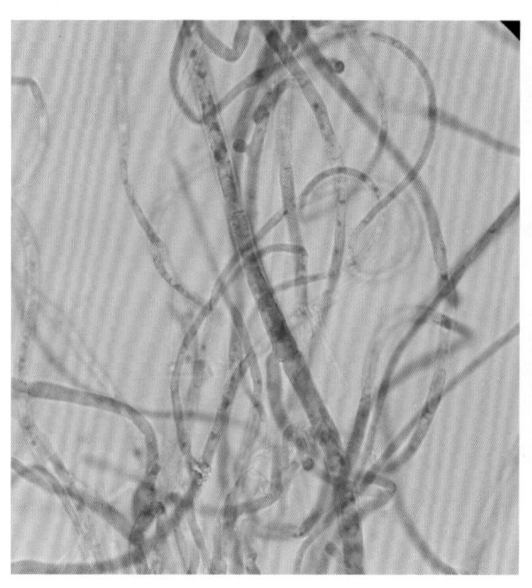

图1-2-44　乳酸酚棉蓝染色直接镜检，可见透明分隔菌丝（×100）

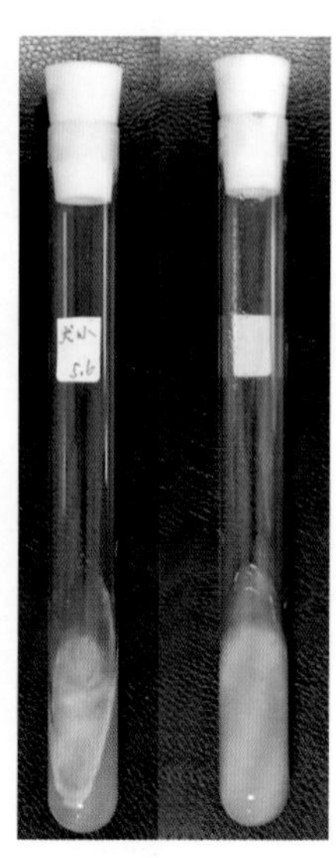

图1-2-45　培养2周后，可见浅黄色菌落，白色絮状菌丝铺满斜面，菌落中间趋向粉末状，培养基背侧呈浅棕黄色

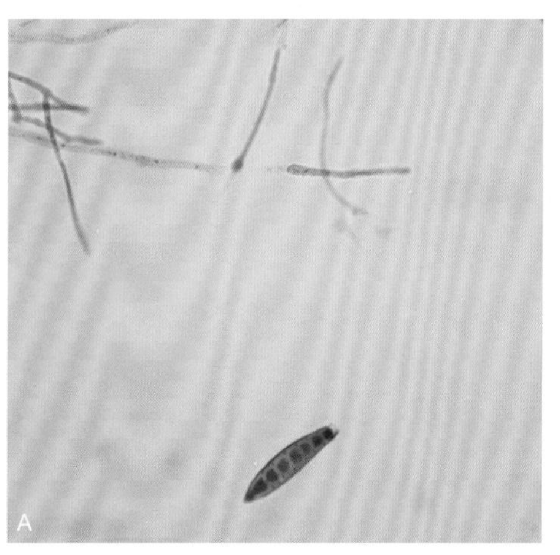

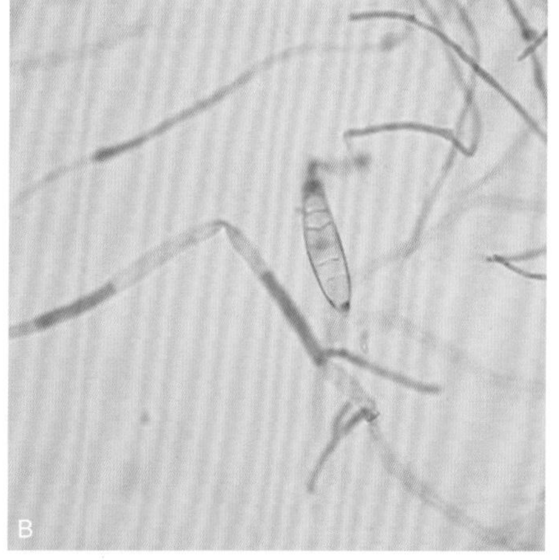

图1-2-46　A，B. 光学显微镜下可见大分生孢子（×60）

RNA基因转录间隔2区域，真菌通用引物：ITS4（5′- TCCTCCGCTTATTGATATGC-3′），ITS5（5′-GGAAGTAAAAGTCGTAACAAGG-3′）。PCR反应体系：总体积50 μL，含EasyTap MIX 25 μL，ITS4（10 μmol/L）2 μL，ITS5（10 μmol/L）2 μL，模板2 μL，ddH_2O 19 μL。PCR反应条件：95℃ 3分钟，95℃ 30秒，56℃ 30秒，72℃ 1分钟，共33个循环，最后72℃延伸5分钟，之后12℃保持。取5 μL PCR产物于2%琼脂糖凝胶在120 V电压下电泳30分钟，用溴化乙啶染色，凝胶成像系统下观察。PCR产物的双向序列测定结果比对Nucleotide Blast，提示*Microsporum* *canis*，即犬小孢子菌。

【诊断与治疗】

诊断：犬小孢子菌所致皮肤癣菌病。

治疗：联苯苄唑乳膏、特比萘芬乳膏交替外用；伊曲康唑胶囊每次200 mg，2次/天口服。1周后皮损明显好转。嘱患者勿接触猫、犬宠物。

【本例要点】

本例患者双侧眉部皮损经实验室检查确定为犬小孢子菌感染，考虑其半永久文眉术后局部皮肤屏障破坏，长期密切接触宠物所致犬小孢子菌感染。半永久化妆术会造成一定的皮肤损伤，术后护理不当容易引起感染，包括真菌感染。故应该注意规范操作和术后护理，提高安全和规范意识。目前国内人畜共患病逐年增加，人们在饲养宠物的同时要注意宠物健康和自身卫生。

本例的特点是文眉术后发生、双侧发病，故易误认为细菌感染或对文眉的物质过敏，这类患者要警惕真菌感染的可能性，通过询问饲养宠物的既往史、及早做真菌学检查，可避免长期误诊。同时，在日常生活中应注意保护皮肤，避免接触带菌或病猫、犬等动物。

（陈雪雯）

病例29　面部激素依赖性皮炎伴难辨认癣

【临床资料】

患者，男，40岁，因“面部弥漫红斑、脱屑、丘疹，伴瘙痒、灼热症状，反复发作7年”就诊。患者于7年前无明显诱因面部出现散在的红色丘疹，伴干燥、脱屑，当地医院给予糖皮质激素药物外用，皮损好转后又复发。7年来，患者曾就诊于多家医院，被诊断为脂溢性皮炎、接触性皮炎、湿疹等，给予多种含有糖皮质激素的外用药物，皮损可暂时缓解，但停药1周左右，皮损又复发。既往无特殊病史，否认药物或食物过敏史。

皮肤科检查情况：面部可见弥漫潮红，面颊及下颏部见密集的米粒大红色丘疹伴糠秕状脱屑，局部见毛细血管扩张（图1-2-47）。

实验室检查：血、尿常规，肝肾功能，血糖均未见异常。真菌学检查：刮取患者面部鳞屑涂片加10%KOH镜检可见到大量的细长菌丝（图1-2-48），将鳞屑接种于沙堡弱培养基，26℃培养3周，可见菌落表面呈白色，质地毛状，背面呈酒红色（图1-2-49A，B）。挑取适量菌落行小培养，镜下见大量的呈梨形的小分生孢子及散在的香烟状的大分生孢子（图1-2-50）。毛发穿孔试验阴性。根据以上特点，菌种鉴定为红色毛癣菌。

【诊断与治疗】

诊断：面部激素依赖性皮炎，难辨认癣。

治疗：伊曲康唑胶囊每次100 mg口服，2次/天；第1周给予曲安奈德益康唑乳膏外用，2次/天；第2周外用舍他康唑，2次/天。2周后患者面部红斑明显消退，局部可见毛细血管扩

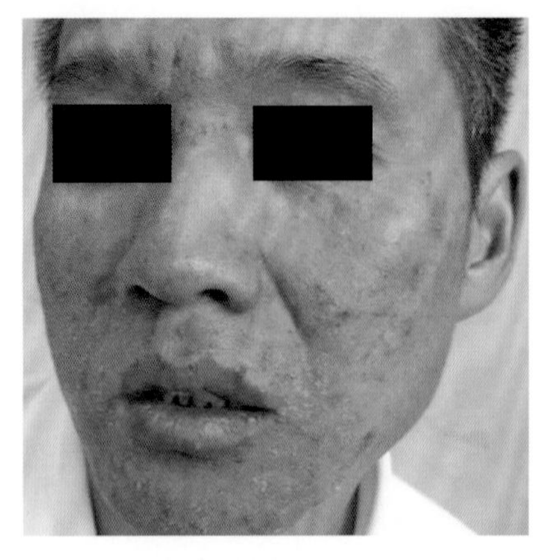

图1-2-47 临床表现(治疗前)

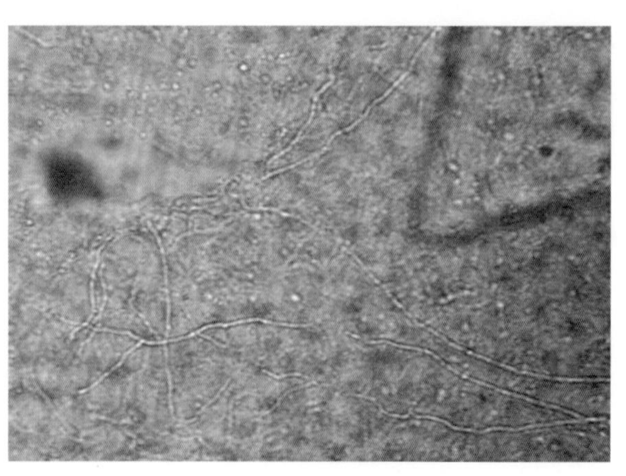

图1-2-48 真菌直接镜检

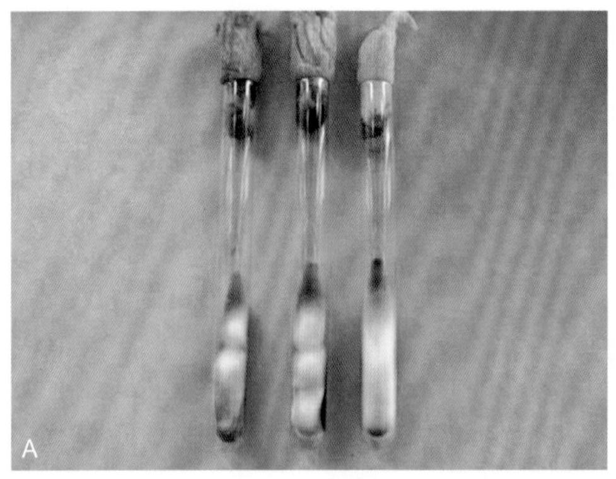

图1-2-49 A,B. 真菌培养

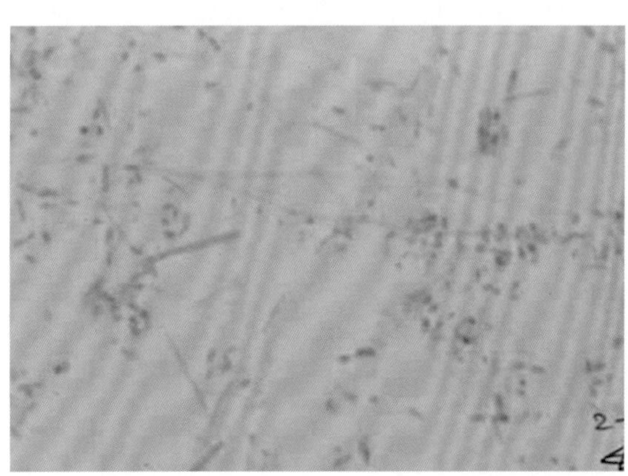

图1-2-50 小培养

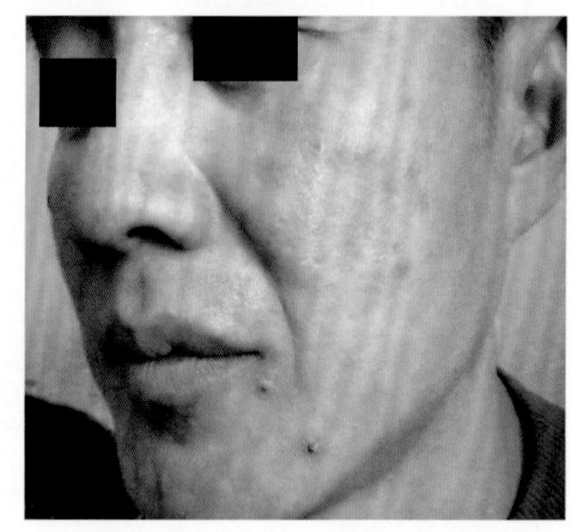

图1-2-51 临床表现(治疗后)

张,无明显脱屑,无自觉症状,刮取面部皮屑涂片镜检未见菌丝,培养无真菌生长,停用伊曲康唑口服,给予他克莫司外用,1次/天。4周后患者面部可见3～4个大小不等的红色丘疹,局部无明显的毛细血管扩张,红色丘疹为毛囊炎的症状,嘱患者注意局部清洁,可不给予治疗。皮损达临床痊愈(图1-2-51)。

【本例要点】

本例患者病程7年，初起皮损可能为脂溢性皮炎或湿疹的改变，在给予糖皮质激素外用治疗后，皮损好转，停药后皮损复发，符合激素依赖性皮炎的诊断标准；另一方面，患者面部长期外用糖皮质激素药物，皮肤免疫功能下降，导致真菌感染，真菌感染后患者未得到正确的诊疗，继续应用糖皮质激素，导致皮损进一步加重。由此可见，临床上正确的诊断非常重要。治疗上，口服伊曲康唑对抗真菌感染，第1周选用糖皮质激素为外用药物，降低对皮肤的局部刺激性，也是激素依赖性皮炎的激素递减疗法；第2周给予舍他康唑外用。2周后，患者皮损明显好转，面部红斑明显消退，局部可见毛细血管扩张，无明显脱屑，无自觉症状，镜检及真菌培养均为阴性，目前皮损主要表现为激素依赖性皮炎的症状，所以给予他克莫司外用，目前有关他克莫司治疗激素依赖性皮炎的文献报道很多，均取得良好疗效。提醒广大临床工作者：① 激素应用时一定要严格掌握激素适应证，切忌大量长期应用。② 对于长期大量应用糖皮质激素的患者，在考虑激素依赖性皮炎的同时，一定要警惕是否合并真菌的感染。

（吕莎）

病例30 面癣误诊（2）

【临床资料】

患者，女，37岁，因“面部反复红斑、丘疹、水疱伴瘙痒半年”为主诉就诊。半年前患者自觉无明显诱因面部出现成群红斑、丘疹，边缘有小水疱，奇痒。当地医院诊断为“单纯疱疹”，给予口服阿昔洛韦、外用炉甘石洗剂，皮疹迅速变成小脓疱，再次就诊时诊断为“脓疱疮”，给予莫匹罗星软膏局部外用抗生素治疗。皮损未见改善并逐渐扩大，又先后在多家医院就诊，被诊断为湿疹、脂溢性皮炎及玫瑰痤疮等，给予抗组胺药物口服、外用丁酸氢化可的松软膏、糠酸莫米松软膏等激素药膏治疗，皮损可获短期改善，但皮损面积逐渐扩大。患者平素体健，无糖尿病及免疫缺陷等慢性病史。体格检查：一般状况良好，系统检查无异常。皮肤科检查：面部散在大片状红斑、丘疹、脱屑，中央色素沉着，边缘绕以红色丘疹及脱屑，皮损部分区域呈环状（图1-2-52）。双足底及趾间无皮损。辅助检查：血、尿常规及肝肾功能正常。

真菌学检查：刮取皮屑直接镜检发现菌丝（图1-2-53），培养2周后，经菌种鉴定为须癣毛癣菌。

【诊断与治疗】

诊断：须癣毛癣菌感染引起的面癣。

治疗：确诊后首先停用以往各种治疗，给予特比萘芬片口服250 mg/d，同时外用联苯苄唑乳膏。2周后皮疹消退，为巩固疗效，继续外用联苯苄唑乳膏2周。4个月后随访，未复发。

【本例要点】

由于面部在解剖学及生理学上的特性，面癣被认为是不同于体癣的一种特殊类型，可通

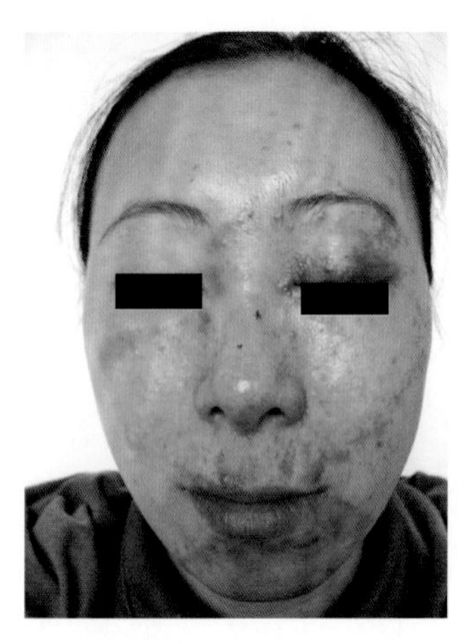

图1-2-52 大片不规则形、边界清楚的红斑，中央色淡，部分边缘绕以散在红色丘疹

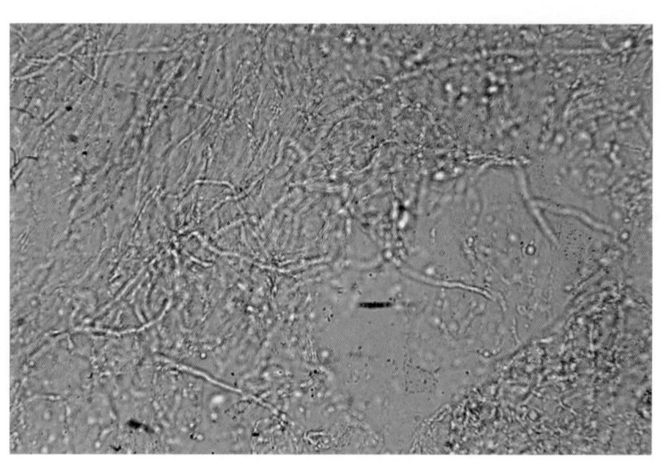

图1-2-53 直接镜检可见菌丝

过密切接触患病的人、动物或者是由身体其他部位的皮肤癣菌感染自体接种至面部。由于面部存在暴露于日光、反复擦洗、使用化妆品以及误用糖皮质激素类药物等因素，使得面癣临床表现呈多样性，由于原发皮损的形态和皮损分布特点的改变从而容易导致临床上误诊。病程越长和反复使用糖皮质激素类药物，常使皮损越不典型、越易误诊。临床上多被误诊为盘状红斑狼疮、脂溢性皮炎、酒糟鼻、接触性皮炎、口周皮炎、多形性日光疹、寻常痤疮、皮肤淋巴细胞浸润和面部肉芽肿等。本例患者发生误诊的原因主要是初次皮损的不典型，以及长期外用糖皮质激素类药物使原发皮损发生改变和未做真菌学检查。

临床上发现以下线索时可能提示不典型面癣的存在：如面部出现小的毛囊性丘疹和小水疱，内有易脆或已断的毛发；皮损呈匍行性，即没有具有鳞屑的半环形边界，无中央消退现象以及鳞屑看起来呈弥漫性皮损；皮疹无痛并且缓慢发展，尤其与盘状红斑、多形性日光疹之类的疾病相比较时；损害较少，但对称发病和扩展。此时需进行皮损真菌学镜检及培养，以避免误诊的发生。

（唐黎）

病例31 石膏样小孢子菌致面部难辨认癣

【临床资料】

患者，女，23岁，因“右眼上方皮疹2个月”就诊。患者家中养狗3年，平时有抱狗玩的习惯，自述未见狗有红斑、脱毛等异常表现。患者2个月前炒菜时不慎将油溅至右眼上方皮肤，搔抓后局部皮肤发红，自觉瘙痒。自行外用复方醋酸地塞米松乳膏、莫匹罗星软膏、碘苷等药治疗，皮疹未见好转。患者平素身体健康，否认糖尿病等慢性病史，否认有使用免疫抑制剂史。

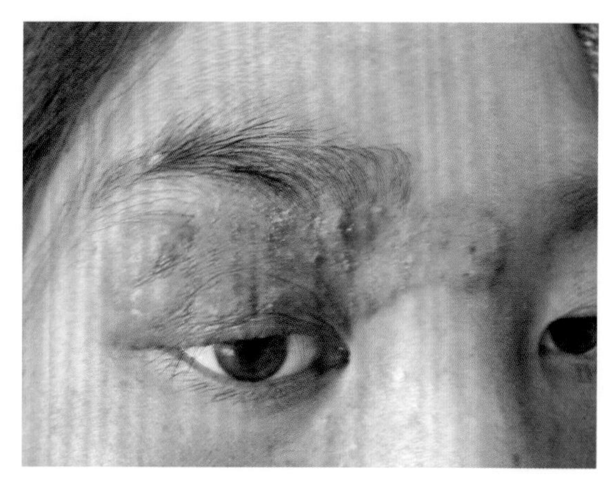

图1-2-54　患者右眼上方有4 cm×10 cm浸润性红斑，边界清楚，上有针头至粟粒大小的炎性丘疹，尚可见粟粒大小的脓疱

体检：系统检查无明显异常。右上眼睑及周围见一4 cm×10 cm浸润性红斑，边界清楚，上有针头至粟粒大小的炎性丘疹，顶端可见粟粒大小的脓疱（图1-2-54）。

实验室检查：真菌学检查，取材接种于沙堡弱培养基（含放线菌酮和不含放线菌酮各1管），25℃培养。培养第4 天两管均长出白色绒毛状菌落，7天菌落转变为棕黄色粉末状（图1-2-55A）。挑取适量菌落行小培养，镜下见大量4～6个分隔的大分生孢子，壁薄，菌丝较少（图1-2-55B）。根据以上特点鉴定为石膏样小孢子菌。病理检查示表皮轻度角化过度，棘细胞层轻度水肿，灶状基底细胞液化变性，真皮浅层及血管周围见以淋巴细胞、中性粒细胞为主的炎症细胞浸润，未见上皮细胞肉芽肿改变（图1-2-56A）。PAS染色可见角质层和毛囊漏斗部真菌菌丝聚集（图1-2-56B）。

【诊断与治疗】

诊断：石膏样小孢子菌所致面部难辨认癣。

治疗：予伊曲康唑胶囊每次0.1 g，2次/天，口服；外用特比萘芬乳膏。1周后痊愈。随访2年未复发。

【本例要点】

难辨认癣在面部可表现为盘状红斑狼疮样、湿疹样、酒糟鼻样，在肢体可表现为脓疱病样、湿疹样。较少见的类似银屑病、紫癜、脂溢性皮炎和扁平苔藓。难辨认癣最常见的原因为

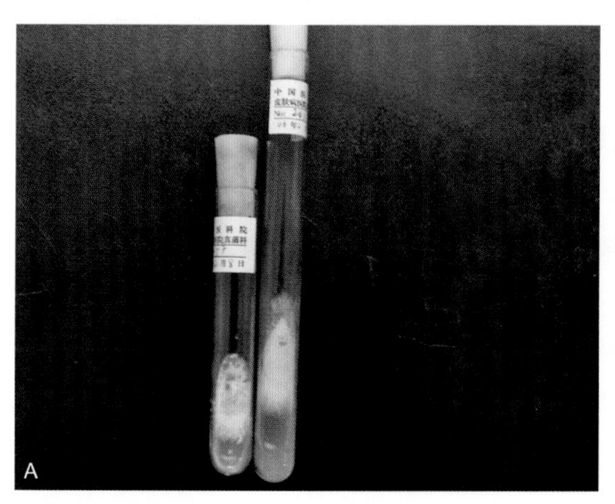

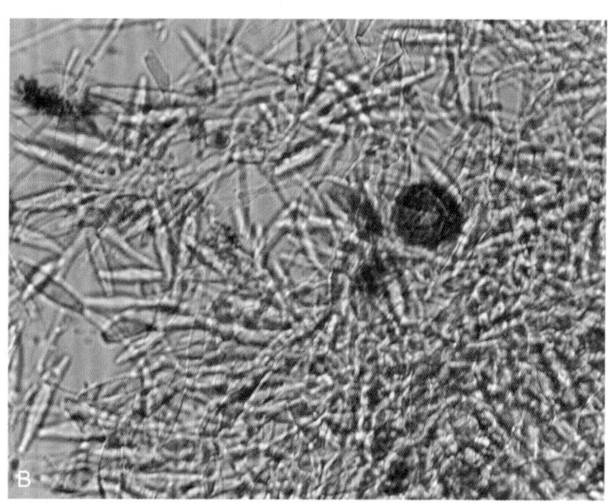

图1-2-55　A. 含放线菌酮和不含放线菌酮的沙堡弱培养基上均有棕黄色粉末状菌落生长。B. 小培养镜下见大量4～6个分隔的大分生孢子，壁薄，菌丝较少

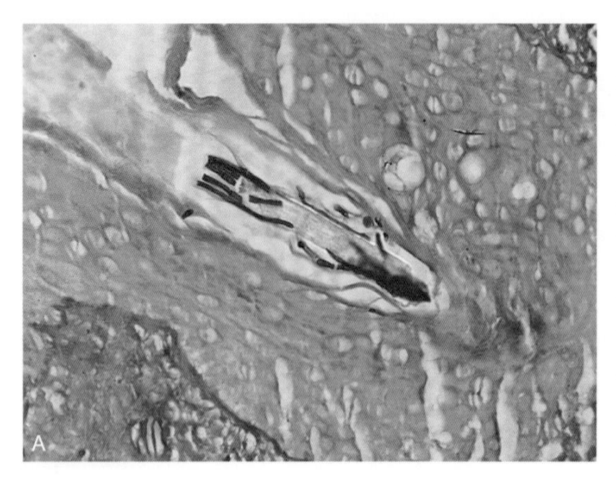

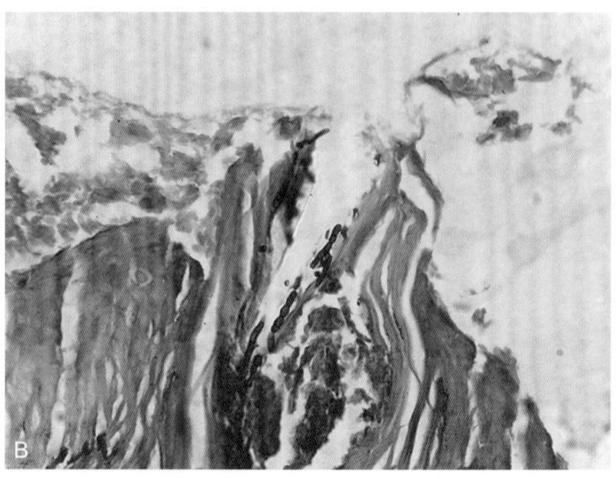

图1-2-56 A，B. 病理检查示表皮轻度角化过度，棘细胞层轻度水肿，灶状基底细胞液化变性，真皮浅层及血管周围见以淋巴细胞、中性粒细胞为主的炎症细胞浸润，未见上皮细胞肉芽肿改变。PAS染色见角质层和毛囊漏斗部真菌菌丝聚集

使用激素。本例患者以浸润性红斑为主，临床易误诊为Sweet综合征、深部真菌感染和分枝杆菌病等，皮损表现不典型可能与患者曾使用复方醋酸地塞米松乳膏等药物有关。其病理表现除角质层外，毛囊漏斗部也发现菌丝，真皮浅层及血管周围见以淋巴细胞、中性粒细胞为主的炎症细胞浸润，有形成Majocchi肉芽肿的趋势。其免疫功能正常，无异物嵌入史，可能是感染未进一步向深部侵犯的原因。

本例真菌试管培养和小培养均有石膏样小孢子菌的典型结构，诊断明确。该患者患处无明确土壤接触史，家中养狗，且平素与之有密切接触，尽管未发现狗有脱毛等异常现象，但不能排除狗为传染源的可能性，因为从部分无症状的动物身上确实可分离到皮肤癣菌。该患者病程迁延2个月，用多种药物疗效欠佳，诊断明确后，予抗真菌治疗，1周即痊愈。提示临床上对皮损表现不典型，按其他疾病治疗反应较差的患者，应考虑真菌感染的可能性，尽早行相关真菌学检查，必要时可酌情予抗真菌试验性治疗。

（胡素泉）

病例32 石膏样小孢子菌致婴儿额部面癣

【临床资料】

患儿，男，出生半个月，主因“左额部片状红斑丘疹水疱7天”就诊。于7天前无明显诱因左额部出现一黄豆大小水疱，皮肤颜色发白，皮损稍高出皮肤表面，无明显搔抓痕迹，渐扩大且边缘隆起，外院曾按照“湿疹”给予药膏（药名不详）外用2天，效果不佳，渐有少许脱屑出现，皮损增大，来我院就诊。患儿父母为石膏线制作工人，平时孩子在制作车间。

皮肤科检查：左额部见约3 cm × 3 cm的暗红色斑块，边缘隆起（图1-2-57A）。

真菌学检查：皮损真菌镜检见菌丝阳性（图1-2-58A），沙堡弱培养基26℃培养10天有白色粉末状菌落生长（图1-2-58B）；显微镜下可见少量棒状、壁薄而光滑的4～6分隔大分

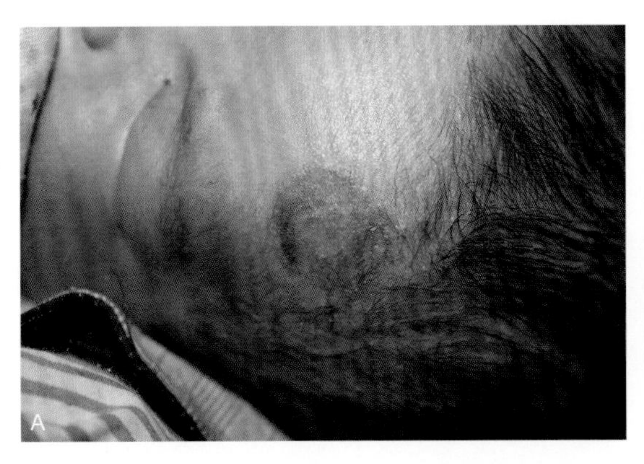

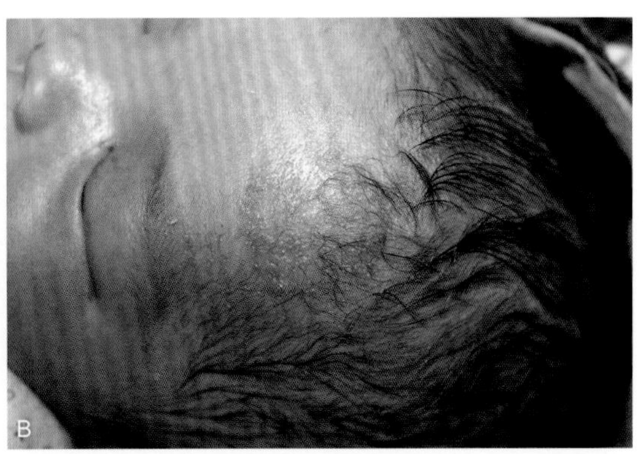

图1-2-57　A. 皮损呈圆形，红色，边缘隆起。B. 治疗后皮损愈合，边缘变平

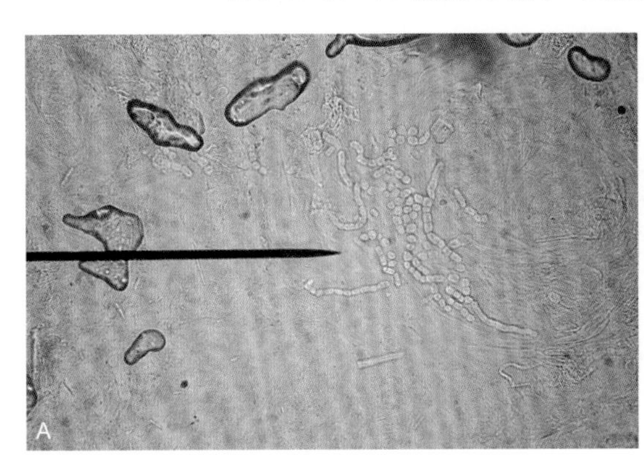

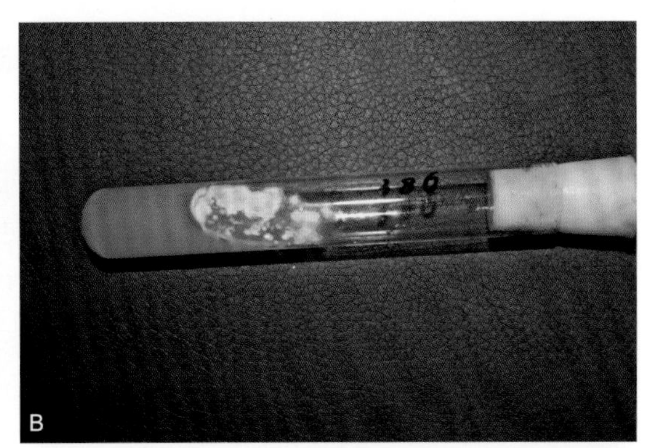

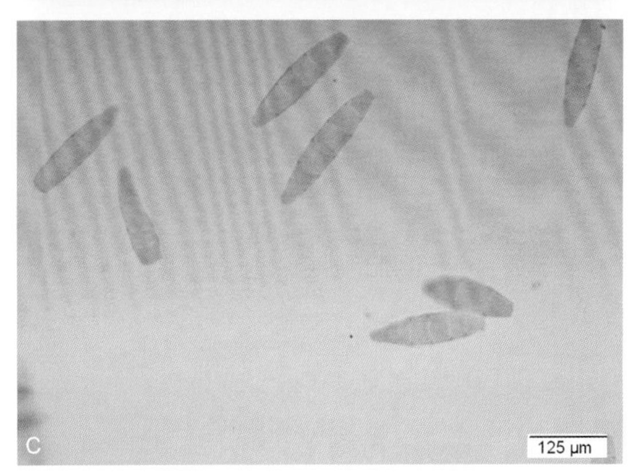

图1-2-58　真菌培养。A. 真菌镜检菌丝阳性。B. 沙堡弱培养基见白色粉末状菌落。C. 大分生孢子

生孢子（图1-2-58C）。证实为石膏样小孢子菌生长。

【诊断与治疗】

诊断：石膏样小孢子菌引起的婴儿额部面癣。

治疗：给予硝酸舍他康唑软膏外用，2周后复查真菌镜检阴性，皮损完全愈合（图1-2-57B）。

【本例要点】

本例患儿出生7天后发病，局部无擦伤史，炎症反应较轻，故而最初未引起首诊人员的重视，初步诊断为“湿疹”治疗效果不佳。该患儿的特殊之处在于其父母均为石膏线制作工人，患儿日常所处的环境为石膏线制作车间，环境潮湿。推测本患儿的发病和生活环境密切相关。

本病例真菌培养有石膏样小孢子菌的典型结构，诊断明确。前期处理无效，说明对于部分临床表现不典型的皮损，应及时进行真菌学检查，明确诊断。如果有真菌感染，尽早给予有效的抗真菌治疗，可以在早期控制病情发作。临床医生应该注意小孢子菌属真菌感染的疾病特征，避免误诊、误治，尽可能给患者提供正确的治疗措施。对于一些怀疑真菌感染的特殊病例，要在病史采集中详细询问其生活环境。

（郭艳阳）

病例33 误诊为环状肉芽肿的面部难辨认癣

【临床资料】

患者，女，63岁，因“颜面部反复环状红斑伴瘙痒2年”就诊。患者于2年前无明显诱因颜面部对称出现环状红斑。自涂复方醋酸地塞米松乳膏、复方酮康唑软膏、醋酸氟轻松冰片软膏等药物。开始涂时均有效，停药后皮损反复并扩大。2年来不断使用上述药物，冬天病情略有好转，但面部红斑始终不消退并伴有瘙痒。当地医院未做任何检查，即做出“环状肉芽肿”的诊断，具体治疗不详。既往无糖尿病，无日晒后皮损加重，无宠物接触史，家人无相似疾病。

体检：一般情况良好，系统检查无异常。皮肤情况：面颊部对称分布2块儿掌大小的环状红斑，并伴毛细血管扩张，边缘稍隆起，有少量丘疹、脱屑，未见糜烂、渗出，无局部皮肤萎缩、色素沉着等（图1-2-59）。双足趾甲均有增厚，足大踇趾趾甲表面有沟纹和凹点，呈棕褐色（图1-2-60）。

刮取面部少量鳞屑直接镜检：镜下可见真菌菌丝和芽孢（图1-2-61）。真菌培养：须癣毛癣菌（图1-2-62）。

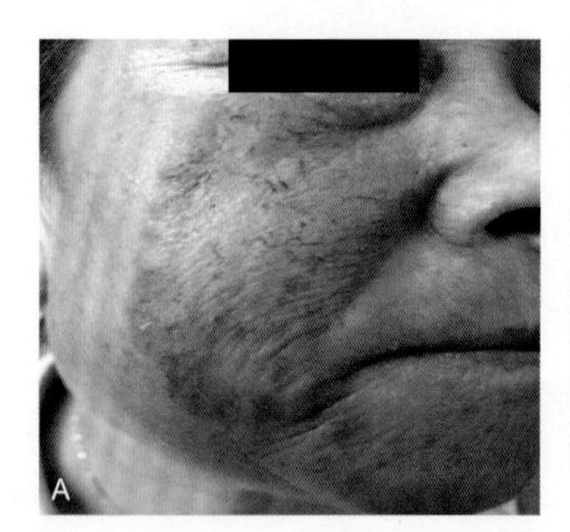

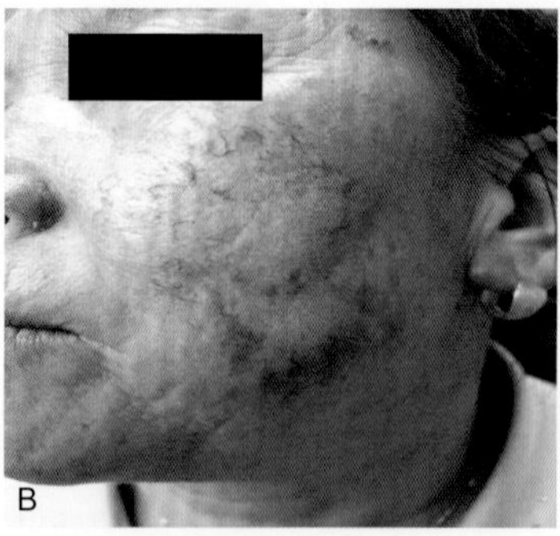

图1-2-59 A，B. 面部对称性红斑，并伴毛细血管扩张，边缘稍隆起有少量丘疹、脱屑

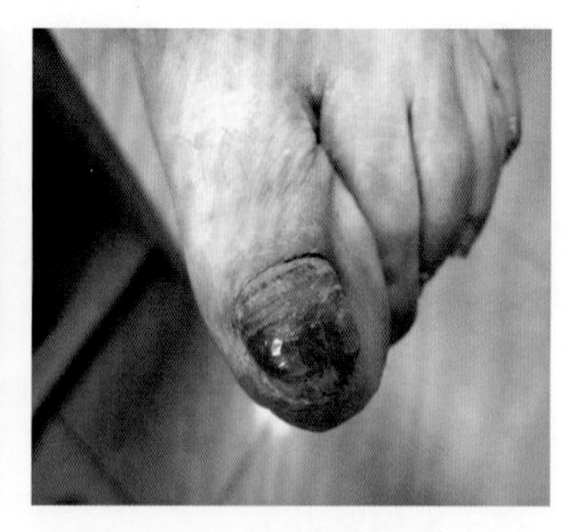

图1-2-60 左足趾甲增厚，表面有沟纹和凹点，呈棕褐色

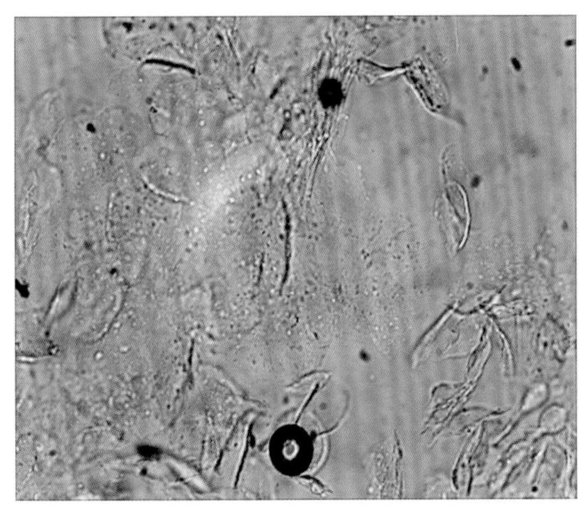

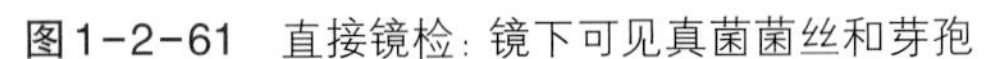

图1-2-61　直接镜检：镜下可见真菌菌丝和芽孢

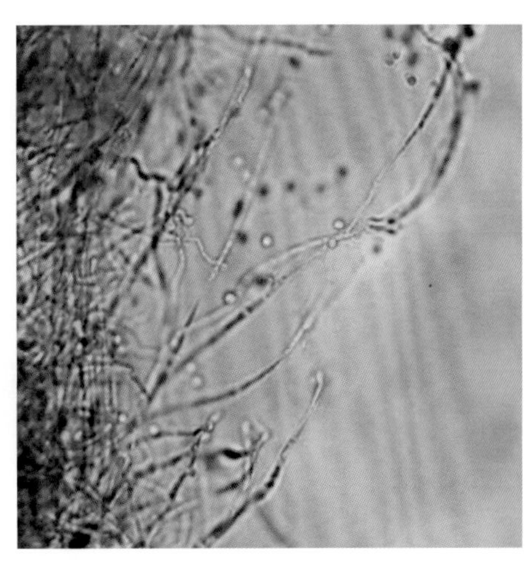

图1-2-62　真菌培养结果（棉蓝染色）

【诊断与治疗】

诊断：须癣毛癣菌所致面癣。

治疗：因患者面部炎症反应严重，瘙痒明显，给予曲安奈德益康唑乳膏和联苯节唑乳膏每天各涂1次，1周后停曲安奈德益康唑乳膏。3周后复诊并复查真菌阴性，红斑、丘疹消失，但毛细血管扩张不退。

【本例要点】

面癣特指发生在面部皮肤的癣菌感染，属于体癣。典型皮疹为环状、多环状红斑，中央有自愈倾向，边界清楚。多由红色毛癣菌、须癣毛癣菌、犬小孢子菌等浅部真菌感染引起。其主要感染途径有直接接触患者以及其污染衣物、患癣的宠物，也可由自身感染。因患者患有甲癣病5年，故多考虑面癣是自身接种传染引起。面癣在所有浅真菌性皮肤病中是最容易误诊的疾病，70%的患者被误诊为痤疮、脂溢性皮炎、接触性皮炎、湿疹等其他皮肤病。

环状肉芽肿又名假性风湿结节，临床以限局型较为常见，其典型皮损为小而坚硬的肤色或淡红色丘疹，中心消退，周围排列紧密，形成大小不等的环状或弓形。临床上以年轻女性较多见。任何部位均可发生，好发于四肢远端，面部罕见。其发病机制不明，研究认为可能与免疫、遗传、先天性疾病、感染等有关。许多损害可自行消退，但损害持续时间差异很大。临床上通常根据皮损典型特征，以及通过组织病理学检查确定有无灶性胶原纤维变性及栅栏状肉芽肿形成做出明确诊断。由于该患者长期使用糖皮质激素破坏皮肤屏障功能，增强真菌致病力，使皮疹表现不典型，出现类似于环状肉芽肿的皮损表现，被误诊为环状肉芽肿。当然，本病例被误诊的原因也包括对该疾病认识不清，单纯根据皮损的形态主观推测，并未做仔细询问和相关检查。因此在临床诊断过程中对于不典型皮损患者应仔细询问病史、用药史和动物接触史，及时做真菌检查，必要时做组织病理检查和免疫相关检查排除鉴别诊断，以避免误诊或漏诊。

患者经确诊后抗真菌治疗，皮损消退无复发。遗留毛细血管扩张是长期使用激素药膏引起激素依赖性皮炎表现之一，可以给予保湿剂及局部免疫调节剂（如他克莫司）以修复受损皮肤。需继续治疗甲癣，以防引起其他部位的真菌感染。

（冉林卉）

第三节 体癣，股癣

病例34 正圆形秕糠疹样体癣

【临床资料】

患者，男，27岁。6年前右小腿伸侧无明确诱因出现2个圆形暗褐色斑疹，皮疹表面干燥，并覆有细薄糠秕状鳞屑，充满整个圆形斑，不易剥脱。当地医院考虑为体癣，给予小剂量伊曲康唑并用一些外用药（药品不详）间歇治疗近2年。服药期间皮损略减轻，停药1个月后又加重。6年来患者皮疹数目逐渐增多，皮损面积扩大，遂于我院就诊。

体检：各系统一般检查未发现异常。皮肤科情况：双下肢伸侧、右肩及左上臂可见圆形淡褐色斑疹，其直径最小3 cm，最大可达15 cm，共计28处（图1-3-1A，B）。皮疹表面干燥，并覆有较厚的糠秕状鳞屑，不易剥脱，皮疹周围有红晕，双下肢皮疹有的相互融合成连环状，但仍可见圆形痕迹。实验室检查：血、尿常规，肝肾功能，电解质，血糖，血脂，抗“O”，类风湿因子，红细胞沉降率等均正常。镜检可见真菌菌丝、孢子及关节孢子（图1-3-2）。胸部X线

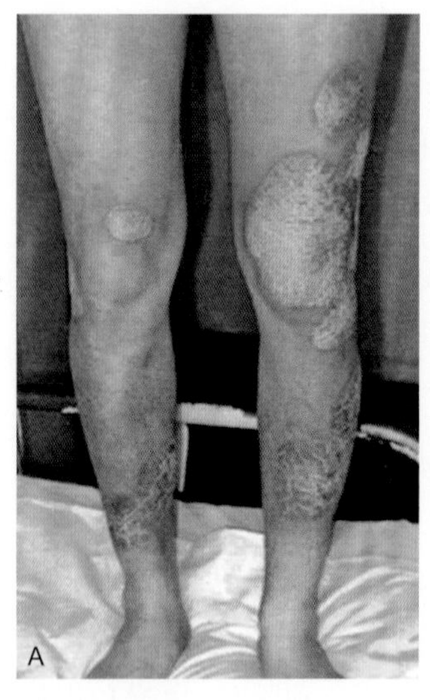

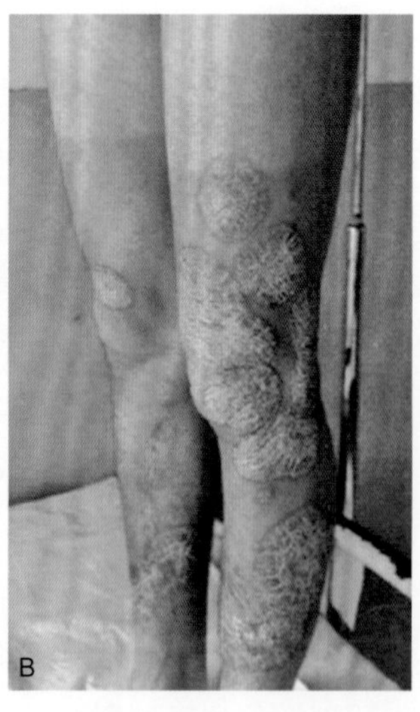

图1-3-1 A，B. 皮疹表面干燥，并覆有较厚的糠秕状鳞屑，不易剥脱，皮疹周围有红晕，双下肢皮疹有的相互融合成连环状

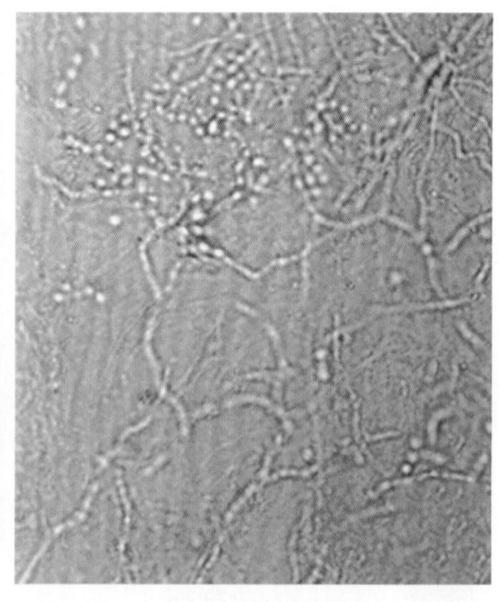

图1-3-2 真菌KOH直接涂片，可见菌丝、孢子及关节孢子（×100）

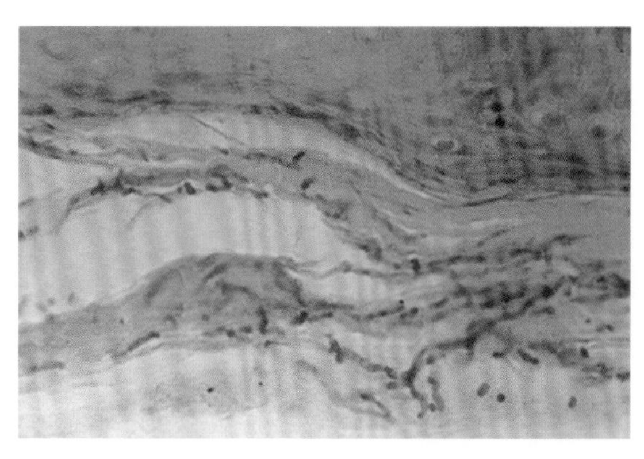

图1-3-3　病理HE染色可见表皮角化过度，棘层个别细胞空泡变性，表皮钉突不规则，真皮浅层血管周围少量淋巴细胞浸润，部分胶原组织水肿（×400）

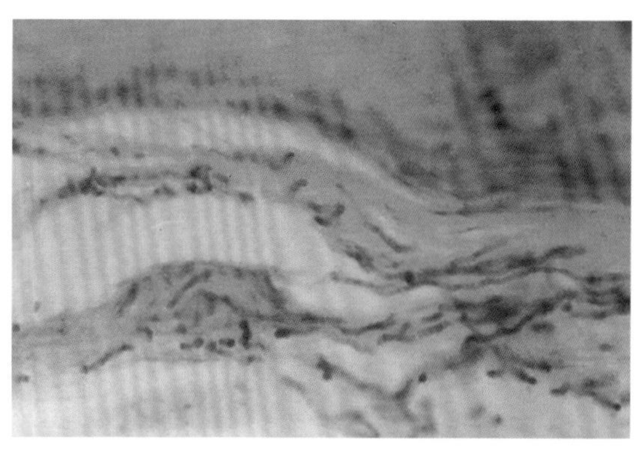

图1-3-4　病理PAS染色可见菌丝和孢子（×400）

检查正常。组织病理：表皮角化过度，棘层个别细胞空泡变性，基底细胞完整，见基底细胞多呈梭状纵行排列，显示表皮增生旺盛，表皮钉突不规则，真皮浅层血管周围少量淋巴细胞浸润，部分胶原组织水肿，PAS染色角质层下可见菌丝和孢子（图1-3-3，图1-3-4）。

【诊断与治疗】

诊断：体癣。

治疗：给予口服伊曲康唑200 mg/d，连服2周；外涂特比萘芬软膏。皮疹消退出院。出院1个月后再服伊曲康唑200 mg，1次/天，共2周。随访2年，皮疹未复发，但仍可见疹后的圆形色素沉着斑。

【本例要点】

本例真菌检查及病理检查PAS染色均为阳性。组织病理提示基底细胞增生明显，皮疹周边有红晕。皮疹特点：正圆形淡褐色斑疹，大小不一，皮疹表面干燥，并覆有较厚的糠秕状鳞屑，不易剥脱，皮疹周围有红晕，双下肢皮疹有的相互融合成连环状，鳞屑较厚，肉眼似“正圆形秕糠疹样”，但皮疹周边炎症明显增生，皮疹以双下肢为主，与正圆形秕糠疹有显著区别。本例因条件所限，未做真菌培养及菌种鉴定，不能解释对该患者的治疗比通常的体癣患者治疗时间长的确切原因，可能与患者长期反复不规则用药有关。但结合本例的临床特点、真菌镜检及组织病理检查PAS染色可以明确诊断。

（张志创）

病例35　误诊为银屑病的不典型泛发性体癣

【临床资料】

患者，女，44岁，因“全身泛发性圆形、类圆形的红斑”就诊。3个月前患者腹部、后背及上肢零散出现针头至绿豆大小的丘疹，略感瘙痒，伴脱屑（图1-3-5）。自用曲咪新乳膏后皮损逐渐扩大增多，延至臀、腹等。外院诊断为“银屑病”，口服“消银片”，外用5%水杨酸软膏，治

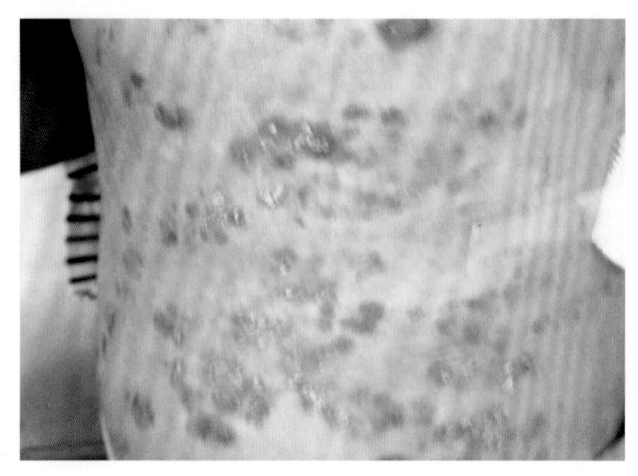

图1-3-5 腹部、后背及上肢零散出现针头至绿豆大小的丘疹

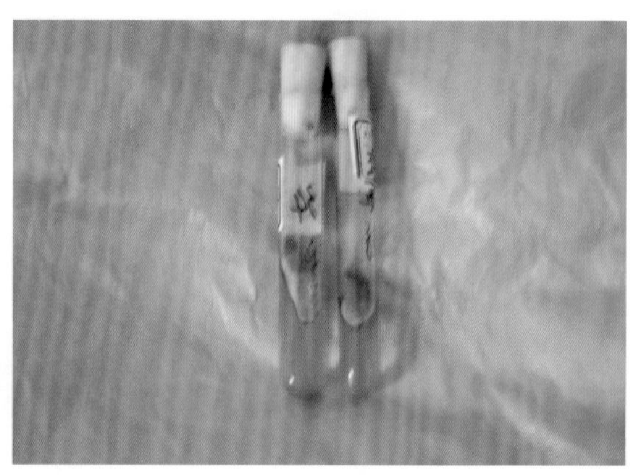

图1-3-6 米饭培养基生长良好，产孢丰富，并产生黄色色素

疗无效。再次来诊追问病史，家中饲养宠物猫。体检及皮肤科情况：一般状况可。心、肺、腹未查及异常。面颈、胸腹等处有指甲至钱币大小、形状不规则的红斑，界限不清，中央色淡，外缘略高起。真菌学检查：取皮屑做直接镜检发现菌丝，真菌培养1周后长出毛状白色菌落，逐渐变黄，背面黄橘色。菌落镜检为纺锤形大分生孢子，顶端稍弯曲，壁厚有棘状突起，6～12分隔。转种米饭培养基生长良好，产孢丰富，并产生黄色色素（图1-3-6）。

【诊断与治疗】

诊断：犬小孢子菌所致泛发性体癣。

治疗：给予伊曲康唑200 mg/d，连续口服7天；外涂盐酸特比萘芬乳膏2周。停药1个月后复诊皮损消退，真菌学检查阴性。

【本例要点】

体癣可因致病真菌菌种的不同及个体差异，导致皮损类型的变化。如亲人性皮肤癣菌引起的皮损常呈大片性，数目较少，愈后多有色素沉着；而亲动物性或亲土性皮肤癣菌引起的皮损炎症较明显，常以疱疹为主，范围较小，但数目较多，自觉瘙痒。本例由犬小孢子菌引起的体癣符合上述变化。

犬小孢子菌引起的皮损炎症较明显，但外用糖皮质激素往往使皮损失去原来的典型表现，称为难辨认癣。此时可表现为皮损周边的鳞屑红斑，界限不清，而中央失去了自愈倾向，类似慢性湿疹、神经性皮炎或银屑病样改变，但真菌镜检可见到菌丝。本例患者皮损广泛，曾不适当用药，皮损呈银屑病样改变，易引起误诊。

（景东云）

病例36 艾滋病合并多部位真菌感染

【临床资料】

患者，男，41岁，农民，因“发热、乏力、白细胞减少半年”按“发热待查”收入我院感染科病房。患病半年来于多家医院就诊，反复检查血常规中白细胞均低于正常，B超提示：脾大。HIV抗体未查，故患者一直未得以确诊。入我院后查HIV抗体阳性，T、B细胞亚群：B细胞计数减少，T细胞免疫功能显著低下（$CD4^+T$细胞计数$64/mm^3$），$CD8^+T$细胞存在明显异常激活，$CD4^+T/CD8^+T$比例为0.8（正常值：1.536 ± 0.589），明显倒置。血培养为“猪霍乱沙门菌猪霍乱亚种”。追问病史，患者否认不洁性交史，但在10年前曾在外地使用重复的注射器献血并回输血浆。患者被查出HIV抗体阳性后，检查其配偶HIV抗体为阴性。1个月后患者发现双侧乳头周围起红斑，并逐渐向外呈环状扩大，有少许鳞屑；双侧股部、阴囊上方也起环状的红斑；双足3、4趾间有红斑、脱皮及浸渍样皮损。

体检及皮肤科情况：一般状况可；心、肺、腹未查及异常；双侧乳房周围皮肤对称性的环状红斑，红斑边缘隆起，中间有自愈现象，红斑上覆以鳞屑；阴茎前上方及双侧股部可见隆起的、境界清楚的红斑，无明显的鳞屑（图1-3-7，图1-3-8）。真菌学检查：取乳房周围皮肤及阴囊处红斑鳞屑取材镜检，镜下见大量菌丝，菌丝细长，呈网状穿插于角质细胞间；趾间浸渍处皮损取材真菌直接镜检也为阳性；乳房、阴部及趾间取材沙堡弱培养基培养及小培养后形态学鉴定均为红色毛癣菌。

【诊断与治疗】

诊断：艾滋病合并体、股癣及足癣（红色毛癣菌引起）。

治疗：感染科给予抗生素头孢他啶、阿米卡星、环丙沙星、左氧氟沙星等抗生素治疗沙门菌感染后，体温恢复正常；应用高效抗反转录病毒疗法（HARRT），即叠氮胸苷（AZT）300 mg + 拉米夫定（3TC）300 μg+ 奈韦拉平（NVP）200 mg方案治疗艾滋病。发现体、股癣及足癣样皮疹转入我科确诊后，患处外用阿莫罗芬乳膏，1次/天，疗程3周。患者血培养阴性后出院，继续口服左氧氟沙星、复方磺胺片。2周后局部皮损明显减轻，3周后皮损消退，真菌学检查阴性，局部留有境界清楚的色素沉着斑（图1-3-9A，B）。

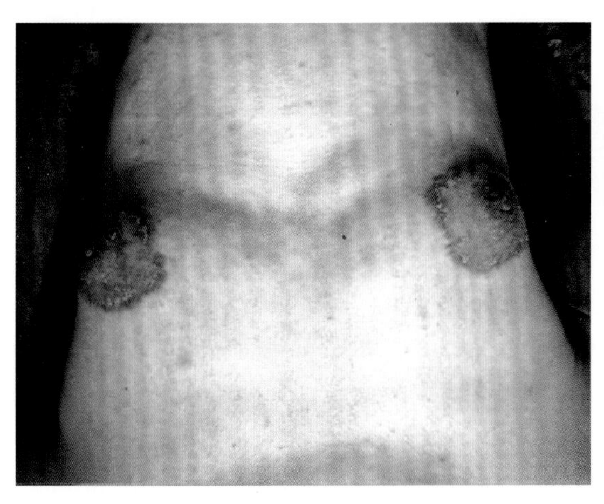

图1-3-7　双侧乳房周围境界清楚的鳞屑性红斑，红斑边缘隆起

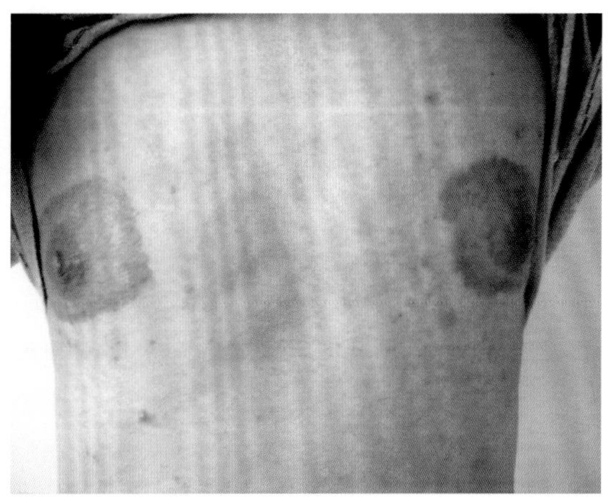

图1-3-8　双侧股部、阴茎上境界清楚的鳞屑性红斑，边缘隆起

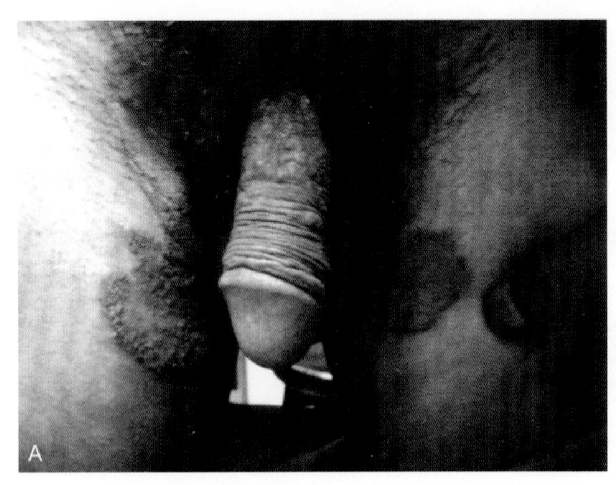

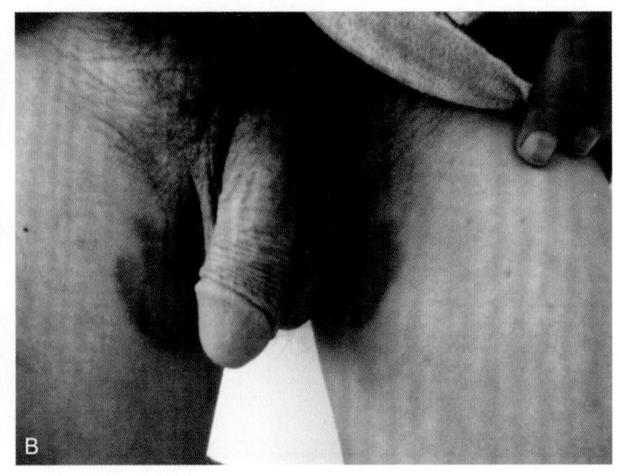

图1-3-9 A,B. 双侧乳房及股部、阴茎体、股癣治疗后留下色素沉着斑

【本例要点】

艾滋病可合并多种皮肤损害,流行病学资料显示:约92%的HIV阳性患者会出现皮肤或黏膜的改变,发生在皮肤、甲、口腔及阴道黏膜的损害一般都比非艾滋病患者广泛和严重,尤其是皮肤或黏膜的真菌感染皮损可表现出非典型性。本例患者就表现为双侧乳房周围对称性的环状红斑,这在非艾滋病患者中并不常见。艾滋病患者股癣的发生可出现在龟头或阴囊部位,而这些部位在非艾滋病患者中也是少见的。

在艾滋病患者中,就浅部真菌感染而言,口腔念珠菌感染的发生率很高,而皮肤癣菌的感染发生在艾滋病患者中是否比非艾滋病患者要高各文献报道不一,有些流行病学资料显示要高于非艾滋病患者。本例艾滋病患者体癣发生于双侧乳房周围,对称发病,致病菌为临床上常见的红色毛癣菌,推测是由于患者搔抓足趾间原发灶而蔓延,但患者并未提供相应的病史。

(孙秋宁)

病例37 阴囊黄癣痂样石膏样小孢子菌感染

【临床资料】

患者,男,20岁,因“阴囊黄色痂皮3周”就诊。患者于3周前阴囊出现黄色痂皮,皮损面积逐渐扩大,瘙痒不明显。未曾就诊,也未用任何药物治疗。平素身体健康,否认系统疾病史,否认动物接触史,否认长期应用抗生素、皮质类固醇激素和免疫抑制剂史。

体检:一般情况好。皮肤科检查:阴囊见弥漫黄色痂皮,边缘略翘起,表面干燥,剥去后基底无明显潮红。皮损周围皮肤未见红斑、鳞屑。双股部无皮疹(图1-3-10)。

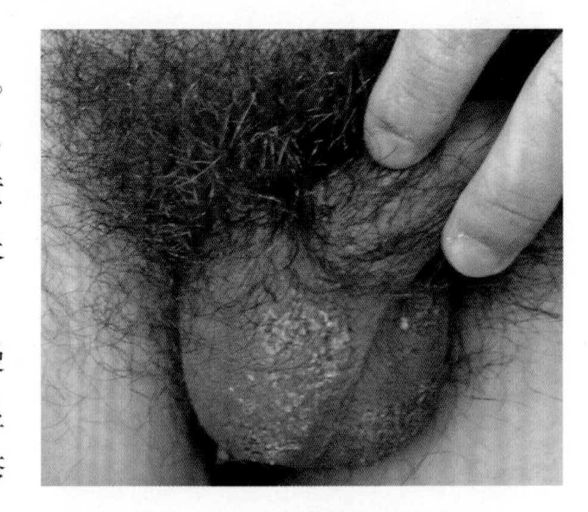

图1-3-10 阴囊黄癣痂样皮损

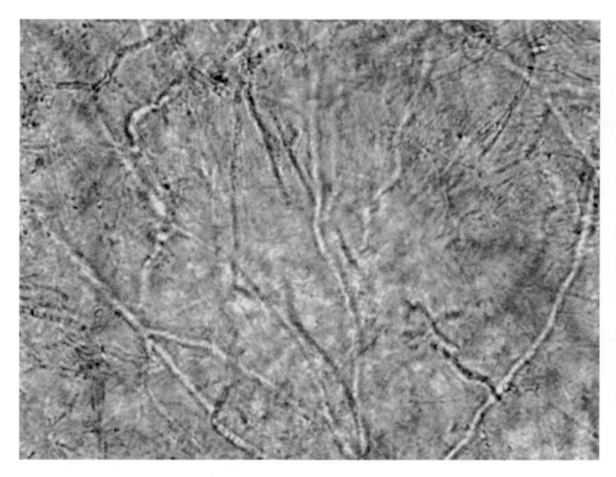

图1-3-11　直接镜检可见分隔菌丝（×400）

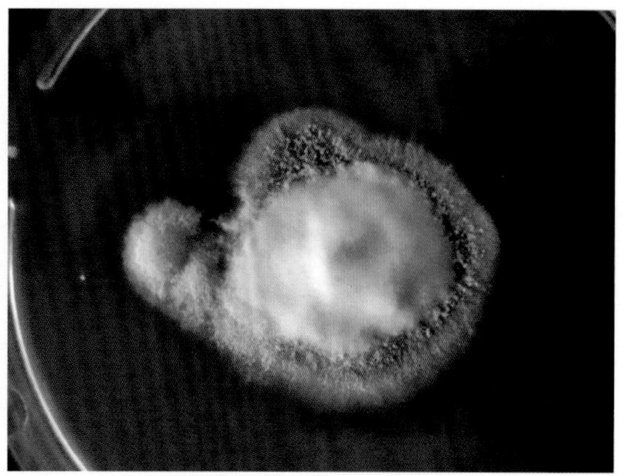

图1-3-12　SDA菌落形态

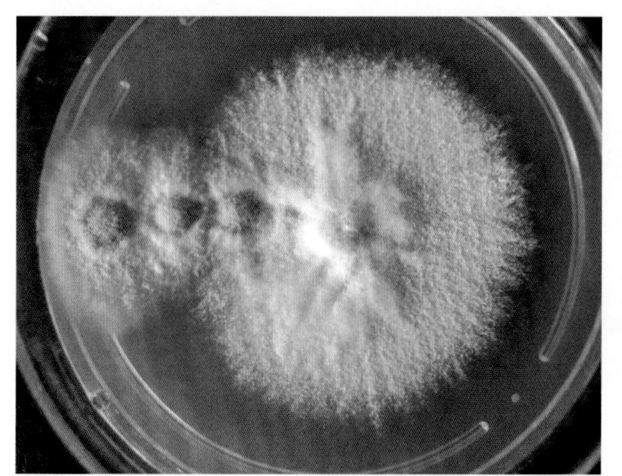

图1-3-13　PDA培养基菌落形态

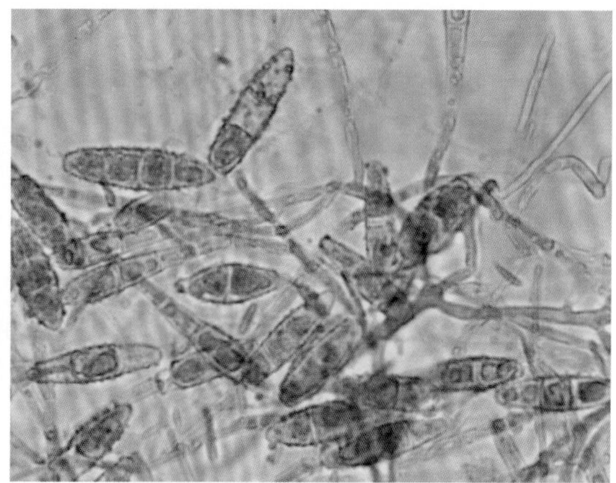

图1-3-14　梭形大分生孢子，薄壁，壁光滑或有刺，多分4隔（×400）

真菌学检查：取皮损痂皮做直接镜检可见分隔菌丝（图1-3-11）。真菌培养，标本分别接种于含氯霉素、放线菌酮和不含放线菌酮的沙堡弱培养基（SDA），25℃恒温培养。分离菌株再转种于SDA和马铃薯葡萄糖琼脂培养基（PDA）。在SDA培养基上，生长快，3天开始生长，初为白色绒毛状气生菌丝，渐变为淡黄色至棕黄色粉末状菌落，凝结成片，菌落中心颜色较深，边缘浅，背面呈红褐色或棕色，菌落形态见图1-3-11。在PDA培养基上，菌落形态与SDA上相似，但菌落更加扩展、外延，表面颗粒状粉末较多，颜色较深，呈棕黄色（图1-3-12）。小培养镜检可见较多的梭形大分生孢子，薄壁，壁光滑或有刺，多分4隔（图1-3-13）。根据直接镜检、培养的菌落形态和显微镜下的结构特征，可鉴定为石膏样小孢子菌（*Microsporum gypsum*）。

【诊断与治疗】

诊断：阴囊黄癣痂样石膏样小孢子菌感染。

治疗：口服伊曲康唑胶囊200 mg/d，连续2周。停药时皮损消退，真菌学检查阴性。停药后2个月随访未见复发。

【本例要点】

本例患者皮损炎症反应较轻，且否认动物接触史，可能是接触土壤来源菌株感染，而非动物来源株。尽管阴囊为非暴露部位，土壤接触概率较低，但也不排除如下可能：① 个人卫生习惯欠佳，内裤晾晒时落地后接触土壤，又未重新洗涤而接触。② 甲垢中有污染土壤，搔抓阴囊感染。③ 也可能因患者喜欢运动，阴囊局部多汗潮湿，以及当地气候湿热等因素造成易感。

本病例的临床表现虽与常见的皮肤癣菌感染的皮疹差异较大，因给予及时的真菌学检查，故能够做出正确诊断。此外，本病例接受了与其他浅部皮肤癣菌病相同的治疗方案，并获得满意的临床及真菌学疗效。

（许昌春）

病例38 宠物猫致夫妻共患犬小孢子菌体癣

【临床资料】

患者1 男，59岁，因“胸部、前臂红斑伴瘙痒半个月”就诊。患者诉半个月前无明显诱因于前臂处出现黄豆大红斑，上覆少量鳞屑，伴轻度瘙痒。自用药物治疗（具体不详）后，无明显效果，现前胸、头皮出现相似皮损。

患者2 患者1之妻，46岁，主因“颈部、前臂多个环状红斑伴瘙痒半个月”就诊我科。患者于半个月前无明显诱因于颈部、前臂出现4个绿豆大孤立性红斑，上覆少量鳞屑，边界清楚，逐渐增大，伴轻度瘙痒。追问病史，两人几乎同时发病，患者发病前20天开始养宠物猫，每天与宠物密切接触，且猫耳部覆有黄棕色痂屑（图1-3-15），于宠物医院诊断为耳螨，外用药物（具体不详）治疗效果不佳。

体格检查：两患者一般情况良好，系统检查未见异常。皮肤科检查：患者1胸部、前臂散在孤立分布的黄豆大类圆形红斑，上覆细小鳞屑（图1-3-16）。患者2颈部及右前臂共4个黄豆至钱币大小皮损，呈类圆形斑片，覆有细小鳞屑（图1-3-17）。

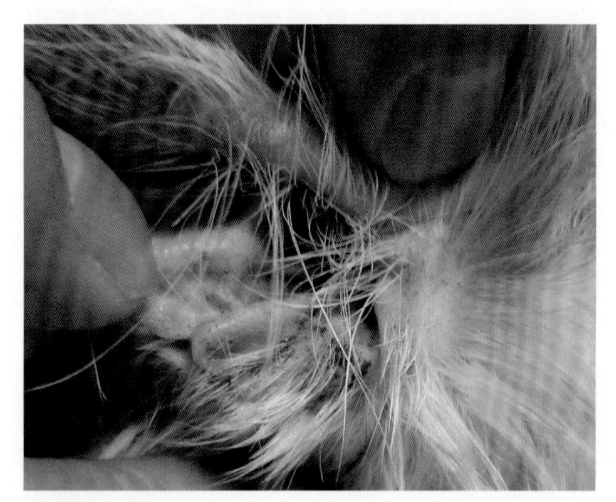

图1-3-15　猫耳部皮损，附有黄棕色痂屑

真菌学检查：分别取两患者前臂、前胸、颈部皮损的痂皮，10% KOH制片直接镜检，均可见透明分隔菌丝，未见孢子（图1-3-18）。将两者鳞屑分别接种于沙堡弱培养基27℃培养2周，见白色、棉絮状菌丝充满大部分斜面，中央趋向粉末状，背面呈淡棕黄色（图1-3-19A）。米饭培养基：菌落生长良好，气生菌丝丰富，2周时可见菌落颜色鲜明，中央有放射状绒毛样白色菌丝，培养基背面呈棕

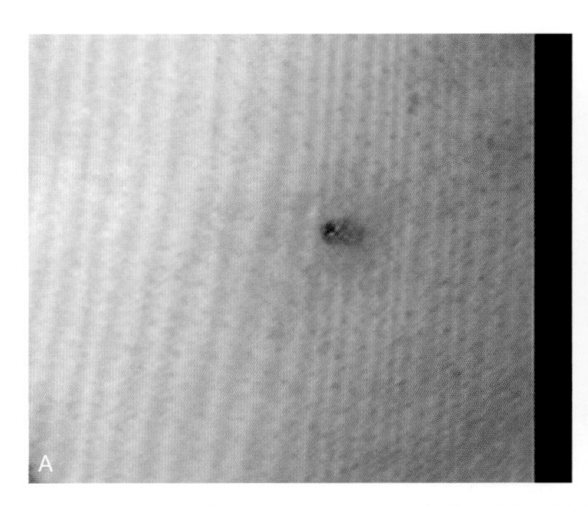

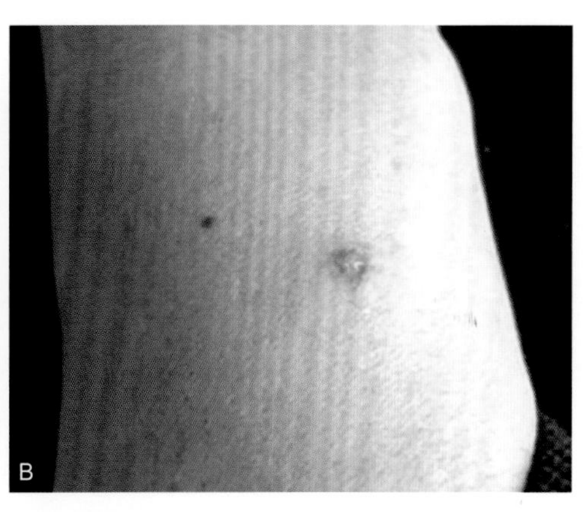

图1-3-16 A,B. 患者1胸部、前臂黄豆大类圆形红斑,上覆细小鳞屑

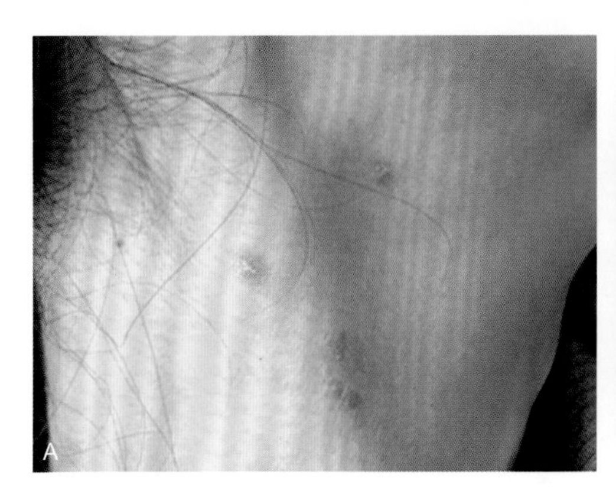

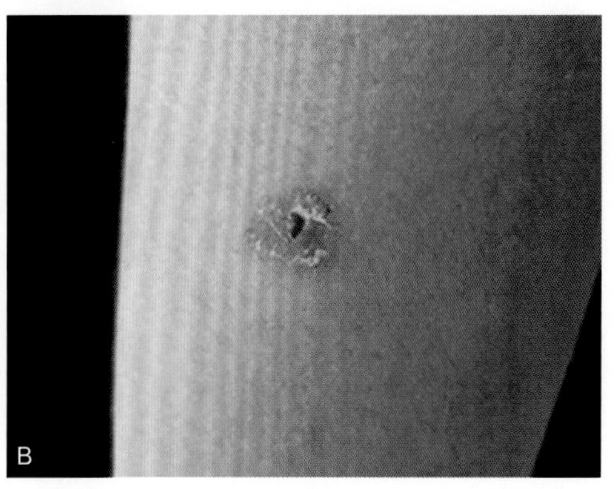

图1-3-17 A,B. 患者2颈部及右前臂类圆形斑块伴脱屑

黄色(图1-3-19B);分别挑取米饭培养基18天的菌落行乳酸酚棉蓝染色见大量大分生孢子,呈纺锤状,顶端稍有弯曲,壁厚,表面有棘状突起,约4～7个隔,孢子末端稍现膨大即"帽样肥大",小分生孢子较少,梨状(图1-3-20)。取猫耳部皮屑分别行直接镜检、真菌培养和乳酸酚棉蓝染色可见相同结果。

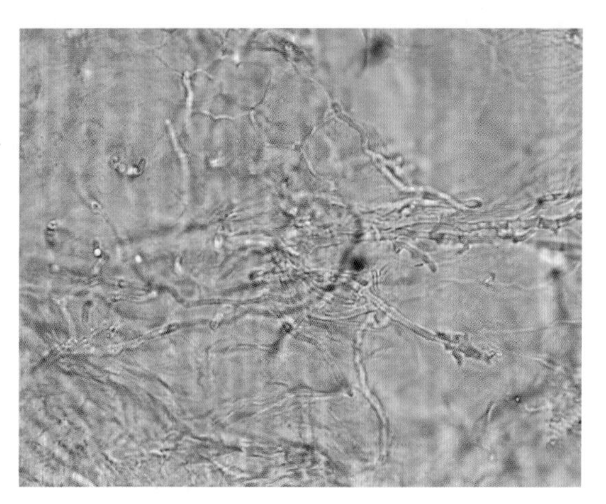

图1-3-18 直接镜检可见透明分隔菌丝,未见孢子

【诊断与治疗】

诊断:犬小孢子菌引起的体癣。

治疗:两患者均给予特比萘芬250 mg/d口服;同时外用特比萘芬软膏,2次/天。治疗1周后,两患者皮损明显好转,1个月后复诊时皮损已完全消退,瘙痒消失,经复查真菌镜检及培养均阴性。随访至今未见复发。同时对宠物猫行外用特比萘芬软膏治疗,2次/天。1个月后皮损完全恢复正常,未留痕迹,再次真菌镜检和培养均为阴性。

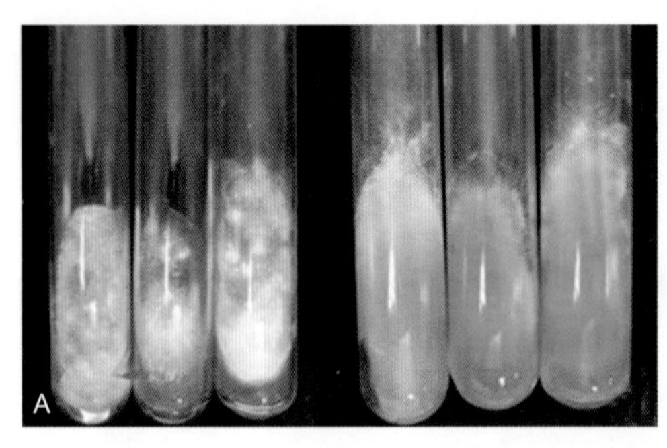

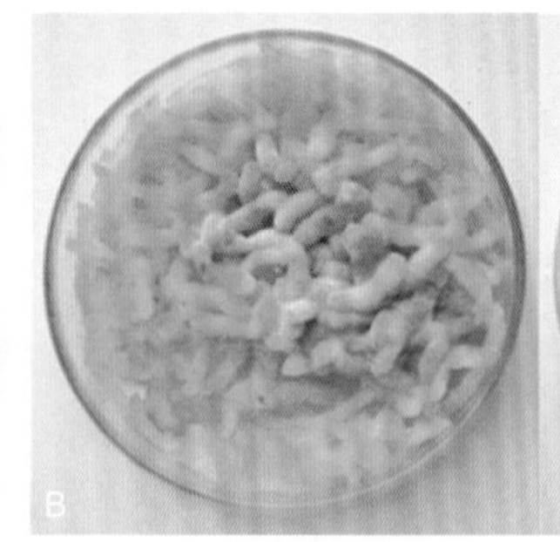

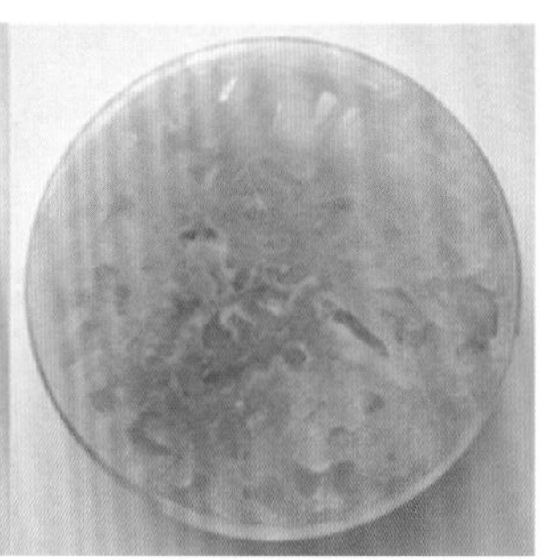

图1-3-19 A,B. 真菌培养的菌落形态

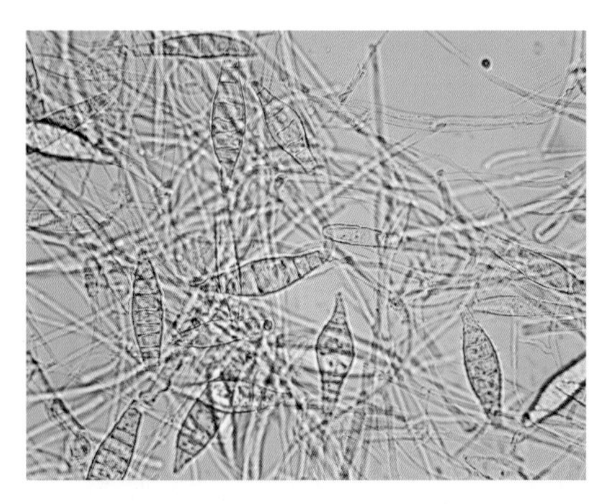

图1-3-20 梭形大分生孢子簇集,鉴定为犬小孢子菌(乳酸酚棉蓝染色 ×400)

【本例要点】

本报道2例患者系夫妻关系,有与猫密切接触史,其病史与养猫史有明显的相关性,临床表现及实验室的真菌镜检和真菌培养结果符合人畜共患性犬小孢子菌体癣的诊断。其发病部位在前臂、胸部与颈部,可能与患者拥抱玩耍有病的宠物猫有关。犬小孢子菌为亲动物性真菌,感染人体后会引起较剧烈的炎症反应,应及时治疗。

犬小孢子菌应与奥杜盎小孢子菌、铁锈色小孢子菌相鉴别,奥杜盎小孢子菌和铁锈色小孢子菌都属于亲人性皮肤癣菌,孢子在葡萄糖蛋白胨培养基上生长不良,很少生成大分生孢子;菌落在米饭培养基上发育不良,不产生大分生孢子及气生菌丝。本病例中,菌落在米饭培养基生长良好,产孢丰富,可与之鉴别。

而近年来随着饲养宠物的增加,由亲动物性皮肤癣菌引起的人畜共患皮肤癣菌病也逐渐增多。带菌或感染的动物如猫、狗常常是其传染源,通过接触传染,可造成家庭内部流行。所以临床医生在患者就诊过程中应该详细询问病史及宠物接触史,及时做真菌学检查以明确诊断,避免误诊、误治。治疗方面应选用抗菌活性较强的药物,患者和宠物均能获得满意疗效,切断传染源,加强对宠物的卫生管理,并尽量避免与动物密切接触。值得注意的是,本例患者所饲养的宠物猫为网络购买,收到时已发病,经宠物医院误诊为耳螨。提醒我们对不明来源的宠物不应随意购买,应做好完善的体格检查后再做决定。

(李宗辉)

病例39 误诊为股癣的汗孔角化症

【临床资料】

患者,男,28岁,因“臀部多发皮疹10余年”来我院门诊就诊。患者10余年前无明显诱因

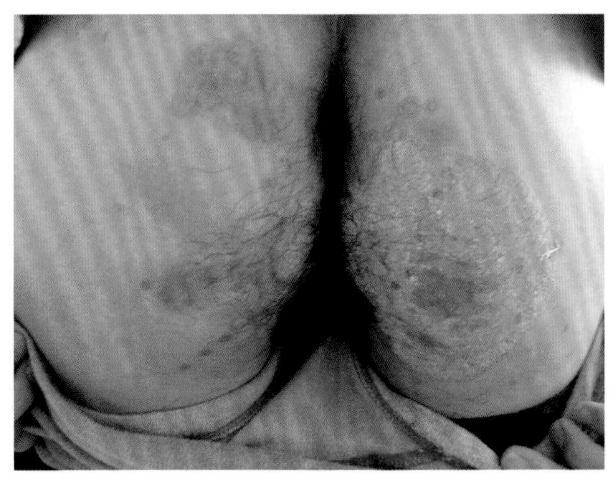

图1-3-21　临床表现：见多发角化过度的丘疹及斑块，边缘呈界限清楚的堤状隆起

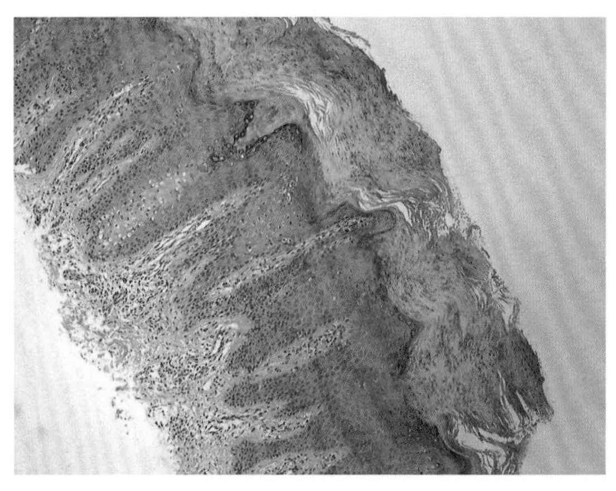

图1-3-22　组织病理示表皮角质层内见较多角化不全柱（圆锥形板层）（HE染色 ×40）

于臀部出现绿豆大红色皮疹，皮疹逐渐增多，面积渐扩大，有轻微痒感，未行特殊诊治。外院诊断不详，予外用雷公藤软膏，致皮疹糜烂破溃，表面较多脓性分泌物。后就诊于我院门诊，诊断为“股癣伴感染”。经口服头孢地尼，外用莫匹罗星软膏、联苯苄唑乳膏后糜烂面渐愈合，但皮疹无明显消退。患者再次就诊，查局部真菌镜检阴性，予行局部病理活检。详询平素体健，其父臀部有类似皮疹。

体格检查：系统检查无明显异常。皮肤科检查：双侧臀部见多发淡红色丘疹及斑块，轻度隆起，绿豆至巴掌大小，类圆形或地图形，境界清楚，边缘呈轻度堤状隆起，右侧皮疹中央部分呈沟槽状条纹，皮肤干燥，轻度脱屑（图1-3-21）。实验室检查：血、尿常规及肝肾功能正常。组织病理示：表皮角化过度，棘层肥厚，乳头瘤样增生，表皮角质层内可见较多角化不全柱，其下方可见角化不良细胞，颗粒层消失，真皮浅层血管周围见淋巴细胞及浆细胞浸润（图1-3-22）。

【诊断与治疗】

诊断：汗孔角化症（误诊为股癣）。

治疗：0.1%维A酸软膏封包，1次/天；阿维A胶囊 30 mg口服，1次/天。治疗1个月后复诊，皮疹较前面积缩小，变薄，脱屑减少。

【本例要点】

本例患者皮疹表现为臀部片状红斑，表面脱屑，周边轻度隆起，曾误诊为股癣；但仔细观察可发现皮疹轻度隆起，角化过度，边界清楚，边缘呈堤状隆起；周边绿豆大圆形皮疹更是典型的汗孔角化表现，组织病理示表皮角质层内多发角化不全柱，其下方可见角化不良细胞，颗粒层消失，为典型的汗孔角化症。本例误诊原因：① 汗孔角化症并不常见，臀部大斑块型多为个案，临床医生对本病认识不足。② 查体不仔细，本例皮疹边界清楚，边缘轻度堤状隆起，在真菌镜检阴性的情况下，仍未引起重视，未进行组织病理学检查。③ 诊断思维局限，本例患者病史10余年，其父有类似皮疹，诊断思维先入为主、缺乏全面分析。

（吴洁）

病例40 犬小孢子菌致体癣

【临床资料】

患者，女，27岁，因“前额、颈部多发环状红斑14天”就诊。患者2周前前额、颈部发现4个针头大红色丘疹（图1-3-23），并逐渐增大，向外周扩散，中间有愈合倾向，伴轻度瘙痒。家中养有宠物狗，据患者所述，狗在宠物医院就诊时Wood灯下可见荧光，宠物医院诊断为真菌感染（具体菌种不详），既往体健，无手、足癣病史，家中无类似患者。

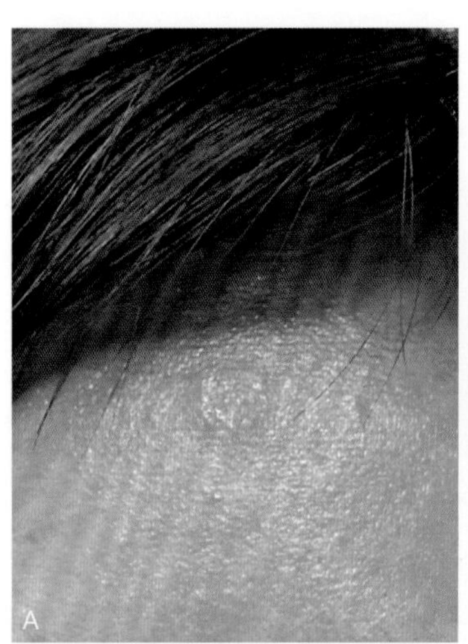

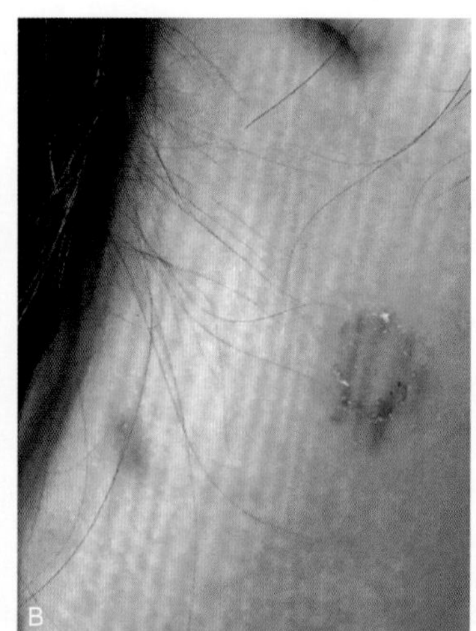

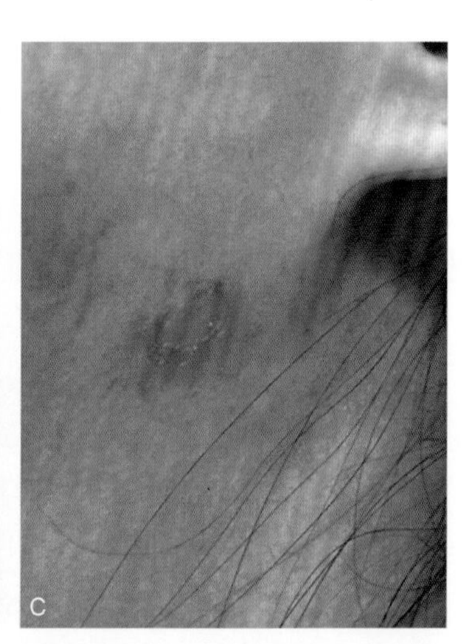

图1-3-23 A～C. 前额与颈部可见多发环状红斑伴脱屑

体格检查：各系统检查无异常。皮肤专科检查：前额及颈部共4个黄豆至铜钱大小皮损，呈圆形斑片，周围稍高起，中央较平坦，皮损边缘活跃，见有密集的红色小丘疹及领圈样鳞屑，中央皮肤淡红或正常肤色。

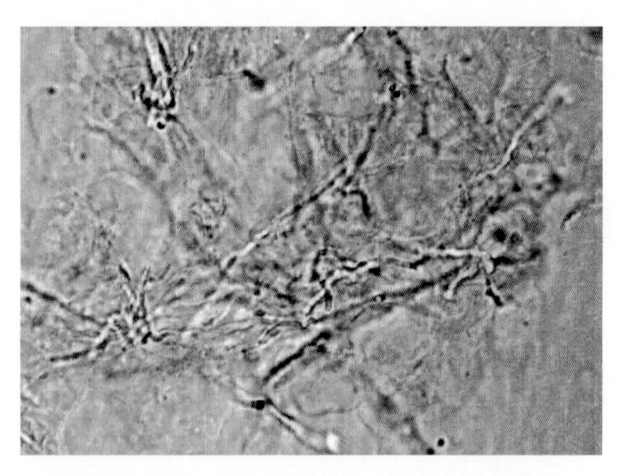

图1-3-24 真菌直接镜检可见透明分隔菌丝

真菌学检查：取皮损边缘鳞屑，10%KOH制片直接镜检可见大量透明分隔菌丝，未见孢子（图1-3-24）。将鳞屑接种于葡萄糖蛋白胨琼脂培养基（SDA）上置26℃温箱孵育。菌落生长快，2周时羊毛状菌丝充满大部分斜面。菌落呈淡黄色，表面有白色绒毛样菌丝，中央隆起呈粉末状，反面呈淡黄棕色，培养基不着色。米饭培养基：菌落生长良好，气生菌丝丰富，2周时可见菌落颜色鲜明，中央有放

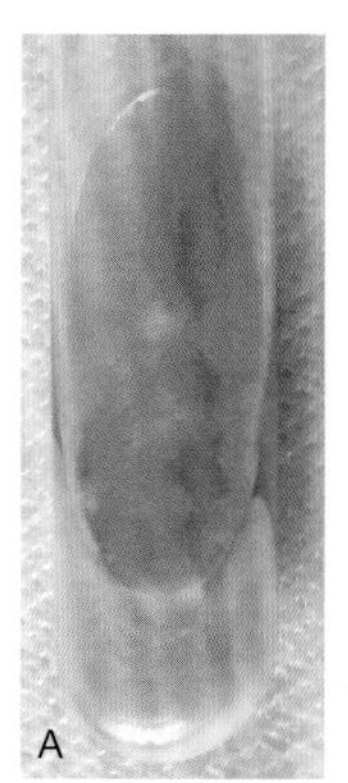

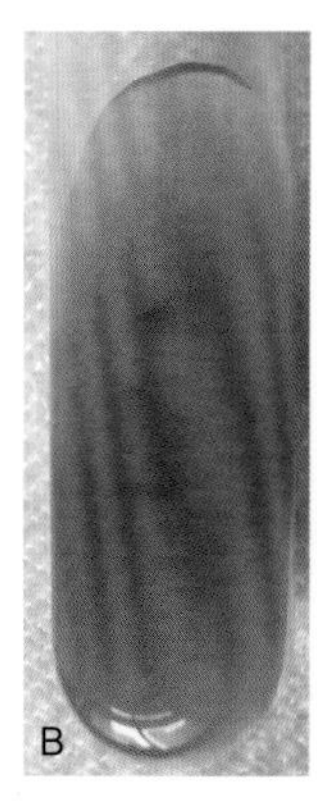

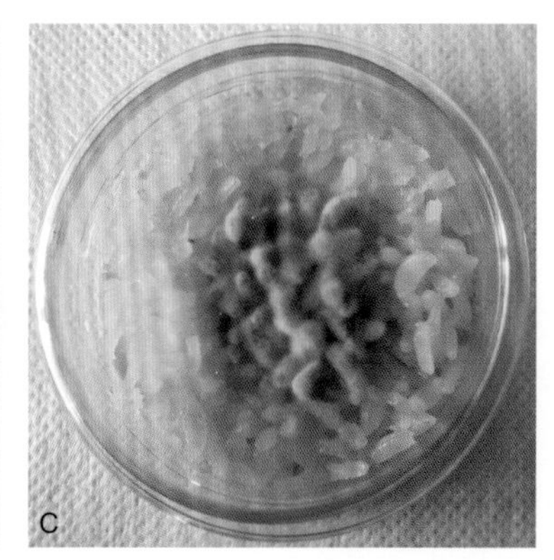

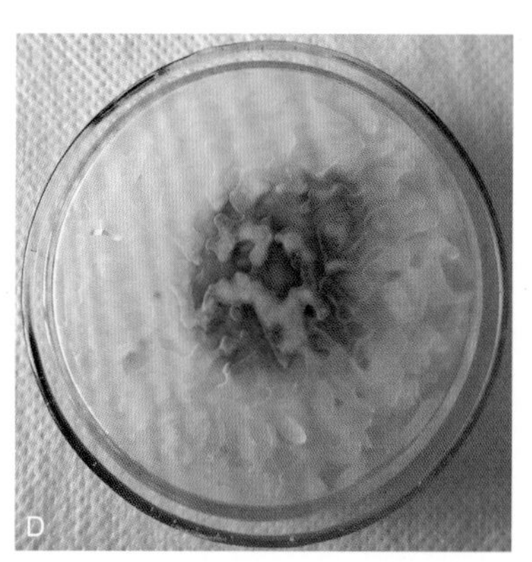

图1-3-25　A～D. 真菌培养的菌落形态

射状绒毛样白色菌丝，培养基背面呈棕黄色（图1-3-25）。取米饭培养基培养18天的菌落做镜检（图1-3-26）：见大量梭形大分生孢子，顶端稍有弯曲，壁厚，有棘状突起，4～7个隔，孢子末端稍现膨大即“帽样肥大”。根据菌落形态和镜下特征鉴定为犬小孢子菌。

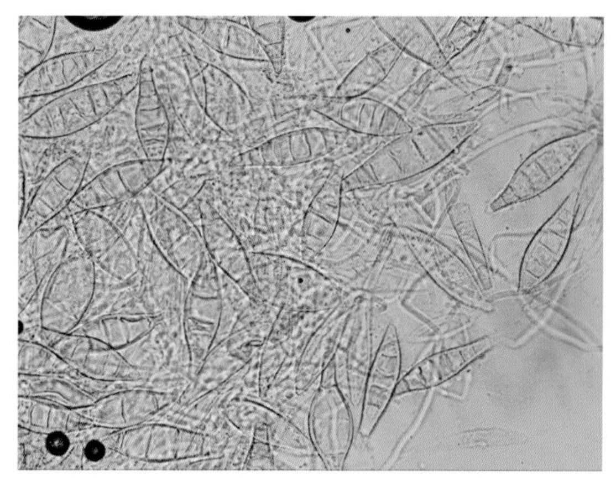

图1-3-26　梭形大分生孢子簇集，鉴定为犬小孢子菌（酚棉蓝染色 ×400）

【诊断与治疗】

诊断：犬小孢子菌所致体癣。

治疗：嘱其不要与病狗接触，并建议同时治疗病狗；外用特比萘芬乳膏，每天1次，止霉舒搽剂（10 mL：灰黄霉素60 mg），每天2次，治疗7天鳞屑脱落，皮损变平，未见新发皮损，遂自行停药。3周后复诊皮损完全恢复正常，未留痕迹，再次真菌镜检和培养均为阴性。随访未见复发。

【本例要点】

犬小孢子菌要注意与铁锈色小孢子菌和奥杜盎小孢子菌相鉴别，铁锈色小孢子菌和奥杜盎小孢子菌属亲人性皮肤癣菌，在葡萄糖蛋白胨培养基上，孢子生长不良，很少形成大分生孢子，在米饭培养基上，菌落发育不良，无大分生孢子，也不产生气生菌丝。本病例中，菌落在米饭培养基生长良好，产孢丰富，可与之鉴别。

本例患者炎症反应较轻，面积较小，可能与患者既往身体健康并且早期发现有关，治疗3周后复诊，皮疹完全消退，未留痕迹，说明仍为表皮感染。患者患病后未曾与病狗再次接触，3个月后随访，未见复发。

由于生活条件和居住条件的改善，体癣在目前健康人群中并不多见，由犬小孢子菌引起的就更为少见，近来饲养猫、狗等宠物的风气盛行，猫、狗等是犬小孢子菌最主要的携带者，由此菌所引起的人畜共患病有逐渐增多趋势，临床医生在患者就诊过程中应该仔细追问病史，及时做真菌学检查,以明确诊断,避免误诊、误治。

(冯姣)

病例41 泛发性体癣

【临床资料】

患者,男,53岁,因“腹部出现红斑伴瘙痒渐扩大30余天”入院就诊。患者曾在20余年前服兵役体检查体时见右股内侧红斑,经局部外涂药而好转(用药不详)。此后每年春、夏季在该部位又会重新出现红斑,此起彼伏渐扩大。近1个月皮疹扩散较快,发展至躯干及臀部。既往史:身体健康,无糖尿病史,无长期应用抗生素及皮质类固醇药物史,体型较胖。各系统检查无异常。皮肤科检查:腹部脐上10 cm至膝关节,背部平髂骨连线向下至腘窝部,均为融合性红斑,有绿豆大小散在性丘疹,尤以边缘较多,有细薄鳞屑,边界清楚(图1-3-27A,B)。双手拇指甲增厚,甲下有絮状粉物。实验室检查:分别取腹部边缘鳞屑及甲屑,镜检有大量真菌菌丝。

【诊断与治疗】

诊断:① 泛发性体癣。② 手指甲真菌病。

治疗:口服伊曲康唑每次200 mg,2次/天,餐后服。连服7天,停21天为1个疗程。服药7天后复诊,患者皮损处颜色明显变淡,但仍有少许鳞屑。患者服完2个疗程后,第40天复诊,肤色基本恢复正常(图1-3-28A,B)。嘱局部外用盐酸布替萘芬乳膏1周。检验肝肾功能正常。取皮损处鳞屑镜检为阴性。双拇指甲板2/3已恢复正常。

【本例要点】

体癣发病可因患者直接接触被污染的澡盆、浴巾等引起,更可由患者原有的手癣、足癣、股癣、甲癣及头癣等蔓延而来。本例因患股癣多年并有甲癣,搔抓而逐渐扩散到全身。诊断

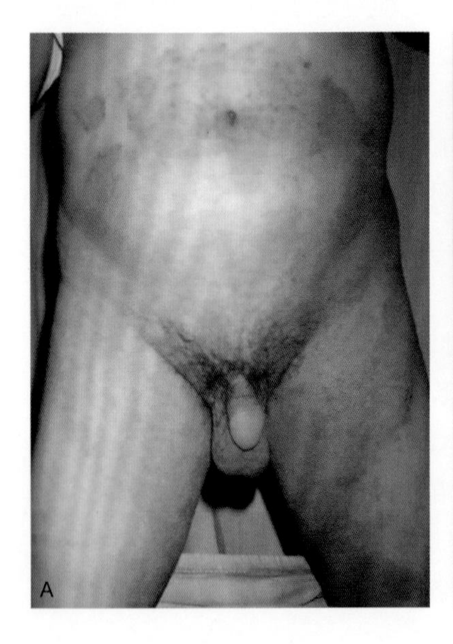

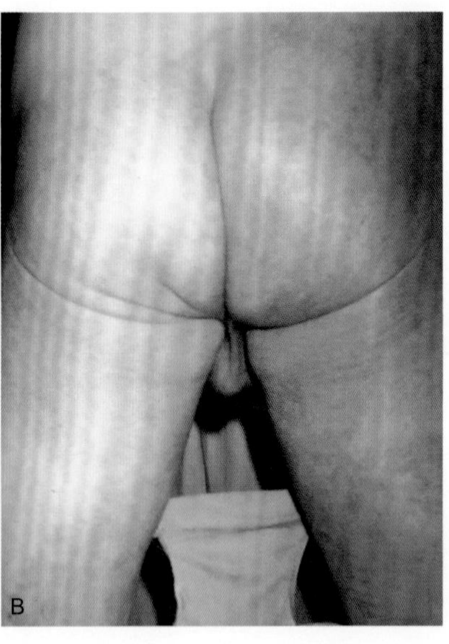

图1-3-27 A,B. 初诊时皮损:腹部至膝、臀部至腘窝的红斑、丘疹、鳞屑,界限清楚

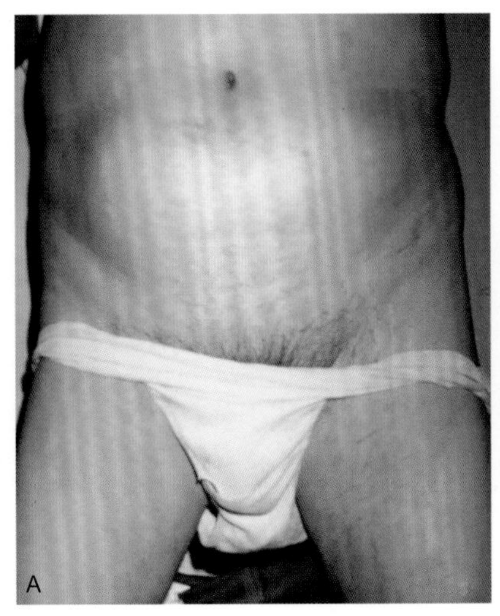

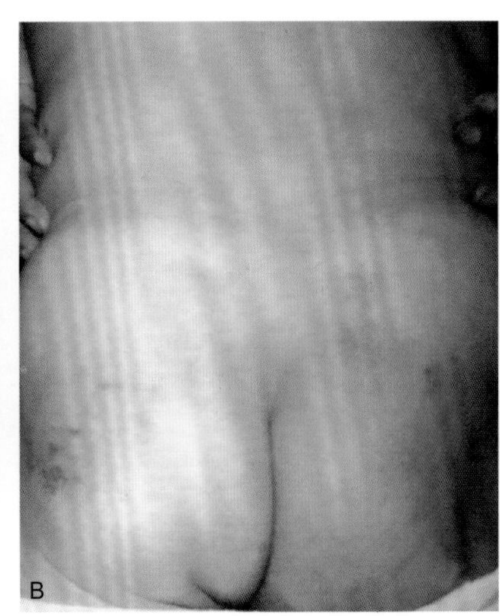

图1-3-28 A,B. 口服伊曲康唑每次200 mg,2次/天,间隔21天。治疗40天后复诊见原红斑色减退,临床症状完全消失

上主要依靠临床表现及镜检。本院未开展真菌培养,故无法鉴定菌种。以口服伊曲康唑胶囊治疗,取得了满意疗效。在治疗中口服伊曲康唑胶囊每次200 mg,2次/天,连用1周。本例因有甲真菌病,应用了2个冲击疗程,达到了临床治愈。

(刘汉平)

病例42 临床表现各异的石膏样小孢子菌引起的皮肤感染

【临床资料】

患者1 男,19岁,主因"阴囊红斑、白斑点伴瘙痒1个月余"就诊。患儿1个月前阴囊表面出现红斑、白色斑点样痂屑,并逐渐增多,刮去痂屑后见湿润的基底。自用0.1%曲安缩松尿素软膏7天治疗无效,皮损略有增大。患者平素体健,否认糖尿病史,否认家族遗传病史。追问病史,患儿父亲有同样病变,并有父子混穿内裤史,其父与家猫有密切接触。皮肤科检查:阴囊红斑基础上见白色斑点状痂屑,剥除痂屑后基底表面湿润,散在糜烂面(图1-3-29A,B)。

患者2 男,8岁,主因"左面部红斑伴痒2周"就诊。患儿2周前左面部不慎擦伤后出现约指甲大小创面,未予重视。局部持续不愈并且红斑扩大伴痒,自行外用1%红霉素软膏7天,无效。患儿平素体健,否认有任何遗传病及传染病史。否认有宠物接触史。皮肤科检查见左面部钱币大小红斑,中央为白色痂皮,边缘有渗出(图1-3-30)。

患者3 男,2岁,主因"右面部红斑伴痒3周"就诊。患儿3周前右面部出现一赤豆大小红色丘疹,自行外用0.1%丁酸氢化可的松软膏治疗7天无效,皮疹很快增大至钱币大小。患儿足月儿,平素体健,否认有任何遗传病及传染病病史,偶有家猫接触。皮肤科检查:右面部见约钱币大小、边界清楚的红斑,表面有散在的丘疹及少许鳞屑(图1-3-31)。

真菌直接镜检:患者1及其父亲取白点状痂屑见大量成团菌丝;患者2取分泌物见大量菌丝;患者3取表面鳞屑见大量菌丝(图1-3-32)。真菌学培养及鉴定:分别取4个病例的

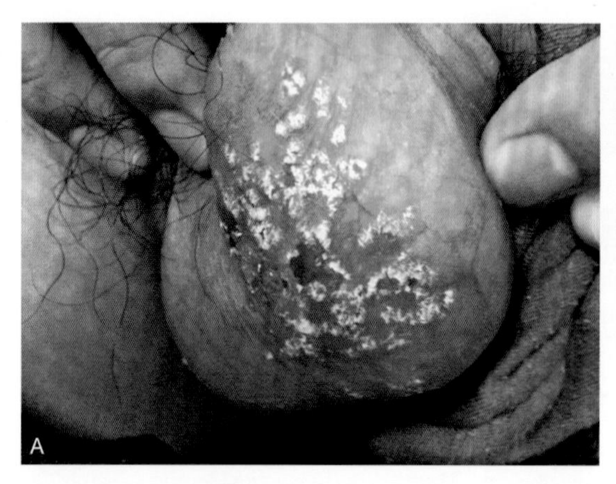

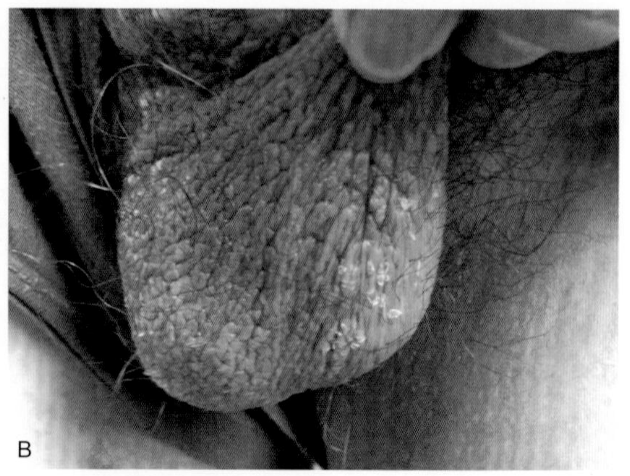

图1-3-29　A. 阴囊见绿豆至黄豆大稍隆起、边缘清楚的斑片，上覆白色膜状物，部分融合成不规则形，剥除膜状物见红色基底。B. 阴囊见散在绿豆至黄豆大稍隆起、黏着性鳞屑性皮损

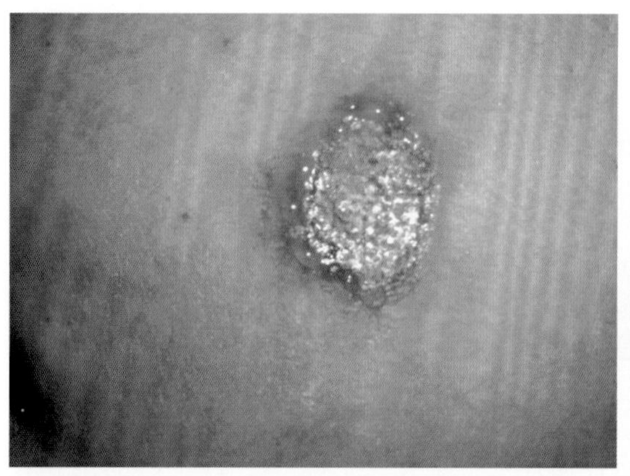

图1-3-30　左面部分币大小红斑，中央为白色痂皮，边缘有水疱、渗液

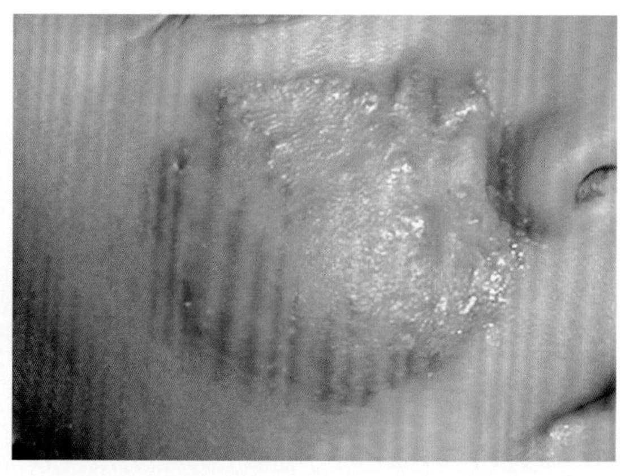

图1-3-31　右面部银币大小边界清楚的红斑，中央愈合，周边见丘疹及少许鳞屑

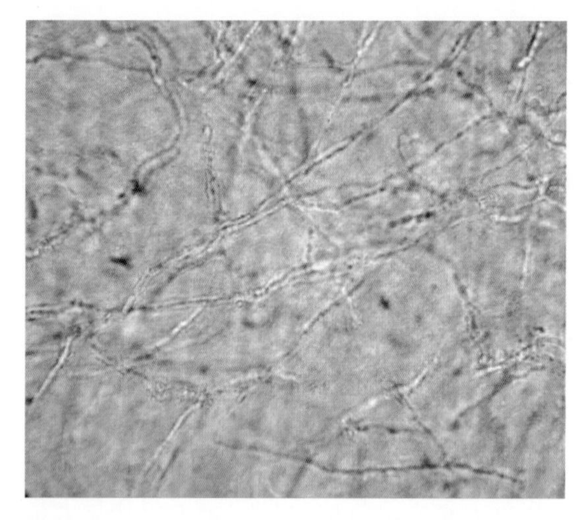

图1-3-32　皮损真菌直接镜检见较多透亮菌丝（10% KOH溶液 ×20）

相应标本置沙堡弱培养基25℃培养，5～10天即见菌落生长，中央稍隆起，有一小环，周围平坦，其上覆以白色绒毛状气生菌丝，菌落初为白色，渐变为淡黄色至棕黄色（图1-3-33A，B）。小培养：取培养物镜检可见多数大分生孢子，呈纺锤形，两端稍钝，壁薄，有5～6个分隔，表面粗糙有刺（图1-3-34），经鉴定为石膏样小孢子菌。

【诊断与治疗】

诊断：石膏样小孢子菌所致皮肤感染。

治疗：患者1及其父同时口服伊曲康唑胶囊0.2 g，1次/天，共7天；同时外用2%酮

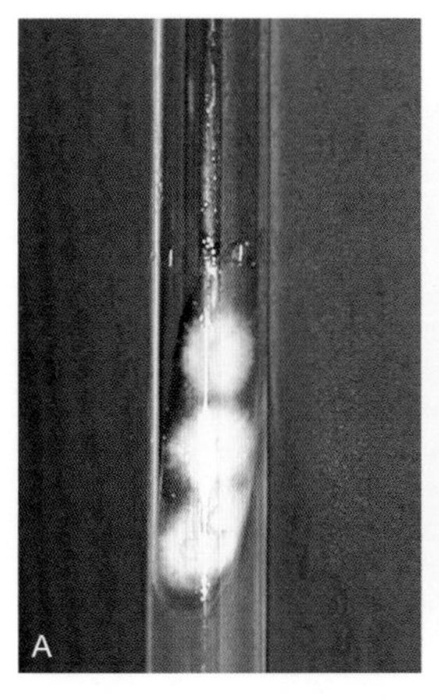

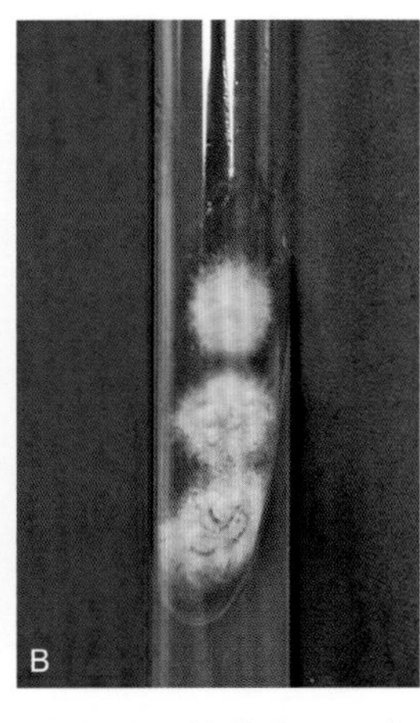

图1-3-33　沙堡弱培养基见白色绒毛状菌落。A. 初为白色(1周)。B. 渐变为淡黄色至棕黄色(2周)

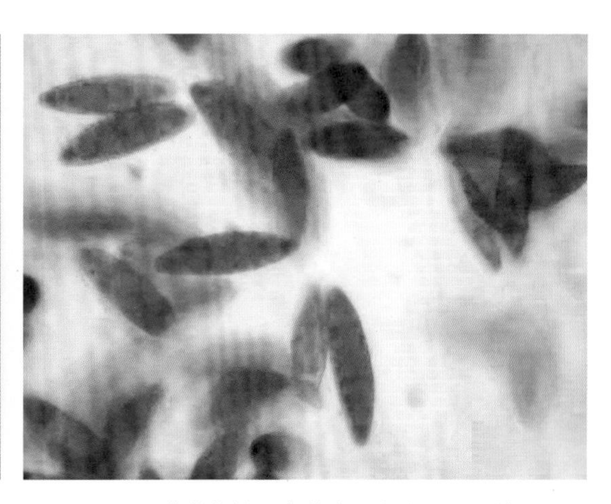

图1-3-34　菌落镜检见多数大分生孢子,呈纺锤形,两端稍钝,壁薄,有5～6个分隔,表面粗糙有刺

康唑乳膏2周后皮损痊愈。患者2外用5%克霉唑联合锌氧油3天,待皮损干燥后外用1%联苯苄唑软膏治疗10天,痊愈;患者3外用1%盐酸布替萘芬软膏治疗,3天后皮疹明显消退,10天后痊愈。

【本例要点】

石膏样小孢子菌主要的传染源是携带或感染本菌的动物,病因多由外伤或与动物密切接触所致。真菌直接镜检可提供快速诊断依据,但病原学诊断还需依据培养结果。

文中患者临床表现有所不同。患者1中父子俩均为阴囊部位的感染,皮损为红斑基础上白色斑点状痂屑,临床少见,患者在患病初期外用曲安缩松尿素软膏7天治疗后皮损增大,其原因可能是父亲接触猫感染石膏样小孢子菌后,与其子混穿内裤导致父子两人同时患病。患者2和患者3均为发生于幼儿面部的感染,发病年龄小,均有典型的、体癣样皮损,其中患者2可能是擦伤后接触污染的土壤导致感染,患者3可能与宠物接触有关,自行外用丁酸氢化可的松软膏治疗后皮损反而有增大。采用了不同的抗真菌治疗方案,4名患者在治疗1～2周后均取得了很好的疗效,皮损消退,病变痊愈。提示对于临床表现不典型或外用抗生素以及糖皮质激素制剂无效的,表现为红斑、水疱等皮肤病变,特别是有宠物接触或外伤史的患者,应及时进行真菌学检查,以明确诊断并给予治疗。

(朱小红)

病例43　误诊2年的左上臂难辨认体癣

【临床资料】

患者,女,45岁,因“左臂伸侧多处红斑、丘疹伴脱屑、瘙痒2年”就诊。患者2年前左肘部伸侧无明显诱因出现较多红斑、丘疹,其上有较多鳞屑,伴瘙痒,夏天加重,冬天好转。曾考虑为“银屑病”“扁平苔藓”等,但疗效不佳,近2个月来皮损扩大至整个左臂伸侧(图1-3-35),

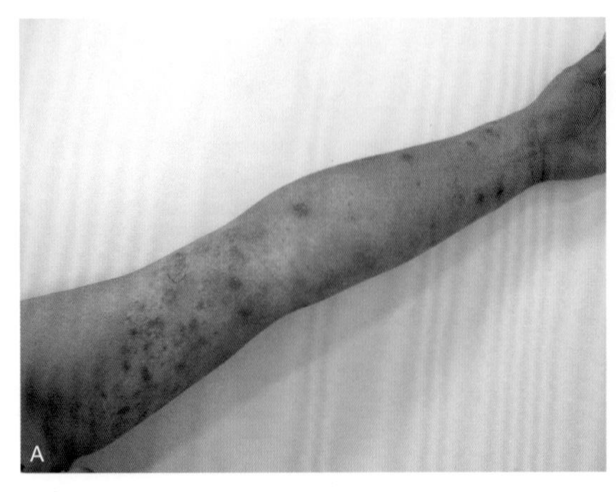

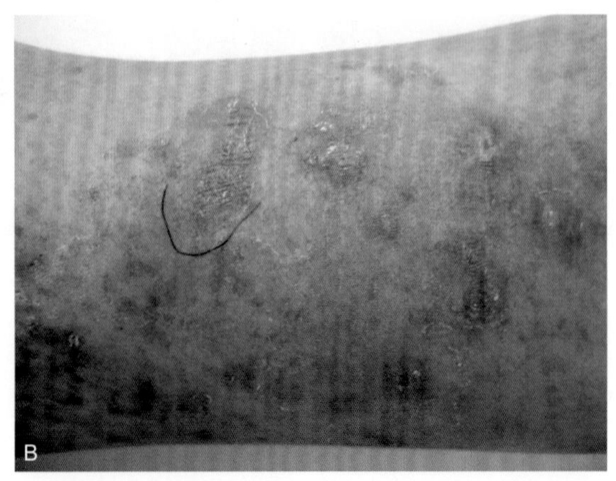

图1-3-35 A,B. 患者左上臂皮损

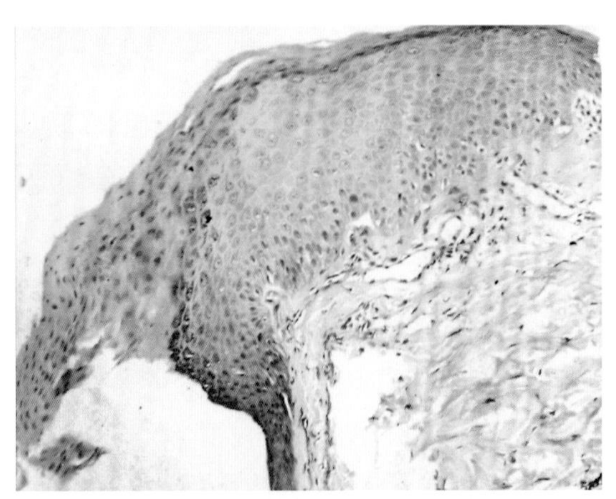

图1-3-36 皮损处病理照片（HE染色 ×100）

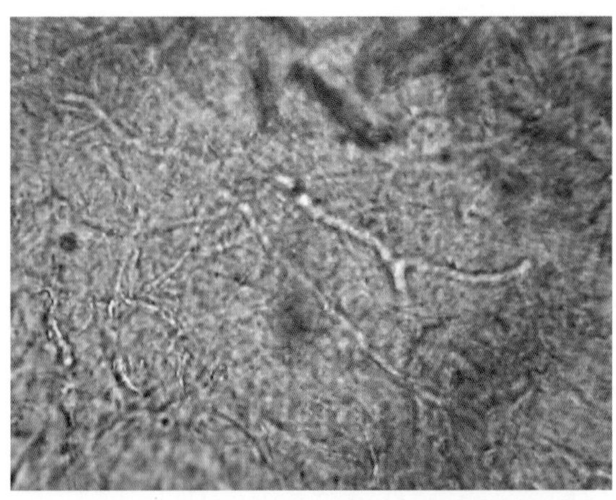

图1-3-37 皮损边缘刮取皮屑，光镜下见较多的菌丝（×400）

瘙痒严重。曾取皮损活检示：表皮角化过度伴角化不全，棘层肥厚，真皮浅层小血管周围较多淋巴细胞浸润（图1-3-36）。按“银屑病”予以口服海棠合剂，外用地奈德乳膏、5%松馏油软膏治疗无效。追问病史，2年前家中曾养过狗。既往史及家族史无特殊。查体：左臂伸侧可见多处圆形、椭圆形红色斑块及丘疹，其上有较多鳞屑，部分表皮抓破。身体其他部位未见皮疹，其他系统查体无阳性发现。

真菌学检查：① 镜检：刮取皮屑做直接镜检见皮屑内真菌菌丝（图1-3-37）。② 培养：将皮屑标本接种于沙堡弱培养基（SDA），置27℃培养3天后见白色粉末状菌落开始生长，7天后见菌落表面呈白色粉末样，边缘微有淡黄色色素（图1-3-38），背面呈淡棕黄色。③ 尿素酶试验：将菌落接种在尿素琼脂培养基上，3天后培养基变为红色（图1-3-39）。④ 小培养：将培养生长的菌落接种于含沙堡弱培养基的钢圈内做小培养，3天后镜下观察见较多葡萄串状小分生孢子（图1-3-40）及螺旋菌丝（图1-3-41）。⑤ 毛发穿孔试验：将1 cm长短的头发十数根置平皿内，加蒸馏水25 mL，灭菌后加10%无菌酵母浸膏3滴，将菌落接种在平皿内，13天后镜下观察见发干上有与发轴垂直的楔形缺损（图1-3-42）。鉴定为须癣毛癣菌（*Trichophyton mentagrophytes*）。

【诊断与治疗】

诊断：须癣毛癣菌感染所致体癣。

治疗：真菌直接镜检阳性后给予盐酸特比萘芬250 mg/d；局部外用萘替酚酮康唑乳膏，每天2次；同时每天使用2%酮康唑局部洗浴。治疗28天后复诊见左臂皮损红斑变淡，鳞屑全部消退，皮肤光滑（图1-3-43），瘙痒感消失。共服用盐酸特比萘芬7 g，服药期间无不适感及副作用。

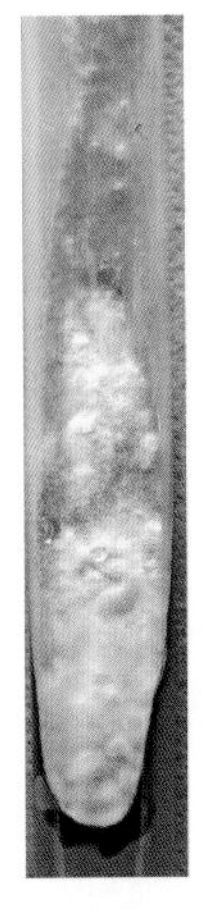

图1-3-38　将刮取的皮屑接种于沙堡弱培养基，27℃培养7天见菌落表面呈白色粉末样，边缘微有淡黄色色素，背面呈淡棕黄色

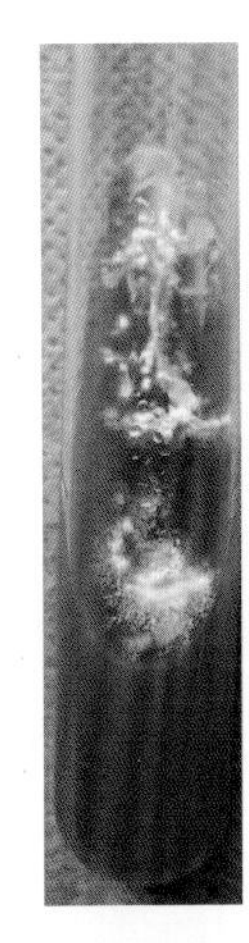

图1-3-39　将菌落接种在尿素琼脂培养基上，3天后培养基变为红色

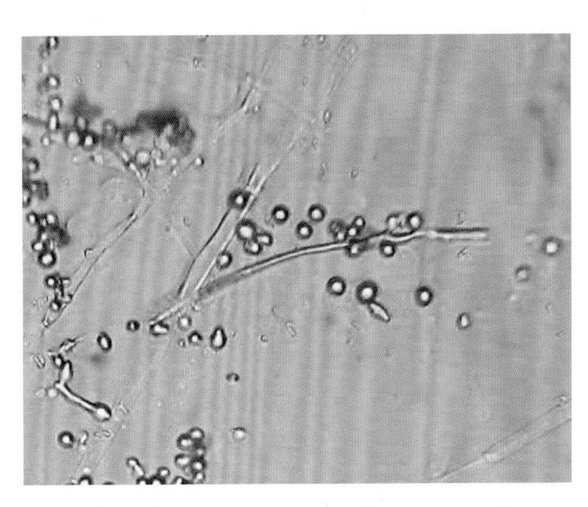

图1-3-40　葡萄串状小分生孢子（×400）

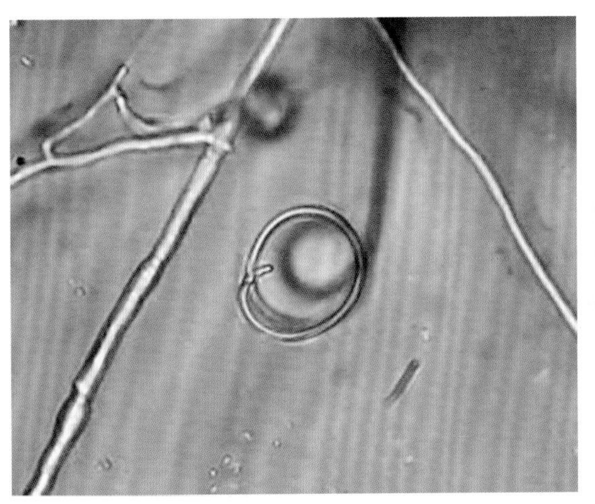

图1-3-41　螺旋菌丝（×400）

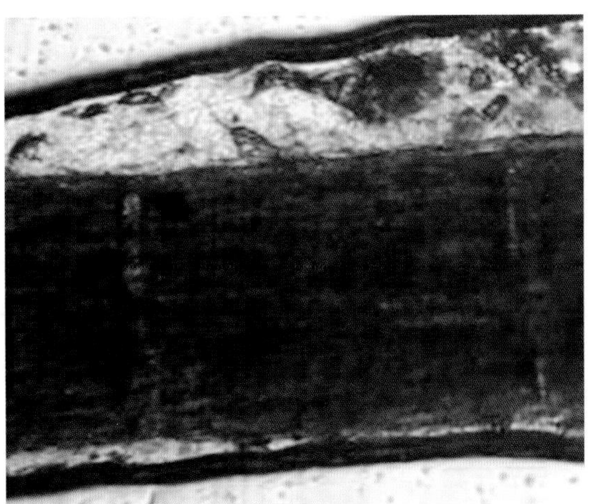

图1-3-42　毛发穿孔试验见发干上有与发轴垂直的楔形缺损（×100）

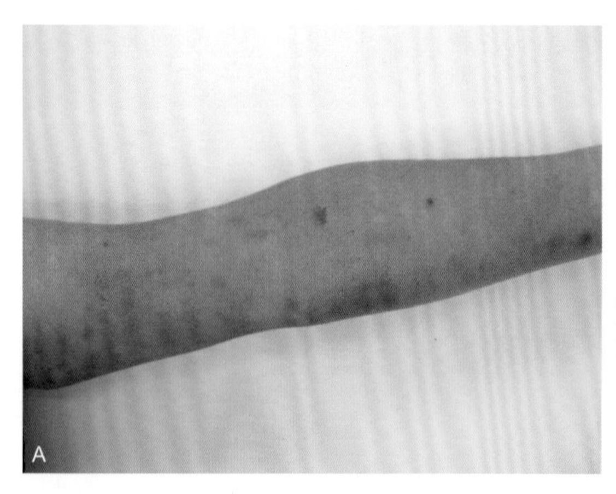

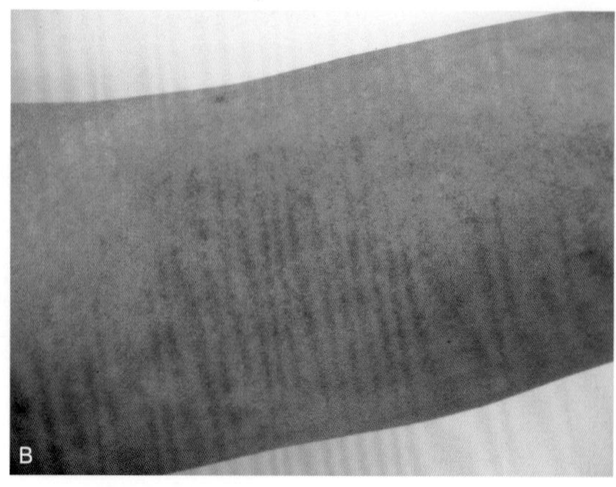

图1-3-43 A,B. 治疗28天后患者左上臂皮损

【本例要点】

患者病史2年余,多次就医诊断不明,皮肤病理检查,结果虽倾向于“银屑病”,但治疗无效。普通的HE染色不易发现角质层中的真菌,在真菌镜检和培养得到阳性结果后我们将活检组织蜡块重新切片做六胺银和PAS染色仍然没有发现真菌成分,提示由于活检取材部位的局限性及病理切片标本中的角质层不完整等因素使从病理切片中查到真菌的难度增加。由于多次外用糖皮质激素使得体癣的皮损不典型,可表现为皮损周边的鳞屑红斑,界限不清,而中央失去了自愈倾向,与银屑病、皮炎、湿疹较难区别,称作难辨认体癣。因此首诊医生“真菌意识较强”,并刮取鳞屑镜下“找到真菌”是正确诊治的前提,仔细询问病史和常规真菌镜检、培养是避免误诊的关键。

(刘艳)

病例44 两幼儿兄弟同时感染犬小孢子菌

【临床资料】

患儿1 男,3岁。左侧头顶部皮损并伴瘙痒3个月。3个月前因接触邻居家犬后头顶部皮肤出现红斑、丘疹并伴有瘙痒,渐蔓延扩大,在当地诊断为“皮炎”。予外搽复方醋酸地塞米松乳膏,皮损未见好转,反而继续扩大并出现脱发及脓痂。

患儿2 男,5个月。几乎与患儿1同时出现面部两处红斑,常自行搔抓,未经治疗,头部未见皮损。与患儿1为同胞兄弟,平常在一起睡。

两患儿全身系统检查未见异常。皮肤科检查:患儿1左头顶部有1片约4 cm×5 cm大小的皮损,边界清楚,基底潮红,散发丘疹、脓疱,表面覆大量油脂性脓痂,周围见较多“卫星”状皮损。皮损处头发明显稀少,且松动易折断,发根白色菌鞘不明显(图1-3-44)。患儿2左侧颞部及右前额上方各有一约2 cm×2 cm大小的圆形红斑,边缘隆起,有丘疹及脓疱,中心向愈,边界清楚,呈环形损害(图1-3-45,图1-3-46)。

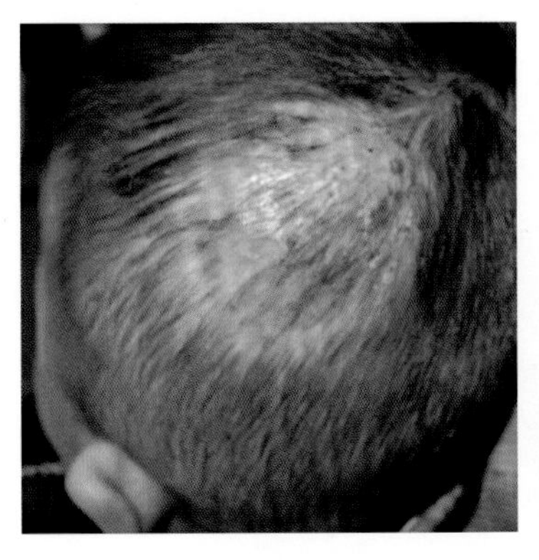

图1-3-44　左侧头顶圆形脱发区内有红斑、丘疹及脓疱，边界清楚

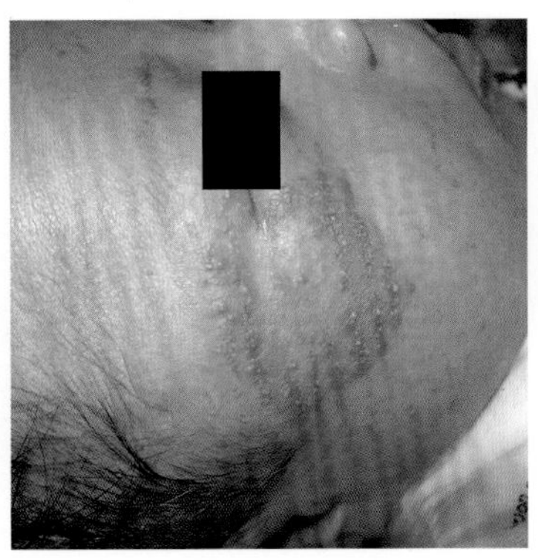

图1-3-45　环形红斑，边缘隆起，中心向愈，边界清楚

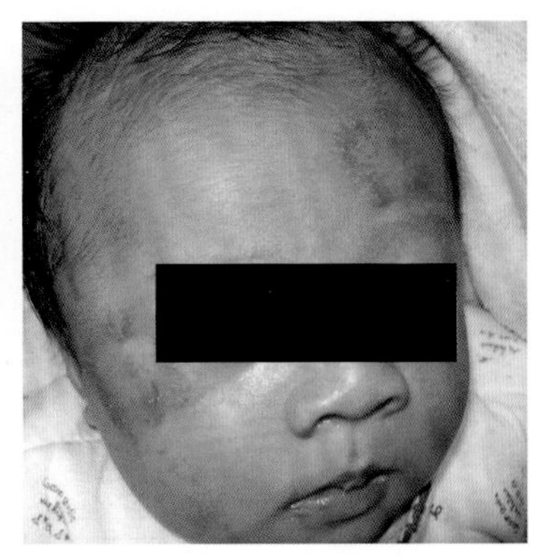

图1-3-46　患儿两处红斑，边清隆起，绕以炎性丘疹及脓疱，形成环形损害

取患儿1皮损区断发，10%KOH涂片镜检可见发内、外密集镶嵌排列的圆形和椭圆形小分生孢子及分隔菌丝。用沙堡弱琼脂培养3周，菌落中心为米黄色绒毛样，外周呈放射状白色羊毛状。菌落正面呈橘黄色，背面呈棕红色。菌落镜检棉蓝染色可见纺锤形大分生孢子，孢子壁厚，呈纺锤形，有6隔以上分隔，末端似球拍样增大，鉴定为犬小孢子菌。

取患儿2皮屑镜检见大量的分隔菌丝，真菌培养鉴定同样为羊毛状小孢子菌。

【诊断与治疗】

诊断：犬小孢子菌病。

治疗：患儿1口服盐酸特比萘芬62.5 mg/d，连服4周。同时配合洗、搽、剃、煮等常规综合措施：即用酮康唑洗剂洗头，每周2次；患处交替外涂5%硫黄软膏、联苯苄唑软膏，2次/天；每周剃发1次；患儿用过的衣帽、枕巾等物品煮沸消毒。患儿2仅外用联苯苄唑软膏外搽患处，2次/天，连用2周。2例患儿经治后皮损消退，真菌培养阴性，临床治愈，半年后随访未复发。

【本例要点】

犬小孢子病是由亲动物真菌——犬小孢子菌感染人头皮、头发、皮肤及甲等引起的传染性皮肤病。该菌亲人及动物角质，可分泌角蛋白酶，寄生于人类的角质层，其代谢产物可以引起皮肤炎症。从婴幼儿皮损中分离出犬小孢子菌的报道并不多见，是因为婴幼儿与外界直接接触的机会较少。随着年龄增长，活动量增加，与外界接触的机会增多，受感染的机会也相应增多，这是学龄前儿童犬小孢子病发病率高的原因之一。婴幼儿皮脂腺发育不全，皮脂分泌量少，对犬小孢子菌抑制作用较弱，以及婴幼儿毛发的毛小皮薄，层数少，致密度低，易被犬小孢子菌的孢子和菌丝所侵害。

有效的预防方法为切断传染源，加强对宠物的卫生管理，并尽量避免与动物密切接触，只有这样才能降低婴幼儿犬小孢子菌感染的发病率。

（江光明）

病例45 须癣毛癣菌致人兔共患体癣

【临床资料】

患者1 女，3岁，因“左面部、右肘部、右臀部红斑伴瘙痒3个月余”就诊。患儿3个月前左面部出现一约蚕豆大小红色环状皮损，轻度瘙痒，逐渐增大，上覆较多鳞屑。随后右肘部、右臀部相继出现相似皮损，多次到当地医院诊治，以“接触性皮炎”“过敏性皮炎”“湿疹”予糠酸莫米松乳膏等多种药物治疗，效果不佳。患者与其奶奶生活在一起，奶奶有相似病史，家中有养兔厂，且一部分兔子有相似皮损。患者经常与兔子密切接触。体格检查：各系统检查无异常。皮肤科情况：左面部、右肘部、右臀部可见（3～5）cm×（3～5）cm大小不等环状红斑、丘疹，境界清楚，皮损上覆有鳞屑及痂皮，左面部皮损浸润明显（图1-3-47A～C）。实验室检查：刮取患者3处皮损边缘鳞屑进行直接镜检，均发现真菌菌丝及孢子（图1-3-47D）。将3处皮损处的鳞屑进行真菌培养，1周后均长出白色粉末状菌落（图1-3-47E），背面呈淡棕黄色；分别挑取菌落乳酸酚棉蓝染色见棒状分隔的大分生孢子及球形、梨形小分生孢子聚集成葡萄串状，鉴定为须癣毛癣菌。

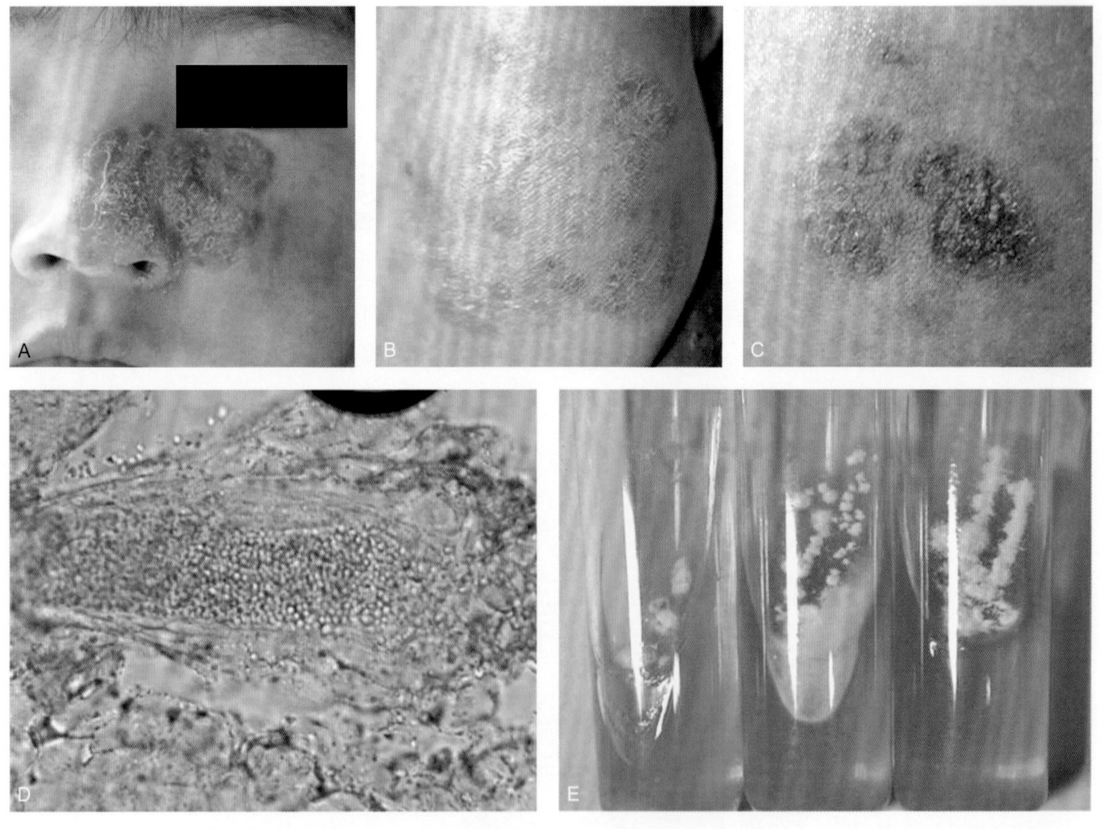

图1-3-47 A～C. 患者1左面部、右肘部及右臀部皮损。D. 面部皮损直接镜检见大量孢子，皮屑内菌丝。E. 患儿3处皮损皮屑均见白色粉末状菌落生长

患者2　女，7岁，因"面部红斑、鳞屑伴瘙痒1周"就诊。1周前患儿右面部出现一约黄豆大小红斑，伴轻度瘙痒，边界清楚。自用药物治疗（具体不详）后，无明显效果，红斑逐渐向周围呈环状扩大，出现丘疹，鳞屑增多。患儿于发病前2周在外买宠物兔，每天与宠物兔密切接触，且10天前宠物兔在宠物医院诊断为真菌感染。体格检查：一般情况良好，系统检查未见异常。皮肤科情况：右面部皮肤一约3 cm×3 cm大小的环状红斑，上覆大量鳞屑、痂皮及小丘疹，边界清楚（图1-3-48A）。实验室检查：取患者皮损边缘皮屑做真菌直接镜检，镜下见皮屑内大量真菌菌丝（图1-3-48C）。将皮屑进行真菌培养，3天后见白色粉末状菌落，1周后见菌落表面呈白色粉末状（图1-3-48D），背面呈淡棕黄色；镜下观察见大量球形葡萄簇状小分生孢子、棒状分隔大分生孢子及螺旋菌丝（图1-3-48E），鉴定为须癣毛癣菌。

患者3　女，42岁，因"下颌、颈部红斑、鳞屑伴瘙痒2个月余"就诊。患者于2个月前下颌出现一粟粒大小丘疹，伴瘙痒，逐渐扩大，曾在当地医院给予口服咪唑斯汀缓释片、外用糠酸莫米松乳膏后皮损无明显好转，1个月前颈部出现相似皮损并逐渐扩大。患者饲养长耳兔半年余，兔唇部可见片状红斑（图1-3-49A）。体格检查：一般情况好，系统检查未见异常。皮

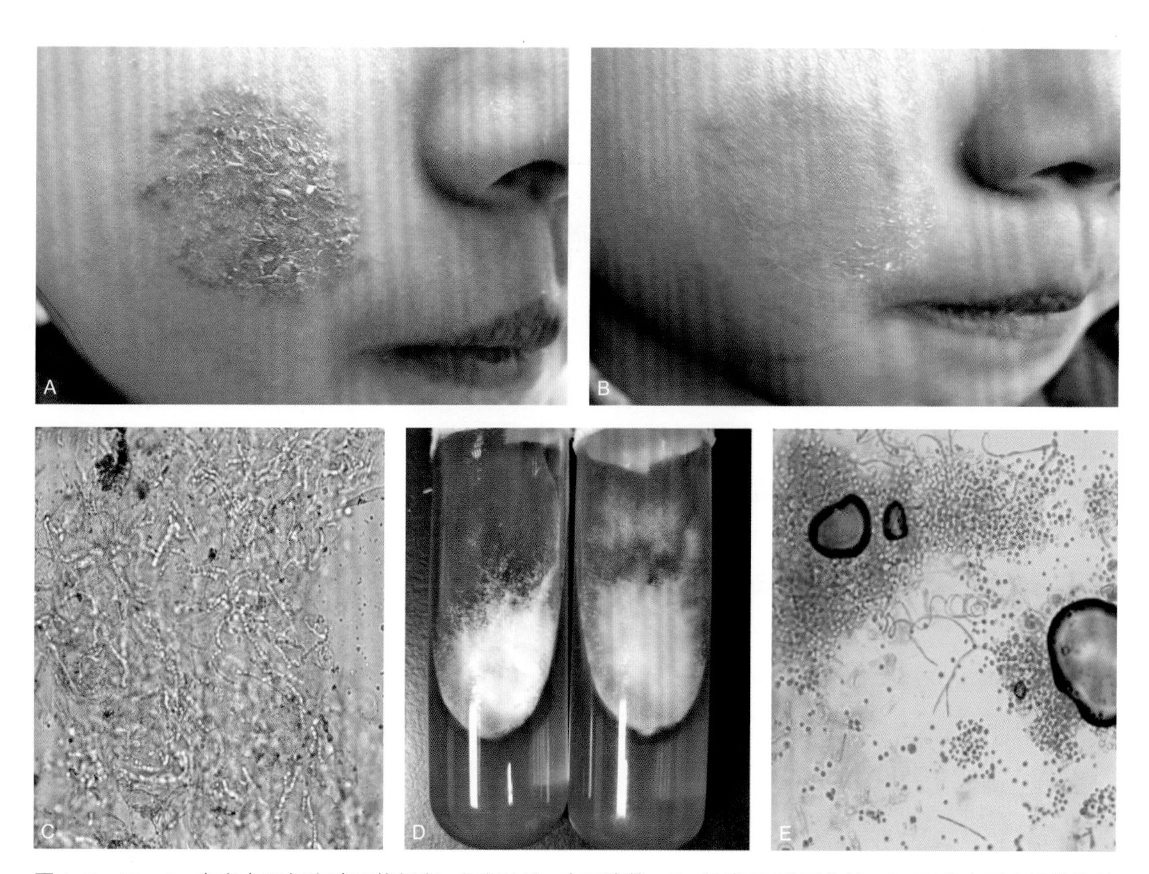

图1-3-48　A. 患者右面部皮肤环状红斑，炎症明显，边界清楚。B. 治疗10天后皮损。C. 面部皮屑真菌镜检见大量菌丝。D. 培养1周后生长白色粉末状菌落。E. 挑取菌落见螺旋菌丝及成堆球形小分生孢子

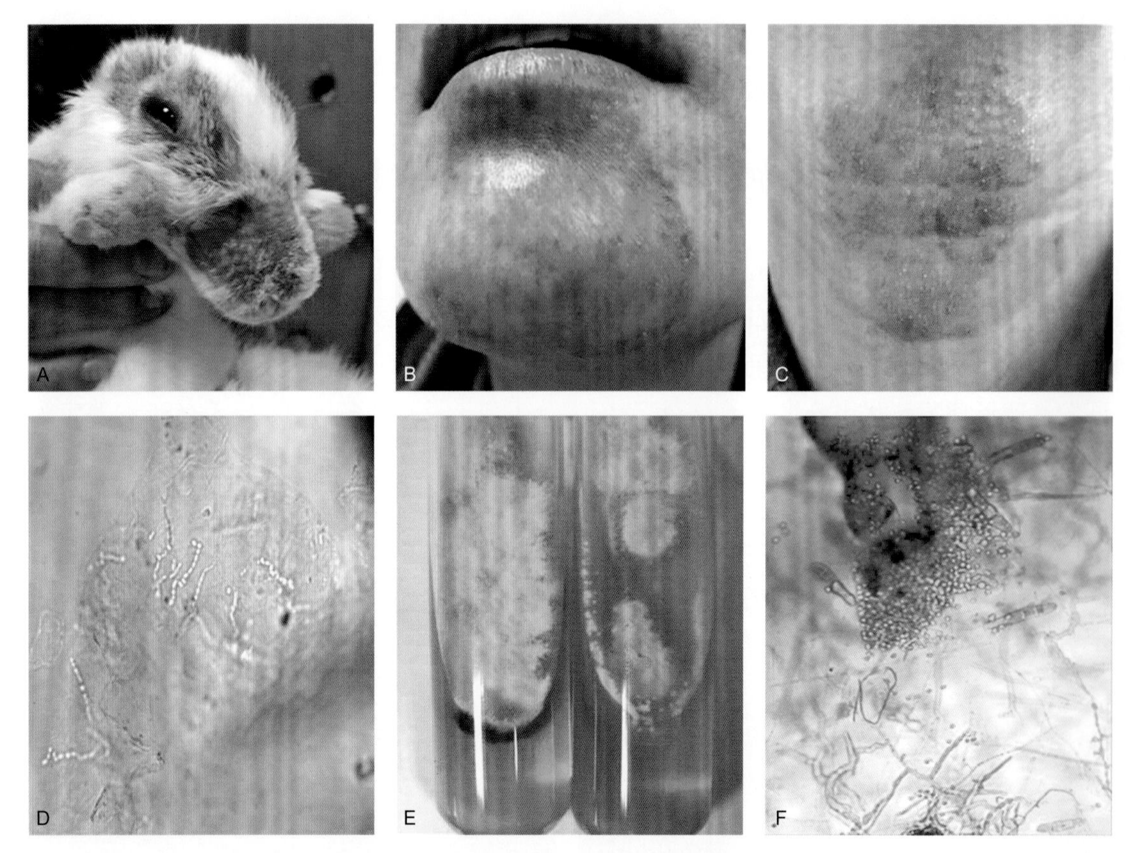

图1-3-49 A. 兔唇部红斑，浸润明显，兔毛脱落，边界不规则。B，C. 患者下颌及颈部皮损。D. 患者面部直接镜检见菌丝。E. 患者面部、兔唇部皮屑培养见白色粉末状菌落。F. 挑取兔唇皮损处培养菌落镜检（棉蓝染色）见棒状分隔大分生孢子及成堆球形小分生孢子

肤科情况：下颌大片红斑，上覆少许鳞屑，边界清楚，颈部可见环状红斑，小丘疹散在分布，基底潮红，皮损表面无明显渗出（图1-3-49B，C）。实验室检查：分别取下颌、颈部皮损及兔唇皮损边缘皮屑直接镜检可见菌丝（图1-3-49D，F）。分别将皮屑进行真菌培养，7天后均见白色粉末状菌落生长（图1-3-49E），鉴定为须癣毛癣菌。

【诊断与治疗】

诊断：须癣毛癣菌所致体癣。

治疗：① 患者1，给予口服特比萘芬125 mg，1次/天；外用特比萘芬乳膏和酮康唑乳膏1次/天；同时对兔子进行抗真菌治疗。治疗2周后患儿皮损明显好转，瘙痒消失，兔子皮损明显好转；1个月后电话随访患儿皮损完全消退，无复发。② 患者2，给予2%酮康唑乳膏外用，2次/天；并嘱其不再接触宠物兔。治疗10天后复诊见右面部皮损明显好转，红斑明显变淡，鳞屑基本消退，皮肤平滑（图1-3-48B），瘙痒消失。再次局部皮损取材真菌直接镜检阴性。嘱其继续坚持用药，治疗20天后患者皮损完全消退，随访未见复发。③ 患者3，给予止霉舒搽剂、特比萘芬乳膏，1次/天；同时治疗兔子。治疗7天后患者及兔唇皮损均明显好转，20天后

皮损完全消退，随访无复发。

【本例要点】

本文所报道的3例患者均为女性，2例儿童，1例成人，均有密切接触兔子史，这可能与一些女性天性喜欢兔子等宠物有关。皮损特点均为环状的红斑丘疹，炎症较显著，皮损多位于面颈部，可能与患者和兔子玩耍过程中常拥抱、亲吻兔子有密切关系。患者1右肘部及臀部皮损可能由于接触兔子或搔抓面部后的自体接种导致。近年来不断有须癣毛癣菌致人畜共患真菌病的报道，本文3例患者饲养的兔子均有明显的皮损，并且从患者3的兔子分离到须癣毛癣菌；另1例患者因其距离较远，未得到真菌学证实，但对兔子进行抗真菌治疗具有明显效果。结合临床与真菌学检查，诊断明确，抗真菌治疗均取得满意疗效。近年来由于家庭饲养宠物的增加，饲养宠物兔的家庭数量急剧上升，由亲动物性皮肤癣菌引起的皮肤癣菌病也逐渐增多，因此临床上对于皮损在易接触宠物部位出现且按“湿疹”“皮炎”常规治疗无效的患者，应详细询问病史，尤其有无密切接触宠物史，并考虑到真菌感染可能，及时做真菌镜检及培养，以指导正确治疗，同时应该重视对患者卫生健康知识宣教，杜绝传染源，从而减少发病率。

（孔庆涛）

病例46 犬小孢子菌致母女共患体癣

【临床资料】

患者1 女，32岁，因“发现右前臂红斑伴瘙痒2周”就诊。患者于2周前发现右前臂有花生米大小的孤立性片状红斑，上覆少量鳞屑，边界清楚，逐渐增大，伴轻度瘙痒。自行外用药物复方醋酸地塞米松软膏治疗后，皮疹发红。追问病史，于1个月前开始饲养宠物猫，每天与猫密切接触。患者诉猫外观无异常，无脱毛，每天清洗。体格检查：一般情况良好，系统检查未见异常。皮肤科检查：右前臂见孤立分布的花生米大小的圆形红斑，上覆细小鳞屑（图1-3-50）。

患者2 患者1之女，6岁，因“颈部、面颊、四肢出现多个环状红斑伴瘙痒10天”一同与其母亲就诊于我科。皮肤科检查：面颊部、颈部及四肢见多个黄豆至蚕豆大小皮损，呈类圆形斑片，覆有细小鳞屑（图1-3-51）。

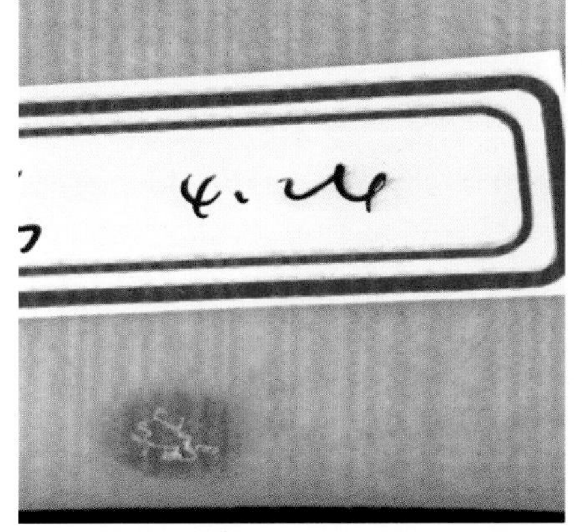

图1-3-50 右前臂处黄豆大红斑，上覆少量鳞屑

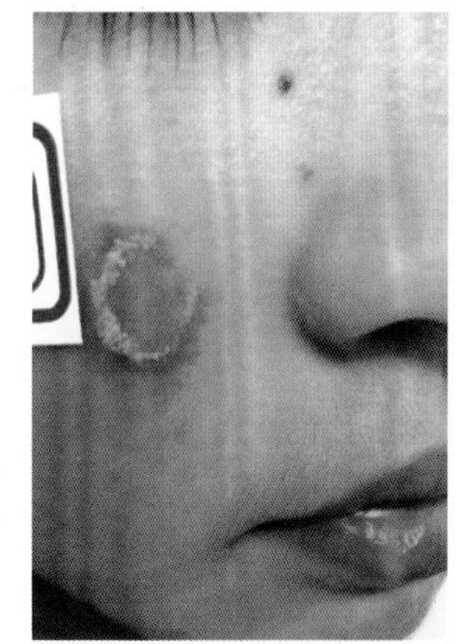

图1-3-51 右侧面颊环形红斑，上覆少量鳞屑

真菌学检查：分别取两患者前臂、颜面、颈部皮损处

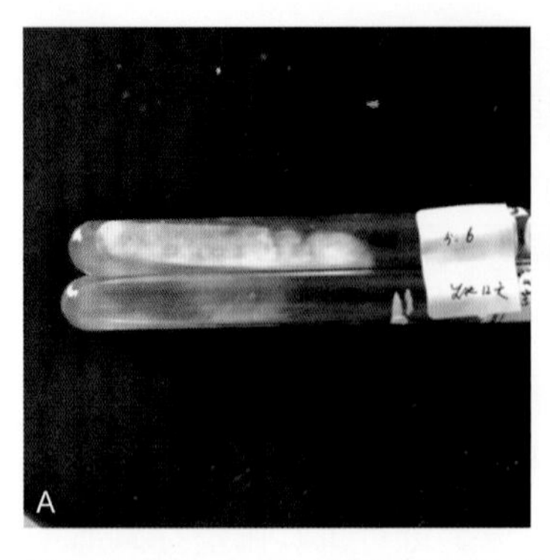
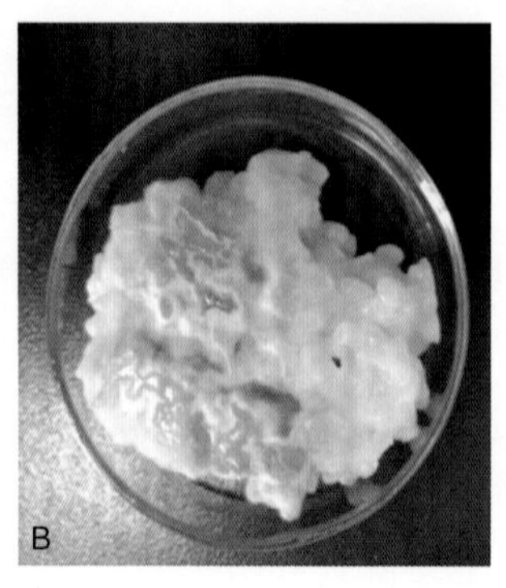
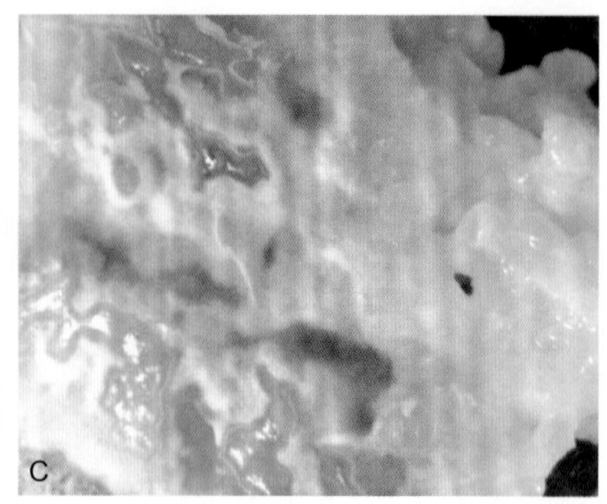

图1-3-52　A. SDA培养12天后，见白色、棉絮状菌丝充满大部分斜面，中央趋向粉末状。B，C. 米饭培养基：2周时可见菌落中央有放射状绒毛样白色菌丝

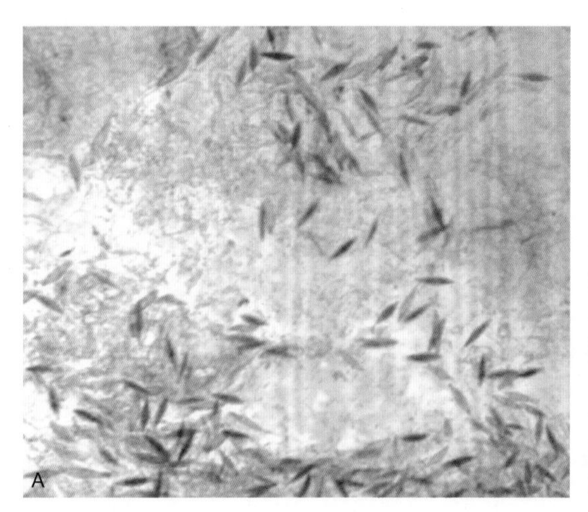
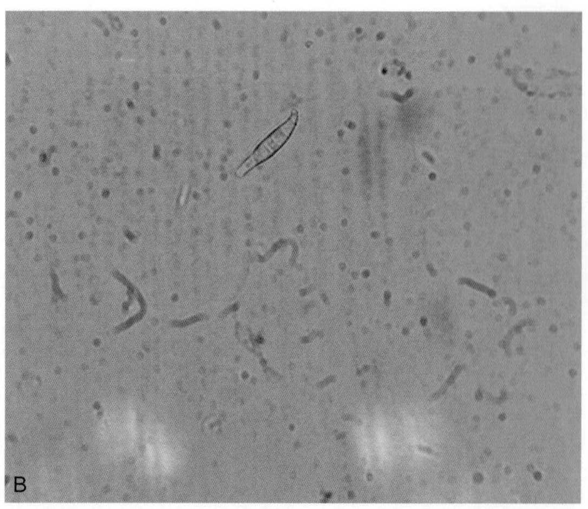

图1-3-53　A，B. 镜下见大量大分生孢子，呈纺锤状，顶端稍有弯曲，壁厚，6～12个隔，孢子末端稍现膨大即“帽样肥大”（×10）

的皮屑，10% KOH 制片直接镜检，均可见透明分隔菌丝，未见孢子。将两者鳞屑分别接种于沙堡弱培养基27℃培养2周，见白色、棉絮状菌丝充满大部分斜面，中央趋向粉末状，背面呈淡棕黄色（图1-3-52A）。米饭培养基：菌落生长良好，2周时可见菌落中央有放射状绒毛样白色菌丝，培养基背面呈棕黄色（图1-3-52B，C）；分别挑取米饭培养基培养2周的菌落镜下见大量大分生孢子，呈纺锤状，顶端稍有弯曲，壁厚，有6～12个隔，孢子末端稍现膨大即“帽样肥大”，小分生孢子较少，梨状（图1-3-53）。根据以上特征鉴定为犬小孢子菌（*Microsporum canis*）。

【诊断与治疗】

诊断：犬小孢子菌引起的体癣。

治疗：给予患者外涂联苯苄唑软膏，每天1次。2周后皮疹好转，鳞屑消失，仅留淡红色斑片。4周后随访，患者皮疹完全消退，瘙痒消失。

【本例要点】

犬小孢子菌引起的皮肤癣菌病可发生于各年龄段，尤以儿童更易感染，原因为儿童接触宠物频繁及自身抵抗力较成人低。儿童与成人患者的差异为：儿童患者性别差异不明显，以头癣为主，可能因为儿童毛发鳞片层发育不成熟、皮脂腺发育不完全、皮脂分泌不足而易感。而成人患者以体癣为主，21～40岁感染的患者最多见，女性患者明显多于男性。本例患者有宠物猫接触史，其发病部位多在前臂、胸部与颈部，可能与患者拥抱、玩耍宠物猫接触传染有关。

犬小孢子菌为亲动物性真菌，感染人体后会引起较剧烈的炎症反应，应及时治疗。大部分患者有明确的宠物接触史，因此对家里的宠物也要同时治疗，以消灭传染源。皮损少量者一般外用抗真菌药物治疗2～4周，若皮损广泛及外用药欠佳者则辅以口服抗真菌药（如伊曲康唑）1周。本文2例患者皮损较少，给予外用联苯苄唑软膏4周后皮疹消退，恢复正常。临床上应详细询问有无宠物接触史，及时做真菌镜检及培养，明确诊断，及时治疗。同时应该重视对患者卫生健康知识宣教，杜绝传染源。对那些有皮肤损害（如红斑、溃疡、结节、斑块、毛发脱落等）的动物要尽量避免接触，并尽早对动物进行诊治。

（曹艳云）

病例47 红色毛癣菌致体、股癣

【临床资料】

患者，男，19岁，军人，因“腰骶部、臀部、双下肢、左手皮疹1年”就诊。1年前无明显诱因臀部出现红斑、丘疹，随后皮疹逐渐增多，扩展到腰骶部、左手、双下肢，伴明显瘙痒，搔抓后出现糜烂、渗液，冬轻夏重。曾在当地医院就诊，拟“体癣”给予氟康唑口服、外用药膏，皮疹未见明显缓解。半年前有野外训练史，但否认外伤史及动物接触史，其他战友无类似病史。皮肤科体检：腰骶部、臀部、双下肢、左手背可见泛发性红斑、毛囊性丘疹，上覆糠状鳞屑，少数有结痂和抓痕，部分融合成地图状（图1-3-54A）。

直接镜检：取腰部及大腿皮损直接镜检，可见具有折光性的透明菌丝（图1-3-55A）。

真菌培养：取腰部及大腿内侧皮损皮屑分别接种于4管（每部位2管）含有庆大霉素沙堡弱葡萄糖蛋白胨琼脂培养基（SDA）上，置27℃培养，2周后发现4管培养基均有紫红色细粉末状菌落生长（图1-3-55B）。取菌落移种于SDA平皿27℃培养，48小时可见绿豆大小白色菌落生长；72小时菌落直径0.5 cm，表面呈白色绒状；1周时菌落直径1.3 cm，中央有紫红色颗粒，周围有白色细绒状菌丝呈放射状扩展；2周时菌落直径2.3 cm，中央不规则凸起，呈深紫红色颗粒状，外周乳白色细绒状菌丝呈放射状向外扩展；背面平坦，呈深葡萄酒色。

【诊断与治疗】

诊断：红色毛癣菌所致体、股癣。

治疗：给予口服伊曲康唑（200 mg/d），外用联苯苄唑乳膏（1次/天）2周，皮疹明显好转，遗留色素沉着斑（图1-3-54B），真菌直接镜检及培养阴性。随访半年未见复发。

【本例要点】

本菌株所致的体、股癣症状与常见的红色毛癣菌引起体、股癣表现基本相同，治疗方法也

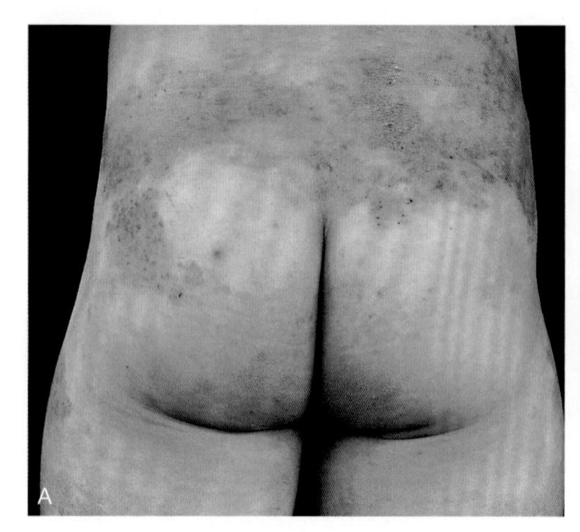
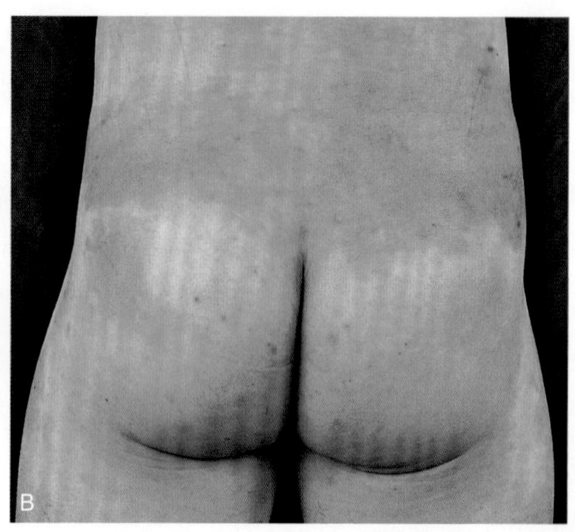

图1-3-54 A. 治疗前腰骶部、臀部泛发性红斑、丘疹、脱屑。B. 治疗后腰骶部、臀部遗留淡褐色色素沉着

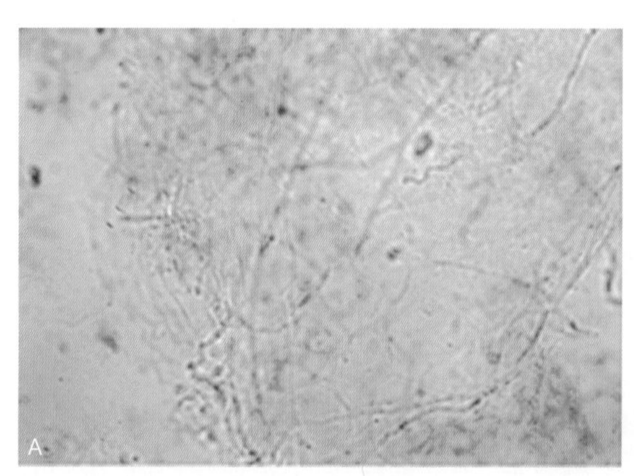
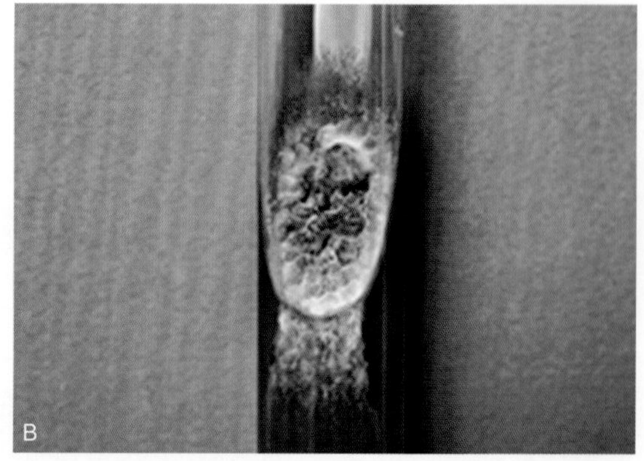

图1-3-55 A. 皮损直接镜检可见具有折光性的透明菌丝(10%KOH×400)。B. 试管培养可见菌落中央不规则凸起,呈深红色颗粒状(SDA,27℃,14天)

基本一致。国内红色毛癣菌的药敏试验多采用M-38A方案,结果显示联合应用抗真菌药物优于单用。我们用Rosco药敏片进行药敏试验,发现本菌株对制霉菌素、酮康唑、伏立康唑、咪康唑、克霉唑、两性霉素B、益康唑敏感,而对氟胞嘧啶、特比萘芬、伊曲康唑、氟康唑耐药。药敏试验结果与患者既往使用氟康唑治疗无效的结果一致,而与伊曲康唑治疗有效的结果不一致。我们分析体外药敏试验结果不能完全与人体体内疗效一致,可能与该菌在体内、外不同的生长环境下毒力变化有一定关系。该例患者给我们的提示是,当临床上遇到皮疹持续时间长、治疗效果不好时,应想到是否有耐药菌株的存在,及时做药敏试验以便正确用药。

(杨艳平)

病例48 儿童体癣误诊

【临床资料】

患儿,女,6岁,因“面部起圆形、类圆形水肿性红斑、水疱伴痒半个月,加重2天”来诊。患儿半个月前自觉无明显诱因面部出现散在十余处粟粒至米粒大红色丘疹、斑丘疹，中央有针头大小水疱，痒。于当地医院诊断“丘疹性荨麻疹”，予丁酸氢化可的松膏外用、氯雷他定片口服，病情无好转，皮疹面积逐渐扩大为黄豆至花生米大小圆形、类圆形水肿性红斑，上有丘疱疹、水疱。再次于当地医院就诊，诊断为“多形红斑”，继续上述治疗，加复方甘草酸苷胶囊口服，病情仍未好转。2天前面部皮疹增多至数十处，且胸前亦出现一处花生米大皮疹，遂来我院就诊。经详细追问病史，患儿家中虽未饲养宠物，但半个月前曾于邻居家与小狗玩耍。

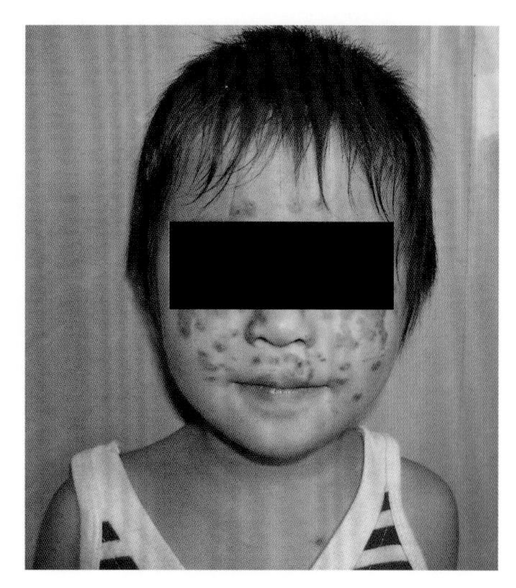

图1-3-56　体癣特征

体检及皮肤科所见：一般状况良好，系统检查无异常，面部见数十处、胸前见多处黄豆至花生米大小圆形、类圆形边界清楚的水肿性红斑，上有丘疱疹、水疱，中央愈合不明显（图1-3-56）。辅助检查：血、尿常规正常；真菌学检查：直接镜检发现菌丝，真菌培养1周后长出毛状白色菌落，逐渐变黄，菌落背面呈黄橘色（图1-3-57）。菌落镜检可见纺锤形大分生孢子，顶部稍弯曲，壁厚有棘状突起，6～12个分隔（图1-3-58）。转种米饭培养基生长良好，产孢丰富，并产生黄色色素。

【诊断与治疗】

诊断：犬小孢子菌引起的儿童体癣。

治疗：给予盐酸特比萘芬片125 mg/d，连续口服2周；外用盐酸特比萘芬软膏。停药1个月后复诊，皮疹完全消退，真菌学检查阴性。

【本例要点】

犬小孢子菌是亲动物性、亲角质性皮肤癣菌，其代谢产物易渗透到人体皮肤深层产生毒

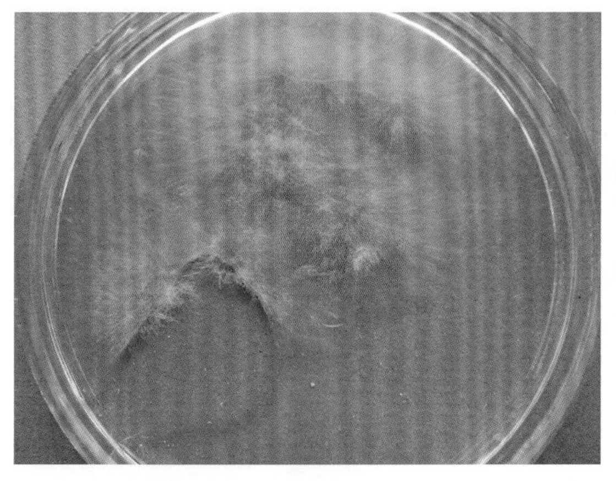

图1-3-57　犬小孢子菌的菌落特征，真菌培养1周后长出绒毛状白色菌落，逐渐变黄，背面黄橘色

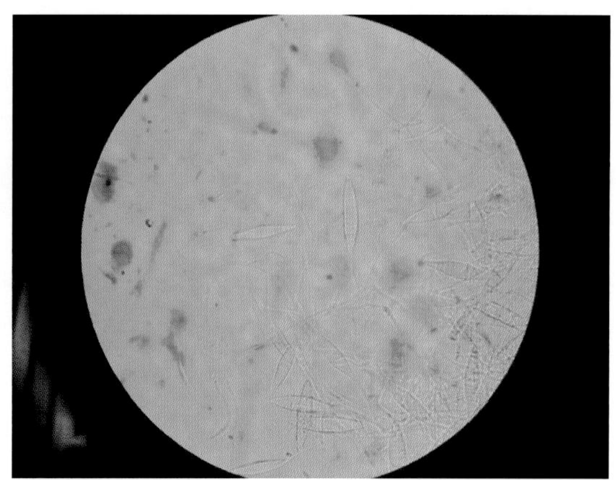

图1-3-58　犬小孢子菌的显微镜下特征

性作用，引起炎症，同时其代谢产物又具抗原性，可引发免疫反应加重炎症，故犬小孢子菌病具有与其他皮肤癣菌病不同的特点：大多数患者有病猫、狗的接触史，患者皮损特征好发于直接接触部位，以头、面、颈、胸部为主。皮损常为多个小片，呈卫星状分布，炎症明显，皮损边缘常呈鲜红色水肿性红斑，上有丘疱疹、水疱，皮损呈同心圆向外扩展，中央愈合不明显。本例患儿皮损发生部位及皮损特点均符合上述犬小孢子菌病的皮损发生特点，发生误诊原因主要是没有详细询问病史、未做真菌学检查。由于家庭中饲养宠物日渐增多，儿童发生真菌感染的病例也在逐渐增多，故应加强对儿童真菌感染的重视，详细询问病史，加强真菌学检查，以免漏诊、误诊。

（高峰）

病例49 误诊为环状肉芽肿的体癣

【临床资料】

患者，女，60岁，主因“左腕部片状红斑2个月”就诊。患者于2个月前无明显诱因左腕部出现红斑，无明显瘙痒，渐扩大且边缘隆起，自用复方醋酸地塞米松乳膏，效果不佳，外院诊断为“环状肉芽肿”，给予口服“维生素B”“雷公藤多苷片”“吲哚美辛片”等药物，效果不佳，渐有少许脱屑出现，来我院就诊。患者平素体健，否认糖尿病等慢性病史，否认免疫抑制剂使用史。无猫、犬等宠物接触史。

体格检查：左腕部见约3 cm × 3 cm大小的暗红色斑块，边缘隆起（图1-3-59A）。

真菌学检查：皮损真菌镜检见菌丝阳性（图1-3-60A），沙堡弱培养基26℃培养10天有白色粉末状菌落生长（图1-3-60B）；显微镜下可见少量纺锤形、壁薄而光滑的4～6分隔大分生孢子（图1-3-60C），鉴定为石膏样小孢子菌生长。

【诊断与治疗】

诊断：石膏样小孢子菌引起的体癣。

治疗：给予口服伊曲康唑每次100 mg，2次/天；外用硝酸舍他康唑软膏，2次/天，共1周。

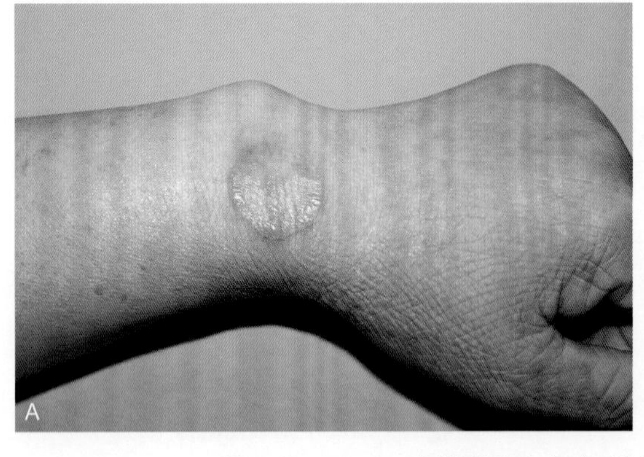

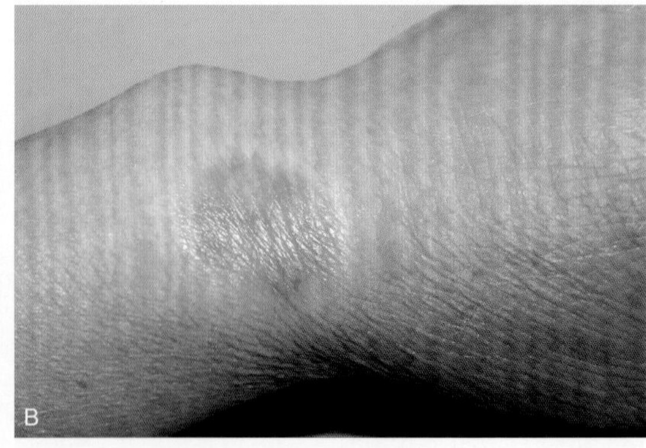

图1-3-59 A. 皮损呈圆形，红色，边缘隆起。B. 治疗后皮损愈合，边缘变平

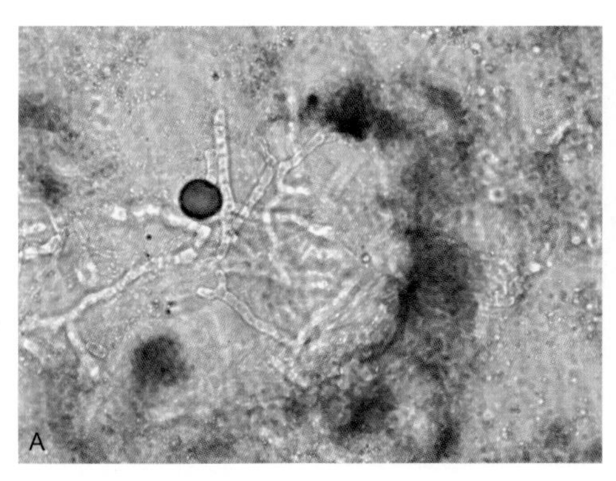

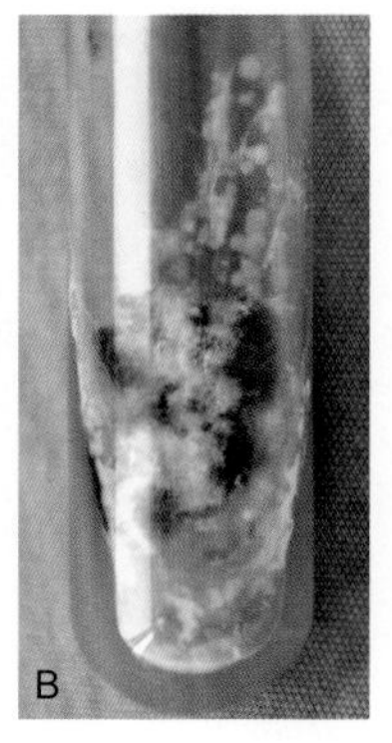

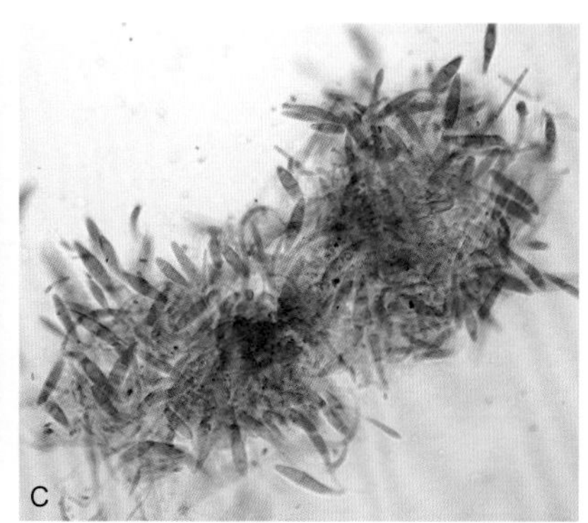

图1-3-60 真菌培养。A. 真菌直接镜检见分隔菌丝。B. 沙堡弱培养基见白色粉末状菌落生长。C. 菌落涂片见成堆的纺锤形大分生孢子

2周后复查皮损痊愈,真菌镜检阴性(图1-3-59B)。

【本例要点】

石膏样小孢子菌为亲土性的皮肤癣菌,其感染可以产生明显的炎症反应包括红斑、肿胀、脓液形成等,其中也有部分损害不典型,容易被误诊或漏诊。本例患者最初由于皮损瘙痒不明显,无明确的宠物接触史,同时炎症反应较轻,故而最初未引起首诊人员的重视,根据皮损呈环状而被诊断为"环状肉芽肿"。另外真菌感染临床表现复杂,部分真菌可以表现为类似带状疱疹等不典型损害。

本例真菌培养为典型的石膏样小孢子菌,诊断明确。前期按照环状肉芽肿给予雷公藤多苷等药物处理无效。但是由于外用药物的使用导致临床症状的不典型,提示对于部分临床表现不典型的皮损,应及时做真菌学检查,明确诊断。临床医生应该注意到小孢子菌属真菌感染的疾病特征,避免误诊、误治,尽可能予以及时的正确治疗。

(郭艳阳)

病例50 膝部难辨认体癣

【临床资料】

患者,女,35岁,因"左膝部反复出现皮损,渐扩大13年"就诊。13年前左膝部皮肤曾经发生过碰伤,导致局部红肿,未治疗而自愈。之后每年春、夏季节左膝部皮肤发红伴痒并逐渐扩大。曾在当地医院按"风湿性关节炎""湿疹"等对症治疗,口服泼尼松、吲哚美辛、特非那定等药,外用复方地塞米松霜、复方酮康唑霜等,皮损有好转。但次年再发,如此反复10余年未愈。患者平素体健,否认糖尿病史,否认手、足癣史。体格检查:系统检查未见异常。皮肤科情况:左膝部伸侧可见大片红斑、丘疹、脱屑,皮损轻度肿胀,边缘尚清楚(图1-3-61)。关节屈伸未见异常。未发现手、足癣。

实验室检查:血常规、红细胞沉降率、抗链O、类风湿因子及左膝关节X线检查均未见异常。取皮损边缘鳞屑直接镜检可见真菌孢子及菌丝。未做真菌培养。

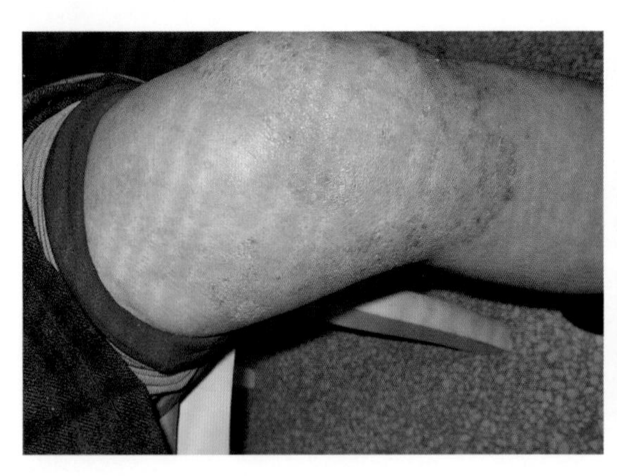
图1-3-61 左膝部伸侧可见大片红斑、丘疹、脱屑，皮损轻肿胀，边缘尚清楚

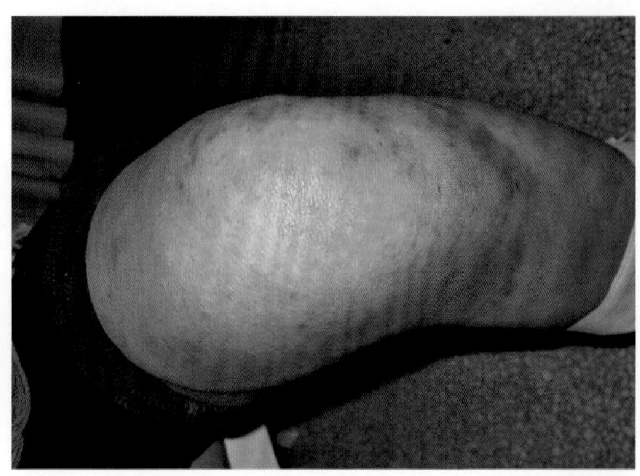
图1-3-62 患者左膝部皮损红斑、丘疹基本消退，仅在原皮损处有淡红色色沉，无鳞屑

【诊断与治疗】

诊断：难辨认体癣。

治疗：给予患者口服伊曲康唑胶囊100 mg/d，疗程15天；局部外用特比萘芬软膏2周。2周后复诊，皮损色变淡，表面光滑、无鳞屑，继续局部外用药1周。患者左膝部皮损红斑、丘疹基本消退，仅在原皮损处有淡红色色沉，无鳞屑。因无法取材而未做直接镜检（图1-3-62）。

【本例要点】

难辨认癣主要是因为浅部真菌病在外用糖皮质激素治疗后，导致皮损边界不清，临床上诊断困难，也称激素修饰癣。本例患者，以左膝部伸侧为中心，向周围逐渐蔓延扩展13 年，一直按照“风湿性关节炎”“湿疹”给予口服、外用糖皮质激素类药物，导致其皮损迁延不愈。临床上以膝关节为中心的体癣少见，临床医生在诊断治疗上思维仅局限于膝关节常见的“风湿性关节炎”“湿疹”而忽视了相关的检查，长期应用糖皮质激素类药物，导致误诊、误治10余年，让患者蒙受了痛苦。糖皮质激素有抗炎作用，初用时可缓解局部的炎症等症状，但继续使用则可增加真菌的致病力，使症状加重，面积扩大，使体癣的皮损失去原来典型损害，临床医生应当高度关注难辨认癣的存在，减少误诊、误治。

（刘汉平）

病例51 系统性红斑狼疮继发泛发性浅部真菌病

【临床资料】

患者，女，57岁，因“躯干出现片状红斑、鳞屑，瘙痒明显3年”就诊。患者有18年的系统性红斑狼疮病史。10年前患“右股骨骨折”“股骨头坏死”，8年前右眼行白内障手术，否认食物、药物过敏史。

体格检查：生命体征平稳。各系统未见明显异常，全身淋巴结未触及。皮肤科检查：头

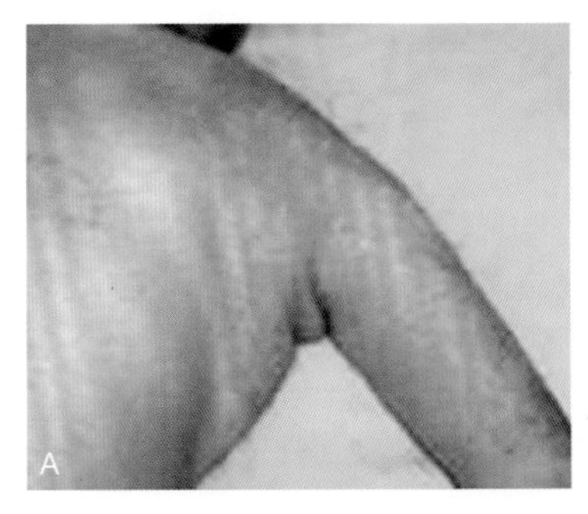
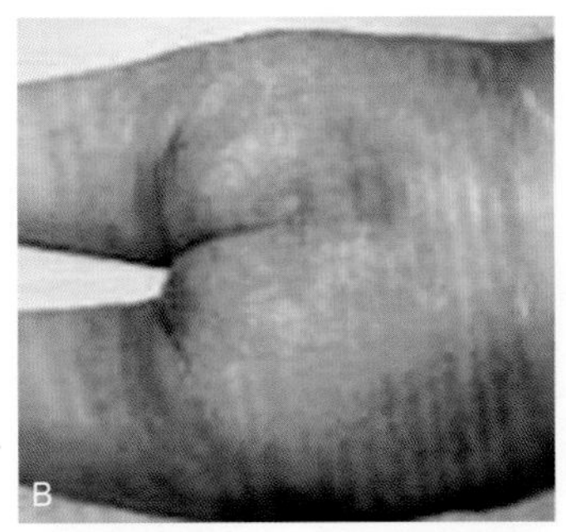
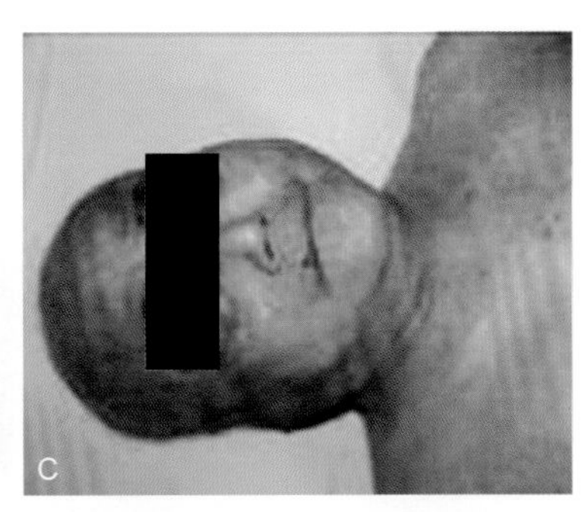

图1-3-63 体癣治疗前照片。A. 右肩。B. 臀部。C. 面部

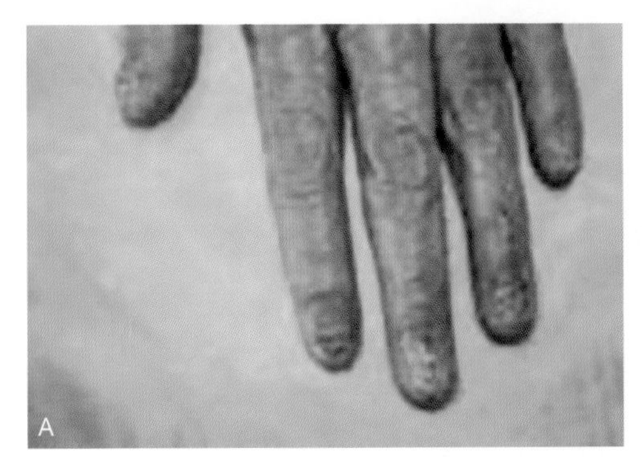
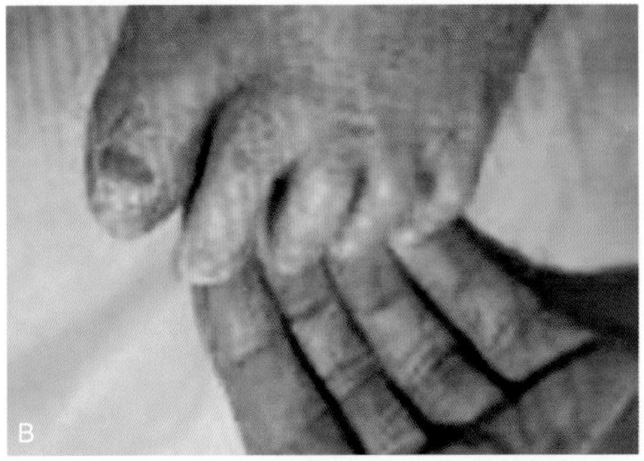

图1-3-64 A,B. 甲癣治疗前照片

皮、躯干、四肢可见片状红斑、丘疹，上覆少量鳞屑，中央消退，边缘略隆起，以腋窝、腹股沟明显，界清，无糜烂渗出，Auspitz征阴性（图1-3-63）；指（趾）甲颜色变黄、增厚、变形、表面粗糙（图1-3-64），无关节活动受限、肿胀、畸形、僵硬。

真菌学检查：取患者指（趾）甲甲屑，腋窝、股部、头部取皮屑以10% KOH溶解后镜检可见大量无隔菌丝（图1-3-65）。皮屑、甲屑接种在沙堡弱培养基上25℃培养，2周后菌落可见质地毛状，表面呈白色；背面呈棕褐色（图1-3-66，图1-3-67）。小培养高倍镜下形态：大分生孢子罕见；小分生孢子呈梨形或泪滴状，沿菌丝两侧散在分布（图1-3-68）。

菌种鉴定：根据形态学特点，菌种鉴定为红色毛癣菌（图1-3-67，图1-3-68）。

【诊断与治疗】

诊断：泛发性体癣，甲真菌病。

治疗：体癣给予伊曲康唑口服（每次200 mg，2次/天）；硝酸舍他康唑乳膏外用。2周后病情好转，1个月后治愈。甲癣除口服伊曲康唑外，利用点阵激光的高温杀菌作用，尽量打穿甲板利于药物渗透，以及用硝酸舍他康唑乳膏进行治疗。治疗方法为：① 将点阵激光光斑调成方形。② 根据甲的厚度调整点间距为3 mm，调能量为10 mJ，程度为3。③ 根据甲的大小和厚度调整光斑的大小。④ 以患者感觉轻微灼痛为原则。⑤ 硝酸舍他康唑乳膏封包，每3周治疗1次。患者经3个疗程治疗后痊愈（图1-3-69，图1-3-70）。

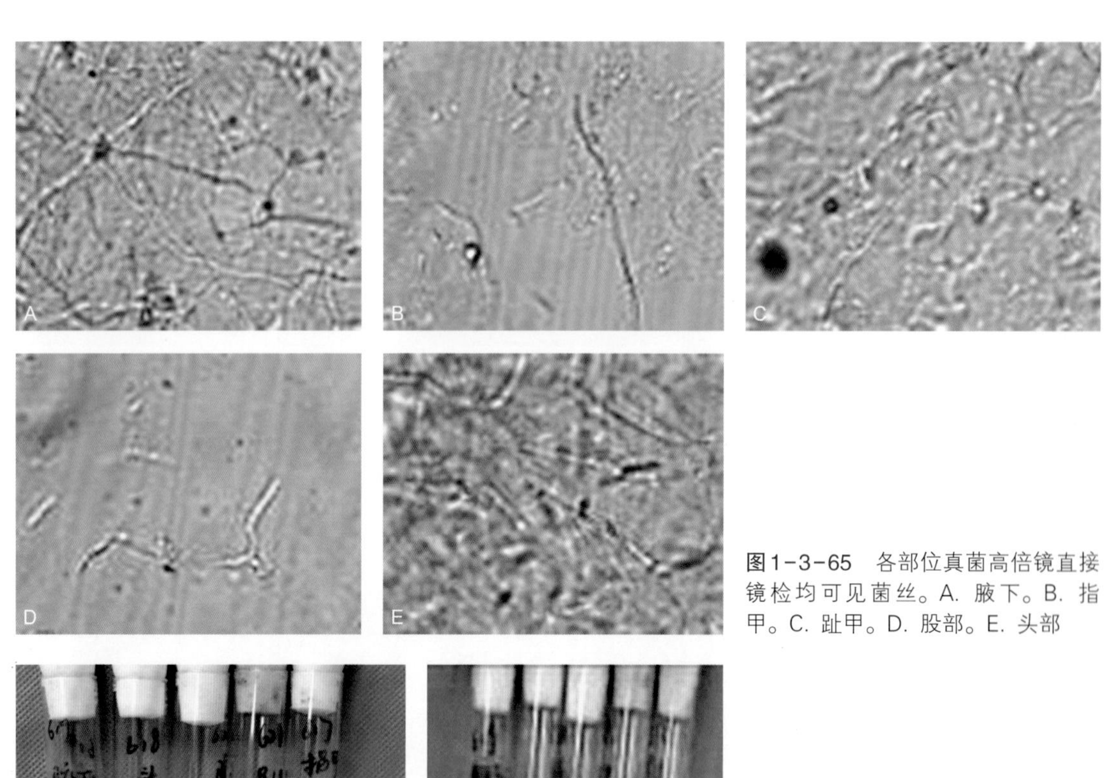

图1-3-65 各部位真菌高倍镜直接镜检均可见菌丝。A. 腋下。B. 指甲。C. 趾甲。D. 股部。E. 头部

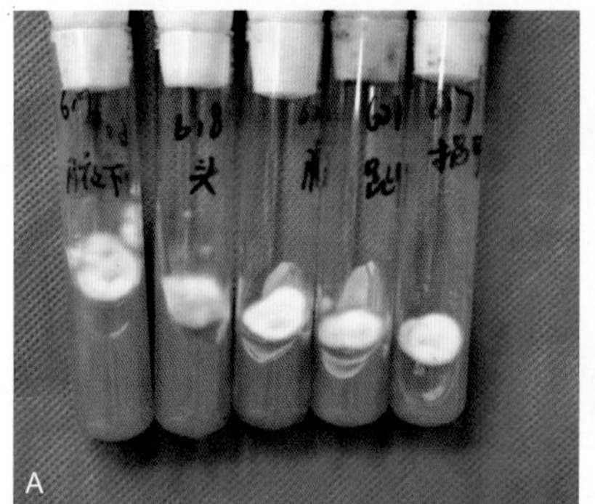

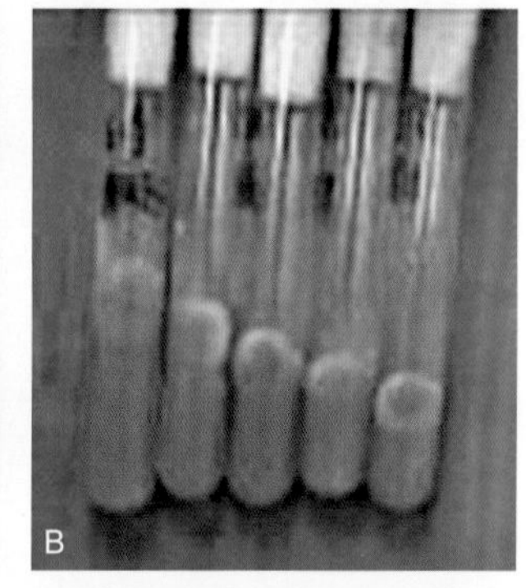

图1-3-66 各部位皮屑、甲屑真菌培养结果。图中由左至右标本取材部位顺次为腋下、头部、股部、趾甲、指甲。A. 正面。B. 背面

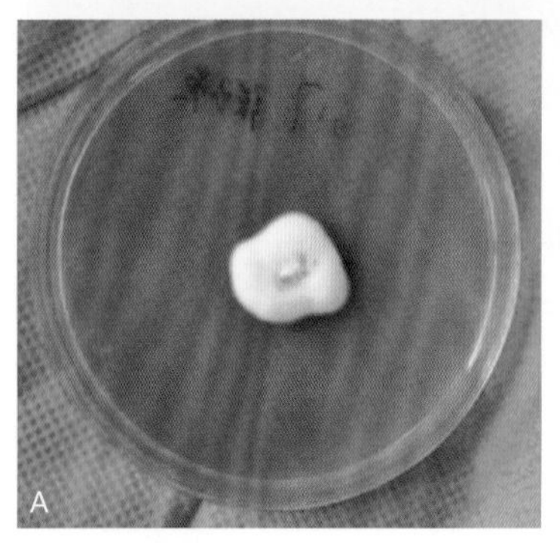

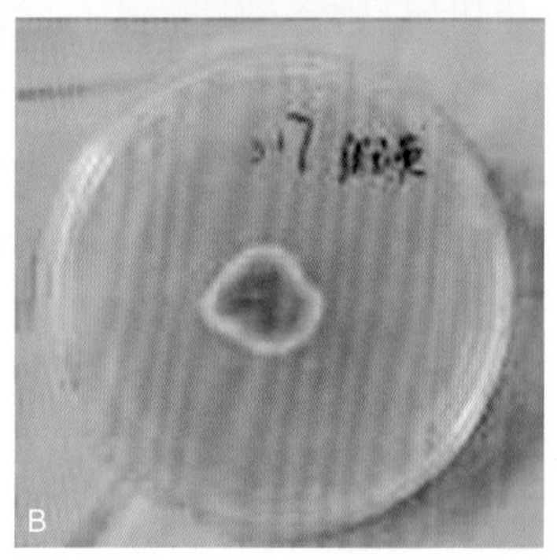

图1-3-67 A, B. 沙堡弱培养基25℃培养菌落形态

【本例要点】

本例患者有18年的狼疮病史，长期大量应用糖皮质激素及免疫抑制剂，使其成为真菌的易感人群。患者就诊时头皮、躯干、四肢可见片状红斑、丘疹，上覆少量鳞屑，中央消退，边缘略隆起，以腋窝、腹股沟明显，界清，无糜烂渗出，Auspitz征阴性；指（趾）甲颜色变黄、增厚、变

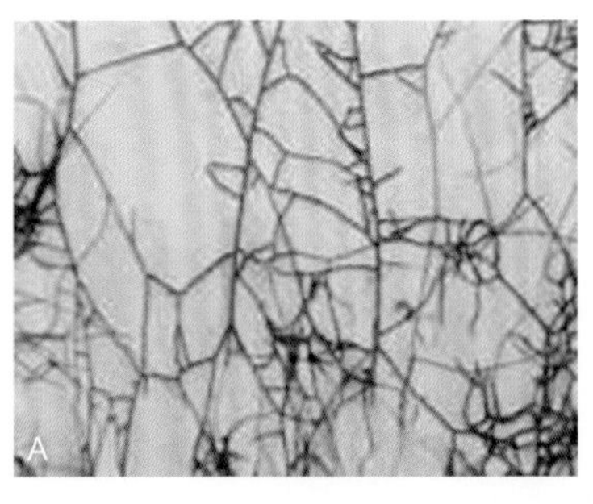

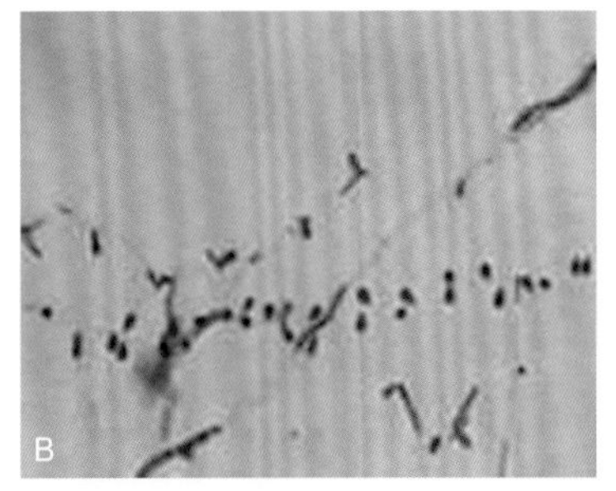

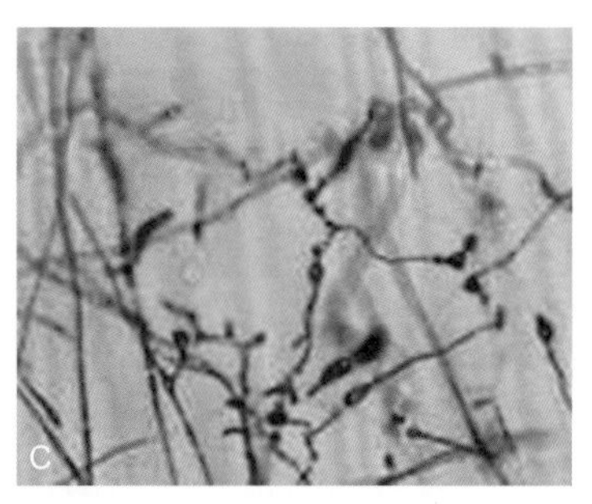

图1-3-68 A～C. 所分离真菌玻片小培养镜下形态

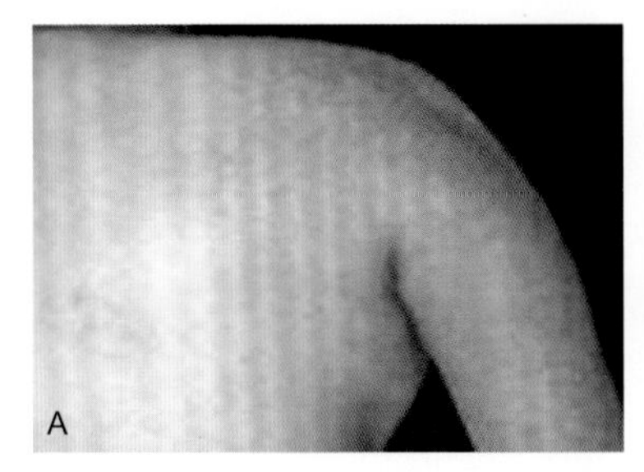

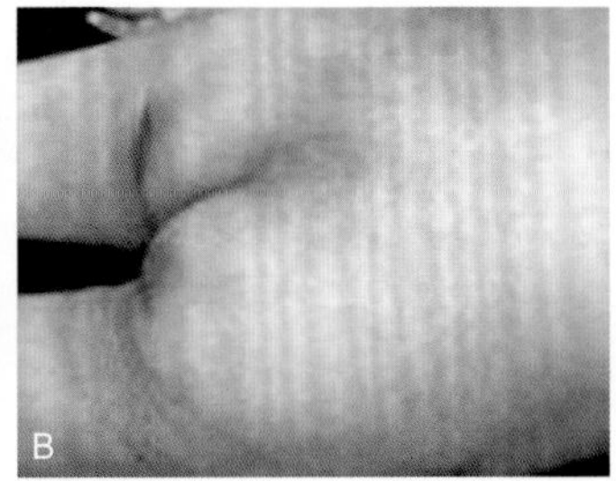

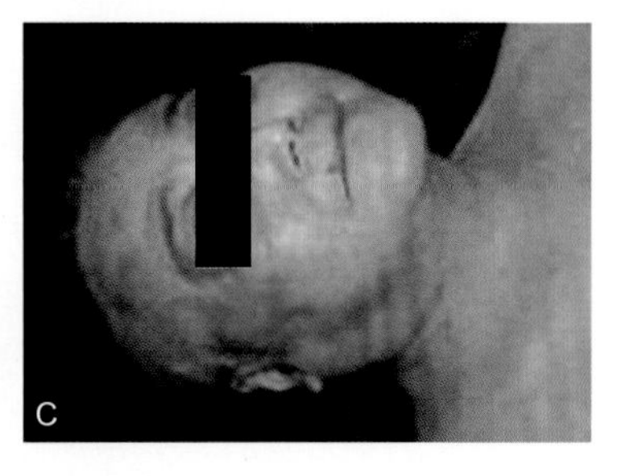

图1-3-69 体癣治疗后照片。A. 右肩。B. 臀部。C. 面部

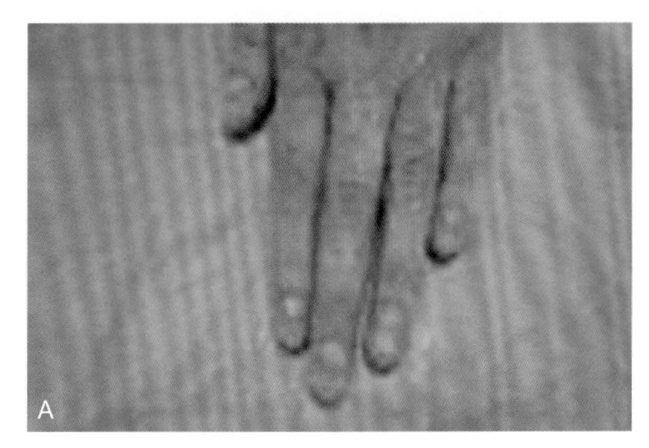

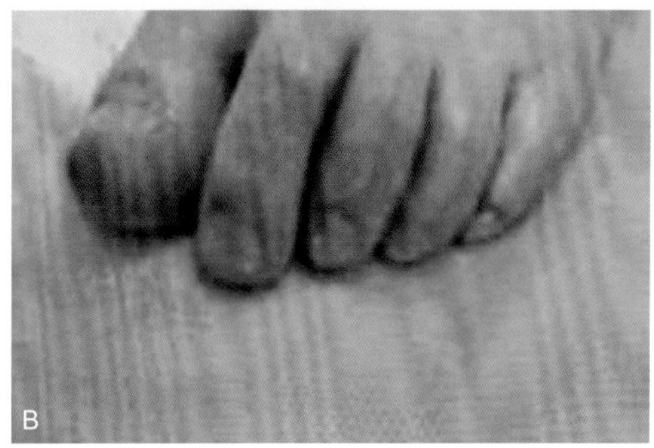

图1-3-70 A,B. 甲癣治疗后照片

形,表面粗糙(图1-3-64),无关节活动受限、肿胀、畸形、僵硬。其余体格检查均正常。取患者皮屑、甲屑,真菌镜检均为阳性,培养鉴定为红色毛癣菌。我们采用传统治疗方法:伊曲康唑口服以及外用硝酸舍他康唑乳膏治疗体癣。并应用点阵激光联合硝酸舍他康唑乳膏治疗甲癣,患者经1个月治疗后体癣痊愈,3个月治疗后甲真菌病痊愈。

系统性红斑狼疮(SLE)患者真菌感染的特点是:临床表现无特异性,有致病严重性、感染形式复杂性,以及不断出现新的机会致病菌,对SLE患者威胁很大。因此,早诊断、早治疗对其非常重要。对于预防真菌感染,以下几点可能具有重要意义:① 时刻提高对真菌感染的高度警惕性。② 规范应用糖皮质激素和免疫抑制剂,积极治疗SLE,尽快控制病情,提高机体免疫功能。③ 加强对症支持治疗,增加机体抗病能力。

(郭艳阳)

病例52 鸡禽小孢子菌致泛发性体、股癣

【临床资料】

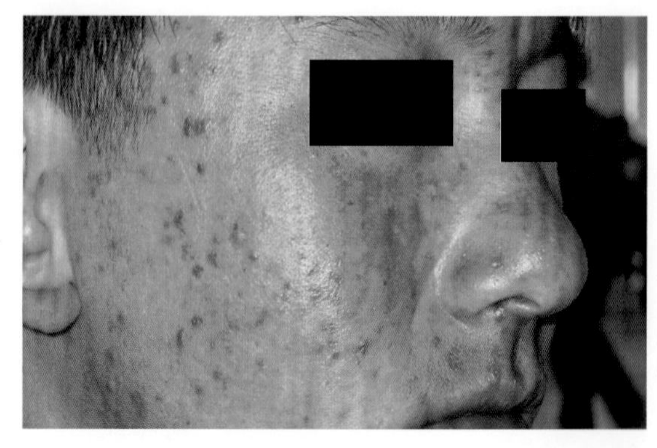

图1-3-71 面颊部、鼻背对称分布淡褐色斑片，无鳞屑，边界不清

患者，男，24岁，因“会阴部褐色斑片1年，臀、背、面部褐色斑片6个月”就诊。患者1年前在股内侧出现淡红色斑片，上覆少量鳞屑，伴瘙痒。皮损不断向周围蔓延至会阴部，颜色渐由红转暗。半年前臀部、上背部出现2处同样斑片，并在面部出现对称的淡褐色斑片。红色斑片瘙痒明显，褐斑不伴痛、痒。患者为农民工，既往体健，无手、足癣病史，在农村老家有接触鸡禽史，家人无类似病史。查体：患者一般情况好，面颊部、鼻背对称分布淡褐色斑片，无鳞屑，边界不清（图1-3-71）。上背部淡红褐色斑片，间布红色丘疹，边界清晰（图1-3-72）。会阴部（图1-3-73）、股内（外）侧（图1-3-74）等皮肤暗红褐色斑片，间布个别丘疹、抓痕、血痂，上覆细薄鳞屑，边界清晰。实验室检查：直接镜检，会阴部、上背部鳞屑见分支、分隔菌丝，面部皮损镜检阴性。培养，见丝状真菌生长。将分离菌株接种于葡萄糖土豆培养基，27℃培养，见菌落生长中等稍快，7天后菌落直径为5 cm，初期为白色、扁平，后期菌落出现皱褶，略带粉色，背面初期为黄色，后期呈草莓红色，色素弥散至整个培养基中（图1-3-75）。大、小分生孢子均较少，大分生孢子棒槌状，尖端略弯曲，薄壁，表面光滑，6～8隔，两端钝圆，长椭圆形；小分生孢子圆形至梨形（图1-3-76）。经荷兰皇家科学院真菌多样性中心真菌专家

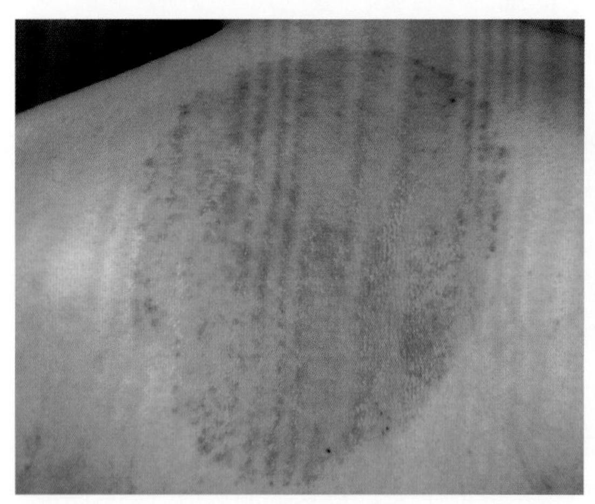

图1-3-72 上背部淡红褐色斑片，间布红色丘疹，边界清晰

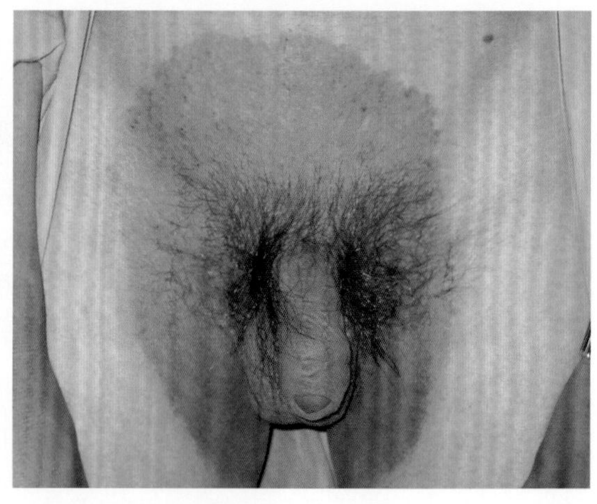

图1-3-73 会阴部皮肤暗红褐色斑片，间布个别丘疹、抓痕、血痂，上覆细薄鳞屑，边界清晰；阴囊皮肤轻度苔藓样变

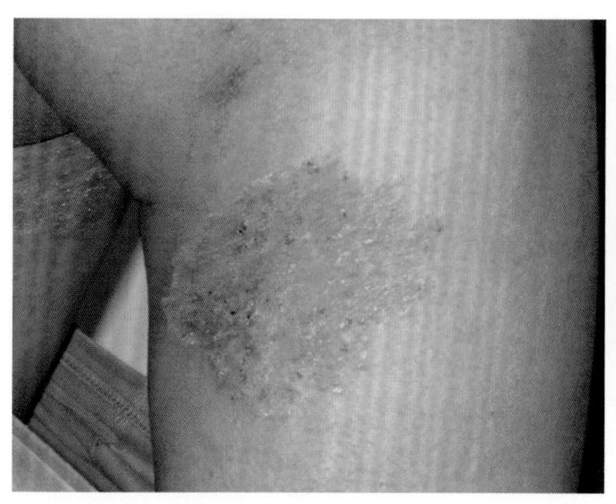

图1-3-74 股内、外侧皮肤暗红褐色斑片，间布个别丘疹、抓痕、血痂，上覆细薄鳞屑，边界清晰

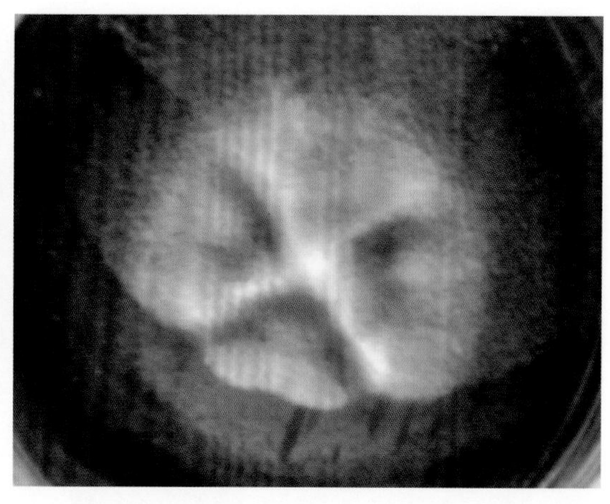

图1-3-75 葡萄糖土豆培养基，27℃培养10天，表面为灰白色绒样，草莓红色色素弥散至整个培养基中

R. Summerbell博士协助鉴定为鸡禽小孢子菌。

【诊断与治疗】

诊断：鸡禽小孢子菌所致泛发性体、股癣。

治疗：给予特比萘芬口服，0.25 g，1次/天。2周后皮疹消退，真菌学检查结果阴性。1年后随访，面部黄褐斑消退。

【本例要点】

鸡禽小孢子菌是一种少见的人类致病真菌，可引起体癣、股癣、头癣等浅部真菌病，偶尔可致鸡禽、猫、猴等动物的感染。本例患者有接触鸡禽史，生活条件稍差，患病后未得到及时治疗，致皮损蔓延。

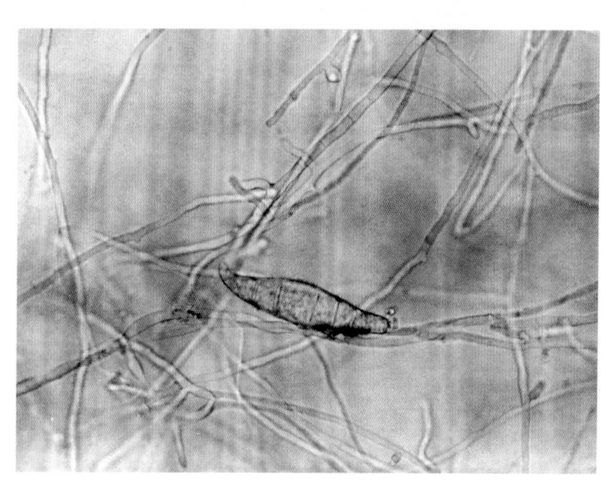

图1-3-76 大、小分生孢子均较少，大分生孢子棒槌状，尖端略弯曲，薄壁，表面光滑，6～8隔，两端钝圆，长椭圆形；小分生孢子圆形至梨形（×400）

股癣是常见浅部真菌病，一些患者由于与饲养的宠物密切接触而被传染。本例患者无足癣病史，病前有接触鸡禽史，结合所分离真菌的生态学特征推测其传染源为家中饲养的鸡。

黄褐斑多由内分泌异常、精神等多种因素引起。本例患者发病后半年在面部出现黄褐斑皮损，体、股癣治愈6个月后面部皮损消退，是巧合还是与鸡禽小孢子菌感染有关值得进一步研究。

（李东明）

病例53 饲养遗弃猫致泛发性体癣

【临床资料】

患者，女，19岁，因“面、腹、臀部及双下肢红斑、丘疹伴瘙痒2周”就诊。2周前患者腹部出

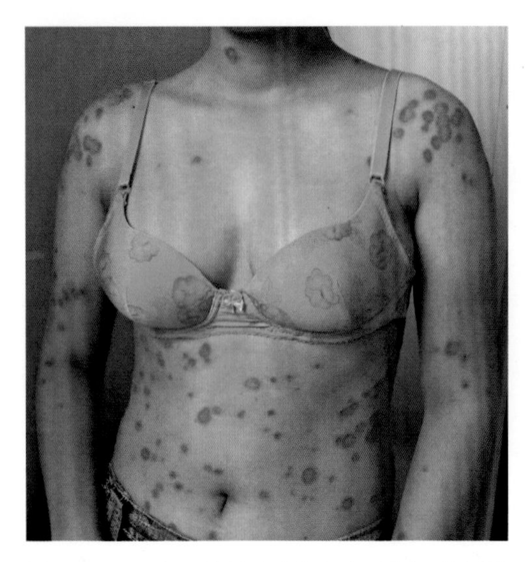

图1-3-77 躯干边界清晰的红斑、丘疹，呈圆形或环形排列，豆大至五分硬币大小，上覆皮屑，边缘可见水疱及渗出

现红斑、丘疹，呈环状排列，渐向外扩展，中间有愈合趋势。皮疹始于腹部皮肤，渐及胸背部、面颈及四肢皮肤，伴剧烈瘙痒。自行外涂激素制剂，未见好转，皮损面积扩大。既往无足癣，发病前2周曾喂养邻居赠送的宠物猫，该猫体表有皮疹，邻居在饲养过程中曾出现皮疹(具体不详)。体格检查：系统检查无异常。皮肤科检查：面部、躯干、四肢散在分布边界清晰的红斑、丘疹，呈圆形或环形排列，豆大至五分硬币大小，上覆鳞屑，边缘可见水疱及渗出(图1-3-77，图1-3-78)。实验室检查：躯干部位皮损刮取皮屑做氢氧化钾涂片可见真菌菌丝及孢子(图1-3-79)，培养见丝状真菌生长。将分离菌株接种于沙堡弱培养基，27℃培养，见菌落生长较快，7天后菌落直径为6 cm，初期为白色、棉絮状，后期菌落出现皱褶，表面浅黄色，背面深黄色。大分生孢子较多，大分生孢子纺锤状，7～10个隔，厚壁，表面有棘突。小分生孢子较少，梨状。根据以上特征鉴定为犬小孢子菌。

【诊断与治疗】

诊断：犬小孢子菌所致泛发性体癣。

治疗：给予伊曲康唑每次0.1 g，2次/天，口服。2周后复诊，皮疹变暗，干燥，表面少量鳞屑。1个月后随诊，皮疹消退。

【本例要点】

犬小孢子菌为亲动物性真菌，是犬、猫的常见致病菌，动物一旦染病可以在动物与人之

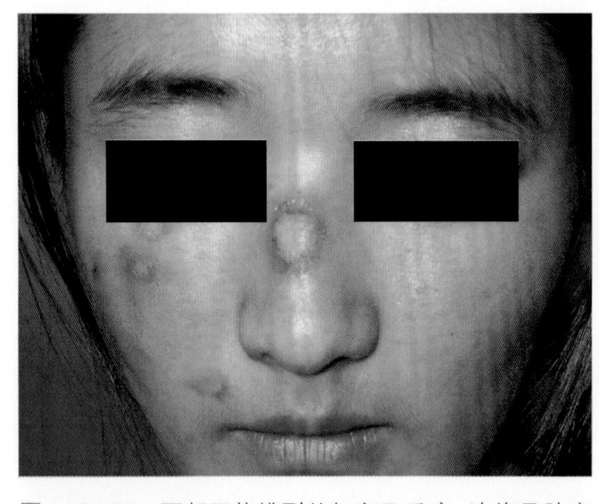

图1-3-78 面部环状排列的红斑及丘疹，边缘见脓疱及渗出中间趋于愈合

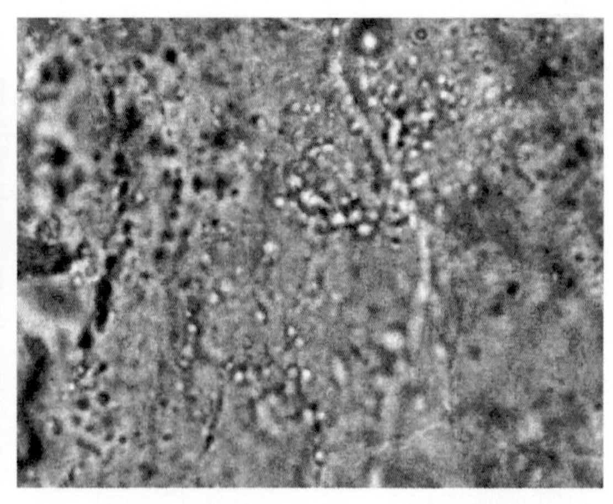

图1-3-79 皮屑做氢氧化钾涂片可见真菌菌丝及孢子

间、动物与动物之间互相传染。感染人体后会引起较剧烈的炎症反应，应及时治疗。

患者所饲养的邻居所赠宠物猫，当时已发病，且邻居已有人发病，该猫名为赠送，实为遗弃。对不明来源的宠物不应随意接受，至少应做体格检查后再做决定。

（李东明）

病例54　长期误诊的颈部难辨认癣

【临床资料】

患者，男，35岁，因“颈部皮疹伴瘙痒2年”就诊。2年前颈部开始出现红斑、丘疹，时有瘙痒，不剧烈，皮损逐渐扩散。于多家医院就诊，曾诊断为皮炎、湿疹、玫瑰糠疹等。给予外用糖皮质激素、糖皮质激素与抗真菌药物的复方制剂，口服抗组胺药物，皮疹均未见明显好转。

专科查体：颈部散在丘疹和斑块，丘疹和斑块呈环状排列，表面覆有少许鳞屑和脓疱，边界欠清，未见明显隆起的边缘（图1-3-80）。真菌镜检发现大量菌丝（图1-3-81A）。真菌培养3周见丝状菌落形成（图1-3-81B），挑取少许菌落，镜检见纺锤形大分生孢子，符合犬小孢子菌（图1-3-81C）。

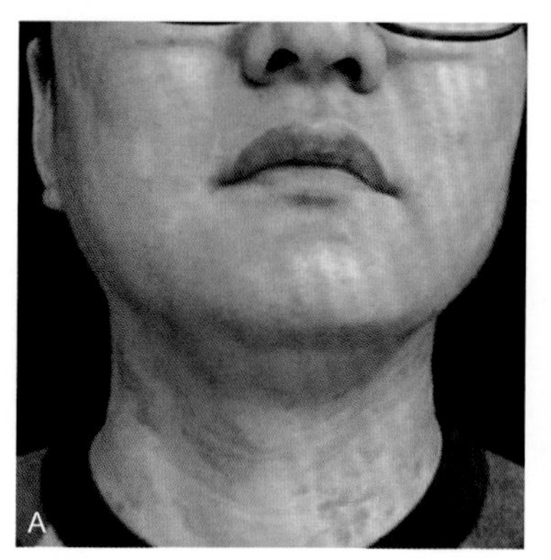

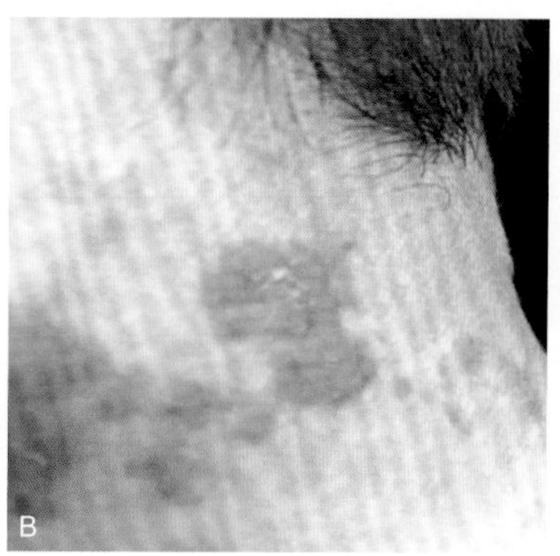

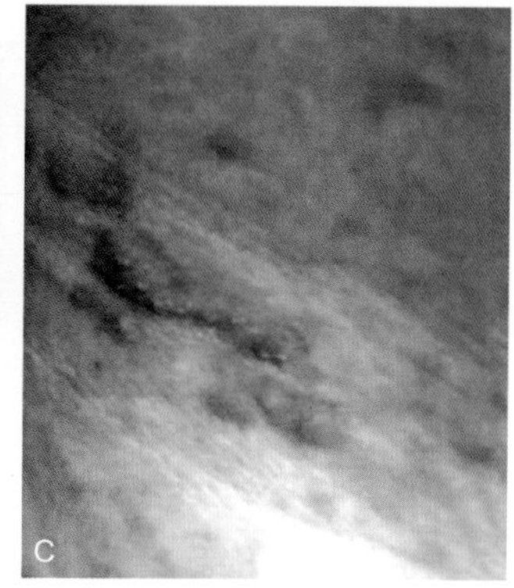

图1-3-80　A～C. 难辨认癣的临床表现

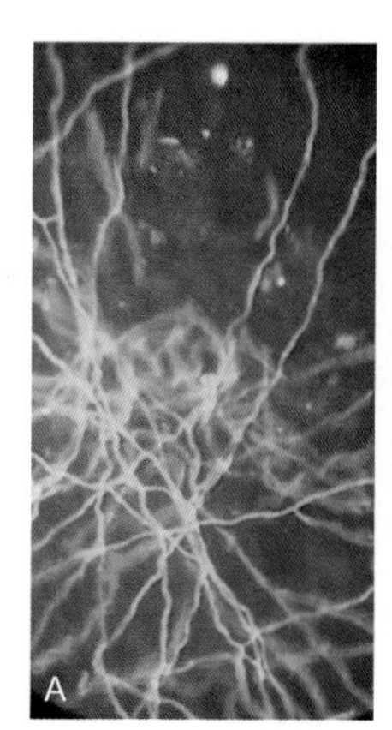

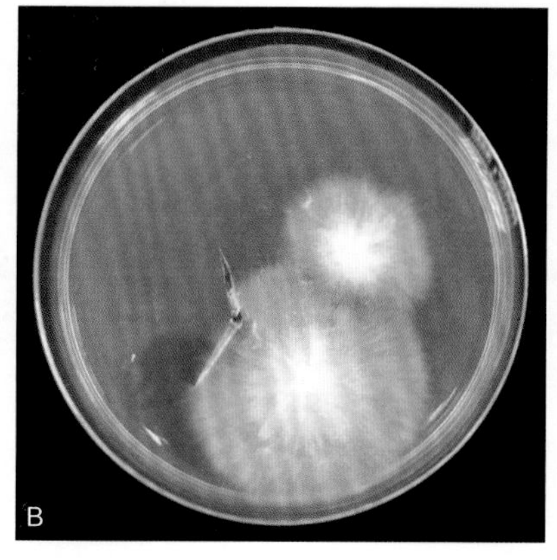

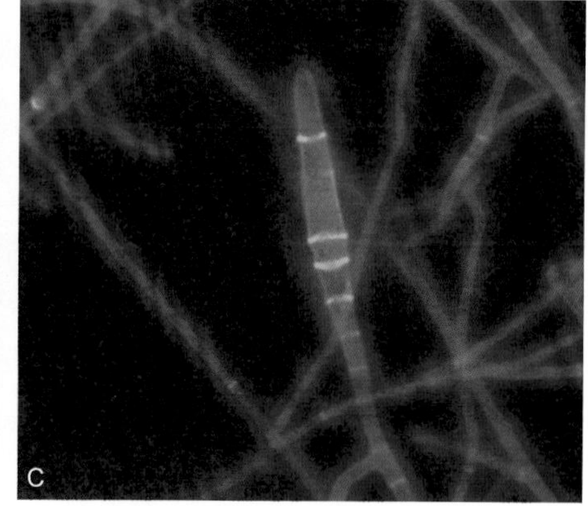

图1-3-81　难辨认癣的真菌检查结果。A. 真菌镜检（钙荧光白染色）。B. 真菌培养菌落形态。C. 真菌大分生孢子

【诊断与治疗】

诊断：犬小孢子菌所致难辨认癣。

治疗：给予特比萘芬片口服，特比萘芬软膏外用。3周后皮疹完全消退，再次真菌镜检未见菌丝。

【本例要点】

难辨认癣常见的可分为3种形态：① 皮炎样：表现为弥漫性红斑、丘疹，轻度水肿，皮损边界不清，覆有少许鳞屑，类似于脂溢性皮炎、接触性皮炎等。② 痤疮样：表现为大片红斑，表面可见丘疹、脓疹、丘疱疹。③ 盘状红斑狼疮样：表现为水肿性红斑或斑块，逐渐向外围扩大成弧形，边缘略隆起，内侧缘覆细小鳞屑，以青年女性多见。还有少数类似银屑病、紫癜和肉芽肿样损害，极易误诊。误用糖皮质激素减轻了皮损的炎症反应，但真菌过度生长，致皮疹失去典型表现，难以辨认。

虽然外用糖皮质激素可改变皮损的形态，但在局部皮损仍可发现体癣特征的痕迹。因此，在日常诊疗工作中，要认真细致观察皮损情况，注重寻找不典型皮疹里的典型特点，对不典型的皮疹，应耐心询问病史及诊治情况，详细检查有无手癣、足癣、股癣、甲癣等。当皮损边缘出现丘疹、鳞屑、脓疱，有圈环状改变等特点，且治疗无效时，应及时给予真菌检查。有针对性的真菌学检查可以帮助快速明确诊断。疾病早期未明确诊断之前应避免滥用糖皮质激素制剂，以免导致更进一步的误诊。一旦确诊，对症治疗，均能取得良好疗效。

难辨认癣临床表现缺少典型体癣的典型特征，但并非不能辨认。提高对本病的认识能够降低误诊率，减少患者不必要的治疗。

（邵霞）

第四节 须 癣

病例55 指(趾)间毛癣菌致须癣

【临床资料】

患者，男，31岁，农民。4个月前患者的右耳前部出现红色皮损，伴痒感。在外院治疗无效(具体用药不详)，皮损逐渐扩大、加重，波及上唇部、下颌部、颏部、颈前上部，皮损红色肿胀，有脓液溢出，患者张嘴困难，左、右转头受限，皮损疼痛明显，遂至我院就诊。皮损组织病理显示：表皮轻度增厚，轻度细胞间水肿；真皮全层可见弥漫性以中性粒细胞及单一核细胞为主的炎细胞浸润，间有少数多核巨细胞，部分皮下脂肪组织亦见混合性炎细胞弥漫性浸润；PAS染色阴性。真菌镜检和培养阴性。细菌培养阴性。给予患者口服米诺环素、氟氯西林、复方甘草酸苷、异维A酸胶囊、甲基泼尼松龙24 mg/d治疗，皮损有所改善。为进一步明确诊断及治疗，患者出院后就诊我科。发病以来，未伴发热，两便正常，目前口服甲基泼尼松龙16 mg/d治疗。既往体健，发病前有养羊史。

体格检查：一般情况欠佳，患者张口、转头均明显受限，心、肺、腹及四肢检查未见明显异常。皮肤科情况：上唇部、下颌部、颏部、颈前上部皮肤可见融合成片的红色肿胀性浸润性损害，部分区域有结节、脓疱、结痂；压之有脓液外溢，压痛明显；胡须大部分脱落，亦见一些断须，容易拔出；皮损境界尚清楚（图1-4-1A～C）。

实验室检查：血尿常规、血生化未见明显异常；胸片未见明显异常。会诊外院皮损组织病理切片显示：表皮假上皮瘤样增生；真皮全层、皮下脂肪层大量淋巴细胞、浆细胞、嗜酸性粒细胞浸润，部分区域有脓疡；PAS染色未见病原体，提示感染性肉芽肿改变（图1-4-2A）。取患者皮损脓液进行真菌直接镜检可见多的透明分支、分隔菌丝（图1-4-2B），胡须直接镜检阴性。皮损脓液真菌培养阳性，分离株SDA培养呈丝状形菌落，色微黄，表面可见放射状皱褶及短绒毛样菌丝（图1-4-3A）；玻片培养显微镜下可见细长的分支、分隔菌丝，以及大量卵圆形小分生孢子（图1-4-3B），未见大分生孢子及螺旋菌丝；尿素酶试验阳性（图

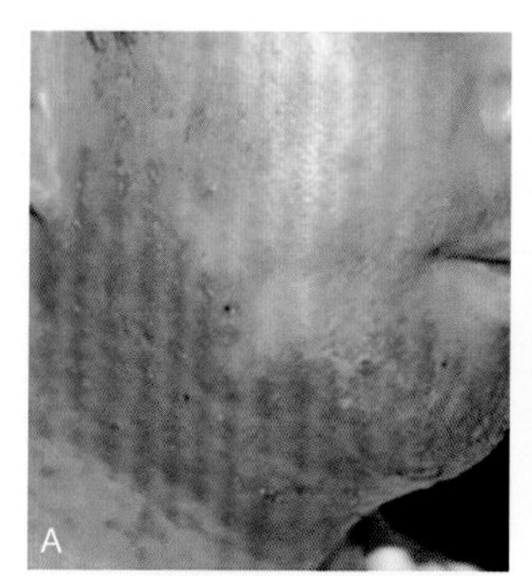
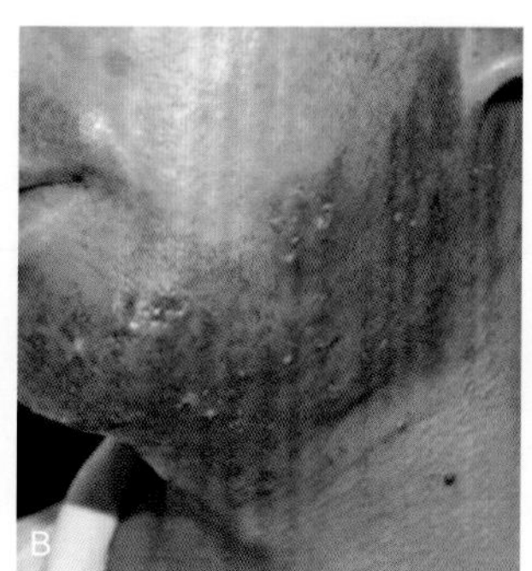
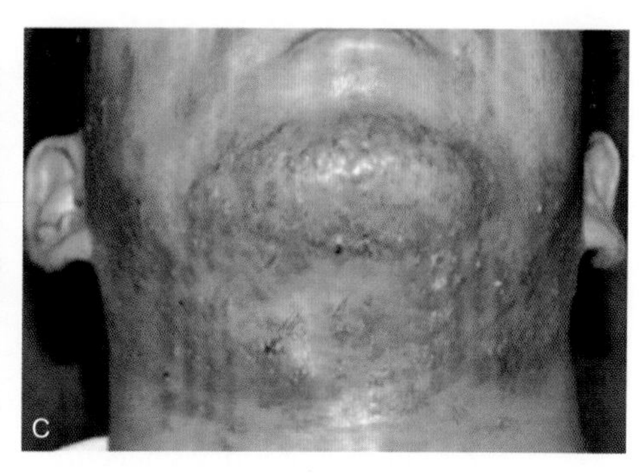

图1-4-1 患者皮损临床表现。A. 右下颌部皮损。B. 左下颌部皮损。C. 颏部和颈前上部皮损

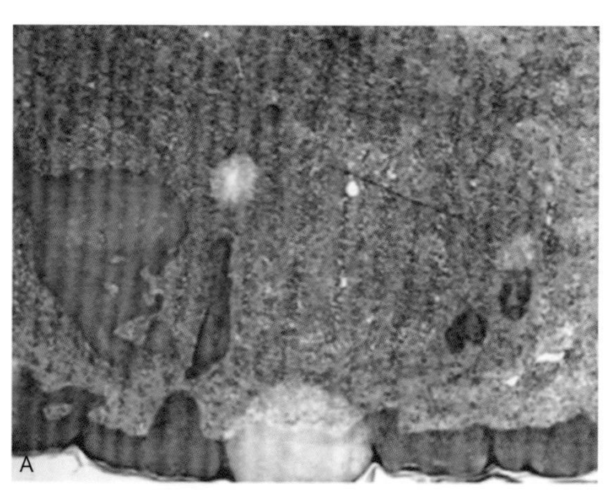
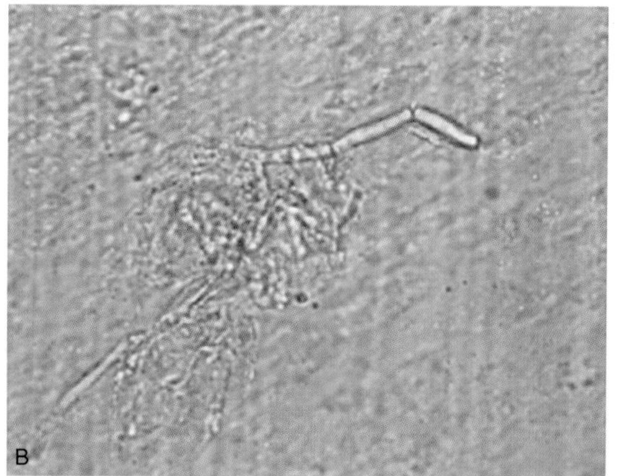

图1-4-2 临床检查。A. 组织病理改变：表皮假上皮瘤样增生；真皮全层、皮下脂肪层大片淋巴细胞、浆细胞、嗜酸性粒细胞浸润，部分区域有脓疡（HE染色 ×40）。B. 脓液直接镜检：可见透明分支、分隔菌丝（×400）

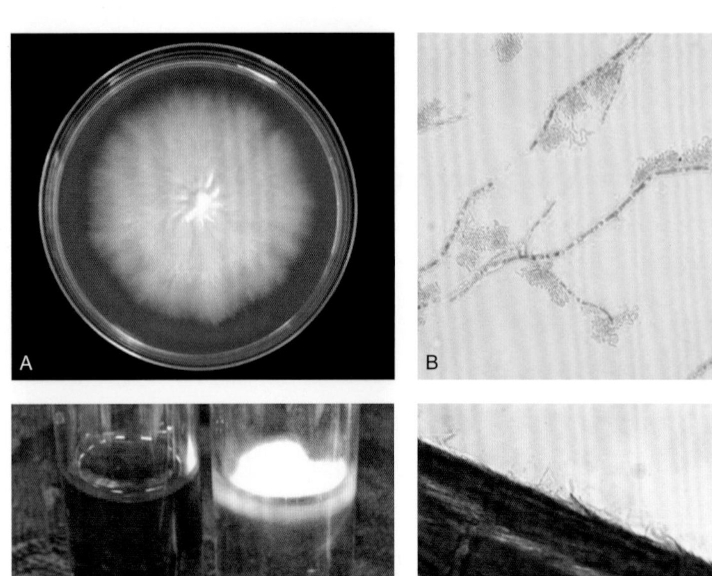

图1-4-3 真菌检查。A. 大体菌落特征(PDA,28℃,2周)。B. 小培养显微镜下菌丝和小分生孢子(PDA,28℃,2周,×400)。C. 尿素酶试验阳性(尿素培养基,28℃,5天,左为分离株粉红色阳性,右为红色毛癣菌阴性对照)。D. 毛发穿孔试验阳性,可见楔形穿孔(幼儿毛发,10%酵母浸膏,28℃,3周,×400)

1-4-3C);毛发穿孔试验阳性(图1-4-3D)。提取分离菌株的DNA,对核糖体内转录间隔区(ITS)测序,序列在GenBank及CBS数据库中通过Blast进行同源序列比,结果与指(趾)间毛癣菌(*Trichophyton interdigitale*)的同源性均为100%;同时选择了一株指(趾)间毛癣菌标准菌株进行对照检测,结果一致。对分离菌株进行的体外药敏试验显示:伊曲康唑最低抑菌浓度(minimum inhibitory concentration, MIC)值为1 μg/mL;伏立康唑为0.03 μg/mL;特比萘芬为0.007 5 μg/mL;卡泊芬净为2 μg/mL;两性霉素B为4 μg/mL。

【诊断与治疗】

诊断:指(趾)间毛癣菌所致须癣。

治疗:给予患者口服伊曲康唑每次200 mg,每天2次;外用特比萘芬乳膏,每天2次;同时逐渐将甲基泼尼松龙减量至停用。治疗2周时患者的皮损、疼痛症状、张口及转头动作明显改善,皮损已无脓液及结痂,真菌镜检阴性。6周时上唇部、颏部、右下颌部皮损全部消失,呈红斑改变;左下颌部及颈前上部仍可见红色硬结改变,有新胡须生长;真菌镜检阴性;复查肝功能正常。患者自觉双手背有肿胀感,遂将伊曲康唑减量为200 mg,每天1次,加服特比萘芬250 mg,每天1次治疗。8周时患者仅左下颌部皮肤触之有局限性且硬的斑块,其余部位皮损全部消退,遗留境界不清的红斑,胡须生长正常。患者有时有乏力感,复查血、尿常规,肝肾功能正常,血钾3.2 mmol/L偏低,给予患者口服氯化钾缓释片,每次1 g,每天2次,继续伊曲康唑和特比萘芬联合治疗。12周时皮损全部消退,部分区域遗留小的增生性瘢痕,真菌镜检阴性,

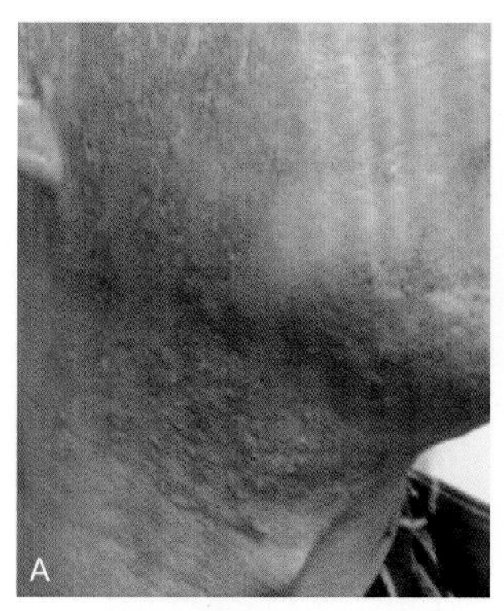

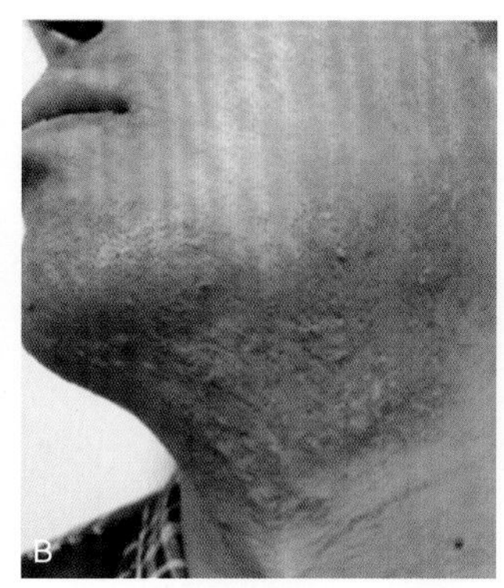

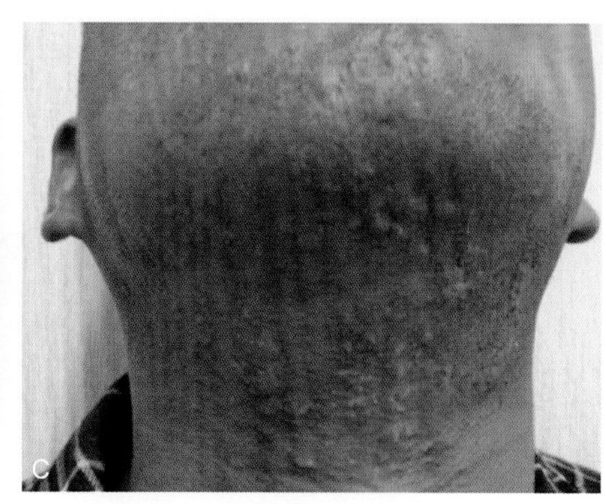

图1-4-4　12周治疗痊愈后临床表现。A. 右下颌部。B. 左下颌部。C. 颏部和颈前上部

患者停止服药。随访至20周，患者皮损无复发（图1-4-4）。

【本例要点】

本例患者为农民，有养羊史，发病初期由于误诊而局部外用糖皮质激素；损害最开始在右耳前面部，由于误诊、误治，导致皮损范围逐渐扩大，累及整个胡须区域；临床表现为浸润性斑块、结节、脓疱，因此符合深在型须癣的表现。

本例患者分离菌株的分子生物学测序、生理生化试验均支持指（趾）间毛癣菌，菌株可能来源于羊，因此，临床表现为深在型。

对于须癣的治疗类似于头癣，需要口服抗真菌药物治疗，外用药可用来辅助治疗。口服抗真菌药物治疗的疗程亦参考头癣，一般4～6周，部分患者治疗时间需要更长。一般皮损消退、真菌学检查阴性后继续用药2～3周停药。该病例确诊后给予口服伊曲康唑治疗，皮损获得明显改善。6周时由于患者有双手肿胀感，且分离菌株对特比萘芬MIC值较低，遂将伊曲康唑减量同时加服特比萘芬联合治疗，总疗程12周获得痊愈。

须癣是临床少见病，易被误诊、误治，详细询问患者职业、接触动物史等非常重要；提高实验室检查水平有助于诊断；系统抗真菌药物对其疗效确切，需要遵循足剂量、足疗程原则。

（王晓雯）

病例56　石膏样小孢子菌致须癣

【临床资料】

患者，男，47岁。左面颊部及上唇左侧近鼻处皮肤红肿、瘙痒及刺痛2周，当地医院诊断为“皮炎”，给予外用药物（具体药名不详）治疗后皮疹未消退，且不断向周边皮肤扩散，瘙痒及刺痛感加剧。遂就诊我院。患者自述发疹前1个月在剃须时不慎刮伤上唇左侧的皮肤，伤口未经任何处理，此后皮疹逐渐扩大、蔓延。体检：患者一般情况良好。左面颊部、上唇左侧皮肤见暗红色斑片及毛囊性的丘疹、少量脓疱，并见绿豆大的结节融合成浸润性斑块，上覆少量鳞屑及脓痂，轻度压痛，皮损边缘清晰。患处皮肤上的胡须脱落、折断、松动、易拔除（图

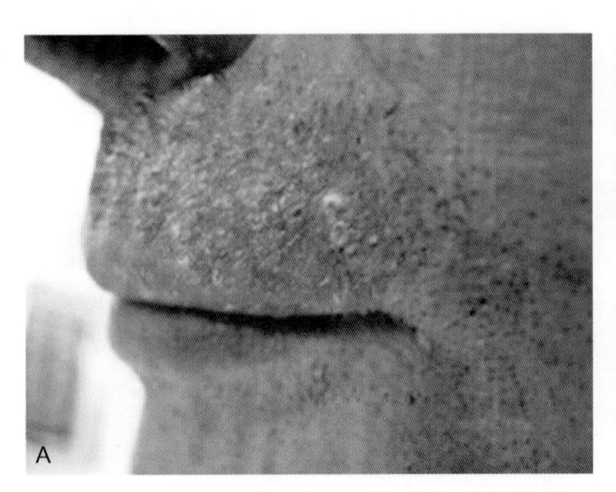

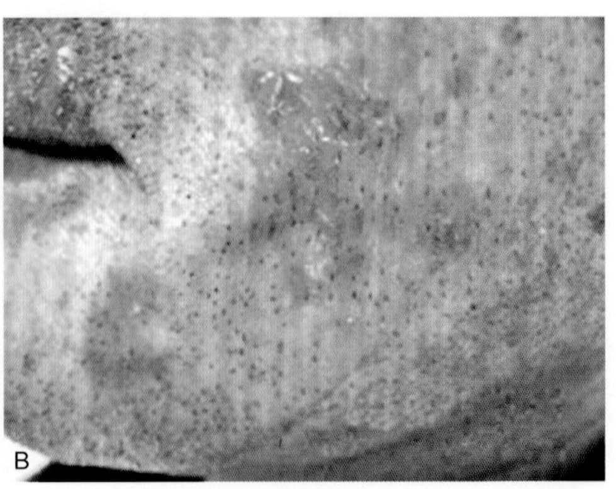

图1-4-5 A. 上唇左侧皮肤见暗红色斑片、脓痂,伴胡须脱落、折断。B. 左面颊部有部分暗红色的斑片

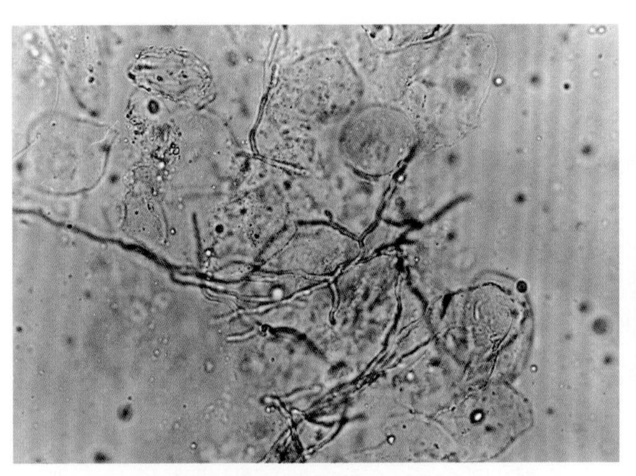

图1-4-6 皮损真菌直接镜检见较多的菌丝

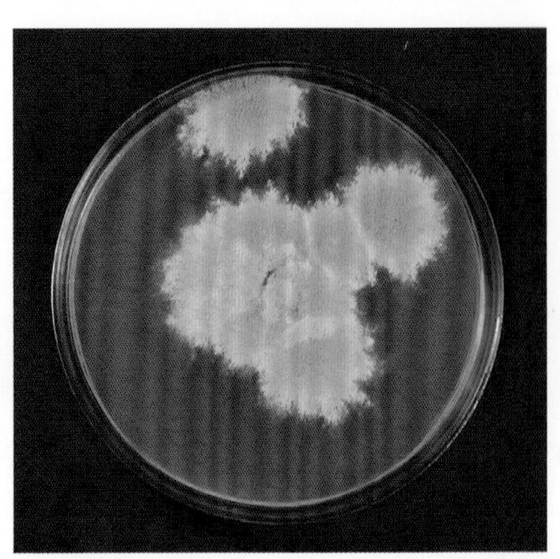

图1-4-7 石膏样小孢子菌在沙堡弱葡萄糖琼脂上的菌落

1-4-5)。实验室检查：2处皮损直接真菌镜检见较多的菌丝(图1-4-6)。真菌培养：棕黄色粉末状的菌落凝结成片,菌落中心隆起,外围少数极短的沟纹,边缘不整齐,背面红棕色(图1-4-7)。取菌落镜检：镜下见较小的纺锤形大分生孢子,4～6个分隔,壁厚、两端圆、壁有刺,菌丝较少(图1-4-8)。毛发穿孔试验阳性,显示发干存在内V形楔状缺损(图1-4-9)。根据菌落形态与镜下结构鉴定为石膏样小孢子菌。

【诊断与治疗】

诊断：石膏样小孢子菌所致须癣。

治疗：给予口服特比萘芬片250 mg,1次/天；外用特比萘芬乳膏,2次/天。连续治疗2周停药。1个月后复诊时皮损全部消退,遗留色素沉着斑片,见新胡须长出,不易拔除。真菌直接镜检及培养结果均为阴性。随访3个月无复发。

【本例要点】

引起须癣的最常见的致病菌为红色毛癣菌、须癣毛癣菌、疣状毛癣菌、紫色毛癣菌,石膏样小孢子菌相对较少见。

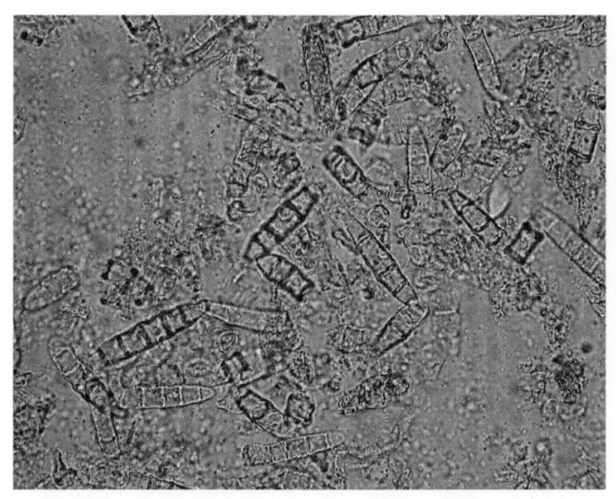

图1-4-8 菌落镜检呈大量4～6隔椭圆形的薄壁大分生孢子

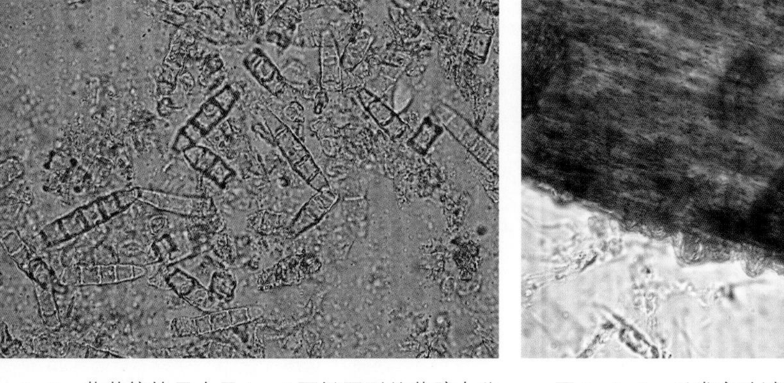

图1-4-9 毛发穿孔试验显示毛发存在楔形缺损

本例患者在发疹前1个月有明确的外伤史，外伤导致皮肤破损，使真菌侵入而破坏毛囊。由于石膏样小孢子菌是一种侵袭力较强的亲动物性皮肤癣菌，能引起皮肤强烈的炎症反应，并侵袭皮肤的深部组织及毛囊。通过毛发穿孔试验证实菌株具有侵袭、破坏毛发的能力。须癣主要见于从事农、牧业，与牲畜、家禽或宠物有密切接触者。本例患者为农民，接触感染机会相对较高，也可能通过污染的剃须刀接种入破损的皮肤导致感染。须癣的治疗疗程一般为4～6周，本例患者病情属早期，皮损相对比较浅表及局限，治疗2周后已明显好转，便自行停药，1个月后复诊已痊愈。

（虞伟衡）

病例57 须癣毛癣菌致须癣合并面颈部体癣

【临床资料】

患者，男，57岁。2个月前上唇部位出现散在红斑，痒，继而扩散至整个上唇，并出现红色丘疹。1个月前在当地医院就诊，诊断不详，给予冰磺肤乐软膏外敷，黄柏胶囊、湿毒清胶囊口服。半个月前上唇病情加重，出现脓疱、结节、结痂并伴有灼痛，进而扩展至整个面部，遂来我院就诊。

患者既往体健，无糖尿病病史，有足癣史，家族中无类似疾病患者，偶尔接触家畜，无明确剃须刀刮伤史。系统检查：未见异常。皮肤科检查：整个面颈部多发轻度水肿性红斑、斑块，边界不清，上至发际，下至颈中部。其上多发丘疹、斑丘疹、小结节，上唇和眉弓见脓疱、结节和结痂。胡须部位亦见小脓肿，压痛，压之有脓液溢出（图1-4-10A～C）。常规实验室检查：血、尿常规和肝肾功能正常。真菌直接镜检：分别刮取上唇皮屑及面部皮屑、拔取病须及眉毛，滴加复方氢氧化钠溶液（10%）做直接显微镜检查。发现须内满布大量链状孢子，毛小皮完整（图1-4-11）；眉毛及毳毛毛根周围布满菌丝和孢子；皮屑内见菌丝（图1-4-12）。真

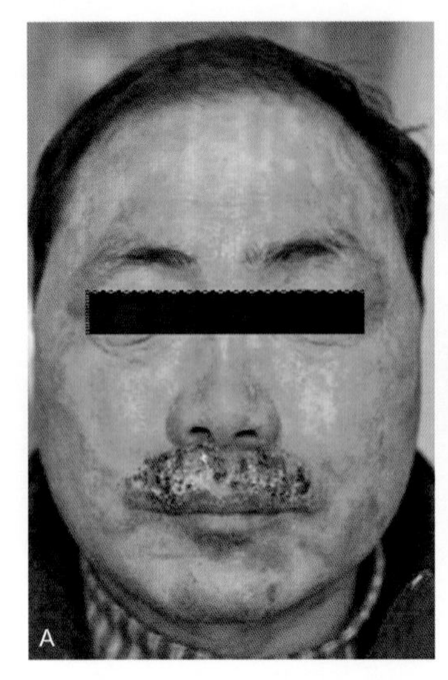
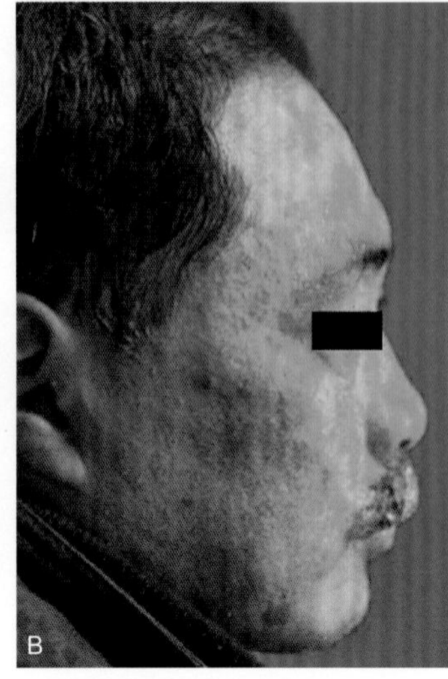
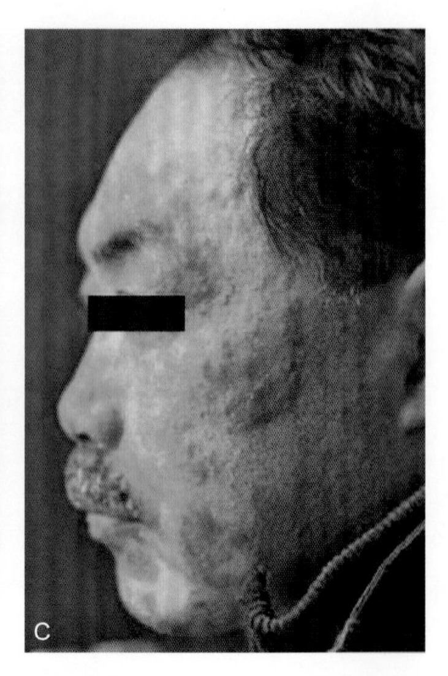

图1-4-10 A. 治疗前皮损正面。B. 右侧面。C. 左侧面

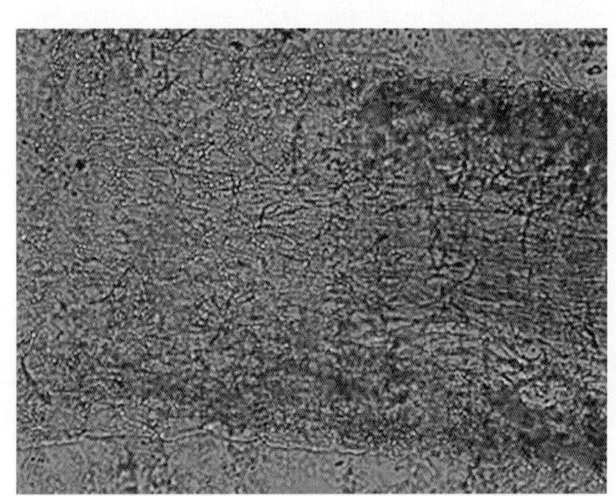

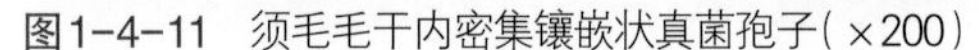
图1-4-11 须毛毛干内密集镶嵌状真菌孢子(×200)

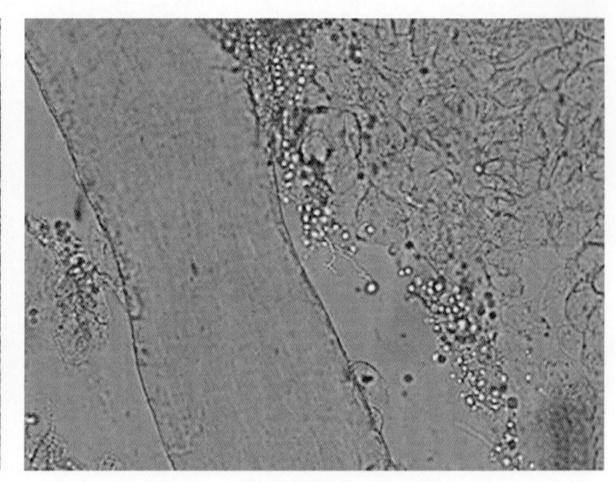

图1-4-12 毳毛外孢子、菌丝(×400)

菌培养鉴定：分别将1份病须、1份眉毛、1份皮屑标本接种于沙堡弱培养基，27℃培养。2天后见细小乳白色菌落开始生长，7天见菌落表面呈乳白色粉末样，融合成片，边缘微有淡黄色色素(图1-4-13)，背面呈淡棕黄色。将培养生长的菌落接种于含马铃薯葡萄糖琼脂培养基做小培养，3天后镜下即见棒状、光滑、薄壁，2～7分隔的大分生孢子、大量圆形葡萄状小分生孢子及螺旋菌丝(图1-4-14)。尿素酶试验：将菌落接种在尿素琼脂培养基上，3天后菌落周围培养基变为紫红色，10天后整个培养基变为紫红色(图1-4-15)。毛发穿孔试验：将健康5岁女童 1 cm长短的头发数十根置试管内，加蒸馏水 5 mL，灭菌后加10%无菌酵母浸膏1滴，将菌悬液接种在试管内，13天后取出头发行棉蓝染色，镜下观察见发干上有与发轴垂直的楔形缺损(图1-4-16)。根据上述菌种特征鉴定为须癣毛癣菌(*Trichophytonm mentagrophytes*)。

【诊断与治疗】

诊断：须癣毛癣菌感染所致须癣合并面颈部体癣。

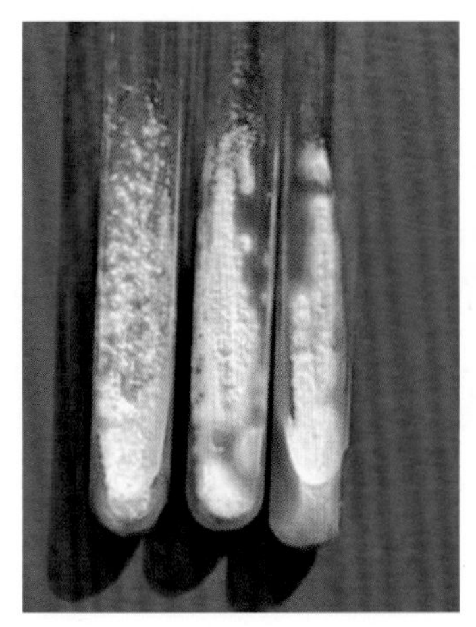

图1-4-13　沙堡弱培养基第7天

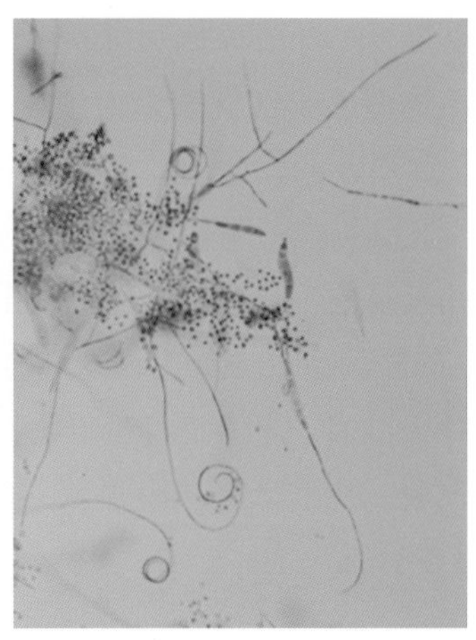

图1-4-14　小培养见棒状分隔大分生孢子、葡萄串状小分生孢子及螺旋菌丝（×400）

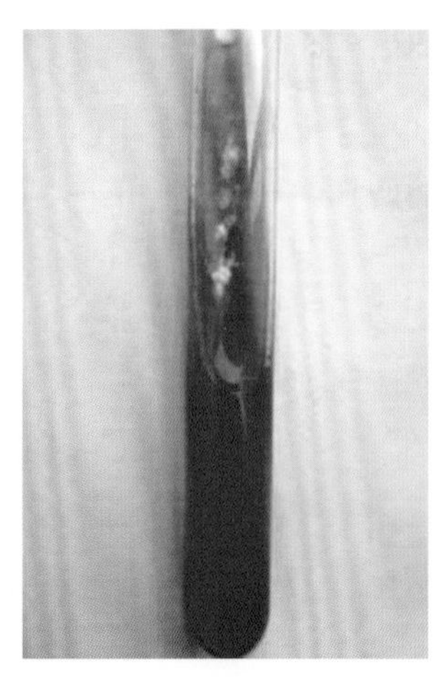

图1-4-15　将菌落接种于尿素培养基10天见整个培养基变紫红

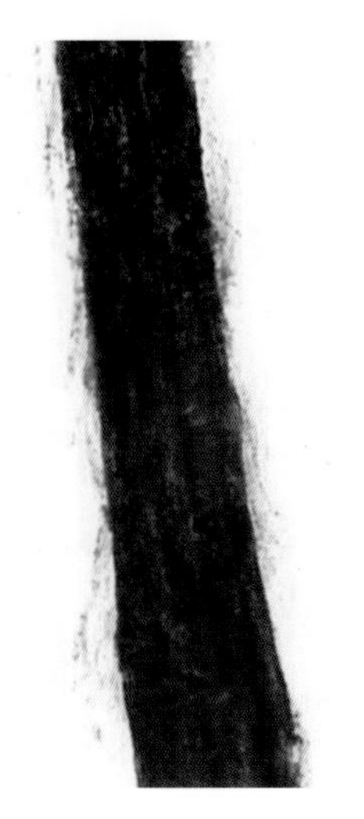

图1-4-16　毛发穿孔试验见发干上有与发轴垂直的楔形缺损（×100）

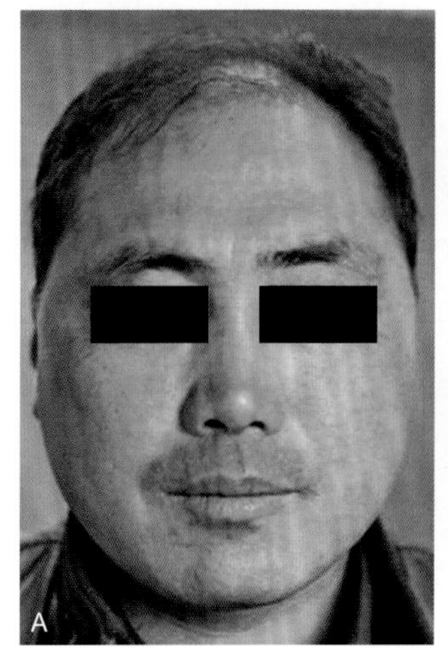

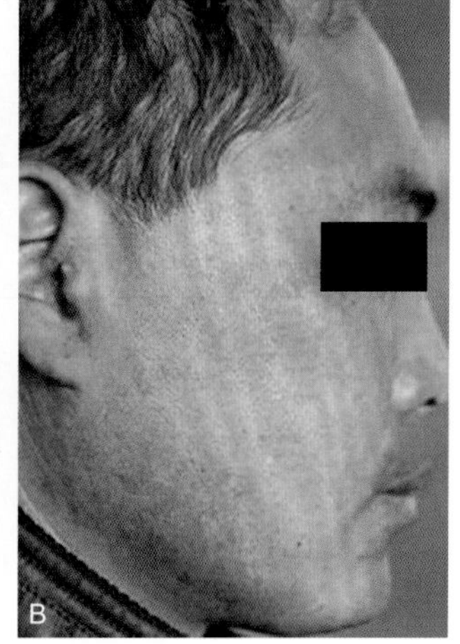

图1-4-17　A. 治疗2个月后正面。B. 右侧面

治疗：给予口服伊曲康唑胶囊0.2 g/d，局部外用盐酸布替萘芬乳膏2次/天。治疗10天后复诊见面部皮损好转，红斑变淡，仍有鳞屑，唇部脓疱消退，丘疹及结节仍明显，自述灼痛感基本消失，嘱继续上述治疗。治疗2个月后患者面唇部仅有少许暗红斑，丘疹消退，无鳞屑，有温热感（图1-4-17A，B），真菌直接镜检及培养皆为阴性，嘱其停用口服药，外用药减量为1次/天。治疗2个半月后电话随访，自述面唇部皮肤正常，无异常感觉，嘱停药。治疗4个月后，电话随访无复发，获得临床及真菌学治愈。服药期间患者无不适感，未见药物不良反应，血糖、肝功能及血常规正常。

【本例要点】

须癣与成人头癣有类似之处，青春期后由于脂肪酸对毛发和毛囊的保护作用，头癣发病率低。须癣的发病率稍高于成人头癣，考虑原因可能为：① 胡须位于上、下唇周围，手易碰到，剃须等容易使其受伤。② 不典型面癣常常误诊为皮炎、湿疹，而外用糖皮质激素治疗，导致病情加重，扩散至须部进而导致须癣的发生。本例患者未外用糖皮质激素，所用冰磺肤乐软膏等中药为治疗湿疹的药物，用药后皮损迅速蔓延加重。

该患者为深在型须癣，同时累及眉毛等面颈部，确诊前曾被误诊为湿疹皮炎，确诊后给予口服伊曲康唑8周，外用盐酸布替萘芬10周，达临床和真菌学治愈。提示临床上对面部不典型体癣，按常规皮炎、湿疹治疗无效者，应仔细询问职业、动物接触史，进行真菌镜检和培养等真菌学检查以明确诊断。对须癣或皮肤癣菌肉芽肿必须口服抗真菌药治疗，疗程参考头癣（4～6周），部分患者治疗时间需要更长。

（王淑芬）

第五节　皮肤癣菌肉芽肿

病例58　须癣毛癣菌肉芽肿（1）

【临床资料】

患者，男，42岁，因“右上唇皮肤红斑、结节20天”就诊。20天前无明显诱因右上唇开始出现红斑、丘疹、丘疱疹，自觉灼热感，不痛不痒。外院拟“单纯疱疹”，予抗病毒治疗（具体用药不详），表面结痂，但仍有红肿，且周边出现较多红斑、丘疹、脓疱、结节。否认有外伤史。既往无类似病史。家有宠物。体检：一般情况好，右上唇见红斑、丘疹、脓疱及绿豆大小的结节，伴少量鳞屑，部分胡须脱落（图1-5-1）。无明显压痛。实验室检查：血常规正常。取结节内血性分泌物，真菌直接镜检阴性，沙堡弱培养基培养6天见乳白色菌丝生长，不久逐渐变为粉末样，色乳白，并融合成片，中央隆起有少许折叠，外围少数短的沟纹，边缘不整齐，背面棕红色（图1-5-2）。镜下可见大量的螺旋状菌丝，少量的棒状大分生孢子，5～7个分隔，小分生孢子球形，聚集成葡萄状。鉴定为须癣毛癣菌。

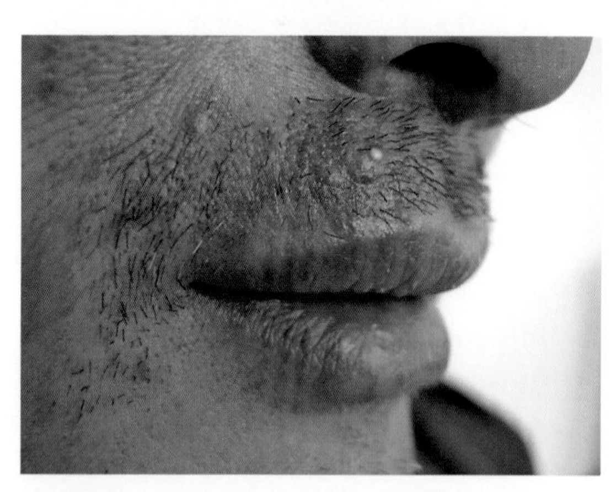

图1-5-1　右上唇见红斑、丘疹、脓疱、结节，伴胡须脱落、折断

【诊断与治疗】

诊断：须癣毛癣菌肉芽肿。

治疗：口服特比萘芬片每次250 mg，1次/天，餐前服。外涂特比萘芬乳膏，2次/天。连续2周后停药复诊，皮损消退，遗留少许色素

沉着,新胡须长出。局部皮屑真菌直接镜检阴性。服药期间无不良反应。

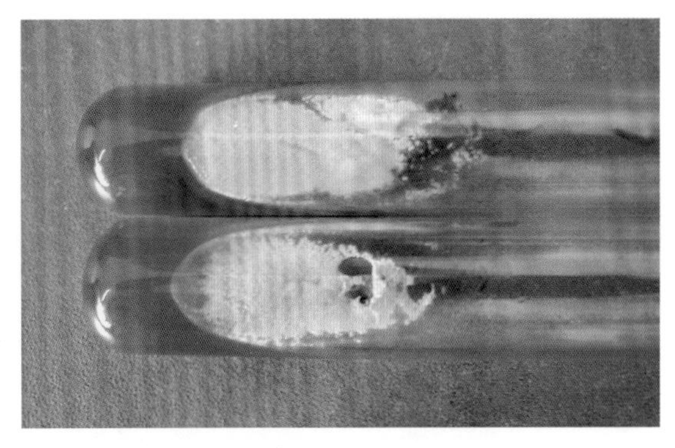

图1-5-2　须癣毛癣菌在沙堡弱葡萄糖琼脂上的菌落

【本例要点】

须癣毛癣菌肉芽肿根据胡须部位丘疹、脓疱、结节或溃疡等深在损害,伴胡须脱落、折断,结合皮下脓液或血性分泌物真菌培养或病理找到须癣毛癣菌并符合肉芽肿表现可诊断。但需要和须疮及寻常狼疮等鉴别。须疮主要表现为毛囊性的丘疹或脓疱,中心有毛发穿过,脓疱破溃后,干燥结痂,经2～3周痂脱而愈,但不断有新皮疹出现,呈慢性过程。分泌物培养多为葡萄球菌。寻常狼疮多有苹果酱样的狼疮结节及溃疡,病理呈结核性或结核样浸润。

本例患者因为家中养狗,狗易携带亲动物性皮肤癣菌(如须癣毛癣菌、犬小孢子菌等)。本例患者临床表现为右上唇丘疹、脓疱、皮下结节伴有胡须折断,而皮损结节内血性分泌物培养出须癣毛癣菌,故诊断为须癣毛癣菌肉芽肿。开始表现为局部的红斑、丘疹、丘疱疹、灼热感,可能是一个单纯疱疹的表现。在局部皮肤屏障破坏的情况下,真菌侵入深部,导致肉芽肿表现。另一种情况可能是一开始为须癣毛癣菌导致的须癣,后来发展为深部感染。治疗采用特比萘芬,该药属丙烯胺类抗真菌药,对皮肤癣菌有较强的杀菌作用,并具有亲脂性,富集于真皮、表皮和脂肪组织,治愈率高,副作用小,疗程短。本例患者取得了满意的疗效。

(曾义斌)

病例59　须癣毛癣菌肉芽肿(2)

【临床资料】

患者,男,31岁,因“右小腿皮损伴痒、痛2年”就诊。2年前患者无明显诱因于右小腿屈侧出现一处铜钱大小环形红斑,外用中药治疗无效。皮损逐渐向外扩大,伴剧烈瘙痒。后皮损表面出现硬结、破溃及化脓,有时疼痛。患者既往病史不详。查体:一般情况可,浅表淋巴结未触及肿大。皮肤科检查:右小腿外侧、屈侧可见隆起的环形红斑,边界清楚,表面有丘疹、脓疱及脱屑;其环形皮损内可见散在数个大小不一的质硬的结节,个别顶端有结痂,未见明显坏死及化脓性损害(图1-5-3)。实验室检查:皮损组织病理显示真皮可见嗜中性粒细胞、组织细胞、淋巴细胞、浆细胞及多核巨细胞浸润,为感染性肉芽肿

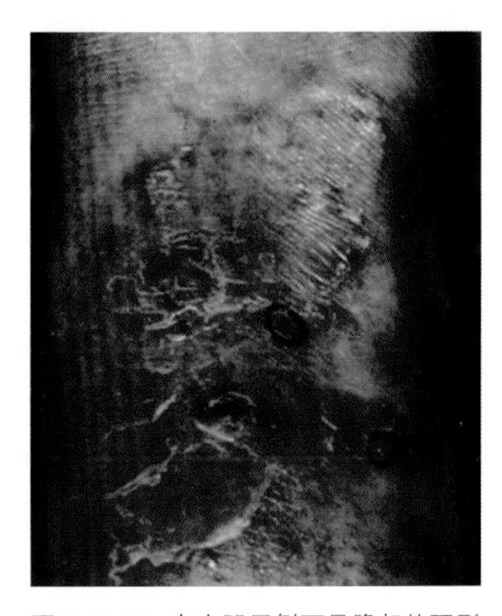

图1-5-3　右小腿屈侧可见隆起的环形红斑,边界清楚,可见丘疹、脓疱及脱屑;其环形皮损内散在数个大小不一的质硬的结节,个别顶端有结痂

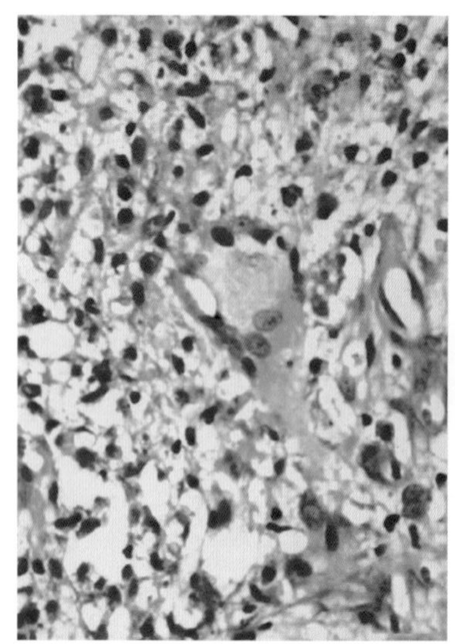

图1-5-4 组织病理真皮可见嗜中性粒细胞，组织细胞、淋巴细胞，浆细胞及多核巨细胞浸润（HE染色 ×400）

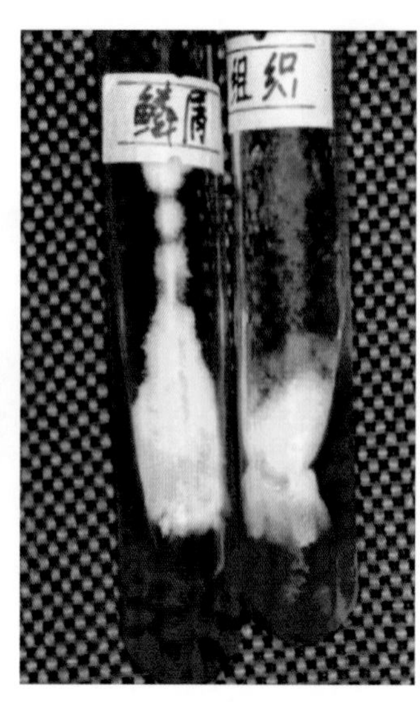

图1-5-5 初代培养：鳞屑和组织中均可分离出绒毛状菌落生长，表面呈白色（SDA）

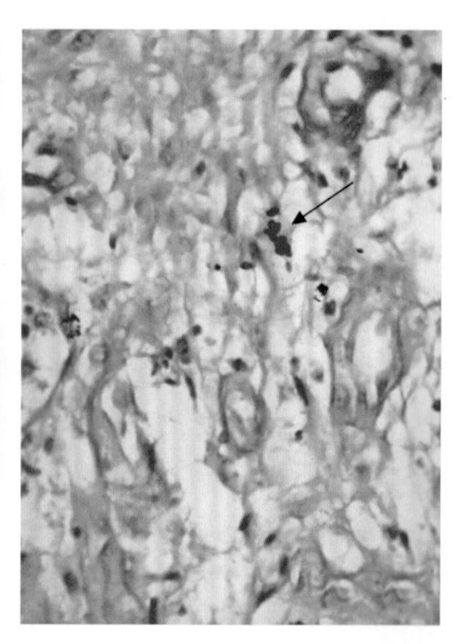

图1-5-6 组织病理（PAS）：真皮中可见红染的孢子样菌丝片段（箭头）

改变（图1-5-4）。组织块真菌培养阳性，皮损鳞屑真菌镜检和培养均阳性，菌种鉴定为须癣毛癣菌（图1-5-5）。组织病理切片PAS染色，在真皮中可见多数红染的孢子样菌丝片段（图1-5-6）。

【诊断与治疗】

诊断：须癣毛癣菌所致肉芽肿。

治疗：给予患者口服特比萘芬250 mg，1次/天，疗程1个月，痊愈。

【本例要点】

皮肤癣菌不但可以引起毛发、表皮和甲板的感染，还可引起深部组织感染。以红色毛癣菌最常见，其次为须癣毛癣菌、疣状毛癣菌、絮状表皮癣菌、紫色毛癣菌、铁锈色小孢子菌、断发毛癣菌、犬小孢子菌、石膏小孢子菌等。临床可表现为蜂窝状毛囊炎型、脓癣型、Majocchi肉芽肿型、皮下组织脓肿型、淋巴结脓肿型、足菌肿型、疣状增生型、血源播散型等。此病多发生于浅部真菌病的基础上，可能由于系统性免疫功能降低，如口服糖皮质激素或免疫抑制剂等，或局部因素，如有外伤、局部放疗、长期外用糖皮质激素，或局部毛囊有损害使皮肤癣菌得以进入真皮（在毛囊中存在有皮肤癣菌生存所必需的角蛋白，使其能够适应真皮内的环境而存活）。

本例须癣毛癣菌所致的肉芽肿，因病历记录不详细，推测患者先有小腿体癣，由于治疗不当或剧烈瘙抓导致深部组织感染，组织病理显示感染肉芽肿改变，PAS染色在真皮看到多数孢子样菌丝片段，经口服特比萘芬治愈。

（岳学苹）

病例60　铁锈色小孢子菌引起Majocchi肉芽肿

【临床资料】

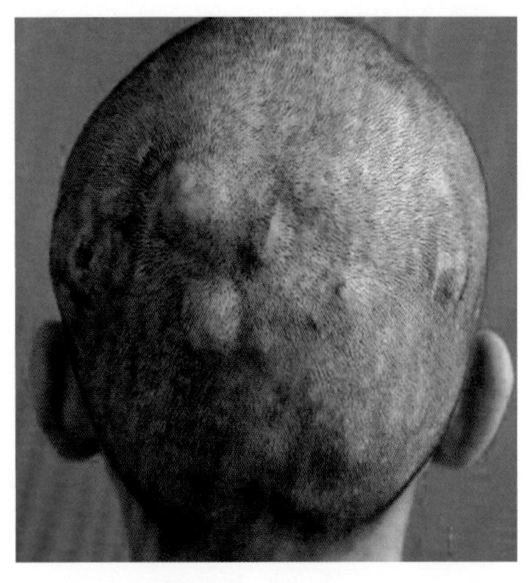

图1-5-7　入院时皮损，可见头部10余个大小不等的结节

患者，女，20岁，塔塔尔族。自述8年前无明显诱因头部起小结节，数月后结节逐渐增大，当地医院以“毛囊炎”给予抗炎治疗稍有好转，但未完全消退，以后皮损常有肿痛，并多次在当地县医院抗炎治疗但未治愈。1年前开始皮损明显增大，疼痛明显，当地县医院又以毛囊炎给予抗炎治疗，结节稍变小，流脓明显减少，但停药后结节又进一步变大，且疼痛明显加重，偶感头晕不适。为明确诊断和进一步治疗，特来我科就诊，以“复发性疖肿”收治入院。入院后查一般情况良好，生命体征正常。皮肤科专科检查：头顶部可见10余处大小不等的皮下结节，触之活动度好，无红肿，有轻度压痛，按压质较软，有波动感，左枕部可见一直径4 cm大小的毛发缺损，表皮糜烂，局部隆起高出皮面，多个窦道口有淡黄色脓液渗出，可见肉芽组织增生（图1-5-7）。

实验室检查：血、尿、便常规，生化全项检查均正常；HIV抗体检测、RPR及TPHA均阴性；分泌物培养无细菌生长。

诊治经过：入院后给予头孢拉定针每次3 g，静脉注射，2次/天；盐酸米诺环素胶囊100 mg 口服，1次/天；局部依沙吖定溶液包，2次/天，共1周。未见明显好转。皮肤活检：HE染色示真皮层大量以淋巴细胞为主的炎性细胞浸润。因活检组织较浅未见真皮深层组织改变（图1-5-8A）。第2次请整形外科医师协助切除完整结节并做组织病理切片，HE染色示真皮内可见大量大小不等的圆形或不规则形结节，内见嗜伊红染色的均质物质或具有折光菌丝样物质团块，外围由嗜伊红物质包绕（Splendore-Hoeppli现象）。结节之间可见大量的多核巨细胞和组织细胞浸润，血管周围可见炎症细胞散在浸润（图1-5-8B）。PAS 染色阳性（图1-5-8C）。

真菌学检测：结节内容物行真菌及细菌培养，从组织内抽出脓血性分泌物放入马铃薯试管培养基中在26℃培养箱中培养14天见黄灰色菌落表面呈绒毛状物（图1-5-9A）。取出菌落滴10% KOH 压片镜下可见大量分隔菌丝，为了更好地观察菌落形态，再次转种于平皿马铃薯培养基培养7天，可见灰白色绒毛状菌落（图1-5-9B），取出菌落行小培养仍未见分生孢子（图1-5-9C）。并取单个菌落培养送日本真菌研究所进行生化实验鉴定及rDNA ITS序列测定为铁锈色小孢子菌，我们分离的单个菌株号A317与EF581133和AJ252338标准菌株DNA序列符合率为100%。

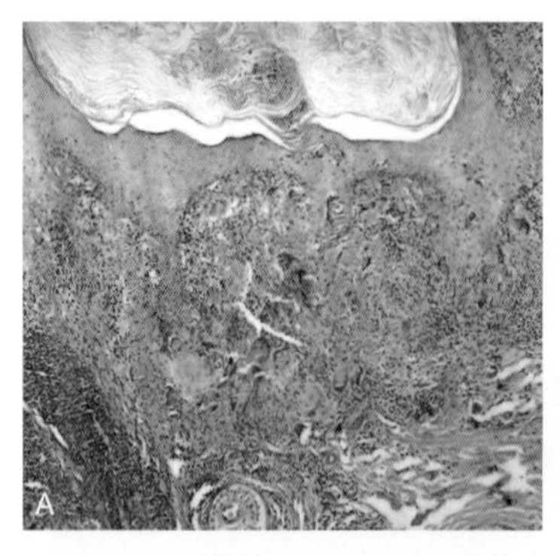
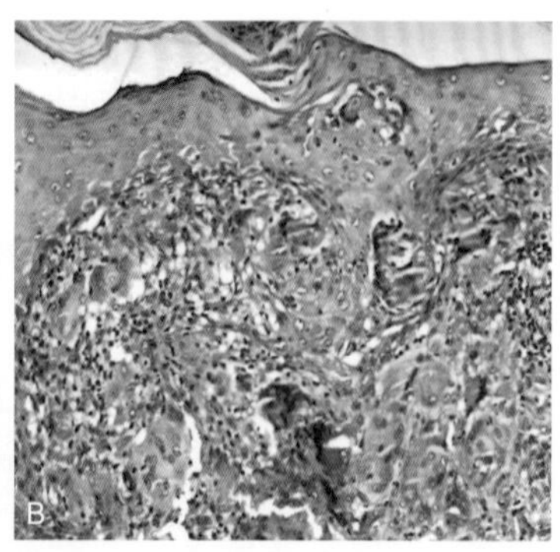
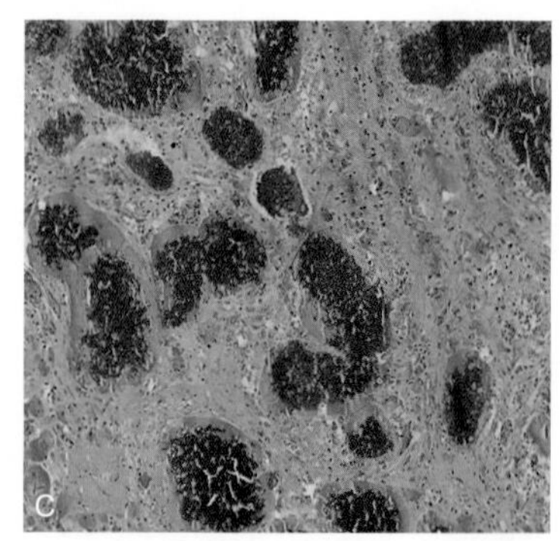

图1-5-8 A,B. HE切片可见毛囊周围炎症细胞浸润。C. PAS染色可见真皮内菌丝团块

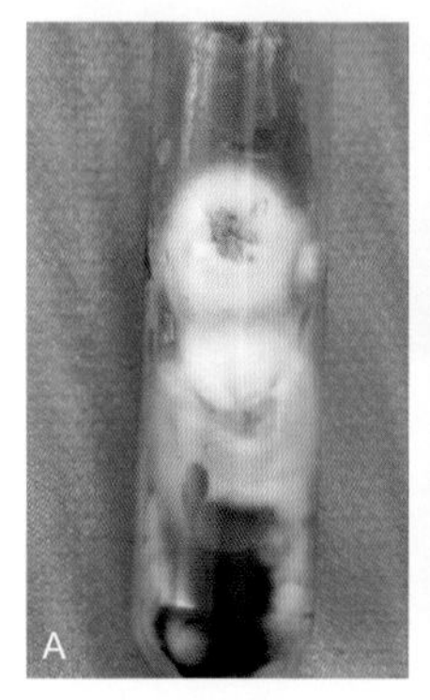
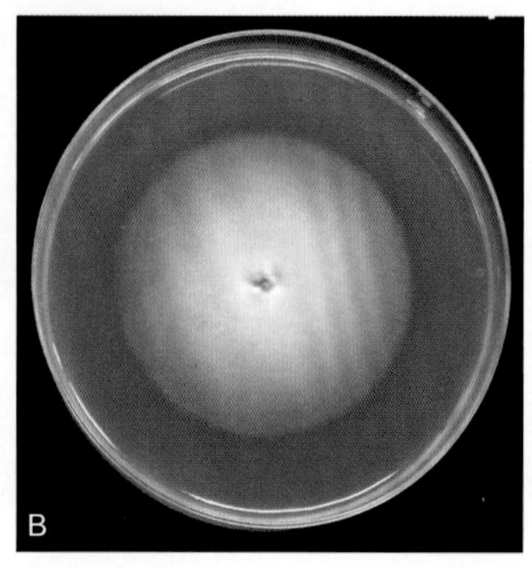
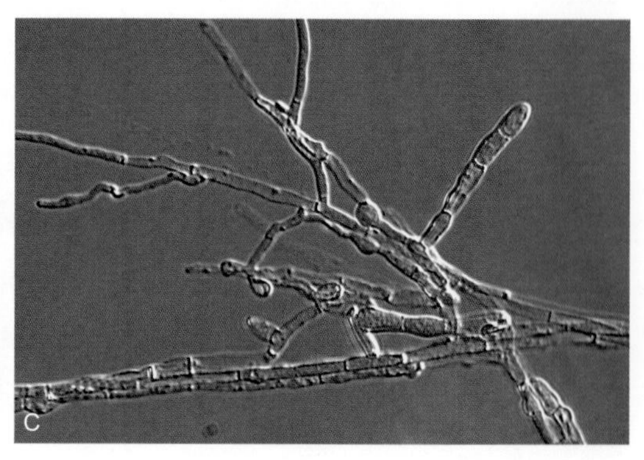

图1-5-9 A. 26℃ PDA试管培养14天可见灰白色菌落。B. 37℃ PDA培养皿培养7天可见灰白色绒毛状菌落。C. 镜下可见分隔菌丝,未见分生孢子

【诊断与治疗】

诊断:根据患者病史及实验室分子生物学结果,诊断为铁锈色小孢子菌引起的结节性毛囊周围炎。

治疗:给予伊曲康唑胶囊每次200 mg,2次/天冲击治疗;泼尼松片15 mg/d。1个月后患者皮损明显缩小,小的结节基本消退,3个月时复查最先出现的皮损处见绿豆大小的溃疡及少量脓性分泌物。

【本例要点】

结节肉芽肿性毛囊周围炎是一类不常见的皮肤癣菌引起的皮肤感染。临床上表现为慢性感染,类似细菌性肉芽肿或疖肿,抗感染治疗一般没有明显疗效,反复发作,尤其是免疫系统紊乱或免疫功能低下患者更为明显。本例患者为无任何基础疾病的年轻女性,但生活在牧区,卫生条件差,未及时明确诊断,滥用药物是引起本病唯一诱发因素。推测在特定的环境和温度适合时菌丝通过毛发进入真皮破坏周围组织引起肉芽肿,但又可能受到非特异性抑制因子对真菌生长的限制而阻止了真菌的快速发展,引起病程漫长。本病注意要点:① Majocchi肉芽肿病程缓慢,好发于头部,可发生于任何年龄。② 组织HE显示真皮毛囊周围可见大量炎症细胞浸润。PAS染色可见菌丝团块。③ 红色毛癣菌是引起Majocchi 肉芽肿的主要致病

菌，但不是所有Majocchi肉芽肿都是红色毛癣菌引起。④ 要早期做真菌镜检及组织病理学检查。不要急于切开引流。根据本例患者治疗经过及愈后情况，笔者认为应早期给予足量抗真菌药物及小剂量糖皮质激素治疗，目前患者未切开部位已基本痊愈，切开引流伤口较前明显缩小，但仍有少量脓性分泌物。

（居哈尔·米吉提）

病例61　肾移植术后红色毛癣菌肉芽肿

【临床资料】

患者，女，73岁，因"左小腿斑块结节伴破溃1个月，双足趾背皮疹1周"就诊。1个月前左小腿中部胫前出现黄豆大皮下红色结节，无自觉症状。皮损渐增大、增多，呈环状排列，部分结节斑块表面破溃，有疼痛。先后于外院疑诊为皮肤感染、感染性肉芽肿、皮肤肿瘤等，给予抗生素药膏外用，无效。1周前，双足趾背侧出现黄豆大小红色结节，皮损部位疼痛加剧后就诊。既往于6年前因慢性肾炎恶化为尿毒症行左肾移植手术。术后一直口服他克莫司每次0.5 g，2次/天；口服硫唑嘌呤0.1 g，1次/天。患双侧足癣、甲癣10余年，半年来病甲数目增多。无其他系统疾病史，无异地久居史，无接触及饲养宠物史，否认结核及其他传染病史。体格检查：一般情况好，各系统检查未见明显异常，左侧腹股沟区可触及约蚕豆大小的淋巴结，活动有压痛。皮肤科检查：左小腿中部胫前横行环绕排列6个约蚕豆至小枣大小的斑块、结节，斑块表面破溃结痂，周围红晕。斑块质地稍韧，有浸润。挤压后有淡黄色渗液（图1-5-10）。双足踇趾背侧可见数粒黄豆大小红色结节、斑块。足踝部轻度肿胀。双足踇趾甲，第二、三、四趾甲发黄、增厚，足趾间脱屑。左足内踝部可见约2 cm × 3 cm大小半环形脱屑性红斑，界清（图1-5-11）。

实验室检查：白细胞3.6×10^9/L，红细胞2.32×10^{12}/L，血红蛋白8.7 g/dL。尿、粪常规，胸部X线透视，心电图均正常。乙型肝炎表面抗体阴性，肝肾功能均正常。

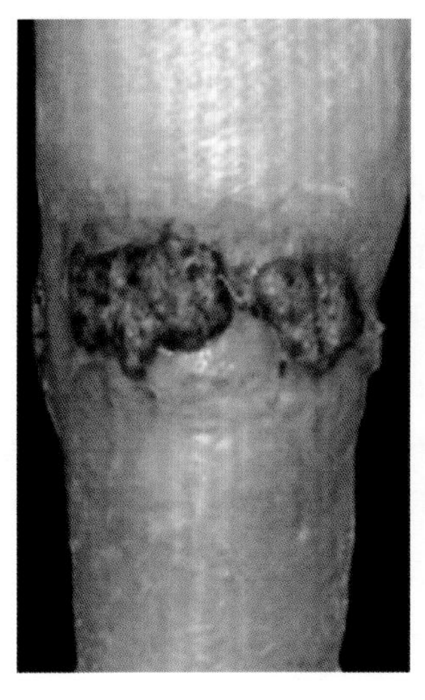

图1-5-10　左小腿中部结节斑块

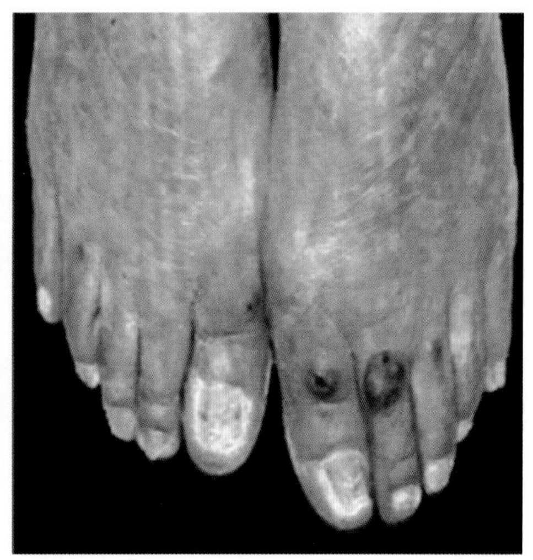

图1-5-11　双足趾背结节斑块，多个趾甲增厚，可见甲碎屑

真菌学检查：肉芽肿组织、足踝部皮损和甲屑真菌镜检可见分隔菌丝。皮损、足背皮屑及甲碎屑真菌培养：

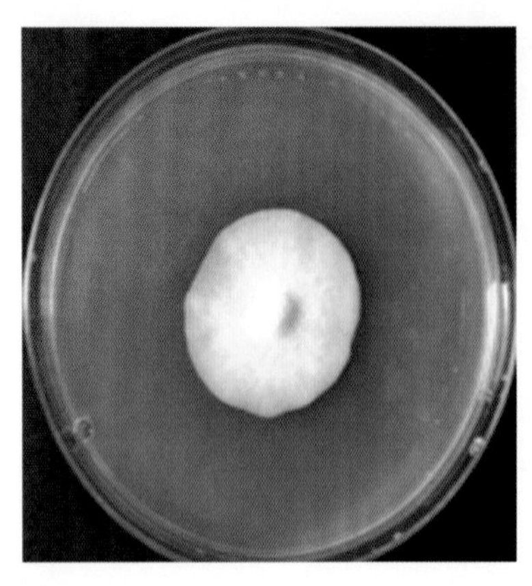

图1-5-12 菌落正面白色绒毛状

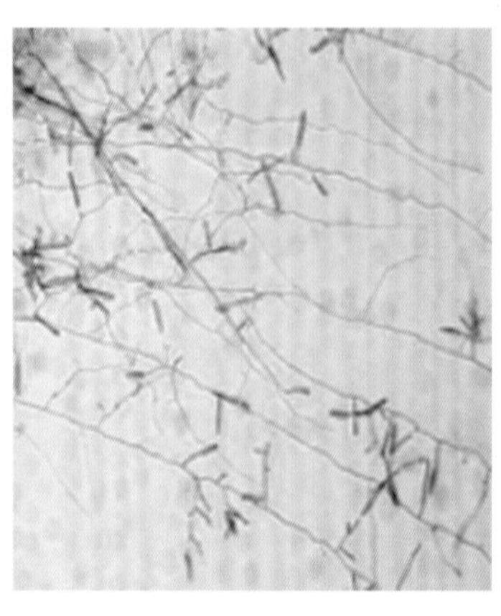

图1-5-13 小培养可见较多侧生圆形或梨形小分生孢子，棒状大分生孢子

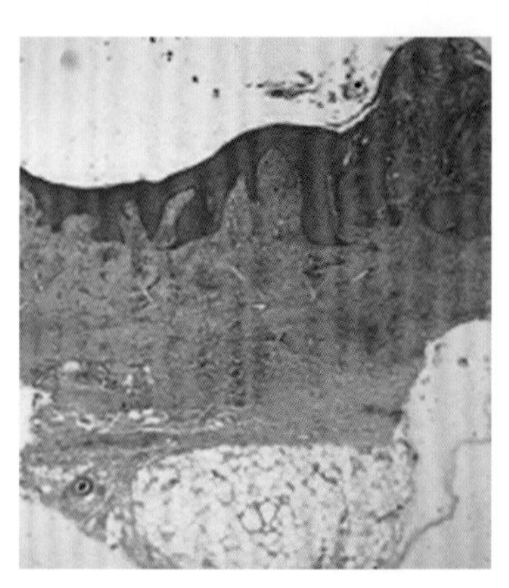

图1-5-14 真皮内混合炎症细胞弥漫分布（HE染色 ×40）

SDA平皿培养14天时显示菌落直径为4～6 cm，表面白色绒毛状，中央隆起放射状皱襞，边缘红棕色，背面黄棕色。PDA平皿培养14天时显示菌落直径为3～4 cm，表面淡红色绒毛状，中央隆起，边缘白色细颗粒状，背面暗红色（图1-5-12）。小培养可见较多侧生圆形或梨形小分生孢子和大分生孢子（图1-5-13）。BCP-MSG培养2周显示菌落生长受限，培养基颜色无变化。尿素酶试验阴性。

切除结节皮损组织病理检查：HE染色，表皮不规则增生，真皮内混合炎症细胞弥漫分布，以中性粒细胞、大量浆细胞、组织细胞和多核巨细胞为主。病理考虑炎性肉芽肿（图1-5-14）。PAS染色可见真皮浅中层散在红染短棒状菌丝结构和圆形孢子（图1-5-15）。

药敏试验：根据CLSI M38-A2方案，PDA活化菌落后于燕麦培养基28℃培养4天，制备菌悬液浓度为（1～3）$\times 10^3$/mL后进行液基稀释药敏试验。试验结果示：伊曲康唑MIC为0.03 μg/mL；特比萘芬MIC为0.000 95 μg/mL。

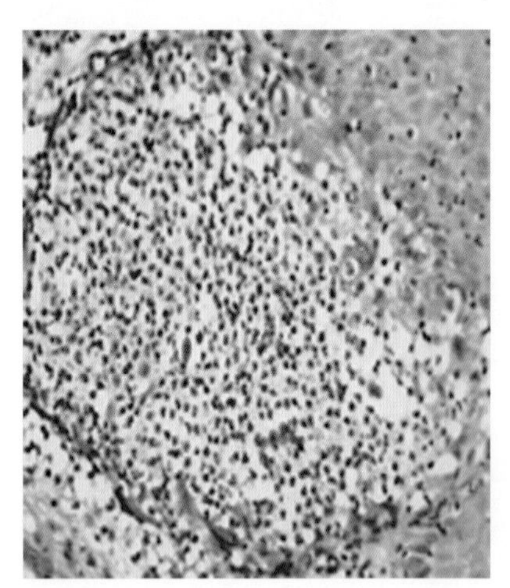

图1-5-15 PAS染色可见短棒状菌丝或圆形孢子（PAS染色 ×400）

分子生物学研究：对受试菌株和对照菌株采用玻璃珠法提取全基因组DNA。对受试菌株的rDNA的ITS区进行PCR扩增、测序分析。PCR产物经玻璃奶纯化后送华大基因测序。按照参考文献试验方法对受试菌株和对照菌株的rDNA非转录间隔区（non-transcribed spacer, NTS）串联重复亚单位1（TRS-1区）进行PCR扩增。取5 μL反应产物在2%琼脂糖凝胶中电泳。

受试菌株的ITS区测序结果：在GenBank中通过Blast进行同源性比对，皮损组织和浅表皮肤及趾甲来源者序列完全一致，与红色毛癣菌的同源性均为100%。TRS-1区PCR扩增结果显示受试菌株的基因型完全一致

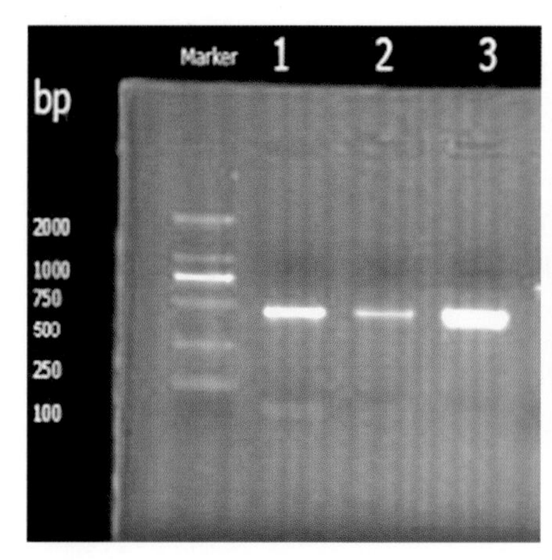

图1-5-16 TRS-1区PCR扩增结果显示受试菌株的基因型完全一致(1、2、3分别代表足、趾甲、肉芽肿分离到的红色毛癣菌株)

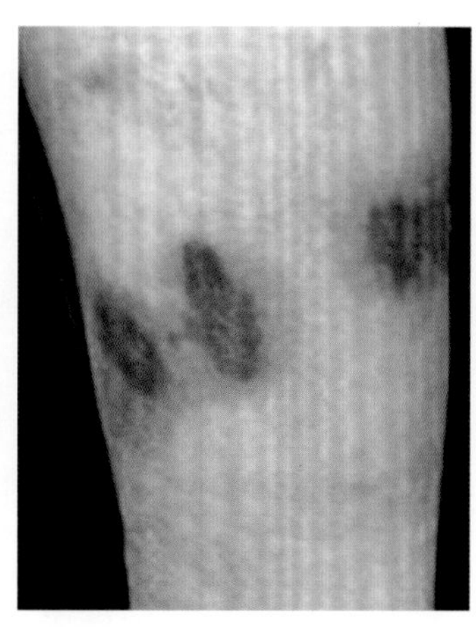

图1-5-17 特比萘芬治疗12周后小腿皮损明显消退

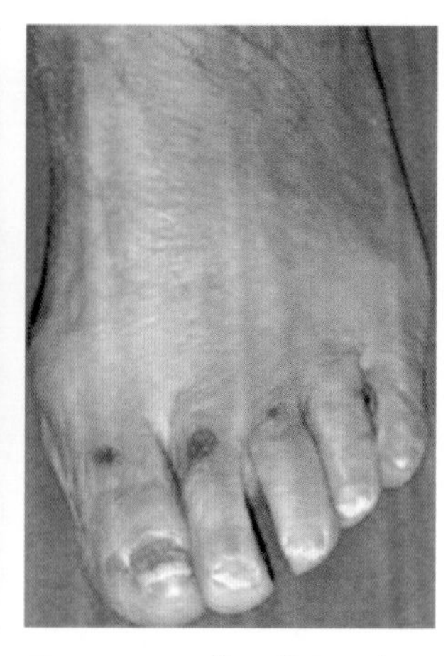

图1-5-18 特比萘芬治疗12周后足趾背皮损明显消退，趾甲基本恢复

(图1-5-16)。

【诊断与治疗】

诊断：红色毛癣菌肉芽肿。

治疗：患者初次门诊就诊时予伊曲康唑每次0.2 g，2次/天。2周后皮损缩小。根据药敏试验结果选用特比萘芬每次0.25 g，2次/天，口服；外用特比萘芬乳膏，1次/天；并停用伊曲康唑。12周后停药皮损明显消退。仍在随访中(图1-5-17，图1-5-18)。

【本例要点】

本例患者长期患足癣、甲癣，未予治疗，肾移植术后口服抗排斥药物，导致骨髓抑制、免疫功能下降、甲癣加重，并出现肉芽肿，推测致病菌由趾甲传播至其他部位，为验证这一推测，我们选择NTS区的TRS-1区进行PCR扩增。结果提示病变的趾甲、足背皮肤和组织的菌株来源相同，即来源于同一菌株，证明皮肤肉芽肿的致病菌来源于病变已久的趾甲。提示我们注意即将接受免疫抑制治疗的患者应详细检查是否伴有浅部真菌病，尤其趾指缝和趾指甲等部位。若存在感染，免疫抑制治疗前应予充分的抗真菌治疗。

国内治疗红色毛癣菌肉芽肿多选用伊曲康唑口服，本例采用CLSI M38-A2方案，对受试菌株进行药敏试验，提示伊曲康唑MIC为0.03 μg/mL，特比萘芬MIC为0.000 95 μg/mL。证明此株菌对伊曲康唑和特比萘芬均敏感，临床可以联合或单用治疗。考虑到伊曲康唑和他克莫司等免疫抑制剂同时口服产生药物相互作用的可能性增大，加重肝脏负担，故单独选用特比萘芬治疗。特比萘芬属于丙烯胺类杀真菌药，用于治疗严重的皮肤癣菌病和甲真菌病等。本例用特比萘芬每次0.25 g，2次/天的方案治疗，12周后皮损明显消退，趾甲基本恢复，治疗效果显著。

(胡小平)

病例62 趾间毛癣菌致皮肤真菌性肉芽肿

【临床资料】

患儿，男，5岁。无明显诱因出现左大腿屈侧红斑伴痒2个月余。曾于当地医院就诊，具体诊治不详。红斑逐渐增厚变硬，范围扩大，在红斑的基础上出现丘疹、结节、鳞屑伴少许散在脓疱。患儿自述轻度瘙痒及明显疼痛。

体检：一般情况良好，各系统查体未见明显异常。皮肤科检查：左大腿屈侧可见范围约13 cm × 8 cm浸润性红斑、丘疹、结节、鳞屑伴散在脓疱，其间可见正常皮肤。

实验室及辅助检查：血常规、生化未见明显异常。皮肤组织活检因患儿家属拒绝未能进行。真菌镜检(－)，真菌培养(+)，转种至沙堡弱培养基，28℃培养7天，可见白色绒毛状菌落，背面呈棕黄色(图1-5-19A，B)。进一步做钢圈小培养，28℃培养3天，镜下可见棒状大分生孢子及聚集成葡萄状的球形小分生孢子(图1-5-19C)。以红色毛癣菌标准株(ATCC-4438，购于中国医学科学院皮肤病研究所真菌菌种保藏管理中心)作为对照株进行尿素酶试验，分别接种于尿素培养基，28℃培养14天，产红结果：对照株(－)，待测菌

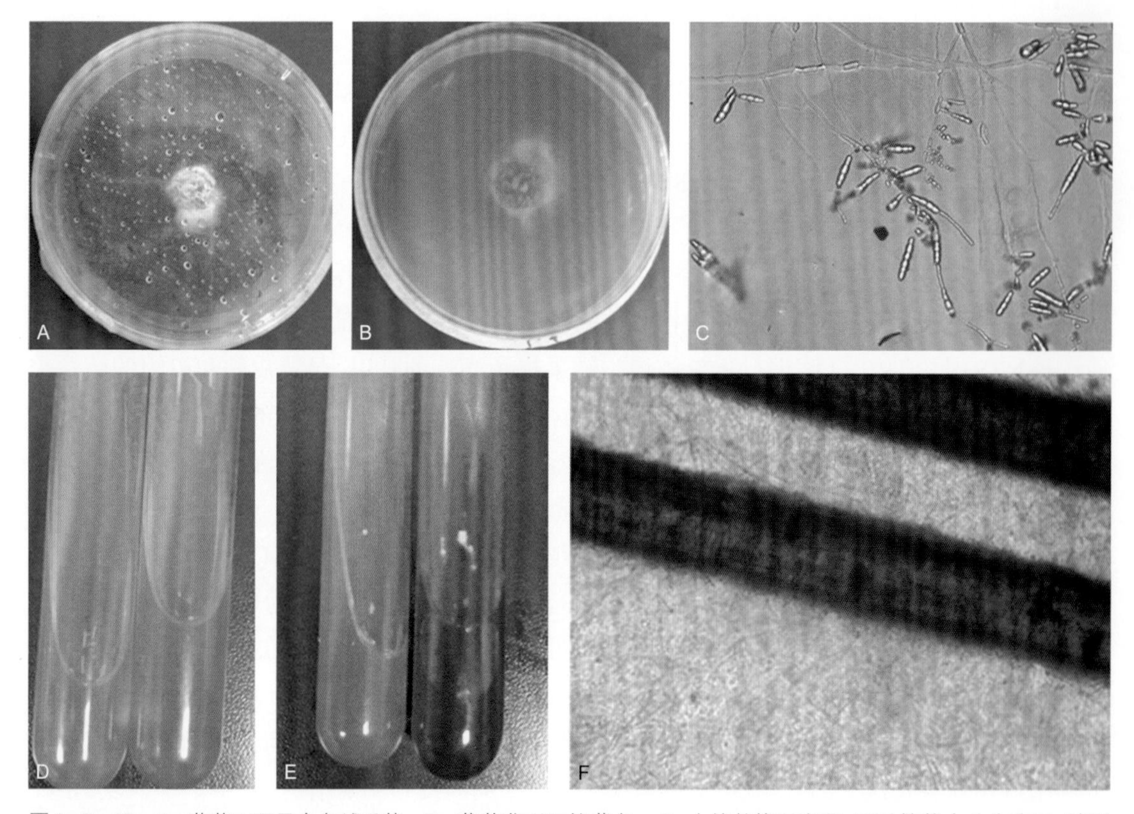

图1-5-19 A. 菌落正面呈白色绒毛状。B. 菌落背面呈棕黄色。C. 小培养镜下表现，可见棒状大分生孢子，球形小分生孢子聚集呈葡萄状(×400)。D，E. 依次为对照菌株、待测菌株尿素酶培养基接种前、后的图片，尿素酶试验结果显示：对照菌株(－)、待测菌株(+)。F. 待测菌株毛发穿孔试验，可见楔形穿孔(×200)

株(+)(图1-5-19D, E)。毛发穿孔试验：对照株(−),待测菌株(+)(图1-5-19F)。采用Biomiga EZgeng™ Fungal g DNA Miniprep Kit(成都飞腾博川生物科技有限公司)提取待测菌株DNA,方法参照试剂盒说明书。以真菌rDNA基因保守区为靶目标,用真菌通用引物ITS1(5′-TCCGTAGGTGAACCTGCGG-3′)和ITS4(5′-TCCTCCGCTTATTGATATGC-3′)扩增ITS区。扩增产物经1.5%琼脂糖凝胶电泳后Gold View染色验证并测序(成都飞腾博川生物科技有限公司)。结果提交GenBank数据库经Blast对比,与须癣毛癣菌复合体中的趾间毛癣菌一致性为100%(登录号：KM578844.1、KP068999.1、KC595993.1)。

【诊断与治疗】

诊断：因患儿家属拒绝做活组织病理检查,我们结合患儿的临床表现及实验室真菌检查结果,诊断为须癣毛癣菌所致真菌性肉芽肿。

治疗：给予患儿伊曲康唑100 mg,1次/天；复方甘草酸苷片每次1片,3次/天；萘替芬酮康唑乳膏2次/天,局部外搽。治疗3周后患儿皮疹明显消退(图1-5-20)。

【本例要点】

真菌性肉芽肿是临床最为常见的感染性肉芽肿之一。可引起皮肤真菌性肉芽肿病变的常见病原真菌有申克孢子丝菌、着色真菌属、隐球菌、疣状瓶霉、链格孢霉等,此外,皮肤癣菌及白念珠菌也可引起肉芽肿。皮肤癣菌中引起真菌性肉芽肿最常见的是红色毛癣菌,须癣毛癣菌较为少见。须癣毛癣菌为亲人、亲动物性皮肤癣菌,常感染人体引起炎症反应剧烈的体癣,很少引起深部真菌感染。须癣毛癣菌所导致的真菌性肉芽肿炎症反应往往比红色毛癣菌严重,大部分发生于成人。免疫力低下,有动物接触史、外伤史,局部使用糖皮质激素等为须癣毛癣菌肉芽肿的易感因素。本例患儿平素体健,无明确的动物接触史、外伤史。最初可能存在一般的皮炎或体癣,因局部外用糖皮质激素不当导致皮肤抵抗力下降、真菌侵及皮下组

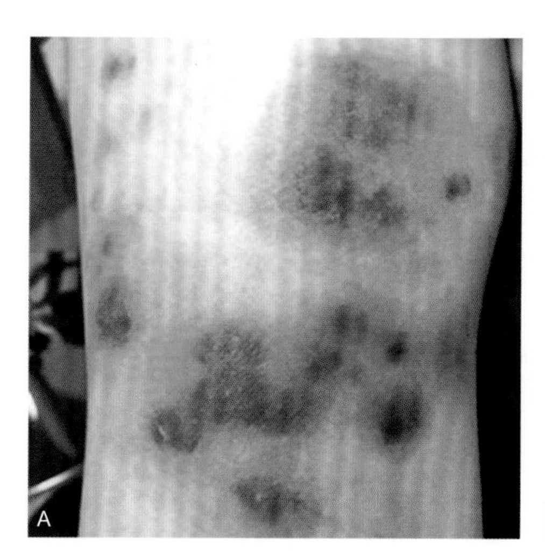

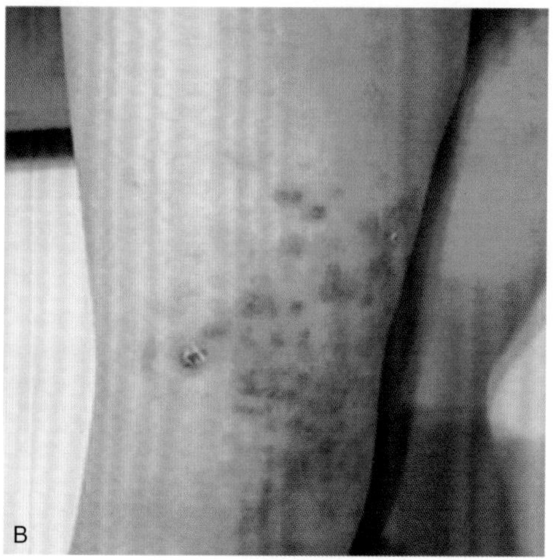

图1-5-20 A. 治疗前,左大腿屈侧可见浸润性红斑、丘疹、结节、鳞屑伴少许脓疱,其间可见正常皮肤。B. 治疗3周后,皮疹明显消退

织。伊曲康唑为三唑类广谱抗真菌药，对真菌细胞色素P450亲和力强，对人体毒性低，对须癣毛癣菌所致的真菌性肉芽肿疗效明确。因此，给予该患儿口服伊曲康唑、外用萘替芬酮康唑乳膏效果良好。

（田力娣）

病例63 临床误诊为转移癌的红色毛癣菌肉芽肿

【临床资料】

患者，女，65岁，因“右前臂红斑、丘疹、结节3个月余”就诊，患者自述游泳后起疹，皮疹逐渐增多，略有痒感，无其余系统症状。否认起疹前服药史，否认局部外伤史。患者于2000年行“乳腺癌切除术”，2005年行“子宫息肉摘除术”。2014年发现“肺结核”，规范抗结核治疗后痊愈。否认其他系统性疾病。临床初诊：皮肤转移癌不能除外。

体格检查：一般情况可，浅表淋巴结未触及肿大，心、肺、腹未见明显异常。患者初诊时右前臂伸侧多发红斑、丘疹及小结节，部分丘疹结节融合成环状斑块，皮疹表面光滑（图1-5-21A）。复诊时皮疹表面出现少许鳞屑，并见个别新发丘疹；双足多个趾甲变色粗糙，甲板前端增厚，足底轻度脱屑（图1-5-21B～D）。

患者初诊时取一小结节行组织病理检查，显微镜下示角化过度伴角化不全，表皮不规则增生，真皮浅层见大量淡染组织细胞团块呈肉芽肿改变，包绕毛囊漏斗部并向下方浸润，伴随少量淋巴细胞、中性粒细胞及个别浆细胞、嗜酸性粒细胞。高倍镜下肉芽肿内可见孢子及菌丝样结构（图1-5-22A，B）。PAS染色见真皮内红染的孢子及菌丝（图1-5-22C）。

真菌学检查：右手臂皮损真菌镜检阴性，病甲甲屑真菌镜检阴性，足底皮屑真菌镜检阳

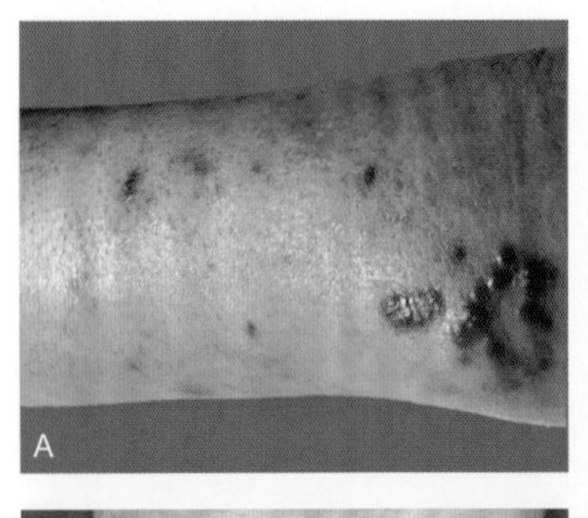

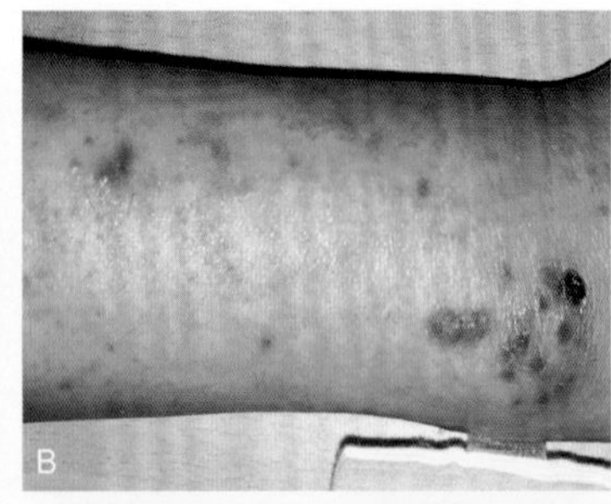

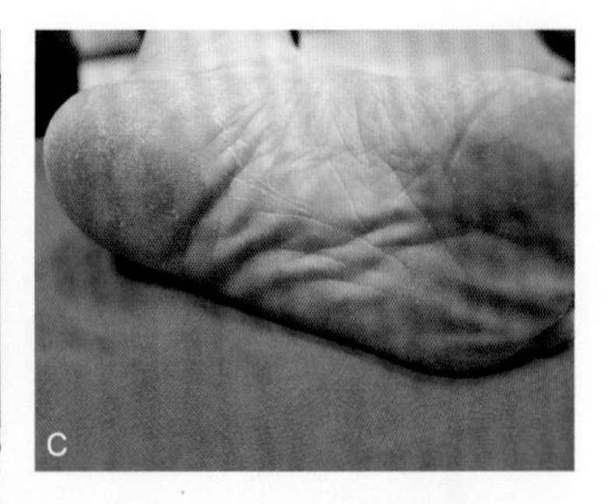

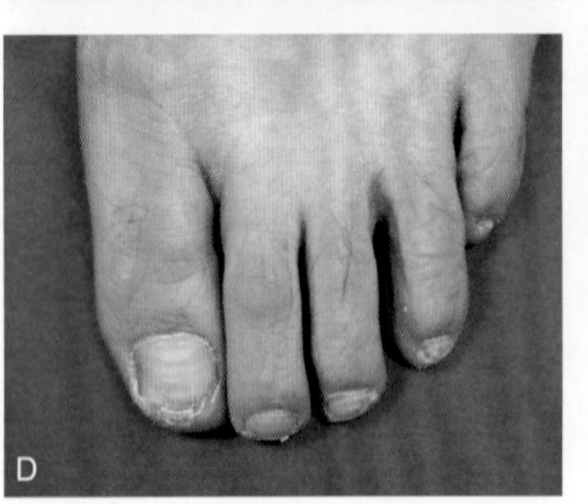

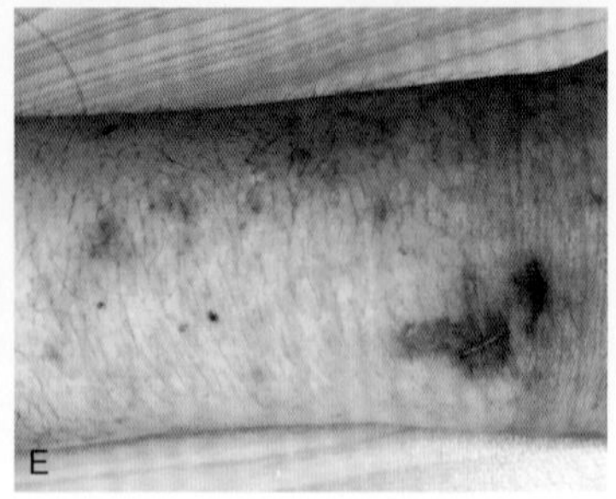

图1-5-21 A. 右前臂伸侧多发红斑、丘疹及小结节，部分丘疹结节融合成环状斑块，大部分皮疹表面光滑。B. 患者复诊时查体见原有皮疹略有消退，表面出现少许鳞屑，并出现个别新发丘疹。C. 个别足趾甲局部变色增厚，表面粗糙。D. 足底可见轻度脱屑。E. 经治疗后原有皮损已完全变平消退，留有色素沉着

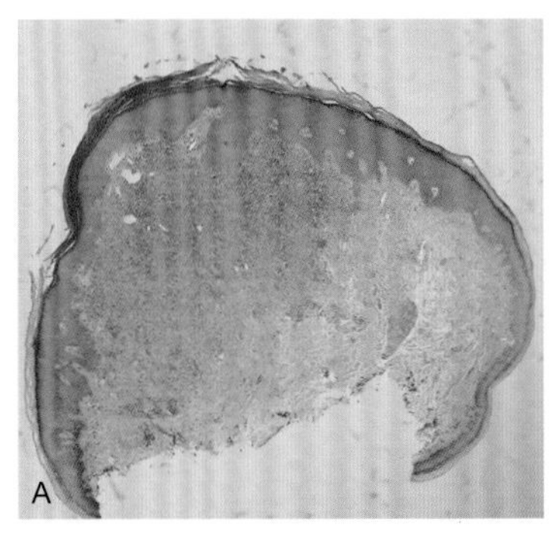

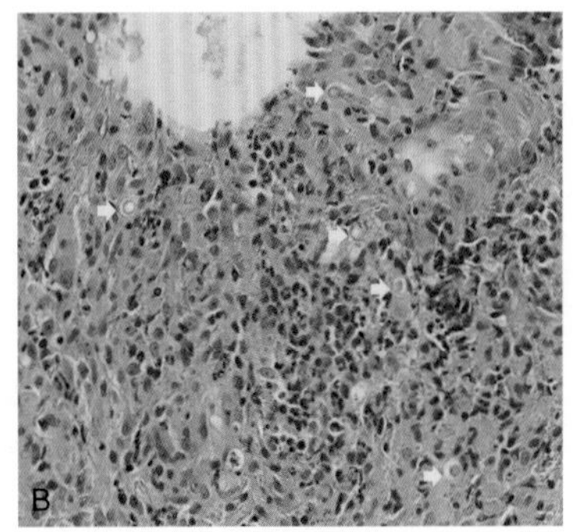

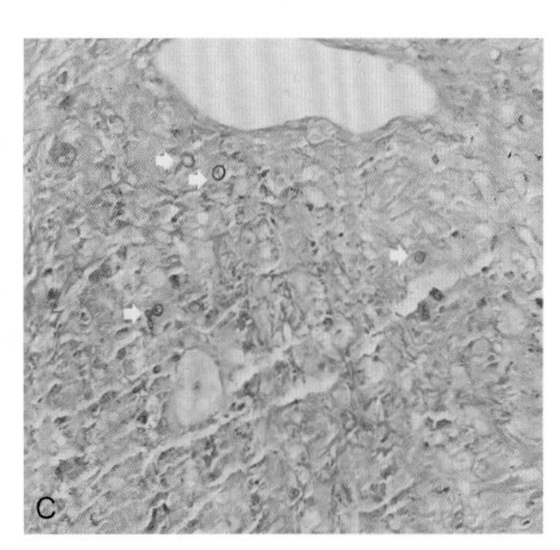

图1-5-22　A. 组织病理示角化过度伴角化不全，表皮不规则增生，真皮浅层见大量淡染组织细胞团块呈肉芽肿改变，包绕毛囊漏斗部并向下方浸润（HE染色 ×4）。B. 高倍镜下见肉芽肿内淋巴细胞、中性粒细胞浸润，并可见孢子及菌丝样结构（黄箭头）（HE染色 ×40）。C. PAS染色见真皮内红染的孢子及菌丝（黄箭头）

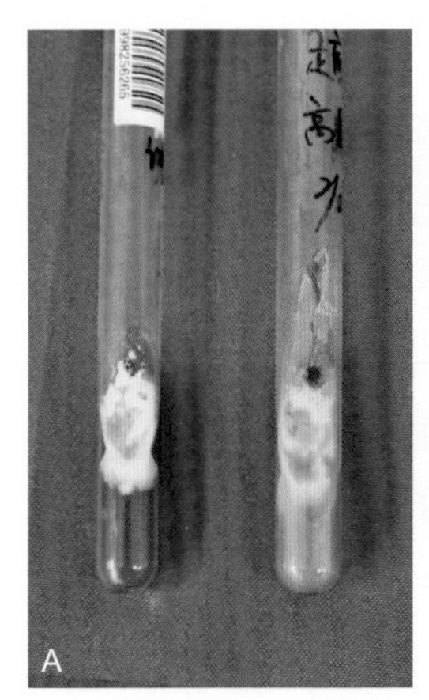

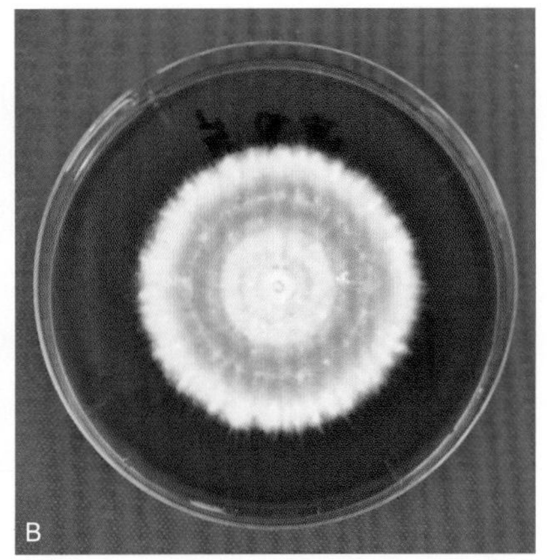

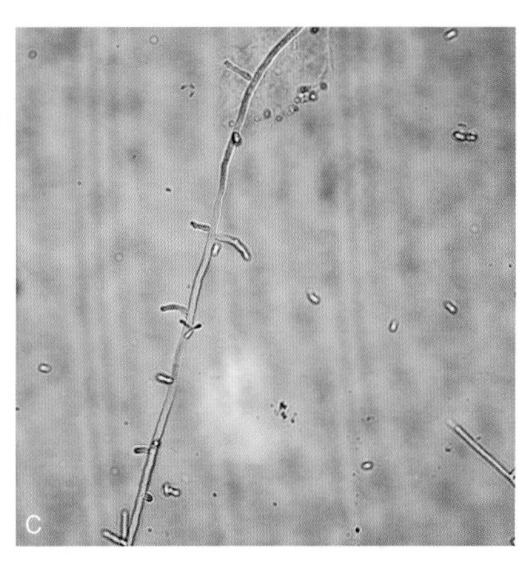

图1-5-23　A. 右手臂皮损组织SDA培养基原始分离菌株（左），足底皮屑SDA培养基原始分离菌株（右），均显示表面白色、背面棕红色毛样菌落。B. PDA培养基的菌落形态，见表面同心圆样白色、棕红色毛样菌落。C. PDA培养基菌落显微镜下示梨形小分生孢子，沿菌丝侧生排列

性。取右手臂皮损活检组织、甲屑、足底皮屑行真菌培养，接种于含沙堡弱培养基（SDA）的试管，26℃培养14天，右手臂组织及甲屑、足底皮屑的试管均观察到培养基上生长出表面白色的绒毛状菌落，背面呈棕红色。将菌株分离接种于马铃薯葡萄糖琼脂（PDA）培养板，26℃培养14天，见表面同心圆样白色、棕红色毛样菌落，挑取部分菌落显微镜下见梨形小分生孢子，沿菌丝侧生排列（图1-5-23A～C）。

分子生物学鉴定：菌株纯化后，提取培养菌落的DNA，以真菌通用引物ITS1（5′-TCCGTAGGTGAACCTGCGG-3′）和ITS4（5′-TCCTCCGCTTATTGATATGC-3′）扩增后进行PCR产物测序，以上均由生工生物工程（上海）股份有限公司完成。测序结果在GenBank数据库中通过Blast进行同源性比对，与基因库红色毛癣菌同源性为100%。结合培养鉴定结果最终鉴定为红色毛癣菌。

体外药敏试验：采用CLSI的M38-A2方案，伊曲康唑、特比萘芬、氟康唑、伏立康唑的MIC分别为0.06 μg/mL、0.03 μg/mL、1.00 μg/mL、0.03 μg/mL。

【诊断与治疗】

诊断：红色毛癣菌所致Majocchi肉芽肿、甲真菌病、足癣。

治疗：确诊后予伊曲康唑每次0.2 g，2次/天，口服5周。因急性阑尾炎手术自行停药1周，经前期治疗皮疹明显好转，后改为0.2 g，1次/天，口服3周。大部分皮疹变平，仅余1处丘疹，再因治疗急性上呼吸道感染自行停药1周，后继续0.2 g，1次/天，口服4周后停药。目前手臂皮损已完全变平消退，留有色素沉着及活检瘢痕（图1-5-21E），真菌学检查阴性，随访半年未复发。

【本例要点】

本例患者免疫功能基本正常，既往虽有乳腺癌及肺结核病史，但规范治疗后多年未再复发。皮疹主要表现为丘疹及小结节，未见大的皮下结节及脓肿。小结节组织病理示肉芽肿病变，切片病变上部可见毛囊漏斗部结构，故符合毛囊周围炎型。因患者有多年甲癣及足癣病史，且培养鉴定显示病原菌相同，故自身接种致病可能性大。

本例临床初诊时由于查体不全面而未发现患者足部及趾甲异常，且因患者否认外伤史、皮疹多发、双手指甲正常而未考虑到深部感染的可能，结合患者乳腺癌病史，医生首诊考虑到转移癌可能，但行组织病理检查后发现组织内存在孢子及菌丝，从而修正诊断为“感染性肉芽肿”，复诊时经全面查体尚发现原有真菌感染病灶，推测该病例自体接种感染的可能性较大。最后通过组织真菌培养及分子鉴定结果进一步明确了致病菌，抗真菌治疗也得到了满意的效果。

一般口服伊曲康唑或特比萘芬治疗该病，伊曲康唑因具有亲附属器特性故更合适，但患者同时应用免疫抑制剂治疗，由于相互作用风险较小，特比萘芬优于伊曲康唑。伏立康唑在上述两药抵抗时可作为替代治疗选择。治疗应持续4～8周，所有皮损清除后才可终止治疗。如致病菌为烟曲霉，可使用静脉注射两性霉素B治疗。在使用免疫抑制剂的人群，发生Majocchi肉芽肿提示药物过量，应检测血清药物浓度，防止药物过量，并适当延长抗感染疗程。对于孤立局限皮损且不适合药物治疗者，可考虑局部切除。

（吴琼）

第六节 甲真菌病

病例64 紫色毛癣菌致幼儿甲癣

【临床资料】

患儿，女，1岁8个月，因“右足第3趾及踇趾甲远端增厚变黄3个月余”就诊。患儿3个月前发现右足第3趾甲远端出现裂纹，趾甲颜色变为褐黄色，未予注意。随后右足踇趾趾甲远端内侧缘开始变黄，范围逐渐扩大，甲逐渐增厚，患儿家属未采用药物治疗，来我院就诊。

体格检查：患者精神良好，发育佳，心、肺、腹无明显异常。皮肤科情况：患儿右足踇趾趾甲远端内侧缘呈灰黄色混浊伴肥厚，以甲的远端前缘及侧缘为重，甲板表面尚光整，无明显裂纹，病变累及甲下，可见甲下脱屑；右足第3趾甲远端甲呈褐黄色，甲下增厚，甲面凹凸不平，可见纵嵴，均呈远端侧位甲下型改变(图1-6-1)。患者无头癣及其他皮肤真菌感染。

实验室检查：取病变甲屑KOH涂片真菌镜检为阳性，可见透明的分隔菌丝。取甲屑接种于沙堡弱培养基，25℃培养，真菌生长缓慢，3周后可见紫色菌落(图1-6-2)，菌株鉴定为紫色毛癣菌。

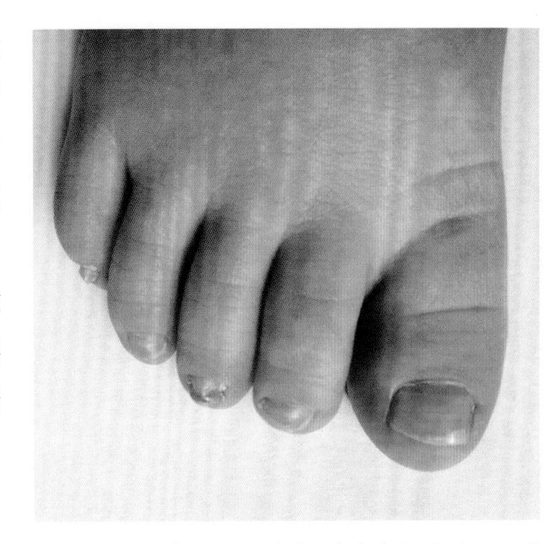

图1-6-1　右足趾甲改变(患者右踇趾趾甲远端侧缘呈灰黄色混浊伴肥厚，甲下脱屑；右第3趾甲远端甲呈褐黄色，甲下增厚，甲面凹凸不平，可见纵嵴)

【诊断与治疗】

诊断：紫色毛癣菌所致儿童甲癣。

治疗：患儿1岁8个月，考虑其年龄过小，未使用药物治疗。

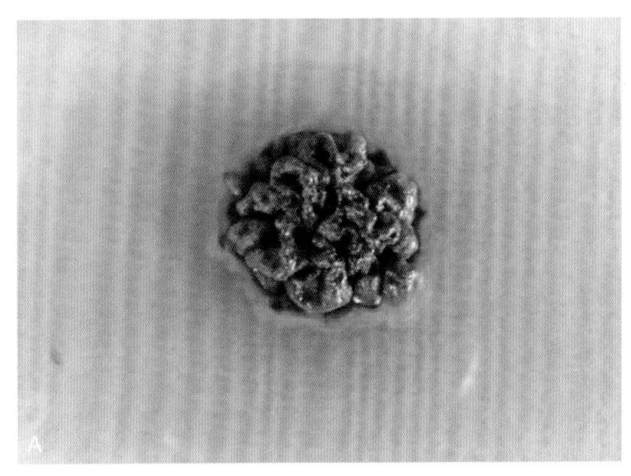

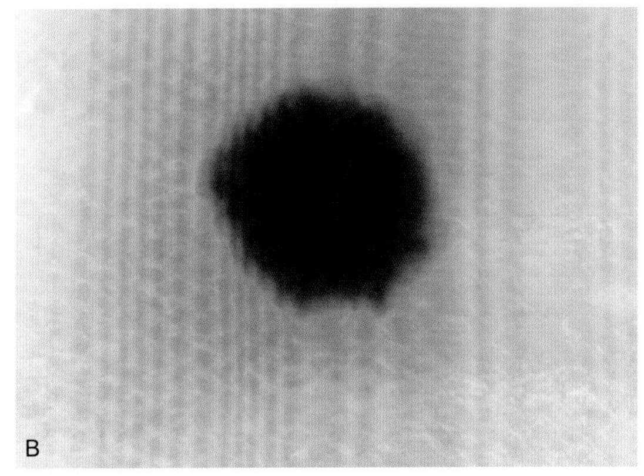

图1-6-2　A，B. 培养菌落正面及背面观(沙堡弱培养基，25℃，3周)

【本例要点】

儿童甲癣较成人少见，可能与其甲板结构和成人不同、更少受外伤以及儿童甲板的线性增长更快有关。本例患者为幼儿，反复询问病史，未发现明显易感因素，其父母亦无甲真菌或身体其他部位的真菌感染，取患者的病变甲屑真菌镜检为阳性，继而真菌培养结果鉴定为紫色毛癣菌。紫色毛癣菌所致的甲癣多伴有黑点癣或体癣，但患儿病变仅累及足趾甲，无其他皮肤真菌感染，则可判定其为原发感染。观察患儿病甲甲真菌感染并非甲板内型，而为远端侧位甲下型，说明紫色毛癣菌所致甲癣并非全表现为甲板内型。

紫色毛癣菌可致头癣，且由其导致的体癣、足癣及甲癣报道也有增加，在临床上应予以重视。而对于儿童甲癣，更应及早诊断并治疗，以防止自体其他皮肤部位传播。

(王涵)

病例65 红色毛癣菌和枝孢样枝孢霉混合感染致银屑病患者甲真菌病

【临床资料】

患者，男，57岁，因“趾甲变黄10余年”就诊。患者10余年来双足趾甲远端发黄，甲分离，逐渐向近端扩展，出现甲下碎屑及甲缺损，未予治疗。患者患有足癣30余年，间断发作，未系统治疗。否认局部外伤史。既往史：银屑病史30余年，曾外用药物及口服中药治疗（具体不详），近10年无复发。高血压病史10年，口服降压药控制。2个月前曾因“泛发湿疹”入院，口服雷公藤多苷、外用糖皮质激素乳膏治疗，目前皮疹完全消退。患者一直从事办公室工作，未在野外工作。体格检查：一般情况好，各系统检查未见异常。皮肤科检查：双足踇趾远端分离、甲变黄缺损、甲下碎屑，左足第4趾甲远端变黄，甲分离（图1-6-3）。双足第3、4趾和第4、5趾缝可见鳞屑。双手指甲正常。

真菌镜检：20% KOH溶解甲屑制片显微镜下可见棕色菌丝及孢子（图1-6-4A）。真菌培养：培养2次，均为多点接种。第1次接种点较多，为甲屑散落接种；第2次取材为第1次检查后1个月接种2个平皿，共计15点。培养基均为含有抗生素的沙堡弱培养基，28℃培养2周。第1次培养可见2处限局白色绒毛状菌落（菌1）以及多处橄榄色菌落（菌2），均为接种甲屑处产生，考虑为致病菌。另外还存在2～3种少量灰白色绒毛状菌落，与接种点不一致，考虑为污染菌。第2次培养同时接种2个平皿，其中1个接种7点（图1-6-4B），1个接种8点，可见接种点处有橄榄色菌落，15点中共有8点生长，与第1次培养菌2特征一致。未培养出菌1，接种点处存在酵母菌污染。将

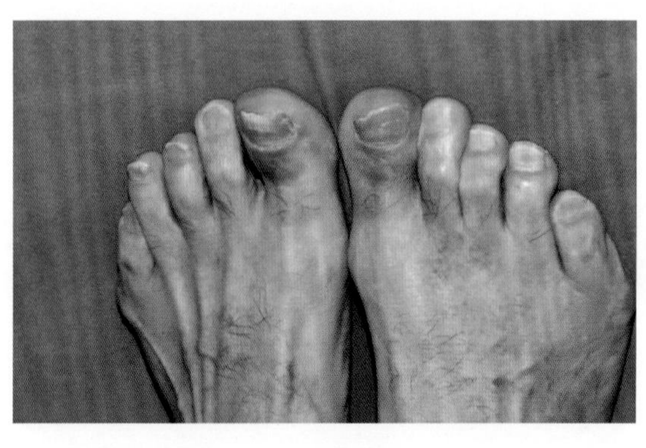

图1-6-3 患者临床照片

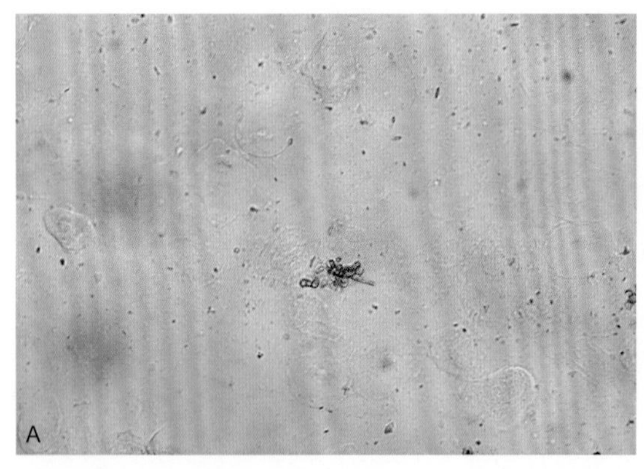

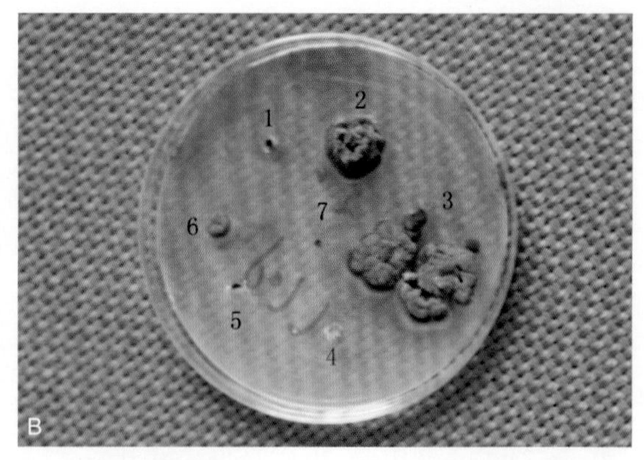

图1-6-4 A. 真菌镜检，可见棕色呈短链状孢子和棕色短菌丝（20%KOH×400）。B. 第2次初代培养表现，沙堡弱培养基28℃培养3周

白色菌落（菌1）和橄榄色菌落（菌2）的真菌分离培养，进行菌种鉴定。

真菌培养：分别将菌1接种于沙堡弱琼脂（SDA）平皿，菌2接种于马铃薯琼脂（PDA）平皿，28℃培养2周。菌1表现为限局性生长，白色绒毛状（图1-6-5A）。菌2表现扩散性生长，橄榄色绒毛状菌落（图1-6-5C）。钢圈小培养后显微镜下观察形态：菌1表现为侧生小分生孢子，偶见铅笔状大分生孢子（图1-6-5B）。菌2表现为暗色透明菌丝、有分隔，孢子棕色呈现链状排列，为枝孢样产孢方式（图1-6-5D）。

分子生物学研究：制备模板DNA：对菌1和菌2分离纯化，采用氯化苄法提取DNA。对模板DNA核糖体内转录间隔区（ITS区）进行序列分析：PCR反应体系25 μL，含基因组DNA模板1 μL，真菌通用引物ITS1（5′-TCCGTAGGTGAACCTGCGG-3′）、ITS4（5′-TCCTCCGCTTATTGATATGC-3′）各1 μL（10 μmol/L），10×buffer 2.5 μL，镁离子1.5 μL（2.0 mmol/L），dNTP 1 μL（200 μmol/L），Taq酶1 U，无菌水16.5 μL。扩增条件：95℃预变性5分钟后，以95℃ 30秒，58℃ 30秒，72℃ 1分钟，30个循环，72℃延伸10分钟。产物经玻璃奶纯化后送北京诺赛基因组研究中心有限公司进行测序，结果在GenBank中通过Blast进行同源序列比对，ITS区序列分析结果显示菌1与红色毛癣菌（ATCC28188）有100%相似度，菌2与枝

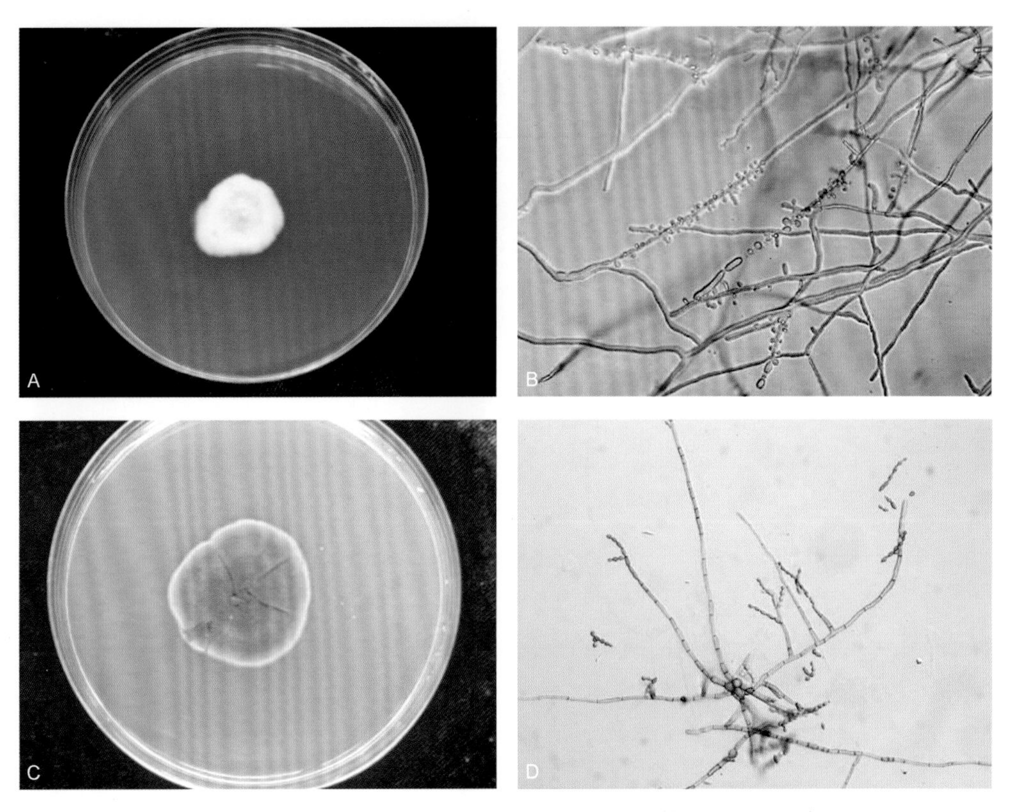

图1-6-5　A. 菌1培养表现（沙堡弱培养基28℃培养2周）。B. 菌1显微镜下表现，可见侧生小分生孢子（×400）。C. 菌2培养表现（马铃薯培养基28℃培养2周）。D. 菌2显微镜下表现，可见菌丝暗色，有分隔，孢子呈现链状枝孢样产孢，孢子椭圆形，棕色，孢子链易断（×400）

孢样枝孢（ATCC 201103）有99%的相似度。结合形态学特征，菌种鉴定菌1为红色毛癣菌，菌2为枝孢样枝孢霉。

【诊断与治疗】

诊断：红色毛癣菌和枝孢样枝孢霉混合感染所致甲真菌病。

治疗：患者临床诊断为银屑病合并甲真菌病，因患者拒绝口服抗真菌药物治疗，所以给予患者外用30%醋酸溶液和环利软膏治疗，病甲无明显改善。

【本例要点】

很多情况下，甲真菌病患者病甲真菌培养时可以出现两种或两种以上的真菌，但是这些真菌并不一定是致病菌。确定甲真菌病致病真菌需要采用含有抗生素的沙堡弱培养基，进行平皿多点培养，如果培养出皮肤癣菌，则为致病真菌，如果培养出酵母菌和非皮肤癣菌的丝状真菌，则需要在多个接种点上有同一种真菌的菌落生长（一般接种10点要有4～6点）才能认为是致病真菌。真菌镜检本例患者甲屑时看到棕色菌丝和孢子，平皿培养时出现皮肤癣菌样菌落以及多个接种点橄榄色菌落，再次培养仍然在多个接种点（8/15）出现橄榄色菌落，可以认定为皮肤癣菌和暗色孢科真菌的混合感染。经进一步形态学和分子生物学鉴定，两者鉴定为红色毛癣菌和枝孢霉。

银屑病甲损害有其特征性表现，最常见的为点状凹陷、油滴状斑片和裂隙性出血，但在临床工作中，银屑病甲损害与甲真菌病有很多相似之处，难以鉴别。本例患者甲板的改变可能为混合真菌感染所致，也可能为真菌和银屑病共同作用的结果，难以区分。可从抗真菌治疗后甲板改善情况来最终区分上述两种情况。

（余进）

第二章
孢子丝菌感染

病例1 固定型皮肤孢子丝菌病

【临床资料】

患者，女，60岁，山东齐河人，在家务农，因“右腕背侧斑块、红斑3个月”就诊。患者3个月前砍树时被树枝刺伤，1周后伤处出现淡红色丘疹、斑丘疹，约绿豆大小，逐渐增大，融合成斑块，表面有流水、结痂，之后在斑块右侧出现红斑，偶痒，曾于多家医院就诊，给予抗真菌药物、抗生素和皮质类固醇药物外用并抗过敏、抗结核治疗无效。

体检：全身检查未见异常，全身浅表淋巴结不大。皮肤科检查：右前臂伸侧与右手背面相交处见一暗红色斑块，约1 cm × 2 cm大小，边缘欠清，有轻度渗出，表面有结痂，触之轻度浸润，斑块右侧可见一约1.5 cm × 2 cm大小淡红斑，边缘欠清，未见渗出和结痂（图2-0-1）。病理：表皮假上皮瘤样增生，真皮中、上部淋巴细胞、浆细胞和少许嗜酸性粒细胞浸润（图2-0-2）。真菌培养：皮损组织接种于沙堡弱培养基中，27℃培养，2周后见黑褐色菌落生长，表面高低不平，有皱褶（图2-0-3）。经显微镜下形态学鉴定证实为申克孢子丝菌。

【诊断与治疗】

诊断为固定型皮肤孢子丝菌病。口服10%碘化钾每次10 mL，3次/天。4周后皮损缩小，

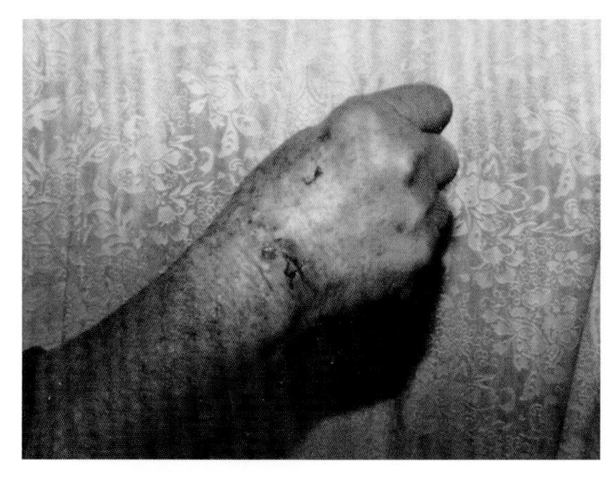

图2-0-1　首次就诊的皮损表现

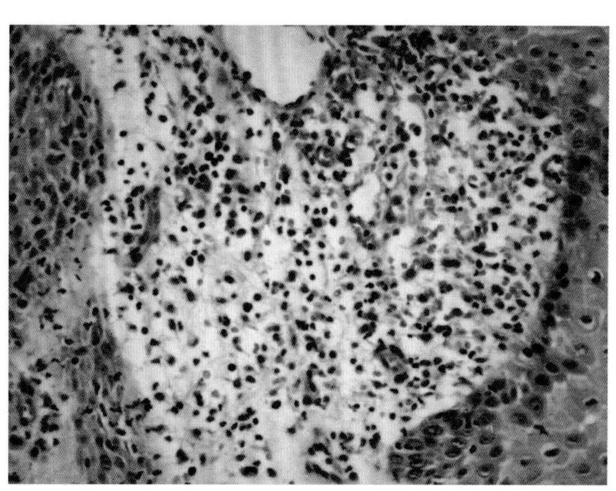

图2-0-2　皮肤组织病理

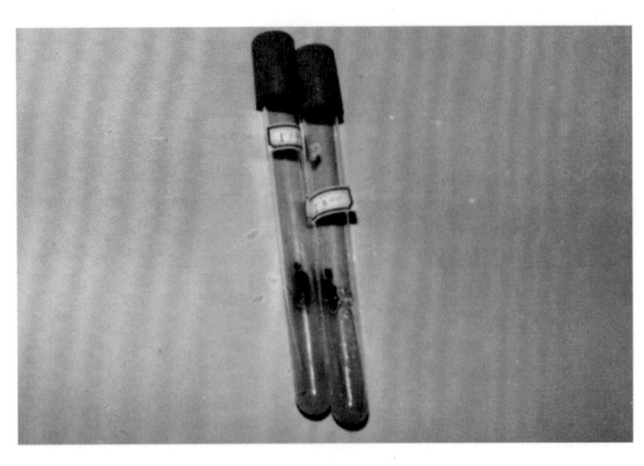

图2-0-3 室温条件下沙堡弱培养基培养，2周后长成黑褐色菌丝相菌落，表面高低不平，有皱褶

6周后皮损消退，继续服药2周。1年后随访未见复发。

【本例要点】

孢子丝菌病根据患者临床表现一般分为4型：淋巴管型、固定型、皮肤黏膜型及播散型。淋巴管型和固定型最常见。淋巴管型不难诊断。固定型常需与其他疾病鉴别，例如：疣状皮肤结核、丘疹坏死性结核疹、结痂性梅毒疹、着色真菌病及皮肤黑热病等。本病的诊断病原学是关键。病理可表现为：在早期的皮损中，仅见淋巴细胞、浆细胞和组织细胞所构成的非特异性浸润，在晚期的皮损中，组织病理表现为表皮可见疣状增生，真皮可见结核样结构，组织病理中检出病原菌的比例很低。真菌镜检和皮疹的培养往往阳性率不高。组织内发现真菌成分及组织培养阳性是诊断的金标准。本例的诊断主要靠组织的真菌培养。治疗孢子丝菌病的首选药物为碘化钾，治疗机制可能是作用于机体的中性粒细胞而杀伤孢子丝菌。本例口服碘化钾治疗有效，1年后随访未见复发。

（田夫军）

病例2 鼻尖部固定型孢子丝菌病

【临床资料】

患者，男，42岁，吉林省柳河县农民。鼻尖红肿、结痂，逐渐加重，鼻头角化、增厚1个月。发病前40余天曾在种地喷农药时，反复擤鼻涕后抓土擦手、擦鼻子10余天。体格检查：发育、营养良好，心、肺、腹部及四肢均未见异常。皮肤科情况：鼻尖部拇指头大小的疣状增生物，基底呈暗红色，有轻度浸润，表面为黑褐色痂，粗糙不平，无自觉症状（图2-0-4）。附近淋巴结未触及肿大，周边亦未见卫星状皮损。

真菌学检查：用无菌刀片刮取部分增殖性皮损，用20% KOH制片直接镜检，未见真菌孢子及菌丝。取增殖性皮损，接种于沙堡弱培养基，25℃培养1周后见有酵母样菌落生长，2周后菌落直径达3 cm，菌落逐渐增大且由中心部开始逐渐形成黑色菌落（图2-0-5）。用PDA培养基做玻片培养至第9天，见有多数较细菌丝，菌丝两侧有呈套袖状排列的分生孢子，另见菌丝侧有分生孢子梗，梗顶端有花朵状排列的分生孢子（图2-0-6）。根据形态学特点，将该菌鉴定为申克孢子丝菌。

【诊断与治疗】

根据临床表现及真菌培养结果，诊断为固定型皮肤孢子丝菌病。口服伊曲康唑胶囊每次0.2 g，每天2次；外用布替萘芬乳膏，每天2次。治疗1个月后，鼻尖部增殖性皮损脱落，基底

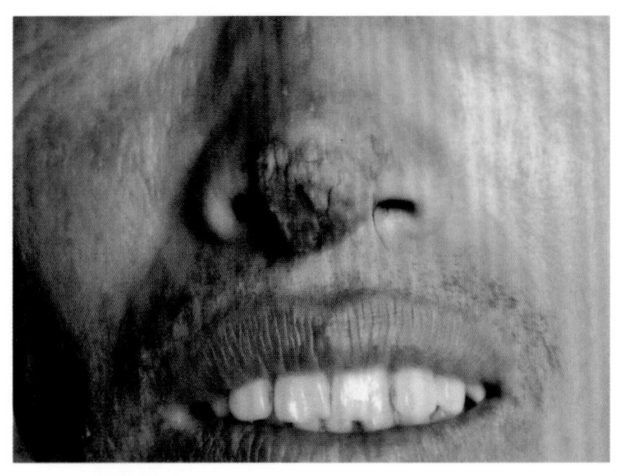

图2-0-4　鼻尖高度角化、增殖性损害

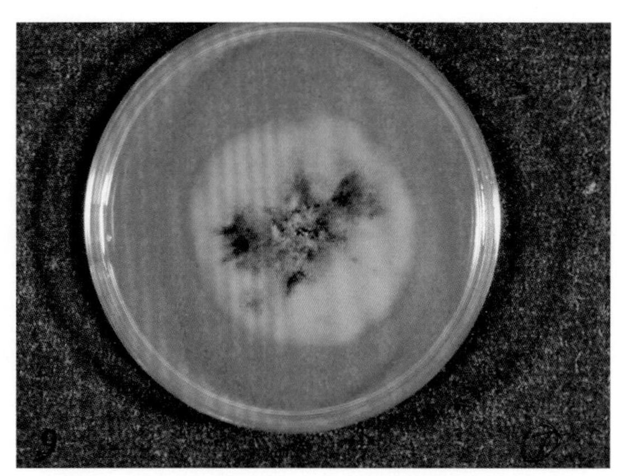

图2-0-5　沙堡弱培养基菌落生长(25℃,2周)

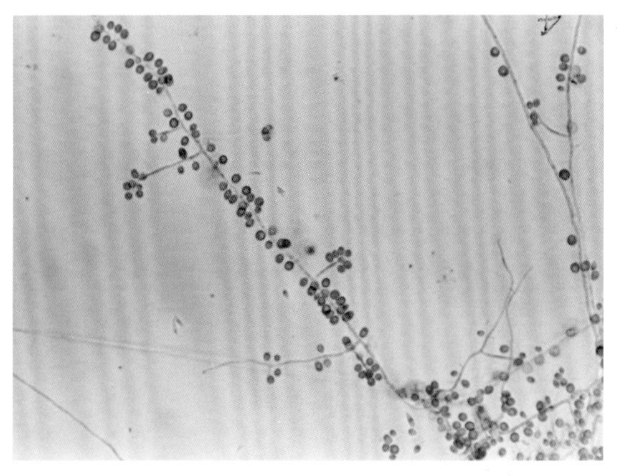

图2-0-6　PDA培养基玻片培养(乳酸酚棉蓝染色×400)

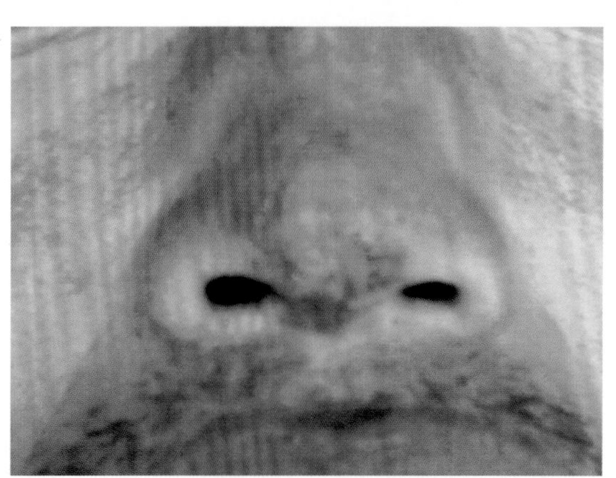

图2-0-7　治疗1个月后

部见轻度糜烂面(图2-0-7)。继续治疗2个月,皮损痊愈。治疗结束时复查肝肾功能均未见异常。

【本例要点】

孢子丝菌病临床上分为皮肤型和皮肤外型。皮肤型孢子丝菌病分为淋巴管型、固定型及播散型孢子丝菌病。本例属固定型,由于其皮损呈高度角化、增殖,故初诊时曾疑为着色真菌病或暗色丝孢霉病。吉林省为孢子丝菌病高发区,临床上多见的皮损为结节、肉芽肿、溃疡、浸润斑块、糜烂等表现,像本例这种高度角化、增殖型皮损罕见。本例患者因从事田间劳动时反复用手擤鼻,又用泥土擦鼻子,故可造成局部的轻微擦伤并让土壤里的申克孢子丝菌接种,进而形成感染。我们曾从吉林省各地区的芦苇及土壤中分离出申克孢子丝菌,证明了土壤中寄生申克孢子丝菌,从病史资料分析该患者是在劳动过程中不慎感染了土壤中存在的申克孢子丝菌而发病。

(金学洙)

病例3 冷冻联合碘化钾治疗鼻部固定型皮肤孢子丝菌病

【临床资料】

患者，女，51岁，农民，因“鼻尖部结节2个月”来我院门诊就诊。患者2个月前剥玉米时反复搓揉鼻部，后于鼻尖部出现黄豆大小结节，表面破溃、结痂。当地医院考虑“皮肤感染”，予抗感染药物（具体不详）治疗，无明显效果，结节逐渐增大，其上覆有黑褐色厚痂，当地医院考虑“鳞状细胞癌”，建议患者至上一级医院治疗。患者既往体健，否认家族病史，否认发病前局部外伤史。皮肤科检查：鼻尖部直径约2.5 cm结节，基底有浸润，边界清楚，其上覆有黑褐色厚痂（图2-0-8）。实验室检查：血、尿、便常规，肝肾功能均正常，红细胞沉降率、hsCRP正常，真菌涂片阴性。皮肤活检组织病理结果：表皮角化过度，乳头瘤样增生，真皮全层大量淋巴细胞、组织细胞、上皮样细胞、多核巨细胞和浆细胞浸润（图2-0-9）。活检组织细菌培养、分枝杆菌培养均阴性。真菌培养1周后可见褐色、光滑、湿润的菌落，2周后形成黑褐色菌落，表面高低不平，有皱褶（图2-0-10）。菌落直接镜检可见大量菌丝和孢子。将菌落进行小培养，可见细长分支的菌丝，分生孢子柄从菌丝两侧分出，与菌丝成直角，顶端多个小分生孢子排列呈梅花样（图2-0-11），鉴定为申克孢子丝菌。

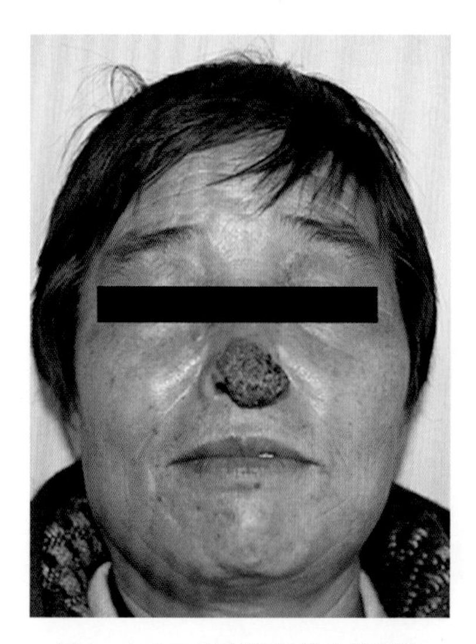

图2-0-8 患者治疗前大体照片

【诊断与治疗】

确诊为鼻部固定皮肤型孢子丝菌病。考虑到患者经济

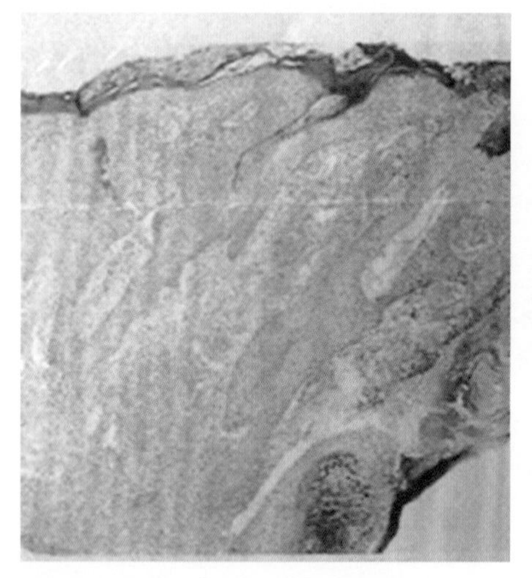

图2-0-9 皮肤组织病理活检结果（HE染色×40）

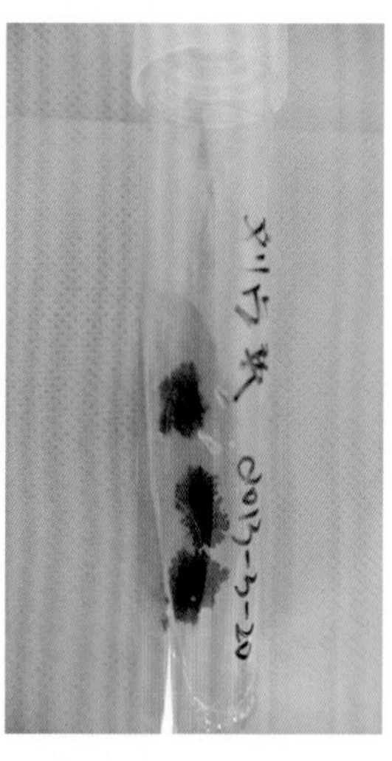

图2-0-10 申克孢子丝菌的菌落

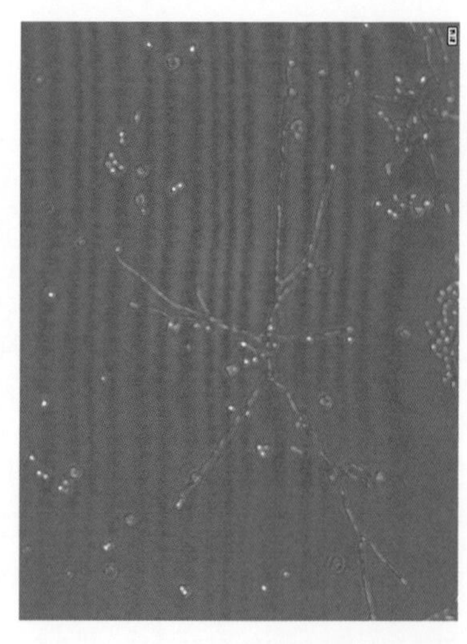

图2-0-11 PDA小培养检查（乳酸酚棉蓝染色×40）

情况，予CO_2冷冻（每2周1次）联合10%碘化钾口服（每次10 mL，3次/天）治疗。1个月后皮损明显好转，3个月后皮损完全消退（图2-0-12）。

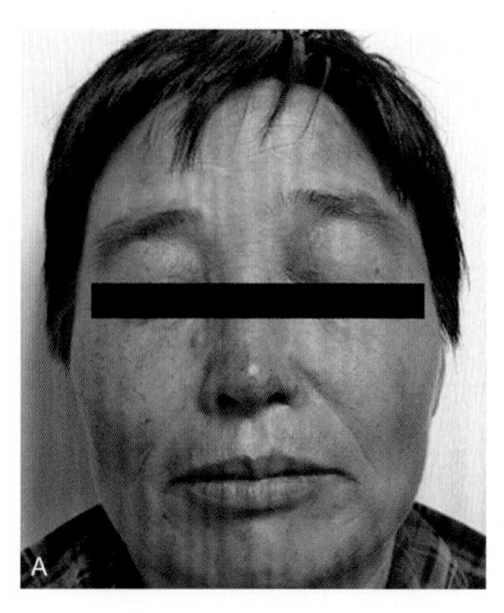

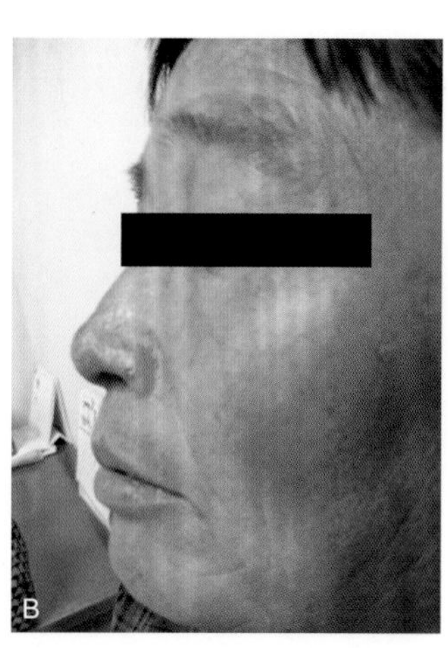

图2-0-12 患者治疗3个月后面部照片。A. 正位。B. 侧位

【本例要点】

本患者为农民，病前曾有明显外伤，为发病诱因。当机体抵抗力较强时，损害局限于侵入部位附近，即可形成固定型孢子丝菌病。固定型孢子丝菌病在临床表现可为结节、肉芽肿、溃疡、浸润斑块、糜烂等，该患者皮损表现为鼻尖部疣状赘生物，其上有黑褐色厚痂，形态上易与鳞状细胞癌混淆。该病常年皆可发病，近几年有增多的趋势，春季为高发季节，与本例患者发病季节基本相符。由于患者皮损菌量通常较少，该病患者真菌直接镜检通常呈阴性，组织病理检查也很难见到典型星状体和孢子，真菌培养阳性为孢子丝菌病确诊的金标准。本例患者真菌直接镜检为阴性，但根据患者有明确诱因，组织病理示真皮全层大量炎症细胞浸润，真菌培养可见黑褐色菌落，小培养镜检见典型的申克孢子丝菌，该患者可确诊为孢子丝菌病。

治疗方面，目前孢子丝菌病的治疗主要依靠药物，外科手术等可作为补充疗法。常用的治疗药物有碘化钾、伊曲康唑、特比萘芬和氟康唑等。对于固定型孢子丝菌病，指南中推荐首选伊曲康唑200 mg/d口服，总疗程3～6个月，在我国和其他发展中国家，由于抗真菌药物的价格因素，10%碘化钾溶液仍然是常用药物。体外试验表明，碘化钾对申克孢子丝菌无杀菌及抑菌作用，具体治疗机制尚不明确，可能为一种免疫调节剂，其疗效依赖功能健全的免疫系统。文献报道碘化钾规范治疗的患者治愈率是80%～100%，但部分患者服药后可出现消化道不适等副作用，影响患者依从性。本例患者使用冷冻联合碘化钾治疗，效果明显，治疗时间短，患者依从性好。

（朱晨雨）

病例4 面部孢子丝菌病

【临床资料】

患者，女，43岁，农民，因“右侧面部丘疹、结节、破溃、结痂5个月”于2016年4月18日就诊。患者5个月前右侧面部无明显诱因出现数个红色丘疹、结节，米粒大小，伴瘙痒，压之微痛，未予处置。后个别皮损自行消退，大部分皮损逐渐变大，当地医院诊断为“痤疮”，予相关药物（具体不详）治疗，未见好转，皮损进一步增多并加重。患者自述挤压后有黄白色脓性分

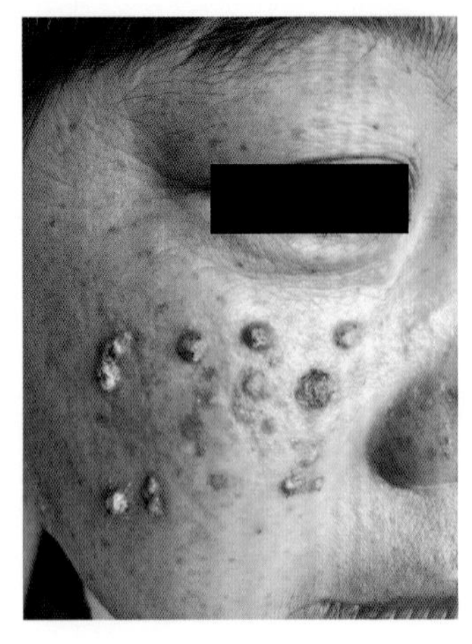

图2-0-13 治疗前面部皮损

泌物排出，表面结痂，伴明显疼痛。3个月前患者于外院诊断为“寻常疣”，多次接受液氮冷冻治疗后皮损脱落，但不久便复发，为明确诊治来我院。发病以来无发热等其他不适。既往体健，长期务农，皮损处无明确外伤史，无痤疮病史，个人史及家族史无特殊。

体检：全身浅表淋巴结未触及肿大，各系统检查未见异常。皮肤科检查：右侧面部见数个米粒至黄豆大小的红褐色结节、黄色脓疱，散在分布，上覆灰黄色痂，挤压有脓血性分泌物溢出，结节边缘浸润明显，有压痛，少数结节表面结干燥厚痂似疣状（图2-0-13）。

实验室检查：血、尿常规，肝肾功能，红细胞沉降率均正常，结核菌素试验阴性。皮损组织病理检查：表皮未见明显异常，真皮浅中层见大量中性粒细胞、淋巴细胞及浆细胞浸润（图2-0-14）。皮损组织及分泌物直接涂片镜检均为阴性。真菌培养：培养管内见黑色绒毛样大菌落，表面高低不平，有皱褶（图2-0-15），菌落直接镜检见大量菌丝和孢子（图2-0-16）。

【诊断与治疗】

诊断为面部皮肤型孢子丝菌病。给予伊曲康唑胶囊，100 mg，1次/天，口服；外用0.25%盐酸阿莫罗芬乳膏，2次/天。治疗1.5个月后随访，患者原皮损明显变小、变平，无溢脓，无新发皮损（图2-0-17），目前仍在治疗随访中。

【本例要点】

本例皮损的组织病理并无特异性，但真菌培养阳性，菌落镜检形态符合孢子丝菌，故明确诊断为皮肤型孢子丝菌病。本例面部发病，皮损数目多且形态不一、分布无规律，在诊治过程

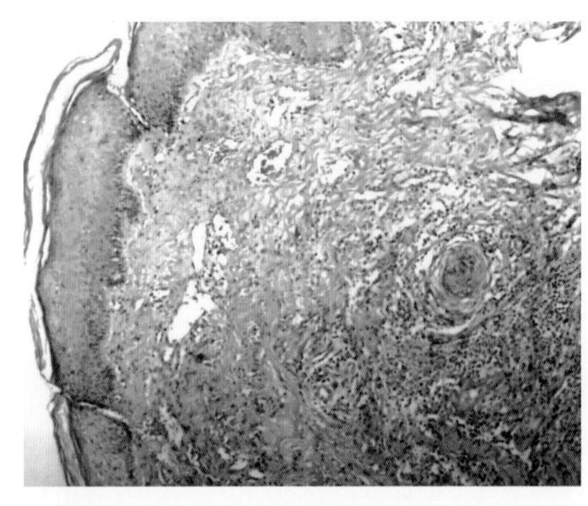

图2-0-14 皮损组织病理活检（HE染色 ×40）

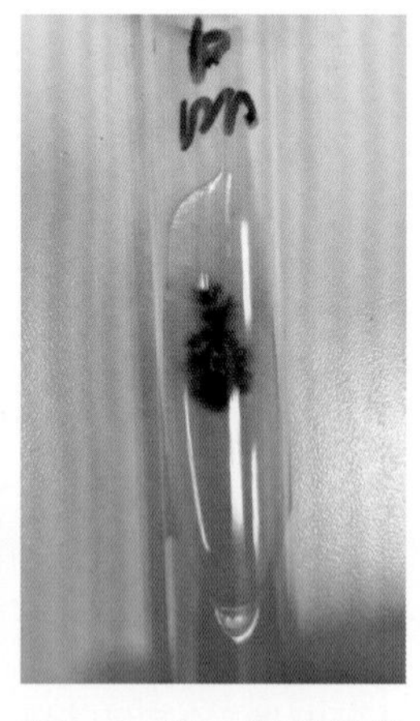

图2-0-15 真菌培养结果

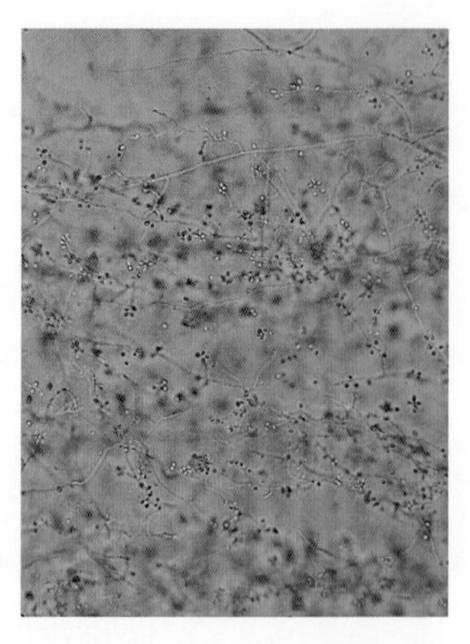

图2-0-16 菌落镜检结果（HE染色 ×100）

中一直被误诊、误治，这在既往文献中报道较少。

本例首次被误诊为“痤疮”，推测主要误诊原因有以下几个方面：① 患者初发皮损不具特征性。临床上皮损表现为红色丘疹、结节并伴有轻微痛、痒感的面部皮肤病有多种，相对而言，痤疮比较常见。② 接诊医生对痤疮认识不足。本例患者为中年女性，既往无痤疮病史，单侧面部突然出现丘疹、结节，无粉刺，显然不符合痤疮的发病特点。③ 接诊医生对孢子丝菌病缺乏警惕性或过分强调外伤史。本例患者长期务农，属于孢子丝菌病的易感人群之一，虽否认外伤史，但结合其皮损表现，应考虑孢子丝菌病。

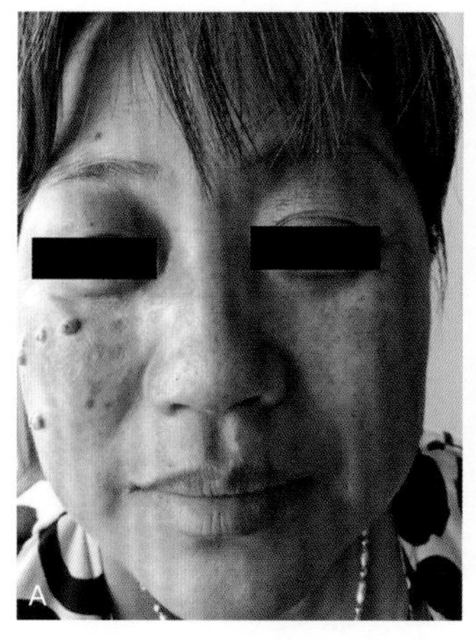

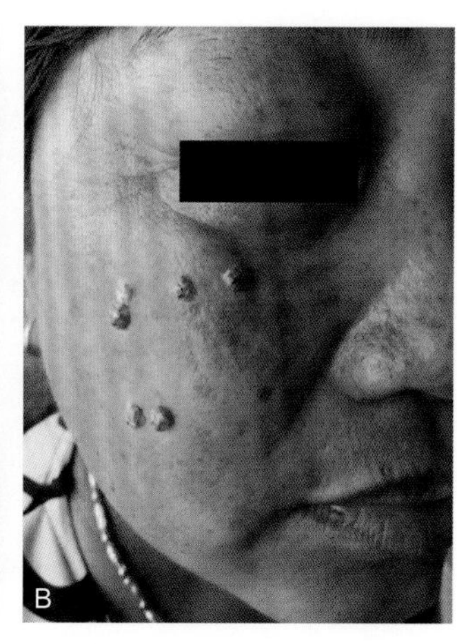

图2-0-17 治疗1.5个月后面部皮损。A. 正位。B. 侧位

本例第2次被误诊为“寻常疣”，误诊原因：① 与接诊医生观察皮损欠仔细、诊断思维过于片面有关。患者面部部分结节因中央发生破溃而在表面结成了灰白色厚痂，形似疣状增生物，造成视觉假象，但患者的皮损中除了疣状结节外，仍有多个非疣状的红色结节，部分边缘浸润明显；患者皮损质地较软，而寻常疣的皮损一般质地坚硬；患者的皮损有明显压痛感，而寻常疣除跖疣外通常不会引起疼痛，或较轻微；患者的皮损曾有破溃后溢脓史，与寻常疣有别。② 与患者按照寻常疣经液氮冷冻治疗后确实有部分皮损脱落有关。

本例患者自述“胃肠功能不好”，综合考虑碘化钾的不良反应、患者自身状况及经济条件，最终治疗方案：伊曲康唑胶囊，100 mg，1次/天，餐后牛奶送服；同时予0.25%盐酸阿莫罗芬乳膏，2次/天，外用。随访1.5个月时，患者皮损明显好转。

（史希武）

病例5 球形孢子丝菌致婴儿固定型孢子丝菌病

【临床资料】

患儿，女，3个月，内蒙古赤峰市人，因“左眼下内侧皮损2个月”于2013年1月20日就诊我科。2个月前患儿左眼下内侧皮肤出现皮损，逐渐扩大，有破溃，脓液渗出，有结痂，遂就诊当地医院，取脓液真菌培养阳性，报告为申克孢子丝菌生长。转诊至我科诊治。发病以来，患儿无发热，无异常哭闹，二便正常。其父母系农民，是否有外伤史不详；否认家族中有类似疾病患者。体格检查：一般情况良好，浅表淋巴结未触及肿大，心、肺、腹及神经系统检查未见明显异常。皮肤科情况：左眼下内侧皮肤可见1.5 cm × 3 cm大小的红色、质软、境界清楚的斑块，表面有脓液外溢及结痂（图2-0-18）。

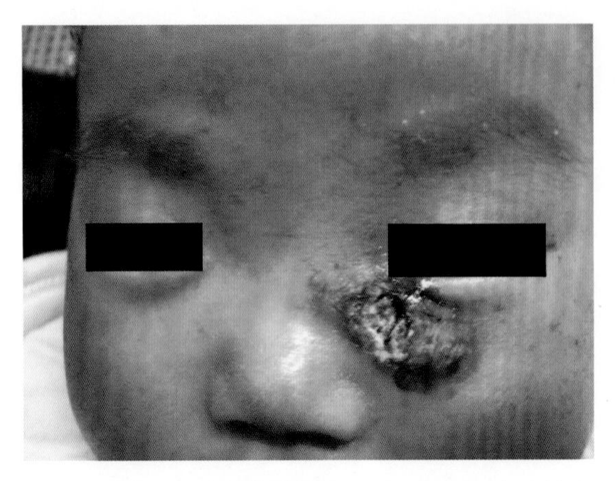

图2-0-18 左眼下内侧可见1.5 cm×3 cm大小境界清楚的斑块，表面有结痂及溢脓

皮损处脓液真菌培养显示为双相型真菌。在含1%葡萄糖的BHI固体培养基上35℃培养经2次传代后得到的酵母相菌落如图2-0-19所示，挑取菌落在显微镜下观察70%以上为酵母相。在PDA 28℃培养21天，菌落直径为4.7 cm左右，菌落表面分3层，边缘为膜状白色晕，中间带暗褐色，中央灰白色，隆起，有皱褶，高低不平，绒毛样菌落（图2-0-20A）。37℃培养21天，菌落生长受抑，直径1.1 cm（图2-0-20B）。菌丝相菌落在显微镜下可见细长分支、分隔菌丝，孢子圆形或椭圆形，合轴排列在菌丝四周，称套袖样菌丝（图2-0-21）。糖同化结果显示该菌株可以同化蔗糖，但不能同化棉籽糖（图2-0-22）。

菌丝相和酵母相菌落PCR扩增产物经琼脂糖电泳得到预期约800 bp的DNA片段。将PCR产物送北京华大基因有限公司进行碱基序列测定，测序结果显示产物大小为835 bp，Blast比对，测序结果经与多株球形孢子丝菌（*Sporothrix globosa*）（SHJU1和DMU1）的*CAL*基因片段序列比对，结果100%符合。体外药敏试验显示在菌丝相时特比萘芬和伊曲康唑的MIC值分别为0.5 μg/mL和0.5 μg/mL；酵母相时特比萘芬和伊曲康唑的MIC值分别为0.25 μg/mL和0.5 μg/mL。

【诊断与治疗】

根据患者临床表现、真菌培养阳性以及分子生物学检查结果，诊断为球形孢子丝菌所致孢子丝菌病。特比萘芬按5 mg/（kg·d）计算，给予患儿口服32.5 mg/d治疗；并外用聚维酮碘溶液清洁创面，3次/天；外用酮康唑乳膏1次/天。治疗10周后，患儿皮损全部消退，创面呈萎

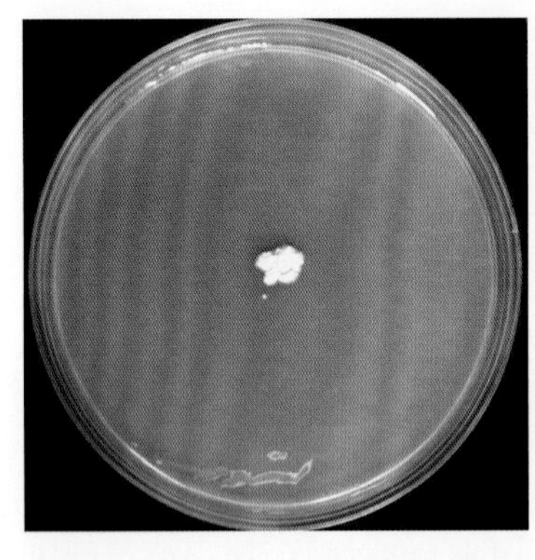

图2-0-19 菌株在BHI培养基35℃培养5天所形成的酵母相菌落

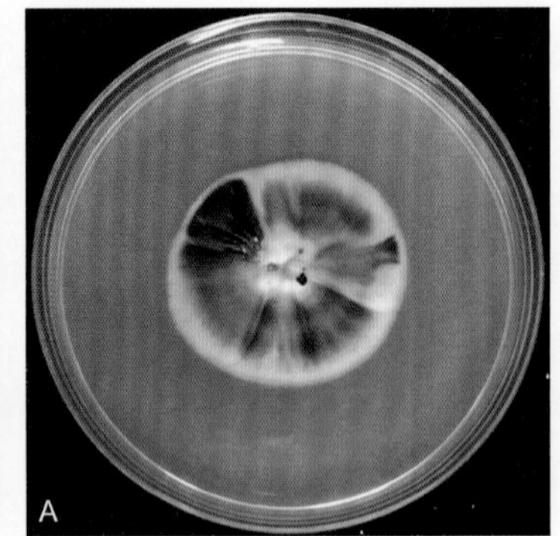

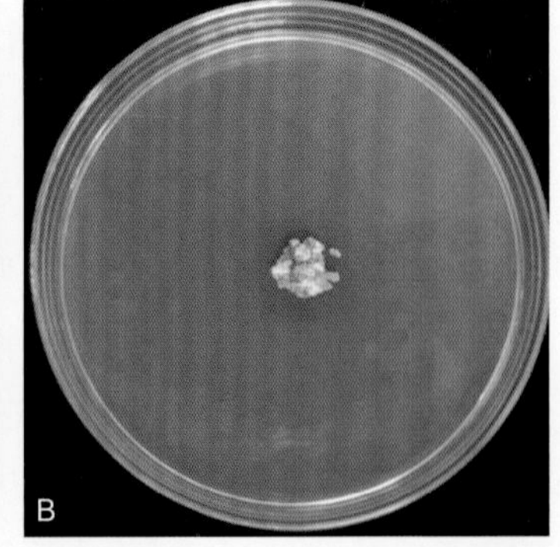

图2-0-20 PDA 28℃以及37℃培养21天形成的菌落。A. 28℃。B. 37℃

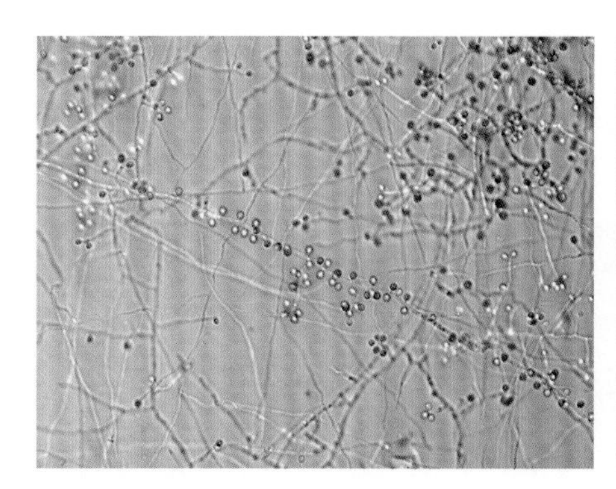

图2-0-21　显微镜下套袖样菌丝(×400)

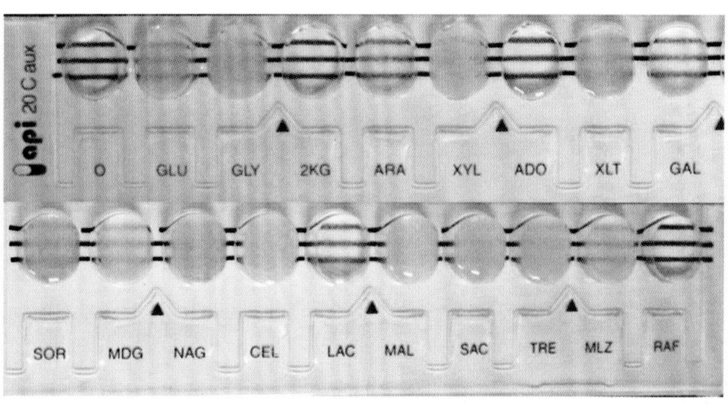

图2-0-22　糖同化实验结果(0,阴性对照;GLU,葡萄糖;SAC,蔗糖;RAF,棉籽糖)

缩瘢痕化修复(图2-0-23)。嘱其继续口服特比萘芬4周巩固疗效。服药期间患儿无明显不适,期间曾复查肝肾功能及血常规未见明显异常。

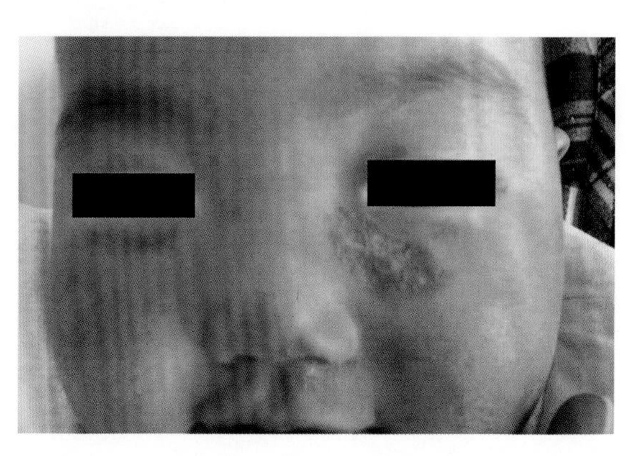

图2-0-23　特比萘芬治疗10周后左眼下内侧皮损消退,呈瘢痕化改变

【本例要点】

近年来我国孢子丝菌病屡见报道,但婴儿孢子丝菌病多为零星报道。病变全部发生在面部,固定型孢子丝菌病14例(73.7%),淋巴管型孢子丝菌病5例(26.3%)。从地区分布上来看,除了其中2例外,其余患儿均来自东北地区农村。婴儿发病皮疹多在面部,可能与面部等暴露部位易受搔抓、蚊虫叮咬以及玩耍时跌倒损伤有关,加上皮肤角质层较薄,增加了感染此菌的可能性。而随着年龄的增大,独立活动增多,发生于肢体等部位的感染机会就会增多。真菌培养仍是诊断孢子丝菌病的金标准,而病理学检查可为诊断提供线索。碘化钾溶液、特比萘芬、伊曲康唑均可用于婴幼儿孢子丝菌病的治疗,疗效和安全性与成人相当。

本病例发病时年龄不足1个月,冬季起病,皮损局限于1处,真菌培养为球形孢子丝菌,皮肤固定型孢子丝菌病诊断成立。由于患儿在外院已经行真菌培养初步诊断为孢子丝菌病,且年龄过小,故未行病理学检查。尽管家长否认有明确的外伤史,但其父母均为农民,接触土壤、植物的概率较高,故患儿间接传染此菌的可能性很大。婴儿皮肤型孢子丝菌病可口服碘化钾溶液、伊曲康唑、特比萘芬等治疗,由于碘化钾溶液需要现用现配,部分患儿不能耐受限制了其应用;伊曲康唑一般为胶囊,难以按比例分配给患儿;特比萘芬为片剂,可分开口服。因此给予患儿口服特比萘芬32.5 mg/d治疗,同时外用聚维酮碘溶液和酮康唑乳膏,10周后治愈,服药期间未见患儿不良反应发生。

(王润超)

病例6 鼻部固定型孢子丝菌病

【临床资料】

患者，男，16岁，因“右侧鼻翼旁局部结节，表面破溃、结脓痂3个月”于2011年3月24日来我院皮肤科就诊。3个月前猫抓后于鼻翼旁出现多个丘疹、水疱，渐增大融合成蚕豆大小的结节，当地医院诊断为单纯疱疹，抗病毒药等治疗2个月，无明显效果，局部结节增大，表面覆有脓性分泌物，结节周围出现数个小丘疹。患者自觉局部皮损有轻度瘙痒，发病以来，无其他不适。既往体健，无家族病史。皮肤科情况：右侧鼻翼旁见蚕豆大小的隆起结节，形状不规则，基底有浸润，边界清晰，其上覆有黄褐色、粗糙的厚痂，表面湿润，挤压有脓性分泌物流出。周围有卫星状排列的红色小丘疹（图2-0-24）。实验室检查：血、尿常规，肝肾功能均正常，红细胞沉降率正常。病理检查：表皮轻度角化过度，棘层轻度肥厚；真皮可见肉芽肿性炎症细胞浸润，其中可见浆细胞、淋巴细胞及组织细胞，符合感染性肉芽肿（图2-0-25）。皮损组织真菌培养1周后可见褐色、光滑、湿润的菌落；2周后形成黑褐色菌落，表面高低不平，有皱褶（图2-0-26）。菌落涂片直接镜检可见大量菌丝及孢子（图2-0-27），小培养见细长分支的菌丝，分生孢子柄从菌丝两侧分出，与菌丝成直角，在其顶端有多个小分生孢子排列呈梅花样，鉴定为申克孢子丝菌（图2-0-28）。

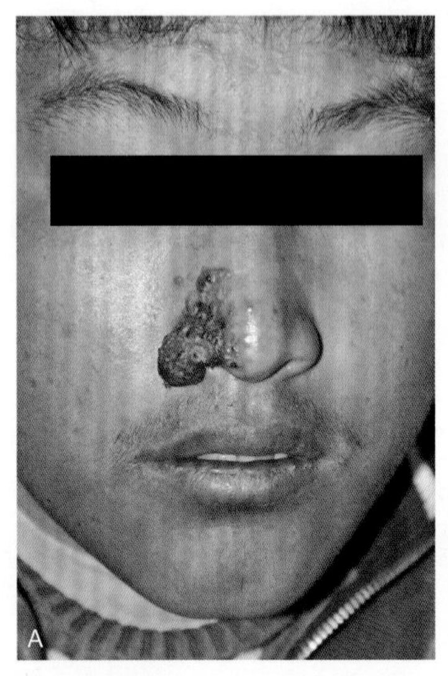

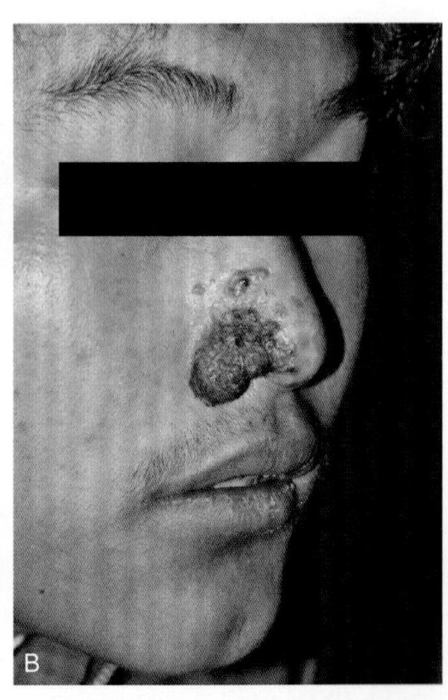

图2-0-24 A,B. 鼻翼部位治疗前增生结痂样的皮损

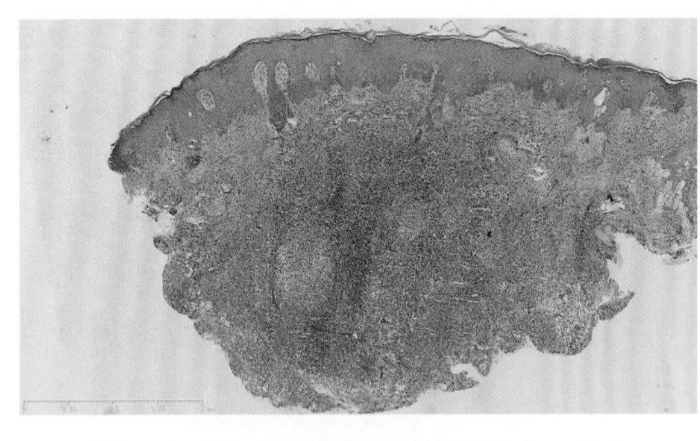

图2-0-25 皮肤组织病理（HE染色 ×40）

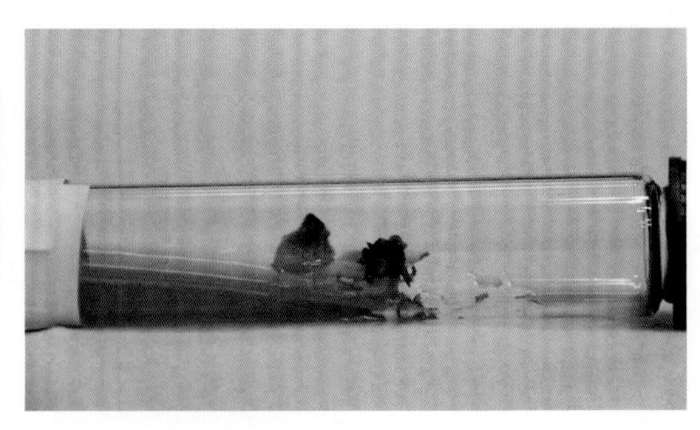

图2-0-26 申克孢子丝菌的菌落

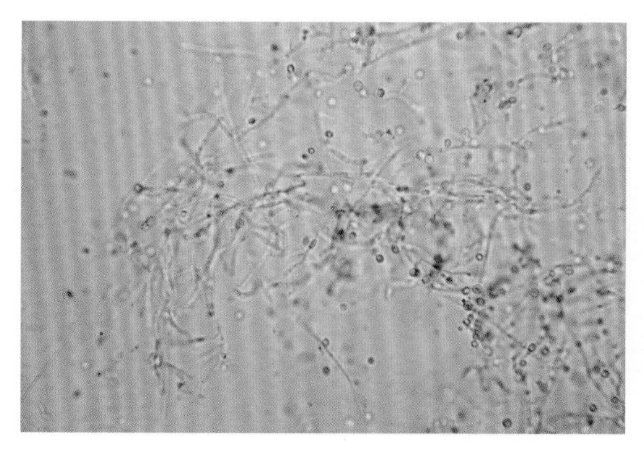

图2-0-27　菌落涂片直接镜检（×400）

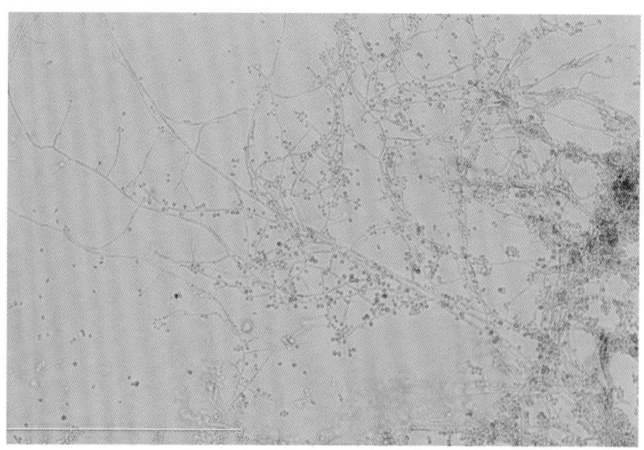

图2-0-28　PDA小培养检查（乳酸酚棉蓝染色×40）

【诊断与治疗】

确诊为鼻部固定型孢子丝菌病。予以10%碘化钾每次10 mL，3次/天口服；皮损局部外用盐酸特比萘芬软膏治疗。3周后鼻翼旁的疣状结节体积略缩小，周围的卫星状排列的小结节部分消失，7个月后皮损基本消失（图2-0-29）。

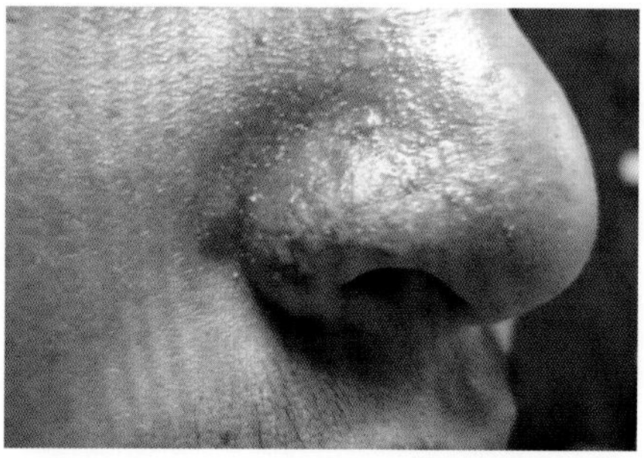

图2-0-29　治疗7个月后的临床所见

【本例要点】

孢子丝菌病的致病菌为申克孢子丝菌，主要引起皮肤感染，也可引起黏膜、骨骼甚至系统性病变。我国东北地区为相对高发区。临床上分为固定型、淋巴管型、皮肤黏膜型和播散型，在中国固定型最多见。此患者皮损表现为赘生物，其上有污秽黄褐色厚痂，很容易与细菌感染混淆，鉴别主要通过真菌培养及细菌的相关检查。本病为人畜共患性疾病。传染源是患本病的人或动物，传播的媒体主要是被孢子丝菌污染的柴草、腐植和土壤等，通过皮肤外伤时病原菌乘机植入。此患者生活在农村，可能被感染了申克孢子丝菌的猫抓伤感染，也可能是猫抓伤后土壤中的孢子丝菌进入伤口发病。此患者病理可见真皮全层弥漫炎症细胞浸润，血管周围尤重，未见明显三区结构。本病的诊断主要靠组织的真菌培养。本例患者皮损局部组织室温下真菌培养见典型的褐色菌落，小培养镜检见典型的申克孢子丝菌，诊断为孢子丝菌病。此病需与结节病及肿瘤鉴别，可资病理检查。患者服用7个月的碘化钾结合外用盐酸特比萘芬软膏，未发现明显不良反应，皮损处皮肤基本恢复正常，未见明显瘢痕形成，治疗效果显著，但需注意临床症状消失后至少要持续用药1周。

（李芸）

病例7　儿童鼻翼孢子丝菌病

【临床资料】

患儿，男，4岁，因“鼻翼炎性浸润斑块2个月”就诊。2个月前随父母从沈阳来成都探

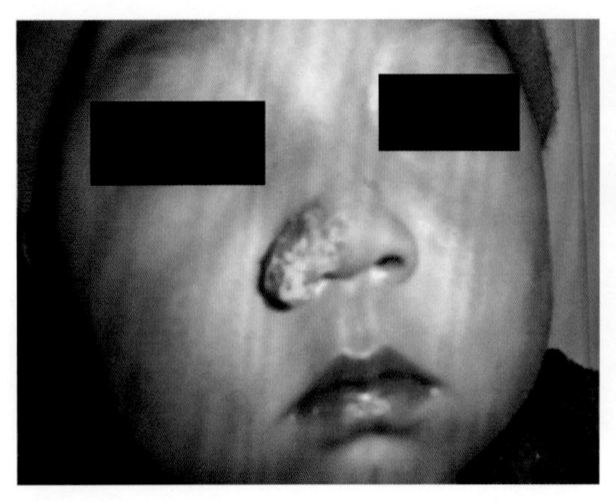

图2-0-30　初诊时皮损：右侧鼻翼疣状增生性斑块，累及整个鼻翼，边界尚清，质地稍硬；左侧鼻翼上缘可见粟粒大红色丘疹

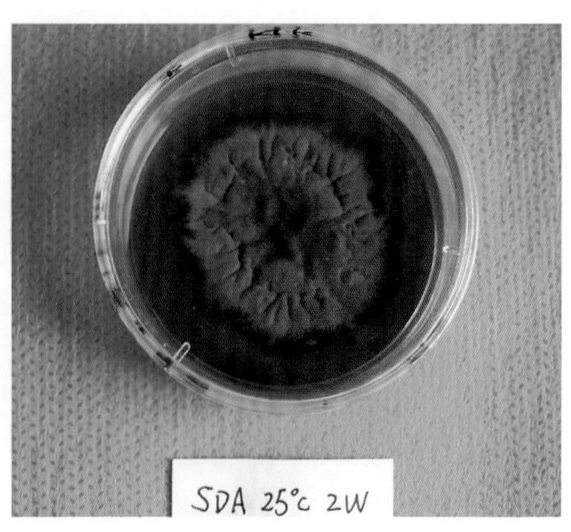

图2-0-31　沙堡弱培养基25℃培养2周后长出灰褐色茸毛状菌落

亲，约1周时发现其右侧鼻翼下缘出现一针尖大红色丘疹，之后其周围也出现几个类似丘疹，并逐渐增大融合成炎性浸润斑块，无渗出，无痛，自觉稍痒，不伴发热。在外院诊治曾内服甲硝唑、外用莫匹罗星软膏等无效。否认局部外伤史，患儿父母认为原发皮损为蚊虫叮咬所致。系统检查未见异常，体重18 kg。皮肤科情况：右侧鼻翼炎性浸润斑块，累及整个鼻翼，表面附有黄色药痂，边界尚清，质地稍硬，无触痛。左侧鼻翼上缘可见粟粒大红色丘疹（图2-0-30）。

实验室检查：刮取病变组织接种到沙堡弱培养基25℃培养，2周后长出黑褐色短茸毛状菌落（图2-0-31）。将菌接种到脑心浸液培养基35℃培养，2周后可见白色酵母样菌落（图2-0-32A），镜下可见小分生孢子（图2-0-32B）。将菌落接种到含马铃薯葡萄糖琼脂培养基（PDA）的钢圈内做小培养，25℃，7天后镜下见细长的分隔、分支菌丝，其两侧呈近似直角侧生出分生孢子柄，以合轴式产孢形成顶端梅花状排列的分生孢子或沿菌丝两侧呈袖套状排

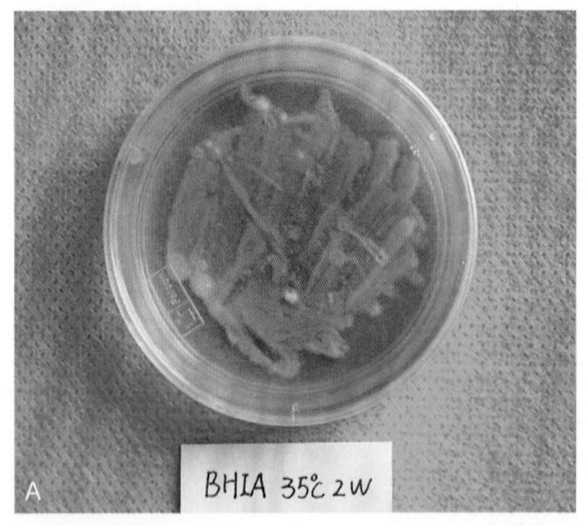

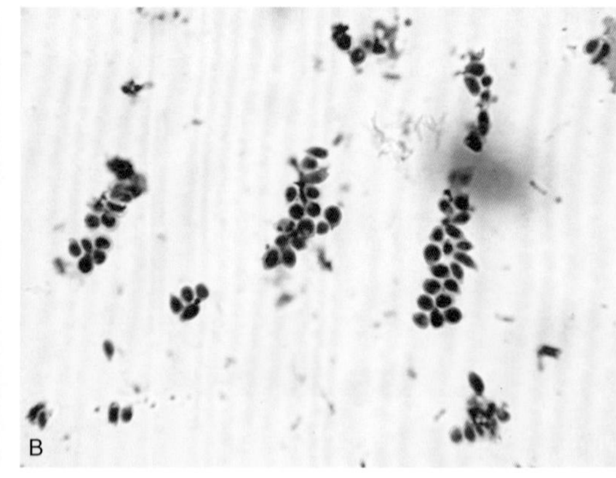

图2-0-32　A,B. 脑心浸液培养基35℃培养2周后长出白色酵母样菌落。光镜见大量卵圆形孢子（×1 000）

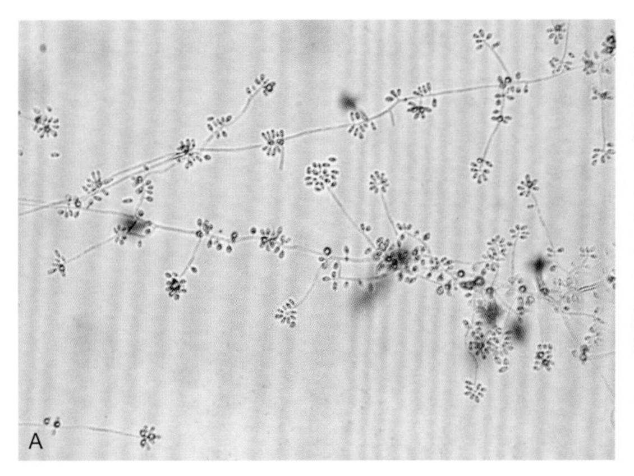

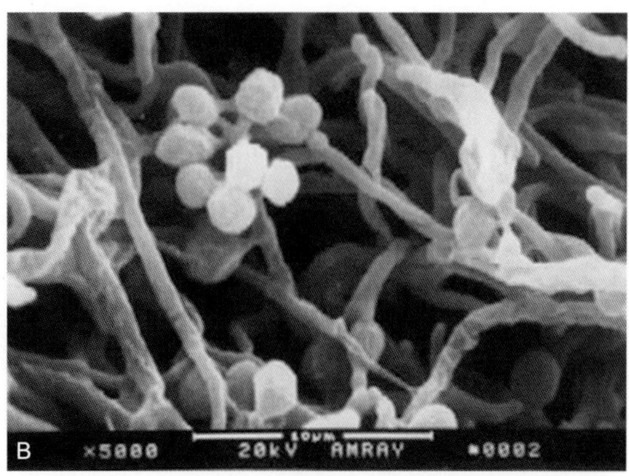

图2-0-33 A，B. 马铃薯葡萄糖琼脂培养基小培养25℃培养7天的光镜（×400）和扫描电镜观察（×5 000）。细长分隔、分支菌丝，分生孢子柄呈近似直角侧生，孢子卵圆形，合轴式产孢顶端形成梅花状排列分生孢子

列的分生孢子，孢子为球形或卵圆形（图2-0-33A）。将上述小培养标本用3%戊二醛固定24小时后按扫描电镜标本制作方法，乙醇梯度脱水、置换、真空干燥镀膜后，在AMRAY-1000 B型扫描电镜下观察，见菌丝细长，分隔、分支，从分生孢子柄上合轴式产孢，分生孢子球形或卵圆形，顶端成簇，如梅花瓣状排列（图2-0-33B）。根据以上特点鉴定为申克孢子丝菌（*Sporothrix schenckii*）。

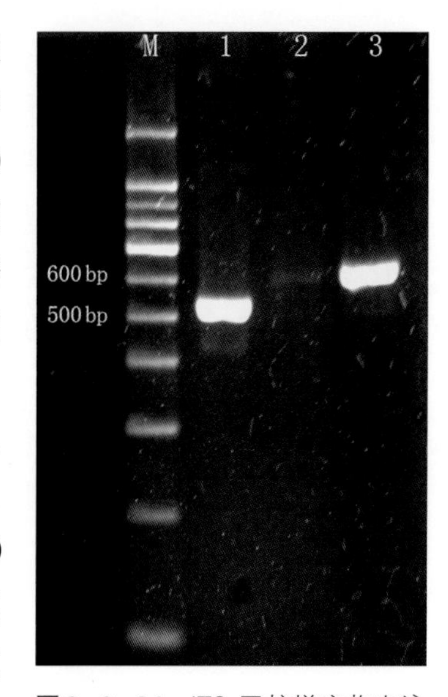

图2-0-34 ITS区扩增产物电泳结果。M，marker D2000；1，白念珠菌ATCC10231；2，空白对照；3，分离菌株（约600 bp）

DNA序列分析：采用Biospin真菌基因组DNA提取试剂盒，按照说明提取真菌总DNA。以真菌rDNA基因保守区为靶目标，采用真菌通用引物ITS1（5′-TCCGTAGGTGAACCTGCGG-3′）和ITS4（5′-TCCTCCGCTTATTGATATGC-3′）扩增ITS区。实验设阴性对照（空白对照代替真菌组织）和阳性对照（实验室保存的白念珠菌标准株ATCC10231）。PCR产物经2%琼脂糖凝胶电泳后Gold View染色验证（图2-0-34），PCR扩增产物送上海英骏生物技术有限公司测序。结果登录GenBank（登录号：AB122043）进行Blast比对，显示该菌与申克孢子丝菌KMU3360 ITS区的碱基一致性达99%。

【诊断与治疗】

诊断为鼻翼孢子丝菌病（固定型）。给予特比萘芬62.5 mg，每天晚饭后服用；同时外用特比萘芬乳膏早、晚各1次。2个月后电话追踪患儿已回沈阳，家属告知其皮损有好转，此时患儿体重增至21 kg，嘱将口服特比萘芬剂量调整为每次62.5 mg，每天午饭、晚饭后服用，再连续服4个月。6个月后电话随访家属告知皮损完全消退，已停药，并寄来照片（图2-0-35），在当地监测肝功能和血常规未见异常。

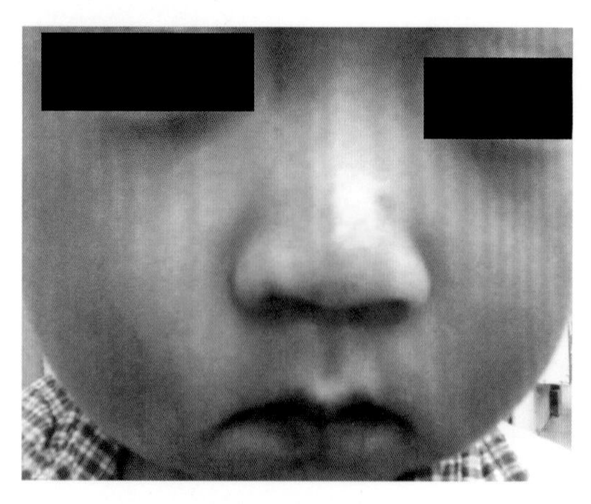

图2-0-35 内服和外用特比萘芬6个月后皮损完全消退

【本例要点】

孢子丝菌病是由申克孢子丝菌引起的亚急性或慢性感染，全球性散发，病原真菌常在皮肤创伤后植入，也有动物抓咬、蚊虫叮咬引起感染的报道，多发生于30岁以下的健康成人，10岁以下儿童约占15%。临床分为皮肤型（淋巴管型、固定型、皮肤播散型）和皮肤外型（系统型）。本患儿有2个多月病史，皮损发生在右侧鼻翼，临床不典型，表现为炎性浸润斑块，在外院误诊、误治无效。我们刮取病变组织在沙堡弱培养基25℃条件下培养长出菌落，由乳白色逐渐变为黑褐色，转种到脑心浸液培养基35℃条件下培养长出乳白色酵母样菌落，经小培养和ITS区序列测定鉴定为申克孢子丝菌，诊断为“固定型孢子丝菌病”。孢子丝菌病皮损KOH涂片的直接镜检因孢子很难发现，故一般不做直接镜检。取病变组织培养诊断该病显得尤为重要。传统的治疗药物是碘化钾，但其特有的金属味使儿童口服的依从性较差。Sandhu等认为，急性期特比萘芬联合应用碘化钾要比单独碘化钾治疗效果好。单独内服特比萘芬治疗儿童孢子丝菌病的报道不多，也没有公认的治疗方案。本例患儿采用特比萘芬内服与外用。体重低于20 kg时每天内服1/4片特比萘芬（62.5 mg），体重超过20 kg时每天内服1/2片特比萘芬（125 mg），因单位体重的应用剂量及总量相对成人均要小，故同时外用特比萘芬乳膏以提高局部药物浓度，本例内服与局部联合应用特比萘芬治疗儿童孢子丝菌病疗效良好且未出现不良反应。

（李发增）

病例8 左上肢皮肤淋巴管型孢子丝菌病

【临床资料】

患者，女，79岁，农民。左上肢皮肤红斑结节线状分布，疼痛，瘙痒不适2个月余。患者2个月前左前臂出现多个红色结节，逐渐增大、增多并出现溃烂，且沿淋巴管呈线状蔓延至左上肢，伴瘙痒、疼痛，遂就诊本科。既往有冠心病病史。体格检查：全身状况良好。皮肤科情况：左上肢可见线状分布的3个红斑结节，直径约1 cm大小，界清，质稍硬，部分皮损出现溃烂且表面有结痂，痂下有脓性分泌物（图2-0-36）。

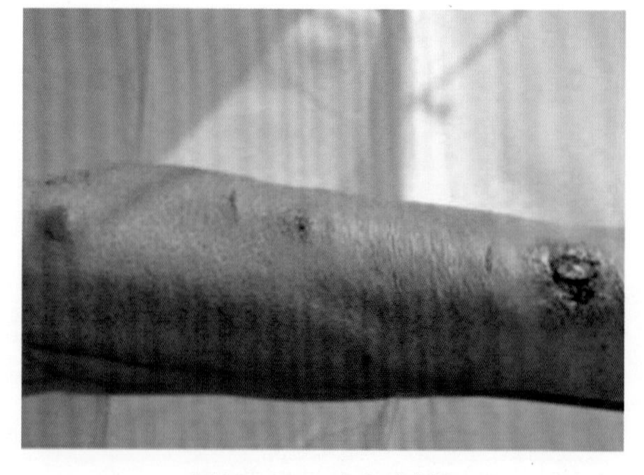

图2-0-36 左上肢皮损

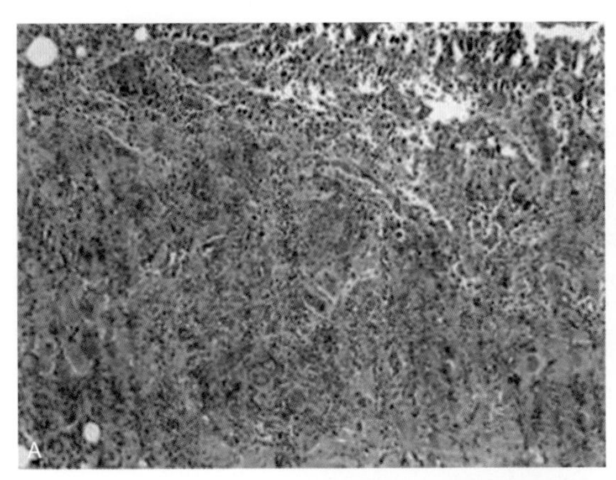
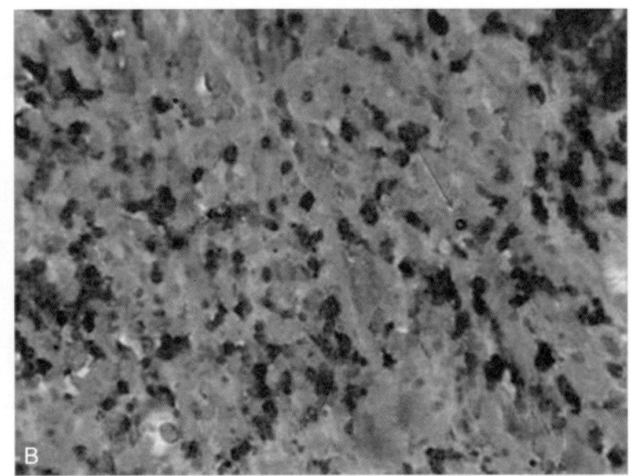
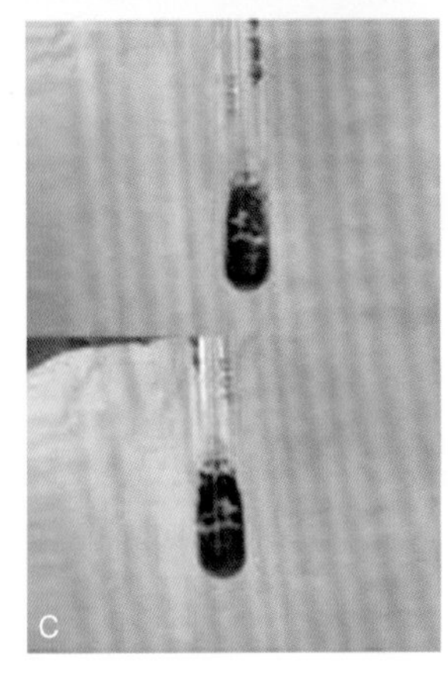
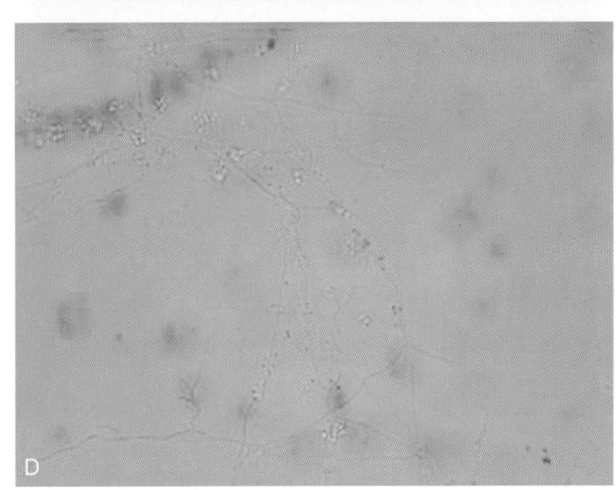

图2-0-37 A. 左上肢病理(HE染色 ×200)。B. PAS染色(×400)。C. SDA培养基菌落。D. 小培养结果(×400)

实验室检查：血、尿常规，细菌培养，真菌镜检，胸片等都为阴性。左上肢皮损活检示：真皮深部肉芽肿性炎症伴微脓肿灶，可见多核巨细胞(图2-0-37A)，PAS染色见圆形真菌孢子(图2-0-37B)。皮损脓液于SDA培养基中培养2周后见褐色酵母样皱褶菌落(图2-0-37C)，小培养见分支、分隔菌丝，花朵样分生孢子和套袖菌丝(图2-0-37D)。提取该菌DNA基因组，使用真菌通用引物对ITS1(5′-TCCGTAGGTGAACCTGCGG-3′)和ITS4(5′-TCCTCCGCTTATTGATATGC-3′)扩增，提取真菌DNA的ITS区。将PCR扩增产物进行序列测定，Blast比对，其与申克氏孢子丝菌的相似度为100%。

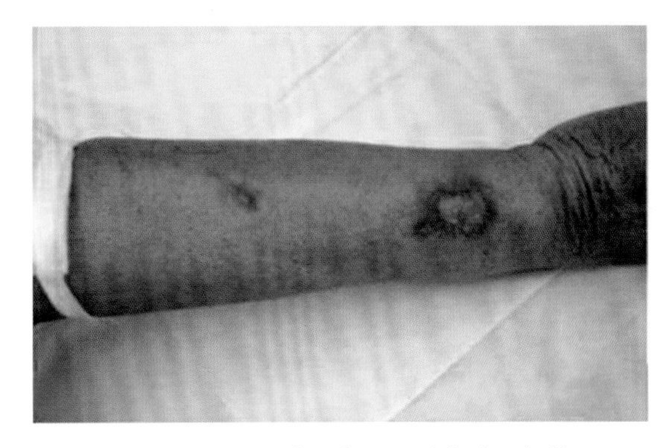

图2-0-38 治疗1个月后，皮损有所好转

【诊断与治疗】

诊断为皮肤淋巴管型孢子丝菌病(申克孢子丝菌)。给予口服伊曲康唑胶囊每次0.2 g，2次/天，治疗1个月后，疗效明显，现正在随访中(图2-0-38)。

【本例要点】

孢子丝菌是存在于稻草、尘土、动物粪

便等中的一种腐生菌，其高危人群包括农民、园丁等。皮肤淋巴管型孢子丝菌病是皮肤型孢子丝菌病最常见的类型。四肢是最容易受累的部位。本病一般根据临床表现和实验室检查可诊断，真菌镜检一般为阴性，真菌培养仍是诊断的金标准。然而仅依靠形态学观察，有可能存在误诊，因此分子生物学方法的应用越来越普遍，真菌ITS作为真菌通用引物，常用于真菌种属鉴定。皮肤淋巴管型孢子丝菌病这种线状皮损具有特征性，在临床上需要与奴卡菌病、皮肤非结核分枝杆菌感染等同样有线状皮损的疾病相鉴别。本例患者虽然无外伤史，但属于高危人群，且皮损是沿淋巴管分布的结节，真菌培养、小培养及分子生物学的方法证实为申克孢子丝菌。组织病理及PAS染色提示化脓性肉芽肿改变及真菌孢子，故淋巴管型孢子丝菌病诊断成立。

（姜媛）

病例9 左上肢孢子丝菌病

【临床资料】

患者，男，38岁，北京顺义人，因“左手背、左上肢皮损3个月”就诊。3个月前患者左手中指背侧被“杨灰杆”(一种混凝土建材)擦伤，表皮破溃，但未出血，当时曾用自来水清洗伤口。2周后在外伤处出现皮下结节，渐增大、破溃、流脓。之后在左手背及左上肢沿淋巴走向出现多数皮下结节，部分皮下结节出现破溃、流脓，无自觉症状。其间曾在附近医院就诊，应用环丙沙星等抗细菌治疗无效，皮损逐渐增多、加重。既往体健，无家族病史。皮肤科情况：左手中指近端背侧局限性皮损，呈暗红色浸润斑块，表面有脱屑、结痂，溢脓不明显，无压痛，质软；左手背、左上肢可见沿淋巴管走向分布的约20余个大小不一的红色或肤色皮下结节；部分红色结节有破溃、结痂，少数有脓液排出，质软，无压痛；肤色皮下结节无破溃，无压痛，质硬(图2-0-39)。皮损脓液真菌镜检阴性，皮损组织真菌培养阳性，菌种鉴定为申克孢子丝菌(图2-0-40～图2-0-43)。皮损组织病理显示化脓性肉芽肿，伴较多中性粒细胞、浆细胞及嗜酸

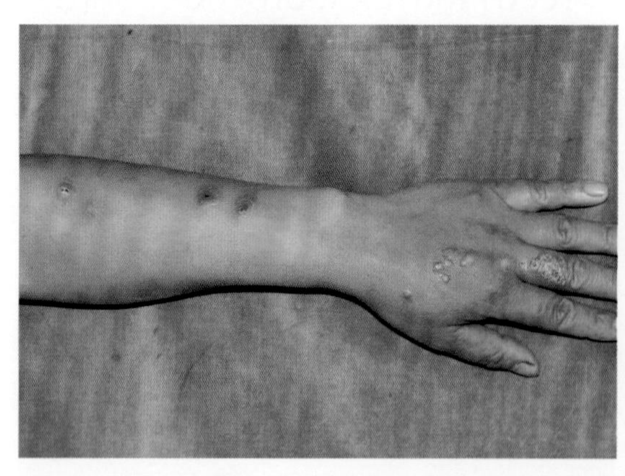

图2-0-39 治疗前患者左上肢皮损

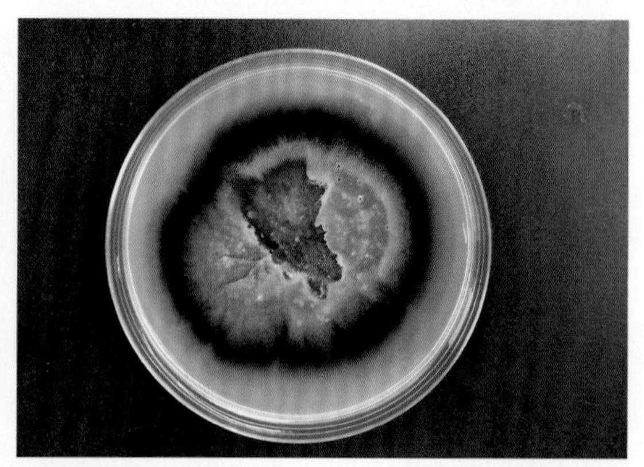

图2-0-40 在葡萄糖蛋白胨琼脂培养基上室温培养呈菌丝型菌落

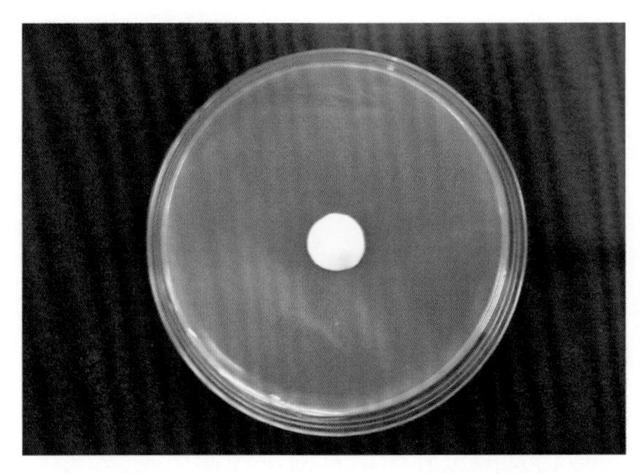

图2-0-41 在BHI培养基上37℃培养呈酵母型菌落

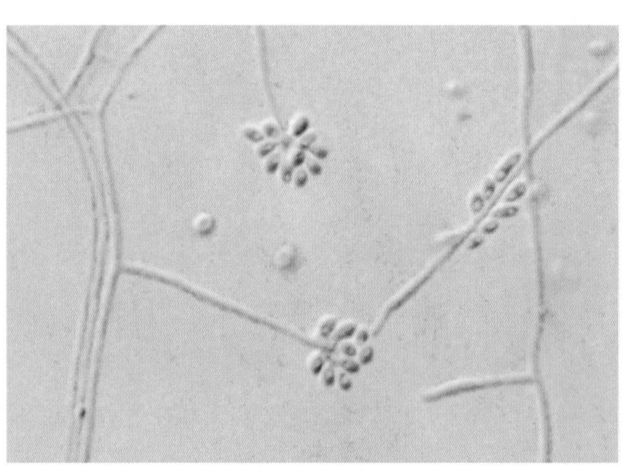

图2-0-42 单一、卵圆形透明分生孢子形成在菌丝顶端，排列成棕榈树或花朵头样

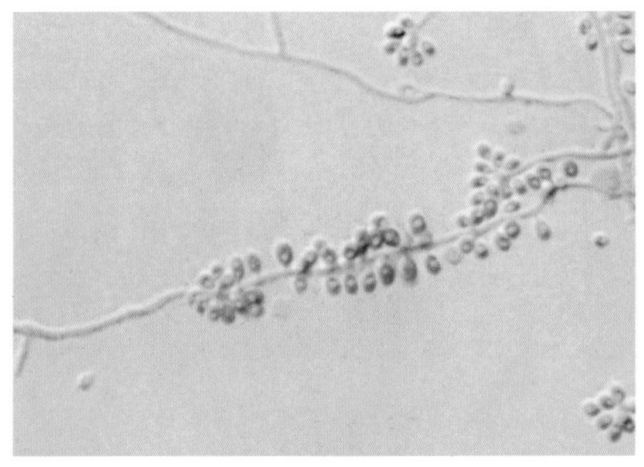

图2-0-43 分生孢子可呈三角形或倒卵形，由于成熟增大可以沿分生孢子梗或菌丝排列

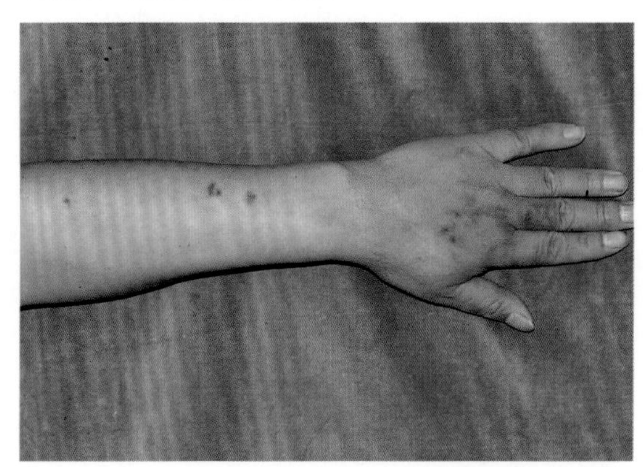

图2-0-44 治疗14周后左上肢皮损表现

性粒细胞，PAS染色未见真菌。

【诊断与治疗】

诊断为孢子丝菌病（淋巴管型）。给予患者口服伊曲康唑200 mg/d治疗，局部外用聚维酮碘溶液清洗。2周后患者原肤色的皮下结节触诊基本消退，但红色皮下结节变化不明显，脓液溢出减少。因患者口服伊曲康唑后困倦感明显，遂将其剂量减至100 mg/d口服，恐治疗剂量较低影响疗效，故联合特比萘芬250 mg/d治疗。4周后红色皮下结节有所缩小，无脓液渗出，少许结痂。8周后皮损明显改善，左上肢红色皮下结节基本消退，留红色印迹，触之皮损处呈塌陷感；左手背结节缩小，左手中指背侧皮损缩小，上有少许结痂。因患者在服药期间一直存在困倦感，将伊曲康唑改为400 mg/d口服1周，休息3周，仍联合特比萘芬250 mg/d口服治疗。10周后左上肢红色印迹继续缩小，触之呈皮下小硬结形成；左手背结节明显缩小，部分消失；左手指背侧皮损明显缩小，上有少许结痂。4周及10周时查血常规和肝肾功能正常。14周后左上肢、左手背结节全部消退，遗留红色印迹及瘢痕。左手中指背侧呈暗红色斑，表面无结痂（图2-0-44），此处再次做活检，组织真菌培养阴性，组织病

理显示角质层内局部区域脓痂，表皮稍增厚，真皮全层血管及纤维增生，真皮全层血管周围淋巴细胞为主，呈灶状浸润。考虑皮损组织病理上仍存在较多的淋巴细胞浸润，故又给予患者伊曲康唑400 mg/d口服1周，休息3周，连续2个月，总疗程为半年。1年后电话随访无复发。

【本例要点】

孢子丝菌病一般根据临床表现和实验室检查结果可诊断，但常因菌数不多而使真菌直接镜检呈阴性，组织病理检查也很难看到典型的星状体和真菌孢子，因此真菌培养是孢子丝菌病确诊的金标准。本例患者有明确的皮肤外伤史，在受伤部位出现皮下结节，并沿同侧上肢淋巴管扩展，结节破溃、化脓，脓液真菌镜检阴性，皮损真菌培养为申克孢子丝菌生长，组织病理呈化脓性肉芽肿改变，淋巴管型孢子丝菌病诊断成立。

碘化钾需要现配现用、口服后部分患者不能耐受等限制了其临床应用。目前临床上多采用口服伊曲康唑100～200 mg/d，连续3～6个月；特比萘芬250～500 mg/d，连续3个月以上，疗效呈剂量依赖性。氟康唑可作为治疗的二线药物。固定型有时还可尝试局部温热治疗，最适用于孕妇。本例皮肤型孢子丝菌病患者伊曲康唑和特比萘芬联合治疗有效。两药联合治疗是否可以减少剂量、缩短疗程、降低不良反应，两药在体外是否具有协同作用，有待进一步研究。

（王爱平）

病例10 多重耐药申克孢子丝菌感染

【临床资料】

患者，男，61岁，安徽阜阳人，农村医生，于2011年5月26日就诊我所。主诉鼻面部皮疹2年余，伴痒、痛。起因鼻部痒，用指甲抓破后局部红、肿、痒、痛渐扩大，波及鼻部周围，伴红肿、结痂。曾先口服伊曲康唑200～400 mg/d，治疗8个月余未见好转。之后改服特比萘芬250 mg/d，治疗4个月余，皮疹仍未消退，反而皮损扩大，逐渐形成斑块。又改口服氟康唑150 mg/d，治疗2个月余无效。复查肝功能显示谷丙转氨酶升高至210 U/L，遂自行停药保肝治疗（护肝片口服）并就诊我所。病程中饮食睡眠可，二便如常。查体：浅表淋巴结未触及肿大，各系统检查未见异常。皮肤科检查：鼻及鼻周见5 cm × 8 cm成片红肿斑块及肉芽肿，上有结痂糜烂，左鼻翼近鼻尖处及右鼻翼处有脓液渗出（图2-0-45）。实验室检查：皮损处痂皮涂片进行结晶紫染色后镜检可见芽生孢子（图2-0-46）；痂皮及脓液真菌培养15天后可见褐色菌落生长，边缘有放射状沟纹（图2-0-47）；挑取菌落涂片经棉蓝染色镜下可见梅花瓣样分生孢子和孢子梗结构（图2-0-48），菌种鉴定为申克孢子丝菌。胸部透视，未见肺部明显病灶，排除结核。参考美国国家实验室标准委员会（CLSI）颁布的M38-A2和M27-A3方案进行体外药敏试验，结果显示该株申克孢子丝菌，菌丝相和酵母相在体外对伊曲康唑、氟康唑、特比萘芬、酮康唑均显示耐药，菌丝相MIC值分别为＞8 μg/mL、＞64 μg/mL、＞8 μg/mL、＞8 μg/mL，酵母相MIC值分别

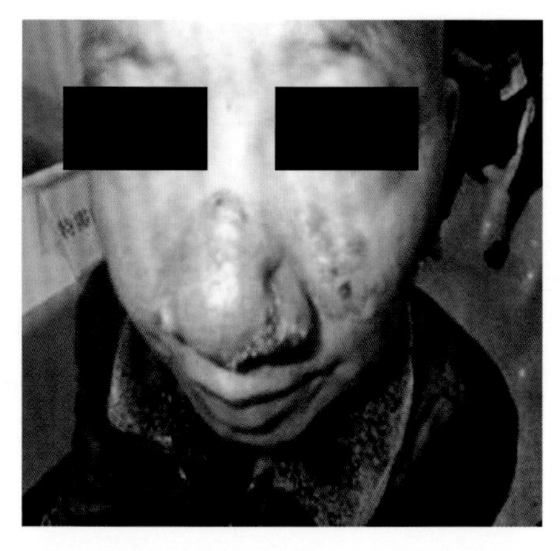

图2-0-45　鼻部及鼻周皮肤呈红肿斑块、结节、结痂

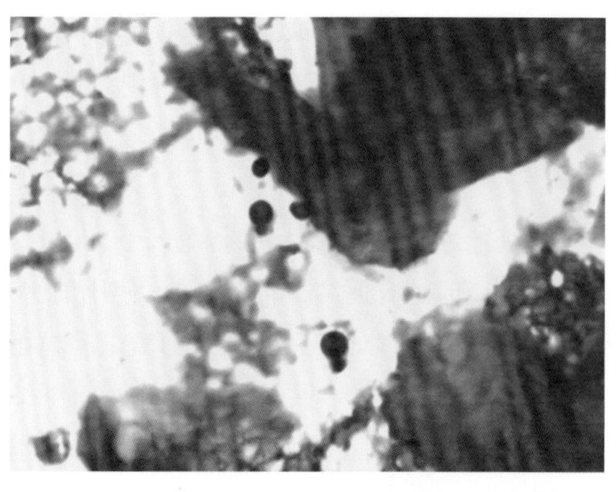

图2-0-46　皮损处痂皮结晶紫染色后镜检可见芽生孢子

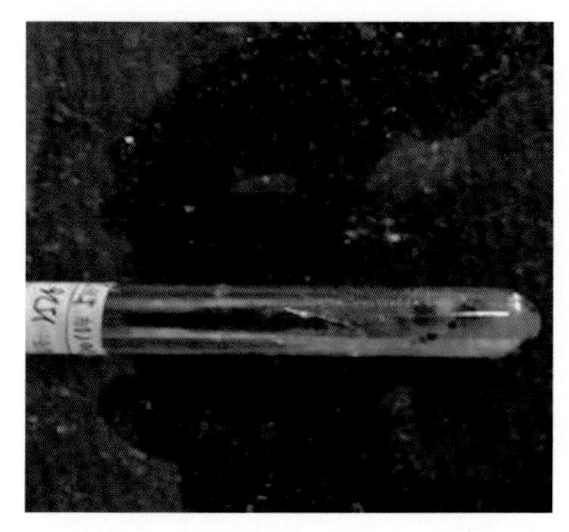

图2-0-47　真菌培养1周，可见褐色菌落，边缘有放射状沟纹

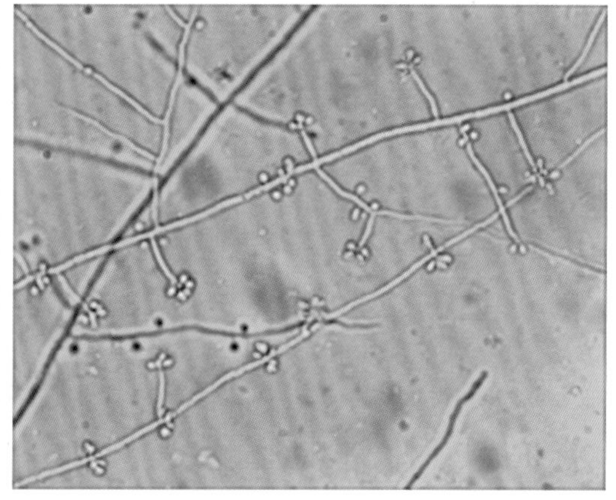

图2-0-48　细长分隔菌丝，梅花瓣样分生孢子，直角分支分生孢子梗（×400）

为4 μg/mL、32 μg/mL、4 μg/mL、4 μg/mL。

【诊断与治疗】

最终诊断：孢子丝菌病。给予患者口服10%碘化钾溶液每次10 mL，3次/天。1个月后皮疹明显消退，皮屑真菌镜检仍可见芽生孢子。继续10%碘化钾溶液口服，2个月后皮疹大部分消退，真菌镜检仍可见芽生孢子。继续口服共计3个月后皮疹完全消退（图2-0-49），真菌镜检及培养均阴性。血谷丙转氨酶恢复正常。

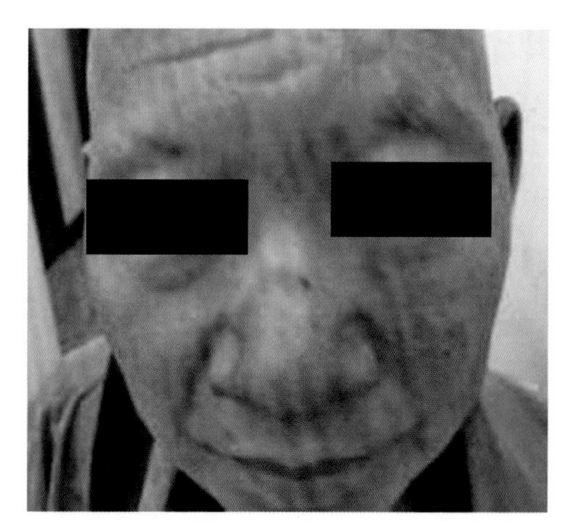

图2-0-49　治疗3个月后，面部皮疹基本消退，完全平复

【本例要点】

本病例经病史、临床表现、真菌镜检及真菌培

养确诊为孢子丝菌病。但该患者在发病后先后口服过伊曲康唑、特比萘芬和氟康唑治疗16个月无效，且长期应用这些药物出现了肝损伤。因此，凡用足量抗真菌药物治疗真菌病无效者，必须检查该药无效的原因，做该药的体外药敏试验，避免盲目治疗造成一些不良的后果。

碘化钾是治疗孢子丝菌病的传统药物，价廉，副作用小。其作用机制可能为促进巨噬细胞的吞噬功能，但是有促结核扩散可能，使用前必须排除结核。本例患者先后应用伊曲康唑、氟康唑和特比萘芬治疗均无效，体外药敏试验显示分离菌申克孢子丝菌的菌丝相和酵母相均对这3种药物耐药，实属罕见，国内外文献鲜有报道。根据体外药敏结果及患者特点，分析其原因可能与致病菌株对抗真菌药物不敏感，患者治疗过程不规范或此类药物在该患者体内代谢、利用程度差相关。

（胡素泉）

病例11 孢子丝菌病致睑外翻

【临床资料】

患者，女，36岁，河北省张家口市农民，因“右下眼睑部皮损6年”于2011年1月5日就诊。6年前患者无明显诱因右下眼睑部位出现一个结痂性皮损（图2-0-50），有少许脓液外渗，缓慢增大，导致右下眼睑外翻。1年半前在外院给予局部皮损手术切除加右下眼睑外翻修复术，术后皮损组织病理显示为“急性炎症反应”，给予抗菌药物口服处理，患者右下眼睑外翻明显好转，但术后不久在原部位处皮损再发。且4个月前患者右面颊部又出现了1个类似的皮损，遂就诊我科。发病以来，患者不伴全身不适。既往身体健康，否认结核病史，否认外伤史。久居河北，住平房，经常接触玉米秸。体格检查：一般情况良好，各系统检查未见明显异常。皮肤科情况：右下眼睑可见有手术瘢痕，睑外翻不明显；瘢痕下方可见一直径约1 cm大小的结痂性皮损，基底发红，有少许脓液外溢。右面颊部有一直径约0.5 cm大小的类似皮损改变。面部其他部位未触及明显的皮下结节。实验室检查：PPD（+），皮损组织病理显示真皮中、下层大片脓疡形成，其下有淋巴细胞、浆细胞、组织细胞为主的浸润，提示感染肉芽肿，真菌感染可能性大。皮损组织真菌培养显示为申克孢子丝菌生长。

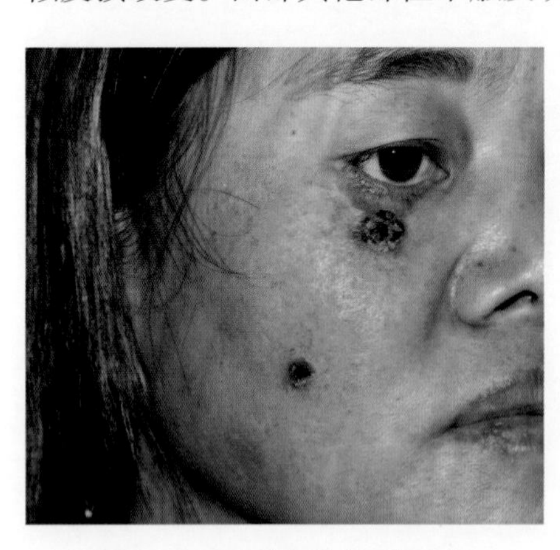

图2-0-50 治疗前右面部皮损

【诊断与治疗】

诊断为皮肤淋巴管型孢子丝菌病。给予患者口服伊曲康唑200 mg/d联合特比萘芬250 mg/d治疗，疗程12周，皮损获得痊愈，服药期间患者无不良反应发生。在停药5个月后随访患者，皮损无复发，但其右下眼睑呈瘢痕性眼睑外翻（图2-0-51），嘱其整形科就诊。

【本例要点】

本例患者为中年女性农民，经常接触玉米秸，皮损发生在右面部，皮损组织病理显示为感染肉芽肿改变，皮损组织真菌培养为申克孢子丝菌生长，确诊为皮肤型孢子丝菌病。给予患者口服伊曲康唑联合特比萘芬治疗12周痊愈，但遗留瘢痕性眼睑外翻。纵观该病例的诊疗过程，在孢子丝菌病发病率低的地区，医生对于孢子丝菌病的认知程度低，导致患者在近6年的时间内得不到确诊，延误治疗，造成瘢痕性眼睑外翻的后果。该病例系孢子丝菌病所致瘢痕性睑外翻。手术治疗适用于常规抗真菌药物治疗无效的皮肤固定型孢子丝菌病患者，手术前、后均要给予抗真菌药物治疗，单纯手术切除往往复发。

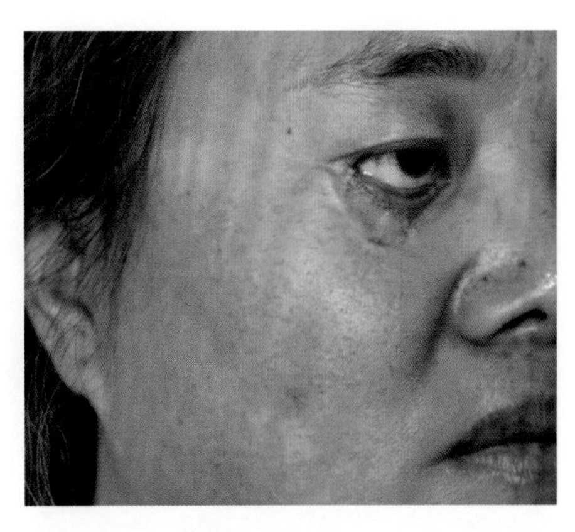

图2-0-51　停药后5个月复诊，右下眼睑外翻

本文病例由于皮损发生在右下眼睑部位，长期的感染导致右下眼睑外翻，医生在对皮损诊断不明确的情况下，进行了手术切除皮损和右下眼睑外翻修复术。术后皮损再发，且在其他部位又出现了类似的损害，皮损由最初的固定型转变为淋巴管型。由此可见，加强孢子丝菌病疾病知识的学习，对于正确处理相关疾病尤为重要。

（王爱平）

病例12　特比萘芬联合伊曲康唑治疗孢子丝菌病失败

【临床资料】

患者，女，63岁，家庭妇女，河北人，因“右手背皮损2年”于2012年5月4日就诊我科。2年前患者右手背出现黄豆大小皮损，逐渐扩大，曾在外院口服药物和外用药物治疗无效（具体药名不详），也曾进行手术切除治疗，但术后不久在伤口边缘又出现类似皮损，逐渐扩大，破溃，渗液，有时伴痛和痒。既往有高血压病史；否认结核及肝炎等疾病史。体格检查：患者一般情况良好，全身浅表淋巴结未触及，心、肺、腹及神经系统检查未见明显异常。皮肤科情况：右手背可见1处2 cm × 2 cm大小的红色斑块，质软，境界清楚，表面有破溃、脓液外渗及结痂（图2-0-52），右上肢未触及皮下结节。取皮损组织病理检查示表皮呈假上皮瘤样增生，真皮内弥漫性淋巴细胞、组织细胞以及浆细胞浸润，提示慢性肉芽肿样改变（图2-0-53）。

皮损脓液KOH湿片直接镜检阴性。皮损组织真菌培养阳性，将培养物接种于PDA培养基斜面，28℃培养7天后，接种于2个PDA平皿，分别放入28℃及37℃温箱内孵育。28℃培养21天，菌落直径为4.55 cm，菌落表面分3层：边缘为膜状白色晕，中间带暗褐色，中央灰白色，隆起，有皱褶，高低不平，绒毛样菌落。37℃培养21天，菌落生长受抑，直径不足1 cm（图2-0-54）。小培养5天显微镜下可见细长分支、分隔菌丝，孢子圆形或椭圆形，呈黑色，合轴排

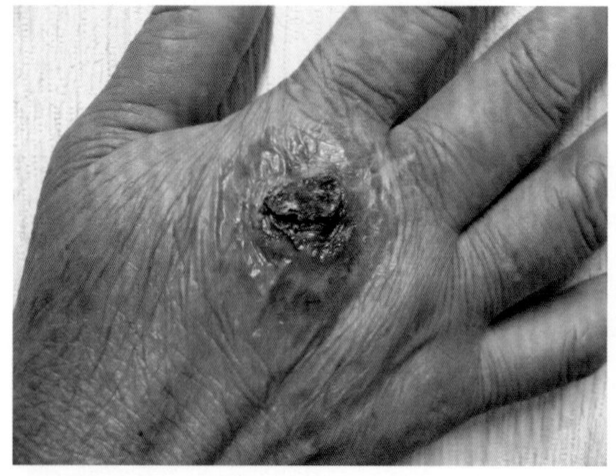

图2-0-52 右手背可见2 cm×2 cm大小的红色斑块，质软，境界界清，表面有破溃排脓及结痂

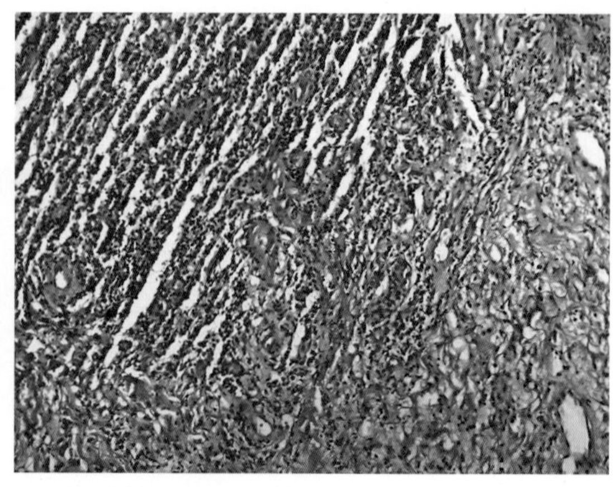

图2-0-53 皮损组织病理检查显示慢性肉芽肿样改变（HE染色 ×400）

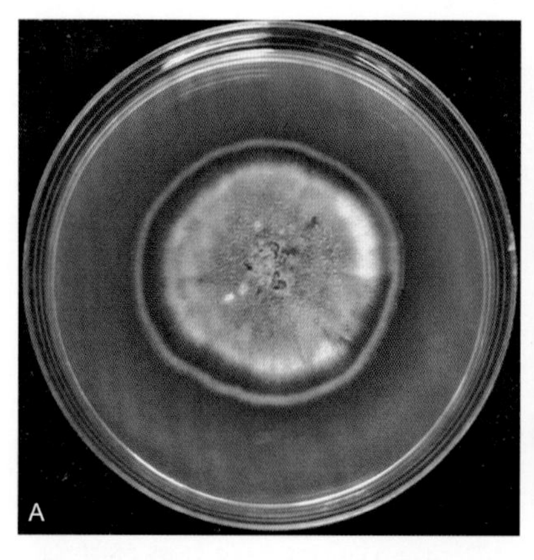

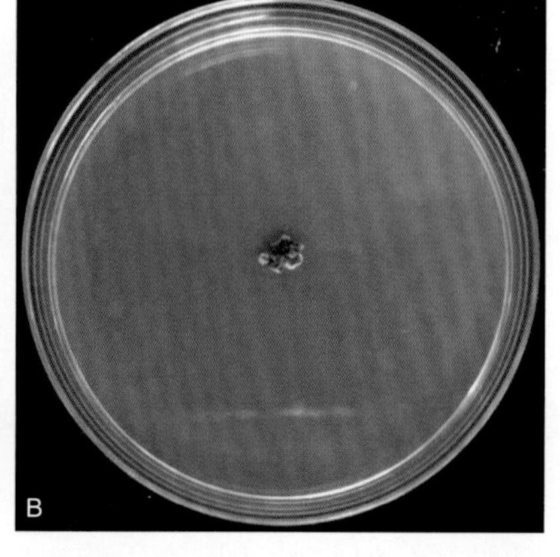

图2-0-54 PDA 28℃以及37℃培养21天形成的菌落。A. 28℃。B. 37℃

列在菌丝四周，呈套袖样菌丝（图2-0-55）。采用API 20 C AUX试剂盒（法国生物梅里埃股份有限公司，货号20210）检测菌株对于不同碳源的同化情况，结果显示该菌株可以同化蔗糖，但不能同化棉籽糖（图2-0-56）。菌丝相和酵母相PCR扩增产物经琼脂糖电泳得到预期的约800 bp的DNA片段。将PCR产物送北京华大基因研究中心有限公司进行碱基序列测定，测序结果显示产物大小为838 bp。Blast比对：测序结果与多株球形孢子丝菌（*Sporothrix globosa*）（SHJU1和DMU1）的*CAL*基因片段序列100%符合。进一步构建系统发生树，如图2-0-57所示，该菌株与多株已报道的球形孢子丝菌菌株位于同一分支内，并有较高的Bootstrap值支持。

【诊断与治疗】

诊断为球形孢子丝菌所致皮肤固定型孢子丝菌病。给予口服特比萘芬250 mg/d治疗，4周后皮损略有改善，排脓减少，有结痂，瘙痒仍存在。联合口服伊曲康唑200 mg/d再治疗4周，皮损全部结痂并脱痂，脱痂后为1 cm大小的浅表糜烂面，有少许渗出。继续联合治疗4周，糜烂面无改善，有加重的趋势。停服伊曲康唑，改口服10%碘化钾溶液每次10 mL，3次/天；特比萘芬保留。又治疗8周，皮损痊愈，残留红色印迹（图2-0-58）。为巩固疗效，患者又单独口服碘

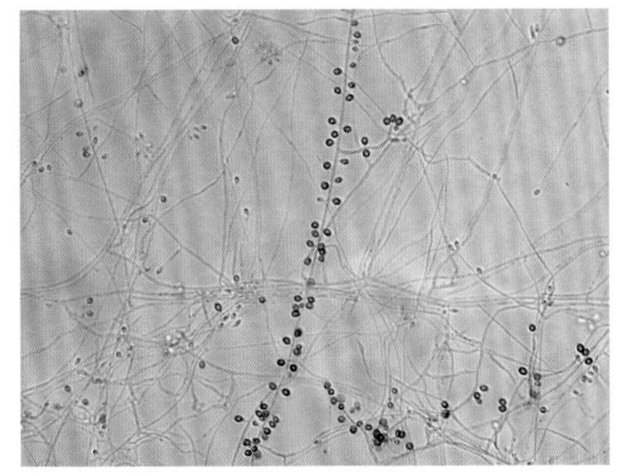

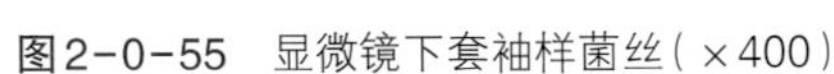

图2-0-55 显微镜下套袖样菌丝（×400）

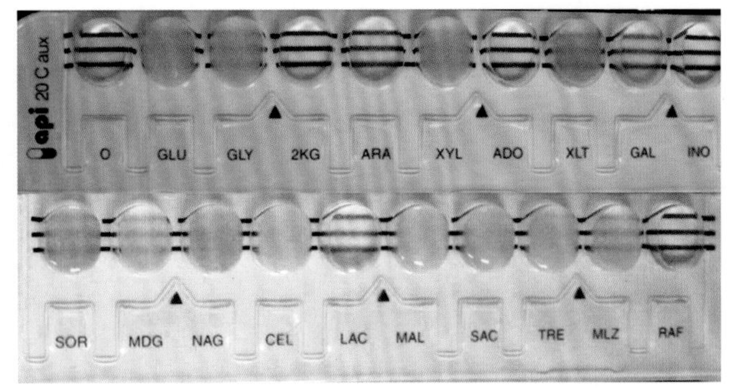

图2-0-56 糖同化实验结果。0，阴性对照；GLU，葡萄糖；SAC，蔗糖；RAF，棉籽糖

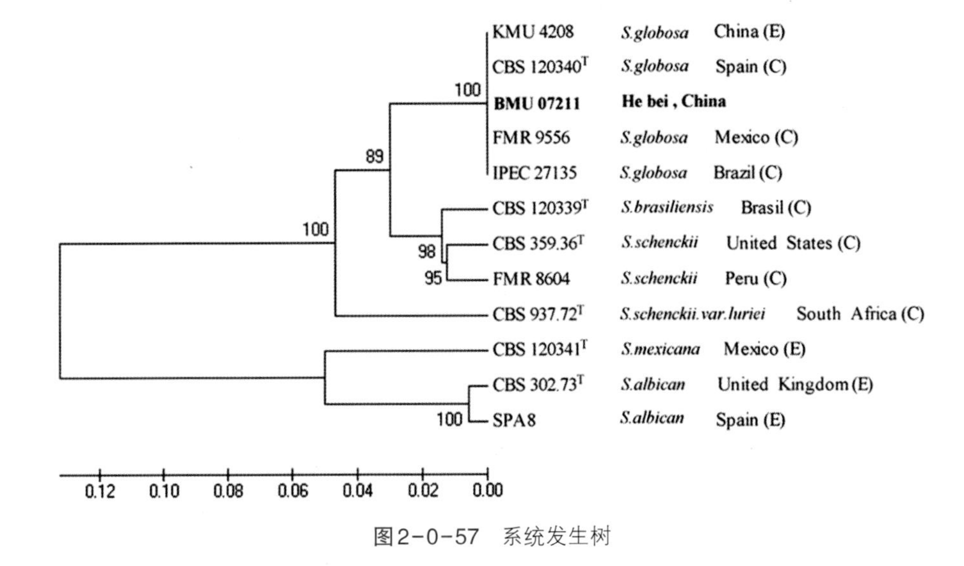

图2-0-57 系统发生树

化钾4周。随访患者至今无复发。患者治疗期间，无不良反应发生，查血常规及肝肾功能未见异常。鉴于患者对伊曲康唑和特比萘芬治疗效果差，我们对分离菌株进行体外药敏试验。结果显示在菌丝相时特比萘芬和伊曲康唑单独作用时的最低抑菌浓度（MIC）分别为1.0 μg/mL和2.0 μg/mL；联合作用时两药的MIC分别为0.25 μg/mL和1.0 μg/mL；根据以上结果计算抑菌浓度指数（fractional inhibitory concentration index，FICI）为0.75，表现为不相关。酵母相时FICI值同样为0.75，表现为不相关。

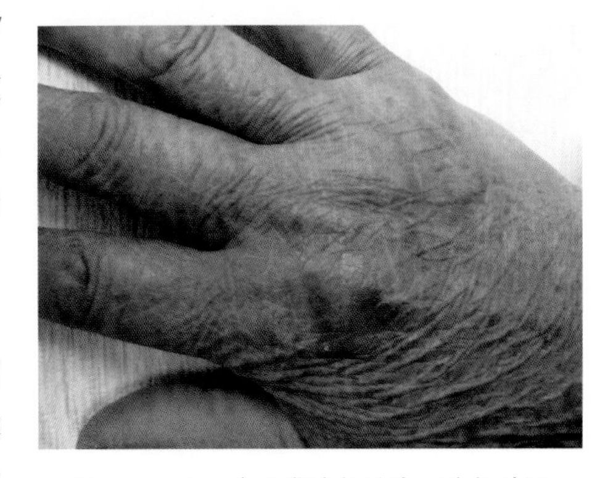

图2-0-58 右手背皮损治疗后皮损消退

【本例要点】

对于皮肤固定型和淋巴管型孢子丝菌病，指南上推荐口服伊曲康唑、特比萘芬，或饱和碘化钾溶液。碘化钾需现用现配、口服后部分患者不能耐受

等限制了临床应用。我国临床上成人多口服伊曲康唑或者特比萘芬。对于一些单药效果不佳的皮肤孢子丝菌病，还是要考虑联合治疗。伊曲康唑和特比萘芬联合治疗在一些单药治疗效果不佳的皮肤型孢子丝菌病病例中显示了较好的疗效。伊曲康唑和特比萘芬也可分别联合碘化钾溶液治疗皮肤型孢子丝菌病。

本病例根据临床表现和真菌培养，球形孢子丝菌所致皮肤固定型孢子丝菌病诊断成立。单独口服特比萘芬治疗4周，皮损改善不明显；遂联合伊曲康唑再治疗4周，皮损部分改善；但继续治疗4周，皮损无改善，且有加重的趋势。临床判断两药联合治疗失败。后经碘化钾溶液联合特比萘芬8周的治疗，皮损痊愈。由此可见，尽管新型抗真菌药物在孢子丝菌病的治疗中越来越普及，但碘化钾溶液在孢子丝菌病的治疗中仍然发挥重要的作用。碘化钾治疗的确切作用机制不详，可能与增强患者的免疫机制有关。

（王润超）

病例13 双侧腰部孢子丝菌病

【临床资料】

患者，女，29岁。6个月前无明显诱因其右侧腰部出现一黄豆大暗红色结节，触之较硬，表面逐渐出现结痂，无糜烂、渗液，未予治疗。皮疹逐渐增大，并在左、右两侧腰部又相继出现多个类似结节，结节破溃并渗出脓液，伴轻微痒和痛。在外院行皮肤活检，拟诊“疣状皮肤结核”，抗酸染色阴性。于2011年1月10日来我科就诊。自发病以来无发热，胸、腹疼痛及关节疼痛等不适。既往体健，否认结核、肝炎等传染病史及外伤史。各系统检查未见明显异常。皮肤科情况：双侧腰部可见多个散在分布的暗红色结节，黄豆至蚕豆大，界清，质稍硬，表面有少许鳞屑，部分破溃并可挤出脓液（图2-0-59）。

血常规、肝肾功能、IgG、IgA、IgM、T淋巴细胞亚群、HBV、HCV、HIV、TPPA、ANA未见异常。取右腰部皮损，组织病理学检查示：表皮棘层增生肥厚、真皮毛细血管破裂出血，大量中性粒细胞、淋巴细胞、组织细胞浸润，见多核巨细胞；PAS和六铵银染色阴性（图2-0-60）。取病变组织接种于沙堡弱培养基（SDA）28℃培养，5天可见灰白色褶皱粉末状菌落生长（图2-0-61）。转种到马铃薯葡萄糖琼脂培养基（PDA）做小培养，28℃培养7天后镜下见细长分隔菌丝，分生孢子梗呈直角分支，部分可见顶端梅花样小分生孢子及沿菌丝侧生的袖套样排列的小分生孢子（图2-0-62）。挑取部分菌落提取DNA以真菌通用引物ITS1（5′-TCCGTAGGTGAACCTGCGG-3′）及

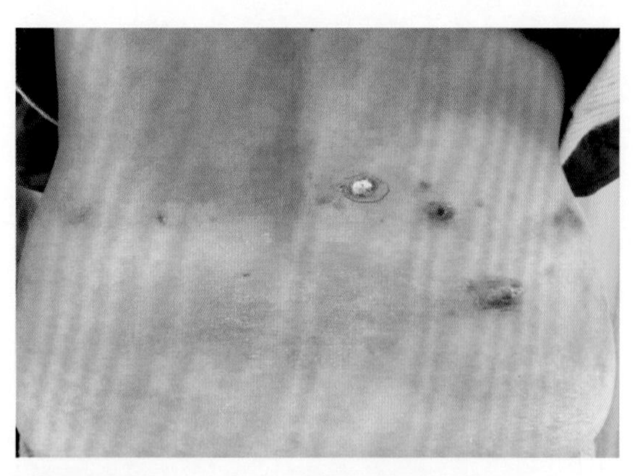

图2-0-59 双侧腰部可见多个散在分布的暗红色结节，黄豆至蚕豆大，界清，质稍硬，表面结痂，部分破溃并可挤出脓液

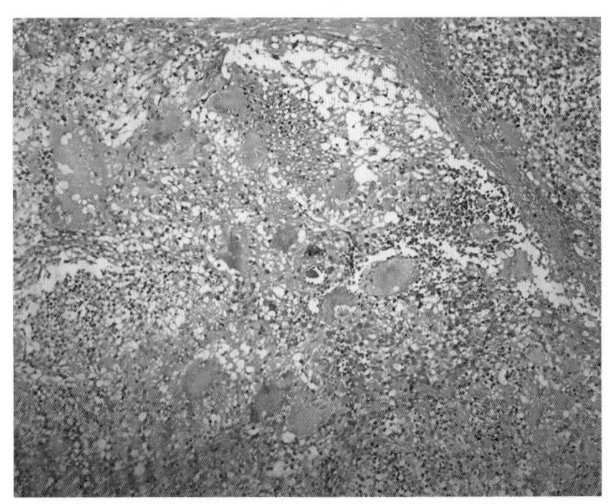

图2-0-60 表皮棘层增生肥厚、真皮毛细血管破裂出血，大量中性粒细胞、淋巴细胞、组织细胞浸润，见多核异物巨细胞（HE染色 ×40）

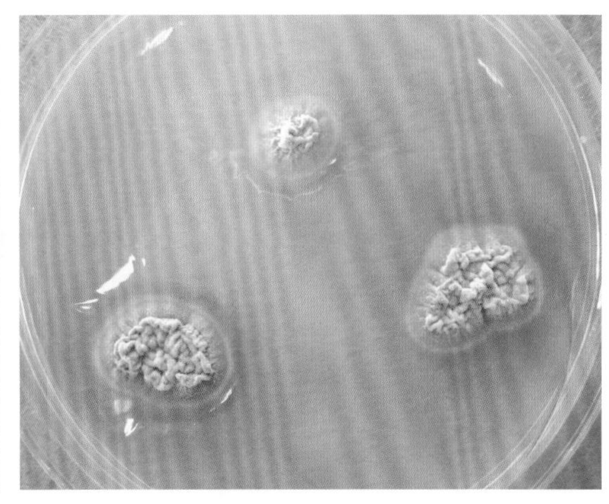

图2-0-61 沙堡弱培养基28℃培养5天，可见灰白色褶皱粉末状菌落生长

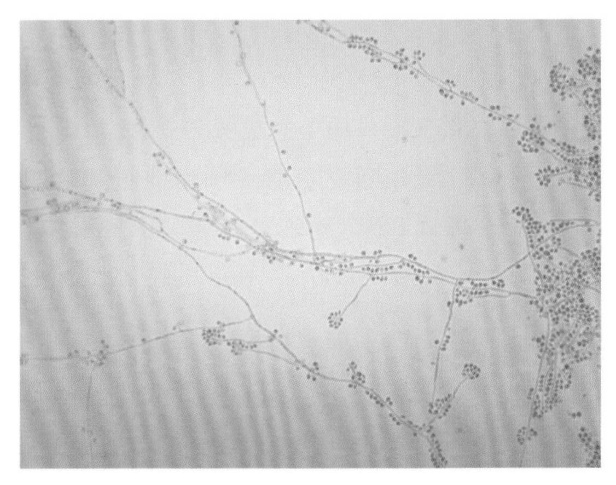

图2-0-62 马铃薯培养基小培养28℃培养7天后镜下见细长分隔菌丝，分生孢子梗呈直角分支，部分可见顶端梅花样小分生孢子及沿菌丝侧生的袖套样排列的小分生孢子

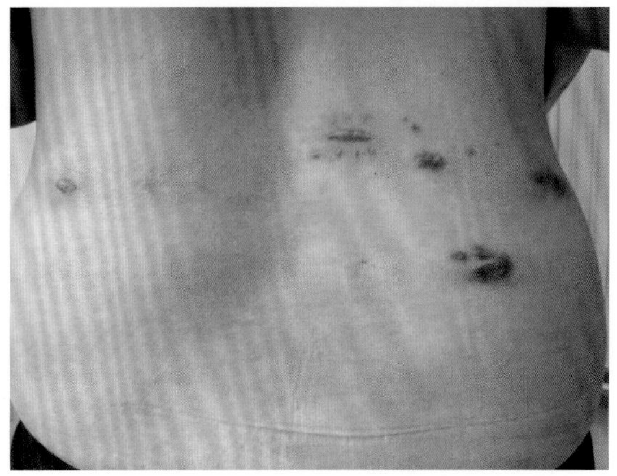

图2-0-63 治疗2个月后，结节明显变软、变小

ITS4（5′-TCCTCCGCTTATTGATATGC-3′）扩增核糖体大小亚基DNA、ITS1区、5.8S rDNA及ITS2区。将PCR产物进行纯化及测序（上海美吉生物医药科技有限公司），所得序列在GenBank中进行Blast比对，与申克孢子丝菌的同源性达98%，菌种鉴定为申克孢子丝菌（*Sporothrix schenckii*），GenBank登录号为JF714991。

【诊断与治疗】

诊断为皮肤孢子丝菌病。给予口服特比萘芬每次250 mg，2次/天；外用1%萘替芬-0.25%酮康唑乳膏，2次/天；同时局部用电热敷加热（最高温度45 ℃），3次/天，每次30～60分钟。治疗2个月后，结节明显变软、变小（图2-0-63），总疗程3个月。停药后随访6个月无复发。

【本例要点】

孢子丝菌病常累及四肢和颜面等暴露部位，多为单侧，偶可累及皮肤以外的其他内脏器官。本例患者无明显外伤史，且皮损位于后腰部两侧，组织病理仅提示肉芽肿性改变，曾被误诊为皮肤结核。经真菌培养、PDA小培养及DNA测序确定病原菌，明确了诊断，患者得到及时治疗。本例后腰两侧均有皮损临床罕见，是先有固定型皮损然后自体多点接种，还是经淋巴管播散，尚不能确定。本菌在40℃以上生长受抑制，同时局部皮肤温度上升时组织内噬菌作用及组织代谢增强，促进抗真菌药物在病灶处的渗透，有利于将菌体杀灭。本例患者采用口服特比萘芬、外用联合萘替芬-酮康唑乳膏及局部热敷，疗效显著。

（李聪慧）

病例14 面颊部申克孢子丝菌感染

【临床资料】

患者，女，16岁，学生。2006年无明显诱因下左面颊部出现1个丘疹，绿豆大小、边缘稍红、不痛，无发热，逐渐发展为皮下结节，中央隆起，无脓。约3个月由1个发展为2个，从绿豆大小发展为黄豆大小的皮下囊肿，溃破后形成溃疡，溃疡较深并形成窦道。于当地医院多次就诊，未能确诊。曾予红霉素口服治疗及外用药物（具体药名不详）均不见好转，于2008年1月来我院皮科就诊，患者自述2007年当地医生曾经从患处窦道中取出一小块小绿豆粒大小的干酪样赘生物，可疑真菌感染，但因当地不能做真菌检查，未能确诊，故未进行抗真菌治疗。体检：患者一般情况良好，左面颊部可见2个黄豆大小的皮下囊肿，其中1个已经破溃并形成窦道，皮肤周围微红、无脓，无发热。双侧脸颊可见少量痤疮。

患处消毒后以无菌操作取面部皮损组织，将组织标本置于无菌研磨器内加2滴无菌肉汤仔细研磨后，将组织匀浆接种于沙堡弱平皿（SDA），28℃孵育。5天后可见几个小灰白菌落，继续培养，10天左右渐形成绒毛样菌落，灰色、暗褐色。表面分3层：边缘为膜状白色晕，中带暗褐色，中央隆起。有皱褶，高低不平。2周后菌落呈黑褐色，边缘有下沉现象。用乳酸酚棉蓝染色压片镜检可见纤细菌丝、散在小孢子，疑为申克孢子丝菌。小培养2周（图2-0-64），将小培养上的盖玻片取下，盖在放有乳酸酚棉蓝载玻片上，镜下染色观察：可见纤细分支、分隔菌丝，直径为1～2 μm，分生孢子梗由菌丝侧呈锐角长出，细而长，顶端变尖。分生孢子是全芽生，合轴生长，镜下可见两种孢子：一是花朵样，孢子椭圆形、透明，分生孢子大小为2～3 μm或3～5 μm，在菌丝顶端呈梅花状分布；一是套袖状菌丝排列，即以一条菌丝为

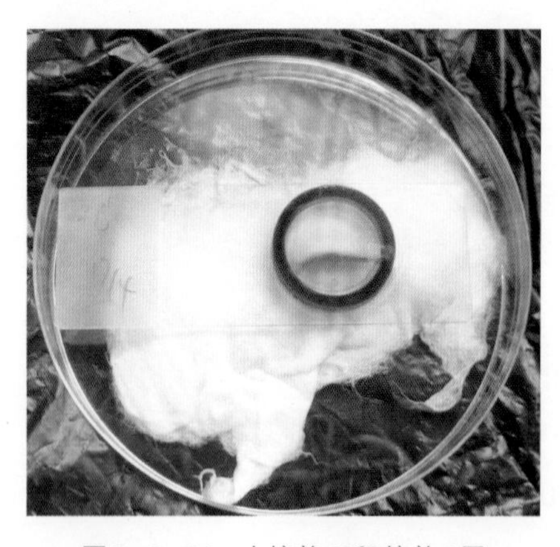

图2-0-64 小培养28℃培养2周

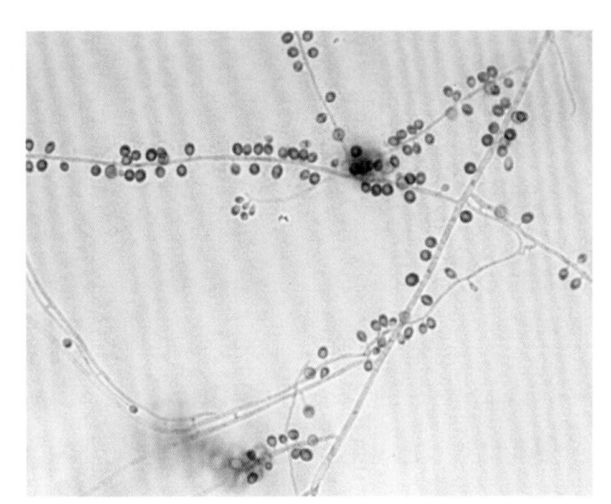
图2-0-65　套袖状菌丝(28℃ SDA培养10天)(乳酸酚棉蓝染色 ×400)

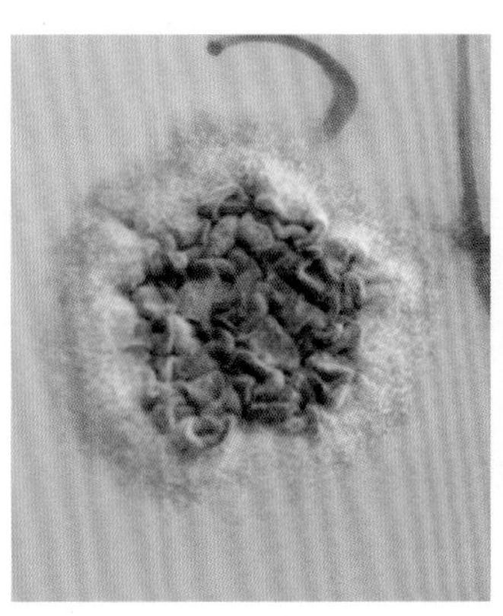
图2-0-66　申克孢子丝菌SDA 28℃培养10天

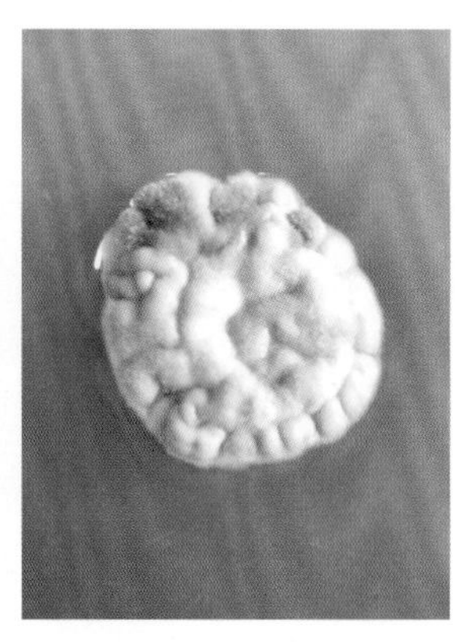
图2-0-67　申克孢子丝菌SDA 37℃培养10天

主轴,周围产生许多芽生孢子(图2-0-65)。

双相试验:将待检菌接种沙堡弱平皿(SDA)分别放入28℃和37℃孵箱孵育,每2～3天观察1次。28℃培养5～10天形成灰白色菌落,2周后变为浅褐色至深褐色,中央隆起,有皱褶,高低不平,绒毛样白边丝状菌落(图2-0-66)。37℃培养3～10天形成湿润、白色酵母型菌落,间有皱褶(图2-0-67)。镜下形态:酵母样孢子(图2-0-68)。

病理检查:真皮内慢性肉芽肿改变,可见水肿坏死中心区。周围大量中性粒细胞、浆细胞、多核巨细胞(图2-0-69)。

【诊断与治疗】

诊断为申克孢子丝菌病(局限性皮肤型)。给予伊曲康唑胶囊0.1 g,1次/天,口服,共28天。1个月后电话随访,自述囊肿明显缩小。由黄豆粒大的囊肿缩小为绿豆大的结节,临床症状明显改善,继续治疗。

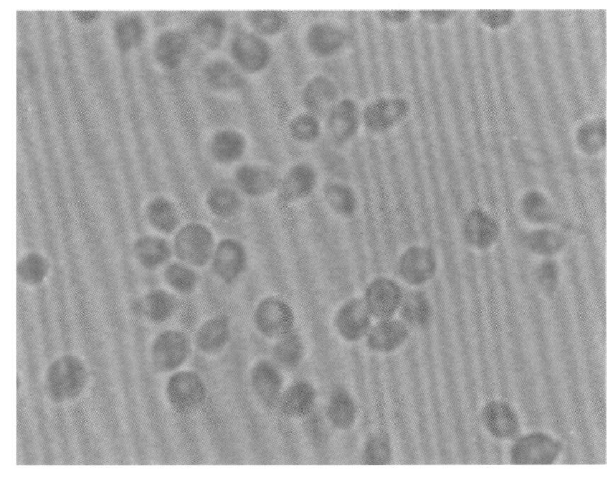
图2-0-68　酵母样孢子(37℃ SDA培养3天)(乳酸酚棉蓝染色 ×1 000)

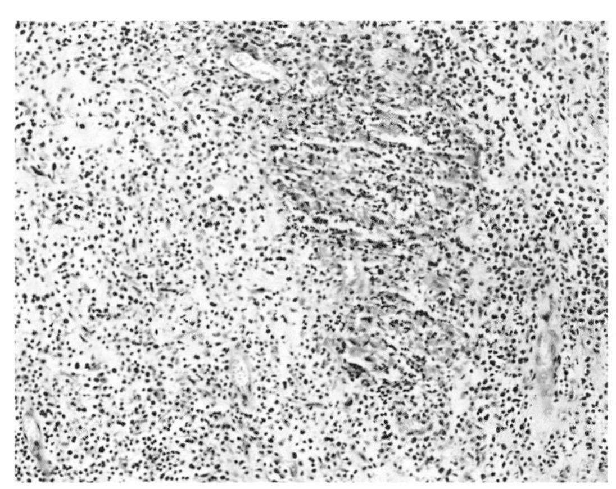
图2-0-69　皮肤组织病理(HE染色 ×200)

【本例要点】

孢子丝菌病临床多见淋巴管型及固定型，播散型孢子丝菌病少见。本文患者系16岁少年，极有可能因污染的手抓挠患处而引起感染。病变部位符合局限性皮肤型。对主观症状不明显，但又久治不愈的炎症性丘疹、结节、溃疡、疣状损害、肿瘤样损害、痤疮样损害等，而又发生于前臂、面部、手、小腿等暴露部位者，应考虑本病。以临床表现为线索、真菌培养为依据而确定诊断。

本例患者经真菌培养及病理确诊为申克孢子丝菌病（局限性皮肤型），选用三唑类广谱抗真菌药物——伊曲康唑胶囊治疗，1个月后随诊，治疗效果明显。本病为人畜共患疾病，真菌实验室工作人员应注意避免外伤，避免与带菌材料直接接触，防止实验室感染。

（原英）

病例15 皮肤播散型孢子丝菌病

【临床资料】

患者，女，36岁，山东淄博市农民。声嘶8个月，全身散在皮下结节5个月。患者2012年10月不明原因出现声嘶，无发热、咳嗽、咳痰，未治疗。2013年1月左前臂屈侧出现花生米大小结节，触痛不明显。当地医院B超提示炎性结节。同时耳鼻喉科行喉镜及病理检查。病理检查（右侧室带杓状软骨表面组织）示亚急性炎症伴炎性肉芽组织增生，组织细胞及多核巨细胞反应。全身逐渐出现多处类似结节，部分结节出现破溃，伴有脓血性渗液。时有低热。就诊于多家医院，未予明确诊断。2013年5月外院曾取表面痂皮及脓液行细菌、真菌培养阴性。后就诊于我院。体格检查：一般情况可，浅表淋巴结无肿大，心、肺、腹未见异常。专科查体：右侧颞部黄豆至硬币大小肥厚性暗紫色痂皮，左上肢屈侧、右大腿外侧鸡蛋大小红斑，上覆肥厚性暗紫色痂皮，伴脓血性渗液，皮损边缘可见炎性红晕；右侧面部、四肢、臀部、腹部多发蚕豆至鸽蛋大小皮下结节。触痛不明显（图2-0-70A～C）。既往无结核病及其他慢性病史，诊断糖尿病4个月，口服二甲双胍治疗。家族史、生育史无特殊。先后3次行组织病理活检提示混合性炎性细胞肉芽肿表现，未见典型的“三区病变”（图2-0-71A，B）。第3次活检取材并将部分组织送真菌培养，将新鲜组织切成小块接种于沙堡弱培养基中进行培养，1周后可见灰褐色湿润、光滑酵母样菌落生长，2周后形成棕褐色表面褶皱、绒毛样菌落（图2-0-72）。小培养显微镜下见细长分隔菌丝，分生孢子柄多与菌丝呈直角长出，顶端着生卵圆形孢子，呈梅花瓣状分布（图2-0-73）。形态学鉴定为申克孢子丝菌。药敏试验：伊曲康唑最小抑菌浓度（MIC）为16 μg/mL，伏立康唑MIC值为16 μg/mL，卡泊芬净MIC值为16 μg/mL，两性霉素B MIC值为8 μg/mL，特比萘芬MIC值为0.5 μg/mL。

【诊断与治疗】

诊断为皮肤播散型孢子丝菌病。患者确诊后口服伊曲康唑400 mg/d效果不佳，对碘化钾不耐受。后选择伊曲康唑每次400 mg/d（2次/天）联合特比萘芬每次250 mg（2次/天）联合

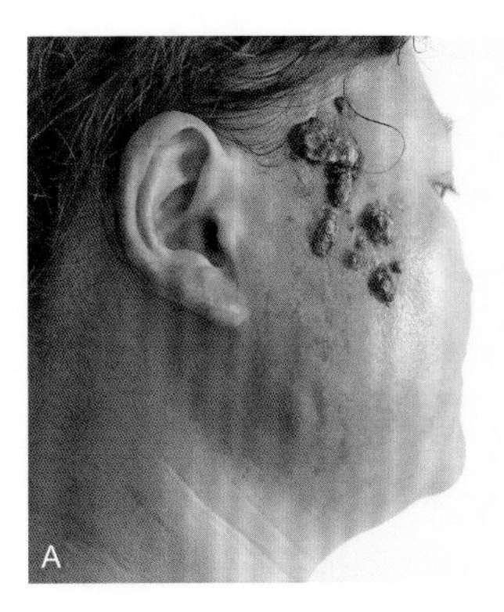

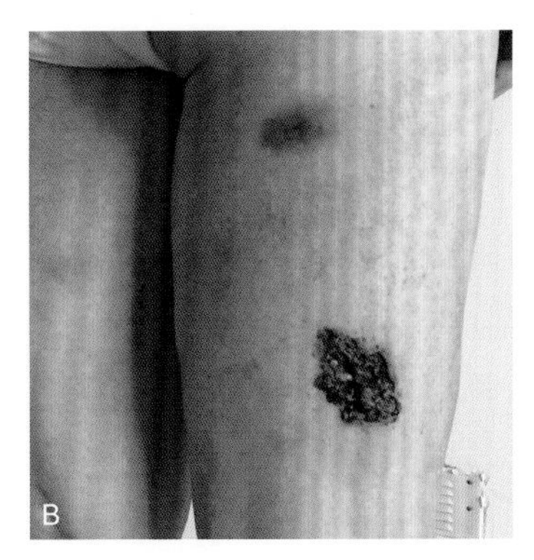

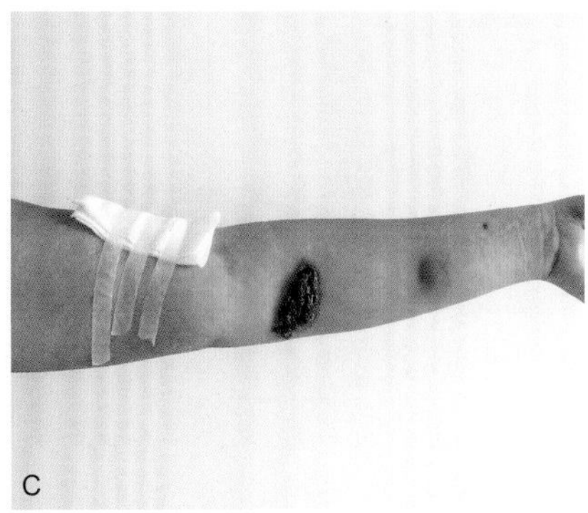

图2-0-70 A. 右侧颞部肥厚性暗紫色痂皮及下颌角处结节。B. 右大腿深在性溃疡上覆厚层痂皮。C. 左上肢屈侧深在性溃疡上覆厚层痂皮

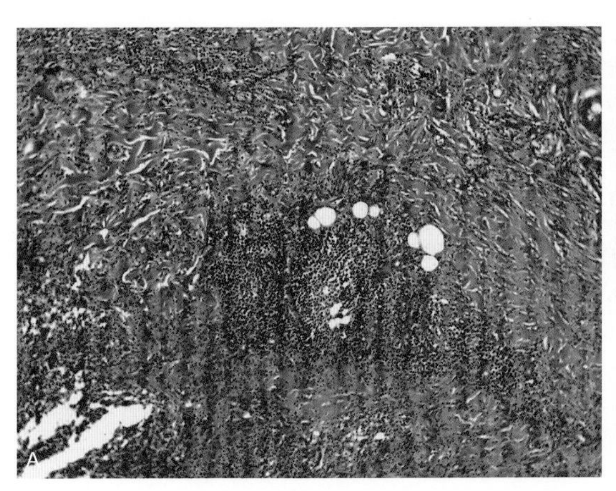

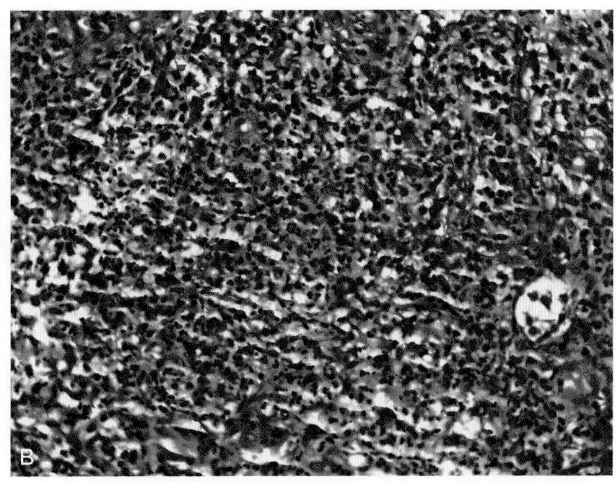

图2-0-71 A. 组织病理示真皮血管扩张，血管周围可见大量炎症细胞聚集（HE染色 ×20）。B. 组织病理示真皮层见大量炎症细胞浸润，见有大量中性粒细胞、较多嗜酸性粒细胞、少量多核巨细胞（HE染色 ×40）

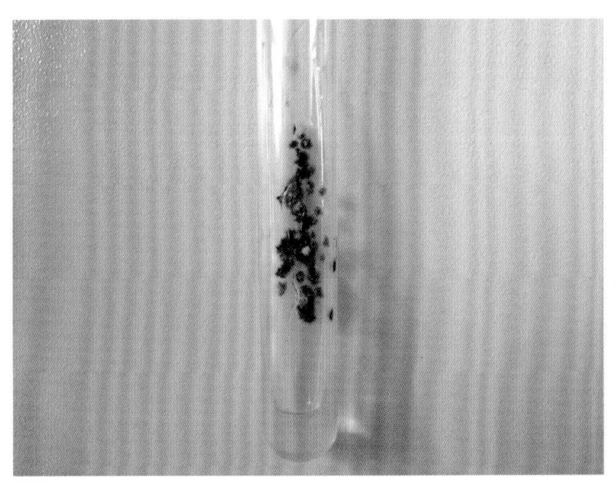

图2-0-72 沙堡弱培养基25℃培养2周后可见棕黑色乳酪样菌落

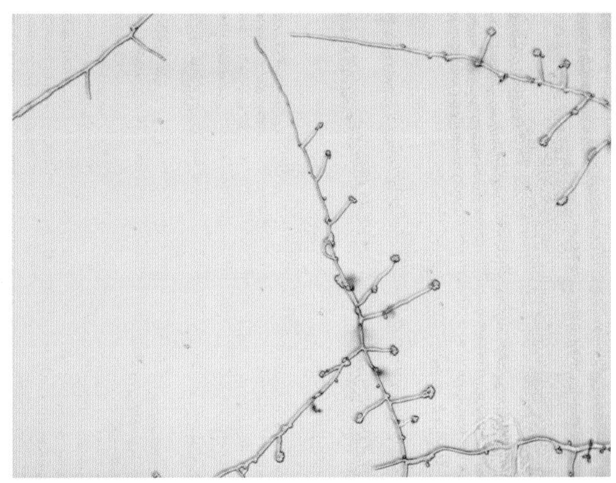

图2-0-73 玻片小培养示垂直于菌丝的分生孢子呈梅花瓣样分布

治疗，抗真菌治疗后患者声音嘶哑症状很快消失，现躯干、四肢皮疹已愈，面部皮疹仍未完全消退。

【本例要点】

孢子丝菌病分为4种临床表现类型：皮肤淋巴管型、固定型、皮肤播散型及皮肤外型。固定型及淋巴管型为临床主要表现类型。播散型孢子丝菌病少见，该型常见于免疫缺陷患者，国外报道多见于艾滋病、器官移植患者。国内近20年文献仅报道少量播散型孢子丝菌病，且均无免疫缺陷。可见孢子丝菌病临床表现类型由宿主免疫状态和菌株毒力共同决定。本例患者以声嘶为首发症状，咽部病理提示感染性肉芽肿改变，虽未获得真菌阳性的证据，但随后出现的皮疹及明确诊断治疗后声嘶症状迅速改善，提示初发感染灶在咽部黏膜。患者并无系统免疫缺陷性疾病，多次诊疗过程中也曾考虑孢子丝菌病并进行局部脓液的真菌镜检及培养，却因结果阴性及组织病理表现不典型未能确诊，最终是由病变处组织取材真菌培养得到阳性结果而得以确诊。提示在工作中如临床怀疑孢子丝菌病时，仍应及时对病变组织取材培养，甚至需要多次取材。

对皮肤型孢子丝菌病，伊曲康唑为首选药物，10% 碘化钾既往也是治疗的首选药物，但恶心、皮疹及甲状腺肿的副作用较常见。对伊曲康唑及碘化钾不耐受者，可选用特比萘芬。单一药物效果不佳者，可以药物联合治疗。播散型或系统型孢子丝菌病可选用两性霉素B。本例患者单用伊曲康唑治疗，疗效不佳。经口服伊曲康唑、特比萘芬联合治疗，症状、体征迅速缓解。

（刘雯）

病例16 宫颈孢子丝菌感染

【临床资料】

患者，女，30岁，于2017年11月14日以“下腹痛伴分泌物增多10天，发热3天”为主诉入院。末次月经10月25日，结婚3个月，同房后出现阴道不规则流血，10天前无明显诱因下出现下腹痛伴分泌物增多，3天前出现发热，无恶心、呕吐，来我院门诊就诊，给予抗炎对症治疗，症状无明显缓解，腹痛逐渐加重。再次来我院就诊，门诊以“急性盆腔炎”收入院。近期无腹泻，无尿频、尿急，饮食睡眠、二便正常。

既往史：否认糖尿病史，否认传染性疾病史；青霉素过敏(+)，否认食物过敏史，无外伤及手术史，无输血史，预防接种史不详。个人史：生于本地（辽宁省庄河市），无外地久居史，未到过疫区，无流行性疾病接触史；无吸烟、饮酒不良嗜好。婚育史：30岁，已婚（3个月）未育，配偶身体健康。月经史：经期规律，经量正常，无痛经。家族史：否认家族遗传病史。

一般体格检查均正常，体温37.1℃。妇科检查：外阴已婚式，阴道畅，宫颈常大，Ⅲ度糜烂（肉芽肿），表面充血，触血(+)，子宫大小正常，宫体压痛阳性，双侧附件区未触及包块，压痛阳性。实验室检查：第1次阴道分泌物检查示清洁度Ⅳ级、查到滴虫、白细胞 ++++/

HP；衣原体抗原检测阳性；支原体培养及药敏试验：解脲脲原体的菌落数＞10 000 CFU，克拉霉素敏感。肝肾功能检测仅总胆红素增高为38.59 μmol/L（参考范围3.4～20.5 μmol/L）、直接胆红素增高为14.05 μmol/L（参考范围0～8.6 μmol/L），余项目均正常。11月15日血常规示白细胞 6.11×10^9/ L，血红蛋白126 g/L，血小板257 $\times 10^9$，均正常。梅毒、艾滋病等项目未做。

入院初步诊断为急性盆腔炎、急性宫颈炎。初步治疗方案：头孢哌酮/他唑巴坦首日3 g静脉输注。实验室结果回报后，确诊为急性盆腔炎、急性宫颈炎，调整用药方案：给予替硝唑0.5 g，1次/天，静脉滴注；克拉霉素片每次250 mg，2次/天，口服；硝呋太尔制霉菌阴道软膏0.5 g，1次/天，阴道上药。11月21日，患者已无发热及明显腹痛等症状，遂出院，嘱咐其继续用药2周。12月9日，患者来院复查，阴道分泌物NAG（N-乙酰B葡萄糖苷酶）阳性，镜检未发现滴虫，未见酵母样真菌，但仍见大量的白细胞（＞30/HP）及成团的革兰染色阳性、圆形、卵圆形孢子（图2-0-74），体积较常见的革兰阳性球菌大，较酵母样真菌孢子小。考虑到NAG阳性可为真菌感染的指标，另外加做了真菌培养。真菌培养结果：37℃血平皿培养，形成边缘不齐、表面有褶皱、干燥、有韧性、不易挑取的白色菌落（图2-0-75）。挑取该血平皿培养3天时的菌落，行涂片（革兰染色），镜下见酵母样、芽生孢子细胞，革兰染色阳性（图2-0-76）；25℃沙堡弱培养基培养，形成中心有白色褶皱、周围绒毛样的丝状真菌菌落形态（图2-0-77）；菌落直接涂片镜检见大量有隔菌丝、孢子（图2-0-78）。

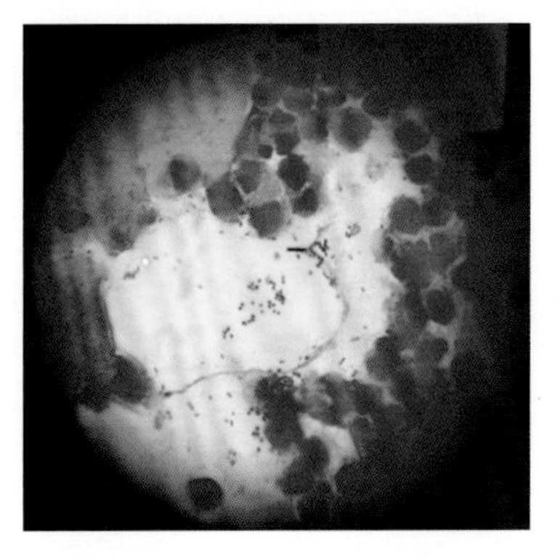
图2-0-74　阴道分泌物标本直接涂片镜检（革兰染色 ×100）

【诊断与治疗】

本例患者分离菌株，其在原始标本及体外不同条件培养中的形态均符合双相型真菌申克孢子丝菌的形态特点（标本镜检为梭形或圆形孢子；沙堡弱培养基25℃培养为灰褐色皱膜状菌落，镜下为分隔菌丝、成群的梨形小分生孢子；血平皿

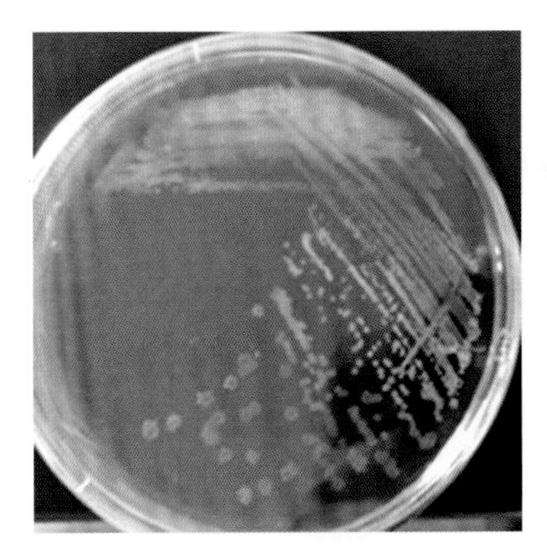
图2-0-75　血平皿37℃培养14天菌落

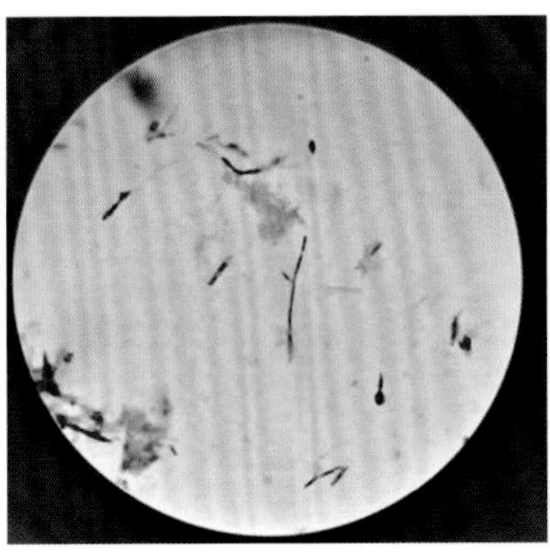
图2-0-76　血平皿37℃培养3天时菌落涂片镜检（革兰染色 ×100）

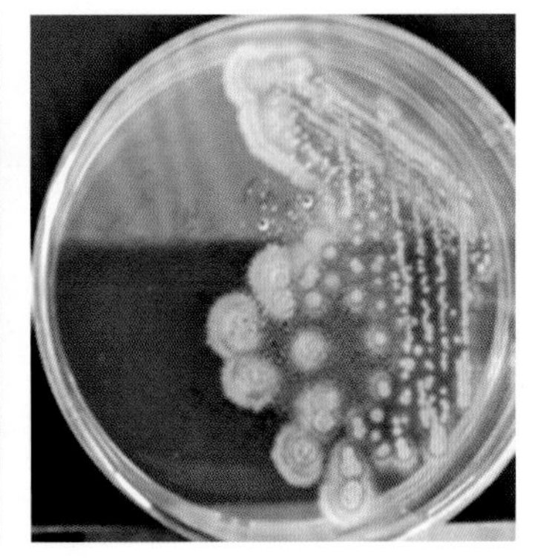
图2-0-77　SDA 25℃培养14天菌落

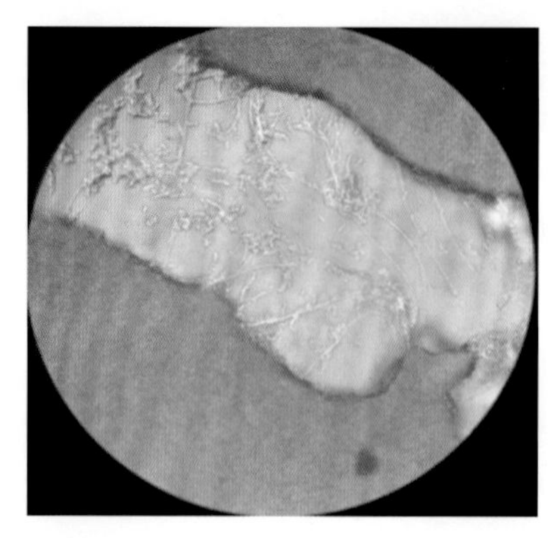

图2-0-78 SDA 25℃培养5天菌落直接压片镜检(×40)

37℃培养为边缘不齐、表面有褶皱、干燥、有韧性、不易挑取的白色菌落,镜下为以芽生方式形成酵母型菌落)。根据中华医学会2016年发布的《孢子丝菌病诊疗指南》,诊断为孢子丝菌病。遂追加医嘱,口服氟康唑400 mg/d,直至无症状后继续4周。

【本例要点】

本例患者初入院时有发热、下腹痛等严重的感染症状,入院后检查出阴道滴虫感染、衣原体感染、解脲支原体感染,通过系统对症、抗炎治疗后,全身感染症状消退,但阴道分泌物检查发现白细胞仍(+++),培养确认有大量的孢子丝菌存在。入院前、后各项实验室结果及治疗结果提示,该患者应该具有频繁且不洁的性生活,但患者不配合流行病学调查,坚称新婚3个月,其母极力否认有其他历史。患者全身症状(如发热)主要由滴虫等综合感染所致,宫腔镜检查发现子宫颈糜烂伴肉芽肿,随后的实验室涂片镜检和真菌培养证实为申克孢子丝菌,表明该患者除衣原体、支原体感染外,伴有申克孢子丝菌引起的局部宫颈感染。

大多数孢子丝菌感染患者需要治疗才能痊愈。患者住院期间所用硝呋太尔为广谱抗菌素,该药能杀灭阴道滴虫,对白念珠菌有一定的抗真菌活性,但该药并无治疗申克孢子菌的功效,故治疗3周后阴道分泌物仍有大量的孢子丝菌存在。本例患者真菌感染明确后嘱口服氟康唑治疗,后电话随访1次,患者自述已无任何感觉,未按医嘱复诊。

申克孢子丝菌感染是否可以通过性行为传播?目前国内外文献尚未见有类似本例的报道,这一问题有待更多的临床实践来证实。

申克孢子丝菌在人体标本中的形态特征与较大的革兰阳性球菌难以区分,一般实验室人员不能准确辨认,易造成漏诊,这也可能是造成目前文献尚未见该菌宫颈感染报道的原因之一。也提示实验室工作人员应予以关注,及时加做真菌培养。

(张一男)

第三章
马拉色菌感染

病例1　不典型花斑糠疹

【临床资料】

患者，女，26岁。半年前患者发现躯干部出现点状红褐色皮损，微痒，未予诊治，之后皮损逐渐增多。发病以来，患者饮食、睡眠可，二便如常。既往体健，无家族史。体格检查：躯干部皮肤散在分布多数与毛囊一致的红褐色扁平丘疹，直径为0.5 cm左右，有光泽，鳞屑不明显；亦可见一些大小不一的点片状红褐色斑疹，皮损最大直径达1 cm左右，细糠状鳞屑不明显（图3-0-1）。初步印象：似扁平苔藓，为明确诊断进行组织病理学检查，结果显示为真皮浅层血管周围炎，在网篮状角质层内可见多数圆形孢子（图3-0-2），提示为花斑糠疹。后切片经PAS染色显示在角质层内可见多数红染的粗短菌丝和圆形、卵圆形芽生孢子（图3-0-3）。同时患者皮损真菌镜检，亦可见粗短菌丝和成簇分布的圆形至卵圆形的厚壁孢子（图3-0-4）。

【诊断与治疗】

诊断：根据临床表现、真菌镜检和组织病理学检查，最终诊断为花斑糠疹。

治疗：明确诊断后，予患者伊曲康唑每次200 mg，2次/天，口服，连用1周；同时外用2%酮康唑香波。1个月后患者皮损消退。

【本例要点】

本病例由于临床表现较特殊，没有易感因素，主要表现为类似毛囊扁平丘疹，鳞屑不明

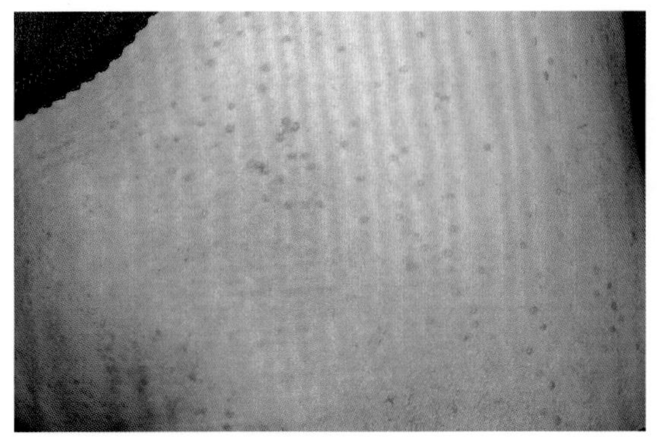

图3-0-1　不典型花斑糠疹腹部皮损

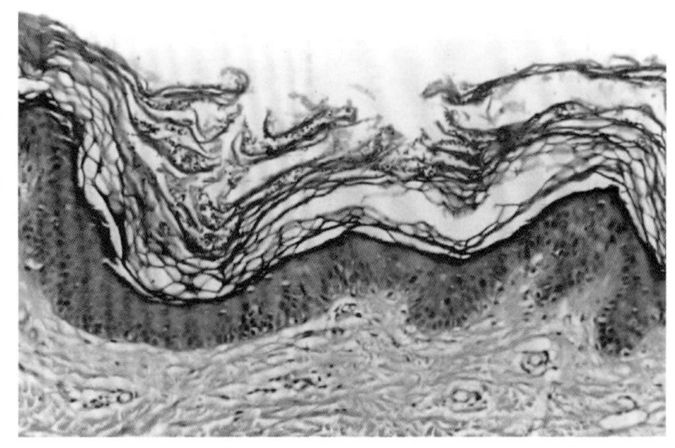

图3-0-2　不典型花斑糠疹组织病理学检查（HE染色 ×100）

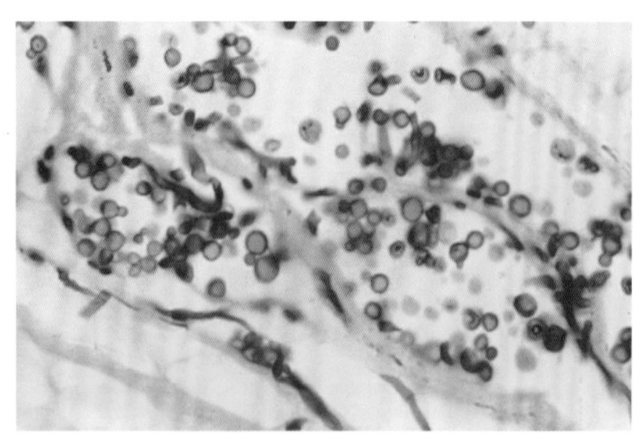

图3-0-3 PAS染色（×400）

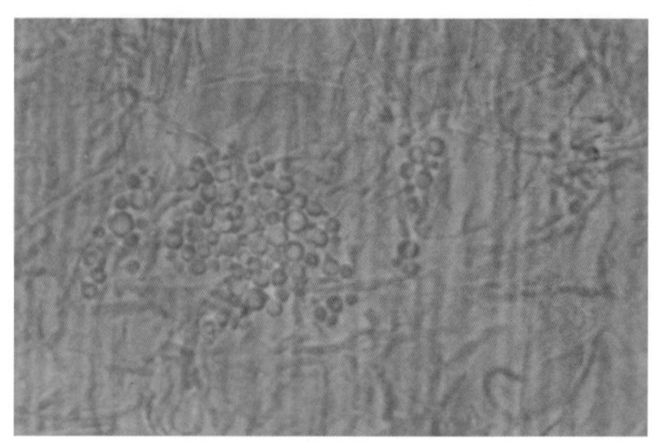

图3-0-4 皮损处真菌镜检（×400）

显，因此造成临床初诊诊断不明确，直到组织病理学检查后才明确诊断。此情况应与马拉色菌毛囊炎鉴别，马拉色菌毛囊炎在组织病理中表现为毛囊内的孢子，有时伴有毛囊破裂以及炎症细胞浸润。本例患者表现为角质层中大量孢子和菌丝，未见毛囊破裂以及毛囊周围炎症细胞浸润，故马拉色菌毛囊炎诊断可以排除。也有学者曾描述花斑糠疹在斑疹的基础上有时可以表现为毛囊性的丘疹，此类型容易误诊。

（金星姬）

病例2 阴囊花斑糠疹

【临床资料】

患者，男，19岁，因“阴囊淡红色斑、鳞屑伴瘙痒1个月”就诊。患者于1个月前阴囊出现片状淡红色斑，表面有少量的白色鳞屑，易刮落，未予治疗。患者有足癣病史3年。自述3个月前曾患股癣，就诊时股癣的皮疹已完全消退。皮肤科检查：阴囊表面密布点滴状淡红色斑，与皮纹走向一致，境界不清，有些淡红色斑表面覆以少量的细糠状白色鳞屑（图3-0-5）。

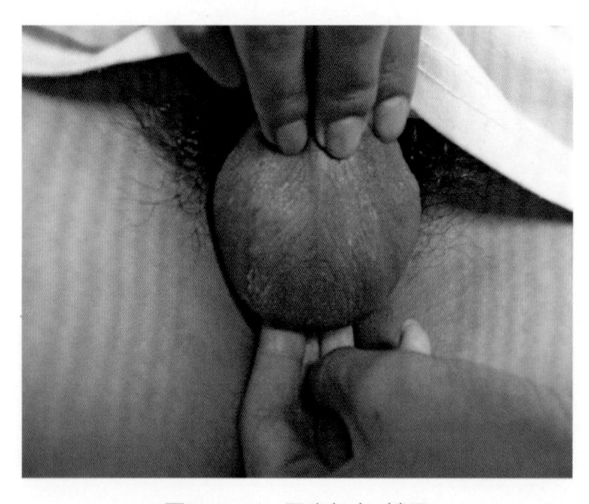

图3-0-5 阴囊红斑、鳞屑

取患者阴囊皮损的鳞屑做真菌直接镜检，镜下可见大量腊肠样、弧状、S形短菌丝及极少量的圆形孢子（图3-0-6）。在含2%花生油的沙堡弱葡萄糖琼脂培养基上有真菌生长，菌落生长速度较慢，1周后观察到少量表面干燥的白色酵母样菌落生长（图3-0-7），直径1～2 mm，菌落涂片呈圆形及卵圆形孢子，部分出芽，鉴定为马拉色菌。

【诊断与治疗】

根据临床表现、真菌镜检和培养结果，诊断为花斑糠疹。给予2.5%二硫化硒洗液清

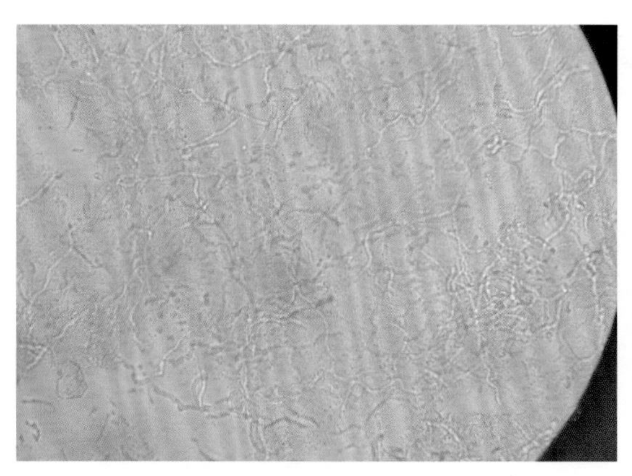

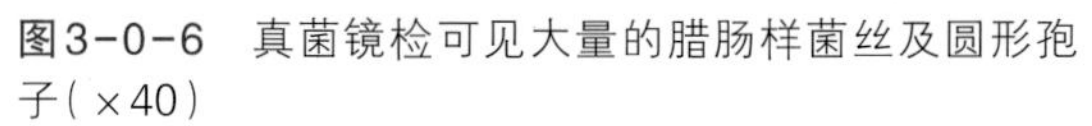
图3-0-6 真菌镜检可见大量的腊肠样菌丝及圆形孢子(×40)

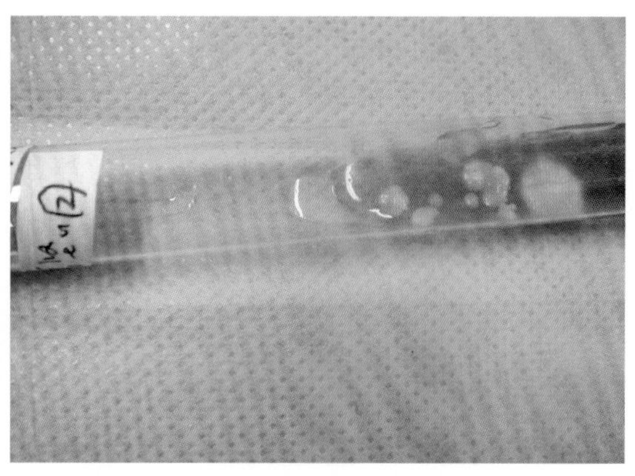
图3-0-7 真菌培养可见白色酵母样菌落

洗阴囊,1次/天;同时外用1%联苯苄唑乳膏,2次/天,连续4周。2周后,皮疹颜色明显变淡,鳞屑减少,4周后皮损完全消退,复查真菌镜检和培养均阴性。

【本例要点】

花斑糠疹是由马拉色菌感染引起的表皮角质层慢性炎症性疾病。马拉色菌可寄居正常人体皮肤,但在特定致病因素(包括内因和外因)的影响下,马拉色菌可从孢子相转换到菌丝相而导致疾病。由于其为嗜脂性酵母,所以常发生在躯干等皮脂腺丰富的部位,成人常好发于胸背、上臂、颈部等部位,婴幼儿多发生在头面部。然而,我们要警惕一些不典型的部位发生花斑糠疹,如腋窝、腹股沟等。这些部位出现的皮疹特征往往也不典型,可以表现为红癣样或间擦疹样损害,甚至还可以并发红癣。

本例患者的临床特点:① 临床症状与普通部位花斑糠疹不同,一般花斑糠疹无明显自觉症状,而本例患者瘙痒明显。② 发病部位特殊,一般花斑糠疹都发生在皮脂溢出区,而本例患者发生在阴囊部位,临床上较少见。③ 该患者既往有足癣、股癣病史,易误导临床医生考虑为阴囊部位的体癣。通过本例报道,我们认为不常见部位的花斑糠疹值得重视,积极行真菌学检查,以避免误诊和漏诊,同时应给予患者及时有效的治疗。

(黄慧)

病例3 右腋下花斑糠疹误诊9年

【临床资料】

患者,女,28岁。9年前无明显诱因右腋下出现指甲盖大小的红斑,无明显脱屑,轻度瘙痒。未予治疗,皮疹逐渐增多,融合成片状,夏重冬轻,出汗时症状加重,偶伴刺痛感。曾在外院查真菌直接镜检(+),考虑"体癣",口服伊曲康唑0.1 g/次,2次/天,服药1周症状好转后停药,1个月后病情反复;口服特比萘芬2周(具体剂量不详),无明显效果。后患者反复多次外用抗真菌和激素软膏,疗效欠佳,遂来就诊。患者既往体健,否认药物过敏史,否认家庭成员有类似病史。

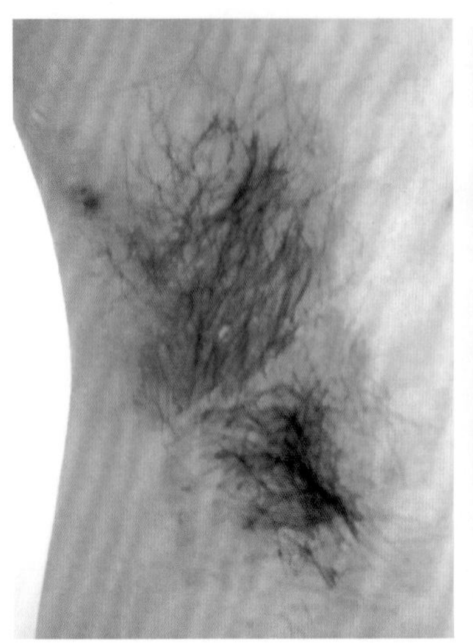

图3-0-8 右腋下可见红斑、丘疹

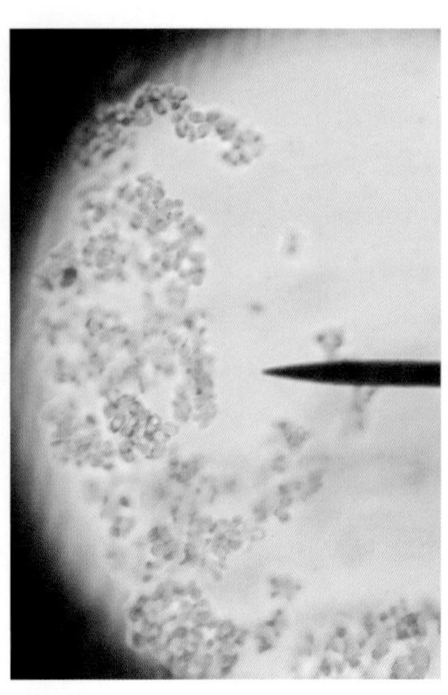

图3-0-9 真菌直接镜检见大量芽生孢子和孢子

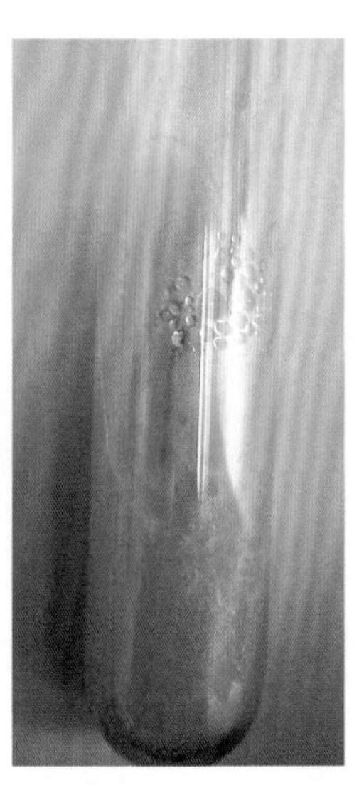

图3-0-10 真菌培养可见乳白色的马拉色菌菌落生长

体格检查：患者一般情况好，系统检查未见特殊。专科检查：右腋下见红斑、丘疹（图3-0-8），部分融合成片，表面未见鳞屑，形状不规则，境界清，其他部位未见皮疹。

真菌镜检：芽生孢子（+）（图3-0-9）；真菌培养：马拉色菌（图3-0-10）；细菌检查：未见微小棒状杆菌。

【诊断与治疗】

诊断：花斑糠疹。

治疗：给予口服伊曲康唑胶囊每次 0.1 g，2次/天，疗程4周；外用复方联苯苄唑软膏和扑粉，2次/天。6周后患者随访，自述治疗4周后症状明显好转，皮疹颜色变淡，无瘙痒。停药2周后皮疹复发，伴局部瘙痒。复诊真菌直接镜检仍见有芽生孢子，考虑花斑糠疹复发，改成伊曲康唑胶囊每次 0.2 g，2次/天，每月服药1周、停药3周，连用2个月冲击治疗；辅以联苯苄唑软膏外用。电话随访患者症状好转，继续随访中。

【本例要点】

花斑糠疹临床多见，但本例误诊长达9年，原因可能有：① 患者单侧腋下发病，皮疹形态不典型，医生询问病情不详细，对本病特殊表现认识不够。如果对其病史、既往史和实验室检查进行综合考虑，诊断并不困难。② 外院多数报告显示真菌镜检（+），未能提供菌种及病原形态，临床医生也未行真菌培养明确菌种，仅按一般体癣来治疗，从而导致其长久不愈。③ 选择的药物用法和疗程不合适。本例患者采用口服和外用抗真菌药联合治疗，既往患者仅单口服药或单外用药，导致疗效欠佳。伊曲康唑治疗花斑糠疹有效，理论上服药1周即可，但患者服药后症状未完全缓解，应延长其疗程，而不应该随意停药。④ 花斑糠疹是由糠秕马拉色菌感染引起的角质层慢性炎症性疾病。伊曲康唑是三唑类抗真菌药物，具有高度的亲脂性和亲角质性，其皮肤角质层的浓度很高，患者服用伊曲康唑亦取得良好疗效。而特比萘芬对酵母菌效果较差，不用于治疗花斑糠疹。故临床口服特比萘芬后症状无改善，提示临床医生应考虑体癣之外的其他原因。

本病治疗主要的问题是如何预防复发，目前国内并没有统一的治疗方案，本例尝试冲击治疗，但其远期效果仍需进一步跟踪随访。

（马少吟）

病例4　易与花斑糠疹混淆的融合性网状乳头瘤病

【临床资料】

患者，男，17岁，因“躯干、四肢发生丘疹、网状斑片，颈部色素沉着2年”就诊。患者2年前发现胸部两侧、乳房之间及乳房外侧初发数个散在的米粒至绿豆大小的棕褐色丘疹，无明显自觉症状。丘疹渐增多，延伸至锁骨区、颈部、两肩胛间、脐周及四肢近心端，颜色逐渐加深，中央融合成斑片，上有细薄鳞屑，呈灰褐色，周围绕以棕褐色晕，半年内病变范围逐渐扩展至整个躯干及四肢关节周围（图3-0-11）。皮损夏天较重，冬天略轻，且部分自然消退，疹退后遗留深褐色色素沉着斑。皮损反复发作，逐年加重，形成环状、网状斑片，偶有略痒。曾在多家医院就诊，真菌镜检及培养结果均阴性，拟诊断为“花斑糠疹”。

体格检查：体重108 kg，身高175 cm，中度均匀肥胖，一般情况良好，全身浅表淋巴结未触及，各系统检查未见明显异常。皮肤科情况：颈后及两侧、两锁骨周围、两乳房周围、双腋窝、腹部、整个背部、双上肢近肘关节屈侧、双下肢近膝关节屈侧可见大量弥漫灰褐色乳头瘤样丘疹，绿豆大小，略突出皮面，表面粗糙角化，触之稍硬，皮损密集分布，且互相融合，排列成不规则网状、花边状，周围绕以棕褐色晕。部分融合成片，略高于皮肤，表面有少许细屑。皮损尤以颈后、双乳房两侧、脐周为著，后颈部有一约7 cm × 4 cm灰黑色斑块，表面有轻度角化，呈天鹅绒状外观，触之柔软，皮纹加深，表面干燥，无鳞屑及痂皮（图3-0-12），双腋下皮肤呈淡灰褐色，伴色素沉着斑，卵圆形。实验室检查：地塞米松（1 mg）抑制试验首日晨8点ACTH正常，次日晨8点ACTH 2.73 pg/mL，低于正常参考值。血清胰岛素测定及释放试验正常。脑垂体CT平扫未见明显异常。肾上腺CT示左侧肾上腺结合部结节状增粗。其余各系统检查未见明显异常。取胸部皮损皮屑做真菌直接镜检及马拉色菌培养均为阴性。胸部近腋窝处皮损组织病理显示：轻度角化过度、乳头瘤样增生、皮突增宽（图3-0-13）、

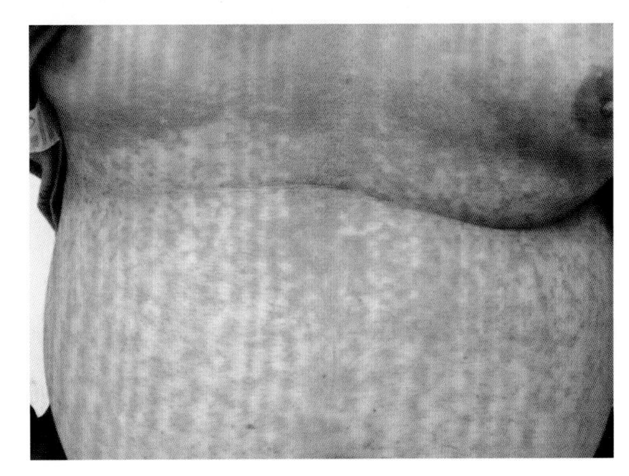

图3-0-11　胸、腹部皮肤大量弥漫灰褐色乳头瘤样丘疹，绿豆大小，略突出皮面，表面粗糙角化，皮损密集分布，且互相融合，排列成不规则网状、花边状，周围绕以棕褐色晕。部分融合成片，略高于皮肤，表面有少许细屑

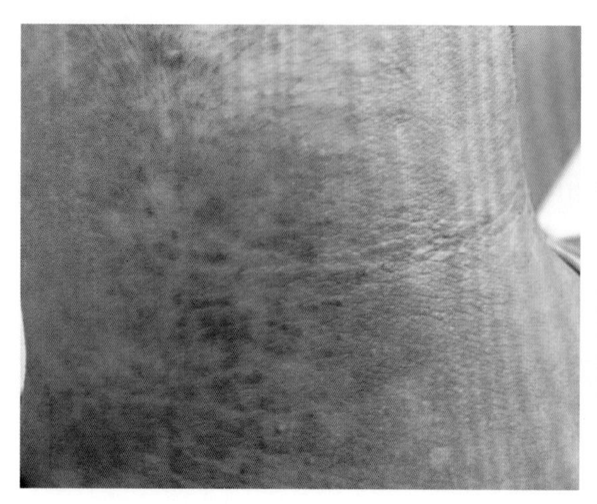

图3-0-12 后颈部有一约7 cm×4 cm灰黑色斑块，表面有轻度角化，呈天鹅绒状外观，触之柔软，皮纹加深，表面干燥，无鳞屑及痂皮

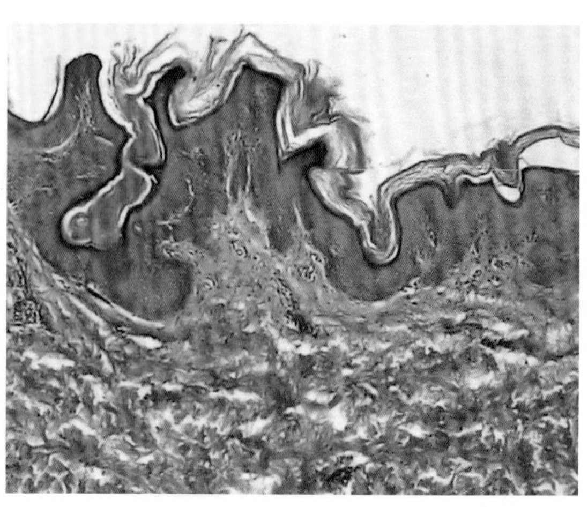

图3-0-13 轻度角化过度、乳头瘤样增生、皮突增宽（HE染色 ×100）

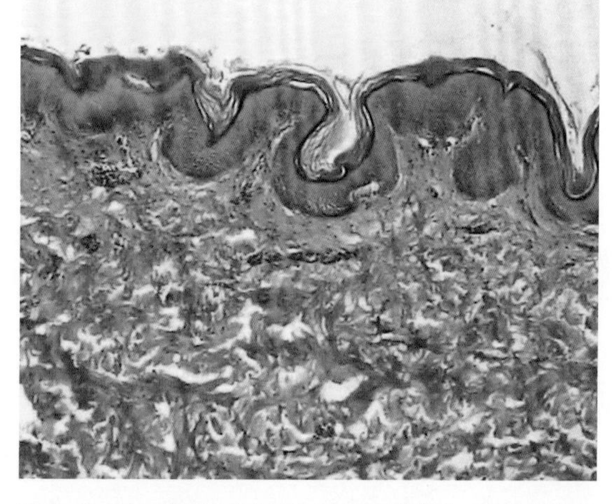

图3-0-14 轻度角化过度、乳头瘤样增生、两伸长的乳头之间棘层肥厚（HE染色 ×100）

两伸长的乳头之间棘层肥厚（图3-0-14）。PAS染色角质层未见菌丝及孢子。

【诊断与治疗】

诊断：融合性网状乳头瘤病合并黑棘皮病。

治疗：给予异维A酸胶丸每天20 mg，连用3周，以后减量为每天10 mg维持。四肢屈侧等皮肤薄嫩处皮损外用0.1%阿达帕林凝胶及维生素E乳膏1∶1混匀，背部皮损外用0.1%阿达帕林凝胶1次。2个月后皮损明显减少，深褐色丘疹变平，颜色变浅。继续治疗1个月后皮损显著减退，仅前胸部遗留轻微褐色斑，停药后每月随访1次，随访半年观察无复发。治疗期间，患者自觉轻度口唇干燥、脱屑，眼睛干燥可耐受，未中断治疗。实验室检查未发现异常。

【本例要点】

皮肤乳头瘤病临床少见，易于15～20岁发生，男女发生率约1∶2。皮损为轻度角化的疣状色素性丘疹，好发于两乳房间及肩胛骨间区域，呈网状分布。无明显自觉症状或轻度瘙痒。病因尚未明确，目前认为是一种先天性或获得性角化异常的疾病，可能与内分泌疾病、紫外线刺激、先天性疾病等有关。

花斑糠疹是由马拉色菌累及皮肤角质层所致的慢性浅部真菌病，皮损表现为色素沉着或减退斑、表面覆盖有细小糠秕状鳞屑。其白斑特点易与融合性网状乳头瘤病鉴别：① 浅褐色皮肤病灶消退后遗留白斑，但有的患者发病之初就出现小点状白斑缓慢扩大，相互融合成不规则形状的白斑、褐色斑与正常皮肤相间构成花斑，与正常皮肤边界不甚清楚。② 病损部位有少量细糠状脱屑，脱屑较融合性网状乳头瘤病轻。③ 好发部位在前胸、后背、颈部，偶可发生于上臂、手掌、大腿，甚至发际内头皮。用紫外灯照射时，皮损处显示黄褐色荧光。真菌检测阳性。

（文京华）

第四章
暗色真菌感染

病例1　枝状枝孢致右手背皮肤暗色丝孢霉病

【临床资料】

患者，男，57岁，农民。右手背示指和中指指关节处疣状增生性结节5～6年。初起右手背中指关节处不明原因出现白色丘疹，无自觉症状，后逐渐增大，肿胀、化脓、破溃，伴有压痛及少量黄白色脓液渗出，不痒。否认有外伤及蚊虫叮咬史。治疗史不详。因其不影响生活及工作，未予重视。近半年来由于皮损继续扩大，并又出现了新的结节损害及伴有疼痛，才来皮肤科门诊就诊。既往体健，家中无同类疾病史。

皮肤科情况：右手背示指及中指关节处，见有3个大小不一疣状增生性结节融合成1 cm×3 cm的斑块（图4-0-1），表面粗糙，上覆盖淡黄色或白色小痂，周围皮纹增粗，边缘不清楚并伴有绿豆大小丘疹及红斑，触之较硬及有痛觉，穿刺肿物挤出少量淡白色脓液流出。右腋部淋巴结触诊无异常，双指及趾甲未见异常。

实验室检查：血、尿、便常规正常，肝肾功能、肺功能及心电图正常，肿物脓液做细菌培养为阴性，抗酸染色镜下未见结核杆菌及分枝杆菌。

取右手背皮损脓液行10% KOH镜检，见有棕黄色分隔菌丝（图4-0-2）。

取右手背皮损脓液接种于2管SDA上，置27℃培养，2周后见灰绿色、绒毛状菌落生长（图4-0-3）。将菌种移种于大平皿SDA上，置27℃培养，48小时开始每天观察，结果48小时有菌

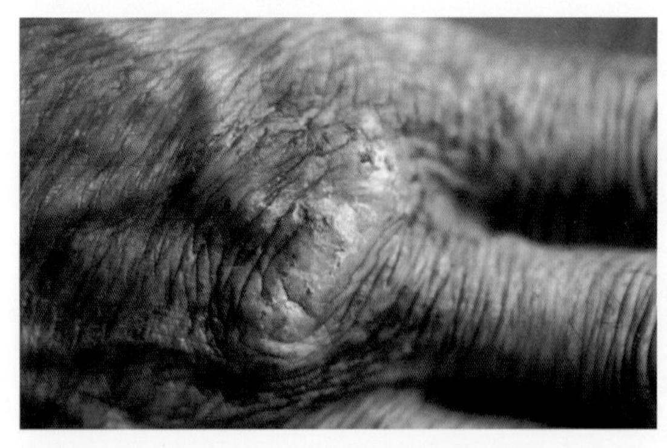

图4-0-1　右手背1 cm×3 cm疣状增生性斑块皮损

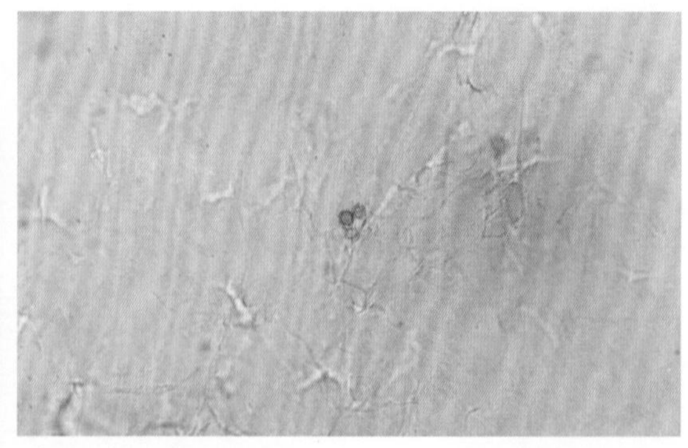

图4-0-2　右手背皮损脓液镜下棕黄色分隔菌丝（10% KOH×400）

落生长，直径为0.5 cm，表面稍突起，灰白色，绒毛状；72小时菌落直径为2.5 cm，表面灰绿色，中央稍凸起，绒毛状，淡白细边，背面平坦，褐色；2周后菌落直径为3 cm，表面灰绿色，中央稍凸起，绒毛状菌丝，背面黑色，无凹陷现象；随着时间延长，菌落颜色由灰绿色渐变为墨绿色。

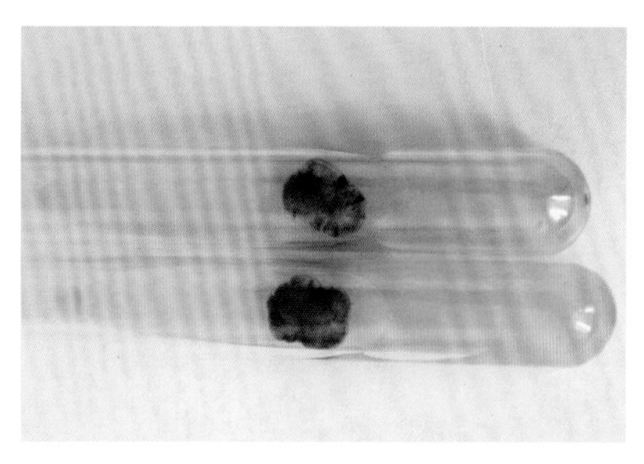

图4-0-3 右手背皮损脓液接种于SDA，培养出墨绿色、绒毛状菌落

取菌种分别接种于小钢圈内微量SDA和PDA上，置27℃培养，48小时开始每天观察。结果SDA和PDA的菌丝和孢子构型一致。菌丝生长旺盛，分支、分隔，淡绿色。分生孢子梗顶生或侧生其上，但以侧生居多，不分支、分隔，不缢缩，直立，产孢后不延伸、不膨大，孢壁光滑，淡褐色（图4-0-4），脱落后具孢痕。枝孢呈长三角形或圆柱形（图4-0-5），可分隔或不分隔，顶端产芽出孢。分生孢子顶生或侧生于其上，借连续出芽产孢形成分枝的孢子链（图4-0-6），孢子呈圆柱形、近球形、椭圆形或柠檬形，淡褐色，孢壁光滑，孢子之间连接点小且易飞散，具孢脐。

温度试验显示：25℃本菌株生长最佳，菌落直径1.1 cm；27℃生长良好，菌落直径0.8 cm；20℃及32℃生长一般，菌落直径0.5 cm；1℃、4℃、8℃、37℃、40℃则不生长，然后将所有不生长的试管移置于25～27℃温箱进行复温培养，同样2周后观察，结果显示1℃、4℃、8℃、37℃试管均见有菌落生长，而40℃的试管则无菌落生长。

明胶液化试验结果显示：本菌株能液化明胶呈阳性反应，而裴氏着色霉菌则不能液化明胶呈阴性反应。此为枝孢属与枝孢瓶霉属（*Clodophialophora*）鉴别的主要依据。

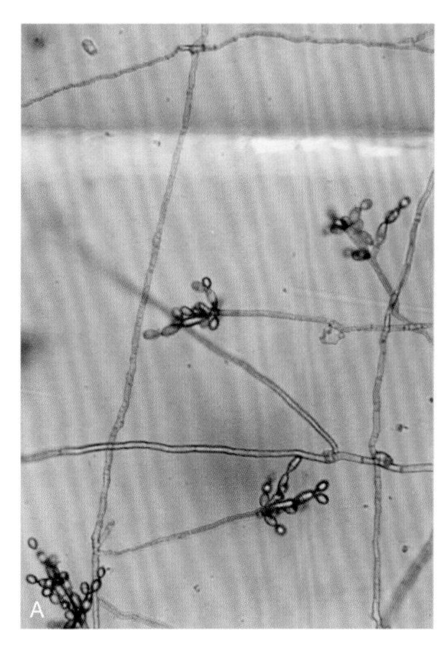

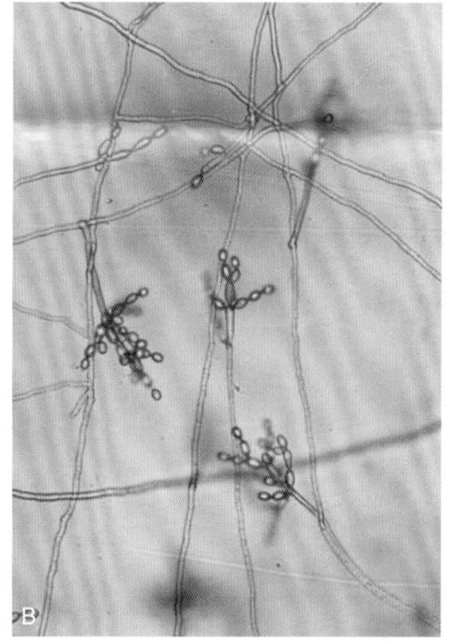

图4-0-4 A，B. 微量培养镜下，分生孢子梗顶生或侧生于菌丝上，不分支、分隔，不缢缩，产孢后不延伸，不膨大，孢壁光滑，淡褐色，脱落后具孢痕（PDA×400）

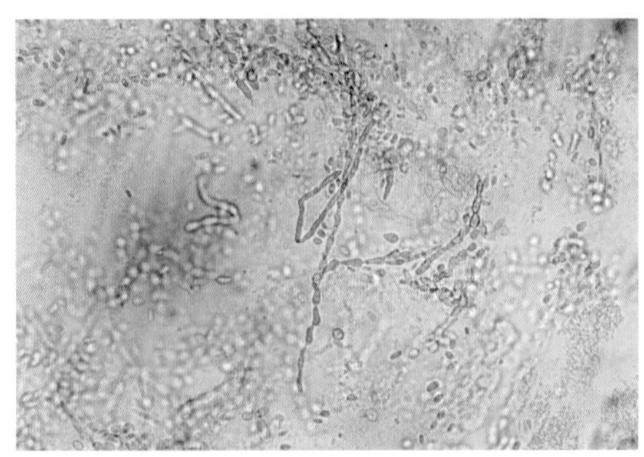

图4-0-5　菌落涂片镜下，枝孢呈长三角形（SDA×400）

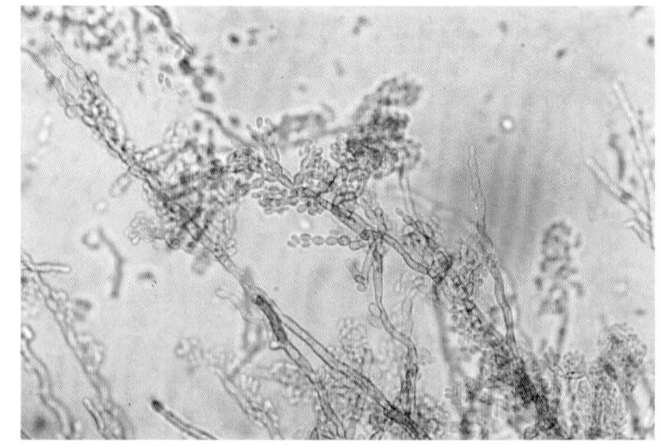

图4-0-6　菌落涂片镜下，分生孢子顶生或侧生于枝孢上，借连续出芽产孢形成分枝的孢子链（SDA×400）

采用丹麦ROSCO抗真菌药敏片试剂盒进行体外药敏试验，结果显示：本菌株对伊曲康唑、益康唑、制霉菌素、两性霉素B敏感，其抑菌圈直径依次为20.00 mm、21.29 mm、25.00 mm；对咪康唑、酮康唑、克霉唑中度敏感，其抑菌圈直径依次为16.00 mm、15.00 mm、12.00 mm；对氟胞嘧啶、氟康唑耐药，其抑菌圈直径均为0。

右手背皮损按常规病理取材，并经HE和PAS染色。在HE镜下，表皮呈假上皮瘤样增生（图4-0-7），真皮内弥漫性炎症细胞浸润，可见区域性化脓、液化及坏死，伴有红细胞大量溢出，同时见有以嗜中性粒细胞为主，以及淋巴细胞、浆细胞、组织细胞异物巨细胞构成的肉芽肿，其间见有成对棕褐色真菌孢子（图4-0-8），在真皮浅至中层增生的纤维组织见有淡紫色莲藕样菌丝（染色不佳所致）（图4-0-9），而PAS染色坏死组织见卵圆形紫褐色真菌孢子存在（图4-0-10）。

【诊断与治疗】

诊断为皮肤暗色丝孢霉病。根据体外药敏试验结果给予患者口服伊曲康唑0.4 g/d，8周，皮损基本消退。目前患者已失访。

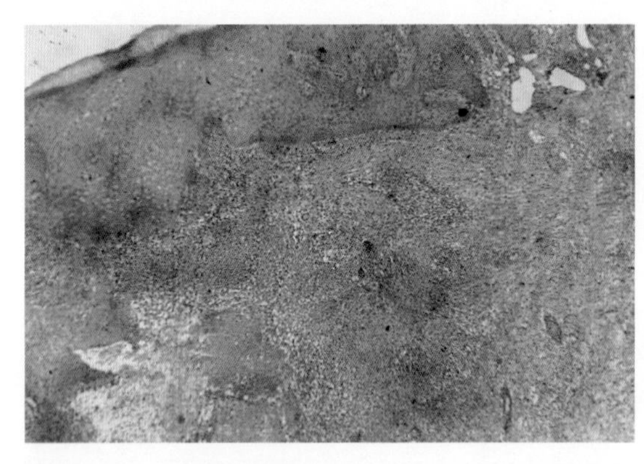

图4-0-7　右手背皮损组织病理，表皮呈假上皮瘤样增生（HE染色 ×100）

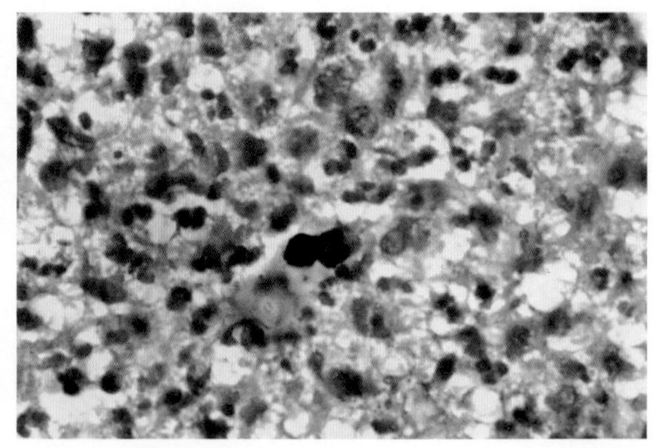

图4-0-8　真皮内肉芽肿病理相，见有成对棕褐色真菌孢子（HE染色 ×1 000）

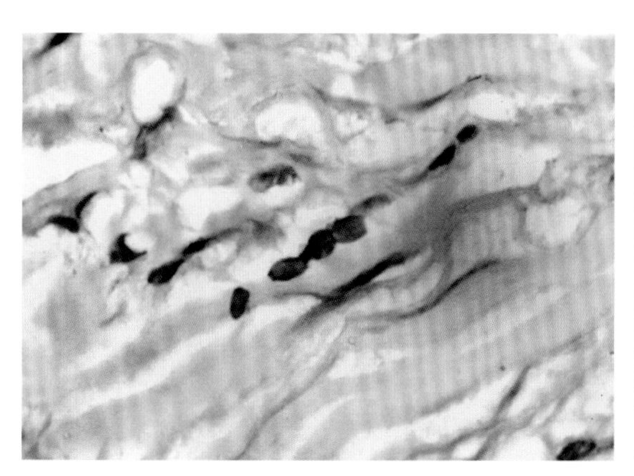

图4-0-9　真皮浅层至中层增生的纤维组织见有淡紫色莲藕样菌丝

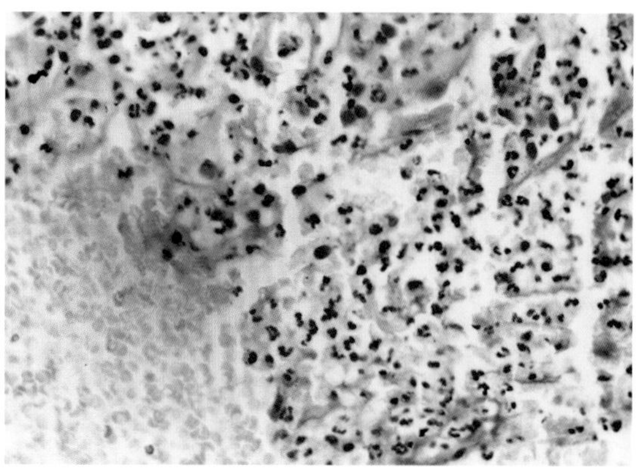

图4-0-10　皮下坏死组织见卵圆形紫褐色孢子(PAS染色 ×400)

【本例要点】

暗色丝孢霉病(phaeohyphomycosis)是由多属多种暗色真菌所致的皮肤、皮下组织以及内脏系统感染的深部真菌病。这些致病菌在寄生的组织中能形成暗色的假菌丝或菌丝样结构或链状孢子,则可诊断为此病,反之则形成暗色厚壁硬壳小体或迭砖样(muriform)细胞,则可诊断为着色芽生菌病。

枝状枝孢广布自然界,可以从土壤、空气及各种有机质中分离到,为呼吸系统重要致敏真菌。本病例的临床表现为右手背局限性疣状增生性斑块,上覆淡黄色痂皮,与着色芽生菌病的皮损不易区别,自觉症状不明显,病程长达5～6年,外伤史及治疗史不详为特点。其组织病理显示具有特征性,真皮内弥漫性炎症细胞浸润以及肉芽肿病理相,见有淡紫色莲藕样菌丝,孢子双对球形呈链状结构,棕褐色,无裂殖或迭砖样结构,提示为暗色丝孢霉病,同时也是与着色芽生菌病的区别点。

(黄文明)

病例2　暗色毛盘孢感染致角膜溃疡

【临床资料】

患者,男,48岁,电焊工,因“右眼红、痛、视物不清5天”入院。5天前患者在无保护电焊操作后出现右眼红、痛,第2天症状加重,自用眼药水(药名不详)效果不佳,5天后因症状进一步加重且视物不清到我院就诊。发病以来,患者饮食、睡眠可,二便如常。既往体健,无眼病史。专科体检:右眼视力0.6,左眼视力1.0。眼压正常。泪道冲洗通畅;右眼睑痉挛(++);角膜中央区灰白色圆形溃疡灶,直径3 mm,表面黏附坏死物,边界不清,周边角膜基质层水肿,可见多个卫星灶(图4-0-11);角膜内皮层沉着物(-);前房深,前房炎症反应(+);瞳孔圆,直径2.5 mm,对光反应存在;晶状体透明;眼底窥不清。左眼未见明显异常。角膜溃疡刮取物KOH真菌直接涂片可见粗大菌丝(图4-0-12)。连续3次在无菌操作

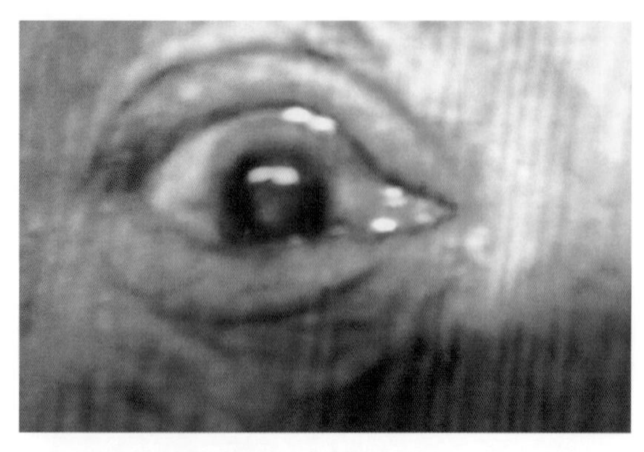

图4-0-11 角膜溃疡灶

图4-0-12 KOH直接涂片（×400）

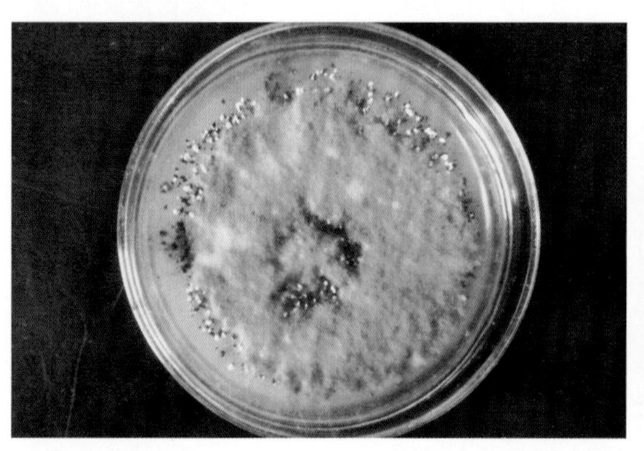

图4-0-13 在PDA上的菌落（14天）

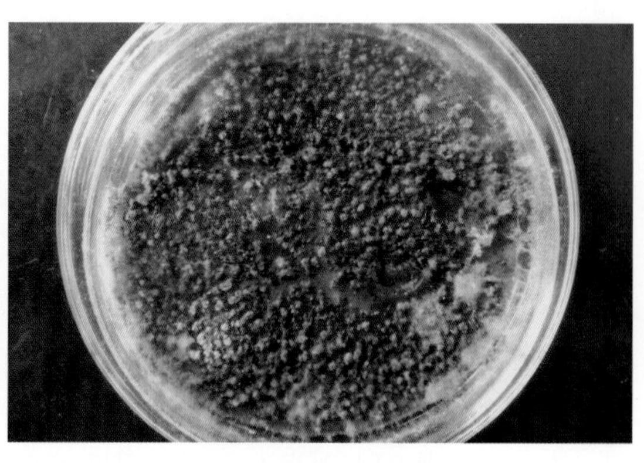

图4-0-14 在PDA上的菌落（30天）

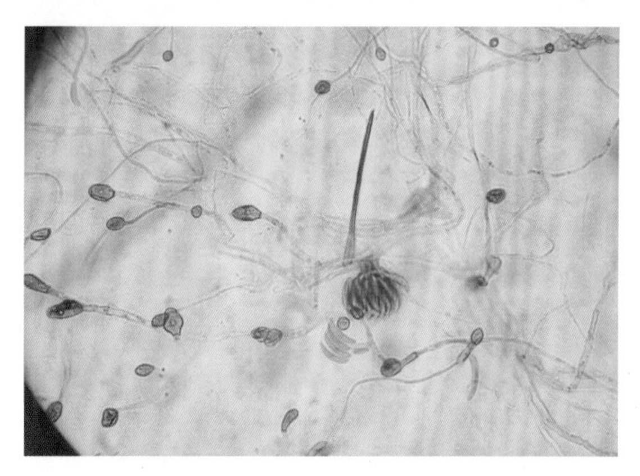

图4-0-15 乳酸酚棉蓝染色（×400）

下取溃疡刮取物接种于PDA培养基上，均有同样菌落生长。菌落生长快，初为灰褐色绒毛状，约2周后绒毛状菌落逐步转变为黑色颗粒状，其间夹杂淡黄色颗粒，培养基下沉并开裂。约1个月后菌落老化呈黑色颗粒状（图4-0-13，图4-0-14），镜下可见黄褐色长而直的钢毛、暗色的黏孢、大量镰刀状无分隔分生孢子（图4-0-15）。菌种经中国医学科学院南京皮肤病医院真菌科鉴定为“暗色毛盘孢”。

【诊断与治疗】

诊断为角膜溃疡（暗色毛盘孢感染）。入院后给予口服伊曲康唑胶囊200 mg/d，连服3周；0.5%氟康唑眼药水与0.25%两性霉素B眼药水联合使用，1次/4小时；隔日以络合碘烧灼溃疡灶1次。3周后患者未述不适，右眼视力恢复至0.8，右眼球结膜混合性充血（+），角膜溃疡趋向愈合，患者出院。嘱其出院后继续使用0.5%氟康唑眼药水，1次/8小时。出院60 天后复诊：角膜溃疡愈合无复发，右眼视力恢复至1.0。

【本例要点】

角膜溃疡病例中的真菌感染为眼科难治疾病之一，早期发现真菌感染对治疗有重要意义。实验室诊断找到致病真菌是确诊的依据。暗色毛盘孢属于半知菌亚门、腔孢纲、黑盘孢目、黑盘孢科、毛盘孢属。该病例由于抗真菌治疗及时，预后较好。

（曹训宇）

病例3　伊曲康唑联合全厚皮片移植术治愈颈部着色芽生菌病

【临床资料】

患者，男，47岁，因“颈前皮损5年”就诊于我科。5年前无明显诱因下颈前右侧皮肤出现粟粒大小粉红色丘疹，质稍软，自行搔抓后破溃。此后皮疹逐渐增大，边缘隆起，中央消退，表面有脱屑，无破溃、渗液。3年前就诊于当地，拟诊“银屑病”，予以外用激素药物及口服中成药治疗，效果欠佳，皮疹增大明显，累及颈前区及颈部左侧。1年前于当地医院诊断为“皮肤结核”，给予抗结核治疗半年，未见明显疗效。发病以来，无发热及体重减轻，精神可，二便如常。既往体健，否认外伤史，否认结核病史。体格检查：各系统检查未见明显异常。皮肤科检查：颈部前方至双耳下可见横条状境界清楚红色浸润性斑块，边缘疣状隆起，其上可见干燥鳞屑，皮疹上缘可见明显瘢痕，周边散在少许小结节（图4-0-16）。实验室检查：血常规、肝肾功能未见异常。皮损鳞屑镜检可见多个棕色硬壳小体（图4-0-17）；皮损组织行真菌培养，菌落在SDA培养基上27℃生长14天，直径约2 cm，呈黑色，表面有灰黑色短而密的菌丝，镜下可见分生孢子呈褐色，椭圆形，排列成向顶性多枝孢子链，部分瓶梗呈领状结构，经形态学鉴定为卡氏枝孢瓶霉，分子生物学ITS测序进一步证实；皮损组织病理显示表皮呈假瘤样增生；真皮浅中层弥漫淋巴细胞，多核巨细胞、浆细胞及中性粒细胞浸润，PAS染色可见棕色厚壁孢子（图4-0-18）。

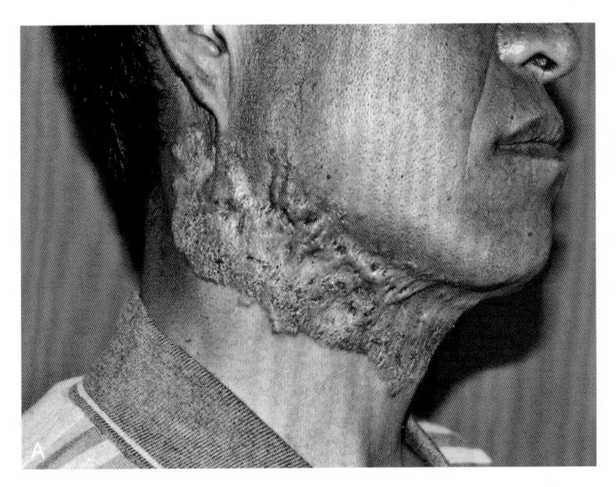

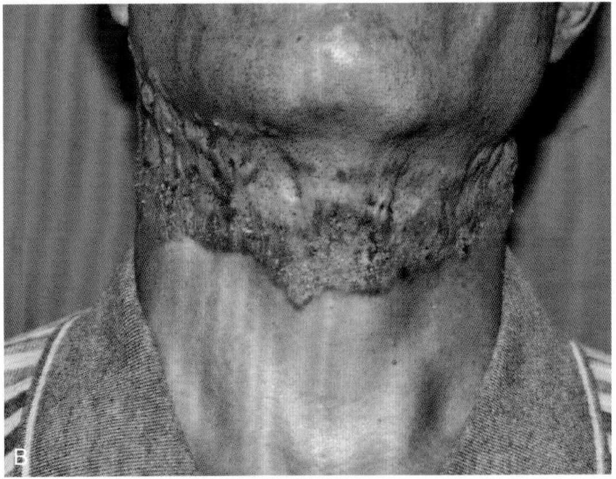

图4-0-16　A. 颈部右侧皮损情况。B. 颈前部皮损情况

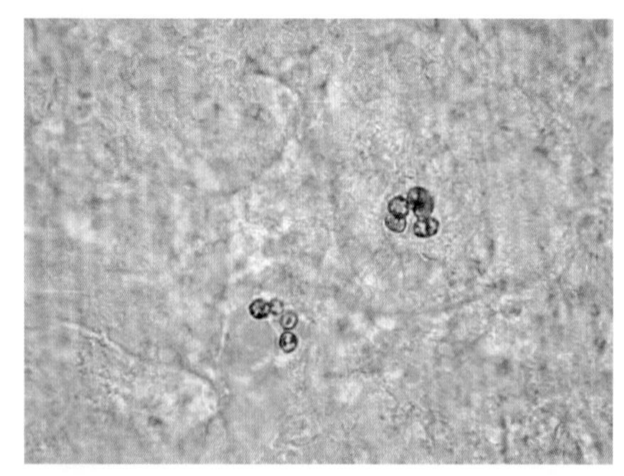

图4-0-17 皮损真菌镜检可见多个棕色硬壳小体

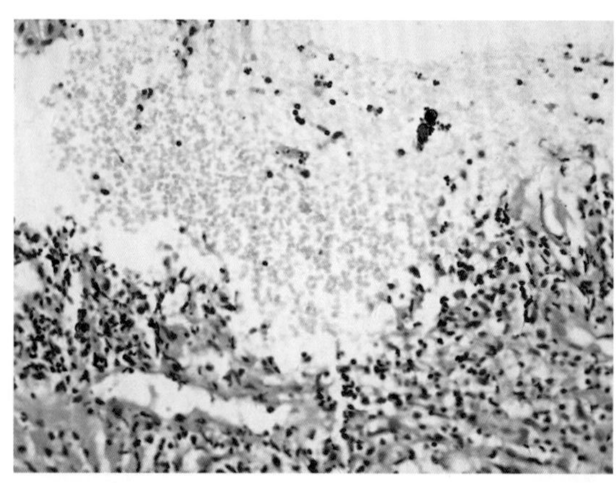

图4-0-18 皮损组织病理中可见硬壳小体(PAS染色 ×400)

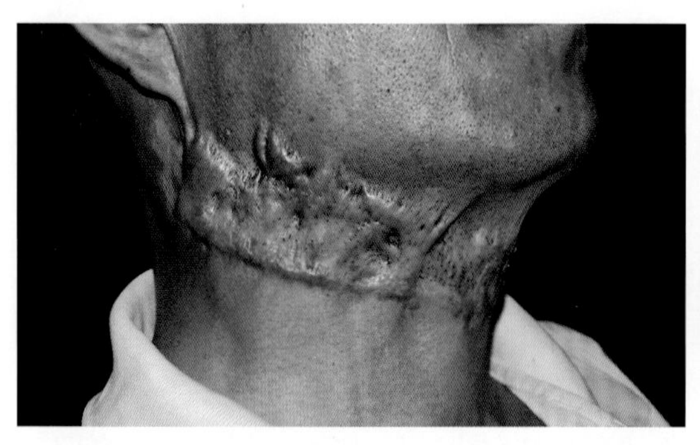

图4-0-19 伊曲康唑治疗8个月后皮损情况

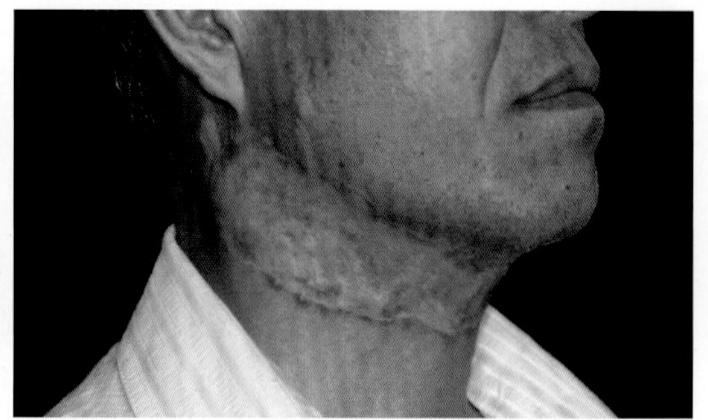

图4-0-20 皮损瘢痕切除全厚皮片移植术后

【诊断与治疗】

诊断为着色芽生菌病。给予口服伊曲康唑胶囊每次200 mg,2次/天;3个月后减量为每次100 mg,2次/天。继续服药5个月后,患者皮损明显消退,中央遗留明显瘢痕组织(图4-0-19),真菌镜检和培养均为阴性。遂于我科行瘢痕切除,全厚皮片移植。术后继续给予伊曲康唑治疗2个月,患者皮损痊愈,颈部活动自如(图4-0-20)。

【本例要点】

着色芽生菌病是由暗色孢科真菌引起的疾病,好发于身体暴露部位,潜伏期较长,病程呈慢性经过,皮损可分为结节型、肿物型、疣状增生型、瘢痕型和斑块型。着色芽生菌病治愈率低,复发率高,往往留下硬化性瘢痕。疗效取决于致病菌种(卡氏枝孢霉对抗真菌药物敏感性优于裴氏着色霉)、皮损大范围和种类(是否伴有纤维化和水肿)以及治疗方法。

本例患者皮损发生于颈部,非四肢末端,表现为瘢痕性增殖性损害,皮损部位和表现与疣状皮肤结核很相似,需要进行鉴别,根据皮损病理中未见到结核肉芽肿,PAS染色找见硬壳小体可资鉴别。患者在经过伊曲康唑治疗后,疗效显著,皮损消退,鳞屑减少,多次复查真菌为阴性,达到临床和真菌学治愈标准,但皮肤瘢痕形成明显,严重影响患者的颈部正常活动。因此,在治疗8个月后,给予患者瘢痕切除和全厚皮片移植术。患者皮损面积较大,病程较长,且手术面积较大，为巩固疗效，术后继续服用了2个月伊曲康唑。术后患者皮损全部消退，植皮后的颈部皮肤愈合良好，活动自如。

（高露娟）

病例4 右小腿着色芽生菌病

【临床资料】

患者，男，73岁，自幼生长在苏北农村。右小腿皮损20余年，缓慢扩展，加重1个月。20年前患者右小腿划伤，仅做简单包扎处理。不久局部出现红色丘疹，不痛不痒，逐年扩大，最后形成疣状结节和斑块。皮肤科检查：右小腿可见约20 cm大小的疣状斑块（图4-0-21A），表面呈菜花状，上覆褐色痂皮，痂皮下有血性分泌物溢出，压之有痛感，去除痂皮后可见乳头瘤样肉芽。

组织病理学检查：HE染色显示表皮角化过度，棘层肥厚，呈上皮瘤样增生，表皮内中度淋巴细胞和组织细胞为主的混合细胞浸润，并可见数处上皮样细胞团块。PAS和嗜银染色可见圆形厚壁的硬壳细胞（图4-0-21B）。

取小腿部痂皮下脓液做KOH涂片检查，可见较多圆形厚壁棕色硬壳细胞（即硬壳小体），单个或成堆。将标本接种在SDA（葡萄糖蛋白胨琼脂）上，26℃培养，菌落生长慢，10天菌落直径达2～3 cm，表面黑色绒毛状，中央稍高起，背面黑色（图4-0-21C）。温度试验37℃生长，38℃不生长（图4-0-21D）。0.01%、0.05%和0.1%放线菌酮均能耐受（图4-0-21E）。镜下菌丝棕色，分支、分隔，可见喙枝孢型和枝孢型分生孢子梗，偶见瓶型分生孢子梗，且以喙枝孢型分生孢子梗为主。分生孢子梗顶端呈锯齿状突起，分生孢子椭圆形、卵圆形，单细胞，常2～3个呈链状排列在分生孢子梗顶端（图4-0-21F）。

将PCR产物送上海生工生物工程有限公司进行碱基序列测定，测序结果显示产物大小为565 bp。Blast比对，测序结果经与多株*F. monophora*（AB240948和AB240949）的ITS1-ITS4片段序列比对，结果100%符合。

【诊断与治疗】

根据临床表现、组织病理学检查、真菌学检查和分子生物学检查诊断为*Fonsecaea monophora*引起的皮肤着色芽生菌病。给予抗真菌治疗（伊曲康唑每次0.2 g，2次/天）治疗后好转，目前仍在随访中。

【本例要点】

引起着色芽生菌病的病原菌有裴氏着色霉、紧密着色霉、疣状瓶霉、卡氏枝孢霉和喙枝孢属的播水喙枝孢等。*F. monophora*近年来由de Hoog等首先从*F. pedrosoi*中分出，其鉴别主要依赖DNA测序后构建进化树而确定。近年来文献报道*F. monophora*既可以引起着色芽生菌病，也可以引起暗色丝孢霉病，能引起多个器官系统包括皮肤的感染，而且具有嗜神经性。因此，当分离到裴氏着色霉时，进一步做分子生物学鉴定以确定是否为*F. monophora*颇为重要。*F. monophora*镜下结构以喙枝孢型的分生孢子梗为主，枝孢型结构短链仅2～3个孢子排列呈

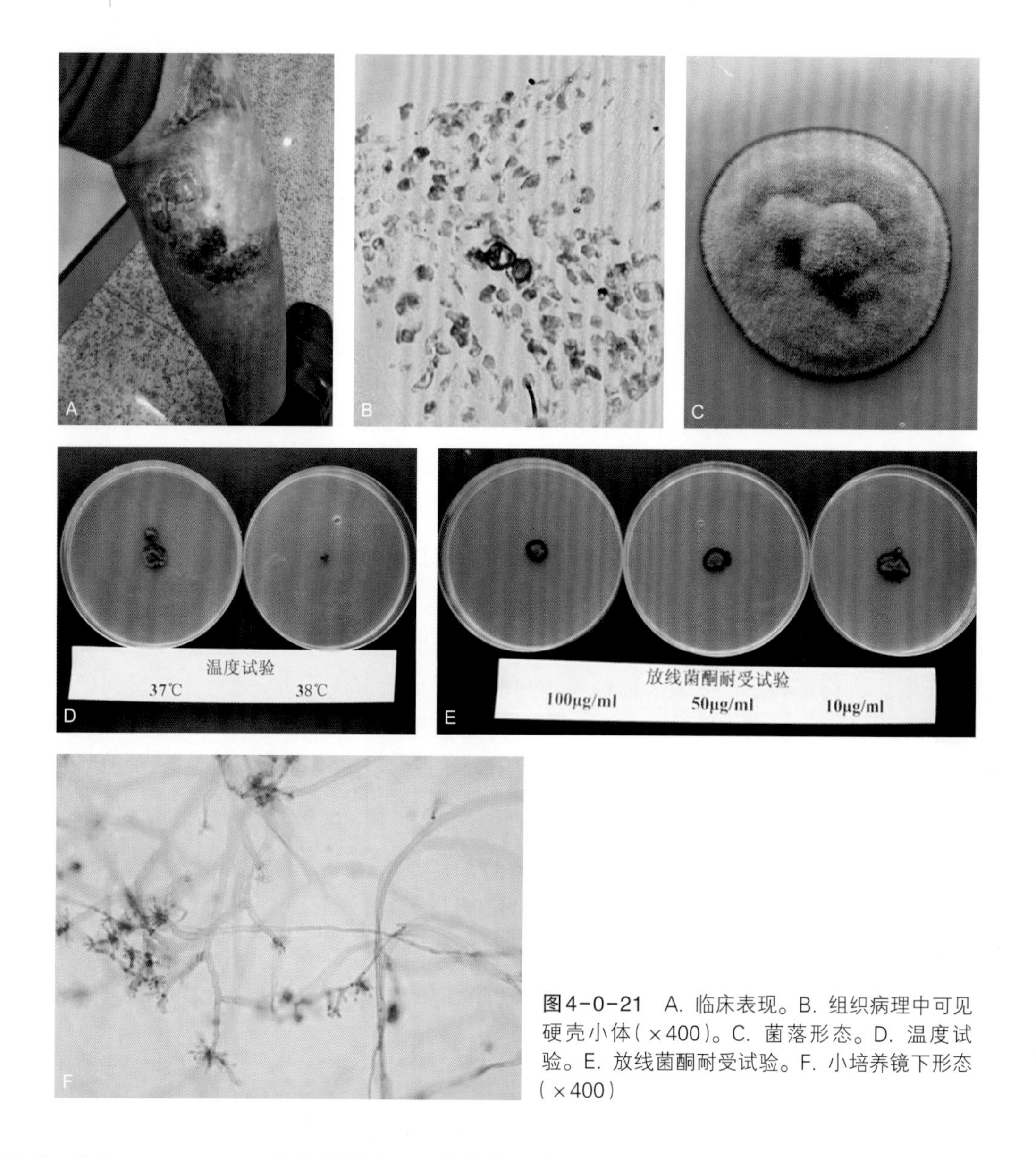

图4-0-21 A. 临床表现。B. 组织病理中可见硬壳小体（×400）。C. 菌落形态。D. 温度试验。E. 放线菌酮耐受试验。F. 小培养镜下形态（×400）

链状，此为*F. monophora*的特征性表现，本次分离菌的镜下结构也具有上述特征。结合分子生物学技术有益于该致病菌种的鉴定。

（吕桂霞）

病例5 *Fonsecaea monophora*致着色芽生菌病

【临床资料】

患者，男，58岁，河北承德农民，主要种植玉米，自幼在北方生活，主因“右腕部皮损伴瘙痒8～9年，偶伴疼痛2～3年，加重半年余”就诊于我院。8～9年前，患者在打柴时，右腕部被树枝刺破后出血，出现皮肤丘疹斑块样损害，渐增大，并逐渐缓慢向手腕部蔓延，破溃，出脓血。

2～3年前再次被树枝刺破同一部位，出脓血，偶伴疼痛，半年前疼痛加重，遂于2009年1月就诊于当地医院，行病理检查诊断为“真菌感染”，未予治疗。患者为进一步诊治于2009年4月2日就诊于我科。患者一般状况可，无咳嗽、咳痰，无腹痛、腹泻，无明显体重减轻，饮食睡眠可，二便正常。既往患“胃溃疡”1年，服用奥美拉唑、胃复春等病情稳定。

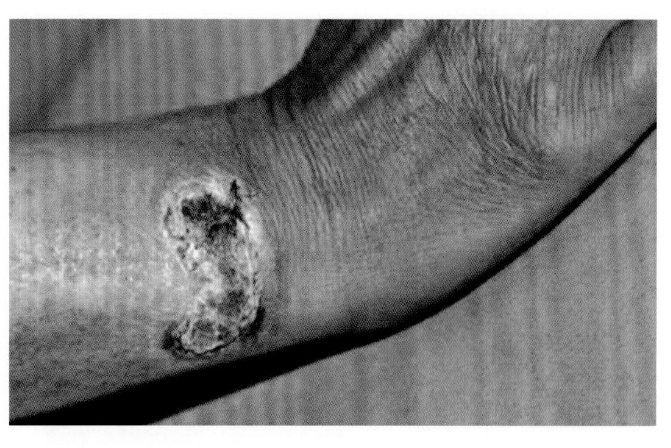

图4-0-22　右腕部背侧可见一个5 cm×2 cm大小的斑块，其上覆黄色厚痂，表面可见多数黑点，压之可见少许脓液渗出

皮肤科检查：右腕部背侧可见一个5 cm×2 cm大小的斑块，边缘隆起，界清，表面破溃，其上覆黄色厚痂，可见多个黑点，压之可见少许脓液渗出（图4-0-22）。

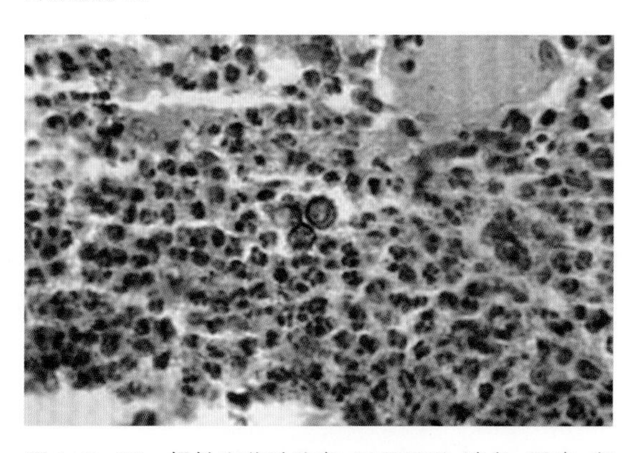

图4-0-23　慢性肉芽肿改变，可见圆形、暗色、厚壁、有分隔的硬壳小体（HE染色 ×400）

皮肤组织病理检查：HE染色可见慢性肉芽肿样改变，表皮可见假上皮瘤样增生，真皮内大量淋巴细胞、组织细胞、中性粒细胞混合浸润，形成微脓疡，可见多核巨细胞，并可见特征性的暗色、圆形、厚壁、有分隔的硬壳小体（图4-0-23）。

痂皮下脓液行KOH涂片，直接镜检可见多数成堆的棕色厚壁硬壳小体（图4-0-24）。SDA培养可见暗棕色、橄榄色至黑色菌落生长，菌落生长速度较慢，SDA 27℃ 35天，直径在5 cm左右（图4-0-25）。小培养显微镜下可见：枝孢型和喙枝孢型产孢，分生孢子单细胞性，

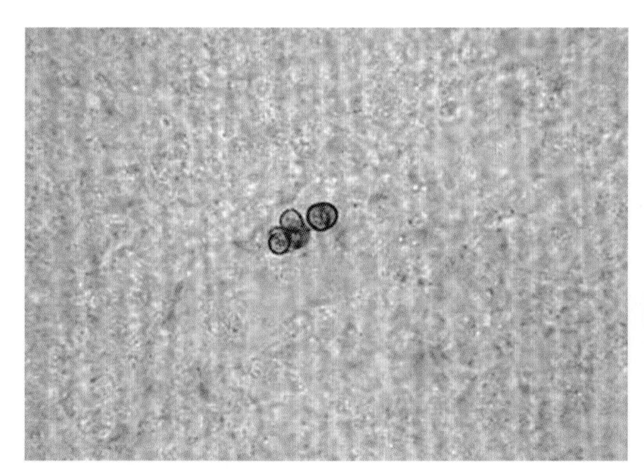

图4-0-24　脓液直接镜检：可见暗色、厚壁、有分隔的硬壳小体

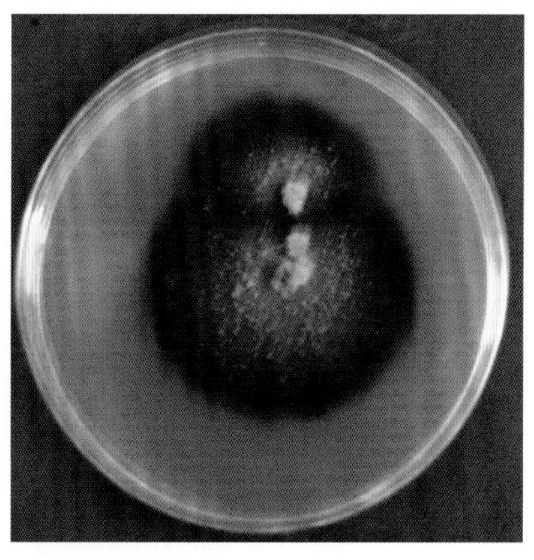

图4-0-25　菌落生长速度较慢，27℃ 35天培养直径在5 cm左右。SDA培养基上可见暗棕色、橄榄色至黑色菌落

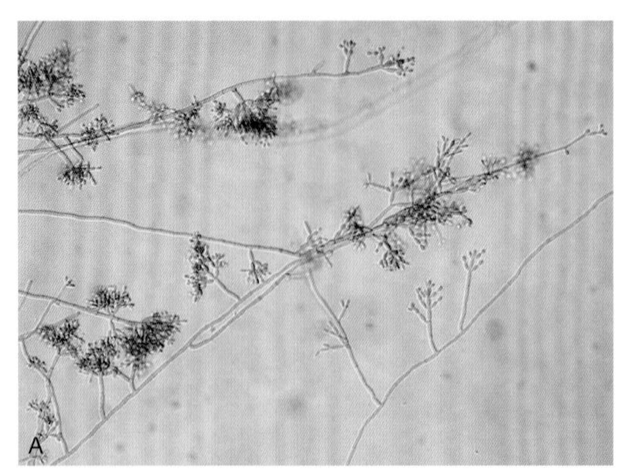

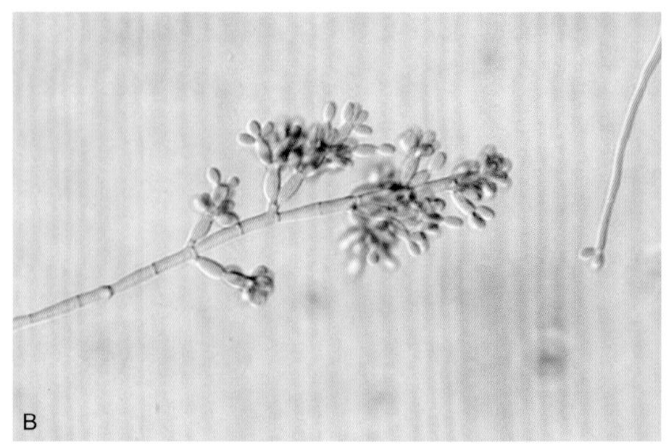

图4-0-26 A,B. 小培养镜下可见：枝孢型和喙枝孢型产孢

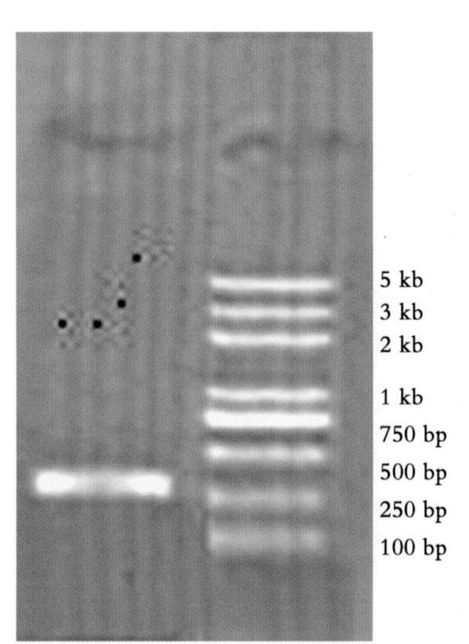

图4-0-27 PCR扩增结果。所用引物分别为ITS1、ITS2，扩增片段大小与预期一致。marker从下到上依次为100 bp，250 bp，500 bp，750 bp，1 kb，2 kb，3 kb，5 kb

椭圆形或长椭圆形（图4-0-26）。

琼脂糖电泳检查得到了与预期一致的一条247 bp大小的片段（图4-0-27）。对PCR产物直接测序并进行ITS区序列比对，鉴定为 *Fonsecaea monophora*（EU285268），一致性为247/247（100%）。同时通过BioNumerics软件将该序列与CBS的*Fonsecaea*标准数据库参比，最终鉴定为*Fonsecaea monophora*。

【诊断与治疗】

根据患者临床表现、组织病理学检查、真菌学检查以及分子生物学检查，诊断为*Fonsecaea monophora*所致的着色芽生菌病。给予口服伊曲康唑200 mg/d；特比萘芬250 mg/d。治疗3个月后，皮损消退、痊愈，随访3个月无复发。目前仍然在随访中。

【本例要点】

着色芽生菌病呈世界性分布，主要在热带和亚热带地区流行，发现的主要致病菌包括*Fonsecaea pedrosoi*, *Fonsecaea compacta*, *Chladophialophora carrionii*, *Phialophra verrucosa*等。其中，*Fonsecaea pedrosoi*是最常见的病原菌。以往*Fonsecaea*属中只包括两个种，即*Fonsecaea pedrosoi*和*Fonsecaea compacta*，但de Hoog等2004年根据ITS区序列分析从裴氏着色霉中分出一个新的种*Fonsecaea monophora*。由*Fonsecaea monophora*引起的着色芽生菌病的临床表现更为多变，感染不仅仅局限于表皮及皮下组织，还可以引起脑部的系统感染。因此，鉴定菌种是否为*Fonsecaea monophora*具有重要临床和流行病学意义。我国南、北方病原菌有所不同，南方以*Fonsecaea pedrosoi*为主，北方则以*Chladophialophora carrionii*为主。着色芽生菌病的病原谱近年发生改变，北方的病原菌谱无显著变化，而南方虽然仍以着色霉为主，但主要病原菌已不再是裴氏着色霉，而是新种*Fonsecaea monophora*。

根据本例患者外伤后皮肤临床表现，脓液镜检及组织病理见多数硬壳小体；皮肤组织培养菌落形态、产孢方式以及菌株rDNA ITS区序列分析鉴定结果，诊断为*Fonsecaea monophora*着色芽生菌病。这一发现提示*Fonsecaea monophora*感染也可见于我国北方地区，而分子生物学方法是本菌的重要鉴定手段。本病例明确诊断后，给予伊曲康唑200 mg/d和特比萘芬250 mg/d联合治疗，疗效较好。

（赵作涛）

病例6　5-氨基酮戊酸光动力联合伊曲康唑治疗着色芽生菌病

【临床资料】

患者，男，68岁，矿工。右前臂和手背丘疹、红色斑块、鳞屑伴瘙痒6年，疼痛，部分手指功能障碍1年。患者6年前右手腕部不慎被异物刺伤，自行做伤口处理后愈合。半个月后原伤口愈合处周围出现数个红色丘疹，伴瘙痒，未治疗。皮损逐渐增多，部分融合成红色斑块，上覆厚鳞屑，并向四周及前臂扩展，近2年来损害表面干燥，部分形成萎缩性瘢痕。1年前发现右中指、无名指、小指麻木及伸展受限伴疼痛。在当地医院取皮损经组织病理检查，诊断为“着色芽生菌病”，予伊曲康唑、氟康唑等抗真菌药间断治疗1年无效（药量不详）。既往体健。体检：系统检查无异常发现，浅表淋巴结不肿大。皮肤科情况：右前臂远端2/3处至手背及掌指关节伸侧见大小不等的环状和不规则形浸润性红斑、斑块，边界清楚，边缘轻微隆起，上覆灰白色厚鳞屑，干燥，皮损中心消退伴萎缩性瘢痕，无溃疡及糜烂。右中指、无名指、小指伸展受限，触觉无异常，掌侧、指甲无明显损害（图4-0-28）。实验室检查：血、尿常规，肝肾功能，红细胞沉降率均正常，皮屑直接镜检发现菌丝及厚壁孢子（患者拒做真菌培养，故难确定致病菌种）。右前臂皮损组织病理示：表皮角化过度，棘层肥厚，可见表皮内微脓疡。真皮内中性粒细胞、嗜酸性粒细胞、淋巴细胞、组织细胞及浆细胞呈团块状浸润，可见棕黄色厚壁的圆形孢子（图4-0-29）。

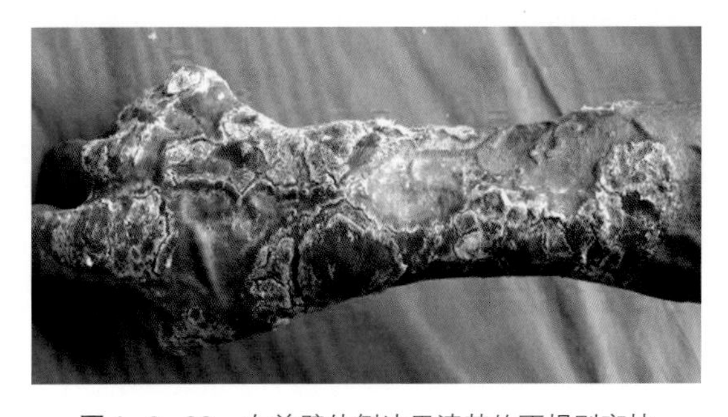

图4-0-28　右前臂伸侧边界清楚的不规则斑块

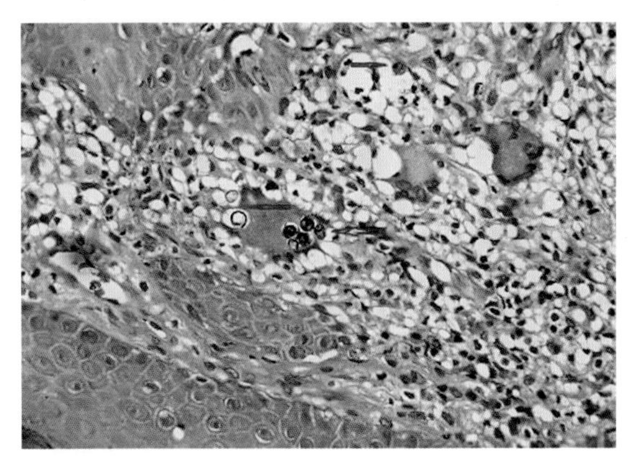

图4-0-29　皮损组织病理真皮内可见圆形厚壁孢子（HE染色 ×100）

【诊断与治疗】

诊断为着色芽生菌病。给予伊曲康唑每次200 mg，2次/天，口服1周后，予5-氨基酮戊酸光动力治疗。清除皮损表面鳞屑后，将新鲜配制的20%盐酸氨基酮戊酸溶液滴于脱

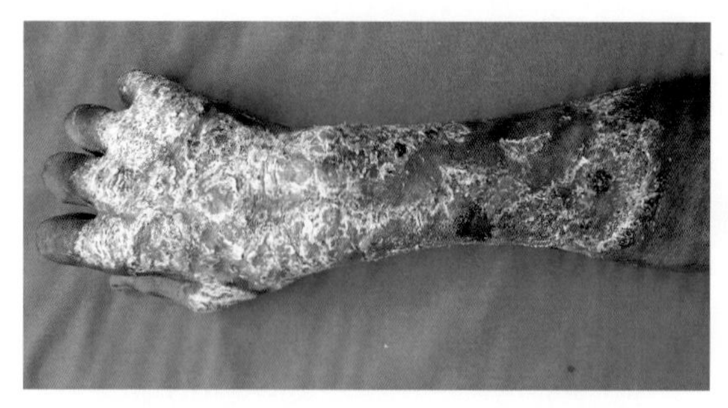

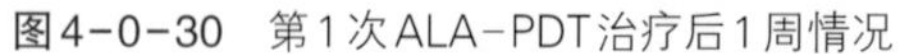

图4-0-30 第1次ALA-PDT治疗后1周情况

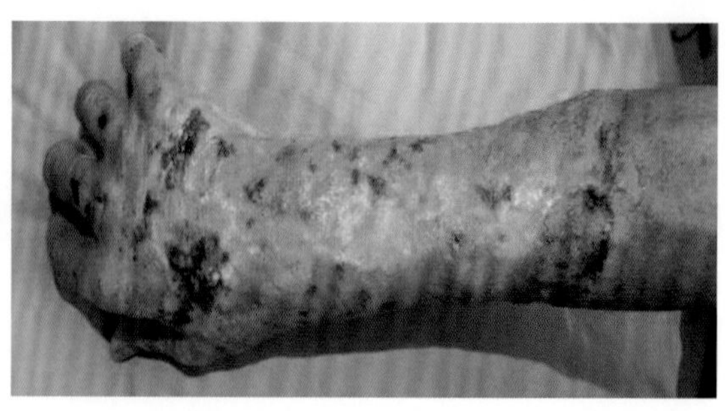

图4-0-31 第2次ALA-PDT治疗后2周情况

脂棉上，覆盖于皮损表面并超过肉眼可见病变边缘1 cm避光封包4小时（因皮损面积较大，共使用3支ALA，操作过程中避光）。用波长633 nm的LED红光距皮损10 cm处照射（能量密度120 J/cm^2，输出功率120 mW/cm^2），照射时间50分钟。共治疗2次，每次治疗间隔10天。第1次治疗过程中患处有明显灼热、刺痛，能耐受，约6小时缓解；外涂联苯苄唑与夫西地酸乳膏，2次/天。次日治疗区红肿，但无渗出及溃烂。1周后皮损较前改善，瘙痒及红斑浸润减轻，鳞屑减少、变薄，皮损面积缩小（图4-0-30）。第2次治疗时上述不适症状轻微，操作过程及处理同前。2周后，皮损消退尤为明显，萎缩性瘢痕处有明显恢复，仅留少数几处结痂（图4-0-31），无瘢痕形成，患指麻木、疼痛明显缓解（出于经济考虑及前2次效果较满意，患者放弃第3次治疗）。伊曲康唑连续服用3周后复查真菌直接镜检阴性，遂改为200 mg，1次/天，继续口服3周。复查血常规、肝肾功能均正常，再查真菌直接镜检阴性。伊曲康唑间隔维持，每月口服1周，200 mg，1次/天，连服2个月。随访半年，病情稳定，现仍在随访中。

【本例要点】

本例患者有明显外伤史，慢性病程，其皮损形态典型，直接镜检发现菌丝及厚壁孢子，皮损组织病理检查见真皮层有棕黄色厚壁的圆形孢子，“着色芽生菌病”诊断成立。

目前该病有抗真菌药物、冷冻、热疗、外科切除、CO_2激光等众多的治疗方法，但治愈仍非常困难且极易复发。有观点认为物理治疗与系统药物相结合，能达到更好的治疗效果，且能有效防止复发。近年来国内外均有探索采用5-氨基酮戊酸光动力（ALA-PDT）联合抗真菌药治疗CBM取得显著疗效的报道。光动力疗法能增强抗真菌药物疗效，促进皮损恢复，降低复发率，与有效抗真菌药物联合应用时无疑是叠加疗效。这一结论与我们治疗观察的病例结果一致。ALA-PDT治疗不良反应轻微，仅有局部灼热、刺痛感，患者耐受性好，与其他治疗方法相比，其优势为疗效确切，治疗时间短，痛苦小，恢复快。

本例患者考虑到皮损范围较广，浸润较深，所以采用了较常规光动力治疗、更长的药物封包及红光照射。相比国内外同行的ALA-PDT治疗，我们仅治疗2次便达到与之相同的疗效，是否与我们增加封包及红光照射时间有关，待进一步研究。通过本例患者的治疗，我们发现该方法能缩短用药时间，避免了长期使用抗真菌药的不良反应，萎缩性瘢痕皮损也得到一定的恢复。

（兰文雷）

病例7 右手背着色芽生菌病

【临床资料】

患者，男，64岁，河北广平人，因“右手背皮损伴疼痛2～3年”就诊。2～3年前患者的右手背被砖头砸伤，自行外用土敷患处止血。之后局部出现皮损，结痂，缓慢增大，有脓血渗出，有痛感，未曾诊治。无其他不适，否认有系统疾病史。皮肤科检查：右手背6.5 cm × 4.0 cm大小的轻度疣状增生性斑块，表面有厚痂，触之皮损柔软，有压痛，挤压皮损后未见明显脓液溢出（图4-0-32）。去痂后可见脓液，真菌镜检可见较多棕色厚壁硬壳细胞（图4-0-33）。取右手背皮损脓液和组织真菌培养均阳性，菌种鉴定为卡氏枝孢霉（图4-0-34，图4-0-35）。右手背皮损组织病理学检查显示表皮明显不规则增生，真皮内致密、弥漫的混合型炎症浸润，可见中性粒细胞、组织细胞、多核巨细胞、淋巴细胞，还有较多的浆细胞及少量嗜酸性粒细胞，但未见硬壳细胞。

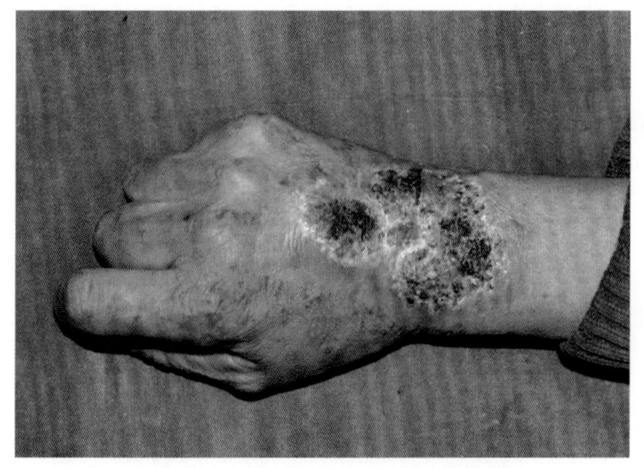

图4-0-32 初诊时右手背皮损

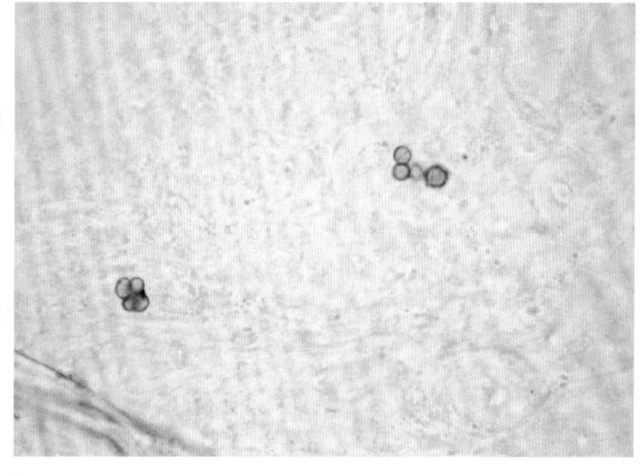

图4-0-33 脓液中可见多数棕色厚壁分隔硬壳细胞

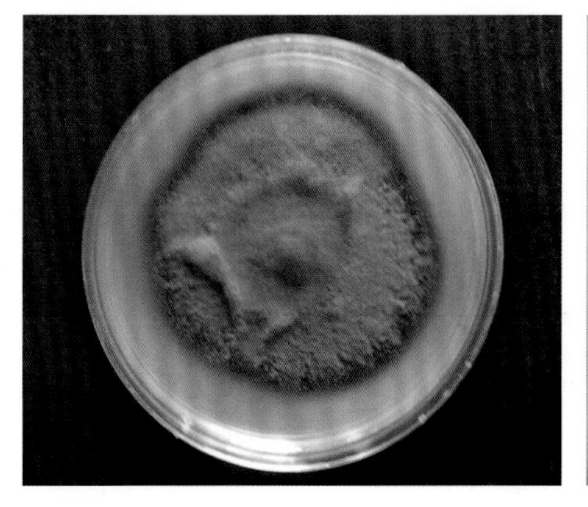

图4-0-34 PDA 27℃培养21天，菌落紧密，橄榄绿至黑色，有较清楚的暗色边界，表面可见棕绿色短的气生菌丝

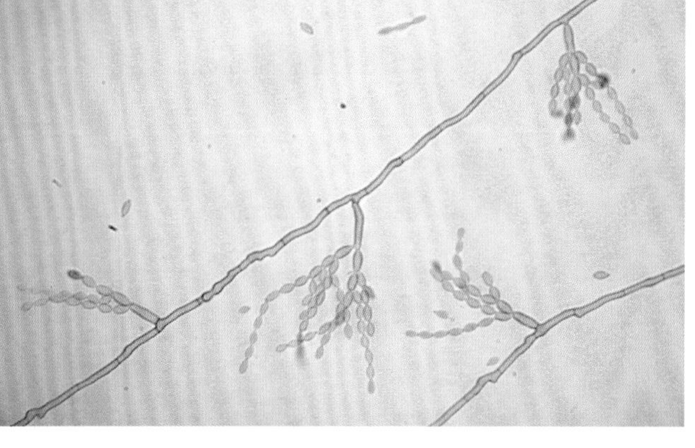

图4-0-35 分生孢子单细胞性、褐色、表面光滑，椭圆形，以向顶性排列为多分支的分生孢子链

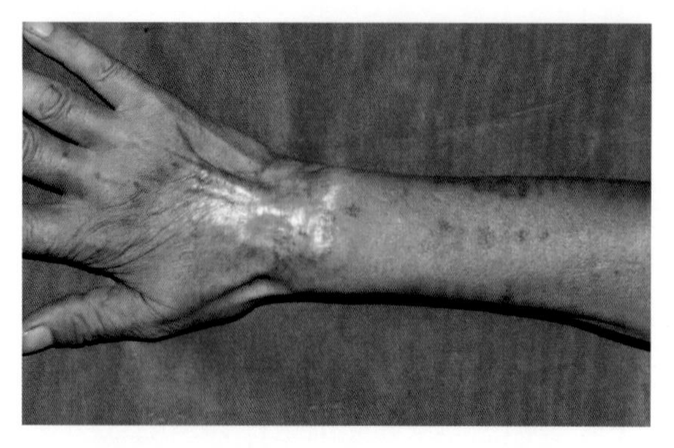
图4-0-36 治疗14周时右手背皮损消退

【诊断与治疗】

诊断：着色芽生菌病（卡氏枝孢霉）。给予患者口服伊曲康唑胶囊200 mg/d治疗；同时嘱患者用50～60℃热水直接浸泡或热敷右手背皮损（1～2）次/天，每次30～60分钟。在治疗2～3天后皮损即开始好转，皮损范围逐渐缩小，疼痛明显缓解，不流脓血。2周时真菌镜检即阴性。6周后皮损大部分消退，仅留局限性小片结痂性皮损，无压痛，无脓液溢出，真菌镜检阴性。14周后皮损全部消退，留轻度萎缩性瘢痕（图4-0-36）。患者共服药6个月，在服药期间无任何不适，因经济原因未做血生化检查。

【本例要点】

着色芽生菌病依据典型的临床表现，真菌直接镜检、培养及组织病理学检查即可确诊，其中发现分隔的硬壳小体对诊断有决定作用。由于病程较长、病原菌在组织中顽固寄生并造成严重组织增生，使得本病难以治愈。

体外试验证明伊曲康唑对着色芽生菌病的致病菌有较强的抑制作用，对卡氏枝孢霉感染效果更佳，目前已逐渐取代其他药物而成为治疗着色芽生菌病的首选药物。根据真菌的生物学特性，某些着色真菌适宜生长温度是30～37℃，至40℃即可抑制真菌代谢，尤其是卡氏枝孢霉至37℃即停止生长，这为热疗提供了依据。同时，在和抗真菌药物的联合治疗中，热疗可以促进局部的血液循环，使药物更好地发挥抗真菌作用。因此，抗真菌药物联合热疗可以缩短抗真菌药物的疗程。

本例患者有明确的外伤史，皮损发生在右手背，进展缓慢，呈斑块型，初诊时考虑真菌感染或结核菌感染，但通过直接镜检看到较多棕色硬壳细胞，即明确诊断。真菌培养菌种确定为卡氏枝孢霉感染所致。本病例予伊曲康唑200 mg/d治疗，同时辅以局部热疗，3个月后皮损全部消退，为巩固疗效，患者服药6个月。整个服药过程患者无任何不适。

（金星姬）

病例8 右上臂着色芽生菌病

【临床资料】

患者，男，43岁，河北沧州人，农民，因“右上臂皮损5年”就诊。5年前患者右上臂出现1处皮损，伴痒，曾在当地医院局部外用中药治疗无效。之后皮损缓慢扩大，有时有脓液外渗。外院活检显示为感染性肉芽肿改变，不除外深部真菌病，转入我院进一步明确诊断。发病以来，无发热及消瘦，二便如常，睡眠良好。否认有外伤史，既往体健，久居河北。查体：一般情况良好，全身浅表淋巴结未触及肿大，心、肺、腹检查未见明显异常。皮肤科情况：右上臂伸侧

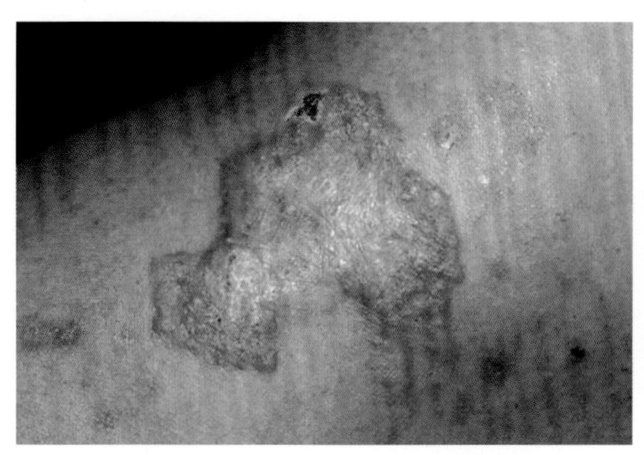

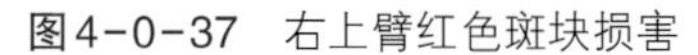

图4-0-37 右上臂红色斑块损害

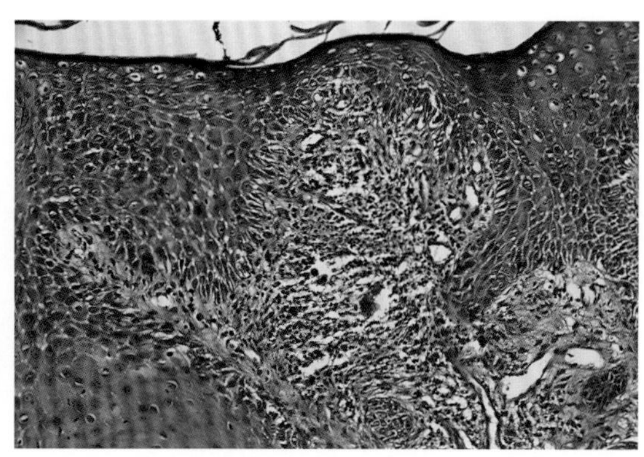

图4-0-38 组织病理学感染性肉芽肿改变(HE染色×200)

可见6.0 cm×6.0 cm大小的红色肥厚性斑块(图4-0-37),周边有一些小丘疹和小结节损害,境界清楚,表面有少许结痂,无脓液。

实验室检查:皮损痂屑真菌镜检阴性;皮损组织病理显示表皮呈假上皮瘤样增生(图4-0-38),真皮浅中层弥漫淋巴细胞为主浸润,伴一些组织细胞、浆细胞、嗜酸性粒细胞和中性粒细胞浸润,可见少数棕色厚壁硬壳细胞(图4-0-39)。皮损组织真菌培养阳性,马铃薯葡萄糖琼脂培养基(PDA)27℃培养21天,菌落紧密,橄榄绿至黑色,有较清楚的暗色边界,表面可见棕绿色短的气生菌丝;分生孢子单细胞性,褐色,表面光滑,椭圆形,以向顶性排列为多分支的分生孢子链,菌种鉴定为卡氏枝孢瓶霉(图4-0-40,图4-0-41)。卡氏枝孢瓶霉体外药敏试验显示伊曲康唑MIC为0.06 mg/L,伏立康唑MIC为0.125 mg/L,卡泊芬净MIC为2 mg/L,两性霉素B MIC为≥16 mg/L。

【诊断与治疗】

诊断为着色芽生菌病。给予患者口服伊曲康唑每次200 mg,2次/天;同时外用盐酸布替

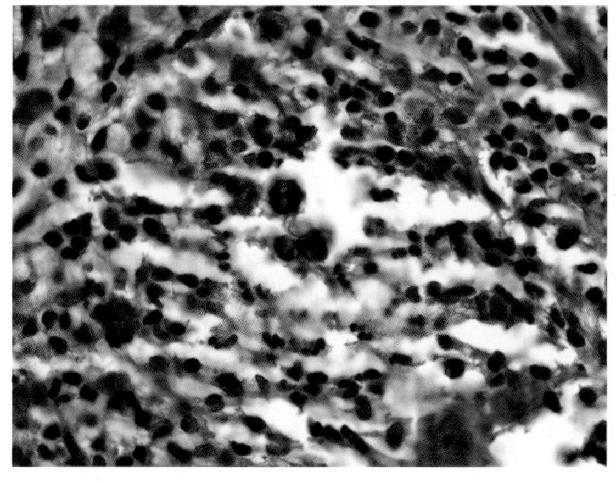

图4-0-39 组织病理学显示硬壳细胞(HE染色×1 000)

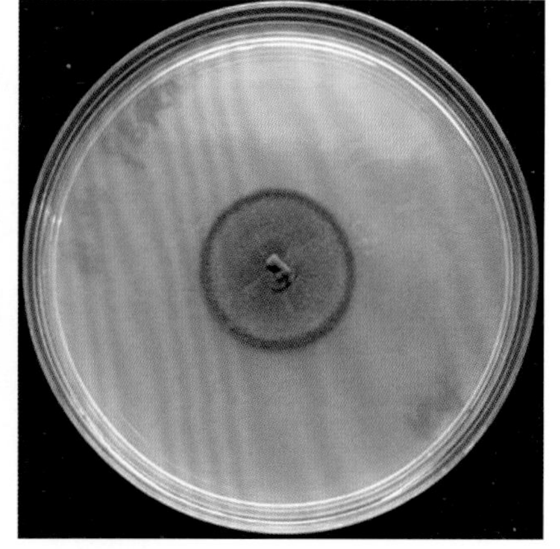

图4-0-40 卡氏枝孢瓶霉在PDA 27℃培养21天时的菌落

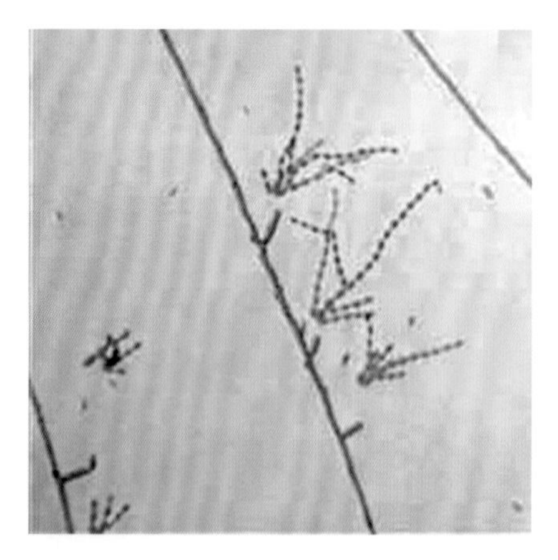
图4-0-41 卡氏枝孢瓶霉的分生孢子梗和分生孢子（×400）

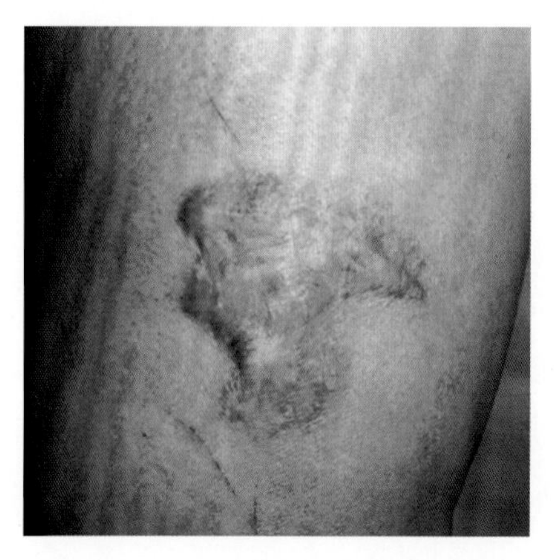
图4-0-42 停药后10个月复诊皮损呈瘢痕化改变

萘芬乳膏及局部热疗。患者2周后复诊，主诉服药初期胃部有轻度不适感，之后逐渐消失，右上臂皮损略有改善。治疗方案改为伊曲康唑200 mg，1次/天，口服；特比萘芬250 mg，1次/天，口服。联合治疗10周，皮损斑块逐渐由外向内消退呈瘢痕化。联合治疗期间，患者无不良反应。停药后10个月随访患者皮损呈瘢痕化改变（图4-0-42），无复发。

【本例要点】

目前引起着色芽生菌病的主要致病菌包括卡氏枝孢瓶霉、裴氏着色霉、*F. monophora*和疣状瓶霉等。致病菌有种的地区差异性，我国山东省及北方地区以卡氏枝孢瓶霉为主；南方以裴氏着色霉和*F. monophora*为主；疣状瓶霉偶有报道。该患者为河北农民，皮损呈斑块型，进展缓慢，伴瘙痒，尽管真菌镜检阴性，但在组织病理中见到了硬壳细胞，且真菌培养阳性为卡氏枝孢瓶霉，着色芽生菌病诊断成立。但该患者否认外伤史，皮损位置在右上臂，是否与疾病初起局部使用的一些"中药"有关，有待探讨。

着色芽生菌病的致病菌在组织内形成硬壳细胞，常引起组织肥厚性瘢痕或纤维化，药物难以渗透，口服药物治疗需要长疗程。特比萘芬对卡氏枝孢瓶霉感染比裴氏着色霉感染效果好，但疗程至少需要6个月。伊曲康唑剂量一般为每天100～400 mg，疗程多数为6个月以上。单一药物治疗耗时长，难治愈，联合应用抗真菌药物是提高药物疗效的一个手段。该患者采用伊曲康唑联合特比萘芬治疗，疗程仅3个月即获得痊愈，说明两药联合治疗着色芽生菌病体内显示协同作用，明显缩短了治疗的疗程。

（王爱平）

病例9 枝孢样枝孢霉致囊肿性痤疮样皮肤暗色丝孢霉病

【临床资料】

患者，男，21岁，学生，宁夏人，因"面颈部结节、囊肿5年"来我院就诊。5年前面部出现多发丘疹、脓疱，最初在当地医院诊断为"痤疮"，并予间断口服中药汤剂治疗，具体药物不详。挤压脓疱后皮疹渐增多、增大，并开始出现囊肿结节。患者2周前开始口服异维A酸胶囊每次10 mg，3次/天。皮疹无明显控制，并开始出现口干、眼干等症状。皮肤科查体：面颈部皮肤干

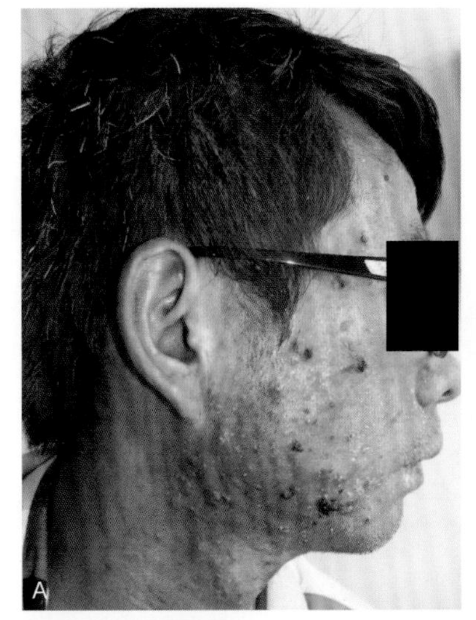
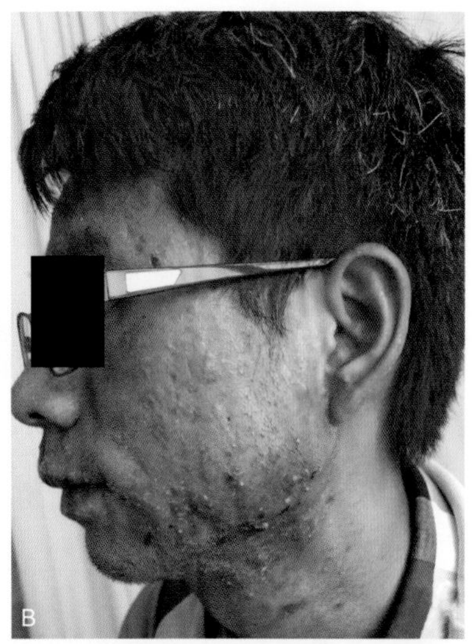

图4-0-43　A, B. 面颈部可见多发囊肿结节，部分囊肿破溃结痂

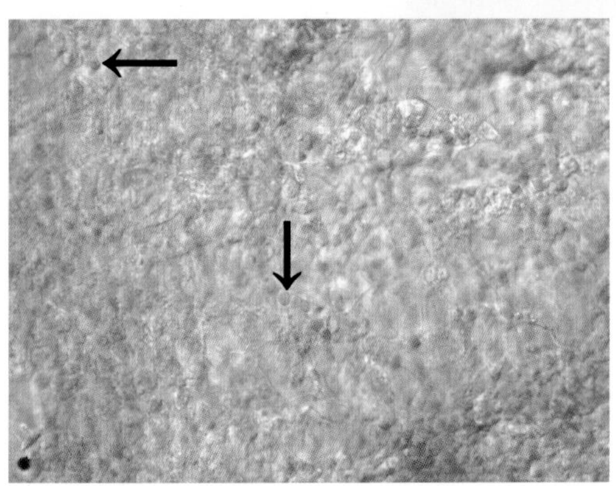

图4-0-44　真菌镜检可见棕色孢子（箭头）（15% KOH×400）

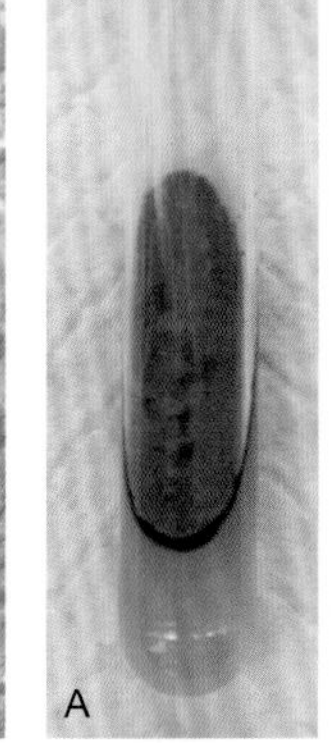
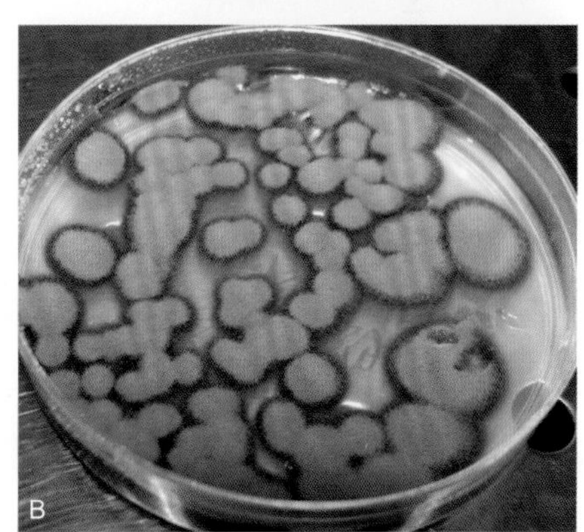

图4-0-45　A. 囊液真菌培养可见灰绿色绒毛状菌落（SDA）。B. 囊液真菌培养可见灰绿色绒毛状菌落（PDA）

燥，可见多个囊肿结节，大小不一，约绿豆至黄豆大小，部分囊肿破溃结痂，并见散在米粒大小红色丘疹及脓疱（图4-0-43）。反复多次囊液细菌培养均为阴性。患者6年前曾患急性乙型病毒性肝炎，经抗病毒治疗后肝功能及乙肝病毒DNA定量均正常。目前患者定期监测肝功能及乙肝病毒DNA定量，结果均正常。

真菌镜检：15%KOH溶解囊液制片显微镜下可见大量棕色孢子（图4-0-44）。真菌培养：取面部囊液分别接种于1管沙堡弱琼脂（SDA）及1个马铃薯琼脂（PDA）平皿上，置25℃培养，2周后见有暗绿色绒毛状菌落生长，经形态学鉴定均为枝孢样枝孢霉（图4-0-45）。钢圈小培养后显微镜下观察形态：表现为暗色透明有隔菌丝，孢子棕色呈链状排列，为枝孢样产孢方式（图4-0-46）。

分子生物学鉴定：取1 cm^2真菌培养物，按CTAB法提取真菌DNA，使用真菌通用引物ITS4（5′-TCCTCCGCTTATTGATATGC-3′）和ITS5（5′-GGAAGTAAAAGTCGTAACAAGG-3′）进

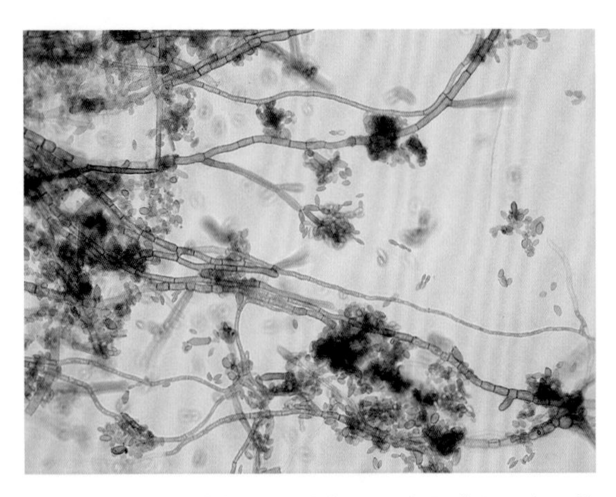
图4-0-46 小培养可见暗色透明有隔菌丝，孢子棕色呈链状排列，为枝孢样产孢方式（乳酸酚棉蓝染色×400）

行PCR，将PCR产物送北京华大基因科技有限公司进行碱基序列测定并进行ITS区序列比对，鉴定为*Cladosporium cladosporioides*，菌株编号：PKUTH 14060975，与标准株CBS 674.82的一致性为100%。

真菌药敏试验：采用法国生物梅里埃公司的ATB FUNGUS系统检测分离培养菌株对抗真菌药物的敏感性。结果显示受试菌株对5-氟胞嘧啶、两性霉素B、伊曲康唑和伏立康唑均敏感，但对氟康唑耐药。

颈部结节组织病理：真皮中、下层可见灶状混合性炎症细胞浸润，包括淋巴细胞、浆细胞、组织细胞、多核巨细胞及较多中性粒细胞，并可见少量分隔真菌菌丝（图4-0-47）。

【诊断与治疗】

诊断为枝孢样枝孢霉致囊肿性痤疮样皮肤暗色丝孢霉病。

患者最初诊断为“囊肿性痤疮”并先后予米诺环素200 mg/d口服治疗4周、地红霉素500 mg/d口服治疗2周，皮疹无明显好转。待组织病理及真菌培养结果确定为枝孢样枝孢霉感染后，停用抗生素治疗，予伊曲康唑400 mg/d口服及酮康唑乳膏外用治疗4个月，皮疹基本消退，留轻微瘢痕（图4-0-48）。随访1年无复发。

【本例要点】

囊肿性痤疮是一种严重型痤疮。目前研究认为痤疮与痤疮丙酸杆菌、表皮葡萄球菌、马拉色菌等微生物感染相关。但除马拉色菌以外的真菌与痤疮的相关性尚未有研究报道。本

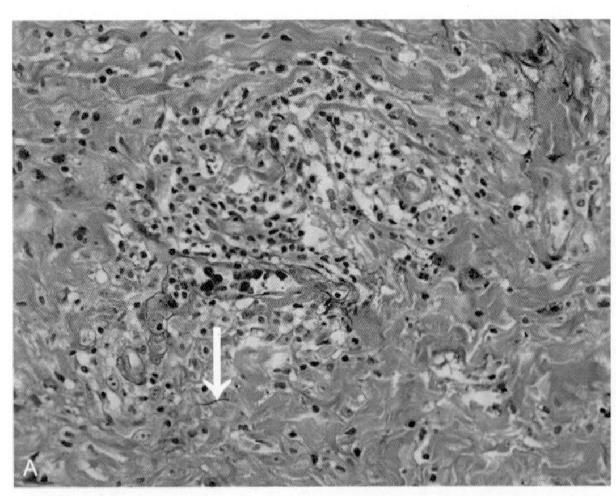

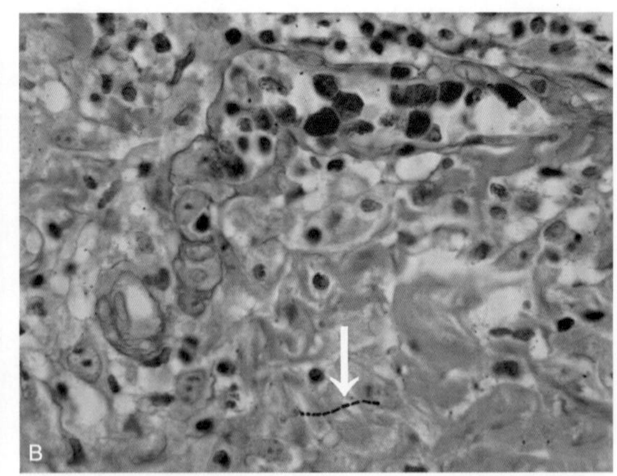

图4-0-47 A. 真皮见混合性炎症细胞浸润，并可见有隔真菌菌丝（箭头）（PAS染色×400）。B. 有隔真菌菌丝（箭头）（PAS染色×1 000）

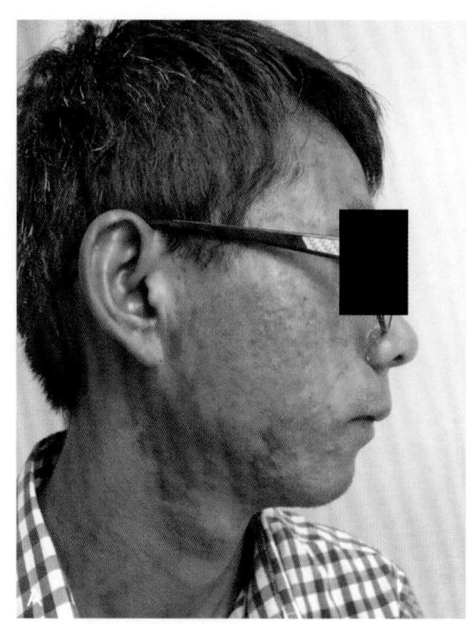
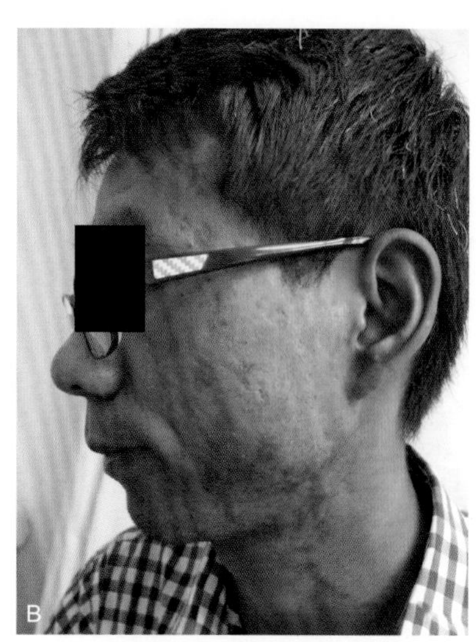

图4-0-48 A，B. 抗真菌治疗后，面颈部皮疹基本消退，留下少许瘢痕

例表现为面颈部反复加重的丘疹、粉刺、脓疱、结节、囊肿，临床上符合囊肿性痤疮的诊断；但自囊液真菌镜检、真菌培养及病理组织的阳性发现，加之抗真菌药物的成功治愈，暗色丝孢霉病（枝孢样枝孢霉）的诊断成立。

暗色丝孢霉病根据感染部位不同可分为浅表感染、皮肤及皮下组织感染、肺部感染、中枢神经系统感染及系统性感染等多种类型。其中以皮肤及皮下组织感染最为常见，皮疹表现为单发或多发的丘疹、囊肿、结节等，以四肢最为多见。然而，表现为痤疮样面颈部多发囊肿和结节的病例，国内外均无报道。其诱发因素多为局部外伤，但经常被患者忽视。我们前期的研究曾在指甲中分离出枝孢样枝孢霉，该例患者有挤压脓疱的不良习惯，后者可能造成了植入性感染。患者曾患有急性乙型病毒性肝炎，免疫功能较正常人差，这是其感染枝孢样枝孢霉的一个重要危险因素。

该病例提示我们对于中、重度痤疮的患者，要积极寻找病原学证据。特别是对于抗生素治疗效果差的患者，要注意甄别有无真菌感染的可能性。

（周亚彬）

病例10 裴氏着色霉致左上肢着色芽生菌病

【临床资料】

患者，男，48岁，贵州省兴义人，农民，主因“左手背部疣状增生斑块伴瘙痒10年”就诊我科。10年前木刺刺中患者左手背部，自行用缝衣针挑破，之后出现红色皮损，无疼痛，未予处理，随后皮疹逐渐增大，渐向周围扩展，出现暗红色斑块、增生，伴瘙痒，遇热明显，搔抓后破溃，常有渗液，并附有褐色结痂，无其他全身伴随症状。曾就诊于多家医院，外用药物治疗效果不佳（具体治疗不详）。患者平素体健。个人史无特殊。体格检查：全身系统检查未见异常。皮肤科检查：左手背及腕部见红色浸润性斑块，边缘不规则，部分表面呈疣状增生，附有

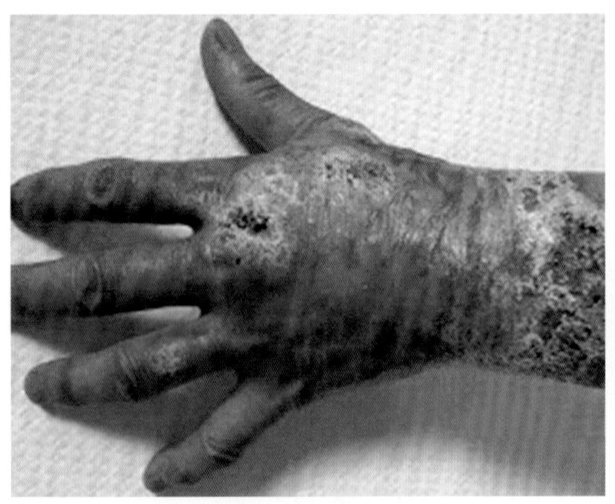

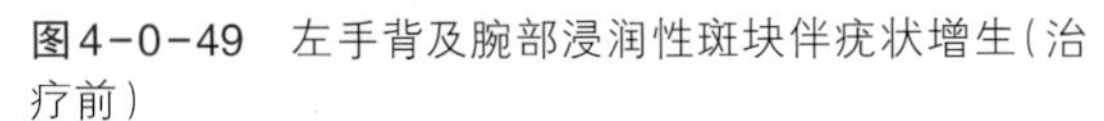

图4-0-49　左手背及腕部浸润性斑块伴疣状增生（治疗前）

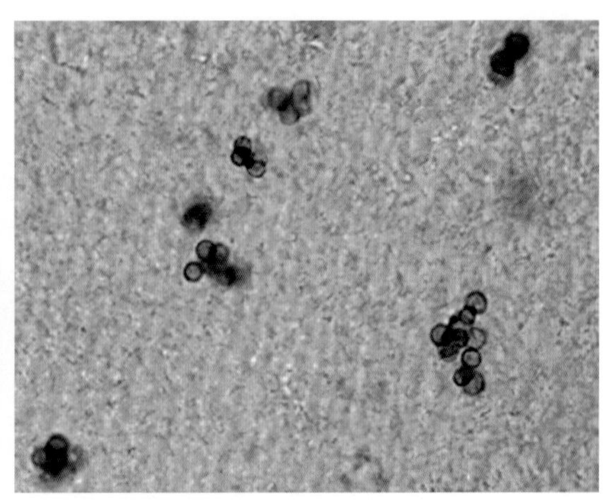

图4-0-50　皮屑直接镜检见棕色硬壳小体

鳞屑和褐色痂皮（图4-0-49）。

刮取皮损处痂皮进行直接镜检，痂皮内可见多数成堆棕色圆形厚壁暗色孢子，即硬壳小体（图4-0-50）。皮损组织活检显示鳞状上皮假上皮瘤样增生伴溃疡、肉芽肿性炎、多核巨细胞反应及小脓肿形成，散在可见少量病原菌；PAS染色见红褐色硬壳小体（图4-0-51）。刮取的皮损接种于含有放线菌酮的沙堡弱琼脂培养基上，10天后形成圆形菌落，表面呈绒毛状，中央高起，表面可见皱褶或放射状纹，呈暗棕色或黑色，背面呈黑色（图4-0-52）。小培养见喙枝孢型及瓶型分生孢子梗，分生孢子圆形或椭圆形，单细胞（图4-0-53）。将原代菌种转种于SDA培养基26℃培养10天，接种环取绿豆大小的菌落，用Biopsin真菌基因组DNA提取试剂盒（杭州博日科技有限公司）按照说明提取菌株的DNA，对rDNA ITS区域进行PCR扩增，选用引物：ITS1（5′-TCCGTAGGTGAACCTGCGG-3′）和ITS4（5′-TCCTCCGCTTATTGATATGC-3′）。PCR产物送交上海生工生物工程技术服务有限公

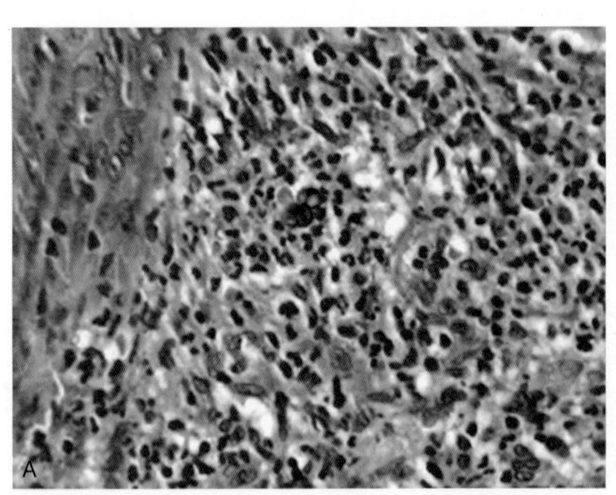

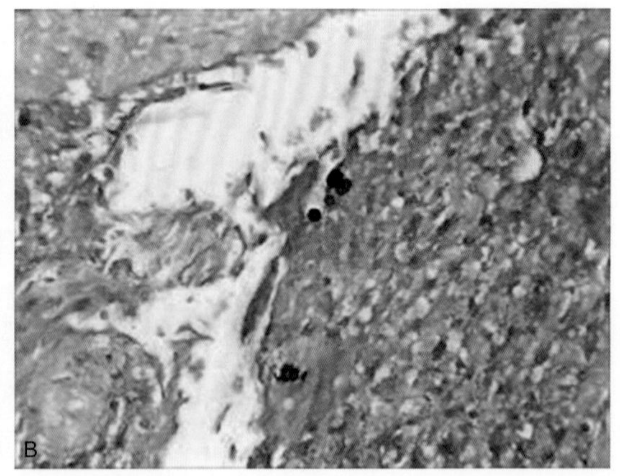

图4-0-51　A. HE染色见真皮内散在暗色硬壳小体周围伴炎症细胞和多核巨细胞。B. PAS染色见红褐色硬壳小体

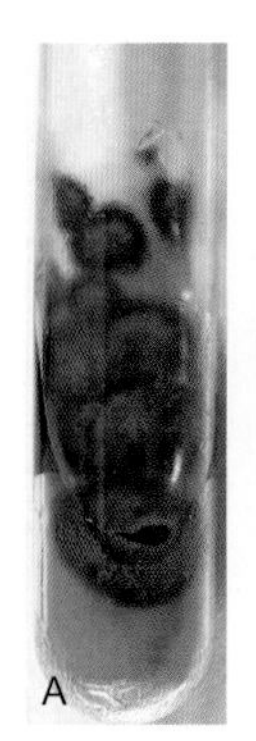

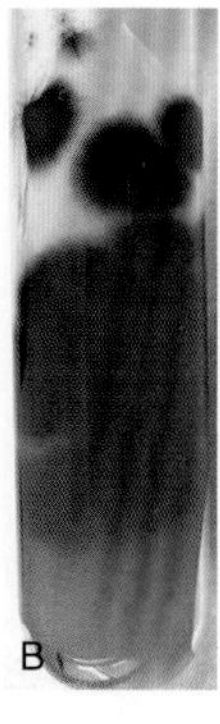

图4-0-52 A,B. SDA,25℃,黑色绒毛状菌落,背面为黑色

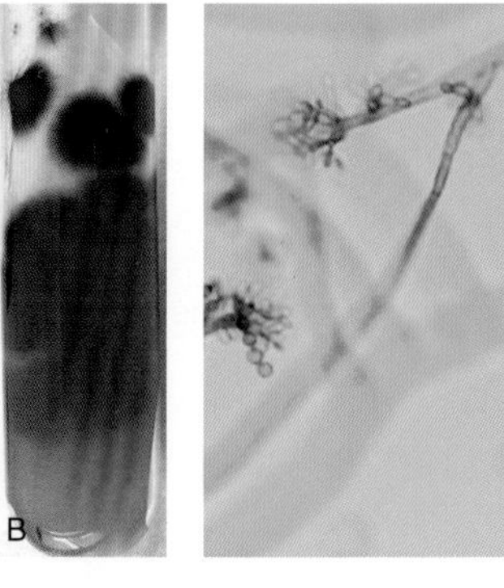

图4-0-53 乳酸酚棉蓝染色示分生孢子梗呈喙突状

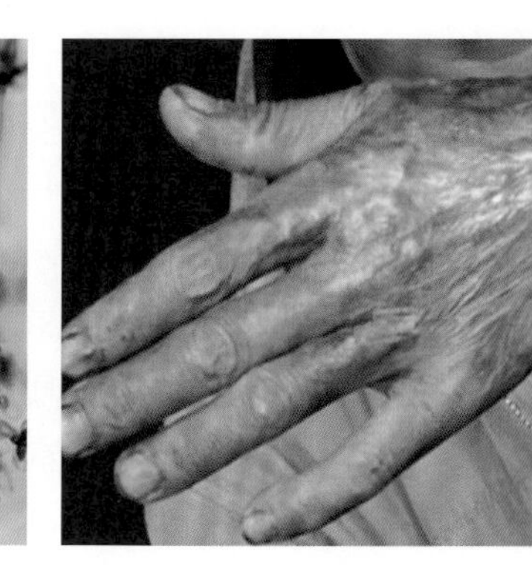

图4-0-54 治疗3个月后,皮损明显好转

司,利用BigDye terminator v3.1测序试剂盒按照说明在ABI PRISM 3730DNA测序仪上进行测序,用所得核苷酸序列的保守区进行分析。PCR分离菌株的保守区序列与基因库中裴氏着色霉的多重序列100%一致。

【诊断与治疗】

诊断:裴氏着色霉致着色芽生菌病。

治疗:给予患者口服伊曲康唑每次200 mg,2次/天;胸腺肽肠溶片每次20 mg,2次/天;特比萘芬软膏及止霉舒擦剂(本院自制)外用。1个月后痂皮脱落,浸润消失,症状明显好转。继续用药至3个月后皮损完全消退,疣状结节及斑块消失,皮损真菌镜检及培养均阴性(图4-0-54)。将伊曲康唑减量至100 mg,1次/天治疗。目前患者仍在随访中。

【本例要点】

报道着色芽生菌病呈全球分布,以非洲及亚洲的热带和亚热带地区最为多见。本例患者病史长达10年,根据患者的病史特点:农民、有微小外伤史、皮损呈疣状肉芽肿性损害,结合真菌检查及病理所见典型的硬壳小体及分子生物学鉴定,裴氏着色霉所致着色芽生菌病诊断明确。患者为贵州人,该地区空气湿度较大,利于裴氏着色霉的生长,符合该菌流行区域的特性。患者口服伊曲康唑治疗效果好,同时辅以胸腺肽增强机体免疫力,随访至今患者病情无反复。患者病程长达10年,就诊于多家医院均未确诊,临床医生需加强对着色真菌病的流行病学及临床特点的认识,同时重视真菌学和组织病理学检查,减少误诊及漏诊,从而使患者及早得到诊治。

(刘芳)

病例11 *Fonsecaea monophora*致右肩部着色芽生菌病

【临床资料】

患者,男,72岁,广东珠海人,曾在农场务工,因“右肩部斑块20余年”来我科就诊。20

余年前患者右肩部皮肤被金属防盗网刮伤，局部碘伏消毒，未做其他特殊处理，后遗留约1 cm×3 cm线状红色瘢痕状斑块，其后皮损生长缓慢。2年前肩部皮疹迅速扩大，伴瘙痒，在外院多次按皮炎、湿疹口服抗组胺药，外用卤米松、糠酸莫米松等激素软膏治疗，瘙痒可缓解，但皮疹仍扩大，后按瘢痕疙瘩予局部注射复方倍他米松、冷冻等治疗，皮疹仍无缓解。5个月前在原皮疹周围陆续出现散在红斑，无瘙痒、疼痛。既往史：12年前脑梗死后右侧肢体偏瘫，现右下肢活动迟缓；高血压病史10年，现规律服药，血压控制可。

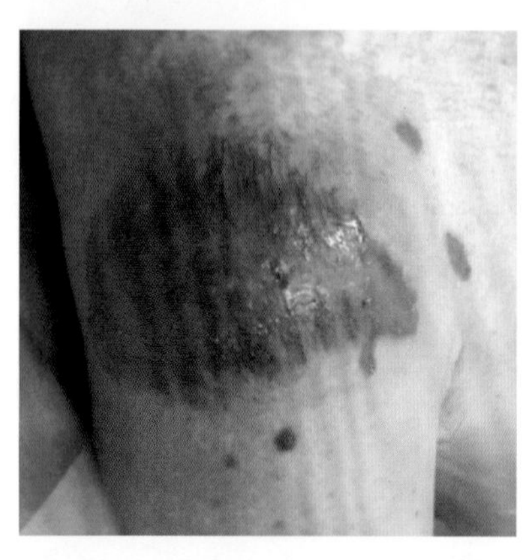
图4-0-55　右肩部红色斑块，周围有卫星灶

体格检查：右侧肢体活动较迟缓，肌力正常，余系统体查无明显异常。专科查体：右侧肩部有一约12 cm×6 cm大红色斑块，皮肤萎缩变薄，表面附有少量鳞屑、痂皮，周围毛细血管扩张明显，其上散在零星浅表溃疡，分泌物较少。周围有5个（0.3～0.5）cm×（1～2）cm红斑，境界清，见图4-0-55。右肩部、上肢感觉无明显异常，周围未触及肿大神经。

取斑块边缘及表面痂皮直接镜检：细胞内可见棕色、厚壁、圆形的硬壳小体，中央有清晰的分隔，散在或聚集成群，部分周围还可见棕色透明菌丝，见图4-0-56。取皮损区痂皮及组织，接种于不含放线菌酮的沙堡弱培养基（SDA），27℃，10天后可见直径约0.5 cm黑褐色菌落生成，2周后最大菌落增至3 cm，绒毛状，表面有灰色短而密集的气生菌丝，背面呈黑色，见图4-0-57。

皮肤组织病理：表皮不规则增生，表皮及真皮浅层可见中性粒细胞微脓肿，真皮浅层可见大量泡沫状组织细胞、淋巴细胞、浆细胞及多核巨细胞，多核巨细胞内可见褐色的硬壳小体，神经周围未见明显炎症细胞浸润，见图4-0-58。

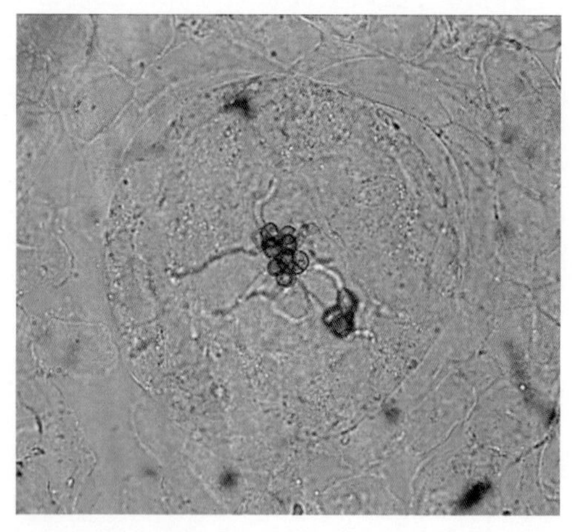
图4-0-56　直接镜检可见棕色厚壁硬壳细胞和菌丝（×400）

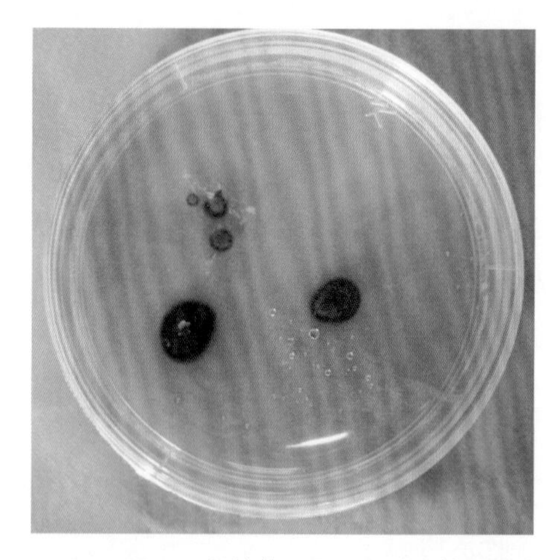
图4-0-57　SDA 27℃培养2周，可见绒毛状黑褐色菌落

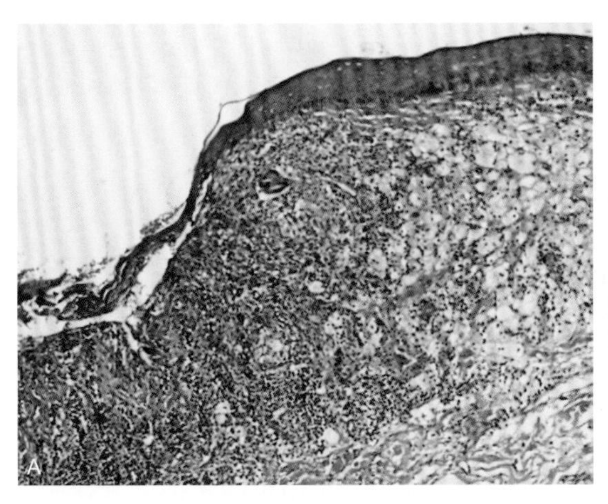

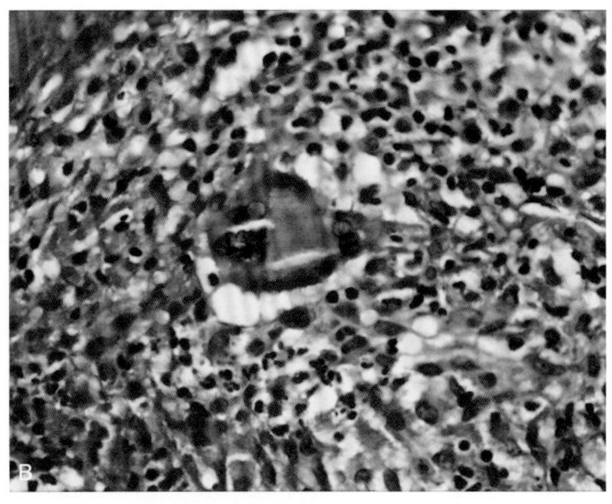

图4-0-58 A. 组织病理可见慢性肉芽肿性改变（HE染色 ×100）。B. 多核巨细胞内可见硬壳小体（HE染色 ×1 000）

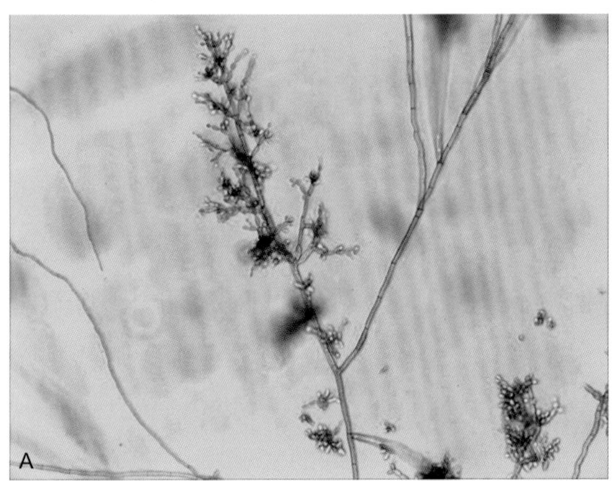

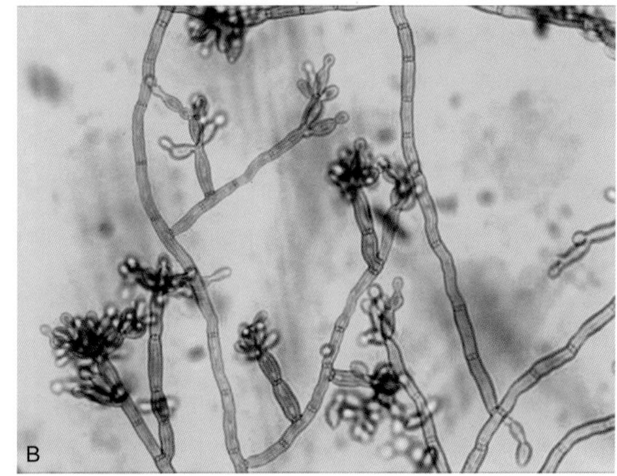

图4-0-59 光镜下可见枝孢型和喙枝孢型产孢。A. ×100。B. ×400

真菌小培养：显微镜下可见棕色、分隔菌丝，枝孢型、喙枝孢型产孢，分生孢子呈椭圆形的单细胞，喙枝孢型产孢更为丰富，见图4-0-59。

分子生物学鉴定：选用真菌通用引物ITS1（5′-TCCGTAGGTGAACCTGCGG-3′）和ITS4（5′-TCCTCCGCTTATTGATATG-3′）扩增分离菌株的ITS1-5.8S-ITS2区基因。反应条件：94℃预变性2分钟，94℃ 30秒，47℃ 15秒，72℃ 1分钟，共35个循环，最后72℃延伸10分钟；PCR扩增产物经2%琼脂糖凝胶电泳后Gold View染色验证，约600 bp。将PCR扩增产物送上海英骏生物技术有限公司纯化及测序，结果登录GenBank进行Blast比对，与编号SUMS0012的*Fonsecaea monophora*株的18S rDNA部分序列碱基一致性99%，ITS全序列、28S rDNA部分序列碱基一致性99%。

【诊断与治疗】

根据患者临床表现、真菌形态学及分子生物学鉴定，诊断为*F. monophora*所致的着色芽生菌病。予伊曲康唑胶囊每次0.2 g，2次/天，口服1周后，因患者经济原因改为特比萘芬片

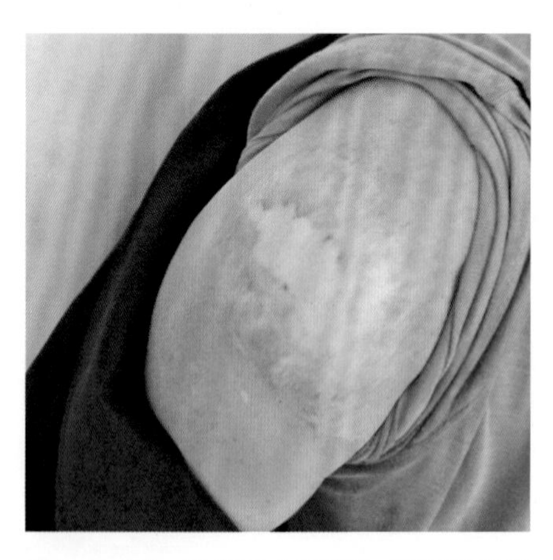
图4-0-60 治疗后皮损消退,遗留轻度萎缩瘢痕

0.25 g,1次/天口服治疗。2个月后真菌镜检及培养阴性,7个月后皮疹基本消退,遗有轻度萎缩性瘢痕,见图4-0-60。遂停服特比萘芬,期间监测肝肾功能无明显异常,随访至今无复发。

【本例要点】

以往认为卡氏枝孢霉主要见于北方,而裴氏着色霉则是南方引起着色芽生菌病的优势菌种,但自2004年De Hoog 等根据 rDNA内转录间隔区ITS序列分析将 *F. monophora* 作为一个新的种从裴氏着色霉中分离出来,越来越多的研究证实 *F. monophora* 可能才是我国南方着色芽生菌病的主要致病菌。此次分离的菌株生长缓慢,镜下可见枝孢型、喙枝孢型产孢,形态学上难以与裴氏着色霉区别,最终经分子生物学鉴定为 *F. monophora*。

着色芽生菌病病程慢性,皮损多样,常分为结节型、疣状型、斑块型、瘢痕型、肿瘤型等,以疣状结节最为常见。该患者斑块表面较光滑,无明显的疣状增生,只有零星浅表小溃疡,无脓性分泌物,周围毛细血管扩张明显,与经典的着色芽生菌病有所差别,诊治过程中多次按皮炎、湿疹、瘢痕等误诊、误治。但若考虑患者有外伤史,病程长,皮疹痛、痒不明显,周围有卫星灶,抗过敏、抗增生等常规治疗无效,应该考虑真菌感染,结合真菌镜检及病理检查,能找到特征性的硬壳小体即可诊断,进而予抗真菌治疗。基层医生应加强对着色芽生菌病临床表现、真菌形态学检查的认识,以免延误诊断,而菌种鉴定可以交由有条件的实验室做进一步分子生物学鉴定。

着色芽生菌的病原菌因在体内生成厚壁的硬壳小体,药物难以渗透,临床治疗困难,需要较长时间,目前以口服伊曲康唑、特比萘芬为主,也有联合手术、光动力治疗的报道。有学者认为伊曲康唑、特比萘芬联合治疗更有效。但该患者单服特比萘芬,7个月后基本痊愈,口服药物过程中未出现明显的不良反应,证实特比萘芬治疗 *F. monophora* 引起的着色芽生菌病安全、有效,但这是否与患者皮损纤维化、瘢痕增生不明显有关,对于以疣状增生为主的病例联合用药是否更加必要,还有待更多的临床研究证实。

(向耘)

病例12 卡氏枝孢霉致着色芽生菌病2例

【临床资料】

患者1 男,49岁,农民,因"左手腕斑块3年"于2011年10月就诊。患者于2008年左手腕部出现黄豆大小红色丘疹,偶痒,逐渐增大形成斑块,脱屑,斑块不时出现破溃伴少量脓样渗出物。先后在多家医院以湿疹皮炎就诊治疗,皮损无好转,为进一步明确诊断来我院就诊。

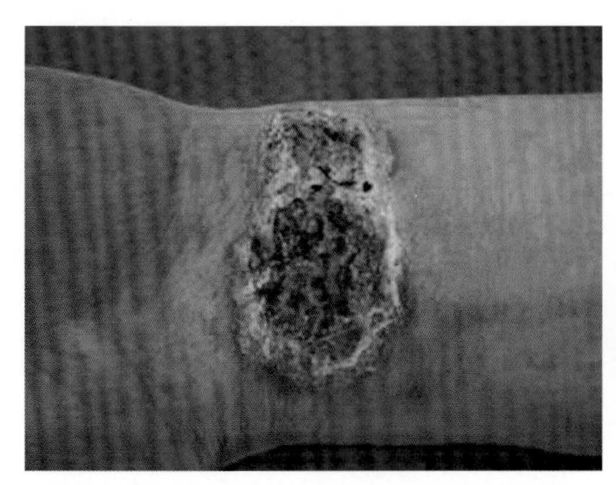

图4-0-61　患者1左腕部皮损：红色斑块覆厚痂

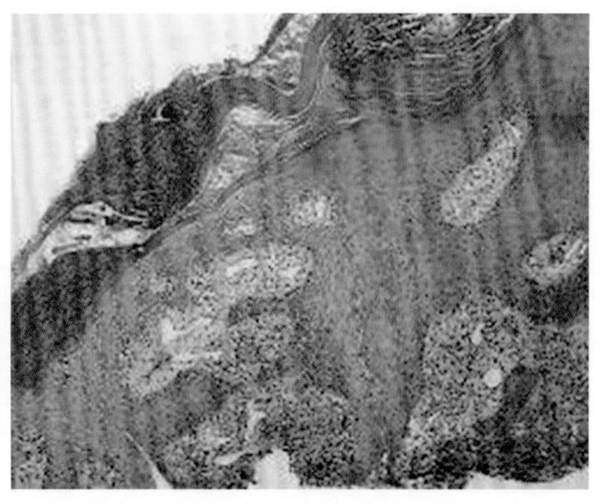

图4-0-62　患者1病理：表皮角化过度伴角化不全，棘层肥厚伴水肿，真皮浅层混合性炎症细胞浸润（HE染色 ×100）

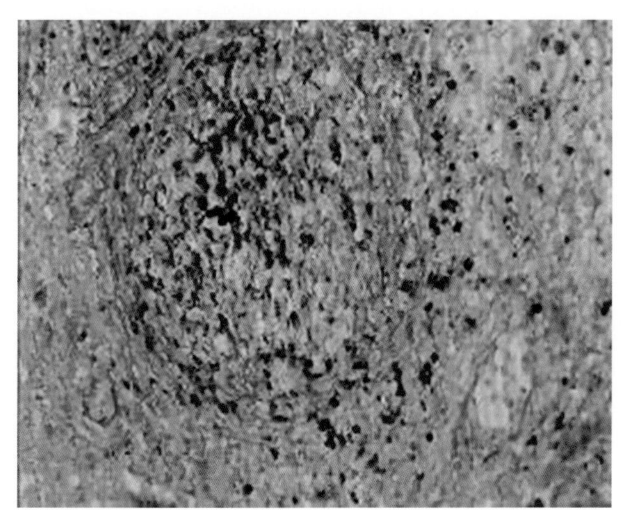

图4-0-63　PAS染色可见棕色厚壁孢子（×400）

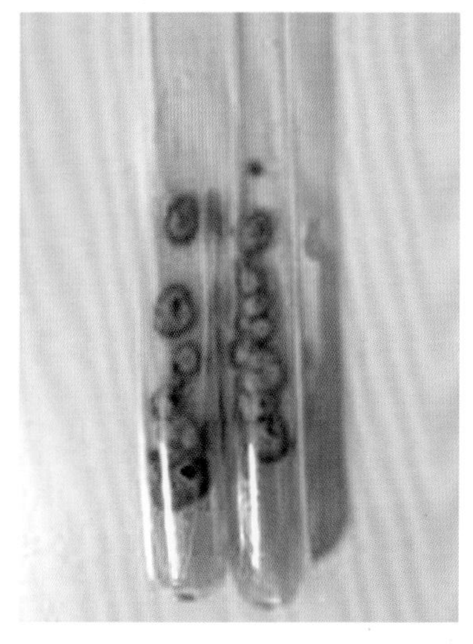

图4-0-64　皮损组织真菌培养：黑色菌落及表面灰黑色气生菌丝

患者既往体健，无明确外伤史，否认传染病史，家族中无类似疾病史，无外地久居史。体检：一般情况好，各系统检查无异常。左手腕见一约3.5 cm × 5 cm大小的暗红色斑块，境界清楚，表面附着灰黄色厚痂，可见黑色斑点（图4-0-61），剥离痂皮露出浅表糜烂面，基底轻度浸润。实验室及辅助检查：血、尿常规及肝肾功能检查，细胞及体液免疫检查无异常。取皮损组织行病理活检及真菌培养。组织病理检查：表皮角化过度伴角化不全，棘层肥厚伴水肿，真皮浅层可见大量淋巴细胞、嗜中性粒细胞、上皮样细胞等混合性炎症细胞浸润（图4-0-62）。PAS染色：可见棕色厚壁孢子（图4-0-63）。皮损组织真菌培养：标本接种于SDA培养基斜面，25℃恒温培养，菌落生长缓慢、扁平，中央隆起，表面有短的灰黑色密集气生菌丝，菌落边缘及背面呈黑色（图4-0-64）。钢圈小培养观察镜下菌丝呈无色，分隔较疏，分生孢子梗与菌丝垂

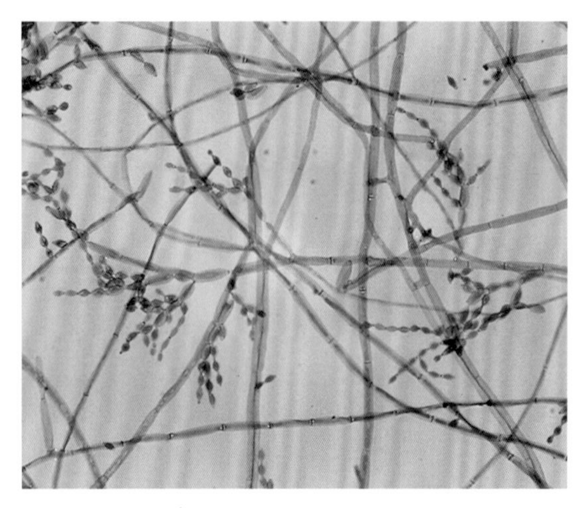

图4-0-65 皮损组织真菌小钢圈培养：镜下菌丝及枝孢型分生孢子链

直，呈枝孢型，分生孢子呈卵圆形，表面光滑，线状排列成向顶性的孢子链（图4-0-65），初步鉴定为卡氏枝孢霉。

患者2 女，63岁，农民，因“右上肢伸侧红斑，糜烂1年余”于2012年4月至我科就诊。患者于2010年因玉米秆刺伤右前臂伸侧近肘关节处出现黄豆大小红色丘疹，无自觉症状，皮疹逐渐增大并局部潮红肿胀，点状糜烂、出脓，脱屑。外涂复方醋酸地塞米松乳膏、硝酸咪康唑乳膏等治疗，无效，皮损进一步发展，为明确诊断来我院就诊。患者既往体健，否认传染病史，家族中无类似疾病史，无外地久居史。体检：一般情况好，各系统检查无异常。左手腕见一约6 cm × 4.5 cm大小的红色斑块，周围绕以潮红色晕，边界清楚，斑块角化过度、表面不平，附着灰厚痂，痂上及红斑处可见针头或芝麻大小墨黑色斑点和脓疱，剥离痂皮可见浅表糜烂面和点状出脓（图4-0-66）。实验室及辅助检查：血、尿常规及肝肾功能检查无异常。取脓液真菌镜检可见成串的厚壁孢子（图4-0-67）。取皮损组织行组织病理及真菌培养。组织病理检查：表皮覆盖较厚痂屑，呈高度假上皮瘤样增生，表皮内可见较多以中性粒细胞为主的脓肿。真皮弥漫性混合炎症细胞浸润（淋巴细胞、浆细胞、组织细胞等），可见较多多核巨细胞，个别多核巨细胞内有淡棕褐色厚壁孢子（图4-0-68，图4-0-69）。皮损组织真菌培养：标本接种于SDA培养基斜面，25℃恒温培养。菌落生长速度中等，菌落表面有灰色短绒毛状气生菌丝，中央高起，菌落边缘及背面呈黑色（图4-0-70）。钢圈小培养镜下菌丝无色，分割稀疏，枝孢型分生孢子

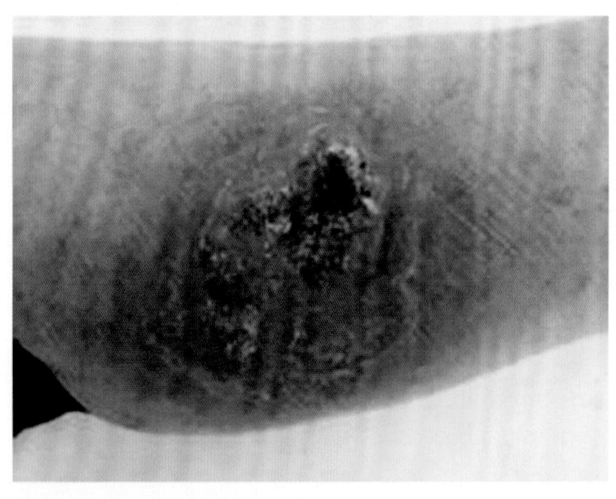

图4-0-66 患者2右肘部皮损：角化过度性红色斑块及特征性的黑色斑点

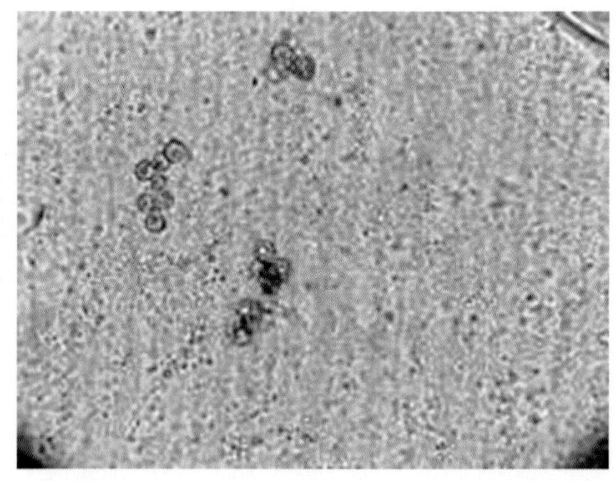

图4-0-67 患者2真菌镜检见成串厚壁孢子

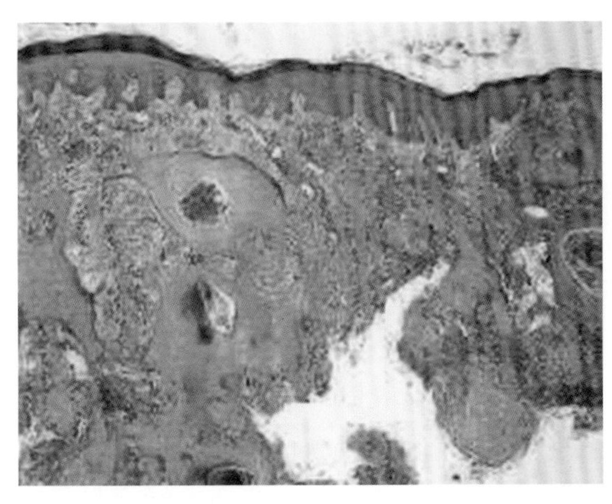

图4-0-68 患者2组织病理示表皮高度假上皮瘤样增生及以中性粒细胞为主的脓肿。真皮弥漫性混合炎症细胞浸润及较多多核巨细胞(HE染色 ×40)

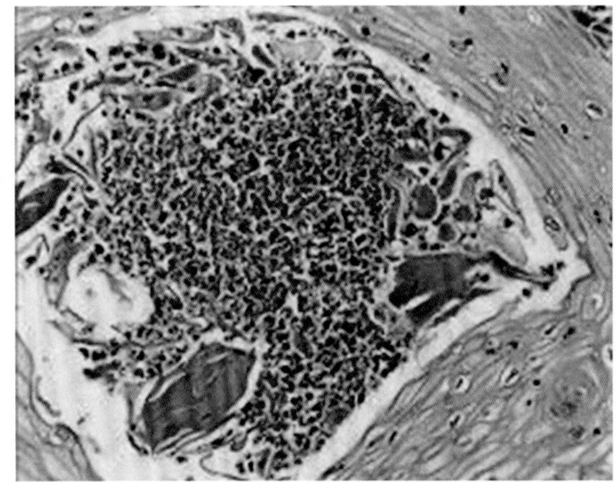

图4-0-69 以中性粒细胞为主的脓肿中棕色厚壁孢子(HE染色 ×400)

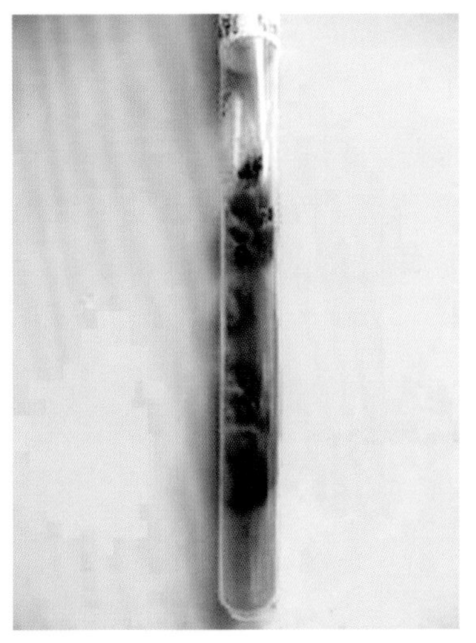

图4-0-70 皮损组织真菌培养:黑色菌落及表面灰黑色气生菌丝

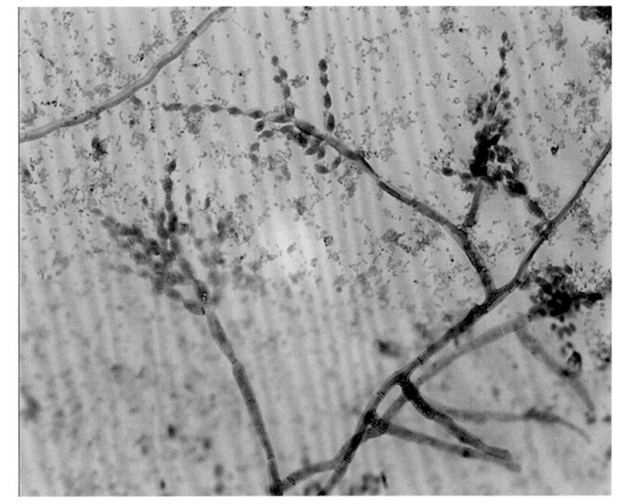

图4-0-71 皮损组织真菌小钢圈培养:镜下菌丝及枝孢型分生孢子链

梗与菌丝垂直,分生孢子表面光滑,线状排列成向顶性的孢子链(图4-0-71),初步鉴定被分离菌株为卡氏枝孢霉。

【诊断与治疗】

根据临床表现、组织病理检查及真菌培养结果,2例患者均诊断为卡氏枝孢霉所致的着色芽生菌病。患者1给予伊曲康唑200 mg/d,同时予以温热治疗1小时/天。1个月后皮损缩小,3个月后皮损基本痊愈。患者2给予伊曲康唑每次200 mg,2次/天,1周后改为200 mg,1次/天。1个月后复诊,皮损部分好转。

【本例要点】

着色芽生菌病(chromoblastomycosis, CBM)是一种慢性肉芽肿性皮肤病变,由暗色真菌感染引起，好发于易受外伤的暴露部位，在我国以手部多见。我科诊断的2例患者均为农民，发病部位1例为手腕部，另1例为近肘部前臂外侧，均为易受外伤部位。患者2有明确的外伤史，患者1因病史较长外伤史不确定。CBM潜伏期多为2个月左右，接种部位开始为粉红色小丘疹，逐渐增大呈境界清楚的结节、斑块，表面疣状或乳头瘤样增生，并多可见病原经表皮排出现象的针头大小黑色斑点。CBM因病程不同可主要表现为结节样、银屑病样、疣状皮肤结核样、乳头瘤样和瘢痕象皮肿样。长期增殖性病变可能恶变。CBM需与鳞状细胞癌、角化棘皮瘤、孢子丝菌病、疣状皮肤结核等疾病进行鉴别诊断。

CBM的诊断依据病原学检查和组织病理。脓液或皮损表面的黑色斑点处取材镜检易发现棕褐色圆形厚壁分隔的硬壳小体。真菌培养可初步确定致病菌种，暗色真菌生长缓慢，10天左右可见0.5～1 cm绒毛状菌落，初为墨绿色，逐渐变为灰黑色。镜下观察可见暗色分隔菌丝，不同致病菌产孢结构不同，卡氏枝孢霉可见长的分生孢子链，疣状瓶霉可见瓶梗及瓶生孢子。CBM的病理特点为慢性化脓性肉芽肿性炎症，在表皮微脓肿及多核巨细胞内可见深棕色、厚壁，圆形、卵圆形或不规则形中央有横隔的孢子，即特征性硬壳小体。

CBM可采用外科手术、冷冻、热疗以及系统抗真菌治疗，或抗真菌治疗联合物理治疗的方法。我科诊治的2例患者病史不是很长，皮损无瘢痕、萎缩，因此患者1我们采用伊曲康唑200 mg/d，加温热（40～42℃）疗法，服药1个月皮损明显缩小，3个月后基本痊愈；患者2以伊曲康唑每次200 mg，2次/天服1周后改为1次/天，1个月后亦疗效明显，且均无不良反应。

（禹卉千）

病例13 外伤后黏束孢霉感染性角膜溃疡

【临床资料】

患者，男，32岁，因“异物飞入左眼导致左眼红、痛、视物不清6天”就诊。6天前患者在驾驶摩托车时异物飞入左眼，当时即自觉疼痛，第2天症状加重，自用眼药水（药名不详）效果不佳，6天后因症状加重并视物不清到我院就诊。发病以来，患者饮食、睡眠可，大小便无异常。既往体健，无眼科病史。专科体检：右眼视力1.2，左眼视力0.4；眼压正常；泪道冲洗通畅；左眼睑痉挛（++）；角膜颞侧旁中央区灰白色圆形溃疡灶，直径3 mm，表面黏附坏死物，边界不清；角膜周边基质层水肿，未见明显卫星灶；角膜内皮层沉着物（－）；前房深，炎症反应（+）；瞳孔圆，直径2.55 mm，对光反应存在；晶状体透明；眼底窥不清（图4-0-72）。右眼未见明显异常。

对角膜溃疡刮取物进行真菌检查。刮取物做氢氧化钾直接涂片可见粗大的菌丝（图4-0-73）。连续2次在无菌操作下取溃疡刮取物接种于马铃薯葡萄糖培养基与沙堡弱培养基上，均有同样菌落生长。菌落生长较慢，表面稍皱褶，初为灰白色，3周后呈深灰绿色绒毛

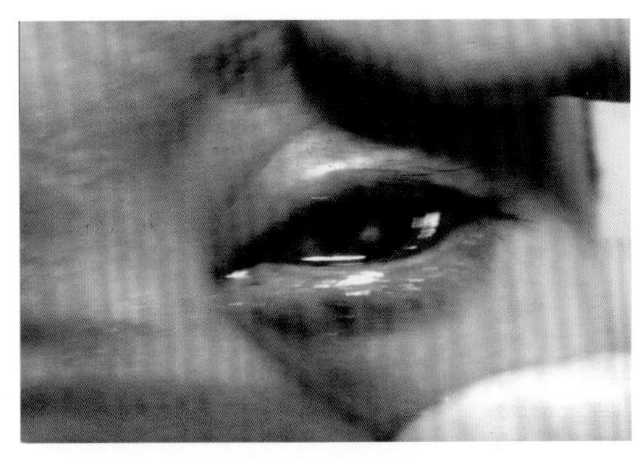

图4-0-72　角膜溃疡

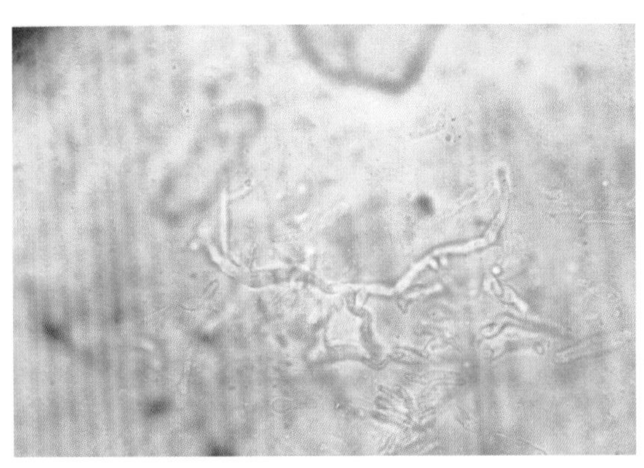

图4-0-73　KOH直接涂片（×400）

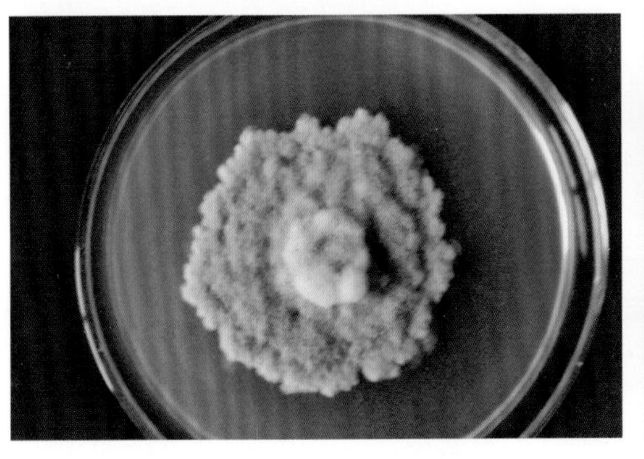

图4-0-74　在PDA上的菌落

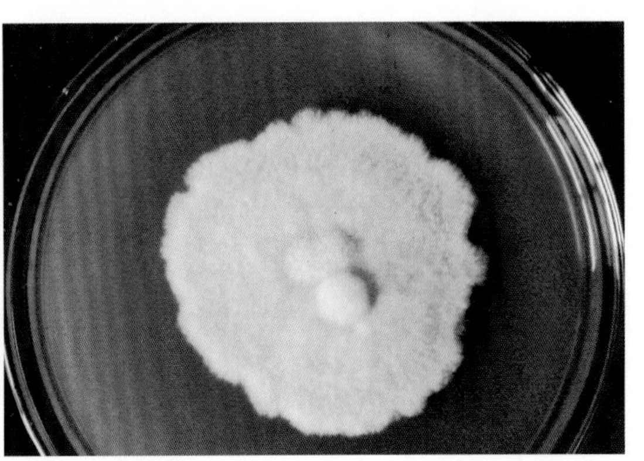

图4-0-75　在SDA上的菌落

状；基底部呈黑色黏液状（图4-0-74，图4-0-75）。镜下可见菌丝细长，分生孢子梗位于菌丝顶端，末端肥大。分生孢子梗成束，孢梗束直立、暗色、顶端散开。分生孢子无色，大多长圆形，单细胞（图4-0-76，图4-0-77）。经中国医学科学院南京皮肤病医院真菌科鉴定为“黏束孢霉”。

【诊断与治疗】

诊断为黏束孢霉感染性角膜炎。入院后给予口服伊曲康唑胶囊200 mg/d，连服3周；0.5%氟康唑眼药水与0.25%两性霉素B眼药水联合使用，滴眼1次/2小时。3周后溃疡趋向愈合，疼痛及视物不清等症状消失，患者停药出院。出院30天后复诊：左眼角膜溃疡愈合无复发，视力恢复至0.8。

【本例要点】

本例患者有外伤史，外伤后6天角膜出现灰白色溃疡，并有疼痛及视物不清等症状。取溃疡面刮取物直接涂片可见粗大菌丝。为排除实验室污染，连续2天在不同场所（实验室内及眼科床旁）取溃疡刮取物接种，2次都有黏束孢霉生长，抗真菌治疗有效，诊断明确。

国内有学者将黏束孢霉归类于条件致病真菌。本例患者黏束孢霉是随外伤异物植入，还

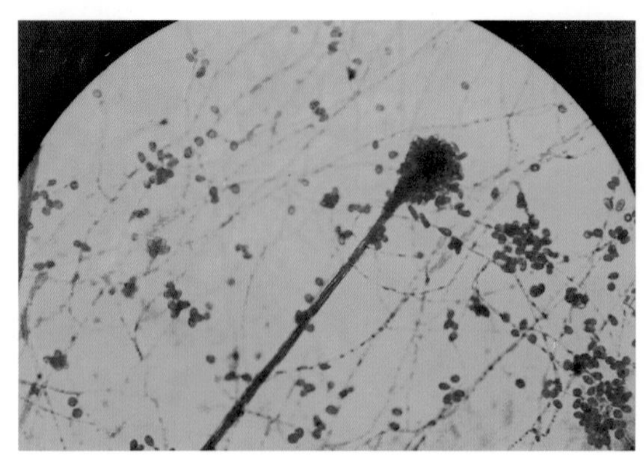

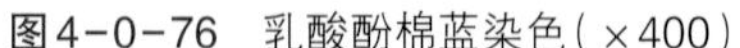
图4-0-76 乳酸酚棉蓝染色（×400）

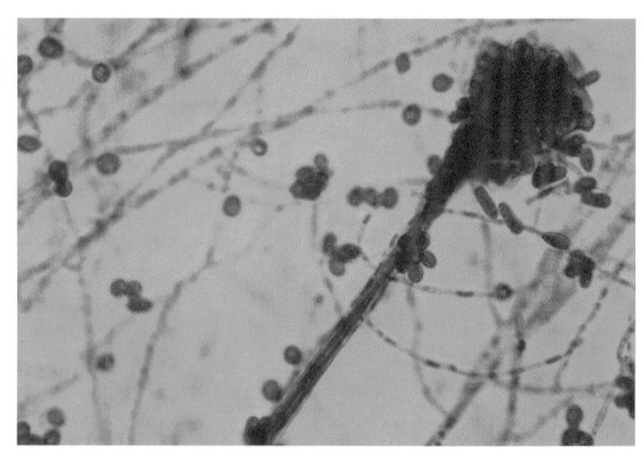
图4-0-77 乳酸酚棉蓝染色（×1 000）

是外伤后的继发感染，值得进一步探讨。而黏束孢霉对人体角膜的感染，迄今国内文献未见报道，故此病例有一定意义。角膜溃疡病例中的真菌感染为眼科难治疾病之一，故早期发现对治疗有重大指导意义，实验室诊断非常重要，找到致病真菌是确诊的依据。

（曹训宇）

病例14 难治性左下肢着色芽生菌病

【临床资料】

患者，男，60岁，农民。左下肢皮肤瘢痕、斑块11年。11年前跌倒擦伤左膝下方皮肤，局部溃烂长期不愈。口服抗生素，外用碘伏、红霉素软膏治疗后无效，当地医院按真菌感染先后予口服伊曲康唑、氟康唑、特比萘芬不规则治疗，其间皮损大部分愈合形成瘢痕。其后瘢痕逐渐扩大并时有疼痛。后又在当地医院按“瘢痕疙瘩”予长效激素局部封闭治疗2次，瘢痕未缩小却在边缘渐出现红色斑块，肿胀并有浸润。遂来我院就诊。

体格检查：一般情况良好，系统查体未见异常。皮肤科情况：左膝部周围可见数处甲盖大小暗红色增生性斑块，表面覆白色痂屑，部分斑块融合成硬币大小，触之稍硬，有浸润。斑块之间和边缘可见成片的瘢痕（图4-0-78A）。皮损未见破溃，小腿无明显肿胀。左腹股沟和腘窝淋巴结未触及肿大。

实验室检查：血、尿常规，肝肾功能均无异常。T淋巴细胞亚群计数和比值正常。

皮损组织病理检查：表皮角化过度伴角化不全，棘层肥厚，真皮可见由淋巴细胞、浆细胞、中性粒细胞、组织细胞和多核巨细胞组成的感染性肉芽肿，多核巨细胞内可见数个棕色厚壁孢子，PAS染色可见数个红染厚壁孢子（图4-0-79）。

真菌学检查：皮损组织接种在沙堡弱培养基上，真菌生长缓慢，28 ℃培养6周，长出4 cm×4 cm大小灰黑色菌落。小培养镜下见棕色菌丝，喙枝孢型分生孢子梗，初步鉴定为裴氏着色霉（图4-0-80A，B）。

分子生物学鉴定：DNA提取、扩增及测序方法参照文献。PCR产物送上海生工生物工

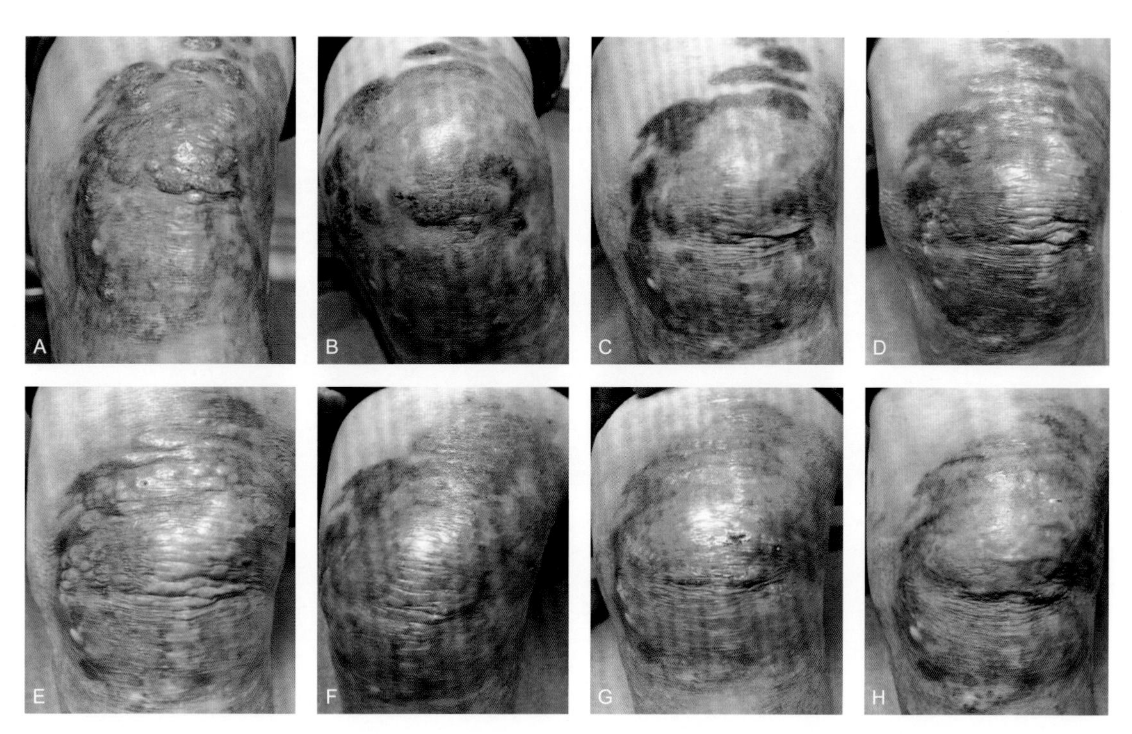

图4-0-78　患者左膝关节皮损治疗前、后图片和相关检查。A. 治疗前。B. 伊曲康唑(每次0.2 g，2次/天)联合特比萘芬(0.25 g，1次/天)治疗3个月后。C. 伊曲康唑(每次0.2 g，2次/天)联合特比萘芬(0.25 g，1次/天)治疗6个月后。D. 伊曲康唑(每次0.2 g，2次/天)联合特比萘芬(0.25 g，1次/天)治疗9个月后。E. 伊曲康唑(每次0.2 g，2次/天)联合特比萘芬(每次0.25 g，2次/天)治疗3个月后(已治疗12个月)。F. 伊曲康唑(每次0.2 g，2次/天)联合艾拉光动力治疗后1个月(已治疗14个月)。G. 伊曲康唑(每次0.2 g，2次/天)联合手术切除治疗3个月后(已治疗17个月)。H. 停止治疗后6个月复查

程有限公司进行碱基序列测定(615 bp)。Blast比对测序结果，与多株裴氏着色真菌(AB114128和AB114132)的序列比对，99%符合。

应用CLSI M38-A2方案测试药敏，结果为：伊曲康唑0.25 μg/mL，特比萘芬0.125 μg/mL。

【诊断与治疗】

根据患者临床表现、组织病理、皮损真菌培养和分子生物学检查结果，诊断为裴氏着色霉所致的着色芽生菌病。治疗经过：根据药敏选择伊曲康唑(每次0.2 g，2次/天)联合特比萘芬(0.25 g，1次/天)方案治疗，3个月后皮损明显好转(图4-0-78B)，皮屑镜检仍可见棕色硬壳小体。继续原方案治疗，

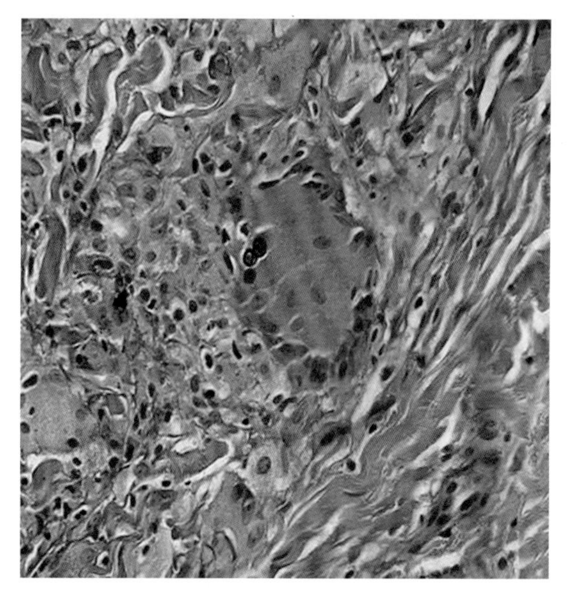

图4-0-79　组织病理显示多核巨细胞内见红染厚壁孢子(PAS染色 ×400)

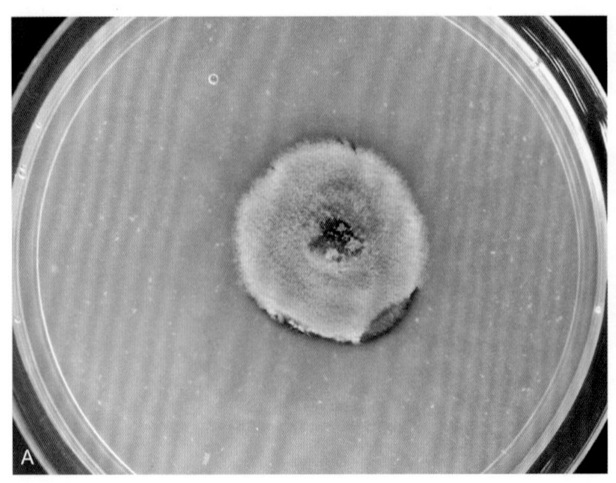

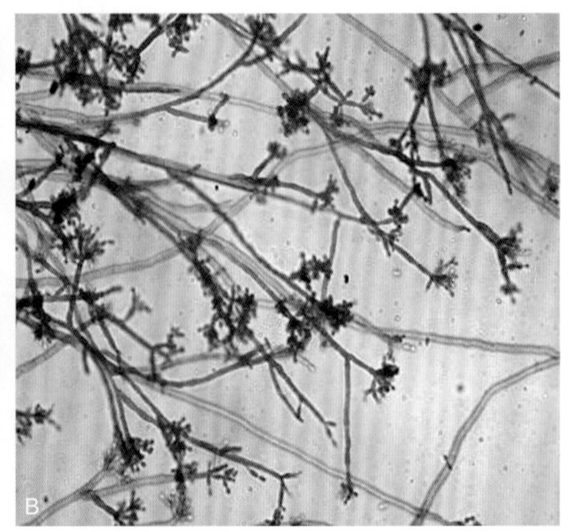

图4-0-80 A. 沙堡弱培养基上见灰黑色菌落中央略隆起，表面有短绒毛状菌丝。B. 镜下见菌丝较粗，棕色分支、分隔，喙枝孢型分生孢子梗（×400）

并外购局部加热装置（每天局部包裹2小时，温度稳定在45℃）辅助治疗3个月，皮损明显好转（图4-0-78C），但真菌镜检持续阳性。继续维持原方案治疗3个月后，皮损范围较前扩大（图4-0-78D）。重新进行药敏试验，结果同前。考虑可能治疗时间较短，或药物剂量不够，调整原方案为伊曲康唑（每次0.2 g，2次/天）联合特比萘芬（每次0.25 g，2次/天）方案治疗，继续治疗3个月后，皮损未能控制，仍有发展（图4-0-78E）。遂停用特比萘芬，采用艾拉光动力（ALA-PDT；每次20分钟，治疗光斑2 cm，能量密度：88.2～101.5 J/cm^2）治疗3次，每周1次，伊曲康唑剂量不变。疗程结束1个月后，皮损较治疗前稍变薄（图4-0-78F），皮损真菌镜检阳性。考虑患者经济能力，决定进行外科手术切除皮损（每半个月分片切除病灶，共2次）联合伊曲康唑（每次0.2 g，2次/天）的治疗方案。3个月后复查，皮损未复发（图4-0-78G），真菌镜检阴性，组织培养无真菌生长，遂停用伊曲康唑和其他辅助治疗。6个月后复查，皮损未复发（图4-0-78H），真菌镜检阴性，组织培养无真菌生长。整个疗程中口服伊曲康唑（每次0.2 g，2次/天）17个月，特比萘芬12个月，治疗过程中无明显不良反应发生，每月监测血常规和肝肾功能均正常。

【本例要点】

本例患者为农民，发病前局部有外伤史，皮损表现为瘢痕和红色斑块，组织病理和真菌培养均支持裴氏着色芽生菌病的诊断。*Fonsecaea monophora*镜下形态和裴氏着色霉不易区分，而分子生物学鉴定方法是区分这两种菌的重要手段，本文通过ITS区测序比对确定了致病菌为裴氏着色霉。

由于本病例早期曾接受过不规则的上述药物治疗，停药后又复发，为了取得更好的疗效，本次采用了伊曲康唑和特比萘芬联合治疗的方案，治疗3个月后即有明显的效果，但在继续治疗过程中，皮损有复发加重现象，体外药敏显示所用药物仍敏感，但增加特比萘芬剂量并没能起到更好疗效。分析原因可能药物无法在瘢痕皮损中达到有效抗菌浓度，体外药敏未必真实反映体内药物作用情况。文献报道应用ALA－PDT在治疗顽固性着色芽生菌病时取得明显效果，本例显示经过ALA－PDT治疗3次后，瘢痕性皮损较前变薄，说明光动力治疗有一定疗效，但可能需要多次才可能达到目的。本例最后选择手术联合伊曲康唑治疗达到治愈。由于皮损面积大且跨膝关节，1次大面积切除可能影响关节活动，因此采用了分片、分次切除皮损。从本例治疗过程可以看出，着色芽生菌病的治疗周期长，需个体化并且多种方法联合治疗才能取得根治效果。

（胡小平）

病例15 新月弯孢霉致角膜溃疡

【临床资料】

患者，女，42岁，右眼于7年前开始出现眼红、眼痛、畏光、流泪，伴视力下降，无眼前黑影及视物变形等不适，曾在某院眼科中心诊断为“真菌性角膜炎”，给予药物治疗（具体药物不详）后上述症状仍逐渐加重，视力严重下降，并有“热泪”流出，后诊断为“右眼真菌性角膜炎并穿孔”，为求进一步诊治于2012年6月24日就诊我院。患者自述无过敏史，无外伤史，无粉尘接触史。查体：右眼视力为可疑光感；左眼视力为1.0；眼压为Tn。右眼结膜充血，角膜中央见大小约6 mm × 6 mm的白斑，中央见虹膜嵌顿，前房浅，房水清，瞳孔不圆，对光反射消失，晶状体隐约见混浊，眼底窥不见，左眼结膜无充血，屈光介质透明，眼底未见异常。于当天在局麻下行右眼穿透性角膜移植+前房成形术，手术顺利，无手术并发症。术后查体：右眼视力可疑光感，结膜轻度充血，角膜植片透明，缝线在位，前房深度正常，房水清，瞳孔不圆，对光反射迟钝，晶状体轻度混浊，眼底隐约见视网膜平伏。给予妥布霉素地塞米松滴眼液滴右眼6次/天；氧氟沙星眼膏滴右眼1次/晚；他克莫司眼液滴右眼4次/天。患者症状、体征好转出院。

患者右眼角膜移植术15个月后再次出现眼红、眼痛3天来我院就诊。查体：右眼睑红、水肿，结膜充血（+++），水肿（++），角膜植片轻度混浊，角膜中央见大小约5 mm × 5 mm角膜溃疡，表面不平，无光泽，有伪足。角膜病灶呈不同程度的白色苔垢样物覆盖，前房积脓约2 mm，瞳孔不圆，后粘连，晶状体白色混浊（图4－0－81）。取角膜溃疡组织行镜检、细菌和真菌培养。角膜溃疡组织刮片革兰染色镜检可见宽大分隔菌丝（图4－0－82A）。细菌培养为阴性。角膜溃疡组织接种沙堡弱葡萄糖琼脂

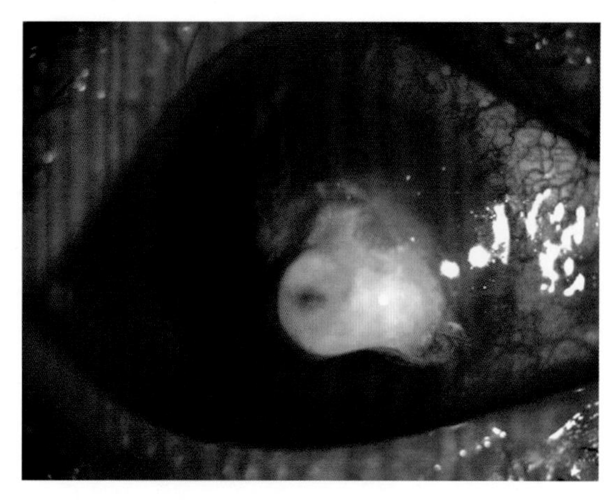

图4－0－81 膜溃疡表面不平、白色苔垢样物覆盖，无光泽，有伪足

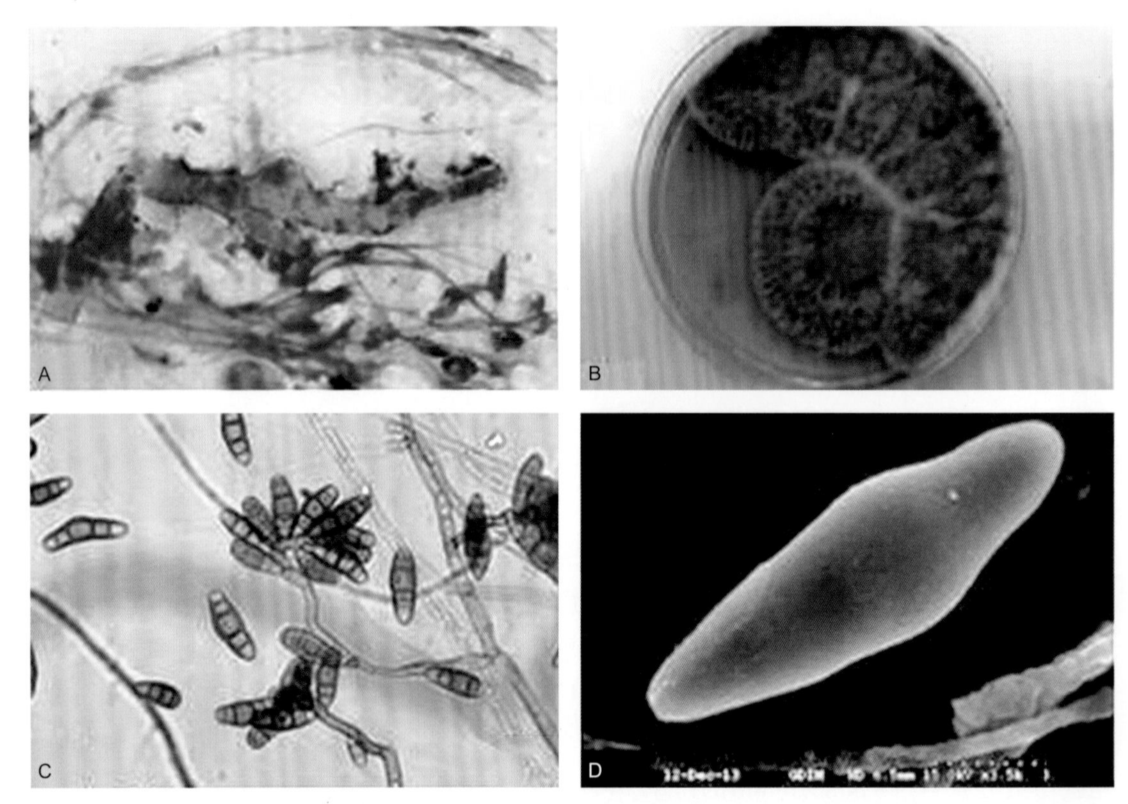

图4-0-82 A. 组织刮片镜检可见宽大分隔菌丝(革兰染色 ×1 000)。B. 新月弯孢霉菌在SDA(28℃培养5天)上正面菌落特征。C. 新月弯孢霉菌小培养镜下形态(棉蓝染色 ×400)。D. 分生孢子呈棒状,中间膨大,两端稍细,长为29～32 μm,宽为9～11 μm,表面光滑,可见少许小的鳞片状结构

培养基(SDA)和马铃薯葡萄糖琼脂培养基(PDA),28℃培养,第3天开始生长,初为白色绒毛状菌落,5天后菌落由中央向边缘逐渐转为底部灰黑色,表面布满灰白色絮状或绒毛状气生菌丝,菌落平坦扩展,培养基背面最初为中间灰黑色,靠近边缘鲜黄色,后逐渐全部转为黑色(图4-0-82B)。小培养显微镜特征:棕色分隔菌丝,分生孢子梗单个或成群,可分支,直立或呈膝状弯曲,分隔,暗棕色孢痕,长22～70 μm,宽3.0～3.5 μm;分生孢子合轴式排列,细胞壁光滑,橄榄棕色,末端细胞颜色淡;分生孢子卵圆形至宽棒状,3分隔,偶见4分隔,近末端细胞比其他细胞明显膨大,呈弯曲状,(20～34)μm×(8～12)μm大小(图4-0-82C)。提示新月弯孢霉。扫描电镜形态学:分生孢子呈棒状,中间膨大,两端稍细,长为29～32 μm,宽为9～11 μm,表面光滑,可见少许小的鳞片状结构(图4-0-82D)。随后利用真菌分子鉴定的通用目标基因,对该菌株的ITS基因片段的测序及系统发育分析亦证明该菌为新月弯孢霉(图4-0-83)。E-test法体外药敏试验:伊曲康唑MIC为0.016 μg/mL,伏立康唑MIC为0.19 μg/mL,两性霉素B MIC为0.016 μg/mL,5-氟胞嘧啶16 μg/mL,氟康唑MIC为32 μg/mL。

【诊断与治疗】

诊断为:① 右眼新月弯孢霉角膜感染。② 右眼角膜移植术后。给予伏立康唑胶囊每

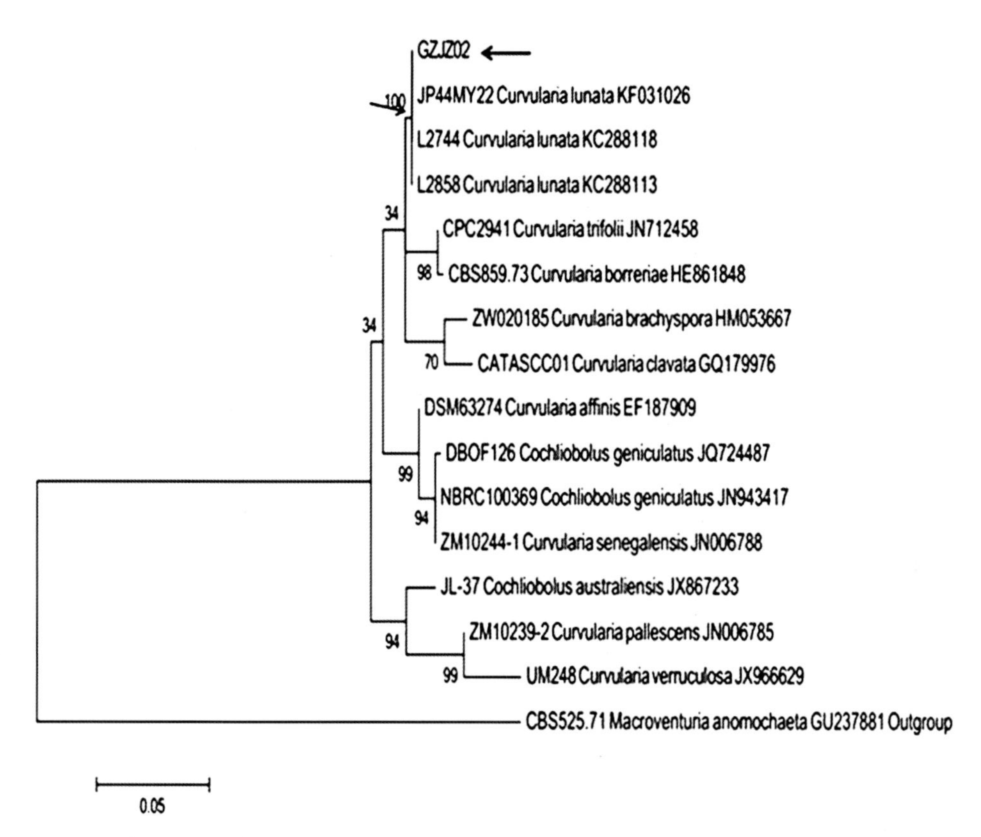

图4-0-83 相关菌株ITS序列经ClustalW2.0软件进行alignment处理编辑后，提交MEGA6软件进行最佳模型筛选出最佳Kimura2-parameter+Has invariant sites模型，利用Maximum Likelihood法构建系统发育树，再利用Bootstrap法重复1 000次计算验证，得到相关菌株之间遗传谱系关系的系统发育树，进化树相关分支Bootstrap值达100，具有统计学意义

次200 mg，2次/天口服；克霉唑眼膏 0.1 mL 滴右眼，1次/晚；那他霉素眼液每次0.1 mL 滴右眼，6次/天；两性霉素B眼液每次0.1 mL 滴右眼，6次/天；氧氟沙星眼膏涂右眼，1次/晚；氧氟沙星滴眼液滴右眼，4次/天。患者症状好转，查体：右眼睑红、水肿，结膜充血(++)，水肿(+)，角膜植片轻度混浊，角膜中央见大小约3 mm×4 mm角膜溃疡，少量黏性分泌物附着，前房深度正常，无前房积脓，瞳孔不圆，后粘连，晶状体白色混浊，眼底窥不见。角膜溃疡区再次刮片直接镜检及真菌培养均为阴性，13天后出院，出院后仍按上述治疗方案巩固治疗。电话随访至今无复发。

【本例要点】

真菌性角膜炎多见气候温暖潮湿、以农业为主的地区，发病者多为从事农业劳动的人群。在我国，真菌性角膜炎占感染性角膜病的34.8%～61.9%。真菌性角膜炎的致病菌存在地域性差异。镰刀菌和曲霉是世界上大多数国家和地区最常见的角膜致病真菌。近年来，弯孢霉属导致的真菌性角膜炎逐渐受到人们的关注。

本例患者居住在亚热带地区，虽自述无外伤史，但右眼反复红肿、疼痛症状持续时间长及长期局部用药，说明存在局部免疫力下降。真菌性角膜炎的主要病理损害是真菌毒素直接引起角膜炎症反应，加上真菌感染的自身免疫学反应，使角膜上皮损伤，基底膜暴露后，真菌孢子与之发生黏附，引起角膜上皮基底膜和基质胶原成分的降解破坏，促使感染向纵深扩散，最终导致角膜穿孔。患者行右眼穿透性角膜移植+前房成形术，手术顺利，未见手术并发症。但患者术后15个月再次出现眼红、眼痛来我院治疗，眼角膜刮片镜检、培养为新月弯孢菌。真菌性角膜炎晚期通常只能用手术治疗，穿透性角膜移植术是治疗真菌性角膜炎比较有效的方法。患者术后再次角膜真菌感染的原因可能为丝状真菌穿透性强，菌丝能穿透深层基质侵犯角膜后弹力层，甚至进入前房侵犯虹膜组织，造成受体感染组织切除不完全，也可能为角膜移植后使用激素防止排斥的同时导致真菌的复发，以及来自环境中的真菌再次感染。新月弯孢霉对伊曲康唑、伏立康唑、两性霉素B敏感，对5-氟胞嘧啶和氟康唑耐药。

实验室病原学检查对于临床早期诊断、及时治疗具有重大指导意义，是提高真菌性角膜炎治疗成功率的关键。

（王露霞）

病例16 我国首见斑替支孢瓶霉致脑脓肿

【临床资料】

患者，男，38岁，农民，因“抽搐45天，右侧肢体乏力15天”于2008年3月30日收住我院神经外科。45天前无明显诱因突然出现抽搐，以面部和四肢为主，发作时不省人事，每次抽搐4～5分钟，呈间断发作。15天前出现右侧肢体乏力，走路跛行。曾在外院住院治疗，疗效不佳(具体用药不详)，MRI显示“左额叶脑脓肿”。罹患“2型糖尿病”和“骨髓增生异常综合征”2年。入院体检：体温36.6℃，脉搏78次/分，呼吸20次/分，血压124/83 mmHg。神志清楚，脑膜刺激征阳性。左侧肢体肌力正常，右侧肢体肌力Ⅲ级。血常规：红细胞3.4×10^{12}/L，白细胞3.14×10^{9}/L，血小板4.5×10^{9}/L，血糖12 mmol/L。RPR阴性，TPPA阳性，HIV抗体阴性。X线胸片、心电图检查未见异常，B超显示脂肪肝。予抗炎、对症治疗，症状无明显好转。4月8日头颅CT检查显示左额叶1个等密度环状病灶，其内为低密度，周围水肿明显(图4-0-84)。4月11日做左额叶脓肿钻孔穿刺术，术中发现脓壁较厚，抽出黄绿色黏稠脓液8 mL，予庆大霉素生理盐水反复冲洗。脓液细菌学检查阴性，而直接镜检可见大量

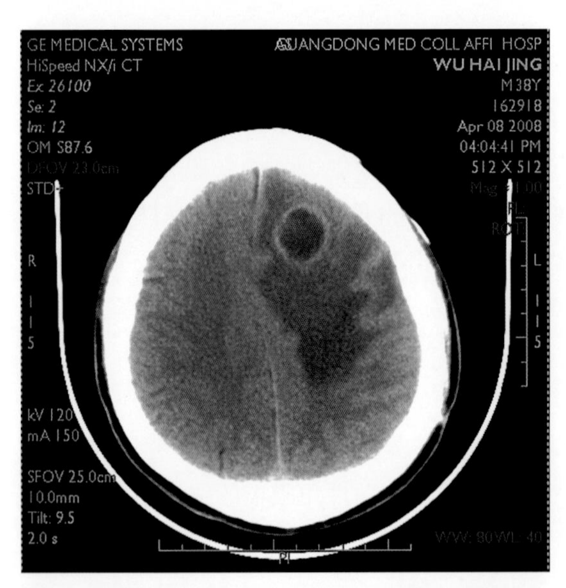

图4-0-84 头颅CT平扫：左额叶低密度环状病灶，伴周围水肿和中线移位

棕色、分隔、分支或不规则膨胀菌丝，考虑为暗色真菌所致的脑脓肿。4月14日患者出现失语、躁动不安，右侧肢体无力加重；复查头颅CT示：脑脓肿未见缩小，脑水肿仍明显，中线移位明显。4月15日开始使用两性霉素B脂质体50 mg，静脉滴注，1次/天，2天后剂量加倍，因经济原因仅用药8天。4月21日患者突然出现抽搐、昏迷。4月23日再次行脑脓肿穿刺术，抽出黄绿色黏稠脓液12 mL，冲洗后注入两性霉素B脂质体2.5 mg，脓液直接镜检仍为阳性，真菌培养见枝孢霉属生长。4月24日、4月26日分别经脓腔置管抽脓、冲洗，同时注入两性霉素B脂质体2.5 mg，此后患者仍呈浅昏迷状态。4月28日患者出现高热、抽搐、呕血、血压降低，因经济困难放弃治疗，自动出院后死亡。

2次抽取脑脓液行10% KOH涂片，镜检均见大量棕色分隔、分支菌丝或不规则膨胀菌丝，偶见间生或顶生厚壁孢子（图4-0-85）。2次抽取脑脓液接种于4管SDA表面，置27℃培养，2周后均有灰黑色、绒状样菌落生长。将菌落转种于SDA平皿，置27℃培养，48小时后开始隔天观察。5天时有灰黑色菌落生长，2周菌落直径达1.9 cm，表面灰黑色，中央有不规则皱褶，呈纽扣样，外围深黑色放射状菌丝向外扩展（图4-0-86），背面平坦、黑色。

小培养：取菌落接种于微量SDA上，置27℃培养，48小时开始每天观察。棕色菌丝有分隔、分支，分生孢子梗较短或难以区别与菌丝之间的关系，着生于菌丝上，长柱形或椭圆形枝孢着生于孢梗上，单枝或分支，但以单枝居多，其上产生椭圆形、梨形、孢壁光滑的分生孢子，向顶性排列，形成特长的孢子链（图4-0-87）。

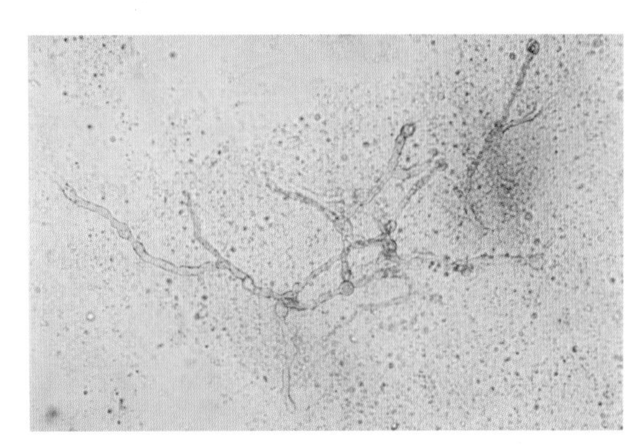

图4-0-85　脑脓液直接镜检见棕色分隔、分支或不规则膨胀菌丝及间生厚壁孢子（10%KOH×400）

KOH耐受试验：取菌株置于含有2.5%、5%或10% KOH溶液1 mL的试管内浸泡48

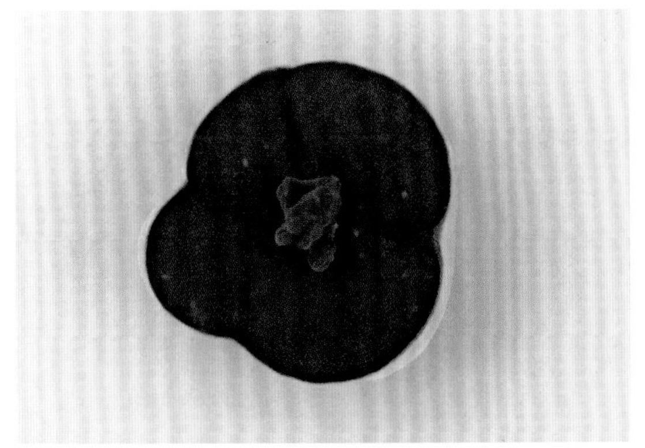

图4-0-86　灰黑色、绒状、纽扣样菌落（SDA，37℃，18天）

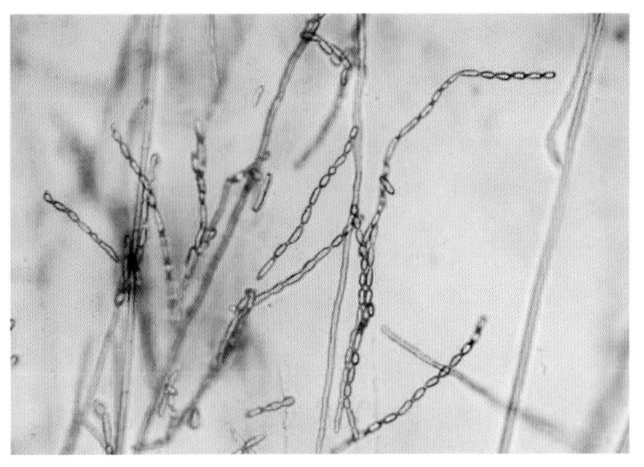

图4-0-87　枝孢以单枝居多，特长的棕色孢子链着生于枝孢上（SDA×400）

小时，再将浸泡后菌株接种于SDA斜面，置27℃培养，2周后观察。本菌株在2.5%、5% KOH溶液浸泡后仍能生长，而10% KOH溶液浸泡后不能生长，说明其有耐碱特性。

明胶液化试验：将菌落接种于明胶培养基试管，置27℃培养4周，发现本菌株不能液化明胶。

温度试验：取菌株接种于SDA斜面，分别置于4℃、8℃、25℃、35℃、37℃、40℃、42℃、43℃、44℃培养，2周后观察结果。35℃、37℃生长最佳，菌落直径1.2 cm；27℃生长良好，菌落直径0.9 cm；25℃、40℃生长一般，菌落直径0.5 cm；42℃生长较差，菌落直径0.3 cm；4℃、8℃、43℃、44℃不生长。然后将不生长的试管置于27～37℃温箱进行复温培养2周，发现在4℃、8℃、43℃不生长的试管均有菌落生长，而44℃者仍无菌落生长。

DNA序列分析：将本菌株送中国科学院微生物研究所做DNA序列分析，编号为1394；测定了ITS区序列的585 bp，将斑替支孢瓶霉的ITS区序列提交至GenBank（登录号GQ258793），发现本菌株与*Cladophialophora bantiana*菌株UTHSC 94-986（登录号AF131079）、CBS 102586（登录号EU103990）、CBS 173.52（登录号EU103989）等的ITS序列比对的同源性均为100%。

根据以上试验结果，本菌株被鉴定为斑替支孢瓶霉。以斑替木丝霉、斑替支孢瓶霉、毛发状分支孢子菌、毛样分支着色霉、脑分支孢子菌为检索词，经查询《中国生物医学文献数据库》（*CBM* 1978—2008）、《中国生物医学期刊引文献数据库》（*CMCI* 1994—2008）、中国知网（*CNKI* 1979—2008）、维普《中文科技期刊数据库》（1989—2008），本菌株引起的脑脓肿为国内首次报道。

【本例要点】

斑替支孢瓶霉是一种高度亲神经的暗色真菌，易感因素包括器官移植、糖皮质激素应用、中性粒细胞减少、糖尿病、直接接种、眼创伤和静脉药物滥用。本例患者为农民，罹患2型糖尿病和骨髓增生异常综合征2年；患者否认皮肤外伤史，肺部X线检查无异常，推测环境中孢子吸入可能是其感染途径。

斑替支孢瓶霉所致CNS感染一般表现为脑脓肿，而脑膜炎、脑炎、脊髓炎、蛛网膜炎、坏死性肉芽肿少见。真菌性脑脓肿用CT或MRI检查难以与细菌性脑脓肿、原发性CNS肿瘤和脑转移瘤鉴别，组织病理和微生物学检查是诊断的金标准。对于不伴发热的脑脓肿应高度怀疑真菌感染所致，脓液真菌检查必不可少。根据菌株形态学特点，斑替支孢瓶霉的鉴定不难，但DNA序列分析鉴定更为准确。本菌株为嗜热性真菌，最佳生长温度为35～37℃，可在强碱性环境下存活，明胶液化试验阴性。我们无意中发现其KOH涂片标本在室温下放置4个月后，菌丝内仍见明显的脂质颗粒，提示菌丝仍有活性。

斑替支孢瓶霉引起的CNS感染在我国未见报道，这可能与真菌检查在我国基层医院尚未广泛开展和临床医生缺乏对本病的认识有关。推荐的抗真菌治疗方案是联合应用两性霉素B和三唑类药物或再加氟胞嘧啶、伏立康唑或泊沙康唑也有较好疗效。本例患者治疗失败的原因可能有：① 患有多种基础性疾病，机体免疫力低下。② 未及时就诊，延误了确诊时间。

③ 未能怀疑真菌性脑脓肿的可能性，没有尽早采取经验性抗真菌治疗。④ 由于经济困难，未采用联合用药或伏立康唑治疗。

（黄文明）

病例17　联合封包治疗着色真菌病

【临床资料】

患者，男，19岁，学生，家住浙江农村，因"面部、四肢散在结节、斑块13年"入院。1992年夏无明显诱因在右侧面部出现一黄豆大红色结节，渐周围出现类似结节，于当地医院用"癣药水"治疗无效，局部结节逐渐增多。1996年于外院外用复方酮康唑及口服利福平治疗1个月，无明显效果，同时在左面部出现类似结节，伴瘙痒、疼痛。2001年在鼻部、左上臂、双大腿、右小腿及左脚出现类似黄豆大结节，未予治疗，结节逐渐增大。2003年6月就诊外院，组织培养示"暗色丝孢霉"，口服伊曲康唑每次0.2 g，2次/天治疗1年，效果不佳，面部四肢红斑结节隆起加重。2005年3月入住我科。专科检查：双侧面颊、鼻部、左上臂上1/3处、左肩、左前臂上1/3处、右大腿屈侧下1/3、右小腿屈侧上1/3、左足背外侧等处见散在黄豆至蚕豆大的结节、斑块，高出皮面，呈暗红色，部分皮疹上有黑色痂皮，左大腿外侧陈旧性斑块，色暗红，不高出皮面。右面部见片状浅表的萎缩性瘢痕。取左大腿病变组织行皮肤病理活检，HE染色显示表皮角化过度伴角化不全，皮肤呈慢性肉芽肿改变，有淋巴细胞、上皮样细胞、嗜酸性粒细胞、浆细胞和多核巨细胞浸润。PAS染色可见分隔菌丝及孢子（图4-0-88）。

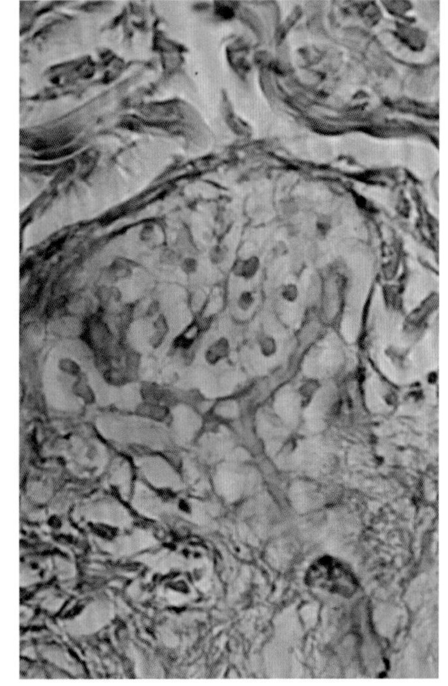

图4-0-88　PAS染色

【诊断与治疗】

诊断为着色真菌病。对皮损进行冰醋酸封包联合尿素霜+两性霉素B封包治疗，具体方法如下：将尿素霜15 g和0.5%两性霉素B 2 mL配成糊状，均匀涂在结节及斑块表面，厚度约3 mm，用保鲜膜轻覆其上，周围胶带固定，保持密闭，注意避光，维持8小时，每周封包6次。其中根据病情间断对增生明显的结节进行局部冰醋酸封包，将冰醋酸与水以1∶3比例配成25%浓度，无菌纱布剪成甲盖大小碎片，冰醋酸浸湿，持镊子轻挤纱布碎片，以无液滴自然下落为宜，均匀敷于结节表面，保鲜膜保持密闭，维持30分钟。以上方法治疗1个月后，根据结节消退情况停止冰醋酸封包，继续尿素霜+两性霉素B封包巩固治疗1个月余。联合封包治疗后，患者病变部位斑块明显缩小，疣状结节基本消失，留少量表浅瘢痕（图4-0-89）。

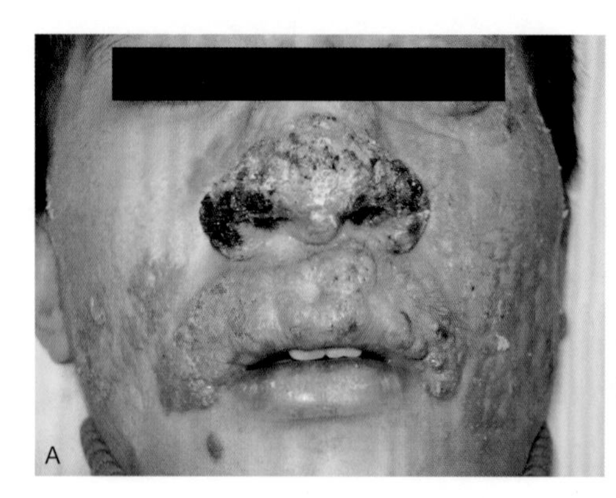

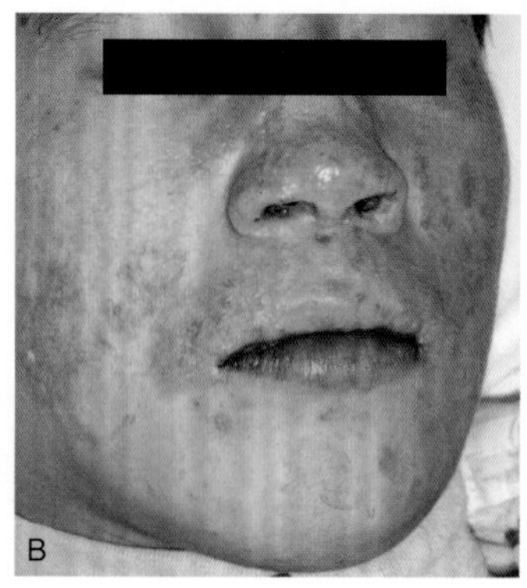

图4-0-89 A,B. 面部皮损：治疗前和联合封包治疗2个月后

【本例要点】

虽然有较多方法如手术、理疗、系统性抗真菌药物可供选择，有的着色真菌病患者治疗仍较困难。本例患者入院前曾先后局部外用抗真菌药物，口服利福平、伊曲康唑治疗，疗效均欠佳，我们予以局部尿素霜+两性霉素B封包，间断外用冰醋酸，取得了显著的疗效，患者病变部位斑块明显缩小，疣状结节和结痂基本消失，留少量表浅瘢痕。

两性霉素B联合尿素霜封包可显著增强抗真菌作用。尿素能增加角质层的水合作用，使皮肤变得柔软，从而使两性霉素B得以渗入组织深部，显著增强了两性霉素B的抗真菌作用。我们以尿素作为基质，发挥了其附着性好的特点，避免了两性霉素B溶液外涂不能长时间维持在皮肤上的缺点，配合可靠的避光措施，充分保证了两性霉素B的治疗作用。

冰醋酸封包可有效破坏病变组织，有利于两性霉素B等渗入，同时冰醋酸作用于真菌细胞膜也有抗真菌作用。该患者皮损疣状增生明显，表面结痂，我们先用尿素霜封包去除部分痂皮，间断低浓度冰醋酸封包，疗效确切，短期内结节显著变小、变平。我们用碎纱布浸湿后封包，既维持了冰醋酸的局部浓度，又避免了其腐蚀周围正常皮肤。

（杭小锋）

病例18 皮炎外瓶霉致真菌性腹膜炎

【临床资料】

患者，男，55岁。2014年10月无明显诱因腹泻，伴腹部隐痛、恶心、呕吐、纳差、乏力。检查发现肾功能异常，ANCA阳性，诊断为ANCA相关性血管炎，肾活检提示慢性硬化性肾小球病变（CKD5期）。2014年12月开始规律腹膜透析。2015年4月透析时发现腹透管（Cuff管）内管壁多处黏附有黑色点块状物（图4-0-90）。腹透液出现混浊，棕黄色，有核细胞数458×10^6/L，中性分叶细胞比例36.2%，淋巴细胞比例31.6%，单核细胞比例32.2%。穿刺抽取腹透液，直接涂片革兰染色镜检发现真菌菌丝（图4-0-91），将腹透液接种培养有真菌生长。同时取Cuff管内壁黑色点块状物接种培养亦真菌生长。真菌经形态学和分子测序鉴定为皮炎外瓶霉（*Exophiala dermatitidis, Ed*）。

穿刺抽取腹透液体离心后取底部沉淀物直接涂片，固定后革兰染色，镜下可见卵圆形真菌孢子。同时将腹透液接种于血琼脂平板（BA）、含0.05%氯霉素的沙堡弱琼脂平板（SDA）上，分别于35℃和28℃条件下需氧培养观察菌落形态。同时进行小培养，观察镜下形态。在相同条件下，真菌在BA上的生长速度要快于SDA（图4-0-92，图4-0-93）。28℃培养4天后在SDA上开始有细小黑色菌落生长，10天后菌落直径为3～5 mm，黑色圆形，边缘有1层细小黑色绒毛。菌落中间部有小凸起，表面有细小灰白色棉絮状气生菌丝生长，较边缘处绒毛颜色更浅、长度更长（图4-0-94），培养基背面菌落呈黑色。35℃ SDA上10天后菌落酵母样，黑色、湿润有蜡样光泽（图4-0-95）。随着菌龄生长，SDA上的菌落更蓬松，绒毛状，棉絮状，中间菌丝颜色逐渐由灰白色完全转为黑色（图4-0-96）。用透明胶带粘取菌落中间部位，行乳酸酚棉蓝染色，镜下可见圆筒形或瓶形的分生孢子梗环痕梗，分生孢子产生于孢子柄顶端及菌丝突起处。在菌丝末端或侧支产生环痕梗多由卵圆形伸长细胞组成，或从菌丝上直接分支出来。分生孢子聚集在尖端和菌丝侧壁，圆形或卵圆形（图4-0-97）。

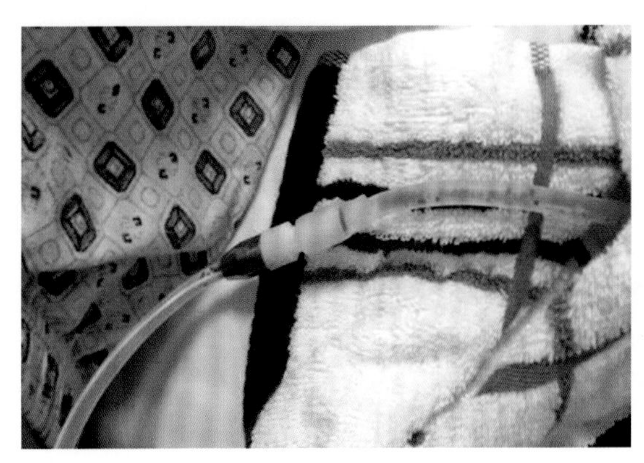

图4-0-90　附着在患者腹膜透析Cuff管内壁的黑色点块状物

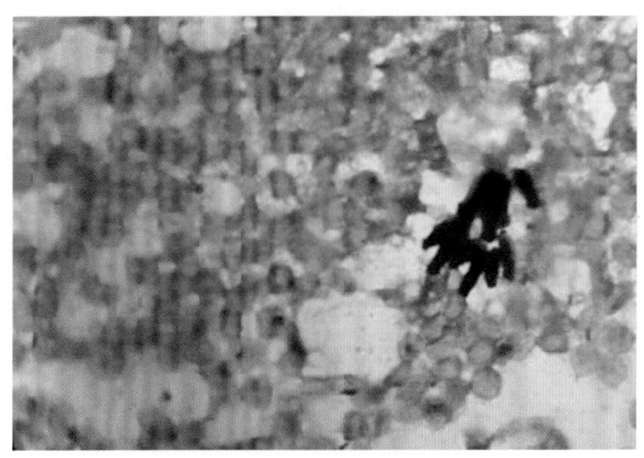

图4-0-91　直接涂片革兰染色镜检下真菌菌丝（×100）

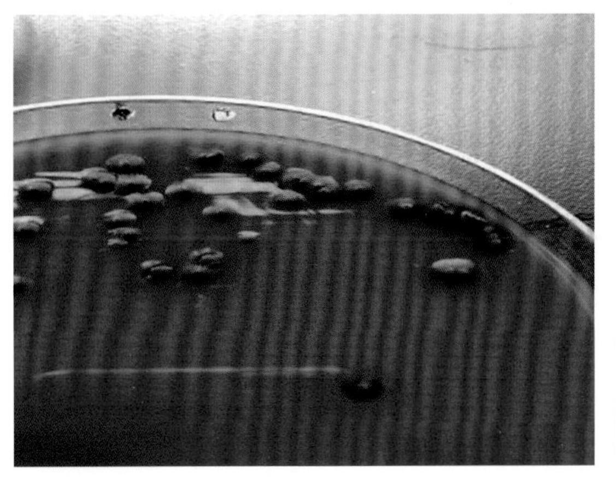

图4-0-92　*Ed*于BA上28℃培养8天后真菌菌落形态

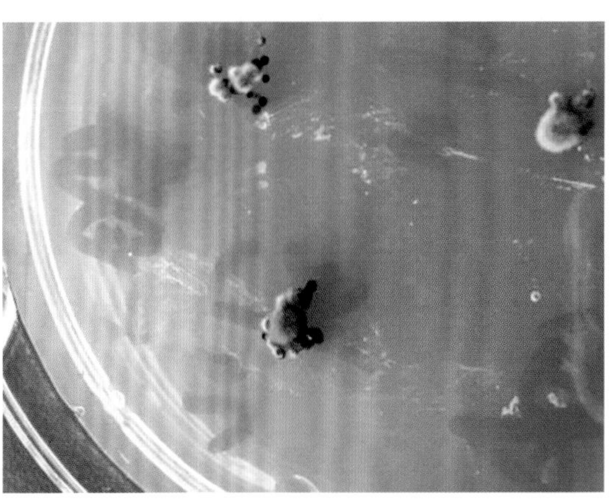

图4-0-93　*Ed*于SDA上28℃培养8天后真菌菌落形态

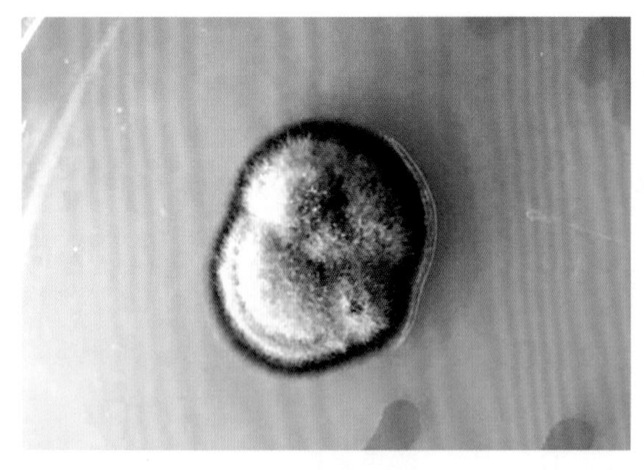

图4-0-94 *Ed*于SDA上28℃培养10天后真菌菌落形态

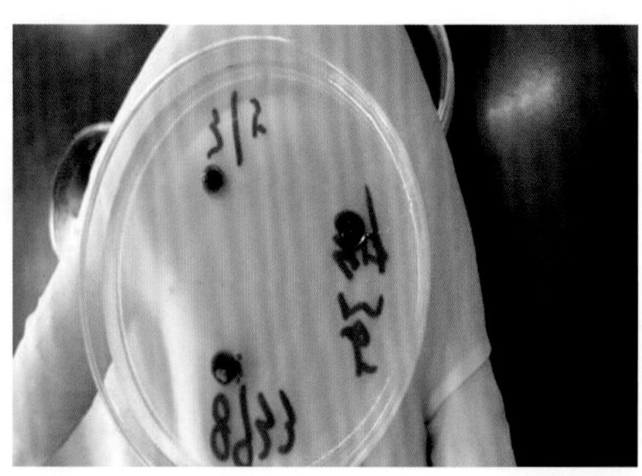

图4-0-95 *Ed*于SDA上35℃培养10天后真菌菌落形态

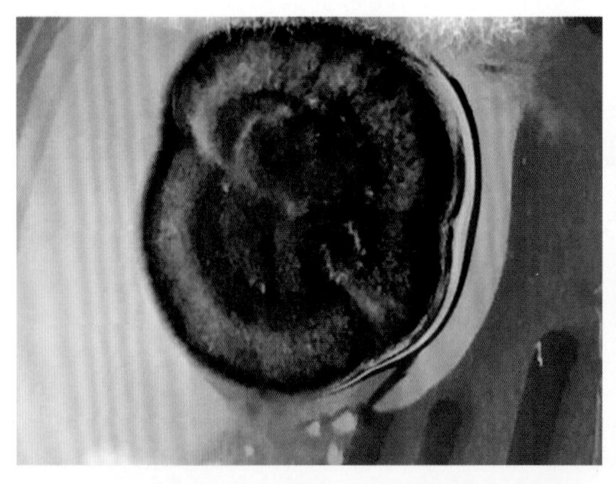

图4-0-96 *Ed*于SDA上28℃培养15天后真菌菌落形态

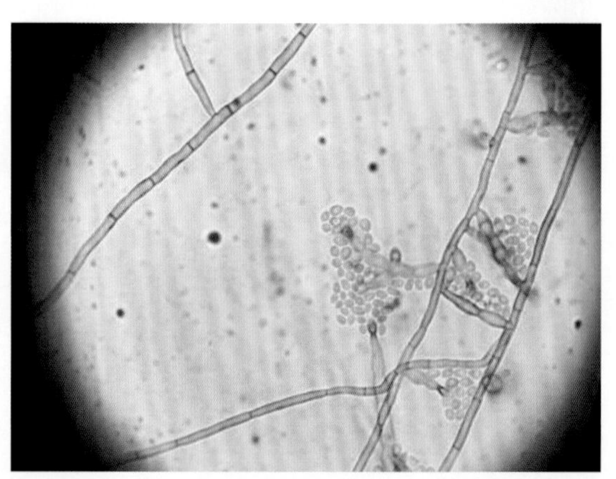

图4-0-97 *Ed*于SDA上28℃培养15天后乳酸酚棉蓝染色镜下形态（×100）

分子测序鉴定为皮炎外瓶霉（*Exophiala dermatitidis*）。E-test法体外药敏试验：两性霉素B、伊曲康唑、伏立康唑、氟康唑的MIC分别为0.032 μg/mL、0.38 μg/mL、0.094 μg/mL、1.5 μg/mL。

【诊断与治疗】

诊断为真菌性腹膜炎（皮炎外瓶霉）。拔除患者Cuff管停止腹膜透析改为血液透析，给予口服伊曲康唑0.2 g/d，症状逐步改善。

【本例要点】

皮炎外瓶霉（*Ed*）是双相暗色真菌，以环痕产孢方式为主。广泛分布于自然界中，可从土壤、木屑、腐烂的木材、苔藓、加湿器等潮湿环境中分离出来，是一种致病性较强的机会致病菌。

在世界各地已报道的*Ed*感染病例中，约有一半的患者本身没有基础性疾病，皮表或皮下组织的感染大多来自被*Ed*污染的腐木或木屑等硬物的刺伤，起初并不为人们所关注，直到表现出一定的临床症状后才被发现。另外一半的患者有一定的基础性疾病，如呼吸系统疾病。在支气管扩张、囊性纤维化患者的肺部，都曾检出过*Ed*。空气传播可能成为*Ed*感染人的途径之一。*Ed*还可以在正常人体肠道定植，概率为0.3%，提示*Ed*的另一个传播途径可能与饮食相关。此外，有免疫功能缺陷的患者也是*Ed*的易感人群，如本例患者为CKD5期，肾功能受损，ANCA相关性血管炎，并长期接受腹膜透析，最终导致*Ed*感染性腹膜炎。另外，国内外的研究证实*Ed*还可侵犯人类中枢神经系统，*Ed*一旦侵犯人类中枢神经系统，病情凶险，预后较差。所以临床上对*Ed*感染应该引起足够重视并及早干预。

卡泊芬净与伊曲康唑或伏立康唑联合用药对93.75%的*Ed*感染有协同作用。本病例中，考虑到患者本身基础性疾病情况，并结合本实验室的体外抗真菌药敏试验，给予患者口服伊曲康唑治疗的同时拔除透析管，改血液透析。治疗2周后，患者穿刺抽取腹透液检查，腹透液颜色淡黄色，透明，无凝块，有核细胞数98×10^6/L，中性分叶细胞比例26.7%，淋巴细胞比例42.5%，单核细胞比例30.8%，症状明显好转。据文献报道，我国真菌性腹膜炎中以念珠菌感染为主，约占80%。丝状真菌只占10%～20%。只依据临床表现无法将念珠菌与丝状真菌性腹膜炎区分开，腹腔积液真菌培养阳性是确诊的依据。皮炎外瓶霉（*Exophiala dermatitidis*）引起的腹膜感染较少见，临床对此菌缺乏一定的了解，这需要实验室检测人员与临床医生多进行沟通，尽早干预治疗，以免引起感染进一步加重。

（滕元姬）

病例19 极细枝孢霉引起的罕见足踝部脓肿

【临床资料】

患者，女，68岁，农民，因“右足内踝关节脓肿溃疡伴疼痛”就诊。患者1年前在水田里被水蛭咬伤出血，止血后未做清创消毒处理。后伤口结痂但一直有轻微红肿，2个月后逐渐出现囊性脓肿并伴有疼痛，自行外用消炎药膏未见好转。近1个月加重。否认高血压、糖尿病史。

专科检查：患者右足内踝关节处见一中央溃疡，周围有较多囊性脓肿的皮疹，皮损累及内踝关节前方，未累及足跟和外踝关节。囊肿暗褐色，有厚痂，伴明显的溃疡渗出及疼痛（图4-0-98）。病理HE染色可见大量厚壁真菌孢子（图4-0-99）。

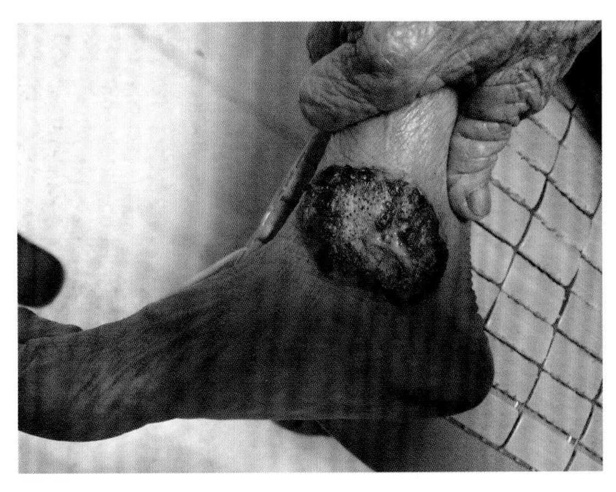
图4-0-98 治疗前情况

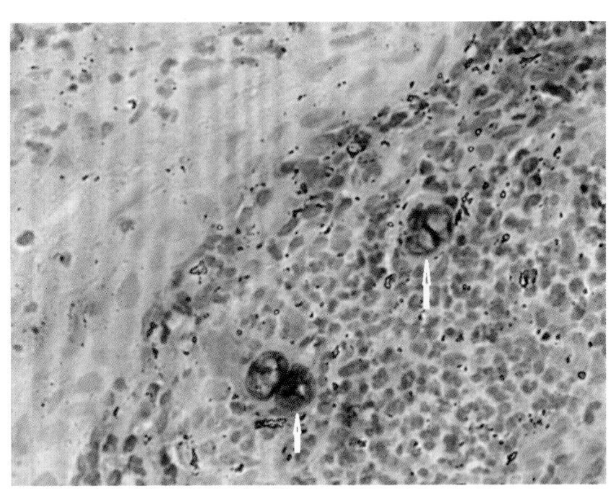
图4-0-99 真菌孢子（箭头所指）（HE染色 ×400）

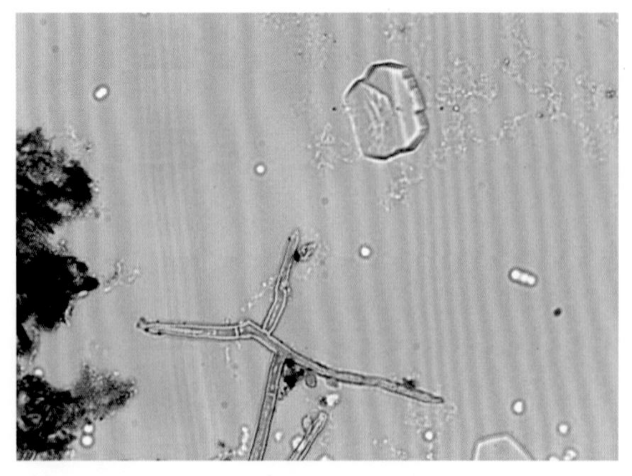
图4-0-100 10%KOH镜检（×400）

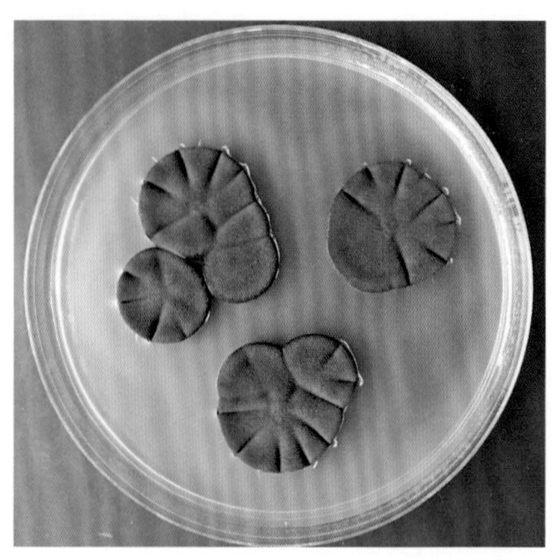
图4-0-101 PDA 25～28℃培养1周

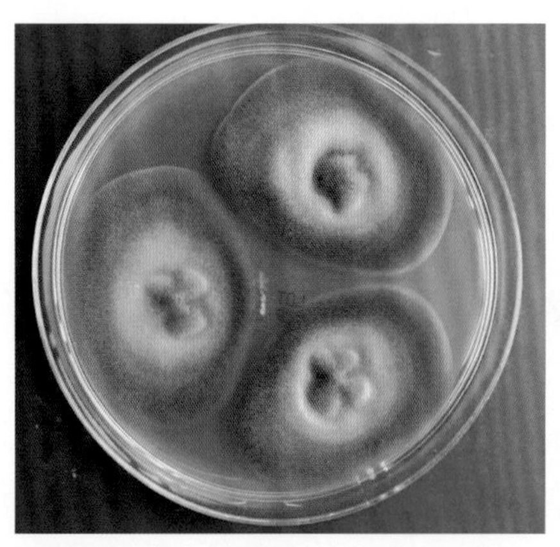
图4-0-102 SDA 25～28℃培养2周

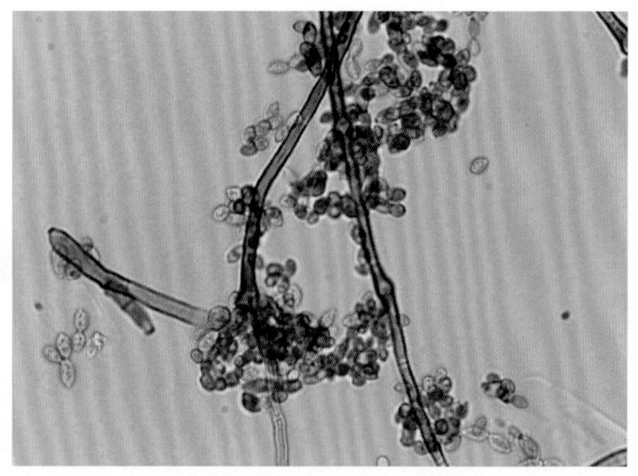
图4-0-103 PDA小培养2周（棉蓝染色×400）

真菌镜检：取囊性脓肿的脓血和溃疡面小块组织压碎，10%KOH直接镜检，可见暗褐色分隔菌丝（图4-0-100）。

真菌培养：25～28℃沙堡弱培养基培养1周可见丝状真菌生长，转种马铃薯葡萄糖琼脂（PDA）培养基1周可见菌落呈橄榄色生长，表面绒毛状有较深皱褶（图4-0-101）。SDA培养菌落亦呈橄榄色，2周菌落明显增大，直径约2 cm，表面有白色微绒毛，背面颜色加深（图4-0-102）。PDA琼脂块玻片法小培养7天，棉蓝染色可见棕色菌丝，菌丝分支、分隔。菌丝有关节状突起，突起处发出分生孢子梗，分生孢子梗呈棕色，分生孢子呈链状，向顶性生长，有分支呈现树枝状，易断（图4-0-103）。

分子生物学鉴定：取真菌培养物，使用德国QIAGE试剂盒提取真菌DNA，真菌通用引物ITS1/ITS4序列进行序列测定，经基因库Blast比对鉴定为极细枝孢霉。

【诊断与治疗】

根据临床症状、病理检查及实验室检查，诊断为极细枝孢霉引起的着色芽生菌病。

给予口服伊曲康唑，每次0.2 g，2次/天；外用盐酸特比萘芬乳膏，2次/天。用药4周后，溃疡面干涸，囊性脓肿减少，疗效明显（图4-0-104）。

【本例要点】

着色芽生菌病是一种由暗色真菌引起的皮肤及皮下组织慢性肉芽肿性疾病，损害好发于四肢远端的暴露部位，尤其是下肢。常与外伤有关，农民、伐木工人、园丁是好发职业。引起人类感染的常见病原体有着色霉、枝孢霉、瓶霉、喙枝孢霉等。本例患者因在水田里被水蛭叮咬受伤，伤口未做清创消毒处理，水土里的极细枝孢霉可能随水蛭口器直接植入皮肤，或可能下肢在外伤后受到环境中该菌的入侵，引起皮肤囊性脓肿和溃疡。从患处标本镜检和培养出极细枝孢霉，加上病理支持和抗真菌药物治疗的显著效果，可诊断为由极细枝孢霉引起的着色芽生菌病。

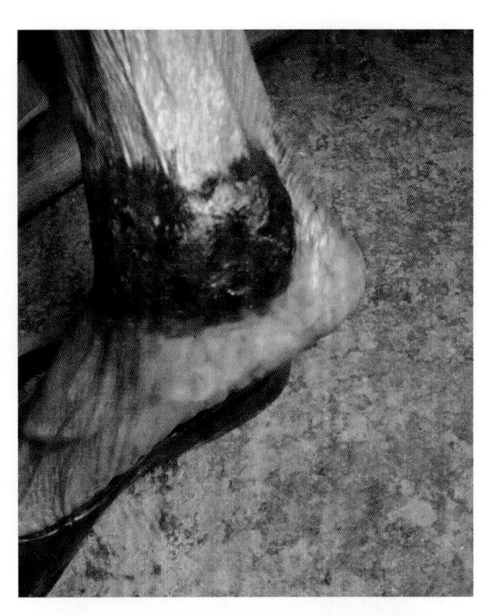

图4-0-104 治疗4周后情况

本例使用伊曲康唑治疗，并且取得了满意的疗效。

（郑文爱）

病例20 罕见的侵袭性肺枝孢样枝孢霉病

【临床资料】

患者，女，52岁，环卫工人，因“反复咳嗽、咳痰1年余，加重伴气短3周”入院。患者1年前受凉后出现剧烈咳嗽，咳痰，易咳出，咳少量白黏痰，无痰中带血，偶有胸闷气短，无反酸、恶心、呕吐等症状，外院给予输液以及抗感染治疗后未见明显好转。3周前无明显诱因出现上述症状加重，活动后伴轻度气短，间断有夜间不能平卧、夜间憋醒等症状，外院予抗感染治疗无好转。病程初期无盗汗、纳差，无消瘦。饮食睡眠可。既往有肺结核史。

查体：体温36.6℃，脉搏78次/分，呼吸20次/分，血压104/60 mmHg。胸廓对称无畸形，触觉语颤双侧对称，无增强及减弱，无胸膜摩擦感，叩诊音清，双肺呼吸音粗，双肺可闻及弥漫性喘鸣，未闻及湿鸣，无胸膜摩擦音。

辅助检查（外院）：① 胸部CT：两肺支气管炎及肺不均匀空气潴留，右肺上叶及左肺上叶舌段、下叶背段反复炎症，气管前间隙淋巴结肿大。② 痰培养：阴沟肠杆菌、肺炎克雷伯菌、黄曲霉。③ 肺功能：极重度阻塞性肺通气功能障碍，重度小气道功能障碍，重度肺气肿，轻度限制性通气功能障碍，气道总阻力增高，周边弹性阻力增高。④ 胸部CT（2个月后）：双肺支气管扩张并感染，纵隔淋巴结肿大。

GM试验：无菌操作取第2瓶肺泡灌洗液进行真菌联合试验，结果阳性。

真菌培养：将肺泡灌洗液接种于不含放线菌酮的沙堡弱培养基（SDA）和马铃薯培养基（PDA）上，26℃培养10天，镜下观察，未见致病菌。

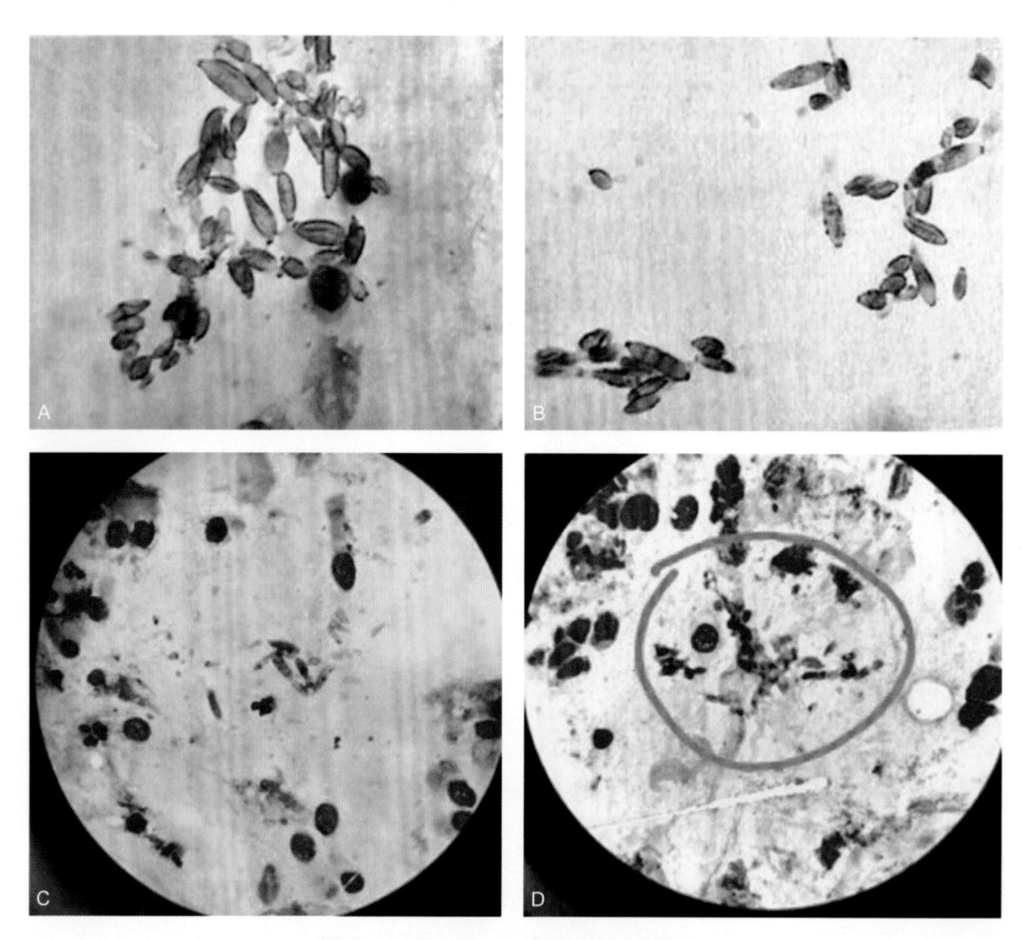

图4-0-105　A～D. 枝孢样枝孢霉孢子

液基薄层形态学检查：由专业人员将标本进行处理，经过1 000 r/min（5分钟）离心、制片、瑞氏染色、镜下观察，两次送检标本均查见枝孢样枝孢霉，其镜下特征为椭圆形或圆柱形的分生孢子，光滑，淡到深褐色，并有黑暗的脐部（图4-0-105）。

药物敏感试验结果提示：枝孢样枝孢霉对伊曲康唑、咪康唑、特比萘芬、酮康唑、联苯苄唑、制霉菌素、益康唑比较敏感，而对氟康唑不敏感。

【诊断与治疗】

根据临床表现、病史、影像学检查、G试验及液基薄层细胞学检查诊断为侵袭性肺枝孢样枝孢霉病。

治疗：给予伊曲康唑0.4 g/d抗真菌治疗，依据痰培养结果（肺炎克雷伯菌感染）给予头孢他啶抗细菌感染及对症治疗。1周后患者病情较前好转，查体双肺喘鸣音较前明显减少。

【本例要点】

枝孢样枝孢霉属于半知菌亚门，丝孢菌纲，暗色孢科的枝孢霉菌属，其特征是：可在沙堡弱培养基(SDA)上生长,仔细观察菌落表面,有短绒毛状灰色气生菌丝,中央高于边缘,黑色,背面同样呈现黑色。显微镜观察,可见分生孢子梗,顶端有分生孢子链,孢子呈向顶性生长。分生孢子梗呈假轴性产孢。孢子有刺或光滑,颜色由淡棕色到深棕色,有明显的脐部,孢子相互连接,排列成串,但不呈关节状。

枝孢样枝孢霉属于机会致病菌,由于其诊断和治疗比较复杂,容易造成临床误诊、漏诊,延误患者病情。通过对本病例的分析,我们得到以下提示:① 该菌属于机会致病菌,自然界分布较广,可引起人体不同部位的感染,感染途径可经过外伤、呼吸道接触感染。本例患者为中年女性,是一名环卫工人,工作期间没有很好的防护措施,并且经常接触各种各样的垃圾,容易感染此菌。② 伊曲康唑活性高于氟康唑,若怀疑此病,需经验性用药时,可首先考虑伊曲康唑。③ 该菌的快速、准确诊断至关重要,而液基薄层细胞学检查,从形态上对该菌进行了初步鉴别,相对于传统方法而言,该技术具有明显的优势。④ 该菌检测手段较多,如形态学水平、化学水平以及分子生物学水平检查,可同时行多个项目检测以提高阳性率。

(刘双娟)

第五章
念珠菌感染

第一节　浅表念珠菌感染

病例1　婴儿头皮念珠菌病

【临床资料】

患儿，女，16个月，因“头皮脓痂16个月”就诊。患儿出生不久即发现头皮有一约小甲盖大小的污黄色痂皮，无渗液，无脓疱。因痂皮难以剥离，一直未予特殊处理。患儿母亲妊娠期间有2次“念珠菌性阴道炎”病史，经妇科外用药物治疗后痊愈。患儿无猫、犬接触史，无鹅口疮病史。

图5-1-1　患儿头皮菌痂型皮损

皮肤科检查：口腔黏膜未见异常。头顶偏右侧见一指甲盖大小的污黄色痂，境界清楚，痂皮厚、表面粗糙，难以剥离，毛发黏附于痂皮内（图5-1-1）。皮损周围皮肤未见明显潮红、脱屑。实验室检查：痂皮真菌直接镜检可见大量的假菌丝、菌丝和孢子，毛发未见异常（图5-1-2A，B）。真菌培养为白色酵母样菌落，芽管试验阳性。将培养后的单菌落在

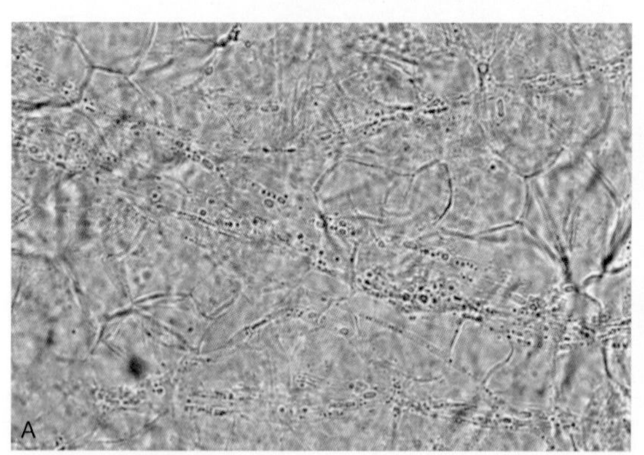

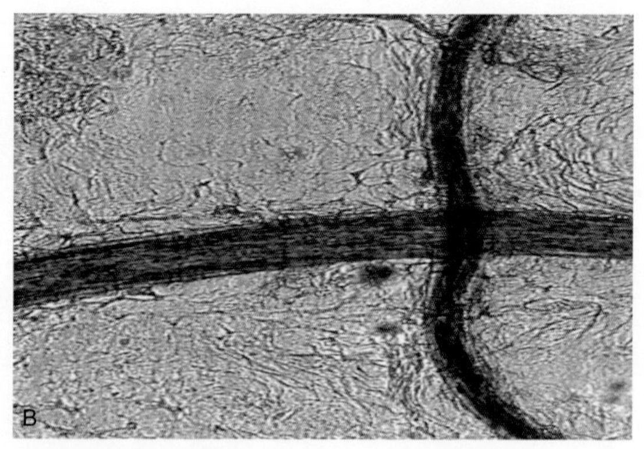

图5-1-2　A，B. 菌痂直接镜检可见假菌丝、菌丝和孢子，毛发外观未见异常（×400）

科玛嘉念珠菌显色培养基上划线接种，37℃培养48小时后出现翠绿色，鉴定为白念珠菌（图5-1-3）。

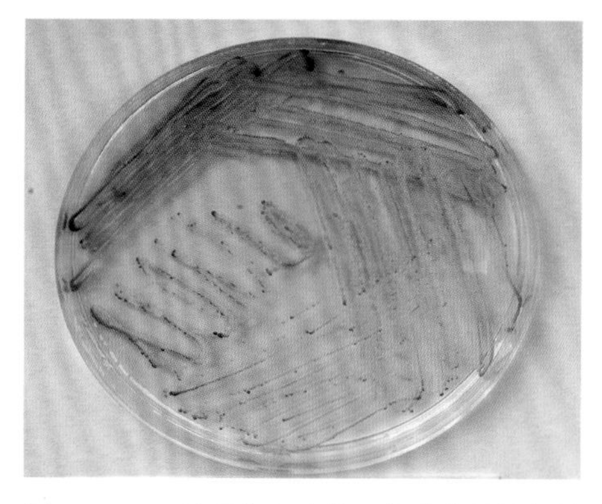

图5-1-3　科玛嘉念珠菌显色培养基培养结果显示白念珠菌

【诊断与治疗】

诊断为白念珠菌所致的婴儿头皮念珠菌病（infantile capital candidiasis, ICC）。首先应用红霉素软膏进行溶痂治疗，脱痂后基底面头皮光滑，微红，无渗出物。继而外用1%咪康唑软膏，2次/天，1周后局部皮肤潮红消退，真菌镜检阴性。随访1个月后原皮损处可见正常毛发生长，无瘢痕形成。

【本例要点】

婴儿头皮念珠菌病（ICC）临床少见，皮损75%分布于头顶部，初发多为褐黄、污黄或污黑色的痂皮，表面光滑或粗糙，揭去痂皮，基底浸渍发白或脱屑，痂皮较厚者不易剥离；少数病例表现为密集或散在的粟粒大小的脓疱。本例患儿出生不久即于头顶皮肤出现菌痂型皮损；菌痂直接镜检发现菌丝、假菌丝和孢子；进一步真菌培养检查明确为白念珠菌感染；局部应用抗真菌剂有效，愈后不遗留瘢痕。

一般认为ICC病程多为2～6个月，最长不超过1年。本例患儿病程长达16个月，不排除在分娩过程中母亲阴道的念珠菌引发患儿头部皮肤念珠菌感染。有数据显示，70%～85%孕妇在分娩过程中传染念珠菌给其婴儿，22%～24%婴儿念珠菌病是经产道传染导致，多数学者认为母婴之间的垂直传播和水平传播是念珠菌感染的主要途径。

（冯佩英）

病例2　糖尿病继发念珠菌性口角炎及包皮龟头炎

【临床资料】

患者，男，61岁。口角与包皮、龟头皮损3个月。患者于就诊前3个月出现包皮红斑，数天后出现少量白色伪膜；几乎同时出现口角糜烂，张口时轻度疼痛，口角糜烂部位涂金霉素眼药膏及口服维生素B_2治疗半个月无效。患者有糖尿病史5年，一直口服降糖药物，空腹血糖控制在6.4～11.7 mmol/L。于2年前因胆囊炎行胆囊切除。患者无慢性胃炎史，无婚外性接触史。

系统体格检查：全身浅表淋巴结未触及，各系统检查无异常。皮肤科检查：患者两侧口角部位有红斑、浸渍、皲裂、糜烂、结痂及少许乳白色伪膜（图5-1-4A）。包皮、冠状沟、龟头处有红斑、少许白色伪膜（图5-1-4B）。

真菌检查：在口角与包皮龟头处刮取皮损表面鳞屑，10%氢氧化钾溶解后直接镜检，分别查见假菌丝及孢子（图5-1-5A，B）。接种在沙堡弱培养基上，37℃培养48小时长出酵母菌样菌落（图5-1-6），用法国科玛嘉念珠菌显色培养基，培养鉴定为白念珠菌（图5-1-7）。患者

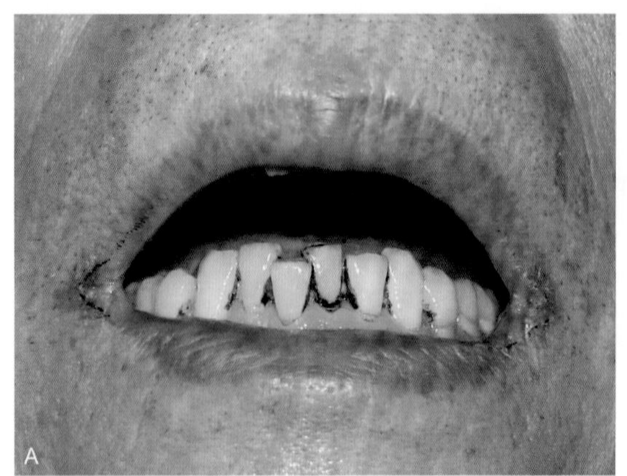

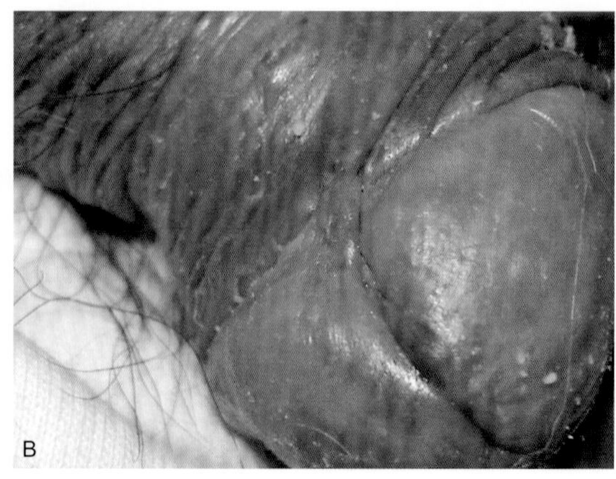

图5-1-4 A,B. 口角、包皮及龟头有红斑、皲裂、结痂及少许乳白色伪膜

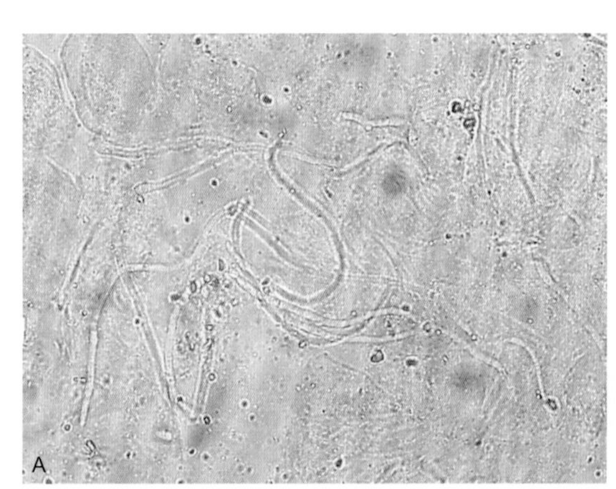

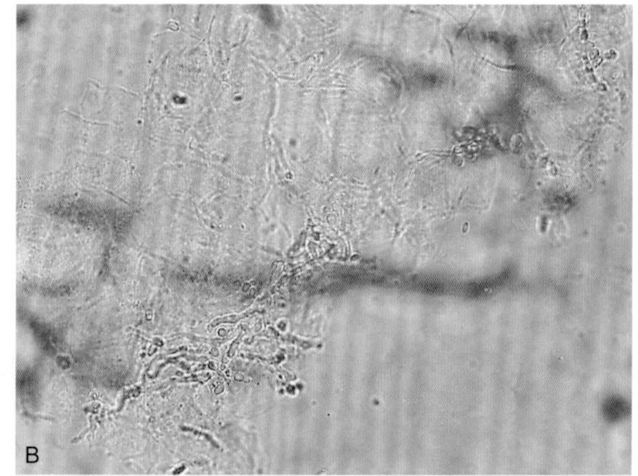

图5-1-5 A,B. 镜检查见假菌丝及孢子(×400)

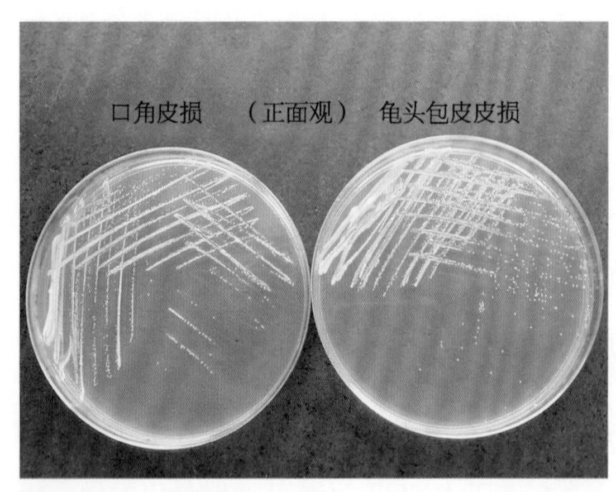

图5-1-6 口角与包皮用SDA培养基37℃培养48小时分别长出酵母菌菌落

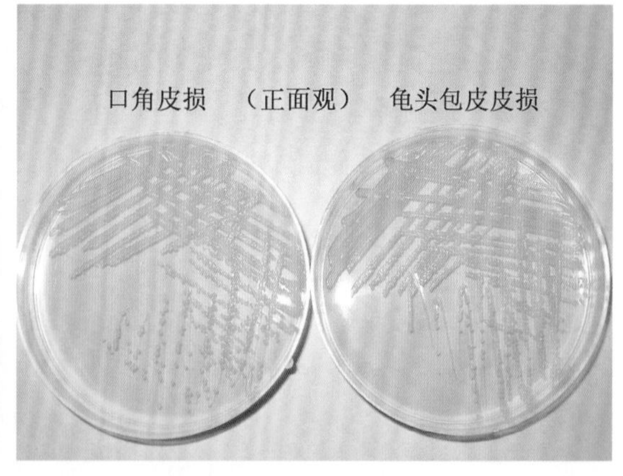

图5-1-7 法国科玛嘉念珠菌显色培养基鉴定口角与包皮为白念珠菌

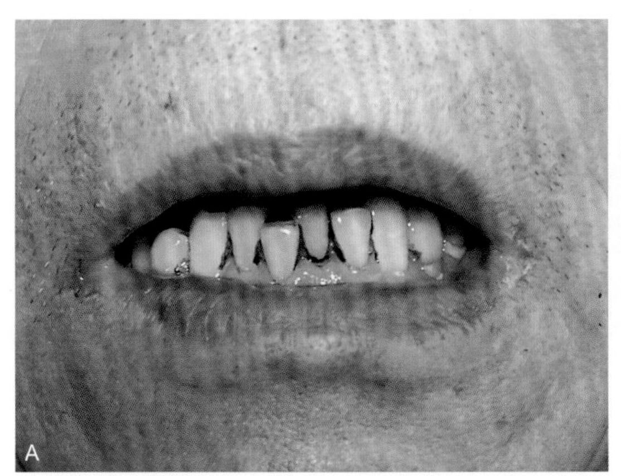
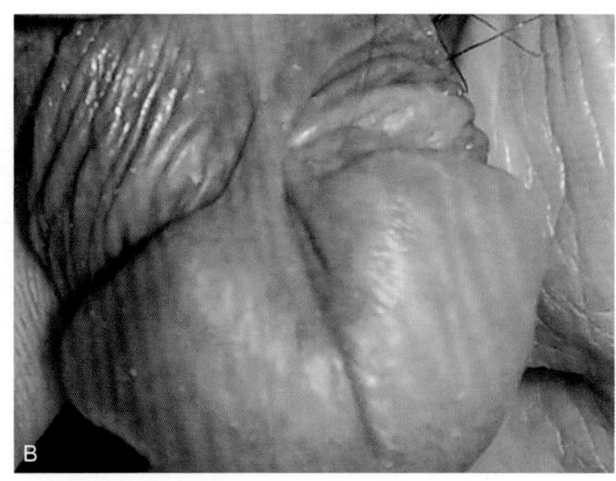

图5-1-8 A,B. 抗真菌治疗2周后,痊愈

空腹血糖11.7 mmol/L,RPR、TPPA、HIV及细菌培养检验结果均为阴性。

【诊断与治疗】

诊断为2型糖尿病、白念珠菌性口角炎与包皮龟头炎。给予氟康唑250 mg,每周1次口服,连续口服2周;特比萘芬软膏局部外用,每天2次。2周后复查,患者口角与包皮皮损痊愈(图5-1-8A,B)。

【本例要点】

念珠菌为条件致病菌,可寄生于健康人的口腔、消化道、呼吸道、阴道及皮肤上,当局部皮肤黏膜屏障损伤、长期应用抗生素引起菌群失调、应用免疫抑制剂及糖皮质激素或某些疾病致免疫功能低下时,念珠菌可大量繁殖而致病。研究发现胰岛素依赖型糖尿病患者较非糖尿病患者口腔软组织念珠菌感染发生率高;且假菌丝的出现与血糖水平控制不佳、安装假牙及吸烟有密切关系。近年文献报道口角念珠菌感染还见于营养不良性贫血及Down综合征患者。

本例为2型糖尿病患者,血糖控制不佳,且同时继发念珠菌性口角炎及包皮、龟头炎,文献少有报道,提示我们在临床工作中对糖尿病患者,病程较长的口角炎及包皮、龟头炎应及时行真菌镜检及真菌培养,以免漏诊。念珠菌性口角炎的诊断还需与核黄素缺乏症与链球菌性口角炎进行鉴别。

(张海清)

病例3 婴儿念珠菌性间擦疹

【临床资料】

患儿1 男,2岁,因"阴囊及肛周红斑糜烂,瘙痒7天"就诊。7天前阴囊出现红色米粒大小丘疹,逐渐扩大至肛周,融合成红斑。患儿因瘙痒摩擦而哭闹。皮肤科情况:阴囊及肛周红斑,潮湿浸渍,轻度糜烂,周围可见绿豆大小红色丘疹(图5-1-9)。腹股沟淋巴结无肿大。皮

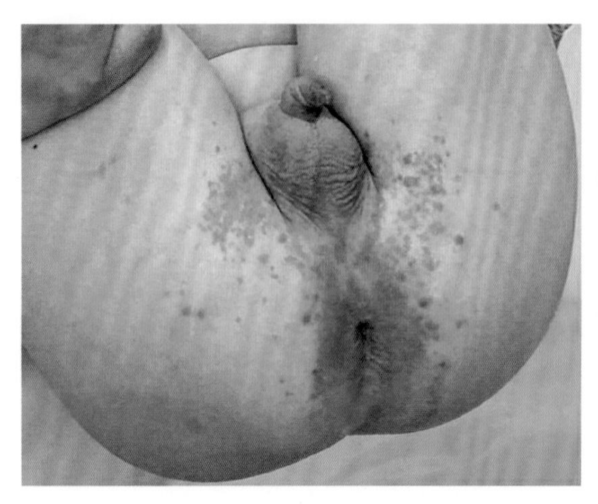

图5-1-9 治疗前患儿阴囊及肛周见红斑，周围可见绿豆大小红色丘疹

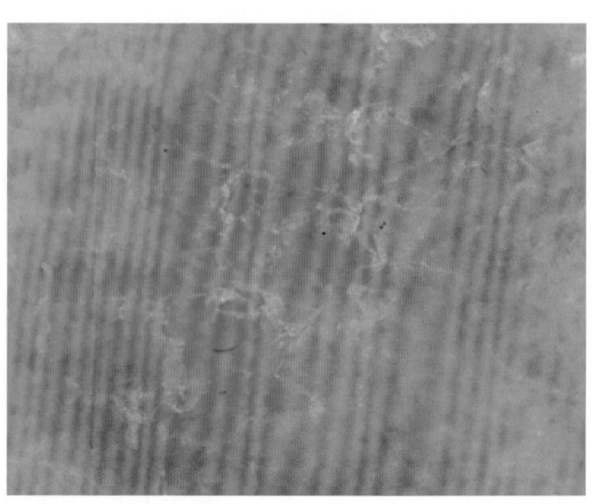

图5-1-10 皮肤镜下可见暗红色背景上网格状裂隙，附黄白色鳞屑（偏振光 ×50）

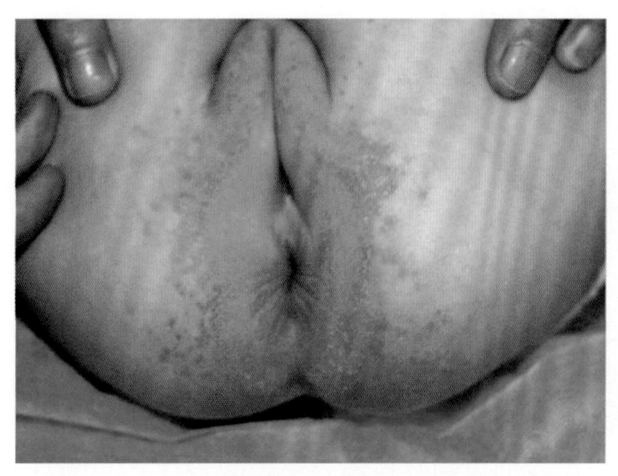

图5-1-11 治疗前患儿肛周见红斑，附着白色鳞屑

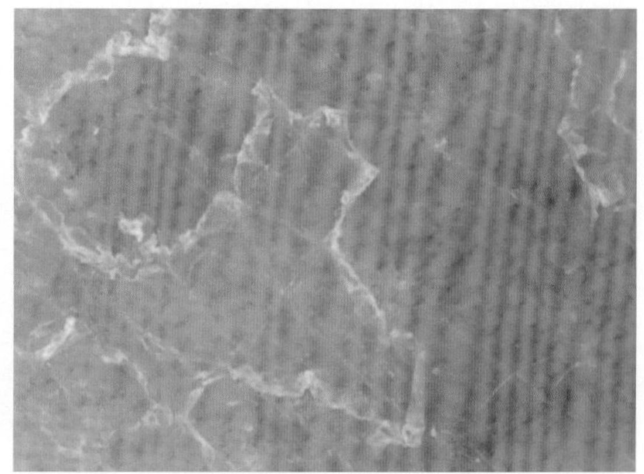

图5-1-12 皮肤镜下可见点状血管与黄白色鳞屑（偏振光 ×50）

肤镜观察见暗红色背景上网格状裂隙，附黄白色鳞屑（图5-1-10）。

患儿2 女，2岁，因“肛周红斑瘙痒7天”就诊。7天前肛周出现米粒大小红斑，逐渐扩大融合，表面附着白色鳞屑。患儿因瘙痒而搔抓。皮肤科情况：肛周红斑，潮湿浸渍，附有白色鳞屑（图5-1-11）。腹股沟淋巴结无肿大。皮肤镜观察见红色基底上点状血管及黄白色鳞屑（图5-1-12）。

直接镜检：用透明胶带粘取皮损边缘，涂于玻片上，用真菌荧光染色液（伊文思蓝+钙荧光白）处理，首先加入荧光染料A液1滴，1分钟后再加入荧光染料B液1滴，盖上盖玻片，吸去多余染液。在普通显微镜光源下观察可见大量分隔菌丝和卵圆形孢子，但显示不够清晰（患儿1见图5-1-13A，患儿2见图5-1-13B），切换用荧光显微镜观察同一视野，可清楚显示大量分隔菌丝和卵圆形孢子（患儿1见图5-1-13C，患儿2见图5-1-13D）。

真菌培养及菌种鉴定：用无菌棉签生理盐水浸润后拭取皮损接种于沙堡弱葡萄糖琼

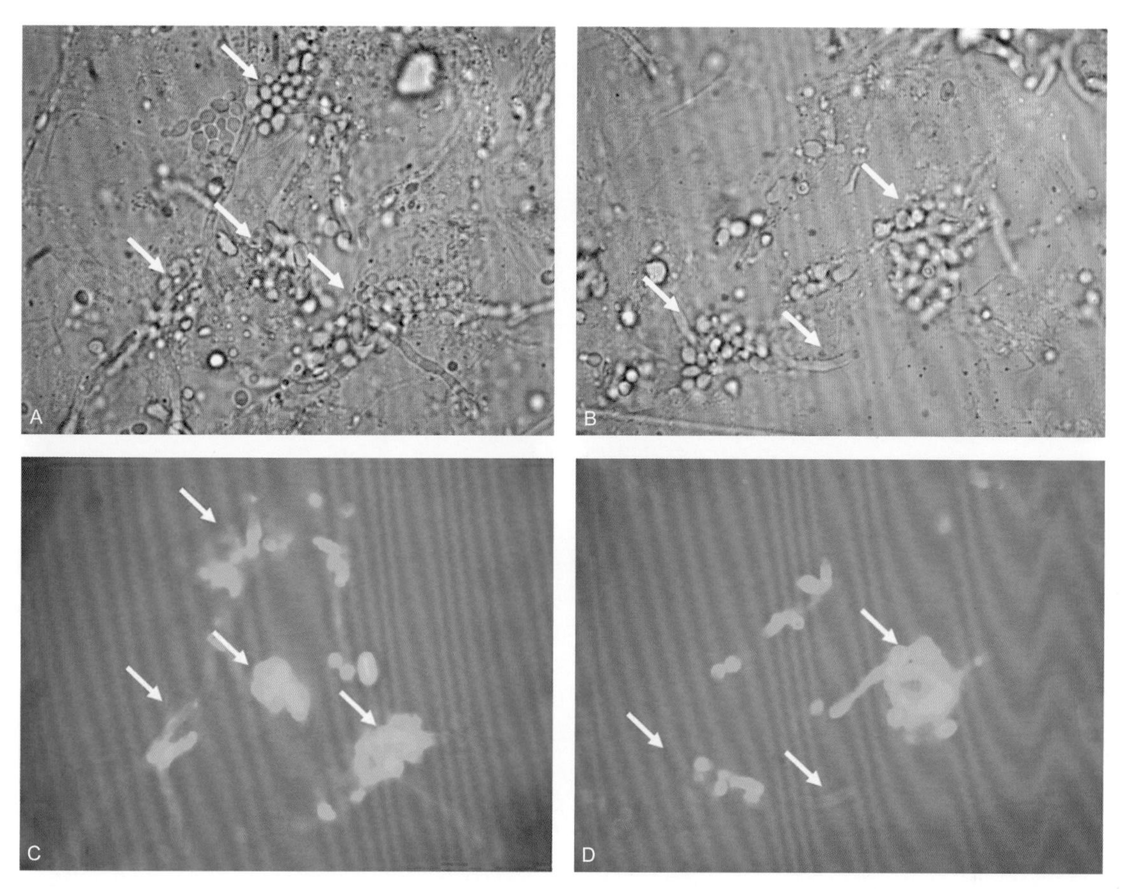

图5-1-13　A，B. 直接镜检可见分隔菌丝和卵圆形孢子（真菌荧光染液，普通光源，×400）。C，D. 直接镜检同一视野清晰可见分隔菌丝和卵圆形孢子（真菌荧光染液，紫外光源，×400）

脂培养基（SDA）中，28℃培养4天后斜面上长出乳白色酵母样菌落（患儿1见图5-1-14A，患儿2见图5-1-14B），转种于科玛嘉显色培养基，28℃培养4天后呈现蓝绿色（患儿1见图5-1-14C，患儿2见图5-1-14D）。挑取适量菌落于1 mL人血清中，36℃孵育3小时，镜下见孢子出芽（患儿1见图5-1-14E，患儿2见图5-1-14F）。提取真菌DNA，针对rRNA基因内转录间隔区（ITS）做PCR扩增后产物测序，登录GenBank经Blast比对与白念珠菌（*Candida albican*）的ITS序列同源性达99%。鉴定为白念珠菌（GenBank登录号：KY359387、KY359397）。

体外药敏试验：患儿1挑取适量培养菌落与无菌蒸馏水充分混匀后涂布在SDA培养基平板（150 mm）表面制作含菌平板（2个），在每个平板上等距打4孔（孔径为7 mm），一个含菌平板加入等量市售成品药物3%氯碘羟喹乳膏、1%盐酸特比萘芬乳膏、2%酮康唑乳膏、1%联苯苄唑乳膏，另一含菌平板注入等量市售成品药物3%氯碘羟喹乳膏、曲安奈德益康唑乳膏、萘替芬酮康唑乳膏、1%糠酸莫米松乳膏。每个平板3%氯碘羟喹乳膏均位于同一位置。置28℃培养7天（图5-1-15）。观察各药膏孔周围抑菌圈大小并记录其直径。重复2次。计算每种

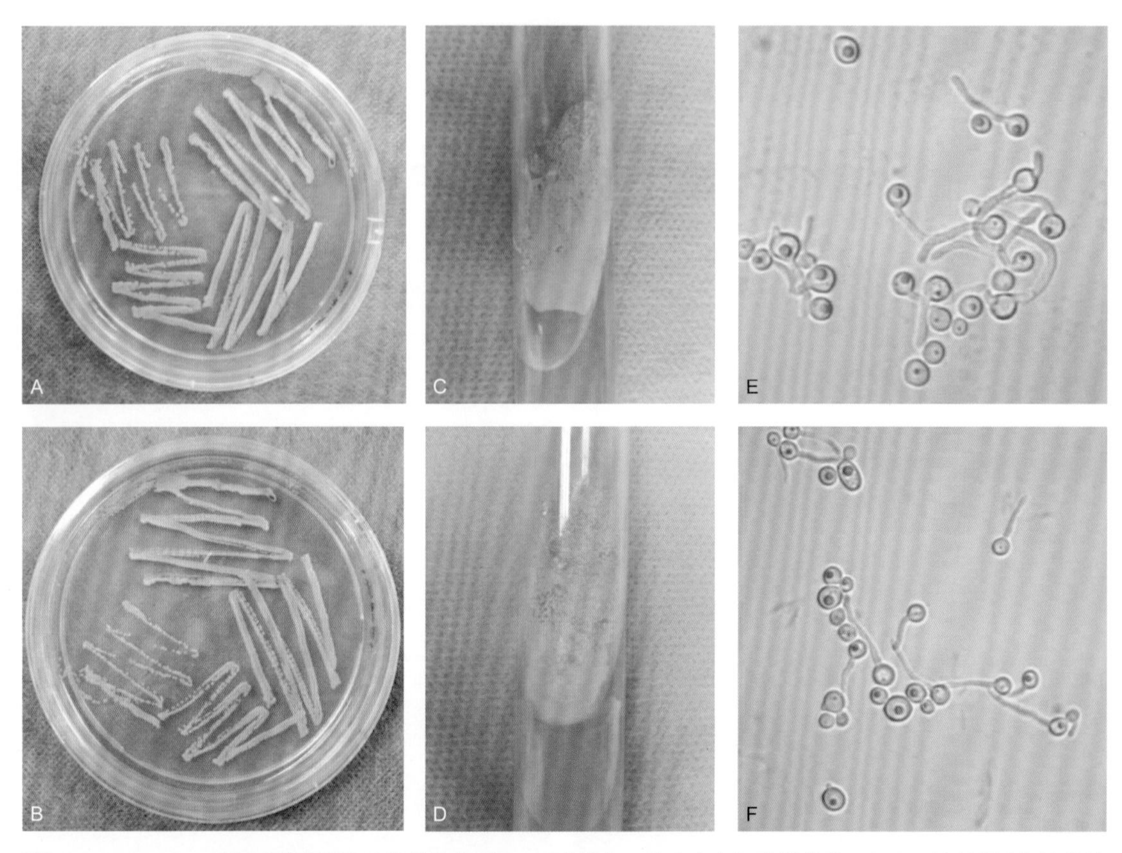

图5-1-14 A,B. 沙堡弱葡萄糖琼脂培养基(28℃,4天)培养可见乳白色奶酪样菌落。C,D. 科玛嘉显色培养基(28℃,4天)培养可见蓝绿色菌落。E,F. 芽管试验(人血清,36℃,3小时)可见孢子出芽

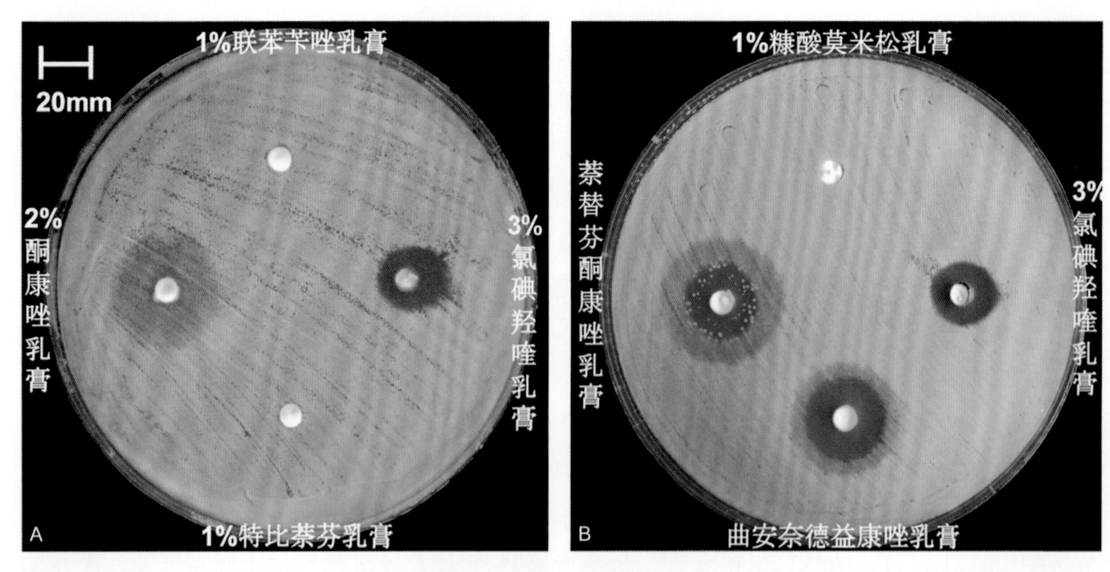

图5-1-15 A,B. 药敏试验(SDA,28℃,7天)可见药物周围抑菌圈。抑菌圈内完全无菌落生长表明在该区域内药物完全抑制真菌生长,有部分菌落生长表明在该区域内药物部分抑制真菌生长

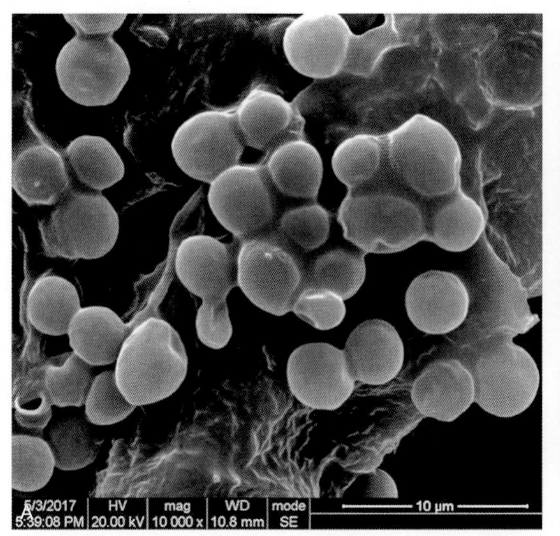

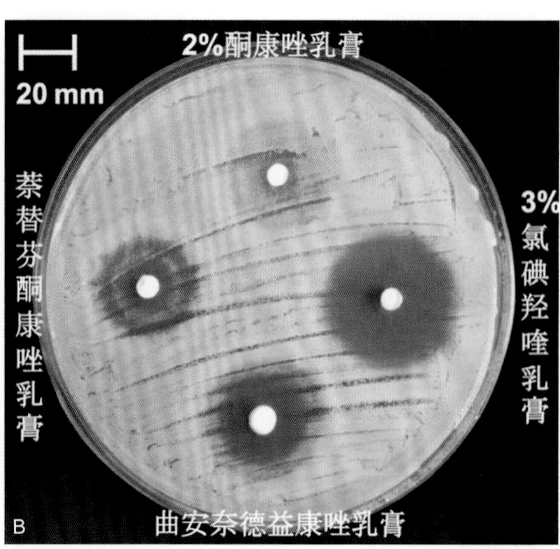

图5-1-16　A. 皮损扫描电子显微镜观察可见大量圆形孢子。B. 药敏试验(SDA，28℃，7天)可见药物周围抑菌圈。抑菌圈内完全无菌落生长表明在该区域内药物完全抑制真菌生长，有部分菌落生长表明在该区域内药物部分抑制真菌生长

药物的抑菌圈直径的平均值和标准差。结果显示萘替芬酮康唑乳膏、2%酮康唑乳膏、曲安奈德益康唑乳膏、氯碘羟喹乳膏、盐酸特比萘芬乳膏、1%联苯苄唑乳膏、1%糠酸莫米松乳膏抑菌圈分别为(36.00 ± 2.00)mm、(32.33 ± 1.76)mm、(32.00 ± 1.33)mm、(19.75 ± 0.27)mm、(7.00 ± 0.00)mm、(7.00 ± 0.00)mm、(7.00 ± 0.00)mm。患儿2因盐酸特比萘芬乳膏、1%联苯苄唑乳膏和1%糠酸莫米松乳膏在前述试验中示无抗菌活性(抑菌圈直径为7.00 mm)，故不使用上述三种乳膏试验。余方法同患儿1(图5-1-16B)。结果显示氯碘羟喹乳膏、曲安奈德益康唑乳膏、萘替芬酮康唑乳膏、2%酮康唑乳膏抑菌圈分别为(38.13 ± 1.33)mm、(31.33 ± 1.67)mm、(30.13 ± 0.33)mm、(29.75 ± 1.27)mm。

扫描电镜：用无菌透明敷贴粘取患儿2边缘皮损，经2.5%戊二醛固定过夜，经50%、70%、90%、100%乙醇溶液梯度脱水，每次5分钟，干燥喷金后置于扫描电子显微镜(FEI inspect F)下观察。可见大量圆形孢子(图5-1-16A)。

【诊断与治疗】

根据患儿皮损特点及真菌直接镜检结果，2例均诊断为念珠菌性间擦疹，患儿1予3%氯碘羟喹乳膏1次/天。首次用药前用无菌敷贴粘取肛周左侧皮损，在肛周右侧用无菌棉签涂抹3%氯碘羟喹乳膏后同样方法于肛周右侧取材，将两次取材置于同一个SDA平板内培养，28℃培养4天(图5-1-17)。6天后患儿复诊阴囊及肛周红斑消退(图5-1-18A，B)。皮肤镜下皮肤染色变淡、完整性恢复(图5-1-18C)，行真菌直接镜检和培养均阴性。未见药物不良反应。患儿2予3%氯碘羟喹乳膏1次/天。14天后患儿复诊肛周红斑明显减轻，鳞屑消失(图5-1-19A)。皮肤镜下皮肤鳞屑消失，基底红减轻(图5-1-19B)，行真菌直接镜检和培养均阴性。未见药物不良反应。

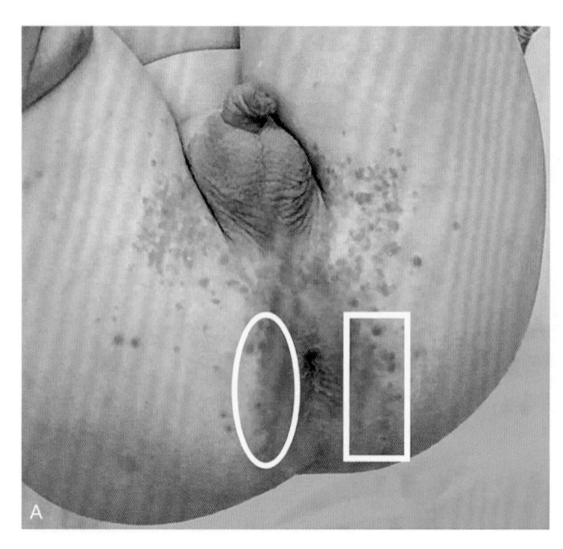

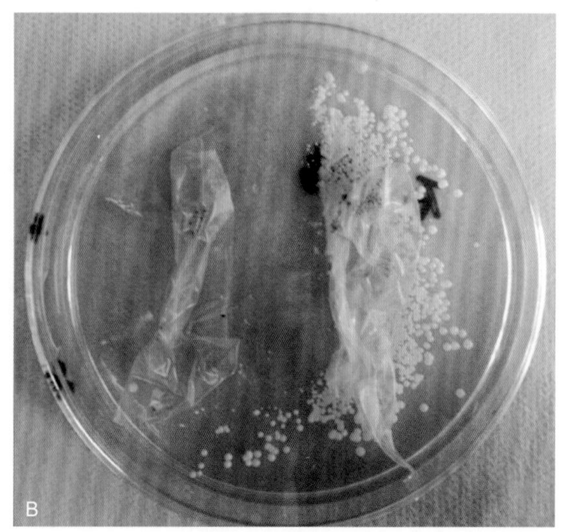

图5-1-17 A. 无菌敷贴取材部位：用药前取肛周左侧皮损（矩形），肛周右侧用药1次后取皮损（圆形）。B. 无菌敷贴取材后培养（SDA，28℃，4天），左侧为未用药时取材可见乳白色奶酪样菌落生长，右侧为外擦氯碘羟喹乳膏后立即取材未见菌落生长

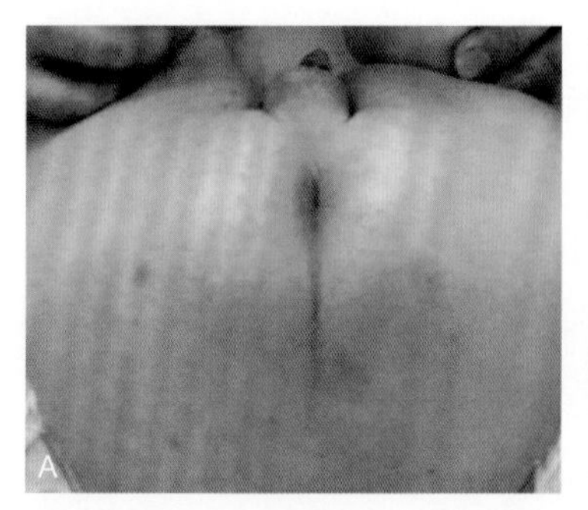

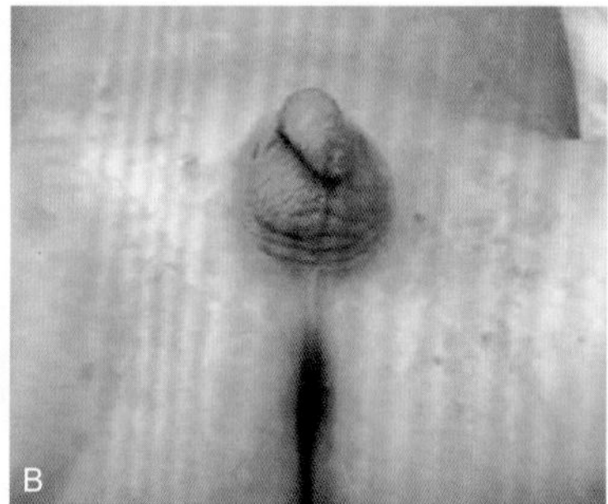

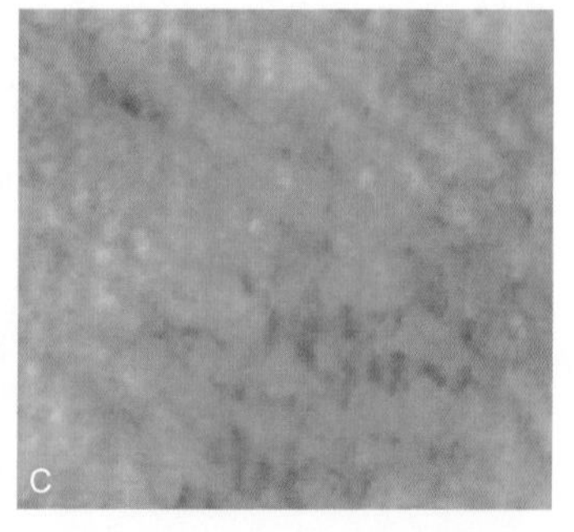

图5-1-18 A，B. 治疗6天后患儿阴囊及肛周红斑消退。C. 治疗6天后皮肤镜下基底红明显减轻，皮肤完整性恢复（偏振光 ×50）

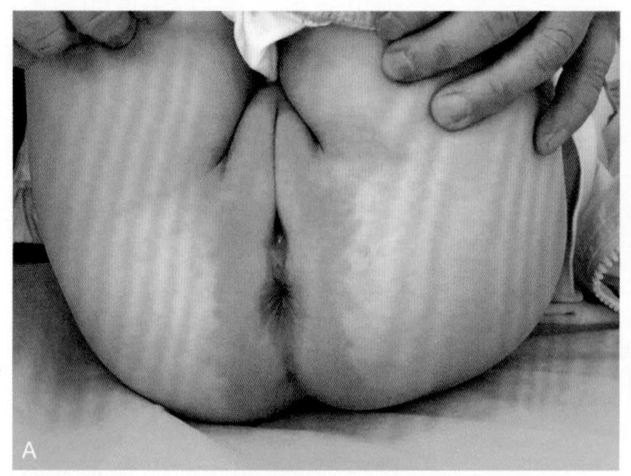

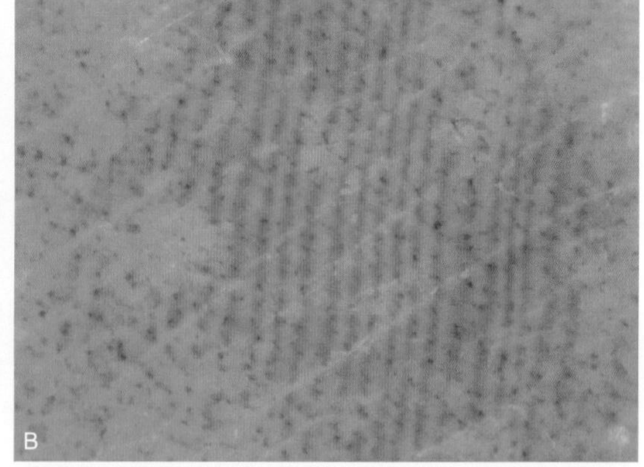

图5-1-19 A. 治疗14天后患儿肛周红斑明显减轻。B. 治疗14天后皮肤镜下基底红明显减轻，鳞屑消失（偏振光 ×50）

【本例要点】

念珠菌性间擦疹常发生在颈部、会阴等皮肤间擦部位，气候炎热，局部潮湿为常见诱因，婴幼儿因“尿不湿”更换不及时等原因常使会阴部潮湿不透气，故易患此病。其病原菌多为白念珠菌。

常规真菌直接镜检中，常采用10% KOH处理后进行观察，但观察时易受细胞碎屑、纤维、水珠、油滴等标本杂质干扰，要求观察者有一定的实验室经验。真菌荧光染色液其原理为经过特殊荧光素标联的重组几丁质酶可以高亲和力与真菌细胞壁上的几丁质结合，在紫外光激活下菌丝及孢子均有荧光，而背景杂质则无荧光，在荧光显微镜下观察时不受干扰，荧光染料处理后的标本在普通光源下也可观察。本例即采用普通光源和紫外光源在荧光显微镜下分别观察同一视野。荧光染色法较常规观察方法有明显优势，对检查者技术水平要求低。

外用抗真菌药物常用丙烯胺类（盐酸特比萘芬乳膏为代表）和唑类（酮康唑乳膏为代表）。复方制剂如萘替芬酮康唑乳膏和曲安奈德益康唑乳膏常用以增强疗效和（或）减轻不良反应。氯碘羟喹乳膏含3%氯碘羟喹，氯碘羟喹为杀菌剂的一种，其抗菌作用谱较广。已有报道可与伊曲康唑联合治疗念珠菌性龟头炎，与液氮冷冻、糠酸莫米松联合治疗脂溢性皮炎，联合窄波紫外光治疗糠秕孢子菌性毛囊炎，联合维A酸治疗痤疮。同时对于化脓性皮肤病、湿疹皮炎及真菌性皮肤病均有一定疗效。体外药物敏感试验证实其对白念珠菌有抑制作用。本文中2例患儿外用氯碘羟喹乳膏疗效良好，未见药物不良反应。同时在1例患儿外涂氯碘羟喹乳膏前、后对称部位取材培养，涂药后标本培养未见菌落生长，可见其有明显的抑制作用。同时我们利用成品药物做体外药敏试验，均可见氯碘羟喹乳膏对白念珠菌有中强度的抑制作用。

本病例对真菌直接镜检标本使用真菌荧光染色液提高阳性率，对于诊断和指导临床用药有所帮助。同时首次单独使用3%氯碘羟喹乳膏治疗念珠菌性间擦疹。3%氯碘羟喹乳膏在临床治疗感染性皮肤病应用尚少，耐药菌株较少。随着临床耐药菌株的增加，3%氯碘羟喹乳膏可作为临床外用抗真菌药物的选择之一。

（游紫梦）

病例4 念珠菌致真菌性角膜炎3例

【临床资料】

患者1 女，47岁。右眼被植物叶子划伤后眼痛伴视力下降11天。眼部检查：左眼正常；右眼视力指数/10 cm，眼睑及结膜充血水肿，角膜溃疡，前房积脓，晶状体、玻璃体及眼底窥视不清，眼眶压痛明显，眼压为18 mmHg（图5-1-20）。

患者2 男，56岁。左眼树枝划伤后眼痛伴视力下降7天。眼部检查：右眼正常；左眼视力0.6，矫正1.0，结膜明显充血水肿，角膜呈白色混浊，上皮缺损明显，溃疡面可见，前房积脓，虹膜、瞳孔、晶状体、玻璃体、眼底窥视不清，眼压无法测。

患者3 女，46岁，彝族。右眼被玉米叶擦伤后疼痛伴视力下降1个月。眼部检查：左眼

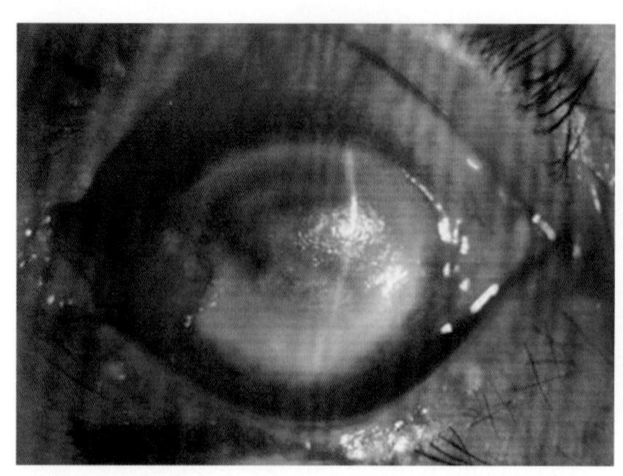

图5-1-20 角膜溃疡患者右眼眼睑及结膜充血水肿，角膜溃疡，前房积脓，晶状体、玻璃体及眼底窥视不清

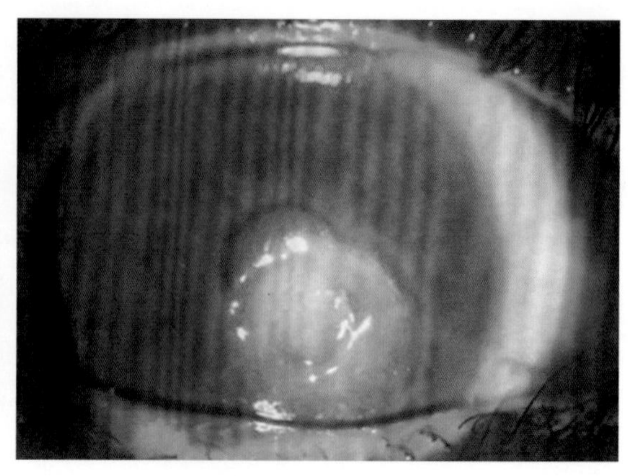

图5-1-21 角膜溃疡患者右眼角、结膜轻度混合充血，角膜下方见一溃疡灶，大小约0.5 cm × 0.5 cm，溃疡灶周边不光滑，房水清亮

正常；右眼视力0.02，角、结膜混合充血，结膜囊见少量白色分泌物，角膜下方见一溃疡灶，大小约0.5 cm × 0.5 cm，溃疡灶周边不光滑，呈山丘样隆起，周边角膜轻度水肿，房水清亮，对光反射迟钝（图5-1-21）。

角膜病灶处刮片，10% KOH涂片镜检，3例患者眼分泌物中直接镜检均找到菌丝。沙堡弱培养基做真菌分离培养，酵母样菌落转种科玛嘉念珠菌显色培养基进行鉴定。患者1病原菌鉴定为白念珠菌，患者2、患者3为热带念珠菌。

【诊断与治疗】

诊断为念珠菌引起的角膜炎。患者1给予氟康唑每次0.1 g静脉滴注，2次/天；伊曲康唑每次0.1 g口服，2次/天以抗真菌治疗，五水头孢唑啉钠2.0 g及左氧氟沙星0.6 g静脉滴注，1次/天以抗感染治疗。同时给予小牛血去蛋白提取物滴眼液、左氧氟沙星滴眼液、重组人碱性成纤维细胞生长因子滴眼液、两性霉素B脂质体25 mg+0.9%生理盐水10 mL滴眼，局部治疗，均4次/天；阿托品滴眼液扩瞳，3次/天，治疗9天。患者2给予氟康唑0.2 g静脉滴注，1次/天；夫西地酸0.375 g静脉滴注，1次/天，同时给予左氧氟沙星滴眼液、重组人碱性成纤维细胞生长因子滴眼液、卡波姆滴眼液滴眼，阿托品滴眼液扩瞳，均1次/2小时，治疗10天。患者3给予口服伊曲康唑0.2 g/d，加替沙星滴眼液、小牛血去蛋白提取物滴眼液、普拉洛芬滴眼液、噻吗洛尔滴眼液，均4次/天；阿托品眼用凝胶，2次/天，治疗10天。出院后，患者均继续使用各上述滴眼液，并口服伊曲康唑每次0.1 g，2次/天。出院2周后，患者1右眼前房积脓减少，角膜溃疡面积减小，溃疡程度减轻，角膜水肿减轻；患者2疼痛较前明显减轻，查体可见视力光感，角膜较前清亮，前房无积脓；患者3基本治愈。

【本例要点】

丝状真菌是我国真菌性角膜炎的主要致病菌，镰刀菌属和曲霉菌属占73.6%，国外文献报道，念珠菌性角膜炎发生率不低，但是国内报道不多。丝状菌尤其镰刀菌感染病情较重，菌丝早期向眼内穿透，常可导致角膜穿孔和真菌性眼内炎，酵母菌感染病灶局限，较少向基质深层浸润，预后较好。

真菌性角膜炎多用联合治疗。伊曲康唑水溶性差，但其与蛋白结合率较高；氟康唑水溶性好，半衰期长，毒性小，具有良好的通透性，可通过血-眼屏障；两性霉素B脂质体是在两性霉素B的基础上衍生出的一种新型制剂，经研究证实，两性霉素B脂质体不仅具有更强的抑制真菌的功能，且在眼内的通透性较好，应用于真菌性角膜溃疡的疗效显著，不良反应较两性霉素轻。本文治疗的3例念珠菌性角膜炎均有外伤史，及时查明病因，经系统及局部应用足量的抗真菌药物，取得较好的治疗效果。

（许雪）

第二节 皮下念珠菌感染

病例5 慢性皮肤黏膜念珠菌病

【临床资料】

患者，女，16岁，因“口腔损害伴面部和会阴部皮损及甲板改变15年”就诊。患者自1岁开始口腔出现溃烂和白膜，双侧腹股沟区域亦出现红色皮损。之后在前额及头顶部出现红色皮损，逐渐增大、增多，部分融合，上结黄黑色厚痂，抠破后有脓血流出。11年前头顶部皮疹经过治疗（具体不详）后明显好转，厚痂脱落，头发明显变稀疏。10年前患者的鼻部、双颊、耳郭又出现类似皮损改变，增生明显，上结黑黄色厚痂。曾多次就诊于当地医院以“疣状皮肤结核”给予抗结核治疗无效。发病以来，患者未伴有其他不适感。否认系统疾病史，否认家族史。

体格检查：一般情况良好。皮肤科情况：口腔颊黏膜可见红色糜烂面，上覆白膜，合并口角炎。面部皮损主要分布在额部、右面颊部、鼻部及外耳部，表现为大小不一的红色增生性皮损，表面有厚的结痂，以鼻部损害最重，呈大的红色增生性斑块，表面覆盖黄黑色结痂（图5-2-1）。外生殖器、肛周皮肤可见境界清楚的潮湿红斑、脱屑。右手无名指甲板、左手拇指和无名指甲板呈全甲板增厚、黄白色，甲周轻度红肿；双手皮肤轻度增厚、粗糙、皲裂，境界不清（图5-2-2）；双足皮肤及部分甲板呈现类似改变。头皮未见皮损，但头发明显稀疏。实验室检查：血、尿常规，红细胞沉降率，血生化全项，抗核抗体正常。免疫球蛋白为多克隆性，未见单克隆免疫球蛋白区带，IgG（24.30 g/L）和IgA（4.30 g/L）轻度升高；IgM、IgE、补体C3、补体C4在正常水平。T淋巴细胞亚群分析$CD4^+$T细胞轻度降低；$CD8^+$T细胞轻度升高。内分泌腺功能检查显示甲状腺、甲状旁腺功能及肾上腺皮质功能均正常。遗传代谢筛查显示生物素酶部分缺乏，瓜氨酸、精氨酸、肉碱浓度降低，考虑为继发性改变；尿液气相色谱质谱分析不支持典型多种羧化酶缺乏症。胸片显示右侧胸膜肥厚，左侧少量胸腔积液；PPD试验阴性；抗结

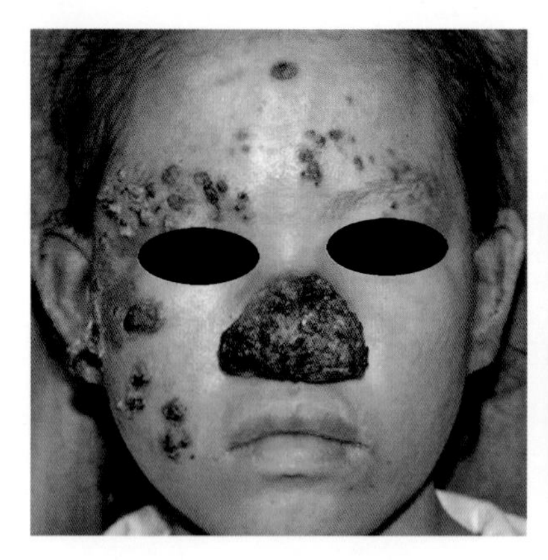

图5-2-1 患者面部皮损

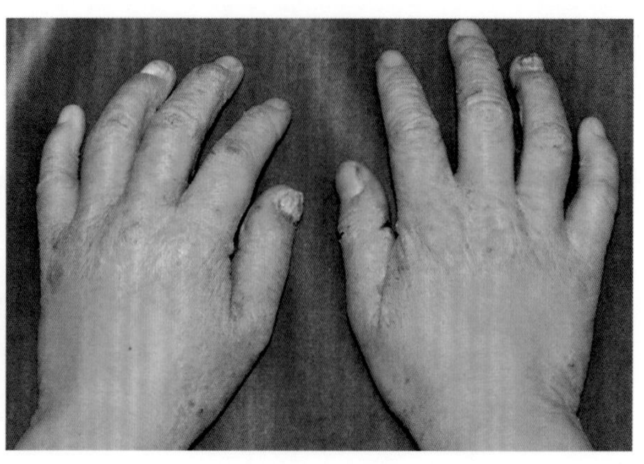

图5-2-2 患者手部皮损及甲板损害

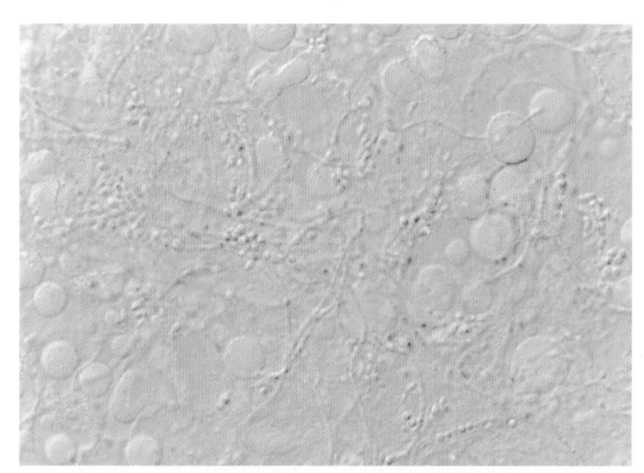

图5-2-3 真菌镜检可见大量假菌丝及孢子（×400）

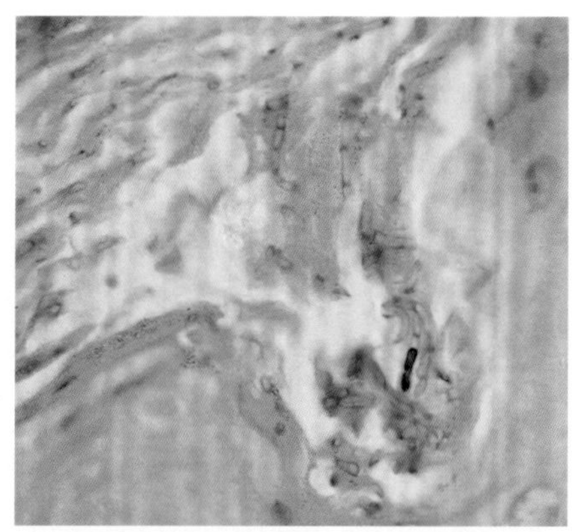

图5-2-4 在角质层中可见大量真菌菌丝（PAS染色 ×400）

核杆菌抗体IgM阴性。口腔、鼻部皮损，指甲、外阴、肛周皮损真菌镜检均可见大量假菌丝及孢子（图5-2-3）；真菌培养为乳白色酵母样菌落生长，菌种鉴定为白念珠菌。皮损组织病理HE染色显示为慢性炎性肉芽肿改变；PAS染色在角质层内可见大量真菌菌丝、孢子和芽生孢子（图5-2-4，图5-2-5）。

【诊断与治疗】

诊断：慢性皮肤黏膜念珠菌病。治疗：给予口服伊曲康唑300 mg/d，同时建议患者合理饮食，加强营养。10周后患者复诊，口腔、会阴部、手足损害基本消退；除鼻部损害外的面部皮损基本消退，鼻部损害明显缩小，结痂基本消退（图5-2-6）。左、右手的无名指甲板基本恢复正常；左手拇指甲板1/2已经恢复正常（图5-2-7），足趾甲甲板仍然增厚，趾甲甲周皮肤正常。口腔、外阴、肛周、指甲及鼻部损害真菌镜检均为阴性。给予患者口服伊曲康唑200 mg/d继续治疗，11个月后患者发来照片显示，鼻部皮损仍然存在，但明显缩小（图5-2-8），其余皮损及黏膜损害消退，手指甲甲板全部正常（图5-2-9）。电话随访其父母，患者目前已经上大学，为防止皮损复发，每年患者不定时服用伊曲康唑几个月，病情稳定，皮损

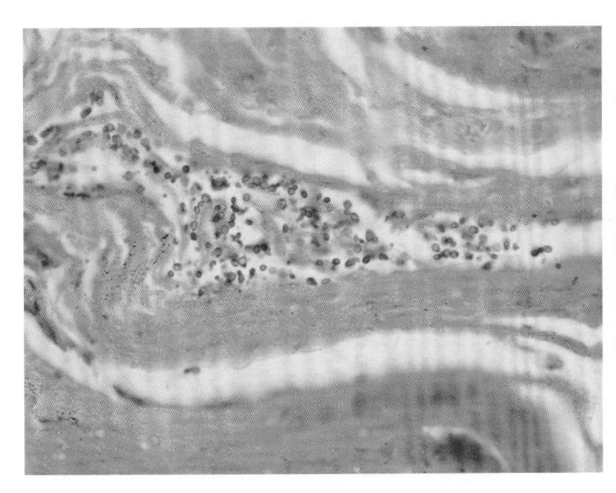

图5-2-5　在角质层中可见大量真菌孢子（PAS染色 ×400）

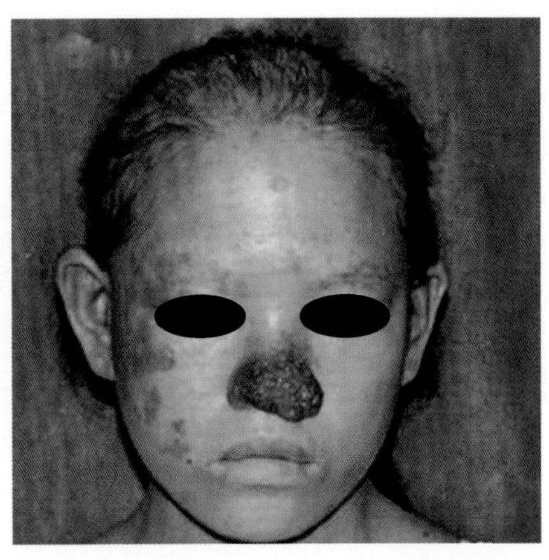

图5-2-6　经伊曲康唑治疗10周后患者面部皮损改善情况

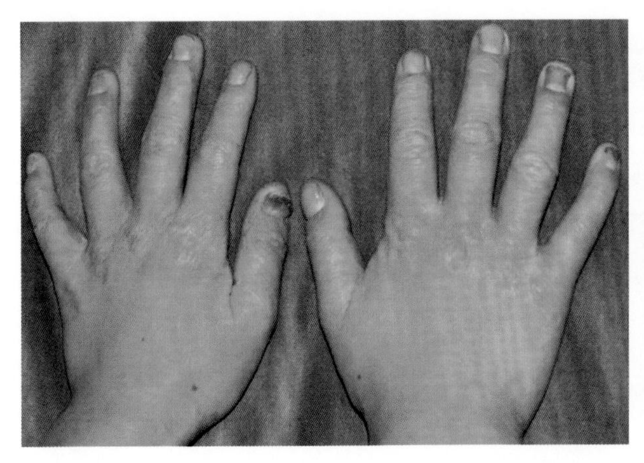

图5-2-7　经伊曲康唑治疗10周后指甲损害改善情况

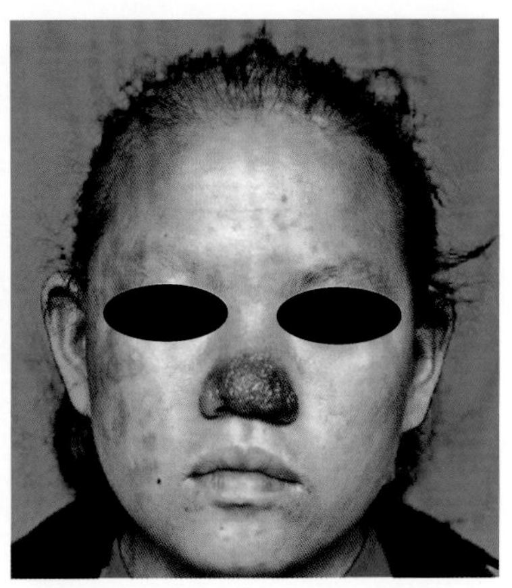

图5-2-8　经伊曲康唑治疗11个月后患者面部皮损改善情况

没有复发。但是患者头顶部明显稀疏的头发没有改善。

【本例要点】

慢性皮肤黏膜念珠菌病（chronic mucocutaneous candidiasis, CMC）多伴有免疫和内分泌腺的异常，通常存在T淋巴细胞功能缺陷。本例患者1岁开始发病，损害波及口腔、皮肤、甲板和会阴部，多处皮损真菌镜检阳性，真菌培养为白念珠菌，组织病理显示为感染性肉芽肿改变，在角质层中可见大量真菌菌

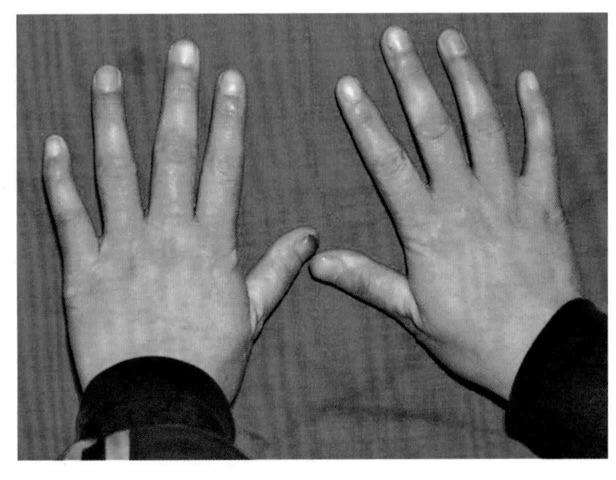

图5-2-9　经伊曲康唑治疗11个月后指甲损害改善情况

丝,CMC诊断明确。患者内分泌腺功能检查正常,又无外胚叶发育不良表现,因此不符合自身免疫多内分泌病-念珠菌病-外胚层发育不全综合征。但患者T淋巴细胞亚群有轻度异常,PPD试验阴性,提示患者存在一定的细胞免疫缺陷,可能是本病发生、发展的重要因素。此外,患者的生物素酶部分缺乏也可能是导致T淋巴细胞功能缺陷的原因之一。对于CMC的治疗必须系统使用氟康唑、伊曲康唑或酮康唑,并且需要长期、反复使用,且高于通常推荐的剂量。因抗真菌治疗并未改变宿主的免疫功能,故停药后可能复发。长期用药可能引起致病真菌耐药,所以抗真菌治疗应有合适的停药期,或交替使用几种抗真菌药物,防止病原菌耐药。

(王爱平)

病例6 婴儿泛发性皮肤黏膜念珠菌病

【临床资料】

患儿,男,9个月,因"头颈、躯干、会阴部红斑、丘疹伴脱屑20余天,口腔白膜7天"就诊。患儿20余天前无明显诱因下颈部出现红斑、鳞屑,未予治疗。后皮损逐渐增多,发展至胸背部、头颈部、会阴部,7天前口腔内发现白膜。患儿系第1胎、足月顺产,出生时体重3.9 kg。母亲无念珠菌性阴道炎等特殊病史。父亲体健,父母非近亲结婚。

体检:患儿体重10.5 kg,发育较好,系统检查未见明显异常。皮肤科检查:头颈、胸背部可见密集绿豆至黄豆大小扁平红色斑丘疹,上覆薄层环状鳞屑,间有散在丘疱疹,无破溃、糜烂、渗出(图5-2-10,图5-2-11)。口角、舌和口腔黏膜可见凝乳状白斑,剥离后露出红色糜烂面,有少许出血(图5-2-12),腋窝、腹股沟、臀部红斑融合成片,边界清楚,基底红润,边缘有脱屑,无破溃、糜烂、渗出(图5-2-13)。实验室检查:血常规,肝肾功能,微量元素均正常。腹股沟、臀部皮损鳞屑以及口腔内白膜镜检见假菌丝及孢子(图5-2-14)。颈部、臀部鳞屑接种在沙堡弱培养基上长出白色乳酪状菌落,转种于米粉吐温培养基上培养镜下可见厚膜孢子,鉴定为白

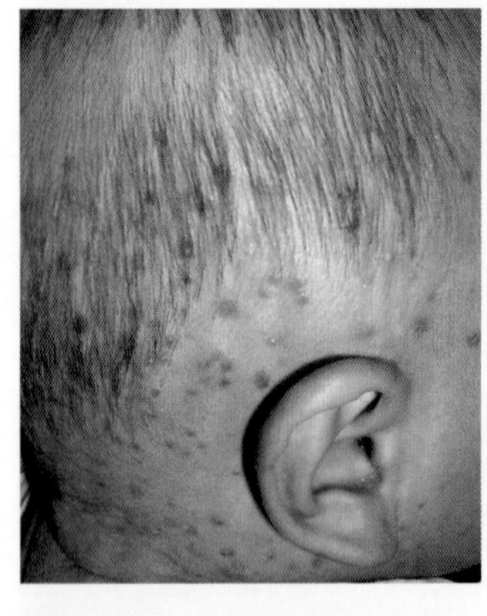

图5-2-10 头部可见泛发红色斑丘疹,间有散在小丘疱疹

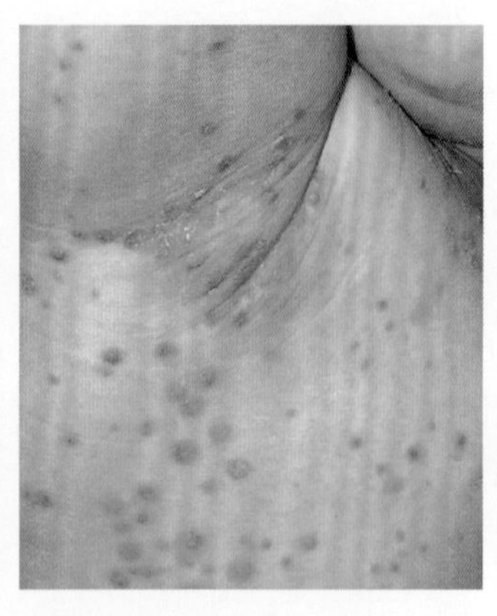

图5-2-11 躯干处可见泛发的鳞屑性红斑

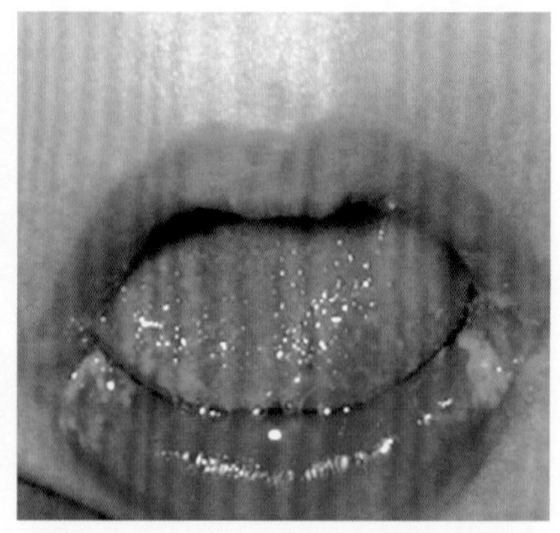

图5-2-12 口角、舌面可见凝乳状白斑

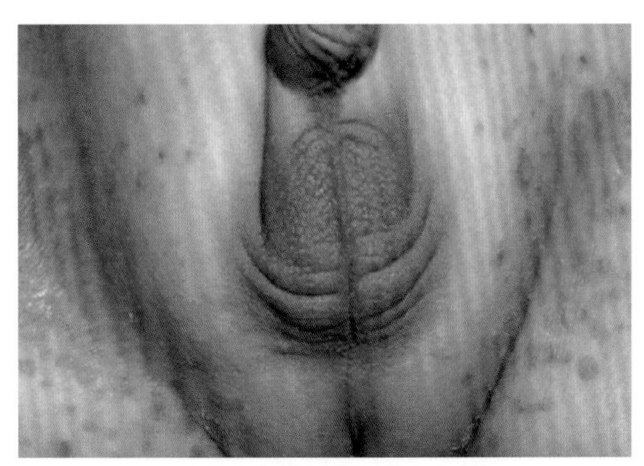

图5-2-13　腹股沟处红斑融合成片，境界清楚，边缘有脱屑

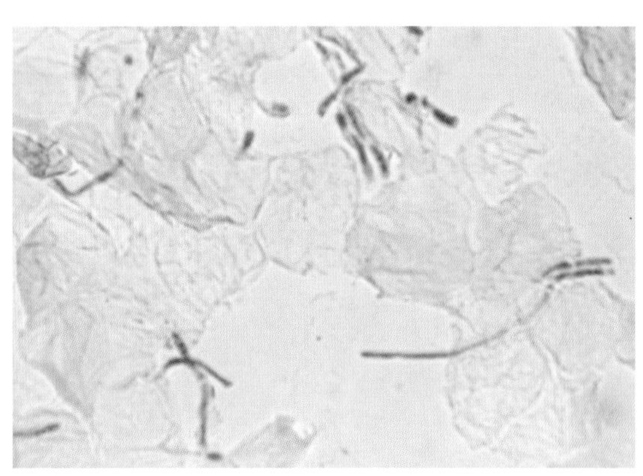

图5-2-14　腹股沟处皮损镜检见假菌丝及孢子

念珠菌。大便真菌镜检和培养均阴性。其母阴道分泌物真菌镜检和培养均为阴性。

【诊断与治疗】

诊断为婴儿泛发性皮肤黏膜念珠菌病。向患儿父母说明服用伊曲康唑的必要性以及可能出现的不良反应并征得同意后，指导其父母于100 mL牛奶中加入100 mg的伊曲康唑使其完全溶解。给患儿隔天饮用1次，总疗程为14天，同时予1∶10聚维酮碘外用皮损处。治疗7天复诊，皮损较前明显好转，红斑面积较前缩小，无脱屑。第14天复诊，头颈部、胸背部、臀部皮肤恢复正常，腋窝、腹股沟处红斑颜色变淡，皮损面积较前明显缩小（图5-2-15）。1个月后复诊，患儿皮肤已恢复正常。复查血常规及肝功能均未见异常。

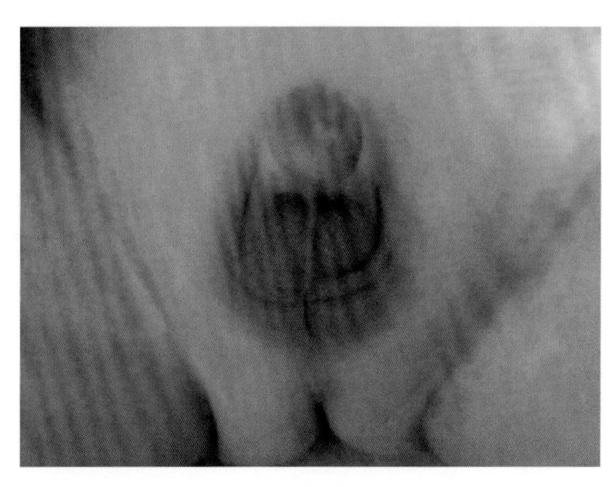

图5-2-15　治疗第14天腹股沟处红斑面积较前明显缩小

【本例要点】

随着早产儿存活率的提高以及抗生素的广泛应用，婴儿皮肤黏膜念珠菌病的患病率在逐年上升。该病好发于3个月以内婴儿，尤以早产儿、低体重儿、长期腹泻儿、免疫力低下儿易感。本例患儿体重正常，但未在4月龄开始适当添加辅食，近3个月体重增加不多。喂养不当可能是念珠菌感染的诱因之一。临床上需与尿布皮炎、尿布银屑病、Leiner病、肠病性肢端皮炎相鉴别。治疗上，因患儿皮损范围广泛，宜口服用药。伊曲康唑具有高亲脂性和抗菌谱广等特点，但关于伊曲康唑治疗婴幼儿真菌感染的临床资料较少。Gupta等通过大量的前瞻、开放性研究得出，婴幼儿应用伊曲康唑治疗皮肤真菌感染时，只要患儿无肝病及其他系统疾病，5 mg/（kg・d）的用量是安全、有效的，本例采用伊曲康唑胶囊100 mg，隔天1次口服，相当于1

个小剂量的短期冲击治疗，结果表明此方案治疗婴儿泛发性皮肤黏膜念珠菌病有效、安全且方便。

（冀然）

病例7 坏疽性脓皮病伴念珠菌性肉芽肿

【临床资料】

患者，男，59岁，农民，长期从事农药销售工作，因“双下肢反复发作溃疡增生性皮疹19个月”入院治疗。患者19个月前无明显诱因下左足大趾背侧突发一枚4 cm × 5 cm增生物，边缘溃疡；右胫前一枚10 cm × 8 cm增生物，表面颗粒状，边缘溃疡伴疼痛。经多家医院行组织病理及分泌物培养未明确诊断，曾应用各种抗生素治疗无效，皮疹加重并出现脓血分泌物。

外院病理示真皮内小脓肿，真皮和皮下组织浅层血管壁、管腔狭窄，部分管壁坏死，周围较多炎症细胞浸润，诊断为“坏疽性脓皮病”。予甲泼尼龙片36 mg/d口服及局部对症处理，皮损好转后逐渐减量，后改为口服泼尼松片15 mg/d，维持服用近1年，因出现水钠潴留和血糖升高停药。10个月前右侧小腿再次溃疡增生，7个月前再拟“坏疽性脓皮病”治疗无效。

患者右小腿增生物逐渐增大出脓血伴疼痛收治我院，否认外伤史。体检：系统检查未见异常。专科情况：双小腿、足背散在暗褐色色素沉着斑，右小腿腓侧下1/2处见一片手掌大的暗褐色斑片，边缘3枚鸽蛋至鸡蛋大小疣状增生物，表面污褐色，颗粒状肉芽组织，触之易出血，边缘轻度红肿、触痛(+)，下肢静脉曲张，足背动脉搏动正常（图5-2-16）。实验室检查：血、尿、粪常规，肝肾功能，电解质，血脂，IgA、IgG、IgA、C3、C4正常，血糖7.1 mmol/L；ANA、ds-DNA、ENA均阴性；RPR、HIV（-）。组织真菌培养：在葡萄糖蛋白胨琼脂培养基上培养48小时见光滑的菌落生长，菌落为奶酪色，柔软有光泽；在科玛嘉显色培养基上划线接种，37℃培养，48小时菌落呈草绿色，菌种鉴定为白念珠菌（图5-2-17A，B）。右小腿增生物组织

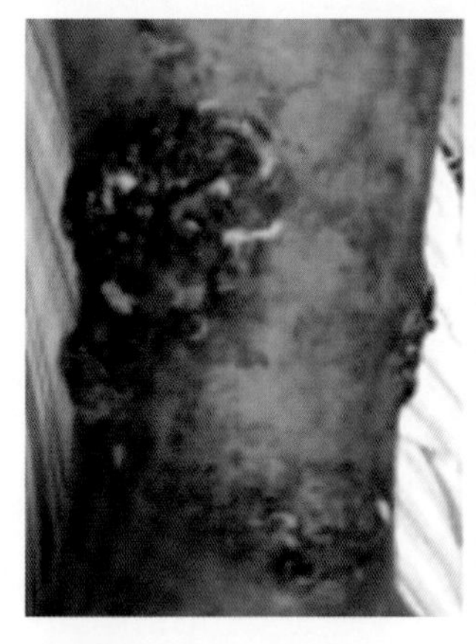

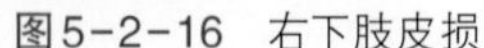

图5-2-16 右下肢皮损

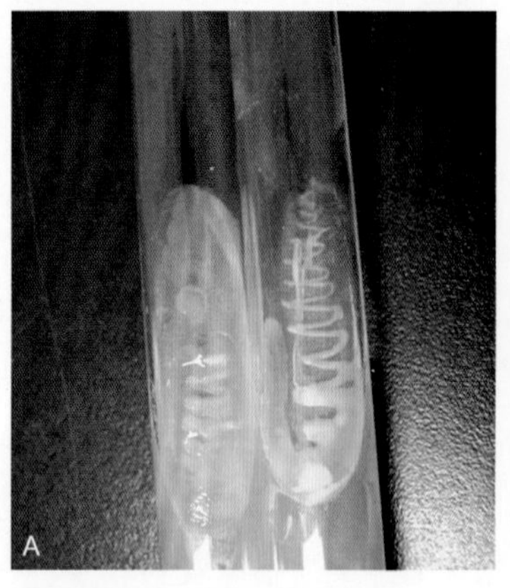

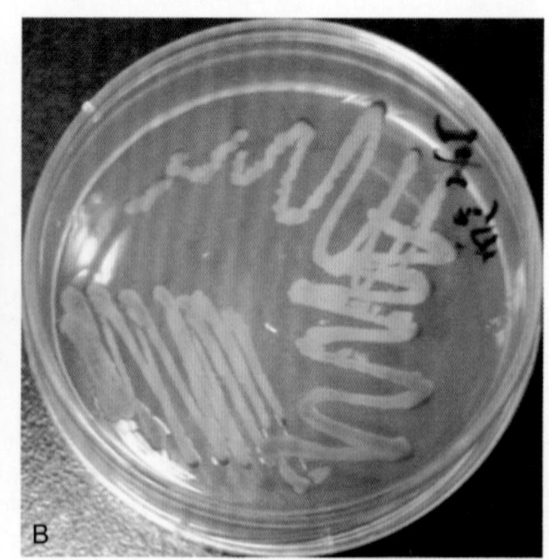

图5-2-17 组织真菌培养。A. 在葡萄糖蛋白胨琼脂培养基上培养，48小时见光滑的菌落生长，菌落呈奶酪色，柔软有光泽。B. 在科玛嘉显色培养基上培养，48小时菌落呈草绿色，菌种鉴定为白念珠菌

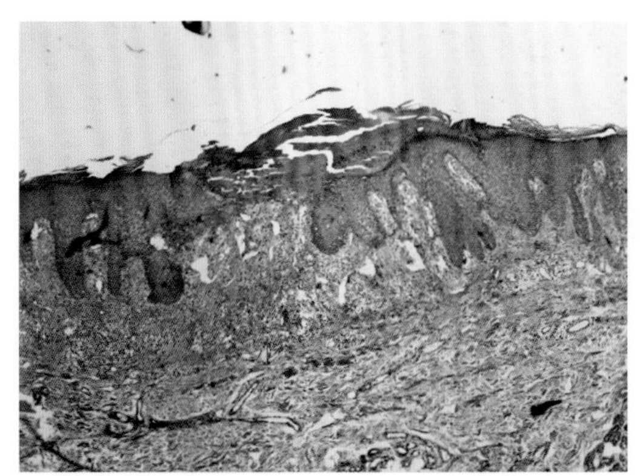

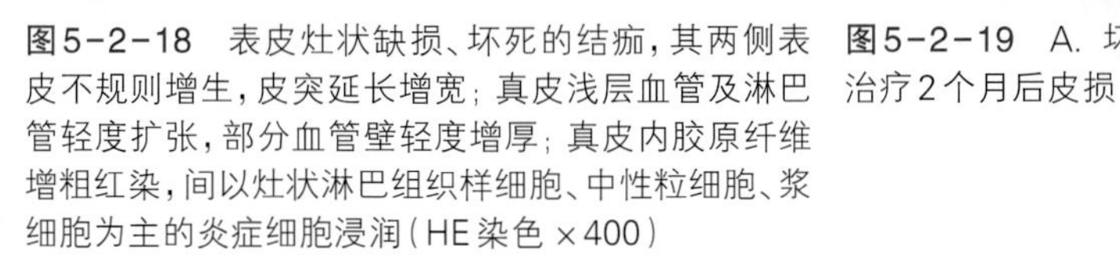

图5-2-18　表皮灶状缺损、坏死的结痂，其两侧表皮不规则增生，皮突延长增宽；真皮浅层血管及淋巴管轻度扩张，部分血管壁轻度增厚；真皮内胶原纤维增粗红染，间以灶状淋巴组织样细胞、中性粒细胞、浆细胞为主的炎症细胞浸润（HE染色 ×400）

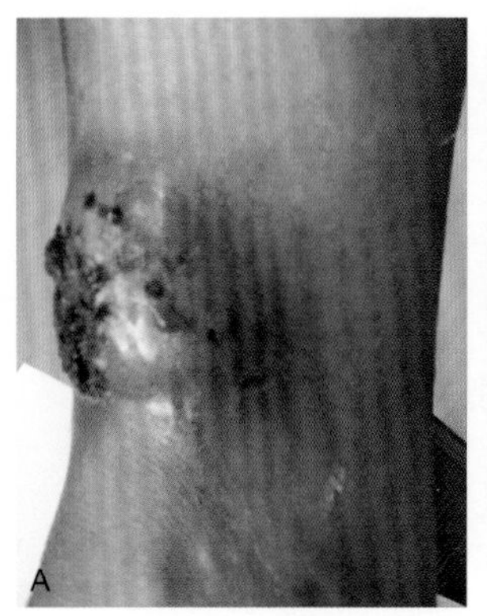

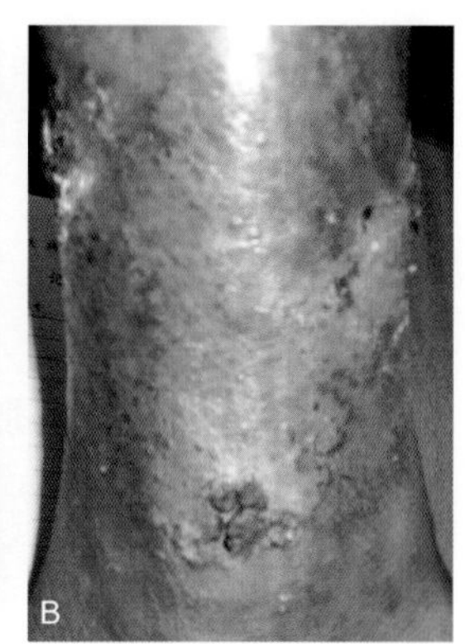

图5-2-19　A. 坏疽性脓皮病进展。B. 氟康唑与泼尼松治疗2个月后皮损

病理检查：表皮灶状缺损、坏死、结痂，其两侧表皮不规则增生，表皮突延长增宽；真皮浅层血管及淋巴管轻度扩张，部分血管壁轻度增厚；真皮内胶原纤维增粗红染，间以灶状淋巴组织样细胞、中性粒细胞、浆细胞为主的炎症细胞浸润（图5-2-18）。

【诊断与治疗】

考虑真菌性肉芽肿。予口服氟康唑每次150 mg，2次/天；制霉菌素溶液局部湿敷。2周后增生物明显缩小，肉芽颗粒变薄，色泽变浅；但增生物边缘红肿逐渐增大，呈潜行性向外扩展，出现较多脓血分泌物（图5-2-19A）。考虑为坏疽性脓皮病进展，加用泼尼松片每次10 mg，3次/天，口服。治疗2个月后增生物基本消退，溃疡愈合，遗留暗褐色色素沉着斑（图5-2-19B），随访半年皮疹无复发。

【本例要点】

坏疽性脓皮病缺乏临床和实验室诊断标准，常采取排除性诊断。本例患者有以下特点：病情进展迅速，疼痛显著，皮肤溃疡为坏死深在性、潜行性反复发作；外院组织病理表现为真皮血管周围炎细胞浸润，形成无菌性脓肿，呈血管炎表现；对糖皮质激素治疗反应良好，而抗生素治疗无效，符合坏疽性脓皮病的特征。坏疽性脓皮病分4型，即溃疡型、脓疱型、大疱型及增生型，以溃疡型最常见。本患者属于增生型坏疽性脓皮病，常不伴系统疾病，预后较好。

念珠菌性肉芽肿是一种深在性皮肤念珠菌病。皮损初起为小结节、脓疱，逐渐扩大形成溃疡，溃疡周围隆起增生，中央平坦呈蜂窝状，易误诊为脓皮病，病程呈慢性经过。组织病理为表皮不规则增殖肥厚，其中有假菌丝和孢子；真皮见弥漫性炎症浸润，以淋巴细胞、白细胞和浆细胞为主，异物巨细胞可见；乳头层血管扩张形成肉芽肿。本例患者组织病理示肉芽肿，组织培养鉴定见白念珠菌生长，经氟康唑治疗增生物消退，可诊断为念珠菌性肉芽肿。

患者在坏疽性脓皮病的治疗过程中出现念珠菌感染，可能与患者滥用大量抗生素及长期应用皮质类固醇激素有关。因此，临床医生在诊疗过程中对长期应用皮质激素的患者需警惕真菌感染的发生。

（易雪梅）

病例8 慢性皮肤黏膜念珠菌病

【临床资料】

患者，女，20岁，因“口腔溃烂18年，伴唇部皮损3年，逐渐加重并波及头面部”第3次就诊我科。患者自2岁始发现口腔黏膜有糜烂和白膜损害，自觉症状轻微，在外院确诊为“口腔念珠菌感染”。几年来一直口含制霉菌素片（1～2片/天）治疗，严重时口服伊曲康唑或氟康唑治疗，口腔黏膜损害时轻时重，持续未愈。3年前始唇部皮肤出现红肿、脱皮、干裂、结痂，逐渐加重扩展，以上唇明显，有时伴瘙痒，曾在外院按“唇炎”对症处理无效。首诊于我科，经系统检查和真菌学检查确诊为由白念珠菌引起的慢性皮肤黏膜念珠菌病。因患者顾虑口服抗真菌药物的副作用，继续采用局部抗真菌药物治疗，同时口服生物素、左旋肉碱、维生素B_1、叶酸和甲钴胺治疗，效果不明显。2年半前患者的鼻部和左颧部出现了皮损，第2次就诊我科，左颧部皮损真菌学和组织病理学检查符合慢性皮肤黏膜念珠菌病。患者仍不同意系统抗真菌药物治疗，之后皮损继续增多波及右颧部皮肤、头皮、背部和左外耳，且口腔和唇部损害亦扩展加重。否认系统疾病史；12岁来月经，规律；否认家族史。

体格检查：一般情况良好。皮肤科情况：双唇及唇周皮肤呈红色肉芽肿样损害，表面有结痂和脱屑，上唇损害至鼻孔部，境界清楚；鼻翼、颧部、左耳郭、头皮及背部皮肤可见数个小的红色肉芽肿样损害，表面有脱屑和结痂，境界清楚（图5-2-20）。口腔黏膜有红色糜烂、白膜损害；舌体呈沟纹状改变，舌缘水肿；伴口角炎（图5-2-21）。甲板正常。

实验室检查：血、尿常规，红细胞沉降率，血生化，抗核抗体，T细胞亚群，甲状腺及甲状旁腺功能检查未见异常；IgG增高（22.6 g/L），IgA（3.4 g/L）及IgM（0.8 g/L）正常；补体C3正常（1.04 g/L），

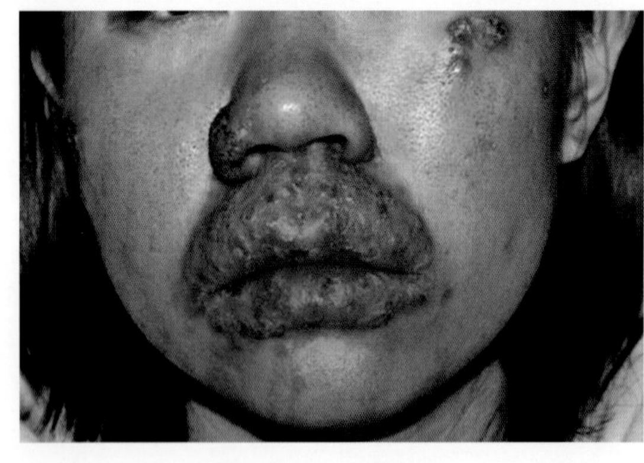

图5-2-20 面部皮损

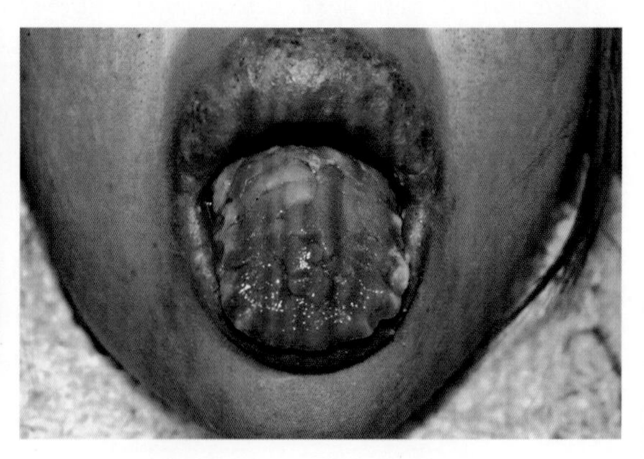

图5-2-21 口腔和舌体的损害

C4降低(0.07 g/L)；白蛋白降低(53.8%)，γ球蛋白增高(25.6%)。血液代谢筛查显示精氨酸8.19 μmol/L(10～60 μmol/L)、瓜氨酸6.40 μmol/L(10～50 μmol/L)、谷氨酸89.22 μmol/L(100～760 μmol/L)和蛋氨酸10.78 μmol/L(13～60 μmol/L)；苏氨酸66.17 μmol/L(22～62 μmol/L)；瓜氨酸/精氨酸为0.78(1～10)；游离肉碱19.29 μmol/L，降低30～60 μmol/L，提示患者营养状况不佳，继发性肉碱缺乏。左颧部皮损活检HE染色显示表皮高度角化过度及角化不全，表皮假上皮瘤样增生；真皮全层至皮下脂肪弥漫及结节性淋巴细胞、浆细胞为主浸润，部分区域有组织细胞、嗜酸性细胞，为感染性肉芽肿改变(图5-2-22)；且在角质层中可见大量的真菌菌丝(图5-2-23)。PAS染色发现在角质层中有大量真菌菌丝(图5-2-24)。皮损和口腔黏膜真菌镜检均可见大量假菌丝；真菌培养鉴定为白念珠菌。3次就诊分离出的白念珠菌均进行了抗真菌药敏试验，首次分离菌株对氟康唑的MIC值为64 mg/L(R)，5-FC≤0.125 mg/L(S)，伊曲康唑16 mg/L(R)，伏立康唑16 mg/L(R)，卡泊芬净0.25 mg/L(S)，米卡芬净0.03 mg/L(S)，特比萘芬16 mg/L(R)。第2次分离菌株对氟康唑的MIC值为≥128 mg/L(R)，5-FC≤4 mg/L(S)，伊曲康唑≥4 mg/L(R)，伏立康唑≥8 mg/L(R)，两性霉素B≤0.5 mg/L(S)。第3次分离菌株对氟康唑的MIC值为4 mg/L(S)，5-FC≤4 mg/L(S)，伊曲康唑1 mg/L(R)，伏立康唑0.5 mg/L(S)，两性霉素B≤0.5 mg/L(S)。

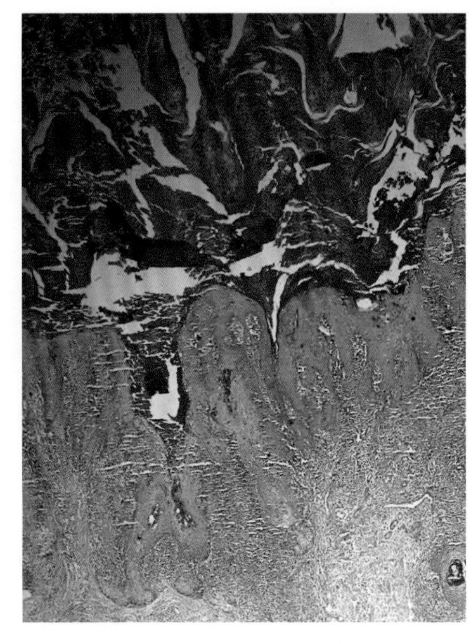

图5-2-22　皮损组织病理呈感染肉芽肿改变(HE染色 ×100)

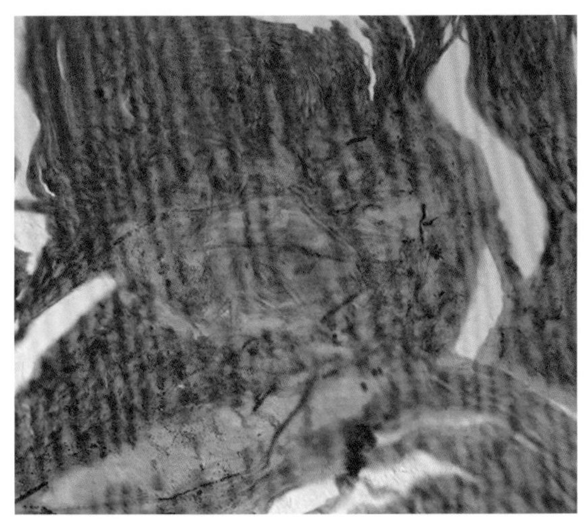

图5-2-23　HE染色显示在角质层中可见大量真菌菌丝(HE染色 ×400)

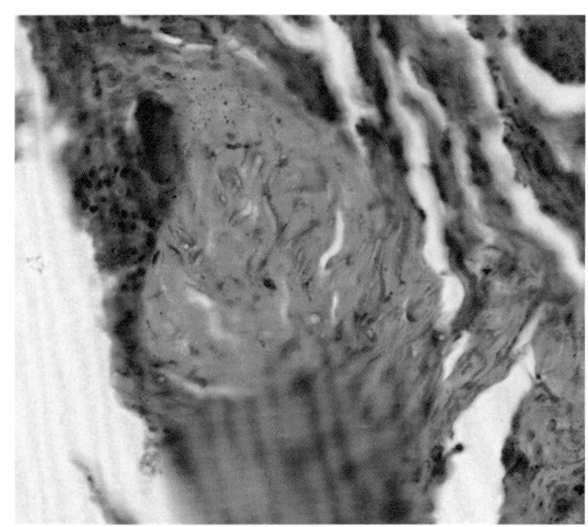

图5-2-24　PAS染色显示在角质层中可见大量真菌菌丝(PAS染色 ×400)

【诊断与治疗】

诊断为白念珠菌引起的慢性皮肤黏膜念珠菌病。治疗：给予患者口服氟康唑，首剂400 mg/d，之后200 mg/d，同时外用盐酸特比萘芬乳膏。1周后患者复诊，自述服药当天症状有明显改善，原刷牙及吃饭时双颊有灼痛感，服药后症状明显缓解，口角炎症状明显改善，食欲增加。所有的皮损明显缩小，双唇红色轮廓显现。3个月后电话随访，患者表示皮肤黏膜损害基本消退，通过电子邮件传送照片显示其鼻翼、颧部、双唇及唇周皮损消退，遗留萎缩性瘢痕（图5-2-25，图5-2-26）。嘱患者每周减少1天服药。7个月后患者第4次就诊，皮肤黏膜损害痊愈（图5-2-27，图5-2-28），真菌镜检和培养均阴性，检测血浆（1-3）-β-D-葡聚糖（G试验）阴性，嘱患者逐步减少氟康唑用量，观察皮肤黏膜的变化。7个月服药期间患者无明显不适，定期复查血常规及肝肾功能正常。

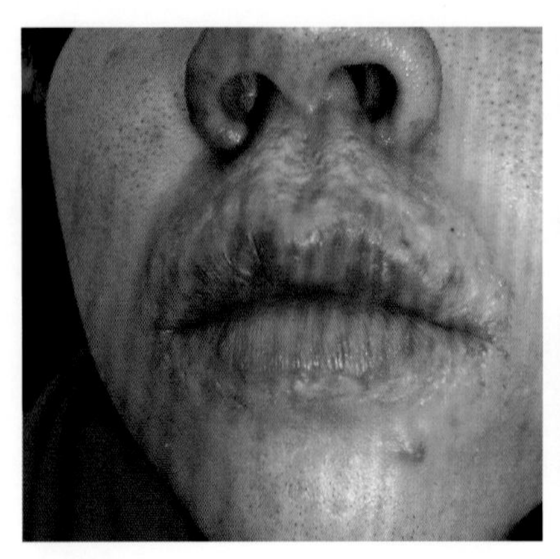

图5-2-25 治疗3个月后鼻翼、双唇及唇周皮损表现

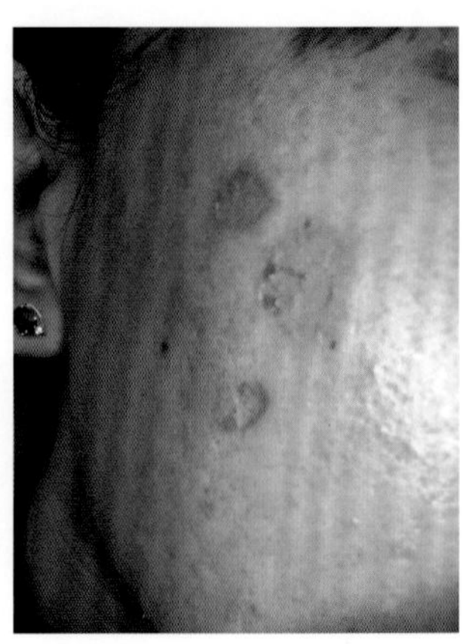

图5-2-26 治疗3个月后颧部皮损表现

【本例要点】

对CMC的治疗主要是抗真菌药物治疗，其次是免疫治疗等。美国感染病学会2009年更新的念珠菌病治疗临床实践指南首推应用氟康唑，其次可选择伊曲康唑。本例患者在不同的时间分离出的白念珠菌进行的抗真菌药物的敏感性研究显示，白念珠菌对氟康唑前2次均显示耐药，第3次则显示敏感；对伊曲康唑则3次均显示为耐药；对伏立康唑前2次均显示耐药，第3次则显示敏感，其结果与氟康唑相似，而患者从未使用过伏立康唑，是否为伏立康唑

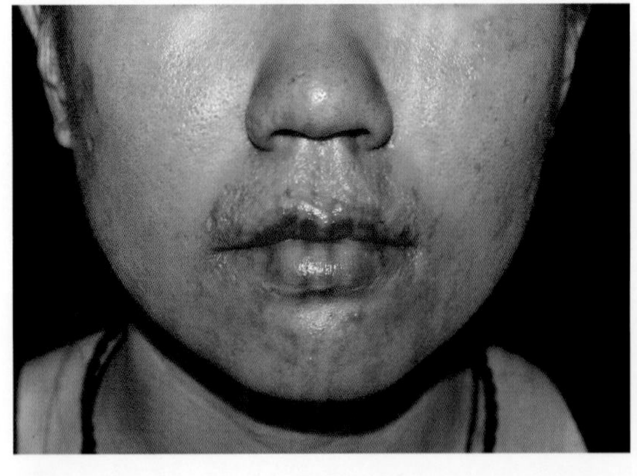

图5-2-27 治疗7个月后鼻翼、颧部、双唇及唇周皮损表现

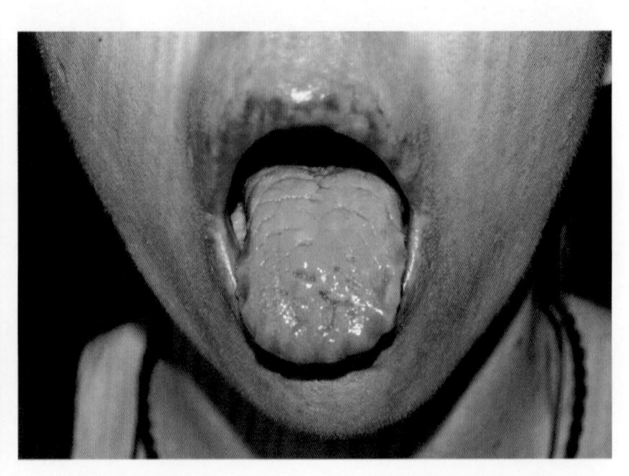

图5-2-28 治疗7个月后舌体与舌尖皮损表现

与氟康唑有交叉耐药有待进一步观察。3次对氟胞嘧啶和两性霉素B均显示敏感，1次结果显示对卡泊芬净和米卡芬净敏感。本例患者18年前确诊为口腔念珠菌感染，因为其母亲恐惧药物副作用，仅给予局部用药，只在口腔损害较重时间断口服过氟康唑或伊曲康唑，一旦损害有所控制即停药，导致了患者口腔损害迁延不愈。由于口腔损害存在，导致患者进食受影响，出现了营养状况不佳，继发性肉碱缺乏。这种状况可能降低患者的免疫功能。尽管T淋巴细胞数目正常，但可能存在功能缺陷。使得患者口腔损害迁延不愈，逐渐加重，波及皮肤。患者既往间断口服氟康唑治疗，但由于疗程短，疗效不明显。根据药敏结果，我们给予患者口服氟康唑治疗，3个月后患者皮肤黏膜损害基本痊愈，但遗留了萎缩性瘢痕。目前在药物减量，随访。从这名患者的疾病发展过程，我们体会对于CMC应该早期诊断、早期治疗，以免出现一些并发症。

（王爱平）

病例9　近平滑念珠菌性皮肤肉芽肿

【临床资料】

患者，男，59岁，因“右手腕皮疹3年余，右上臂皮下结节3个月”就诊。皮疹初起于右手腕伸侧，无明显外伤史，初起为1枚红色绿豆大丘疹，皮疹逐渐增多并融合，无明显痒、痛，挤压可有黄色分泌物溢出。外院诊疗不详，无明显好转。就诊前3个月右上臂内侧出现皮下肿物，无压痛。既往体质可，高血压病史，血压控制可。

查体：系统检查无特殊，右手腕伸侧见5 cm × 6 cm大小红斑，上见多发大小不一红色斑块，表面少许血痂，质中，挤压可见少许脓液溢出；手腕屈侧及右前臂可见鸡蛋大暗红斑，右上臂内侧见一暗褐色芸豆大结节，质中。右腋窝淋巴结未触及（图5-2-29，图5-2-30）。皮损真菌镜检阴性，取右手腕处皮损行组织病理活检，提示脓肿伴肉芽肿形成（图5-2-31）。取脓液行细菌及真菌培养均阴性。

【诊断与治疗】

根据临床及病理结果，拟诊真菌性肉芽肿可能性大，予口服伊曲康唑胶囊200 mg，

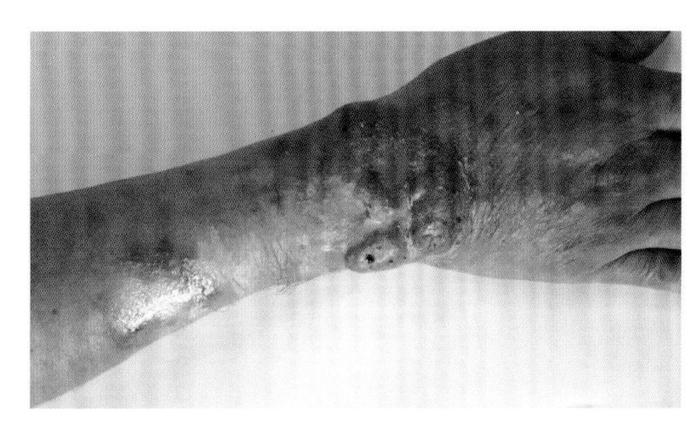

图5-2-29　右手腕及右前臂皮损

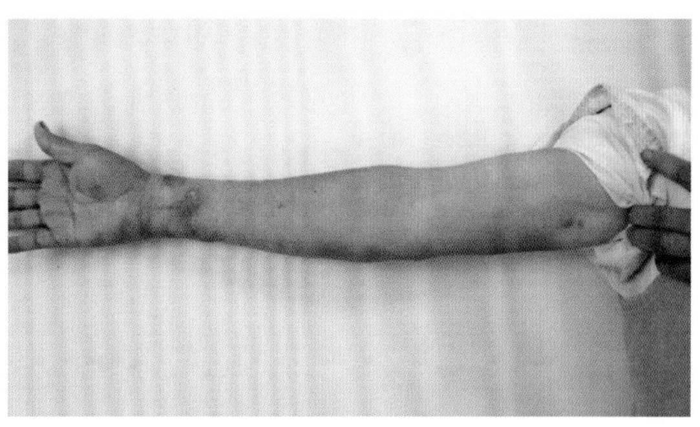

图5-2-30　右上肢屈侧皮损

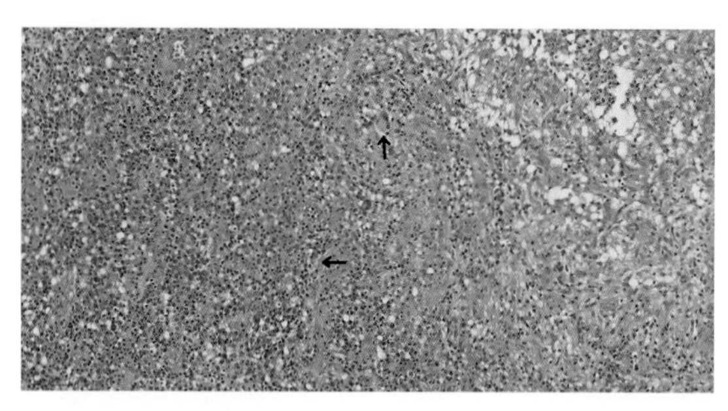
图5-2-31 皮损组织病理：大量中性粒细胞伴肉芽肿形成（HE染色 ×100）

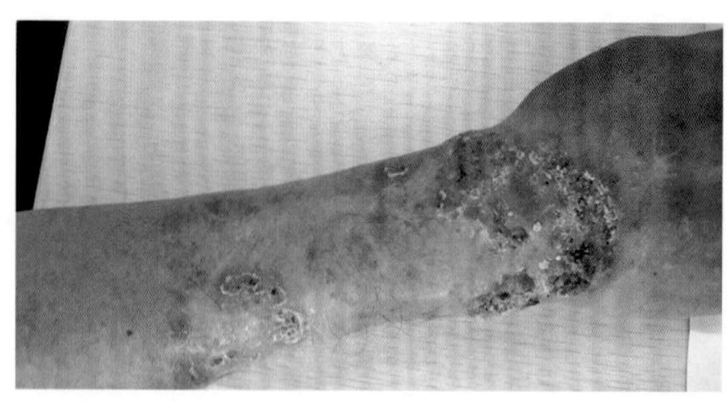
图5-2-32 伊曲康唑治疗2周，皮损部分消退

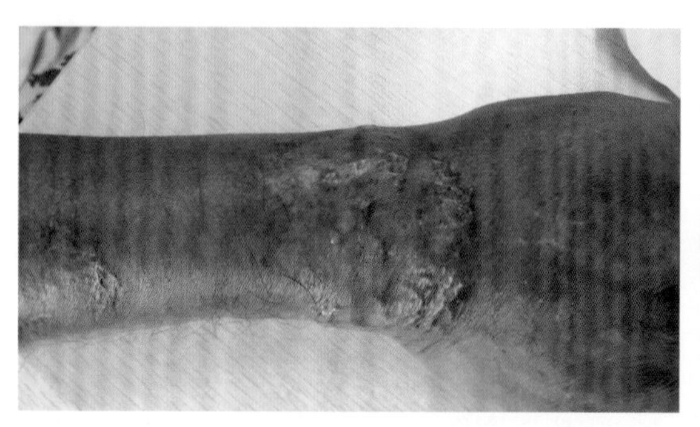
图5-2-33 伊曲康唑治疗3个月，皮损消退，遗留浅表瘢痕

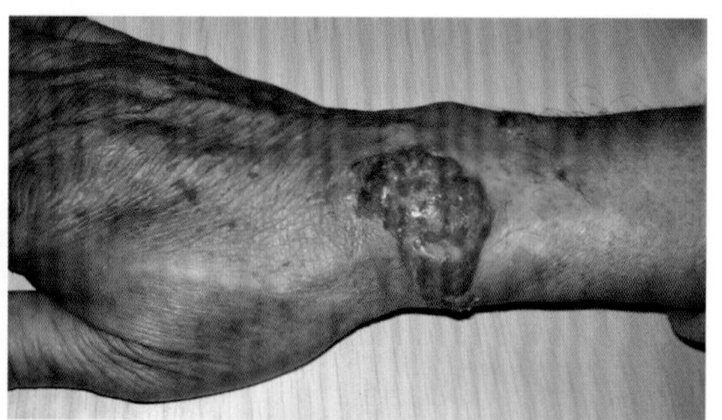
图5-2-34 右手腕伸侧皮疹

1次/天，外用联苯苄唑乳膏，2次/天。治疗2周后斑块明显变薄，分泌物减少，红斑部分消退（图5-2-32）。继续予上述治疗共3个月，右手腕皮疹及右上臂结节均消退，遗留淡褐色浅表瘢痕（图5-2-33）。复查生化示转氨酶升高，自行停用口服药。2015年2月复诊，自述停药1个月余后右手腕处新发花生大红色皮疹，偶感痒、痛。继续予伊曲康唑胶囊口服2个月（患者间断用药），皮疹部分消退。2016年1月复诊，右手腕伸侧见3.5 cm × 2.5 cm大小红色斑块（图5-2-34），因转氨酶仍偏高，患者拒绝口服药物治疗，故予局部液氮冷冻治疗，冷冻治疗2次后部分皮疹变薄（图5-2-35）。将皮损组织块接种至沙堡弱培养基，培养5天见较多乳白色菌落，质地软，表面光滑，经梅里埃真菌鉴定试剂条（试剂条名称：ID 32C）鉴定为近平滑念珠菌（图5-2-36），最小抑菌浓度法测得伊曲康唑MIC值＜0.125 μg/mL、氟康唑MIC值＜1 μg/mL、伏立康唑MIC值＜0.062 μg/mL，两性霉素B MIC值=1 μg/mL。重复试验结果同上。最终诊断：近平滑念珠菌性皮肤肉芽肿。再次建议患者口服伊曲康唑治疗，患者同意，加用保肝降酶药物，仍在随访中。

【本例要点】

本例患者治疗随访近2年，初诊时皮损为肉芽肿性损害，位于一侧上肢，初步考虑感染性肉芽肿可能性大，如真菌、非结核分枝杆菌感染等，需与皮肤肿瘤等鉴别，最终真菌培养联合组织病理诊断为近平滑念珠菌性皮肤肉芽肿，根据药敏结果建议继续口服伊曲康唑胶囊，加

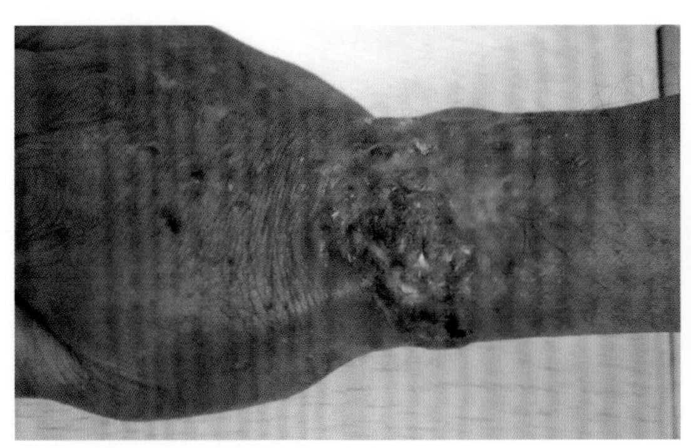

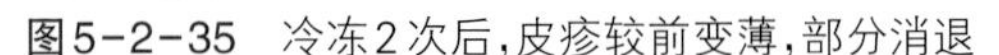

图5-2-35　冷冻2次后，皮疹较前变薄，部分消退

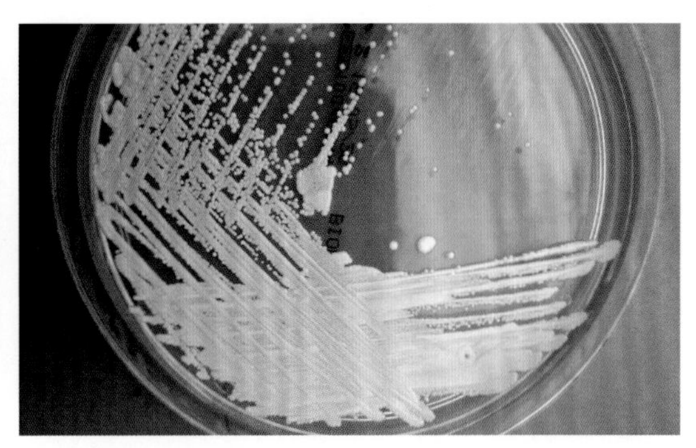

图5-2-36　组织真菌培养示乳白色菌落

用保肝药物，仍在随访中。通过本例患者以下两点值得注意：① 初诊时仅行脓液的真菌培养结果阴性，后行组织真菌培养呈阳性，表明组织真菌培养的重要性。② 本例患者伊曲康唑口服治疗3个月后皮疹消退，停药1个月余后皮疹复发，考虑口服药物疗程不够，患者转氨酶升高后对口服药物的依从性下降，导致皮损反复。

检索文献发现类似病例报道较少，报道的病例多为斑片、轻度浸润斑块样损害，一般予伊曲康唑口服1～2个月皮损明显消退。本例患者主要为结节、斑块样皮损，因此疗程需进一步延长。

（吴洁）

病例10　面部皮肤念珠菌性肉芽肿

【临床资料】

患者，女，14岁，因“口角糜烂10年，面部散在斑块、结痂6年”就诊。患者10年前无明显诱因下口角糜烂，舌苔厚，粗糙，未予注意。8年前，手指端肿胀、甲廓红肿，曾于外院诊治，诊断为“念珠菌性甲廓炎和口腔念珠菌病”，给予口服伊曲康唑（量不详），甲廓炎症状好转，口角仍糜烂。6年前额部及前胸部出现一指甲大小红色斑块，无明显自觉症状，未予诊治，此后斑块逐渐增大，并先后于眉部、眼周出现数个大小不等斑块，斑块中央皮肤破溃并结黄褐色厚痂，患者先后就诊于多家医院，均诊断为“念珠菌病”，给予口服伊曲康唑（量不详），皮损好转，但口角仍有糜烂。几年内，病情反复迁延。

皮肤科情况：口唇肿胀，口角糜烂，上覆黄痂，舌沟纹状，面部可见数个黄豆至钱币大小不等的暗红色圆形增生性斑块，质地较硬，边界较清，最大斑块直径约5 cm，表面见黄褐色干燥厚痂，无渗出（图5-2-37A，B）。实验室检查：口腔黏膜刮取物及额部皮损刮取组织真菌直接镜检均见大量菌丝（图5-2-38），额部皮损组织真菌培养见乳白色、湿润、光滑的酵母样菌落生长（图5-2-39）。额部皮损组织做病理检查：HE染色示轻度角化过度，棘层增厚，表皮突延长，部分棘层水肿，真皮浅中层弥漫淋巴细胞及少量中性粒细胞浸润，并见多核巨细胞（图5-2-40）。PAS染色示角质层及痂皮内大量菌丝，真皮多核巨细胞内见孢子（图5-2-41）。

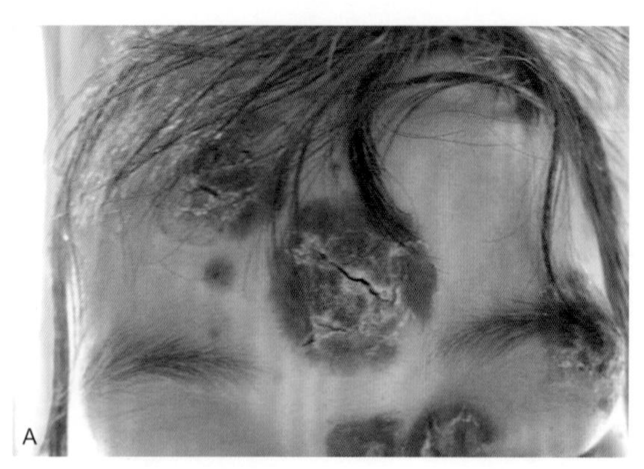

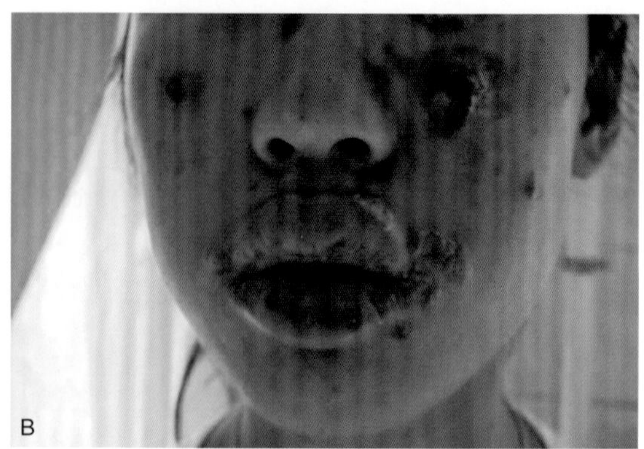

图5-2-37　A,B. 临床表现(治疗前):面部散在暗红色斑块,上覆黄褐色厚痂

图5-2-38　真菌镜检见大量菌丝

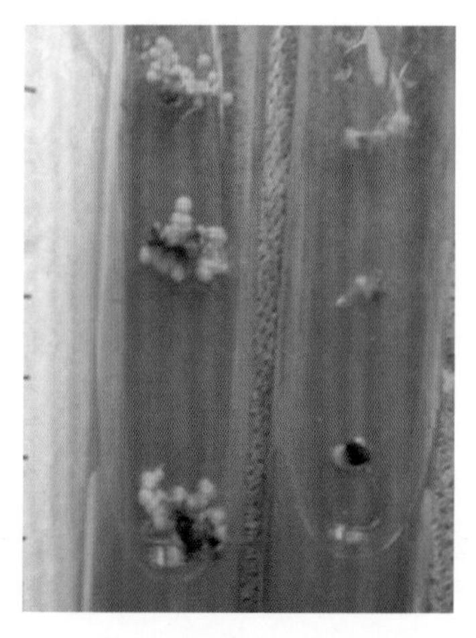

图5-2-39　真菌培养见光滑奶油样菌落

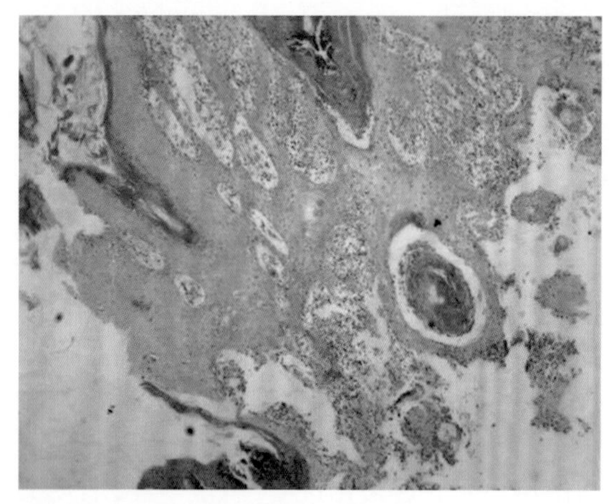

图5-2-40　组织病理检查:真皮浅中层弥漫性淋巴细胞、少量中性粒细胞浸润,并见多核巨细胞(HE染色×100)

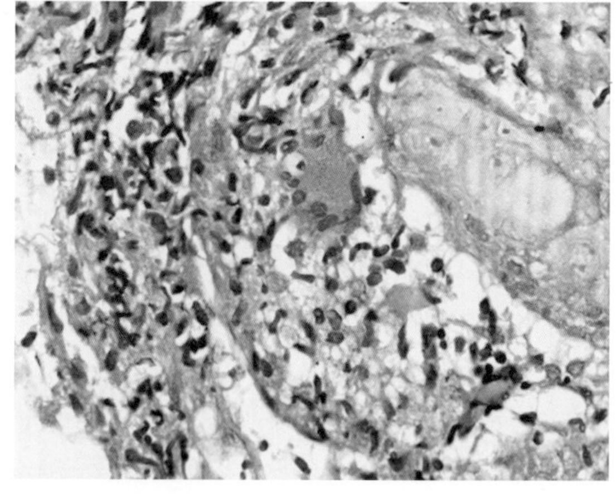

图5-2-41　真皮内多核巨细胞中的孢子(PAS染色×400)

【诊断与治疗】

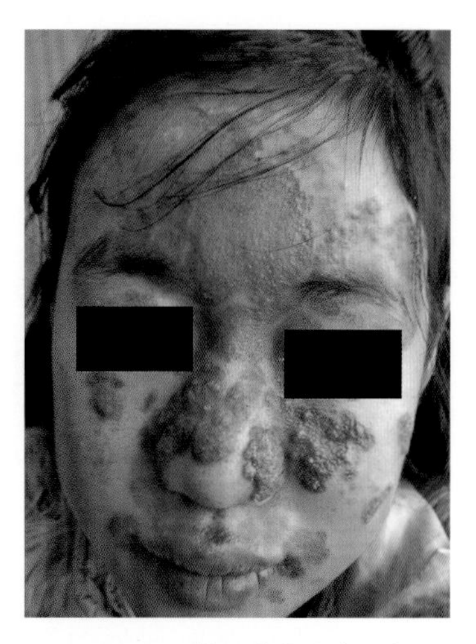

图5-2-42 特比萘芬治疗3个月，皮损加重

诊断为念珠菌性肉芽肿。治疗：由于其几年内一直应用伊曲康唑，虽有效果，但一直未痊愈，因而给予特比萘芬250 mg/d口服、匹多莫德1.6 g/d口服、联苯苄唑溶液外用治疗1个月时，皮损好转不明显，遂将特比萘芬加至500 mg/d，又治疗2个月，皮损无好转，鼻背部又出现片状暗红色斑，形状不规则，表面可见污秽色痂（图5-2-42），取额部组织用微量稀释法做菌种鉴定为白念珠菌感染，药敏试验示对伊曲康唑敏感性较高（0.5 μg/mL），继而停用特比萘芬，改用伊曲康唑400 mg/d（分早、晚两次）与餐同服治疗1个月，部分痂皮有所脱落，但同时可见散在新发皮损，对该患者进行免疫功能检测示$CD3^{+}/CD4^{+}$、$CD4^{+}/CD8^{+}$均明显低于正常值，遂将伊曲康唑加量至600 mg/d（分早、晚两次）与餐同服，同时口服灰黄霉素0.5 g/d，并加卡介菌多糖核酸1 mL隔天1次肌内注射，聚维酮碘溶液每天2次外用。2个月后，患者无新发皮损，面部痂皮部分脱落，于是停用灰黄霉素，继续应用伊曲康唑及卡介菌多糖核酸治疗4个月，面部痂皮大部分脱落，斑块变薄，口周皮损基本消退，仅留淡褐色色素沉着，鼻部仍有皮损（图5-2-43），治疗中每月复查1次肝肾功能，均未见异常，目前仍在治疗中。

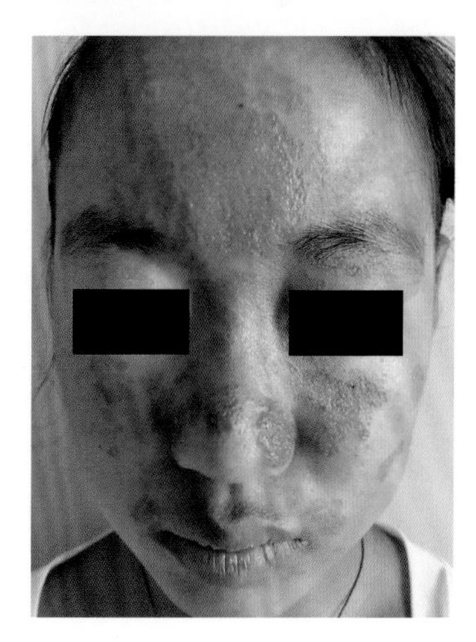

图5-2-43 给予灰黄霉素治疗2个月、卡介菌多糖核酸治疗6个月、伊曲康唑治疗7个月后皮损

【本例要点】

该患者自幼发病，临床症状较典型，结合真菌学检查可确诊。值得注意的是，患者病程长达10余年，其间一直不间断应用伊曲康唑治疗，但皮损迁延、反复，可能与该患者多年来一直抗真菌治疗，但未规范，加之患者细胞免疫功能较低有关。我们最初给予口服特比萘芬，皮损增多，换用伊曲康唑400 mg/d口服，疗效仍欠佳，遂将伊曲康唑加量至600 mg/d口服，同时口服灰黄霉素，皮损才有所好转。检查该患者T淋巴细胞亚群，发现其血清中$CD3^{+}$、$CD4^{+}$、$CD8^{+}$T细胞数量均低于正常值，因而给予此患者卡介菌多糖核酸提高细胞免疫做辅助治疗，取得较满意的临床效果。

（朱文静）

病例11 热带念珠菌致腹部手术切口感染

【临床资料】

患者，女，78岁。2013年4月骨折行左侧髋关节置换术，因术后关节疼痛自行服用吲哚美辛（消炎痛）。2013年10月20日进食后出现上腹部刀割样疼痛，疼痛很快弥漫至全腹，诊断为

“急性胃穿孔并弥漫性腹膜炎”，急诊行十二指肠球部溃疡修补术。术后伤口有时少量渗液。2014年1月伤口自裂，清理时发现有一缝合线遗留在腹腔内，清理干净继续换药至伤口愈合。同年3月伤口又有疼痛，再次来院就诊。

腹正中线上可见一长约15 cm陈旧性手术瘢痕，手术瘢痕中段有一2 cm × 4 cm破溃口，可见大量脓液流出，切口下形成脓腔，范围约4 cm × 7 cm × 3 cm，深达肌肉深部，周围明显红肿，触痛明显，腹肌软，无压痛及反跳痛，未见肿块。行腹部CT，可见腹壁缺口（即瘘管）及腹腔脓肿，见图5-2-44。经手术探查可见肉芽炎症组织，清理组织送实验室检查。实验室检查：① 3月25日及3月28日分别取伤口内分泌物送检做细菌培养，均无细菌生长。② 采集患者的血液进行(1-3)-β-D-葡聚糖的含量检测，结果为56.93 pg/mL，正常值< 10 pg/mL。③ 伤口分泌物检查：用10%KOH直接镜检可见假菌丝及孢子，革兰染色阳性。④ 培养鉴定：将手术取脓腔部位肉芽组织接种在沙堡弱培养基上，置于25℃及37℃培养，3天后，在37℃培养基上形成暗色干燥的菌落。取菌落做TZC反应、糖发酵试验、芽管试验均符合热带念珠菌。⑤ 组织病理学检查：呈炎性肉芽肿改变，在多核细胞内即脓肿区域有大量的菌丝及孢子，PAS染色阳性，见图5-2-45。

【诊断与治疗】

诊断为热带念珠菌引起的深部真菌感染。给予口服伊曲康唑每次200 mg，2次/天，3周后剂量减半，第4周中间停药1周，疗程为3个月。因伤口组织红肿，同时给予左氧氟沙星口服0.4 g/d，使用1周。每2周注射1支丙种球蛋白，服药期间3次检查肝肾功能，电解质，血、尿常规均正常。伤口处理：用双氧水消毒，0.9%生理盐水冲洗伤口，用0.25%两性霉素B溶液浸泡纱条引流，伤口每天换药1次，视伤口组织的生长情况而渐撤引流条。第4周分泌物明显减少，再次取分泌物镜检真菌阴性，2个月后伤口愈合，无分泌物渗出。2014年7月18日行腹部B超，可见腹壁切口下约1.7 cm × 1.5 cm不规则形低回声团块，边界清晰，内回声不均匀，考

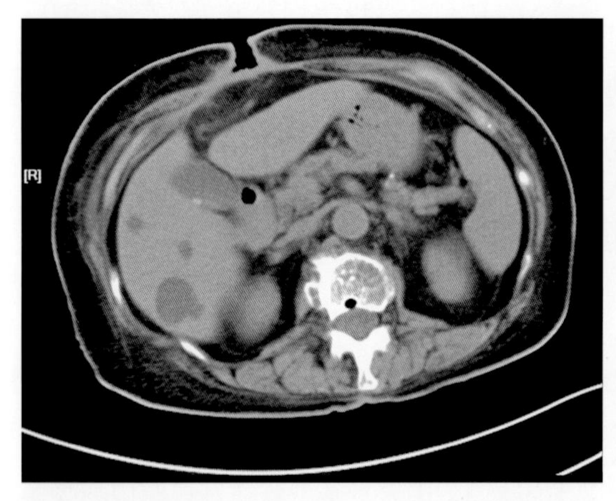

图5-2-44 腹部CT可见腹壁缺口（即瘘管）及脓腔，瘘口大小约1.8 cm × 1.4 cm，脓腔直径约12 cm × 3 cm

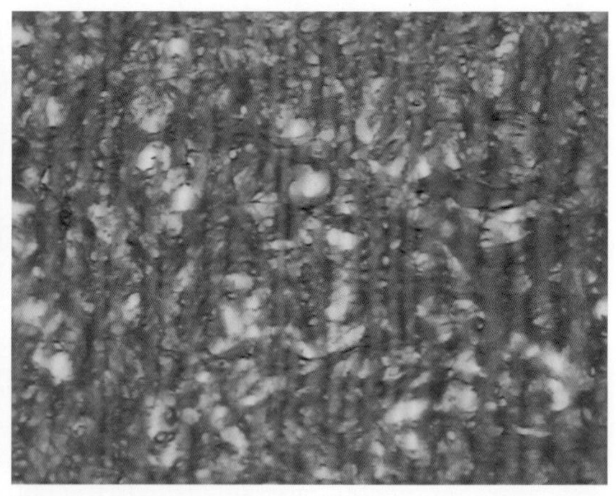

图5-2-45 病理学检查：呈炎性肉芽肿改变，在多核细胞内即脓肿区域有大量的菌丝及孢子（PAS × 400）

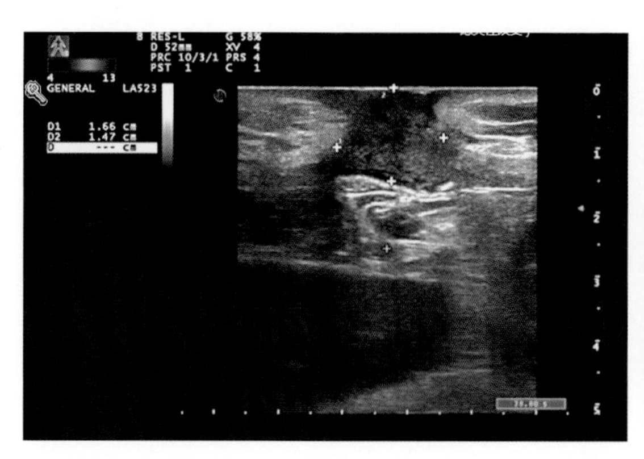

图5-2-46　腹部B超，可见腹壁切口下约1.7 cm×1.5 cm不规则形低回声团块，边界清晰，内回声不均匀，考虑炎性改变

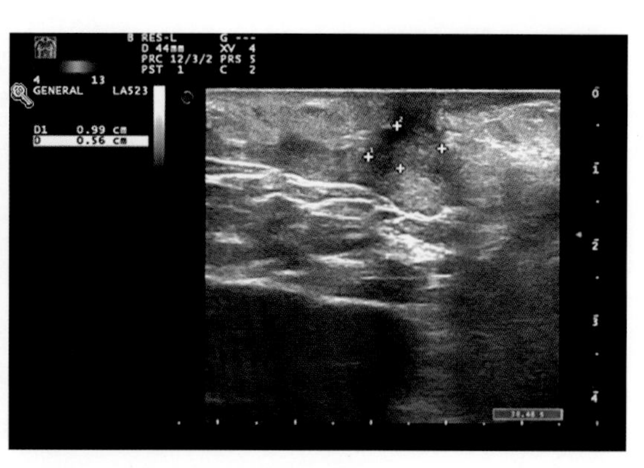

图5-2-47　B超显示腹壁内有1.0 cm×0.5 cm窦道

虑炎性改变（图5-2-46）。2014年8月23日行B超显示腹壁内有1.0 cm×0.5 cm窦道（图5-2-47），4个月后随访，复查腹部CT，见腹壁肌肉愈合（图5-2-48）。

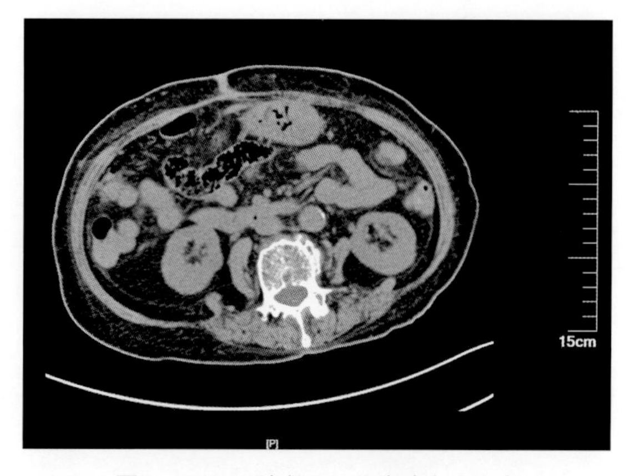

图5-2-48　腹部CT，见腹壁肌肉愈合

【本例要点】

60岁以上老年人是深部真菌感染的易感人群，本例老年患者，半年内经历2次手术，为真菌感染创造了条件。患者手术后伤口肿痛，有渗液，未引起医生充分的重视。在使用抗生素后近半个月伤口未见好转，每天仍有淡黄色的液体渗出，细菌培养2次，无细菌生长，认为无大碍，导致医生误认为是缝合线过敏、组织自溶及老年人伤口自愈缓慢所致。由于临床医生对真菌感染认识不足，结果延误了诊断，致使感染灶扩大深入患者的腹腔内，形成了脓腔瘘管，炎症接近肠系膜，严重威胁患者的生命。G试验对深部真菌感染的诊断有一定的参考价值。本例患者经系统应用伊曲康唑及局部两性霉素B溶液纱条引流，取得满意效果。

（程卫萍）

病例12　唇部念珠菌性肉芽肿

【临床资料】

患者，女，22岁，主因“下唇部斑块1年”就诊。于1年前无明显诱因出现下唇部暗红色斑块，渐增大，外院给予外用药物治疗效果不佳。于3个月前下颌部出现一暗红色丘疹，偶有瘙痒。患者平素体健，否认糖尿病等慢性病史，否认免疫抑制剂使用病史。无接触猫、犬等宠物史。

体格检查：患者一般情况可，未触及肿大浅表淋巴结。心、肺、腹常规查体无异常。皮肤专科检查：下唇部可见约3 cm×2 cm的暗红色斑块，边界清晰略隆起，其上有少许痂皮，无溃烂，未见脓疱，下颌部见一直径0.8 cm暗红色结节（图5-2-49）。

实验室检查：唇部皮损组织病理学检查示角化过度、角化不全，真皮浅层及血管周围可见密集淋巴细胞、组织细胞及嗜酸性粒细胞为主的浸润，可见多核巨细胞（图5-2-50），组织标本行PAS染色阳性，可见真皮内较多孢子（图5-2-51）。

活检部分标本直接接种沙堡弱琼脂培养基，置25℃培养。培养1周有酵母样菌落生长，科玛嘉显色培养呈蓝色，鉴定为热带念珠菌（图5-2-52）。

【诊断与治疗】

诊断：念珠菌性肉芽肿（热带念珠菌）。

治疗：给予伊曲康唑200 mg/d，口服1个月；硝酸舍他康唑软膏外用。电话随访治疗1个月后皮损消失。

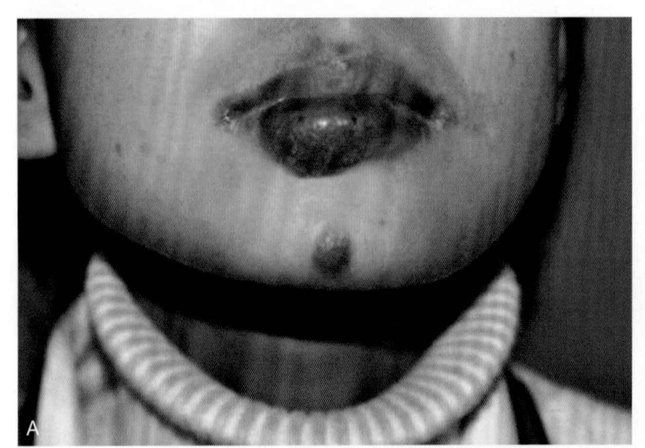
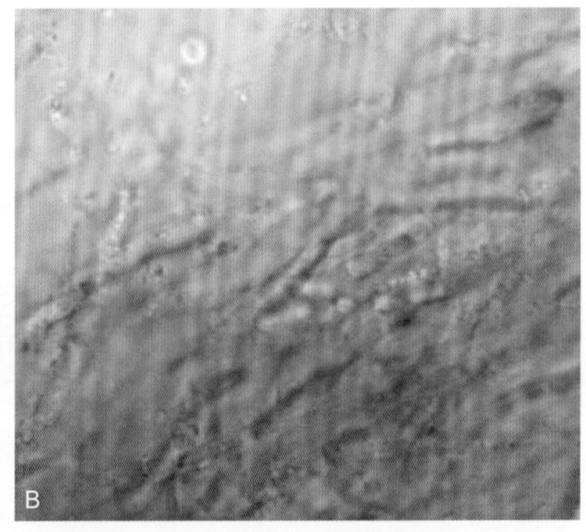

图5-2-49 A. 下唇部暗红色斑块及下颌部结节。B. 直接镜检见假菌丝（×100）

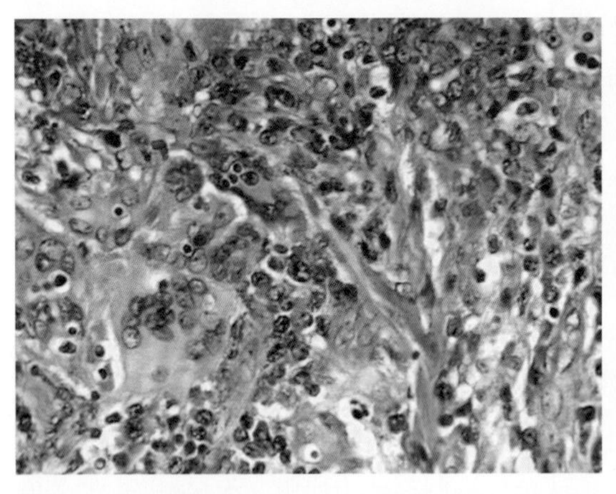

图5-2-50 组织病理学检查：真皮内混合性炎症细胞浸润，可见多核巨细胞（HE染色 ×100）

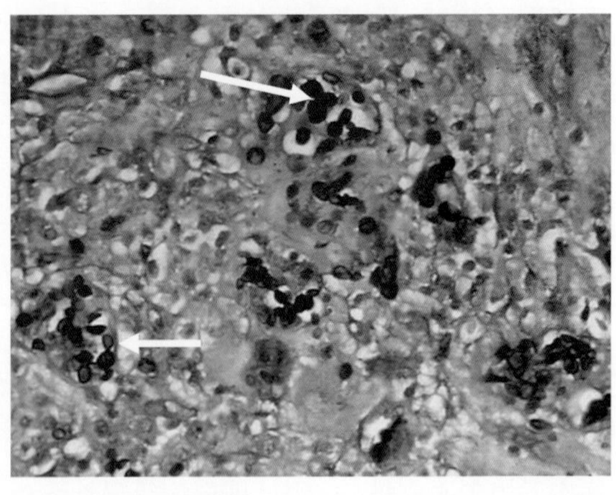

图5-2-51 皮损组织PAS染色：可见真皮层较多深染孢子（PAS染色 ×100）

【本例要点】

念珠菌是引起深部真菌感染最常见的病原菌，包括白念珠菌及热带念珠菌、近平滑念珠菌、克鲁斯念珠菌、星状念珠菌、季也蒙念珠菌和光滑念珠菌等。在黏膜部位由热带念珠菌引起的感染，大部分表现为鹅口疮。但本例患者临床表现为浸润性的暗红色斑块，临床容易怀疑到深部真菌感染及寻常狼疮等。本病的组织病理学中，有明确的肉芽肿性改变，伴随明显的混合炎症细胞浸润。PAS染色阳性及时明确诊断，从而对患者及时治疗提供了指导和帮助。对于怀疑到深部真菌感染的病例，应尽早进行相应的实验室检查明确诊断，方可给予有效治疗。

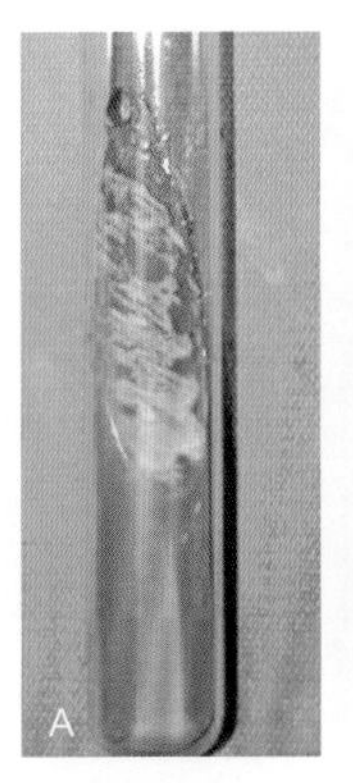

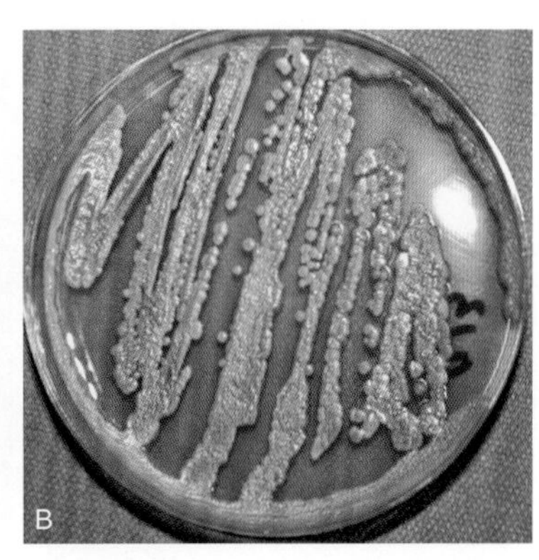

图5-2-52 A. 真菌培养菌落，见灰黄色菌落。B. 科玛嘉显色培养见蓝色菌落

本例患者采用伊曲康唑口服治疗，收到了良好效果。如果有可能，仍建议在真菌培养阳性后进行药敏试验，给予针对性治疗。

（齐显龙）

病例13 近平滑念珠菌性肉芽肿

【临床资料】

患者，男，15岁，因"面颈部发疹2个月余"就诊。2个月前颈部、右面部出现黄豆大小斑块，逐渐增大，无痛、痒等不适，外院诊疗不详，无明显改善，否认外伤史。既往史无特殊。查体：系统检查未见异常，颈部、右面部共3处直径1～3 cm大小环状暗红斑块，边缘隆起，中央坏死结痂，表面可见少许黄色分泌物渗出，无明显触痛（图5-2-53A，B）。免疫指标$CD4^+$T细胞百分数下降为23.9%（24.5%～48.8%）、$CD4^+$T细胞绝对计数360/μL（550～1 440/μL）、NK细胞百分数下降为3.57%（7.0%～23.0%）；HIV抗体阴性。

颈部皮损取病理活检及真菌培养，组织病理见表皮假上皮瘤样增生，真皮内弥漫性致密炎症细胞浸润，以淋巴细胞、组织细胞为主，伴较多嗜酸性粒细胞、浆细胞，局部坏死，血管增生扩张（图5-2-54A），PAS染色：未见真菌，GMS染色（-）。组织块真菌培养示近平滑念珠菌生长（图5-2-54B）。

【诊断与治疗】

诊断为近平滑念珠菌性肉芽肿。予伊曲康唑胶囊每次100 mg，2次/天口服；联苯苄唑乳膏外用。1周后皮损较前稍有改善，渗出减少。查血生化转氨酶等未见异常；继续上述治疗4周后，皮损明显改善，斑块缩小变薄，中央溃疡范围缩小，周围红肿消退，无明显渗液（图5-2-53C，D）。皮肤镜显示红色基底、毛细血管扩张，上方有黄色增殖性鳞屑紧密黏附于皮肤（图5-2-55A，B）。治疗6周后，皮损范围进一步缩小，中央溃疡面愈合，周围红肿消退，遗留

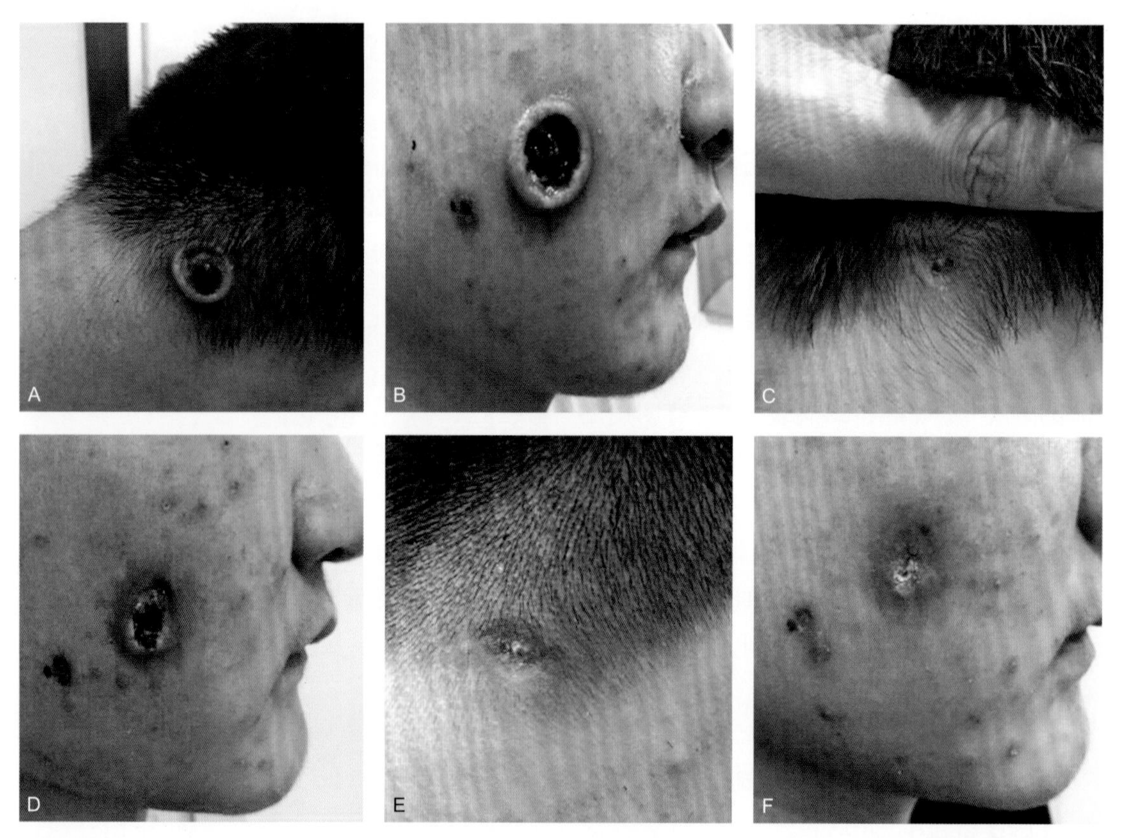

图5-2-53 A,B. 治疗前颈部、右面部皮损。C,D. 治疗4周后颈部、右面部皮损。E,F. 治疗6周后颈部、右面部皮损

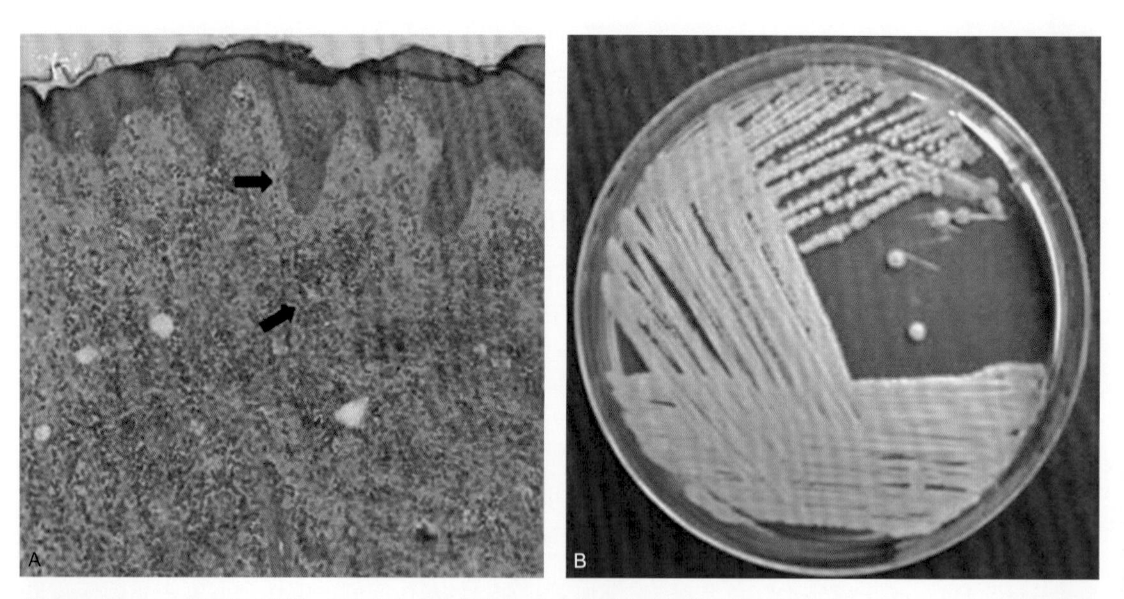

图5-2-54 A. 皮损组织病理:表皮假上皮瘤样增生,真皮弥漫炎症细胞浸润(HE染色 ×100)。B. 组织真菌培养示淡粉色菌落

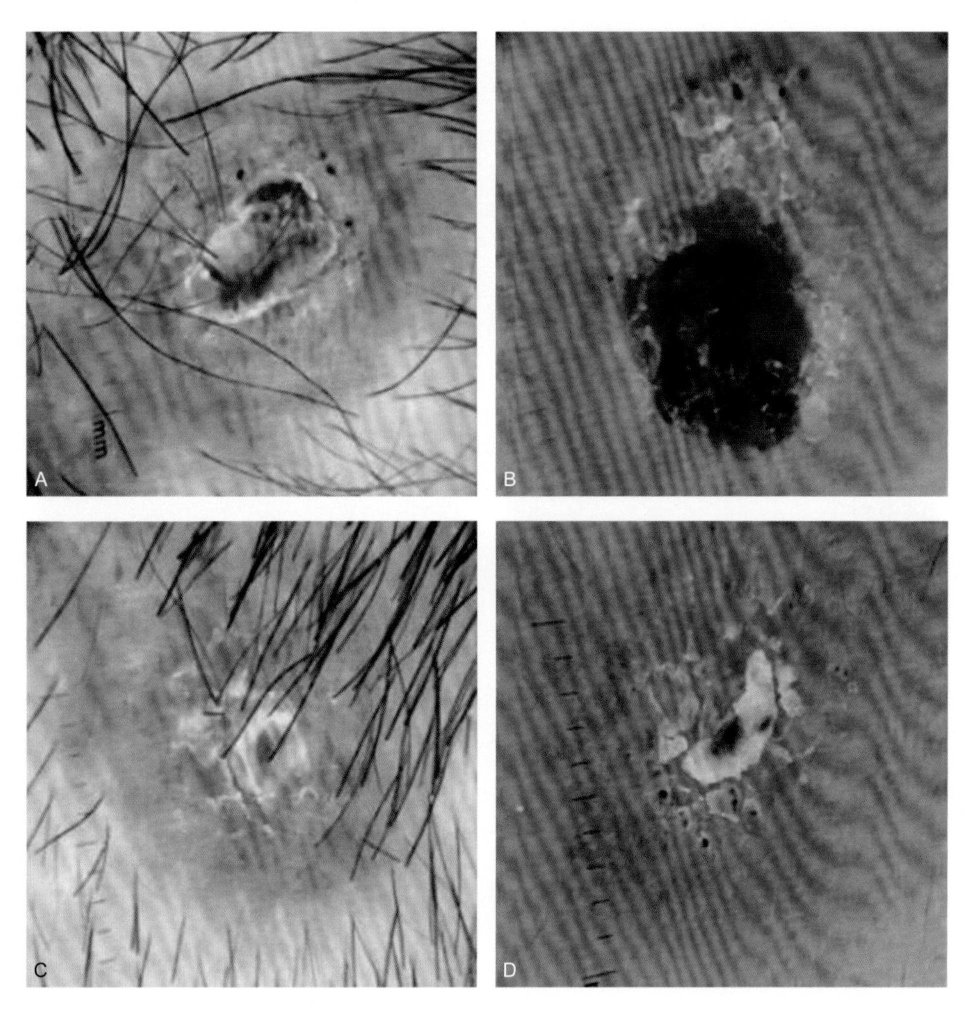

图5-2-55　A,B. 治疗4周后右面部、颈部皮损(皮肤镜)。C,D. 治疗6周后右面部皮损、颈部皮损(皮肤镜)

色素沉着(图5-2-53E, F)。皮肤镜显示基底部淡化、周围轻度毛细血管扩张,表面覆少许黄白色鳞屑(图5-2-55C, D)。目前仍在治疗随访中。

【本例要点】

念珠菌性肉芽肿是皮肤念珠菌病的一种少见类型,临床表现为增殖、结节、溃疡或肉芽肿形成。主要有两种临床类型: Hauser-Rothman型和Busse-Buschke型。本例患者并非自幼起病,无鹅口疮及口腔黏膜糜烂症状,培养结果为近平滑念珠菌,同时该患者免疫功能低下,符合Busse-Buschke型念珠菌肉芽肿。目前用于该病的经验性治疗药物主要是伊曲康唑,根据皮损特点选择治疗剂量,每天100～400 mg,持续使用至皮损消退后继续使用一段时间,总疗程一般需达到3个月以上,对于病程较长、皮损广泛者可适当延长。

目前有关近平滑念珠菌性皮肤肉芽肿的报道较少。本例患者目前予伊曲康唑口服联合联苯苄唑外用6周,疗效肯定,现继续随访治疗中。通过该病例的诊疗过程及文献回顾,有一些问题需要思考：① 患者免疫学检查示$CD4^+$T、NK细胞降低，提示患者可能存在免疫功能低下，但目前其原因尚不明确，患者既往无自身免疫疾病及遗传性免疫缺陷病史，需进一步行自身抗体、肿瘤标志物等检测明确，此类患者需长期随访，警惕存在其他潜在疾患风险。② 对于临床上出现伊曲康唑无效或不能耐受者，需如何处理。目前已有使用伏立康唑、卡泊芬净等联合用药或原位光免疫疗法成功治疗耐药性念珠菌的报道。③ 皮肤镜目前广泛运用于皮肤科临床，但对于皮肤真菌病的皮肤镜表现尚缺少系统描述。本例患者在病理活检、真菌培养等传统临床诊断手段的同时，借助皮肤镜辅助诊断及观察疗效，对于该疾病的诊治有了较为直观的认识。

（闻轶旸）

病例14 深在型皮肤念珠菌病

【临床资料】

患者，男，70岁，江苏无锡人，务农，因“头面部至下颌弥漫性皮疹2个月”来我院诊治。患者2个月前嘴角周围出现水疱，曾于外院就诊，以单纯疱疹治疗，皮损逐渐扩大，1个月前外院给予抗生素和外用药物治疗（具体用药不详），效果不佳。既往史：患者6年前因车祸行股骨头置换术，一直卧床，4年前脑卒中瘫痪。否认面部外伤史及家庭成员有类似病史。患者自发病以来饮食、睡眠差，体重略有减轻。

体格检查：患者下肢瘫痪，下颌淋巴结肿大，余未见异常。皮肤科检查：可见面颊部以鼻为中心至下颌暗红色疣样增生性斑块，边界清楚，表面有脓液渗出、结痂，触之无痛感（图5-2-56）。实验室检查：血常规中血红蛋白103.00 g/L，白细胞计数13.23×10^9/L，红细胞3.45×10^{12}/L，中性粒细胞74.7%（45%～70%），血小板总数398×10^9/L；IgG 27.9 g/L（7～16 g/L），IgA和IgM及$CD3^+$T细胞、$CD4^+$T细胞计数均在正常范围；HIV、RPR阴性；尿、粪常规正常；肝肾功能、血糖、血电解质均正常。真菌学检查：脓液及坏死组织真菌直接镜检可见大量菌丝及孢子（图5-2-57），上述标本接种在沙堡弱培养基上，室温下培养2天即有白色奶酪样菌落生长，移种至科玛嘉念珠菌显色培养基上菌落呈翠绿色，采用API 20C AUX鉴定为白念珠菌。Rosco真菌药敏纸片扩散法显示该菌株对伏立康唑、两性霉素B、氟康唑、伊曲康唑均敏感。组织病理学检查：显示真皮内可见大片坏死及脓疡，坏死组织、毛囊口及部分区域角质层内见大量PAS染色阳性的菌丝和孢子（图5-2-58）。

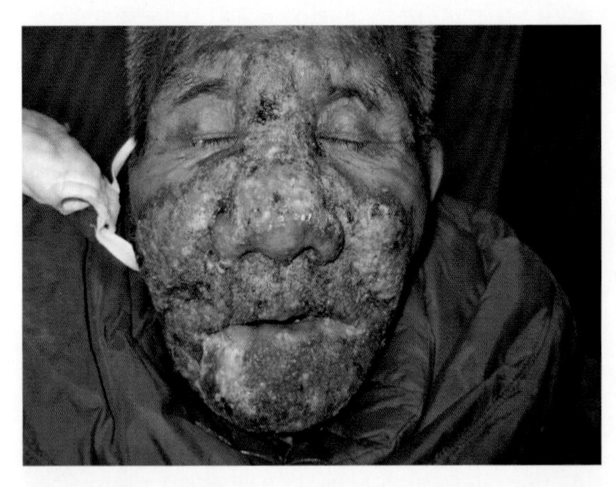

图5-2-56 面颊部以鼻为中心至下颌暗红色疣样增生性斑块，边界清楚，表面有脓液渗出、结痂

【诊断与治疗】

诊断为深在型皮肤念珠菌病。予伊曲康唑胶囊口服400 mg/d治疗；因伴有细菌感

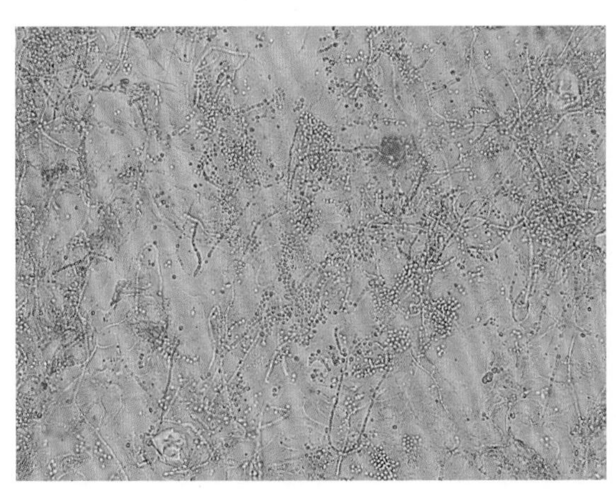

图5-2-57　皮损组织真菌直接镜检可见大量菌丝及孢子

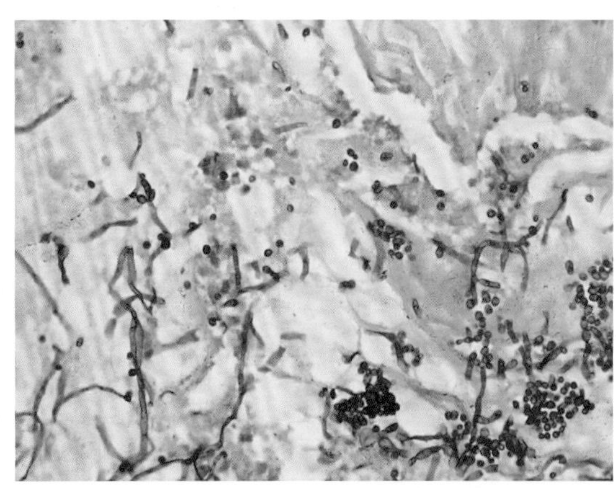

图5-2-58　皮损组织病理PAS染色见大量菌丝和孢子

染，同时给予左氧氟沙星口服0.4 g/d；皮损处给予0.5%硫酸新霉素溶液湿敷。治疗2周后随访，皮损略有好转，分泌物明显减少。但后来因家属放弃治疗，致患者发生感染性休克而在家中死亡。

【本例要点】

皮肤念珠菌性肉芽肿又称深在型皮肤念珠菌病或疣状结痂型皮肤念珠菌病，此病较罕见，被认为是慢性皮肤黏膜念珠菌病的一种特殊临床表现。在组织切片中找到病原真菌是确诊的"金标准"。本例患者系农民，病程已2个月余，细胞免疫及体液免疫均未见明显异常。究其发生原因，可能是患者先有未察觉的局部轻微外伤，念珠菌通过皮肤屏障侵入感染后，未得到及时正确的治疗，长期使用广谱抗生素，促使念珠菌生长、繁殖，逐渐发展成肉芽肿损害。念珠菌在健康人皮肤寄居时常表现为芽生孢子形式，而当其侵入皮肤致病时则往往表现为菌丝及芽孢，本例患者的皮损标本直接镜检及组织病理学检查结果证实了这一点。伊曲康唑治疗念珠菌性肉芽肿的疗程应该为3个月至1年。本例患者治疗2周有好转，但因家属放弃治疗，没有完成疗程。

（萧伊伦）

第三节　深部念珠菌感染

病例15　化疗后播散性念珠菌病

【临床资料】

患者，男，42岁，因"反复头晕、乏力1个月余"于2012年2月16日入院。诊断：急性髓细胞白血病（AML-M5b，中危组）。2012年2月18日给予MA方案化疗（米托蒽醌10 mg d1～3；阿糖胞苷0.2 g d1～7)1个疗程。停止化疗后第5天出现发热,右上腹疼痛。

血常规:白细胞1.2×10^9/L,中性粒细胞0.2×10^9/L,血红蛋白55 g/L,血小板75×10^9/L,腹部彩超未见明显异常。先后给予亚胺培南/西司他汀、替考拉宁联合抗感染5天无效。血培养发现热带念珠菌,真菌药敏提示氟康唑MIC值最低,给予氟康唑400 mg/d静脉滴注3天后体温恢复正常。考虑真菌败血症应用抗真菌药物至培养阴性后2周,所以继续维持氟康唑治疗。体温正常10天后,患者再次出现高热、寒战,干咳伴右上腹疼痛加重。血常规:白细胞33.2×10^9/L,中性粒细胞25.2×10^9/L,血红蛋白115 g/L,血小板355×10^9/L。肝功能检查:谷丙转氨酶43 U/L,谷草转氨酶77 U/L,γ-谷氨酰转肽酶556 U/L。上腹部CT平扫加增强(图5-3-1)提示:肝、脾内有大量结节样低密度影,增强呈轻度环形强化。考虑真菌血行播散与白血病浸润等鉴别。肺部CT平扫加增强提示:右侧中、上肺有小结节样影。双下肺有较多条状及网片状影,局部胸膜稍增厚。双侧肺门不大,其内未见异常阴影。纵隔居中,其内未见明显淋巴结肿大。所见考虑双肺真菌感染与白血病肺部浸润相鉴别。G试验(+),GM试验(-)。复查骨髓:增生活跃,未见原始及幼稚单核细胞,考虑急性髓细胞白血病(M5)完全缓解骨髓象。为将播散性念珠菌病及白血病髓外浸润进行鉴别,于3月28日进行B超引导定位下肝穿刺活检,结果提示:未见真菌菌丝及肿瘤细胞,见少量淋巴细胞、单核细胞在汇管区残留,肝结构正常。免疫组化及染色结果:MPO(+)、CD3(+)、CD117(-)、PAS(-)、TDT(-)、组织块培养(-)。

【诊断与治疗】

诊断为播散性念珠菌病。遂停用氟康唑,先予两性霉素B 5 mg/d,逐渐增量至15 mg/d治疗5天,体温及症状无明显改善,患者频繁出现寒战反应。遂停用两性霉素B,给予卡泊芬净50 mg/d治疗。2天后体温恢复正常,咳嗽及腹痛明显改善。体温正常后第4天患者又出现高热、腹痛加重,给予解热镇痛药无效。给予加用地塞米松3 mg/d联合卡泊芬净50 mg/d治疗,体温能维持正常。遂将地塞米松逐渐减量,2周后减量至泼尼松每次10 mg,2次/天联合卡泊芬静维持治疗。治疗2周(图5-3-1B)、4周(图5-3-1C)分别复查腹部CT,肝、脾低密度病灶明显减少(图5-3-1A),发热、腹痛等临床症状消失。继续以卡泊芬静联合泼尼松10 mg

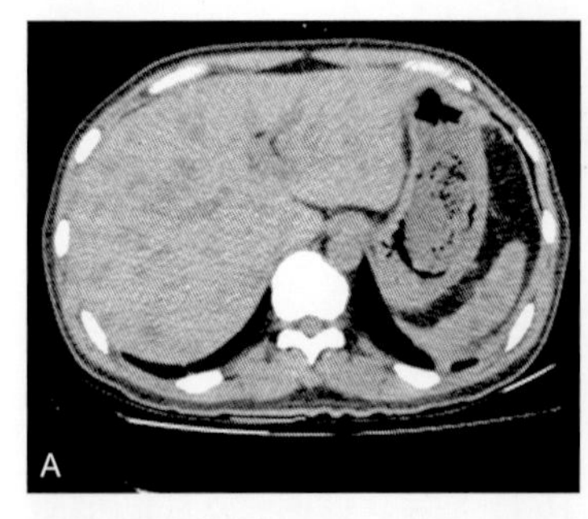

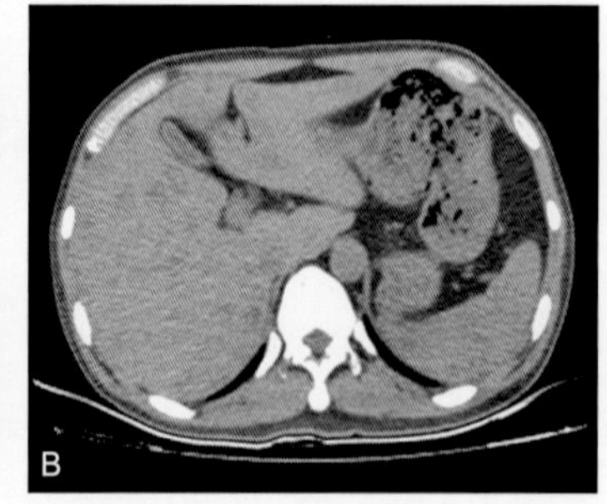

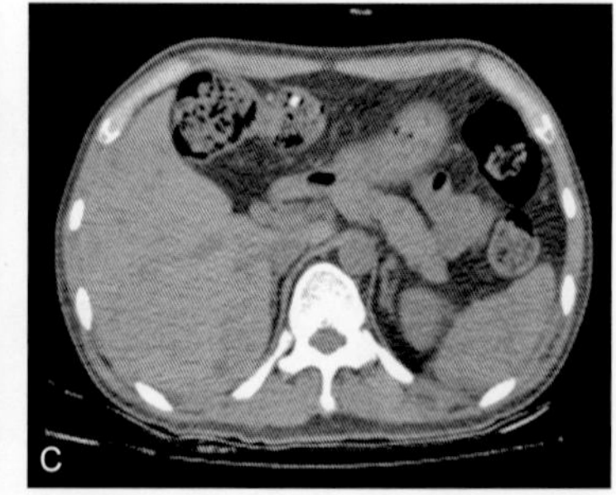

图5-3-1 A. 患者上腹部CT提示肝、脾内有大量结节样低密度影,增强呈轻度环形强化。提示肝、脾真菌感染。B. 患者治疗2周后,肝、脾低密度结节影明显减少。C. 患者治疗4周后,肝、脾低密度结节影进一步减少

维持。治疗3个月后复查：肝、脾低密度病灶较前减少约50%。于7月2日再次进行B超引导定位下肝穿刺活检，结果提示：大量淋巴细胞、单核细胞及巨噬细胞浸润，中心为肉芽肿性坏死灶，见纤维和瘢痕组织，镜检见菌丝（图5-3-2），组织培养：鉴定为热带念珠菌。于2012年9月12日、9月28日两次血培养结果阴性，要求患者复查肝穿，患者拒绝。随访患者，定期复查血培养及腹部CT，于2012年10月2日停用卡泊芬静及激素，随访至2013年2月，患者未发热，肝脏结节全部钙化。

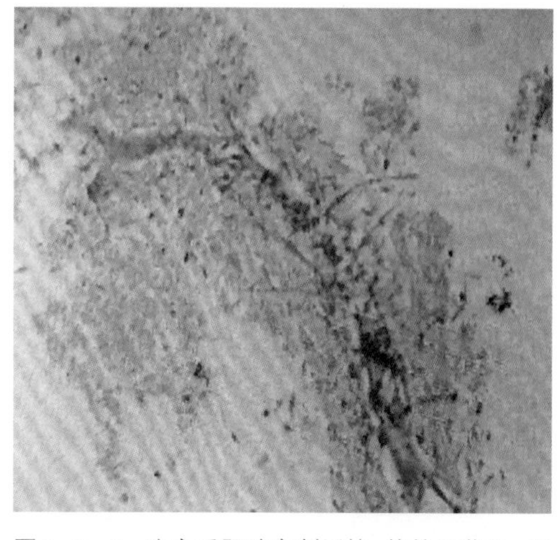

图5-3-2　治疗后肝脏穿刺活检，镜检见菌丝：光电显微镜（PAS染色10×100）

【本例要点】

播散性念珠菌病（disseminated candidiasis, DC）确诊困难，腹腔镜肝活检或B超引导下穿刺组织病理学检查是诊断的金标准。但穿刺活检阳性率不高。本例患者首次肝穿刺结果为阴性，但用卡泊芬净联合激素治疗有效，最后病理确诊为热带念珠菌，与临床诊断一致。治疗过程中，曾分别单独用氟康唑、两性霉素B及卡泊芬净抗感染无效，而联用激素后体温及影像学表现改善。说明抗真菌药联用激素能增强疗效。但目前关于激素的疗程与剂量，尚无定论。本例患者联用卡泊芬静与激素3个月后，虽然临床症状缓解、腹部CT显示病灶明显减少，但未钙化或消失，且肝穿刺组织真菌培养阳性，充分说明了播散性念珠菌病短疗程难以控制，对药物敏感性差，疗程需要延长，符合IDSA指南提出的疗程3～9个月为1A类推荐。该例患者提示临床上对于基础病严重的播散性真菌感染患者需早期、足疗程抗真菌治疗，综合分析患者的基本情况、临床表现、实验室检查结果谨慎停药。

（蓝海）

病例16　链格孢霉合并克柔念珠菌致肺部感染

【临床资料】

患儿，男，10岁。9天前无明显诱因下出现发热、咳嗽（当天外周血白细胞11.5×10^9/L，中性粒细胞72.4%），在外院抗感染治疗无效，并伴胸闷、气短、心悸转入我院。入院胸片提示双肺纹理增多、模糊，血常规、肝功能、肾功能、心肌酶谱、红细胞沉降率、C反应蛋白、降钙素原、（1-3）-β-D-葡聚糖、半乳甘露聚糖等多项化验结果均异常，B超示左心房扩大、脂肪肝。EB病毒抗体、肺炎支原体抗体、呼吸道病毒、衣原体检测均为阴性。该患儿自入院1周内呼吸音粗，双肺可闻及少许细湿啰音和干啰音，伴少许喘鸣音；胸片可见双肺斑片状影，边界不清，呈“蝴蝶翼”样，考虑炎性渗出性改变；胸部CT显示两肺散在团片状阴影（图5-3-3A）。入院后先后用头孢甲肟、美罗培南、万古霉素抗感染治疗，病情未缓解。入院后该患儿陆续送检

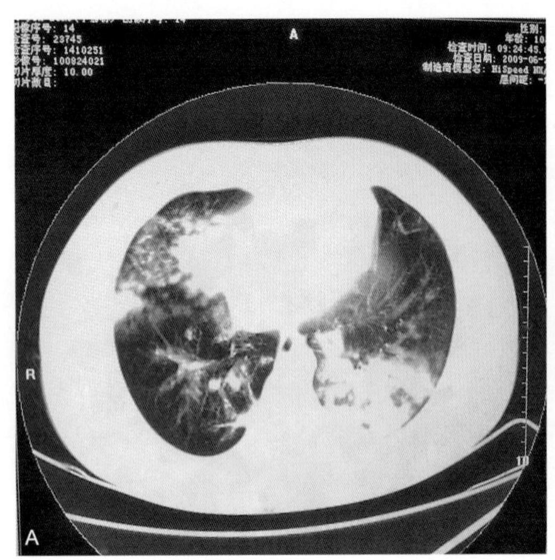

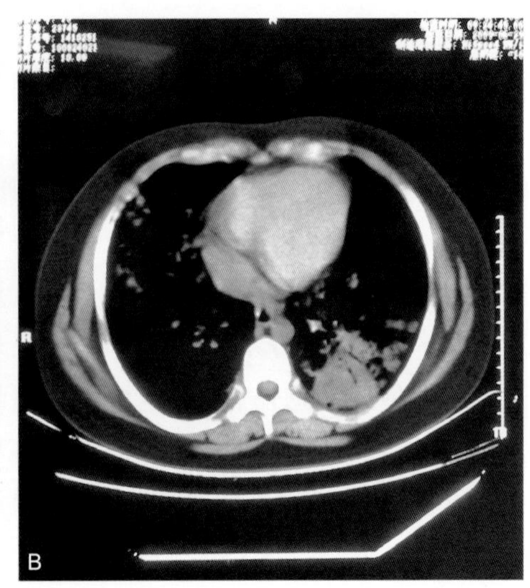

图5-3-3 A,B. 患者肺部CT检查图像

6份痰液标本,其中4份均分离出链格孢霉(经细菌室和皮肤科联合鉴定)和克柔念珠菌,结合胸片、胸部CT、(1-3)-β-D-葡聚糖、半乳甘露聚糖结果诊断为侵袭性真菌性肺炎。临床应用伏立康唑联合卡泊芬净治疗1个月,患儿肺部体征较前好转,胸部未闻及干、湿性啰音,胸片阴影病变吸收明显,胸部CT可见小斑片影,有细小毛刺(图5-3-3B)。痰液真菌培养、血清学真菌检查均阴性。虽然患者感染明显改善,但因其并发呼吸衰竭、肾衰竭、心力衰竭、气胸、肝功能不全等综合病症死亡。

链格孢霉在沙堡弱琼脂平皿上,24小时有白色丝状菌落,生长不良,48小时菌落呈羊毛至绒毛状,72小时菌落呈绿褐色或深褐色,背面呈黑色,直接压片观察菌丝灰色至黑色;72小时小培养观察,分生孢子梗深色,直立,长短不一,分支或不分支,以轴状延伸,顶端单生或串生呈淡褐色至深褐色、砖隔状的分生孢子。分生孢子从产孢孔内长出,呈倒棍棒形、椭圆形或卵圆形,顶端有喙细胞。

克柔念珠菌在沙堡弱琼脂平皿上,24小时菌落为扁平、干燥、光滑、有皱褶。念珠菌科玛嘉显色培养基为粉红色菌落,边缘粗糙。用VITEK 2 全自动微生物分析仪YST卡鉴定99%克柔念珠菌。链格孢霉与克柔念珠菌菌落特征见图5-3-4,链格孢霉显微镜下形态见图5-3-5。

药敏试验:链格孢霉参考美国临床与实验室标准研究所颁布的丝状真菌肉汤稀释法抗真菌药敏试验方案M38-P,结合自动化系统ATB-Express Fungus-3真菌药敏试验方法,对氟康唑、两性霉素B、伊曲康唑、5-氟孢嘧啶、伏立康唑的MIC检测结果分别为:1 μg/mL、1 μg/mL、0.125 μg/mL、≤4 μg/mL、0.062 μg/mL。克柔念珠菌参照CLSI酵母样真菌纸片扩散药敏试验M44-P方案,对氟康唑耐药,对两性霉素B和伊曲康唑中度敏感,对伏立康唑敏感。

【本例要点】

多项研究发现克柔念珠菌能凭借细胞表面疏水性附着于无生命物质的表面并繁殖,如

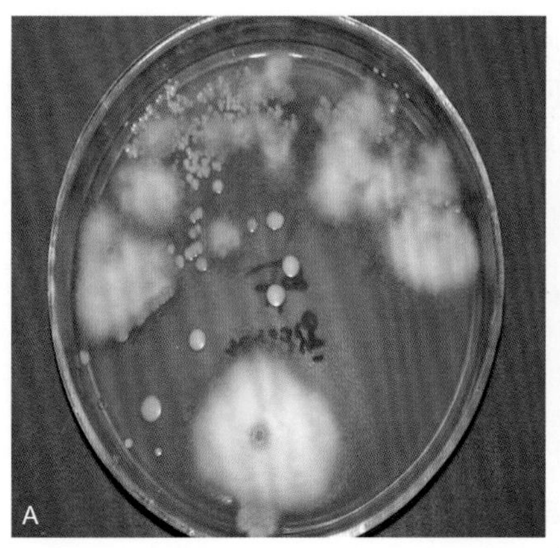
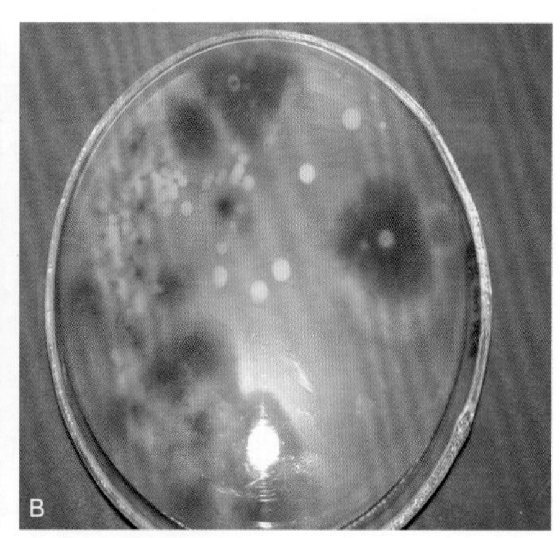

图5-3-4 链格孢霉与克柔念珠菌菌落。A. 菌落正面。B. 菌落背面

导尿管、人工心脏瓣膜、心率调整器、硅树脂制成的假体、气管内插管、脑脊液分流管等。加上克柔念珠菌对唑类药物的天然耐药，给临床治疗带来了困难。链格孢霉是半知菌暗色丝孢菌中重要的一类真菌，又称黑霉菌，大量存在于土壤、空气和作为培养料的各种有机质上，是污染食物和饲料最普遍的真菌之一。其孢子通过空气传播，是一种常见的重要的吸入性过敏原，可诱发过敏性鼻炎和支气管哮喘。该患儿无基础疾病，肺部感染的早期曾接受过多种抗生素治疗，或许是真菌感染的诱发因素。

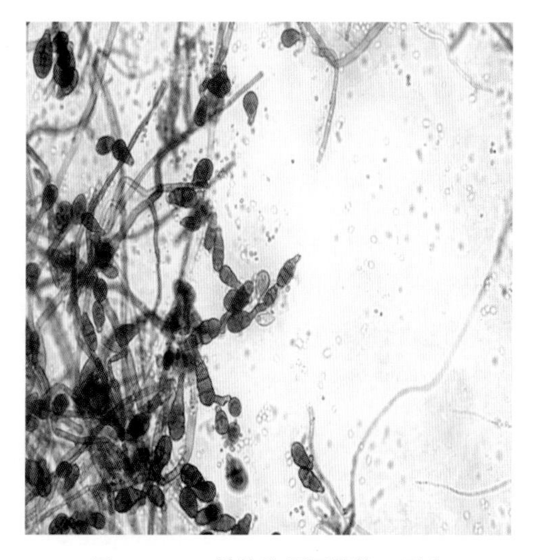

图5-3-5 链格孢霉显微镜下形态

呼吸道真菌感染的临床表现和影像学缺乏特异性，痰培养标本的留取容易受到呼吸道口腔菌群的干扰，存在易污染、重复性差的缺点，给真菌性呼吸道感染的早期诊断、及时治疗带来了困难。临床对疑似真菌感染的患者，应尽早、及时动态监测。此外，医护人员应做好真菌感染的预防措施，尽可能祛除诱发因素，合理使用抗生素、激素、细胞毒药物和免疫抑制剂；应保证所用器械和灭菌物品及消毒措施的合格及住院环境卫生清洁，严格防止交叉感染。

链格孢霉合并克柔念珠菌所致肺部感染，国内尚未见报道，国外有关链格孢霉的感染和研究有诸多报道。该患儿的感染因素和机制尚不十分清楚，其毒素产物是否是致死元凶，仍需进一步验证。

（徐修礼）

病例17 膀胱造瘘术后尿道念珠菌感染

【临床资料】

男性，54岁，因“尿道分泌物增多伴疼痛1个月余”就诊。患者有排尿不畅史31年。于16

个月前因尿道狭窄所致排尿障碍而行膀胱造瘘术，术后给予常规抗感染及抗真菌治疗。于造瘘术后5个月（约1年前）因“前尿道硬且排尿时疼痛”而再次入院，给予抗细菌治疗2周后病情缓解出院。3个月后，因造瘘口分泌物逐渐增多而求治于泌尿科，给予造瘘口换药及对症处理，症状缓解。8个月后（就诊前1个月），出现尿道疼痛加重、尿道发硬，自行口服头孢类抗生素约2周，效果不佳，且出现尿道口黄白色豆腐渣样分泌物，经泌尿科建议就诊于我科。既往患有糖尿病、肝硬化和慢性丙型肝炎，无高血压、青光眼等病史。自行膀胱造瘘术以来每月行造瘘口换药，并更换膀胱造瘘管。

查体：一般情况尚可，龟头表面和包皮发红，有分泌物；前尿道轻度压痛、中等硬度，尿道口可挤出黄白色分泌物，呈豆渣样（图5-3-6）；阴囊轻度肿大，睾丸、附睾显示不清；耻骨上有膀胱造瘘。行尿液常规检查示：蛋白微量，隐血（+++），白细胞（+++），尿糖（+++）；尿沉渣示红细胞55.8/μL，白细胞计数1 838.9/μL，上皮细胞计数95.4/μL；尿沉渣手工镜检：红细胞8～10/HP，白细胞310～330/HP。尿道分泌物真菌镜检显示大量的真菌孢子和假菌丝（图5-3-7）。真菌培养提示：念珠菌属，进一步经过科嘉玛显色培养基及API 20C AUX（购自生物梅里埃公司）系统进行菌种鉴定，提示为白念珠菌。根据M27-A2方案测定该病原真菌对各种常见抗真菌药物的最低抑菌浓度，所有药敏试验均重复操作2遍，结果：FLC 1 μg/mL；ITC 0.125 μg/mL；VRC 0.06 μg/mL；AMB ≤ 0.5 μg/mL。

【诊断与治疗】

诊断为念珠菌性尿道炎。给予氟康唑每次200 mg，2次/天。失访。

【本例要点】

能够引起尿道炎的常见病原菌为淋球菌、沙眼衣原体、大肠埃希菌等。该患者尿道分泌物中查见大量的真菌孢子和假菌丝，而且分泌物培养鉴定为白念珠菌，因此系白念珠菌感染引起的尿道炎，这种情况与其对常用的头孢类抗生素反应欠佳相一致。该患者因为尿道狭窄

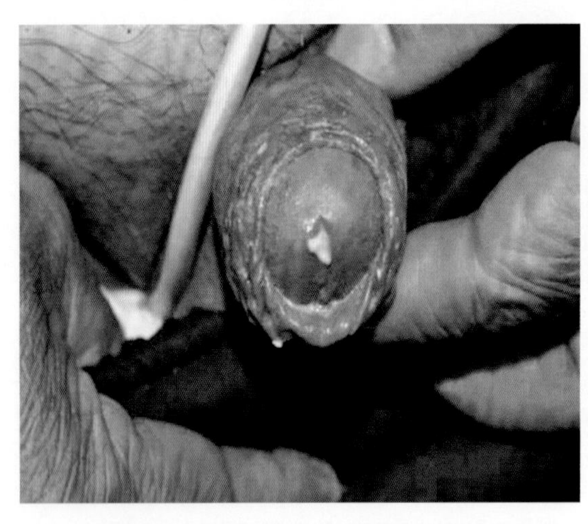

图5-3-6 尿道可挤出黄白色分泌物

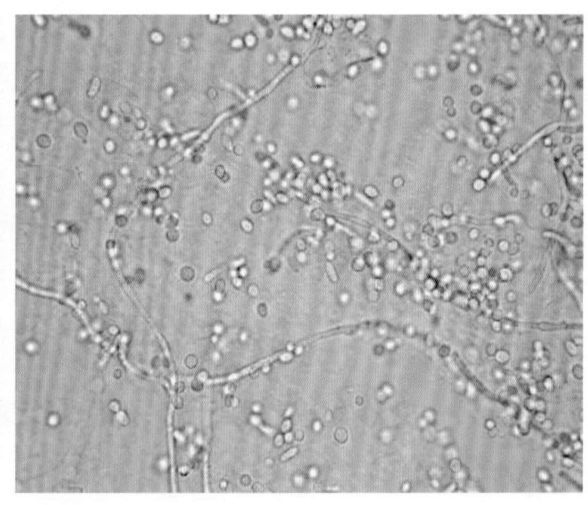

图5-3-7 分泌物直接镜检可见真菌孢子和假菌丝

所致排尿障碍而行膀胱造瘘术，术后尽管给予换药、抗细菌以及抗真菌治疗，但由于该患者既往存在糖尿病和肝硬化等系统疾病，而且存在尿道狭窄所致排尿障碍，因而推测念珠菌在尿道滞留，当术后留置造瘘管时可进一步形成念珠菌生物膜，从而发生感染。形成生物膜之后，念珠菌对于抗真菌药物的敏感性明显降低。因此选择敏感的抗真菌药物，对于该患者的有效治疗具有重要意义。

（刘伟）

病例18 多重真菌与细菌感染致重症肺炎

【临床资料】

患者，男，67岁，因“咳嗽、咳痰伴发热1周，胸闷2天”入住我院急诊ICU。患者入院前1周受凉后出现咳嗽、咳痰（黄脓痰），伴发热，最高体温39℃，自服氨酚伪麻美芬片（日夜百服宁）、阿奇霉素等药物病情仍不断加重；2天前出现胸闷气急，伴明显乏力；1天前突然摔倒在地，无明显意识障碍，紧急送至我院抢救室。病程中，患者神志欠清，精神萎靡，大便未解，小便量可。既往2型糖尿病病史2年（降糖药物、血糖控制不详）；慢性阻塞性肺疾病病史多年；数年前有胃溃疡出血史；吸烟史35年；余无殊。

入院查体：体温39℃，心律96次/分，呼吸22次/分，血压145/80 mmHg，镇静、镇痛状态。皮肤、巩膜无黄染，双侧瞳孔对光反射灵敏，胸廓无畸形，肋间隙正常。双肺呼吸音粗，可听及明显湿啰音及喘鸣音，未及胸膜摩擦音。心律齐，各瓣膜区未及异常心音及杂音。腹部软，未及明显包块，听诊肠鸣音存在（3次/分）。双下肢无水肿，足背动脉搏动可。病理征未引出。

入院检查：急查血常规示超敏C反应蛋白＞200 mg/L，白细胞 10.57×10^9/L，中性粒细胞百分比96.5%；血生化示降钙素原56.07 ng/mL，总蛋白47 g/L，白蛋白23 g/L，肌酐63.9 μmmol/L，尿素氮10 mmol/L，糖化血红蛋白13.1%，血糖25 mmol/L，血酮体5.6 mmol/L；血气分析示pH 7.38，PaO_2 52 mmHg，$PaCO_2$ 30 mmHg；心肌酶谱、凝血功能、肿瘤标志物、系列病毒抗体、自身抗体、体液免疫等检查基本正常。胸部CT示两肺多发炎症（图5-3-8）。并立即送检痰培养、血培养、痰液病原高通量基因检测寻找微生物证据。

【诊断与治疗】

诊断为重症肺炎、慢性阻塞性肺疾病、2型糖尿病酮症。入院后呼吸机辅助通气，予以经验性莫西沙星联合亚胺培南、西司他丁抗感染，补液、降糖、化痰等对症支持治疗。入院第3天患者血清G试验示血D-葡聚糖134.5 pg/mL，痰涂片检出革兰阴性杆菌、真菌菌丝及孢子，痰培养示白念珠菌；痰液病原高通量测序示肺炎链球菌、假肺炎链球菌、埃及嗜血杆菌、白念珠菌、烟曲霉等阳性（表5-3-1）。随即调整抗生素方案为利奈唑胺、替加环素联合伏立康唑。并再次留取痰培养，示鲍曼不动杆菌，继续原有抗感染治疗方案。入院第14天患者体温恢复正常，神志恢复，病情好转，血常规及生化示白细胞 6.33×10^9/L，超敏C反应蛋白6.27 mg/L，降钙素原0.39 ng/mL，D-葡聚糖正常。入院第23天患者病愈出院。

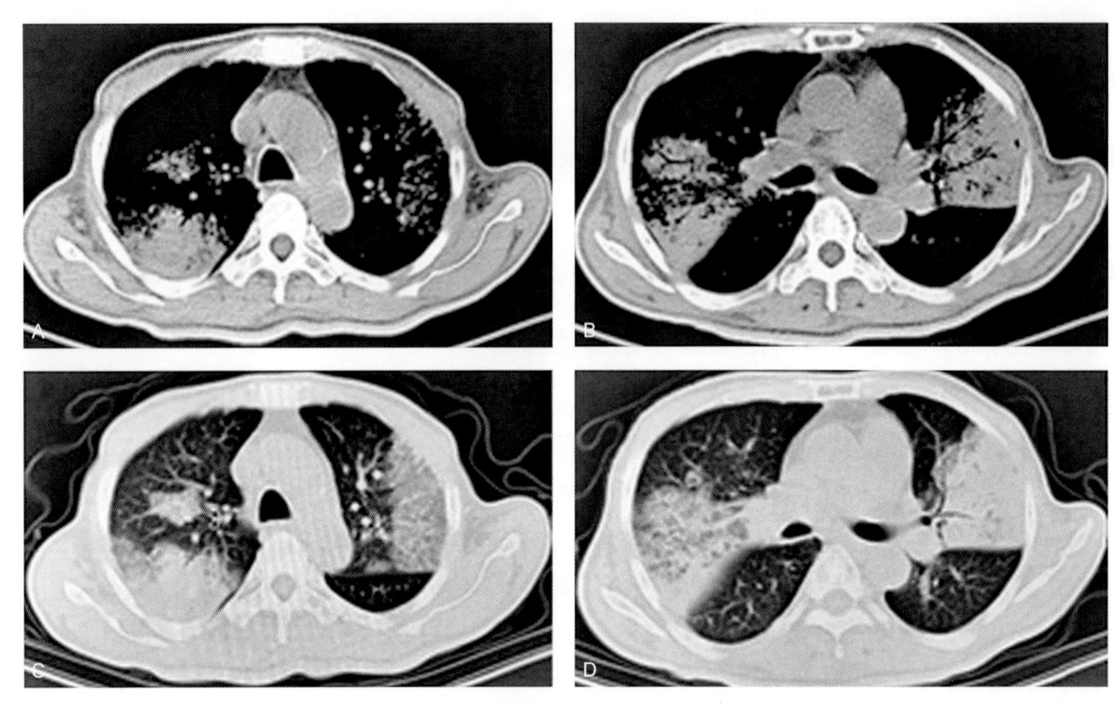

图5-3-8 A~D. 肺部CT检查。入院肺部CT片示两肺散在片状高密度影，密度较均匀，部分边缘模糊，提示“重症肺炎”

表5-3-1 痰液高通量测序

序号	检出病原体(属)	检出病原体(种)	检出序列数	备 注
1	链球菌属(G^+)	肺炎链球菌	2 363	鼻咽正常菌，可致肺炎等感染
2	链球菌属(G^+)	假肺炎链球菌	77	与COPD及呼吸道感染有关
3	乳杆菌属(G^-)	唾液乳杆菌	38	消化道原生菌
4	乳杆菌属(G^-)	格氏乳杆菌	4	消化道益生菌
5	嗜血杆菌属(G^-)	埃及嗜血杆菌	4	急性化脓性结膜炎相关病原菌
6	假丝酵母属	白念珠菌	11	黏膜定植真菌，可引起机会性感染
7	曲霉属	烟曲霉	4	条件致病真菌

注：G，革兰染色。

【本例要点】

重症肺炎是临床最重要的感染性疾病之一，常表现为咳嗽、咳痰、发热、心慌、呼吸困难等症状，易并发呼吸衰竭、水电解质和酸碱失衡以及其他系统并发症，是导致肺炎患者死亡的首要病因。国外学者报道多重微生物感染在社区获得性肺炎患者中占6%～13%，其中以两种细菌感染或一种细菌合并另一种非典型病原体感染多见。然而，由于现有微生物检测技术敏感性和临床样本获取的限制，多重病原体肺部感染的真实患病率尚不可知，极可能被低估。本病例中，我们应用高通量测序技术诊断了1例少见的多重真菌与细菌感染性重症肺炎。

本例患者痰液真菌镜检与血清G试验均为阳性，提示存在侵袭性真菌感染，然而无法判断明确的致病病原体；痰培养示白念珠菌，无法排除病原体定植，对抗真菌治疗开展有诸多掣肘因素。在此基础上，我们应用高通量测序技术从患者痰液标本中成功检测出白念珠菌、曲霉菌、肺炎链球菌、埃及嗜血杆菌等多种真菌与细菌病原体，为患者的早期病原学诊断及治疗方案选择提供了重要的依据。

高通量测序技术，其原理在于对临床样本中所有DNA或RNA无选择性分析，建立相关序列数据库，通过同源序列比对以筛查、鉴定病原体。这种方法不需要病原体的分离培养即可实现快速检测，不仅有效克服了现有分子诊断技术的缺陷，还为多种混合感染病原体（尤其是真菌和病毒）的检测开辟了新的技术路径。我们应用高通量测序技术从本例患者痰液中检测出所有潜在的致病病原体，其灵敏度与时效性显著优于病原体的分离培养。然而，目前高通量测序病原筛查技术费用较高，且仍无法区分临床样本中阳性微生物究竟是定植菌还是病原体，如本例患者痰液中的白念珠菌及乳杆菌。因此，解读高通量测序结果仍需结合临床表现、病原学与生化检测，方可提供更为精准的临床诊断。

（王桂祯）

病例19 白念珠菌致男性尿路感染

【临床资料】

患者，男，53岁，因“轻度尿道瘙痒，晨起尿道口有稀薄浆液状分泌物”就诊。无尿频、尿急、尿痛和排尿不适。尿液淡黄色，混浊。病程2个月余，应用抗细菌药物治疗3周无好转后来我院泌尿外科就诊。有糖尿病史6年，就诊前4周例行体检，空腹血糖为9.1 mmol/L，糖化血红蛋白9.2%，血常规及肝肾功能正常。

尿常规：白细胞酯酶活性阴性、亚硝酸盐阴性、pH 6.1、未离心尿中白细胞218/μL。湿片镜检每高倍视野（HPF × 400）白细胞为11～20个，淋巴细胞76%，中性细胞24%。尿沉渣：尿沉渣涂片革兰染色镜检见大量白细胞，未找见细菌和真菌。尿沉渣衣原体抗原快速检测阴性。尿培养：① 血平板、麦康凯平板、沙堡弱平板及巧克力平板上均未见细菌和真菌生长。② 解脲脲原体液体培养基培养24小时后未变红色，但呈混浊状。离心镜检见孢子。取沉淀物转种沙堡弱平板35℃培养24小时见灰白乳酪样菌落生长（图5-3-9），菌落涂片革兰染色镜检，可看到革兰阳性卵圆形细胞（图5-3-10）。挑取未知的酵母菌放血清中于35℃下培养2小时有芽管形成（图5-3-11）。根据菌落形态、颜色、革兰染色镜检结果，芽管试验及YST鉴定卡

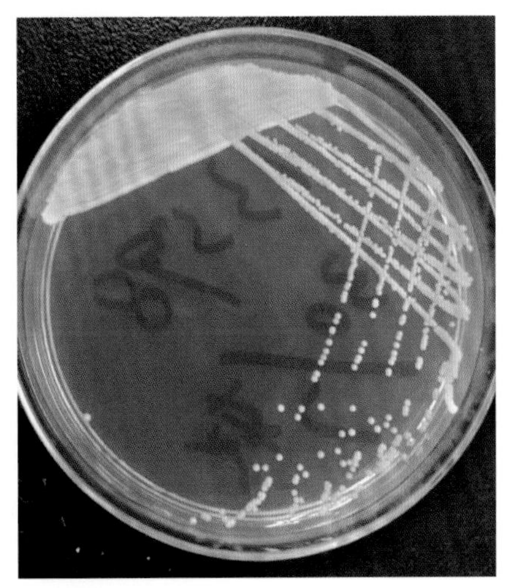

图5-3-9 沙堡弱平板的菌落形态

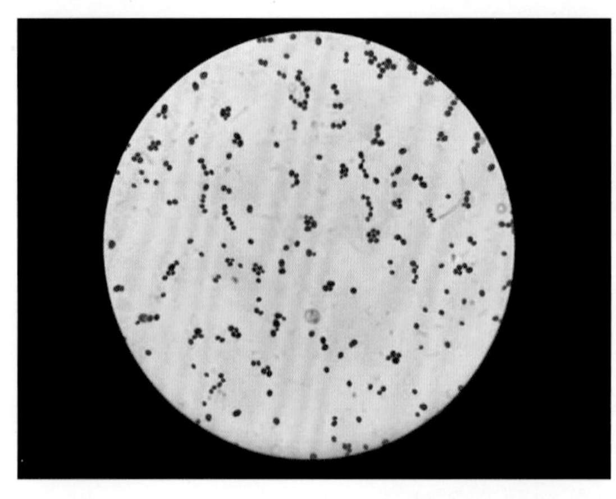

图5-3-10 革兰阳性卵圆形细胞(油镜 ×100)

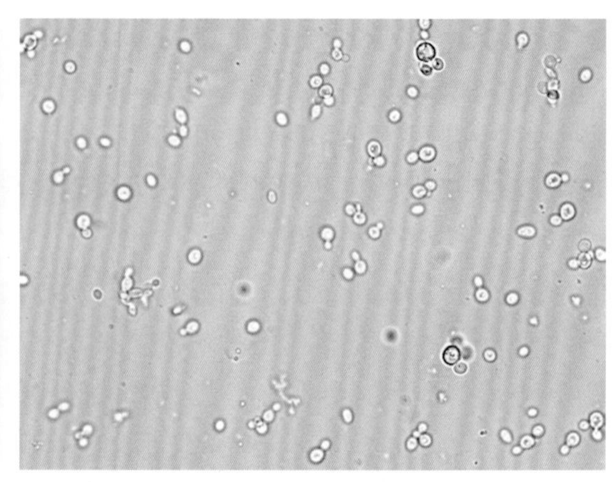

图5-3-11 芽管形成(高倍镜 ×40)

Chart Report | Card Detail Report | AES Detail Report

Identification Information	Card: YST	Lot Number: 2430555203	Expires: Jun 4, 2019 12:00 CST
	Completed: Jun 28, 2018 08:06 CST	Status: Final	Analysis Time: 18.00 hours
Selected Organism	96% Probability	Candida albicans	
	Bionumber: 6502546165325571		Confidence: Excellent identification
SRF Organism			

Analysis Organisms and Tests to Separate:

Analysis Messages:

Contraindicating Typical Biopattern(s)
Candida albicans dMELa(1),

Biochemical Details

3	LysA	-	4	IMLTa	+	5	LeuA	+	7	ARG	+	10	ERYa	-	12	GLYLa	+
13	TyrA	(-)	14	BNAG	-	15	ARBa	-	18	AMYa	-	19	dGALa	+	20	GENa	-
21	dGLUa	+	23	LACa	-	24	MAdGa	+	26	dCELa	-	27	GGT	-	28	dMALa	+
29	dRAFa	-	30	NAGA1	+	32	dMNEa	+	33	dMELa	+	34	dMLZa	-	38	ISBEa	-
39	IRHAa	-	40	XLTa	+	42	dSORa	+	44	SACa	+	45	URE	-	46	AGLU	+
47	dTURa	+	48	dTREa	+	49	NO3a	-	51	IARAa	-	52	dGATa	+	53	ESC	-
54	IGLTa	+	55	dXYLa	(-)	56	LATa	+	58	ACEa	+	59	CITa	(-)	60	GRTas	+
61	IPROa	+	62	2KGa	+	63	NAGa	+	64	dGNTa	+						

图5-3-12 YST鉴定卡结果

(图5-3-12)的鉴定结果,提示为白念珠菌。

【诊断与治疗】

诊断为念珠菌性尿道炎。应用氟康唑3 mg/kg治疗14天,同时予以控制血糖。经治疗后泌尿系症状消失,复查尿常规正常,尿沉渣涂片革兰染色镜检未找见孢子及菌丝,中段尿真菌培养未见生长。

【本例要点】

尿路感染的诊断包括病史、症状评估、体格检查以及尿液指标评估等。尿路感染95%以上是由单一细菌引起的。大多为大肠埃希杆菌感染,真菌、支原体等感染少见,但近年来有上升趋势。真菌性尿路感染,可无症状,或仅有脓尿,亦可有尿路感染典型表现,甚至发生肾功能衰竭。致病真菌中,念珠菌常见。

本例患者未离心尿中白细胞218/μL，提示为脓尿。镜检10个高倍视野（HPF），每HPF白细胞为11～20个，淋巴细胞76%，中性粒细胞24%。尿常规中白细胞酯酶活性阴性、亚硝酸盐阴性，提示细菌引起的概率很小。血平板、麦康凯平板、沙堡弱平板及巧克力平板上均未见细菌生长。本例患者尿接种在解脲脲原体液体培养基培养24小时后，培养基不变红色，液体混浊，提示支原体阴性，但可能有其他微生物生长。支原体液体培养基中沉淀物镜检见孢子，且将沉淀物转种至沙堡弱平板培养24小时后见真菌生长，可能是支原体液体培养基一方面发挥增菌作用，另一方面支原体肉汤培养基的pH为6.2，也适用于需要在pH 5.1～6.4中生长的念珠菌的培养需求。本病例患者尿沉渣涂片革兰染色镜检见大量白细胞，未找见真菌。沙堡弱平板上也未见真菌生长，只有解脲脲原体液体培养基的培养沉淀物镜检可见孢子。综合各项试验结果，推断出患者尿液中真菌含量较少。

本例患者为何发生念珠菌性尿路感染，可能与患者有糖尿病（血糖9.1 mmol/L）且血糖水平控制不佳（糖化血红蛋白9.2%）、抗念珠菌的能力下降有关。患者尿pH为6.1，而念珠菌生长的适宜pH是5.1～6.4，有利于念珠菌生长。有研究认为，白念珠菌能够感知并对环境pH变化做出相应的应答。白念珠菌是否致病取决于人体自身、真菌和环境之间相互作用的结果。当患者存在真菌感染的易感因素，如长期留置尿路导管、长期用抗细菌药物、长期用免疫抑制药、糖尿病、结肠代膀胱术后等，出现尿道感染症状或无尿感症状，如尿中白细胞增多且以淋巴细胞为主而细菌培养阴性时，应特别关注是否存在真菌感染的可能，积极进行规范的尿液或前列腺液真菌培养非常重要，最好用尿沉渣同时接种沙堡弱液体培养基和平板，确保真菌生长。

（刘小平）

第六章
隐球菌感染

第一节　皮肤隐球菌感染

病例1　面部原发性皮肤隐球菌病

【临床资料】

患者,女,58岁,农民,因"面部红斑进行性加重半年,破溃伴结痂2个月余"就诊。半年前患者无明显诱因出现左颧部红斑,轻度肿胀,未予重视,此后皮损面积逐渐扩大,无明显自觉症状。2个月前出现局部破溃形成浅溃疡并结痂,在外院给予多种抗生素治疗无效。患者自发病以来精神、食欲好,体重无明显减轻。发病后无发热、头痛及精神异常症状,无咳嗽、咳痰病史。否认发病前外伤史,亦无养鸽史。患者既往体健,无结核、糖尿病及艾滋病史。无药物过敏史。

体格检查:患者一般状况良好,全身淋巴结无肿大,心、肺、腹部检查无异常。皮肤科检查:可见左侧面颊部3 cm×5 cm大小红斑,边界清楚。中央可见数片浅溃疡,覆盖灰褐色痂皮(图6-1-1)。血、尿常规,肝肾功能,血糖正常,红细胞沉降率28 mm/h,HIV抗体检查阴性,胸部X线显示左下肺纹理稍增粗,建议患者行腰椎穿刺术进行脑脊液检查,患者及家属拒绝。取皮损做镜检,未发现真菌菌丝。真菌培养:取组织及皮损分别接种于SDA培养基中25℃连续培养3周,未发现致病菌生长。组织病理学检查:真皮浅层及深层可见大量炎症细胞浸润,主要为浆细胞、嗜酸性粒细胞、中性粒细胞,并见大量多核巨细胞。PAS染色(图6-1-2)见大量紫红色孢子聚集在多核巨细胞内、外,孢子圆形、卵圆形,直径较大,部分孢子可见出芽现象。组织切片阿申蓝染色阳性(图6-1-3):组织中可见天蓝色带荚膜的圆形、卵圆形孢子。黏蛋白卡红染色阳性(图6-1-4):组织中见红染带荚膜圆形、卵圆形孢子。免疫组化染色(抗体为兔抗隐球菌抗体)染色阳性(图6-1-5):可见棕色圆形孢子。北京大学第一医院

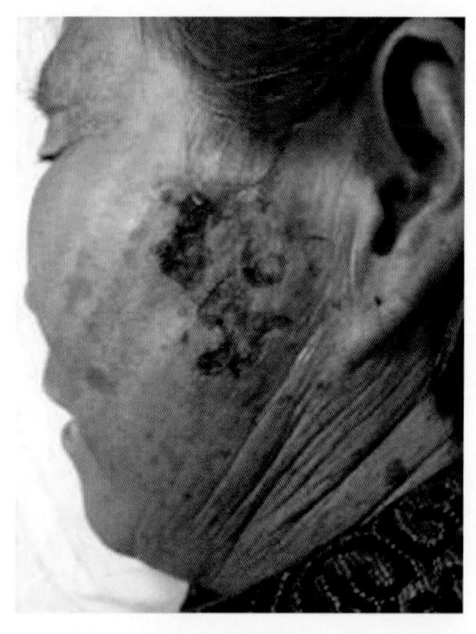

图6-1-1　治疗前患者左侧面颊部红斑,中央结痂

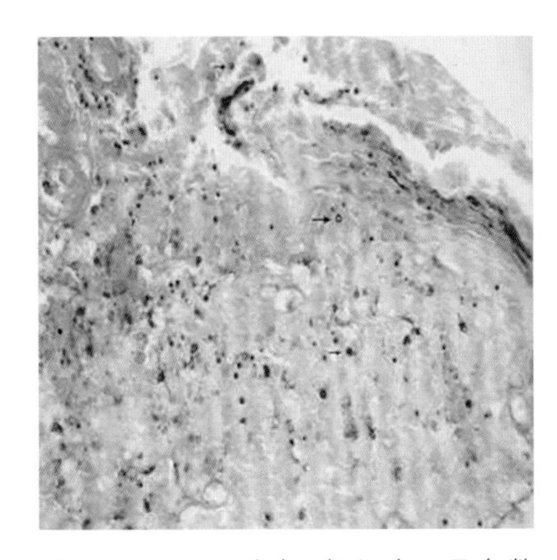

图6-1-2　PAS染色：组织内可见多数红染圆形及卵圆形孢子（×40）

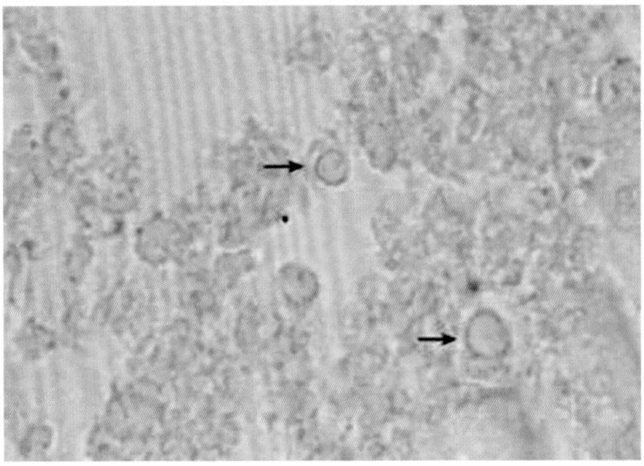

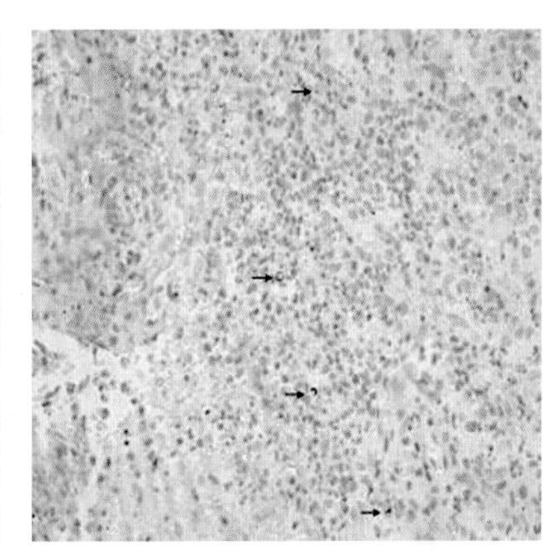

图6-1-3　阿申蓝染色：隐球菌荚膜染色呈蓝色（×100）

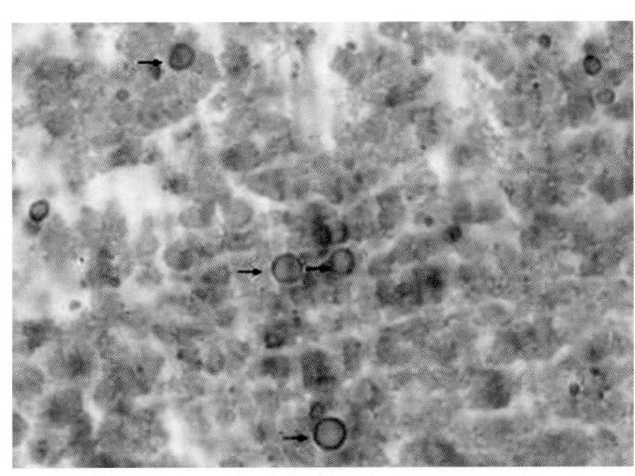

图6-1-4　黏蛋白卡红染色：隐球菌荚膜染呈红色（×100）

图6-1-5　免疫组化染色：可见棕色圆形孢子（×40）

真菌实验室鉴定为新生隐球菌。

【诊断与治疗】

诊断为原发性皮肤隐球菌病。给予伊曲康唑口服每次200 mg，2次/天。连续给药3个月皮损痊愈（图6-1-6），3个月及半年后随访，患者一般情况良好，皮损无复发。

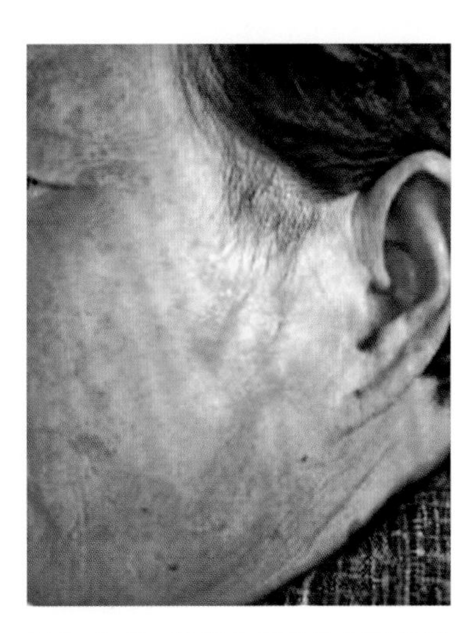

图6-1-6　经伊曲康唑治疗后患者面部皮损痊愈

【本例要点】

本例患者为老年女性，临床症状、体格检查及实验室检查均未发现免疫功能缺陷。

隐球菌病是一种主要由新生隐球菌引起的深部真菌感染。本例患者除面部皮损外，未见其他皮损，患者亦无咳嗽、头痛、精神状态改变和神经系统症状，肺部影像学检查无明显异常，经伊曲康唑治疗后痊愈无复发，综上考虑本例患者为原发性皮肤隐球菌病。患者以面部红斑及浅表溃疡就诊，无系统性隐球菌病的典型症状，亦无免疫力低下等诱发因素，取面部皮损镜检及真菌培养未能检测出隐球菌，为诊断带来困难。组织病理（PAS染色）可见大量红染真菌孢子，而未见真菌菌丝，考虑隐球菌可能性大。最终通过病理组织阿申蓝染色、黏蛋白卡红染色、隐球菌特异性免疫组化染色阳性，确诊为隐球菌感染。

（葛红芬）

病例2 原发性皮肤隐球菌病合并热带念珠菌感染

【临床资料】

患者，女，57岁。面部溃疡半年，于2012年9月10日入院，患者半年前右前额碰撞车门后，局部皮肤破溃，自涂“紫草油”“红霉素软膏”后，创面不愈合，且持续扩大（图6-1-7）。3个月前皮疹出现疼痛，至外院就诊，诊断为带状疱疹，给予“阿昔洛韦”“伐昔洛韦”治疗，同时行分泌物培养（结果不详），并于社区医院输液10天（具体不详），创面无改善，同时右眼周也出现类似皮疹。病期曾有上呼吸道感染发热，无咳嗽、咯痰，精神、饮食、睡眠欠佳，大、小便无异常。既往有类风湿关节炎10年，长期服用糖皮质激素。

体格检查：系统检查无异常。皮肤科检查：右侧额头见约5 cm × 5 cm不规则地图状溃疡，基底呈颗粒状，边缘稍隆起，潜行性，表面结脓性厚痂，质地坚实（图6-1-8），右侧眼周及上睑散在花生米至指头大小多个结节、溃疡，溃疡表面覆盖脓痂。指、趾甲甲板增厚、混浊、变色（图6-1-9）。

实验室检查：血、尿常规正常。红细胞沉降率74 mm/h（< 20 mm/h）。B超、胸片、心电图未见明显异常。分泌物细菌培养：未见细菌生长。分泌物连续3次真菌直接镜检：大量菌丝、孢子（图6-1-10）。真菌培养：取创面分泌物（创面深刮至出血）接种于含放线菌酮的SDA培养基中，见酵母样菌落生长（图6-1-11），挑取菌落行直接墨汁涂片，未见有厚荚膜的菌体，移种至科玛嘉念珠菌显色培养基上菌落呈蓝色，采用VITEK2-COMPACT鉴定为热带念珠菌。组织病理检查：溃疡组织中见大量淋巴细胞、中性粒细

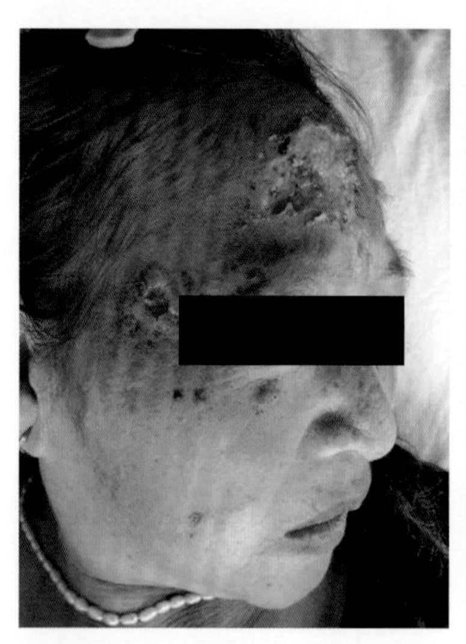

图6-1-7 患者面部溃疡、结节

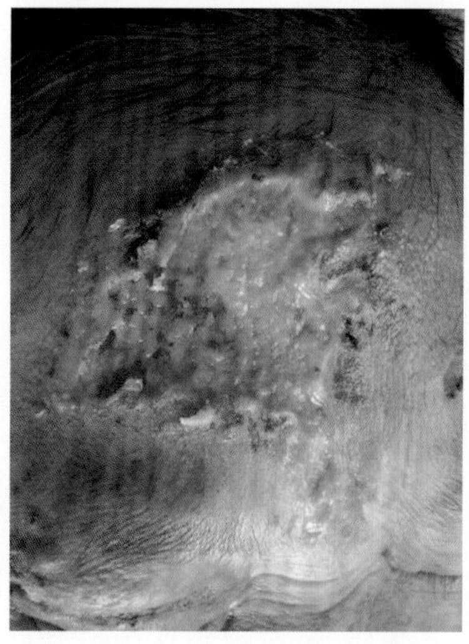

图6-1-8 溃疡呈地图状，基底平，边缘轻度隆起

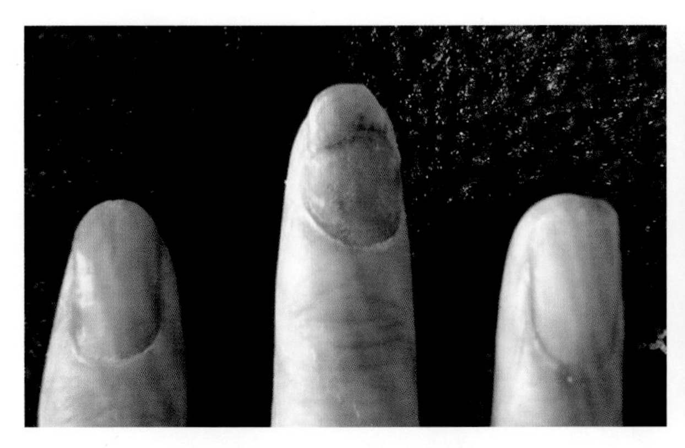

图6-1-9　甲板增厚，带棕黄色

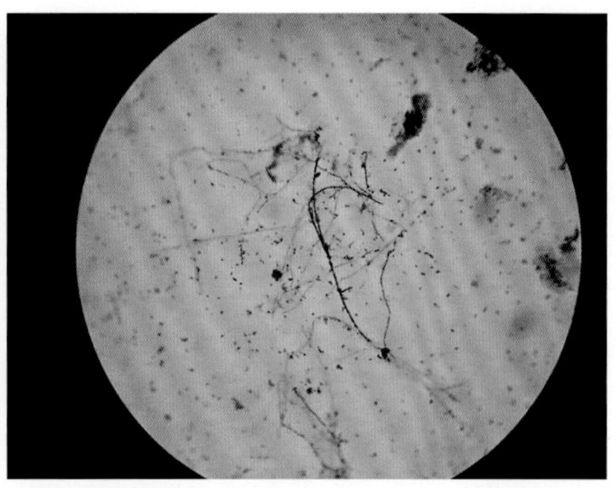

图6-1-10　分泌物革兰染色见菌丝和孢子

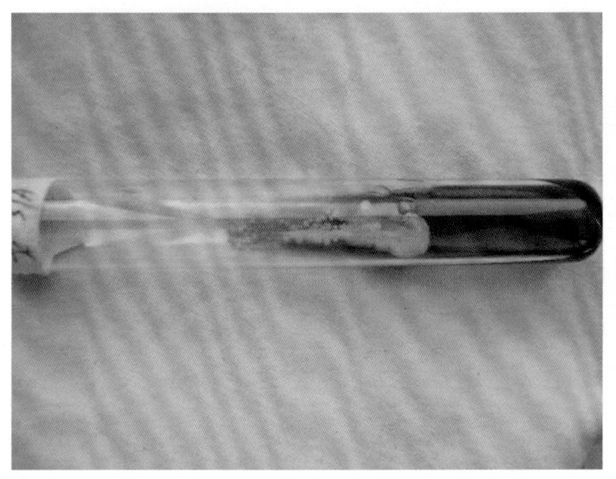

图6-1-11　分泌物真菌培养见酵母样菌落

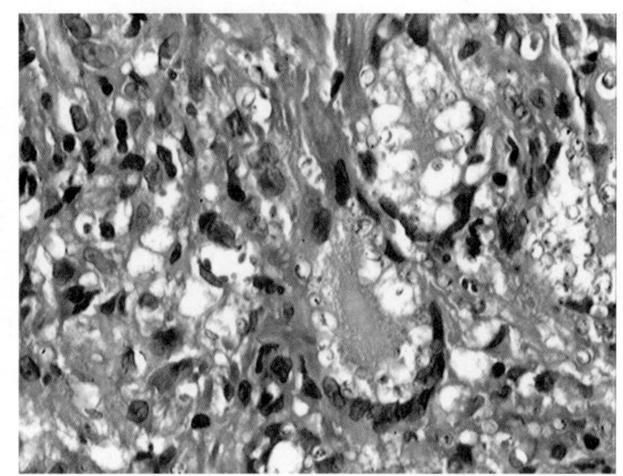

图6-1-12　多核巨细胞内、外见真菌芽孢（PH染色 ×400）

胞、组织细胞浸润，并见大量多核巨细胞（图6-1-12）。PAS染色见淡紫红色带荚膜的圆形孢子聚集在多核巨细胞内、外（图6-1-13）；六氨银染色阳性（图6-1-14）。

【诊断与治疗】

诊断为皮肤隐球菌病合并热带念珠菌感染。入院后给头孢硫脒抗感染治疗，局部除痂、清创处理，创面无明显改善，分泌物3次真菌直接镜检均为阳性后，给伊曲康唑200 mg/d，配合维生素B_1、甲钴胺、多维元素等口服。3天后创面缩小，其后伊曲康唑加量为每次200 mg，2次/天。再服6天后溃疡迅速愈合（图6-1-15），现失访。

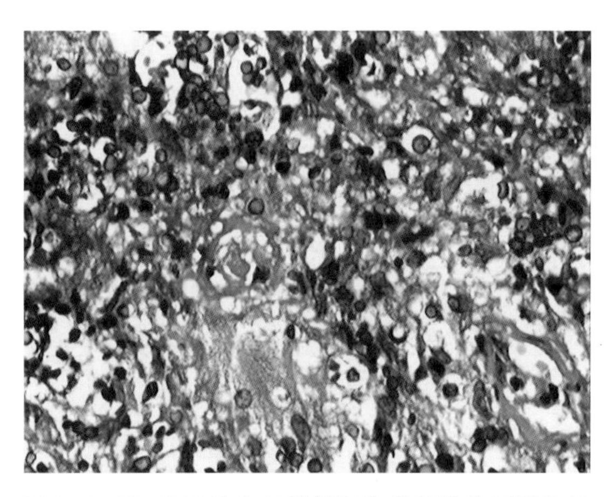

图6-1-13　PAS染色见淡紫红色带荚膜的圆形孢子（×400）

【本例要点】

患者，57岁。有长期服用糖皮质激素的病史，皮疹局限于面部外伤处，为溃疡和结

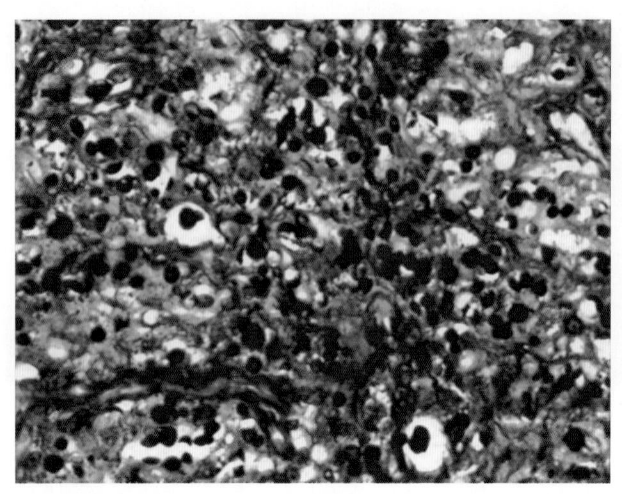

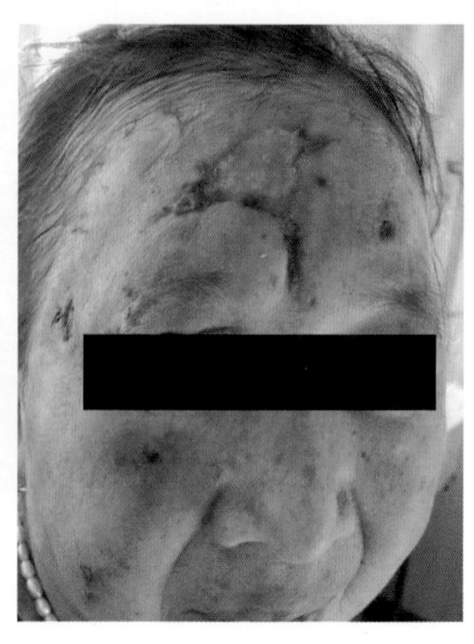

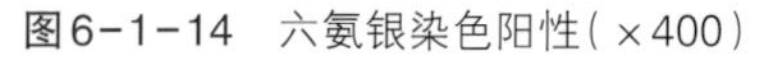

图6-1-14 六氨银染色阳性（×400）

图6-1-15 患者服用伊曲康唑9天后

节。患者无咳嗽、头痛、精神状态改变及神经系统症状，故未做头部CT检查，胸片无异常，病理检查PAS染色及六氨银染色均见大量带荚膜的圆形厚壁孢子，就此，可诊断为原发性皮肤隐球菌病。患者溃疡面分泌物真菌培养只培养出热带念珠菌而未培养出新生隐球菌，考虑可能是热带念珠菌的快速生长抑制了隐球菌的生长，或是隐球菌菌量过低或活力不强，或培养基中加入放线菌酮及培养温度的影响。患者数个指、趾甲增厚，带棕黄色，临床表现为甲癣，遗憾未做真菌检查，推测甲癣为面部溃疡念珠菌感染的来源。综上，该患者的皮肤溃疡为新生隐球菌和热带念珠菌的混合感染，临床少见。但组织病理检查中为何只见到新生隐球菌而未见念珠菌的菌丝，值得进一步探讨。

（黄静）

第二节 系统性隐球菌感染

病例3 肺隐球菌病

【临床资料】

患者，男，35岁，因“发现右肺下叶阴影1个月余”就诊。患者1个月前体检胸片显示右肺下叶有一阴影改变，除伴有间断性干咳外，无其他不适感。曾经口服莫西沙星400 mg/d治疗11天，肺部阴影未改变，遂以“右肺占位，肺癌可能性大”收入我院胸外科。发病以来，患者无发热、头痛、头晕等神经及精神方面异常，饮食、起居正常。既往体健，否认有其他系统疾病史，否认养鸽子和接触禽类史。体格检查未见明显异常，全身皮肤未见皮疹。实验室检查：血常规、血生化全项及凝血功能筛查未见异常，HIV检查阴性，PPD阴性，癌胚抗原、CA19-9肿

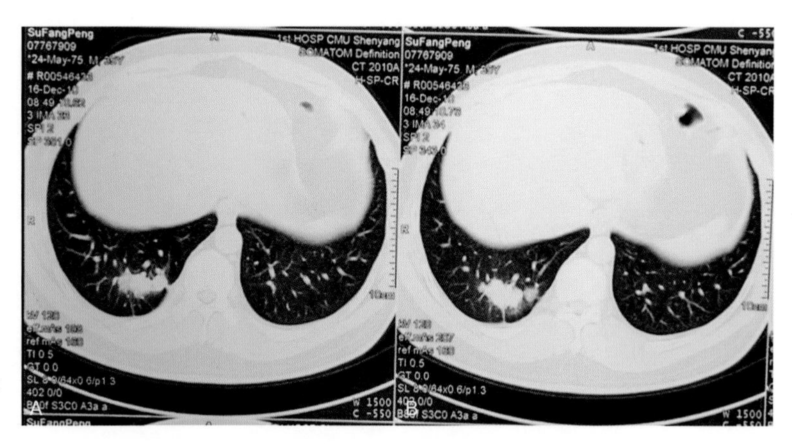

图6-2-1　A，B. 胸部CT显示右肺下叶团片影及结节影

瘤标志物未见异常。胸部CT显示右肺尖陈旧性病变，右肺下叶团片影及结节影（图6-2-1）。PET/CT显示右肺下叶后基底段软组织影，代谢增高，右肺下叶背段密度增高，右肺门淋巴结代谢增高。

为明确诊断，予患者胸腔镜下行右肺下叶切除术，术后静脉滴注哌拉西林钠-舒巴坦预防细菌感染。切除的右肺下叶肺组织中可见2处灰白色结节，大小分别为2.5 cm×2 cm×1.5 cm及4 cm×2 cm×1.8 cm。冰冻与石蜡组织病理切片显示肺内纤维组织增生，肺泡腔内及肺间隔中多量多核巨细胞聚集，胞浆中及渗出物中可见小球状结构（图6-2-2A）；PAS染色阳性（图6-2-2B）；抗酸染色阴性；Giemasa染色阴性。纵隔淋巴结3枚，其中1枚可见肉芽肿形成、多核巨细胞及小球状病原体结构。提示肺部为感染性病变，首先考虑隐球菌感染。患者遂就诊我科，因患者肺部病变组织未进行真菌培养，故对患者进行了真菌相关的血清学试验，结果显示血清隐球菌荚膜多糖抗原乳胶凝集试验阳性（++）；半乳糖甘露聚糖试验（GM试验）为0.94 ng/mL为阳性；(1-3)-β-D-葡聚糖试验（G试验）阴性。对肺部病变组织切片进行免疫组化染色阳性（图6-2-2C）；黏蛋白卡红染色阳性（图6-2-2D）；阿申蓝染色阳性（图6-2-2E）。

【诊断与治疗】

诊断：肺隐球菌病。给予口服氟康唑400 mg/d治疗3个月，服药期间患者无不适感。停药后2个月患者复查血清隐球菌荚膜多糖抗原乳胶凝集试验阴性；GM试验阴性。随访2年余患者无复发。

【本例要点】

肺隐球菌病临床表现和影像学表现均无特异性，如果中年（40～60岁）男性患者，因发热、咳嗽、咳痰就诊，血白细胞分类增高，影像学表现为单个或多发结节或是斑片状阴影，抗菌药物治疗无效，应高度怀疑本病。尽快行血清隐球菌荚膜多糖抗原乳胶凝集试验、肺活检或手术病理和组织真菌培养。

肺隐球菌病组织病理多显示为肉芽肿型，可见大小不等的结核样肉芽肿，一般无干酪样

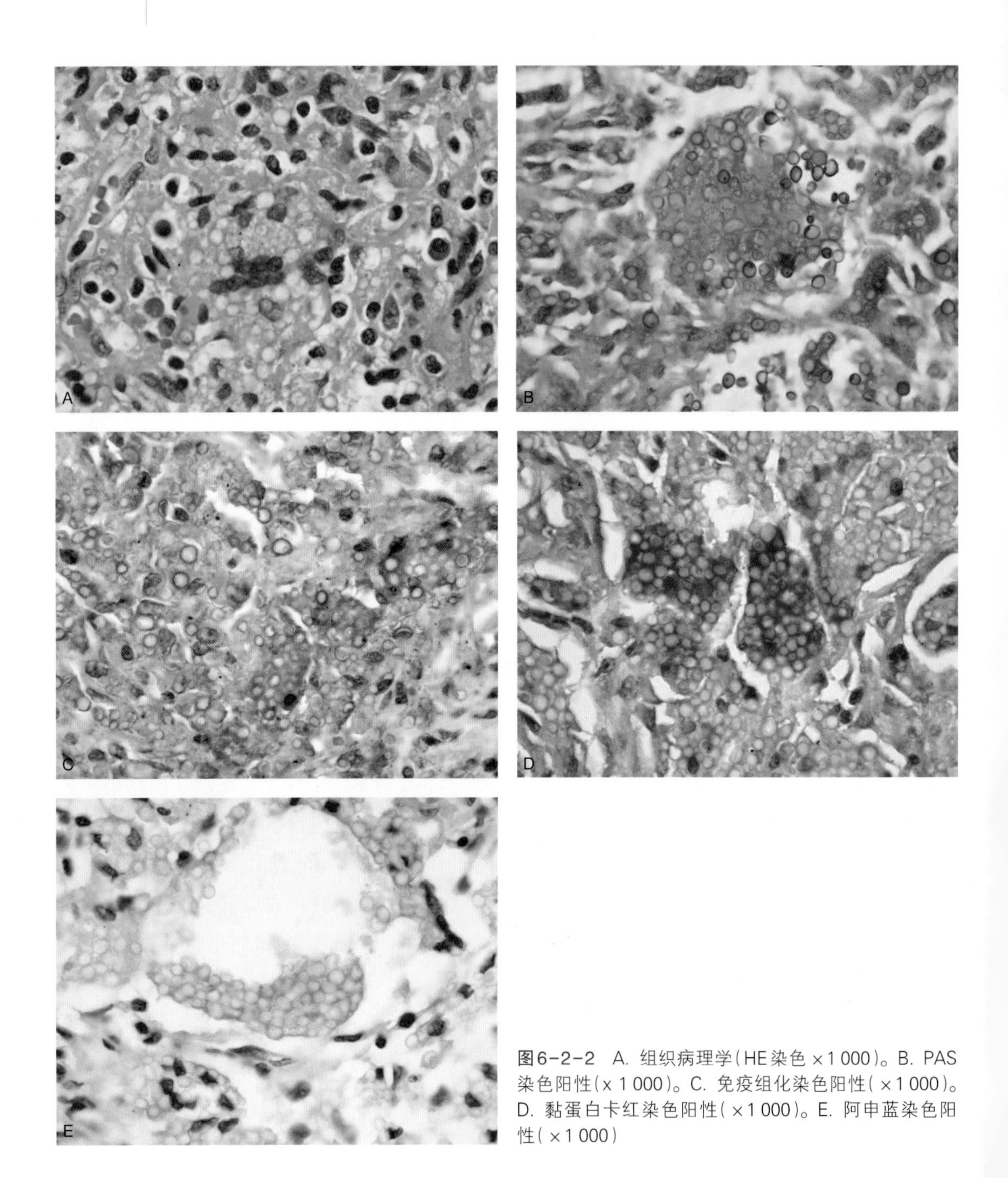

图6-2-2 A. 组织病理学(HE染色 ×1 000)。B. PAS染色阳性(x 1 000)。C. 免疫组化染色阳性(×1 000)。D. 黏蛋白卡红染色阳性(×1 000)。E. 阿申蓝染色阳性(×1 000)

坏死,多形成凝固坏死,可见黏液样物、上皮样细胞及多核巨细胞弥漫分布,多核巨细胞体积巨大,核多,呈异物巨细胞样,于增生的组织细胞及多核巨细胞浆内可见大量酵母细胞和芽孢。HE染色酵母细胞壁淡蓝或淡红色,荚膜不着色;PAS染色呈红色;GMS染色呈黑色;黏蛋白卡红染色呈红色;阿申蓝染色呈蓝色。本文报道的病理冰冻和石蜡切片组织病理均符合肺隐球菌病改变,病理科医生应该提示手术医生对患者病变组织进行真菌培养,以明确致病菌。但本病例未进行真菌培养，说明医生对真菌病的认识不足。事后我们对组织病理切片进行了针对隐球菌的免疫组化染色，结果显示阳性，此外PAS、黏蛋白卡红和阿申蓝染色亦显示阳性。

肺隐球菌病的治疗药物包括两性霉素B、两性霉素B脂质体、伊曲康唑、氟康唑、氟胞嘧啶、伏立康唑等。对于肺部病灶局限，而内科治疗效果不佳的患者，可考虑手术治疗。因剖胸探查、误诊为肿瘤或其他病变行病灶手术切除者，建议术后常规应用抗真菌药物治疗至少2个月。本文报道的病例系体检发现肺部阴影，自觉症状不明显，病灶已经手术切除。因此，我们给予患者口服氟康唑400 mg/d治疗3个月，在停药后2个月复查血清隐球菌乳胶凝集试验阴转，获得痊愈，且随访2年余无复发。

（王爱平）

病例4 系统性红斑狼疮合并隐球菌脑膜炎

【临床资料】

患者，女，42岁，因“反复关节痛、口腔溃疡4年，头痛10天”急诊入院。患者4年前反复关节痛、口腔溃疡，当地医院查自身抗体：ANA（+），nRNP/Sm、SSA、组蛋白均阳性。血常规中白细胞2.4×10^9/L，红细胞3.42×10^{12}/L，血红蛋白73 g/L。诊断为系统性红斑狼疮，给予泼尼松40 mg/d口服1个月后病情好转，3年内逐渐将泼尼松减量为10 mg/d维持已1年。10天前无明显诱因下出现头部持续胀痛，无恶心、呕吐，无惊厥、抽搐、意识障碍，无发热、寒战。患者入院2天后开始发热，最高38.9℃，并出现呕吐，为非喷射性，吐出胃内容物。

查体：一般情况可，神志清楚、反应略迟钝、言语欠流利，中度贫血貌，皮肤巩膜无黄染及紫癜。浅表淋巴结未扪及肿大。心、肺、腹无阳性体征。神经反射检查：颈项强直，双下肢Kernig征可疑阳性，颅神经（－），双侧掌颌反射阳性，双下肢Babinski征加强阳性。双下肢无水肿，四肢关节肌肉无压痛及活动受限，四肢肌力及肌张力正常。皮肤科情况：面部未见蝶形红斑，无狼疮发、口腔溃疡，双手、足未见红斑及紫癜，四肢未见网状青斑。实验室检查：血常规中白细胞1.6×10^9/L，余正常。肝肾功无异常，自身抗体：ANA（+）1 ∶ 160，Sm、组蛋白阳性。脑电图示：中度异常脑电图。头颅MRI未见明显异常。脑脊液检查：颅内压190 mmH_2O，脑脊液潘氏试验（+），蛋白1.042 g/L（增高），氯化物122.6 mmol/L（降低），糖1.0 mmol/L（降低），细胞总数220×10^6/L（增高），白细胞数100×10^6/L（增高），未见红细胞，余阴性。抗酸杆菌阴性。隐球菌墨汁涂片：镜下见圆形厚壁孢子，外有一层宽阔荚膜。沙堡弱培养基25℃培养3天，见奶油色酵母菌落生长。

【诊断与治疗】

诊断为SLE合并隐球菌性脑膜炎。给予静脉用两性霉素B脂质体，起始剂量1 mg/d，第2、3、4、5、6、7天分别按5 mg/d、10 mg/d、15 mg/d、20 mg/d、25 mg/d、30 mg/d递增，并以30 mg/d剂量维持治疗。同时合并静脉用氟康唑400 mg/d，治疗2天后患者体温恢复正常，头痛缓解，癫痫症状消失，无颈项强直，Kernig征、Babinski征阴性。治疗15天后复查脑脊液，镜下见具有荚膜的孢子，真菌培养示有隐球菌生长。患者因费用原因停用两性霉素B脂质体出院，至出院累积使用356 mg的两性霉素B脂质体。出院后继续口服氟康唑400 mg/d 3个月。电话随访至今无复发。

【本例要点】

中枢神经系统隐球菌感染是SLE患者中较少见且严重的并发症，早期诊断困难，正确识别SLE患者并发的隐球菌脑膜炎非常重要。SLE患者并发隐球菌感染，除了与激素等免疫抑制剂有关外，也与SLE患者细胞免疫功能下降有关。此外，SLE患者脑脊液有利于隐球菌的生长，如缺乏可溶性抗隐球菌因子和补体激活系统，存在高浓度的多巴胺、天门冬酰胺等有利于隐球菌生长的物质。

SLE患者在接受大剂量激素治疗后，出现头痛、神经/精神症状或脑膜刺激征等表现，不能用SLE活动或狼疮脑病解释，尤其激素冲击治疗无效时，应想到合并中枢神经系统感染的可能。该病例就是在入院后临床症状不典型时，迅速腰穿得到病原学证据而确诊。SLE合并隐球菌脑膜炎主要应与狼疮脑病及SLE合并结核性脑膜炎鉴别，三者可有相似的临床表现、CSF常规和生化改变。鉴别的关键是CSF涂片或培养中找到隐球菌。

治疗推荐两性霉素B加5-氟胞嘧啶。本例采用两性霉素B脂质体静脉滴注，避免了两性霉素B的不良反应，患者耐受性好，联合氟康唑口服取得良好疗效。

（王莉）

病例5 艾滋病合并播散性隐球菌感染

【临床资料】

患者，男，51岁，因“反复腹泻伴消瘦7个月，间歇性发热、头痛3周”收治入院。患者7个月前无诱因下出现腹泻，排稀水样便5～6次/天，伴进行性消瘦，外院直肠镜检查示慢性结肠炎，给予匹维溴铵片、双歧杆菌三联活菌散等药治疗效果不佳。2个月前因阵发性腹部绞痛，腹部CT、MRI检查未见明显异常，予以头孢拉啶、左氧氟沙星静脉滴注2周，腹痛渐缓解。10天前出现胸部不适，肺部CT示右上肺占位，纵隔淋巴结肿大，右侧胸腔积液，未治疗。继之出现发热伴头痛，体温波动于38.5℃，并出现颈部淋巴结肿大，经淋巴结活检确诊为隐球菌性淋巴结炎（图6-2-3），脑脊液检查示白细胞60×10^6/L，分类以单核细胞为主，蛋白495 mg/L，葡萄糖2.9 mmol/L，氯化物113.9 mmol/L，脑脊液真菌墨汁涂片见大量隐球菌。为进一步诊治而来我院就诊，拟以“隐球菌病”收治入院。患者发病以来体重下降约25 kg。

查体：神清，精神欠佳，消瘦。皮肤、黏膜未见皮疹、出血点，左颈部可触及1枚2 cm × 2 cm大小淋巴结，质中，活动度可，无压痛。双侧瞳孔等大、等圆，对光反射正常，咽部无充血，扁桃体不肿大。颈抵抗，两肺呼吸音粗，未闻及干、湿性啰音。心脏及腹部查体未见异常。双下肢无水肿，Kernig征阳性，病理征未引出。入院后血常规：白细胞 3.04×10^9/L，中性粒细胞 0.80，淋巴细胞 0.14，红细胞3.04×10^{12}/L，血红蛋白81 g/L，血小板 107×10^9/L。$CD3^+$ 64.1%，

$CD4^+$ 3.1%, $CD8^+$ 60.4%, NK^+ 23.1%, $CD19^+$ 8.6%。脑脊液墨汁涂片、培养见大量隐球菌，隐球菌乳胶凝集试验呈强阳性(1∶1 280)；肺部CT示两肺纹理增多、两肺结节影，右肺炎症、右侧胸腔积液；腹部B超见肝内胆管积气，胆囊慢性炎症，胆结石，脾脏肿大、腹腔积液、腹腔淋巴结肿大；HIV初筛、确诊试验阳性。

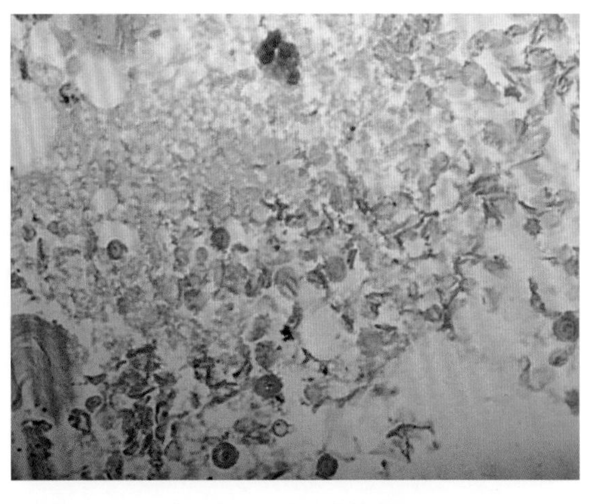
图6-2-3 病理切片：隐球菌性淋巴结炎(×400)

【诊断与治疗】

诊断：艾滋病合并播散性隐球菌感染。治疗：未治。

【本例要点】

患者病程中出现颈部淋巴结肿大、头痛，经淋巴结活检确诊为隐球菌性淋巴结炎，患者有发热、头痛和脑膜刺激征阳性，脑脊液常规、生化检查示非化脓性改变，隐球菌乳胶凝集试验呈强阳性，墨汁涂片、真菌培养证实为新生隐球菌，故隐球菌性脑膜炎诊断成立。结合患者有慢性腹泻、消瘦，$CD4^+$细胞计数显著低下，HIV初筛、确诊试验阳性，表明患者在艾滋病基础上合并淋巴结、中枢神经系统隐球菌播散性感染。而肺部CT示两肺结节影、纵隔淋巴结肿大、右侧胸腔积液，腹部B超又见脾大、腹腔积液、腹腔淋巴结肿大，提示患者可能同时存在肺部、腹部等多部位的隐球菌感染。本例患者存在隐球菌全身播散性感染，既有隐球菌性脑膜炎，又有隐球菌性淋巴结炎，这种情况在非艾滋病患者中极为少见。故若遇隐球菌脑膜炎患者时应注意其有无静脉吸毒、性滥交、不洁输血等病史，存在淋巴结炎等全身播散性感染时，更应高度警惕艾滋病的可能，并进行抗HIV筛选检测。

(杨飞飞)

病例6 播散性隐球菌病(1)

【临床资料】

患者，男，72岁，因“躯干、四肢皮损14个月，伴双下肢结节、溃烂6个月”入院。患者在14个月前双下肢出现散在性分布的红色斑疹，逐渐泛发至躯干及上肢，融合成片，皮损不高出皮面，伴轻度瘙痒。在当地医院取活检诊断为“湿疹”，予口服中药后稍好转。9个月前躯干、四肢皮损再次加重，且出现了腋窝及腹股沟淋巴结肿大，再次在当地医院取活检诊断为“红皮病”，血常规显示有嗜酸性粒细胞增多，给予口服醋酸泼尼松40 mg/d治疗，躯干、四肢皮损明显减轻，腋窝及腹股沟肿大淋巴结消退，醋酸泼尼松逐渐减量至15 mg/d维持治疗。6个月前，患者的右大腿外侧、左小腿外侧及臀部相继出现一些结节，逐渐增大，表面破溃后结痂，无脓液。3个月前躯干、四肢皮损又加重，且原红色斑疹突出皮面，在当地医院对两种表现不同的皮损又进行了活检，躯干部原有皮损活检诊断为“蕈样肉芽肿早期”，下肢结节性皮损诊断为

“黄瘤病”。患者继续口服醋酸泼尼松15 mg/d治疗，同时肌内注射 α -2b干扰素每次300万单位，每周2次，躯干、四肢皮损大部分消退，但下肢结节溃烂性皮损无改变。为进一步诊治就诊我科门诊，对患者所带组织病理片会诊提示一种皮损表现为苔藓样浸润，一种皮损表现为组织细胞肉芽肿改变，可见酵母细胞，考虑“真菌感染”“红皮病缓解期”收入院。发病以来，患者伴咳嗽，少量咳痰，无胸痛、发热、头痛、头晕，精神有时稍萎靡，饮食及两便未见明显异常。否认有系统疾病史。患者久居内蒙古呼和浩特市，无养鸽史，居住地附近有花鸟市场，否认有密切接触禽类史。

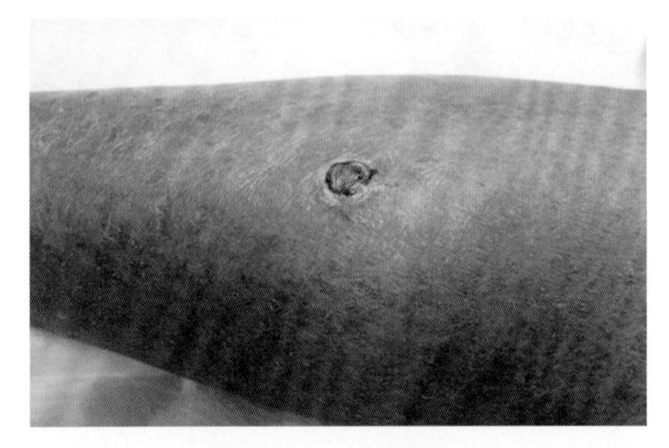

图6-2-4 下肢结节

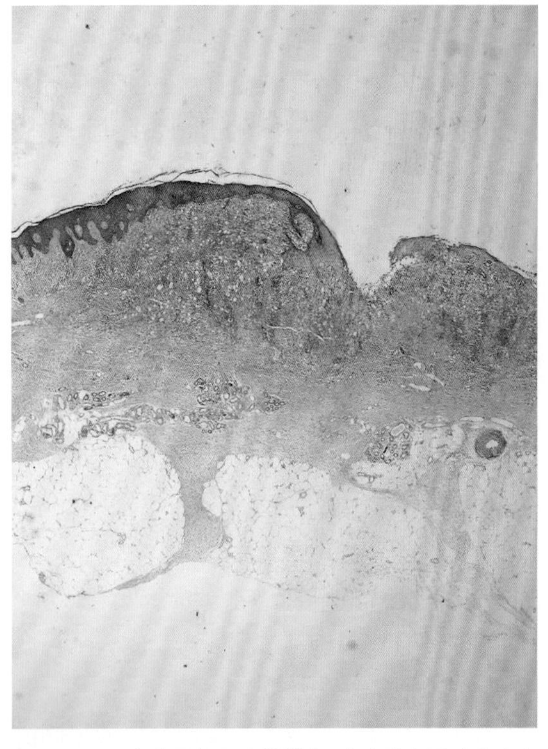

图6-2-5 表皮呈银屑病样增生，真皮浅中层致密炎症细胞浸润（HE染色 ×40）

体格检查：全身浅表淋巴结未触及肿大，心、肺、腹及神经系统检查未见明显异常。皮肤科情况：躯干、四肢皮肤淡暗红斑、干燥、脱屑，双下肢伸侧皮肤可见鱼鳞病样皮损改变。右大腿外则、左小腿外侧、臀部各见1个直径约2 cm的结节性皮损，质韧，表面破溃结痂，无脓液（图6-2-4）。实验室检查：血白细胞 6.85×10^9/L，分类正常；血红蛋白 134 g/L；血小板 163×10^9/L。红细胞沉降率21 mm/h。尿常规及血生化全项检查未见异常，RPR及HIV检查阴性。淋巴细胞免疫表型检查显示总T淋巴细胞76%，总B淋巴细胞5%，T辅助淋巴细胞22%（正常27%～51%），T抑制淋巴细胞55%（正常14%～44%），总NK淋巴细胞17%，T淋巴细胞H/S 0.4（正常0.7～2.8），淋巴细胞总数98%。患者结节性皮损取活检显示，表皮呈银屑病样增生，灶状海绵水肿，角化不全，有脓痂；真皮浅中层片状致密炎症细胞浸润，部分区域大量组织细胞和多核巨细胞，胞浆内和细胞间见多数囊样结构，内有大小不一的酵母样孢子，间有淋巴细胞、浆细胞浸润（图6-2-5，图6-2-6）。结节性皮损组织同时进行真菌培养，显示有酵母样菌落，后经生化（图6-2-7）和PCR鉴定为新生隐球菌。药敏试验显示对氟康唑、5-氟胞嘧啶、伊曲康唑、伏立康唑、两性霉素均敏感。血清隐球菌荚膜多糖抗原乳胶凝集试验

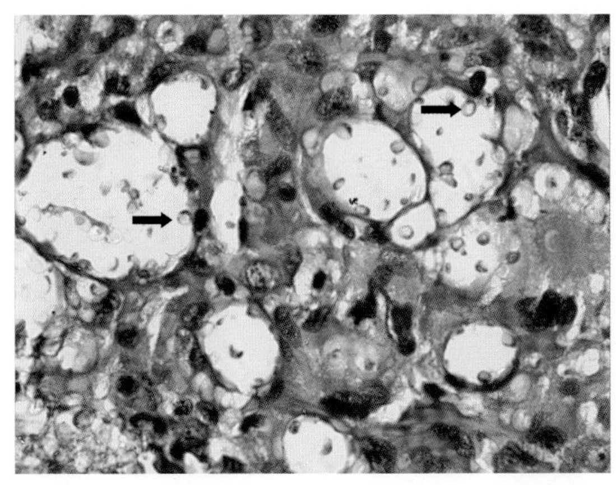

图6-2-6　病理见大量真菌成分（HE染色 ×400）

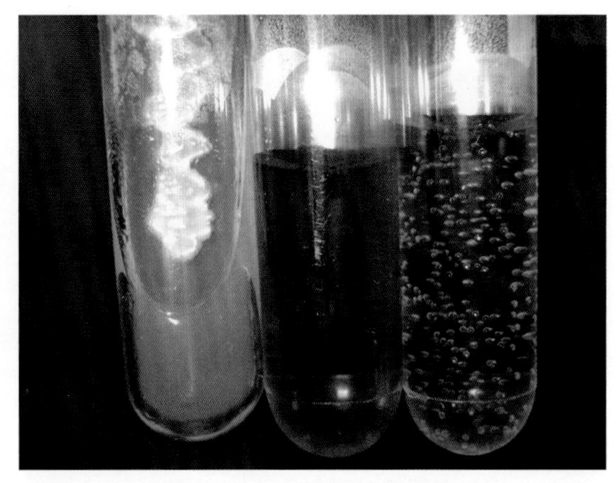

图6-2-7　SDA培养基上室温培养可见白色酵母样菌落，尿素酶试验阳性

为阳性(++++)；血清GM试验阴性，G试验阴性。胸片显示双肺纹理清晰，左侧第2前肋肺野内带可见一结节影，边缘模糊，性质待定。胸部CT显示左肺下叶后基底段胸膜下见大小约56 mm × 37 mm × 75 mm软组织密度灶，其内见直径约30 mm含气空腔内有气液平面，病灶周围见多发索条状影与胸膜相连。左肺下叶背段胸膜下见软组织密度结节灶，双肺肺尖纤维硬结灶，部分病灶呈软组织密度灶，左上肺见索条影与侧胸膜相连，左肺上叶可见含气小囊影。提示左下肺后基底段空洞性病灶，考虑真菌性肺炎伴空洞形成，两肺尖陈旧结核，部分增殖灶（图6-2-8）。3次痰真菌培养均为阴性。头颅MRI平扫显示双侧额、颞、顶叶灰白质交界区异常信号，脑梗死及缺血改变可能大，双侧白质脱髓鞘，右侧外囊、枕叶软化灶。患者拒绝腰穿，故未行脑脊液检查。

【诊断与治疗】

诊断：播散性隐球菌病、红皮病。明确诊断后，患者停服醋酸泼尼松，首日给予两性霉素B 1 mg静脉滴注，次日2.5 mg，第3日5 mg，在第4日给予7.5 mg静脉滴注时患者出现严重的药物不良反应，遂停用两性霉素B。换用氟康唑400 mg/d静脉滴注治疗2周，结节性皮损明显缩小，之后给予氟康唑300 mg/d口服治疗。其间继续肌内注射α -2b干扰素每次300万单位，每周2次。4周时再次复查血清隐球菌荚膜多糖抗原乳胶凝集试验为阳性(++++)，患者出院继续前述治疗。3个月后复诊，躯干、四肢皮肤干燥伴脱屑，下肢结节性皮损全部消退（图6-2-9）。复查胸片显示左肺陈旧性病变。血清隐球菌荚膜多糖抗原乳胶凝集试验阳性(++)。10个月后复诊，血清隐球菌荚膜多糖抗原乳胶凝集试验阳性(++)。15个月后复诊，躯干、四肢皮肤干燥伴脱屑。胸片显示双肺纹理增多，左中上肺野少量索条影，呈左肺陈旧病变。脑MRI复查显示脑内多发缺血、梗死，老年性脑改变，双侧上颌窦、筛窦炎。血清隐球菌抗原乳胶凝集试验仍阳性(++)。整个治疗期间患者无服药不适，定期复查血生化全项正常，血常规白细胞计数正常，但嗜酸性粒细胞增多为27.11%，嗜酸性粒细胞计数为2.28×10^9/L。

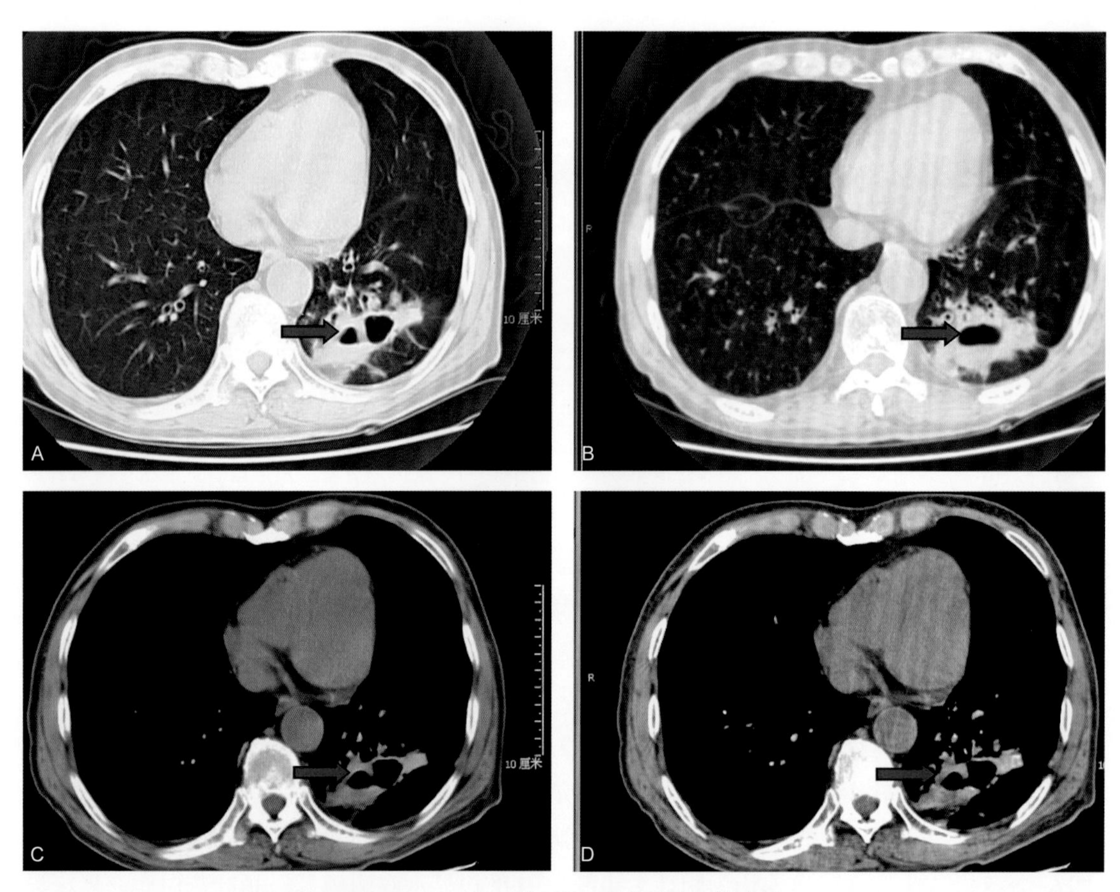

图6-2-8 A~D. 左下肺后基底段空洞性病灶

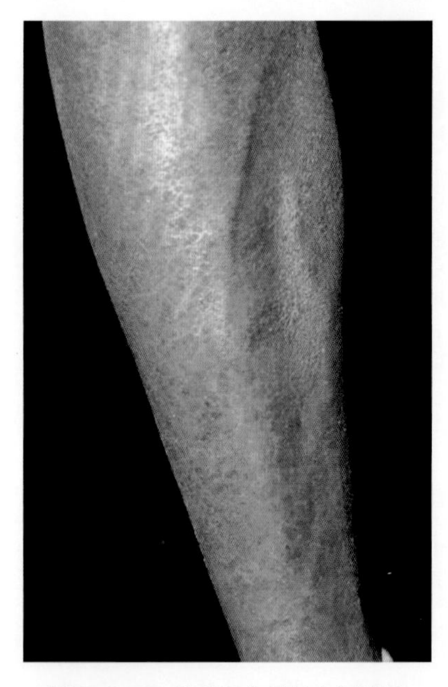

图6-2-9 治疗3个月后皮损消退

经15个月的治疗，建议停用氟康唑和 α -2b干扰素，随访血清隐球菌抗原乳胶凝集试验。

【本例要点】

该患者为老年男性，有基础疾病红皮病，口服醋酸泼尼松治疗，血淋巴细胞免疫表型检查显示T辅助淋巴细胞比例下降，T抑制淋巴细胞比例升高。皮损呈结节溃烂，散在分布于下肢和臀部，皮损组织病理中可见有荚膜的酵母细胞，皮损真菌培养为新生隐球菌grubii变种，皮肤隐球菌病诊断成立。患者胸部CT可见空洞性病灶，同时存在肺隐球菌病；血清隐球菌荚膜多糖抗原乳胶凝集试验阳性。因此，皮肤隐球菌病属于继发性，最后确诊为播散性隐球菌病。

继发性皮肤隐球菌感染需要按照中枢神经系统感染的原则进行治疗，对于非HIV相关的推荐治疗方案，诱导治疗采用两性霉素B 0.5～1 mg/(kg·d)联合氟胞嘧啶100 mg/(kg·d)至少8周，巩固治疗采用氟康唑或伊曲康唑200～400 mg/d治疗12周。该患者不能耐受两性霉素B的治疗，故一直口服氟康唑300 mg/d治疗，3个月后皮损消退，肺部损害呈陈旧性病变，血清隐球菌荚膜多糖抗原乳胶凝集试验阳性(++)。但治疗15个月后复查血清隐球菌荚膜多糖抗原乳胶凝集试验仍阳性(++)。经积极治疗，血清乳胶凝集试验抗原滴度会下降，但血清乳胶凝集试验持续阳性不能作为维持治疗的指标，因为死亡的隐球菌仍持续释放荚膜多糖抗原，而脑脊液中清除此类抗原缓慢。基于此，嘱患者停止用药，继续随访。

皮肤隐球菌病的组织病理有时易与黄瘤病混淆，只要做特殊染色就可以鉴别。该患者的组织病理在外院就曾误诊为黄瘤病，因此，需提高临床医生对真菌性皮肤病的认识。

（冉梦龙）

病例7 播散性隐球菌病(2)

【临床资料】

患者，男，30岁，农民，以“反复发热、咳嗽1个月”入院。患者于1个月前无明显诱因出现反复发热，伴咳嗽，为刺激性干咳，无咳痰、心悸、胸闷、气促、咯血、夜间盗汗等症状。胸部CT示：纵隔内淋巴结肿大伴双肺斑点状影。B超示：左侧颈部淋巴结肿大，肝、脾肿大。血液培养1次结果提示白念珠菌生长，细菌培养阴性。经抗炎补液治疗后未见明显好转，反复发热，近几天来出现声音嘶哑。发病以来体重下降达15 kg。既往体健，家中未饲养鸽子等家禽。

入院查体：神志清楚，慢性消瘦面容，自动体位，查体合作。巩膜轻度黄染，左侧颈部淋巴结肿大，心、肺、腹、神经系统未见异常。入院诊断：发热待查，结节病，肺结核。入院后仍有发热。血常规示白细胞19.6×10^9/L，中性粒细胞0.85，淋巴细胞0.10，血红蛋白11.7 g/L，血小板542×10^9/L。红细胞沉降率102 mm/h。后在局麻下行颈部淋巴结活检术，病理报告示：淋巴组织内可见大量PAS阳性孢子及其芽生孢子，淋巴结真菌性肉芽肿(图6-2-10)，阿尔辛蓝染色可见染色阳性的蓝色荚膜(图6-2-11)。骨髓象：粒系增生明显。骨髓真菌培养：新生隐球菌生长(Vitek自动微生物分析鉴定系统鉴定)。3次血培养均未有真菌和细菌生长。脑脊液常规未见异常。脑脊液墨汁染色及真菌培养均未发现真菌。淋巴细胞亚群：$CD3^+$ 78.93%(正常41%～70%)，$CD4^+$ 53.57%(正常21%～47%)，$CD8^+$ 25.00%(正常16%～30%)，NK^+ 88.77%(正常9%～21%)，CD4/CD8为2.14。

【诊断与治疗】

全院会诊考虑诊断为真菌性肺炎、真菌性败血症、真菌性淋巴结炎。给予伊曲康唑静脉滴注、氟康唑静脉滴注及两性霉素雾化吸入等抗真菌治疗，体温一度降至正常，咳嗽有好转，33天后开始出现剧烈头痛，精神倦怠，无喷射状呕吐，经降颅压、布哇嗪(强痛定)对症处理后可好转，颅脑MRI检查未见明显异常，后又2次查CSF常规示氯化物低、糖含量

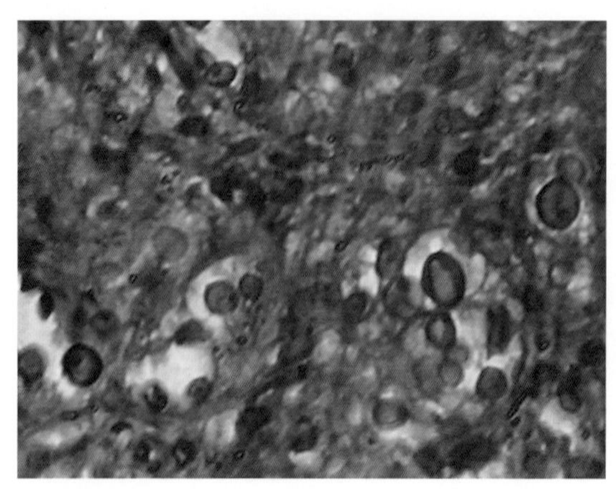

图6-2-10 淋巴结组织病理结果(PAS染色 ×400)

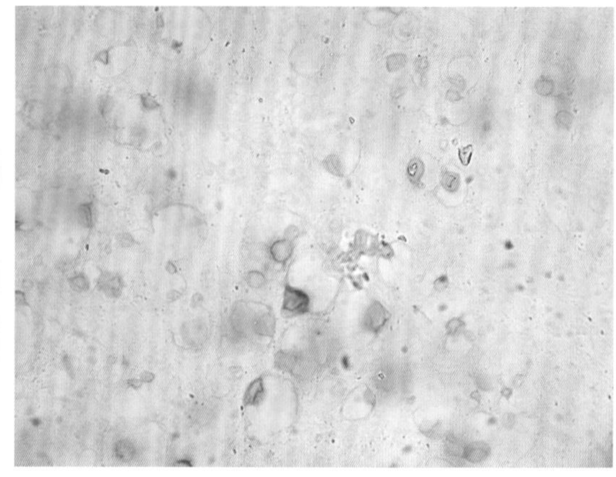

图6-2-11 淋巴结组织病理结果(阿尔辛蓝染色 ×400)

高,测颅压升高,均未检出隐球菌,考虑真菌性脑膜炎。后给予两性霉素B静脉点滴,患者出现转氨酶明显升高,后改用两性霉素B脂质体治疗2天,疗效不明显,后患者转外院治疗痊愈。

【本例要点】

本例患者以发热、咳嗽、颈部及纵隔淋巴结肿大、影像学检查发现肺部阴影为主要表现,多次查血培养、CSF培养均未发现隐球菌(有文献报道该病血培养的阳性率仅20%左右),最终依靠颈部淋巴组织病理及骨髓真菌培养确诊,可见病理的重要性。该病例颈部淋巴结组织病理发现肉芽肿性病变,PAS染色发现大量染色阳性的酵母细胞,并可见出芽细胞;阿尔辛蓝染色可见染色为蓝色的荚膜,证实为新生隐球菌的酵母细胞。患者骨髓真菌培养发现真菌生长,进一步鉴定为新生隐球菌。确诊为播散性隐球菌病。

(赵敬军)

病例8 新生隐球菌合并鼻疽奴卡菌皮肤感染

【临床资料】

患者,中年女性。6个月前无明显诱因下左足背出现红肿结节,伴疼痛、低热38℃,当地医院行脓肿切开引流术,真菌培养“阳性”,口服伏立康唑治疗10天,红肿消退,疼痛减轻。5个月前患者左小腿出现多发蚕豆大小相同皮损,再次住院抗感染治疗15天,好转出院,皮损未完全消退。1个月前患者左下肢皮损增多,面积增大,并出现坏死、破溃,疼痛加剧,当地医院给予抗感染及局部换药治疗10余天,病情加重。

2013年4月16日至我院就诊,专科检查左足背弥漫性水肿性红斑,其上见多发溃疡,3个较大溃疡7 cm × 7 cm、5 cm × 4 cm、4 cm × 3 cm,深达筋膜,边缘潜行,此外尚见多发直径1～2 cm不等溃疡,部分基底贯通,溃疡表面见少量黄色脓性分泌物(图6-2-12);左腿尚见2个1～2 cm大小红色及正常肤色硬结,压痛明显,1个表面破溃,少量脓性分泌物,无恶臭(图

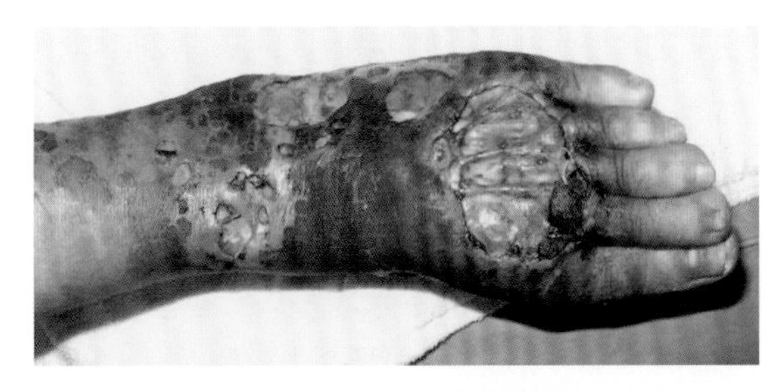

图6-2-12　左足背溃疡面

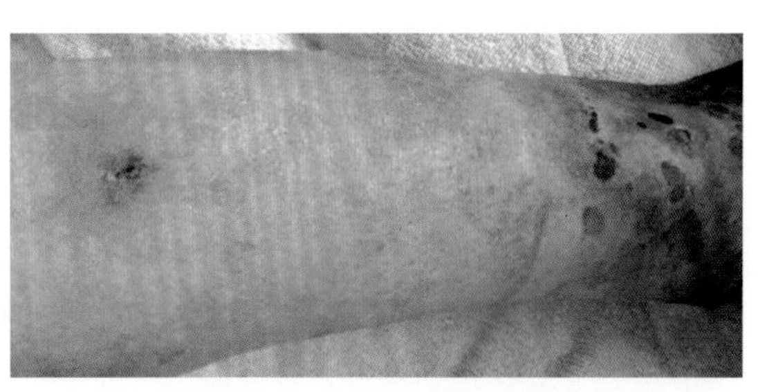

图6-2-13　左腿破溃部位

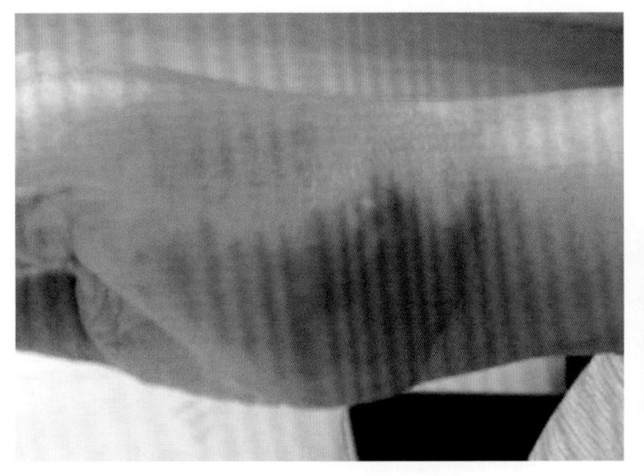

图6-2-14　左手小鱼际脓疮

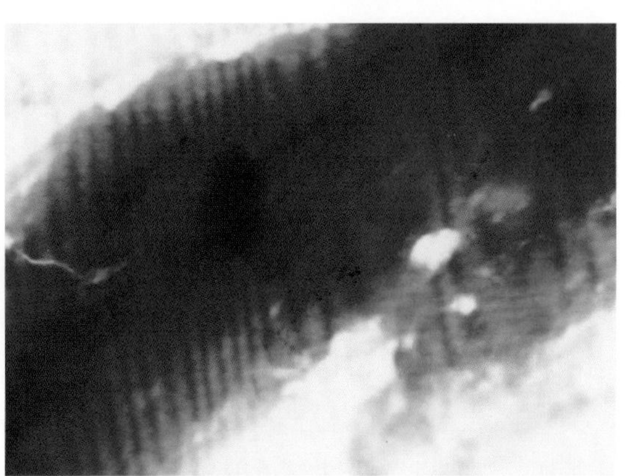

图6-2-15　脓液直接涂片革兰染色呈丝状菌体似杆样或球样的奴卡菌形态

6-2-13)；左手小鱼际见2个红色硬结，表面见脓疮，无破溃(图6-2-14)，压痛明显；浅表淋巴结未触及肿大。血常规：白细胞12.27×10^9/L，中性粒细胞百分比 84.1%，淋巴细胞百分比 13.4%。4月16日分泌物培养示少量新生隐球菌。病理活检示：角化过度，基底层色素增加，真皮呈纤维细胞增生，血管周围淋巴组织细胞浸润，符合血管炎。

【诊断与治疗】

门诊以“溃疡待查；坏疽性脓皮病?”收入院，初步行局部清创、敷料覆盖等对症治疗。入院后5月6日及5月7日脓液培养结果：新生隐球菌生长，对氟康唑、伏立康唑、两性霉素B、伊曲康唑、5-氟胞嘧啶均敏感。临床行氟康唑0.4 g静脉滴注1次/天治疗；并局部清创、敷料覆盖等对症治疗。5月10日及14日脓液培养鼻疽奴卡菌阳性，14日脓液涂片检查阳性(图6-2-15)，临床治疗：继续氟康唑0.4 g静脉滴注1次/天抗隐球菌治疗；并根据鼻疽奴卡菌体外药敏结果加用复方新诺明每次2片口服，2次/天治疗；加强局部换药、护理。5月22日检查患者情况明显好转，脓液明显减少，左足溃疡较干燥，表面少许黄色脓性分泌物。左腿部分小溃疡愈合。左手小鱼际处脓液基本排出，表面干燥黑色痂皮。出院门诊随访。

【本例要点】

皮肤隐球菌病可分为原发感染和继发感染，大部分为继发感染，多由肺隐球菌病播散引起，原发感染少见。皮损多见于患者的四肢和面部，尤其是上肢发生较多。在免疫功能正常的患者中，手指与面部的皮损最为多见，而在免疫抑制的患者中，下肢与躯干部位的皮损则相对多见。

奴卡菌足菌肿多由皮肤创伤性接种而引起，一般为单侧性，常见于四肢，但躯干亦偶可累及。该菌在病变组织或脓汁中可形成黄、红、黑等色素颗粒，直径一般< 1 mm。分离和鉴定奴卡菌较为困难，尤其是在标本被其他微生物污染的情况下。奴卡菌生长缓慢，在37℃需氧培养下多数于2～7天内生长为肉眼可见的菌落，但有时需4～6周，一般要求培养4周。因此，对临床可疑肺奴卡菌病患者应多次、多部位采集标本进行病原学检查。

本例患者因左足背弥漫性水肿性红斑，其上多发溃疡就诊，入院诊断为“坏疽性脓皮病？皮肤感染？高血压病、冠心病、乙肝相关性肾炎、肾病综合征、甲状腺切除术后”，并由于患者患有“寻常型天疱疮”而长期口服甲泼尼龙片40 mg/d治疗。入院后脓液培养新生隐球菌、鼻疽奴卡菌培养阳性。一开始怀疑是否为肺部播散性感染，但患者入院体格检查肺部未见异常，虽然CT示“双肺多发索条、小淡片影；双上肺野多发小结节”，但患者住院期间肺部并无明显进展，肺部多发小结节原因需进一步检查确认。经氟康唑0.4 g静脉滴注1次/天，复方新诺明每次2片口服，2次/天，局部清创、敷料覆盖等对症治疗后，病情好转。

文献报道，非艾滋病非脑膜炎患者首选氟康唑400 mg/d，静脉滴注或口服，治疗8周至6个月；严重患者两性霉素B［0.5～0.8 mg/（kg·d）］静脉滴注直到起效，然后换用氟康唑400 mg/d口服，疗程8～10周。本例患者既往有肾病综合征病史，考虑到两性霉素B的不良反应，给予氟康唑400 mg/d，静脉滴注治疗，3～4周后改为同剂量口服，需用药6个月以上。奴卡菌感染首选药物为磺胺类药物，如磺胺嘧啶、磺胺甲基异噁唑（SMZ）等，亦可加用甲氧苄胺嘧啶（TMP）增强疗效。患者给予系统治疗和局部清创、换药，及时行负压吸引促进肉芽生长，待感染控制后及时进行植皮和功能锻炼，以促进左足功能恢复。

对于长期服用糖皮质激素患者发生皮肤溃疡，要考虑到隐球菌感染的可能，及时活检，行涂片、培养等病原学检查。最好在明确诊断后采取相应治疗。此外，在患者住院换药期间，发现隐球菌皮肤感染创面肉芽组织始终不新鲜，不易出血，即使在抗感染、控制血糖的情况下依然有扩散的趋势。

（王澎）

病例9　肝移植后播散性隐球菌病

【临床资料】

患者，女，47岁。2年前因患原发性肝癌行肝移植。2周前面部出现皮损，破溃，逐渐增多。患者在2005年9月体检时发现肝癌，于10月行肝移植术，术后给予他克莫司（FK506）+ 霉酚酸酯（骁悉）+ 泼尼松三联疗法抗排异，共1年；由于供体为严重脂肪肝，遂于2007年9月行第2次肝移植术。第2次肝移植术后同样给予他克莫司（FK506）+ 霉酚酸酯（骁悉）+ 泼尼松三联疗法抗排异。术后2 天患者出现昏迷，CT显示颅内多发灶状高密度影，诊断为“脑出血”；

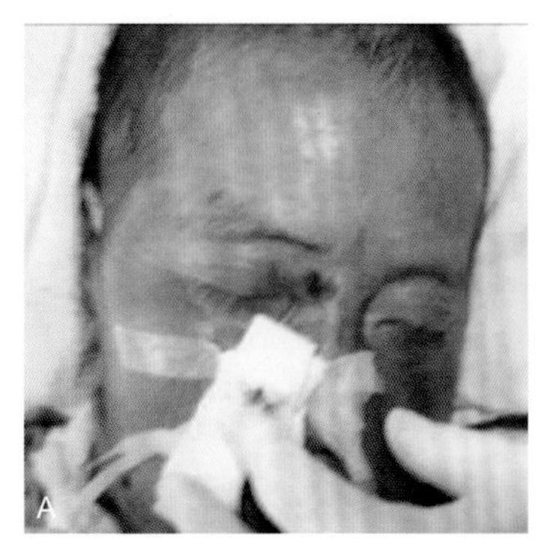
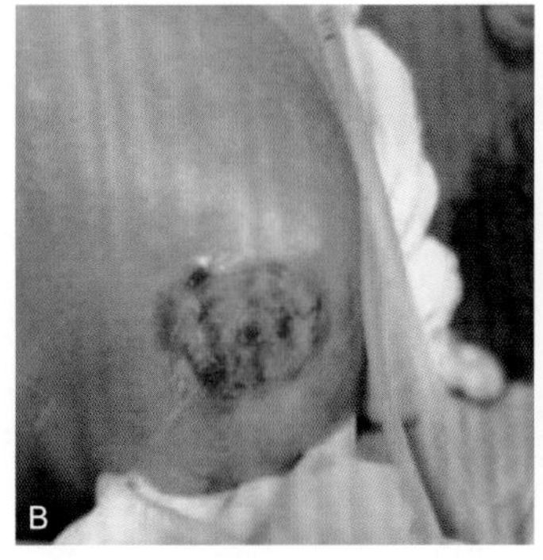
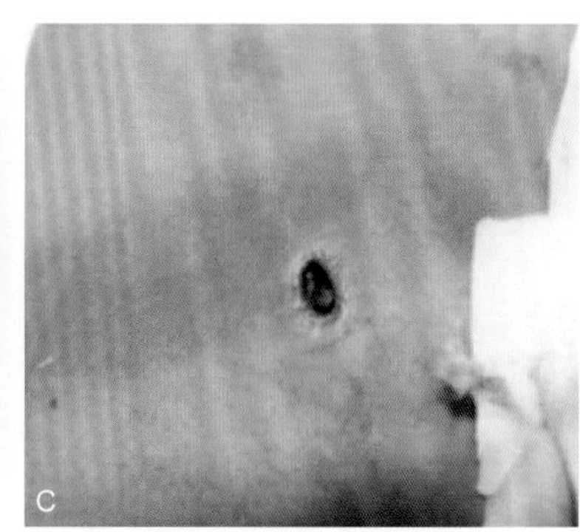

图6-2-16　A～C. 面部、肩部、大腿皮肤溃疡

在第2次肝移植术后第5、6天，鼻梁根部、肩部、躯干、四肢出现多发结节、破溃，并逐渐增多。为明确诊断，患者家属带临床照片及皮损组织、血液、脑脊液前来我科会诊。

皮肤科情况：鼻梁根部右侧、肩部、躯干、四肢散在分布结节、溃疡，溃疡边缘隆起，中央可见血液、脓液（图6-2-16）。血液及脑脊液真菌镜检均为阴性。皮损组织病理显示表皮部分萎缩，皮突延伸，真皮全层弥漫泡沫样组织细胞为主浸润，真皮内多数大小不一的椭圆形菌体（箭头所指部位），最大直径可达50 μm，淡嗜碱性囊状菌体，周围有透明晕，真皮散在淋巴细胞，嗜中性粒细胞，PAS染色阳性（图6-2-17）。皮肤组织真菌培养为酵母样菌落生长。对患者脑脊液和血液进行乳胶凝集试验检测，结果显示脑脊液特异性隐球菌抗原（++），血液特异性隐球菌抗原（++++）。皮损组织在SDA上，室温培养，3天后长出白色酵母样菌落。将菌落转种于尿素琼脂基上室温培养，培养基颜色变为葡萄酒样红色，即尿素酶试验阳性（图6-2-18）。API 20C Aux试剂盒鉴定结果为2547171，与AUX 20C api Ref.20 290比较鉴定为新生隐球菌，相似度为99.5%（图6-2-19）。PCR扩增及测序，琼脂糖电泳检查都得到了预期的一条521 bp大小的片段（图6-2-20）。将PCR产物进行直接测序，所得的序列经

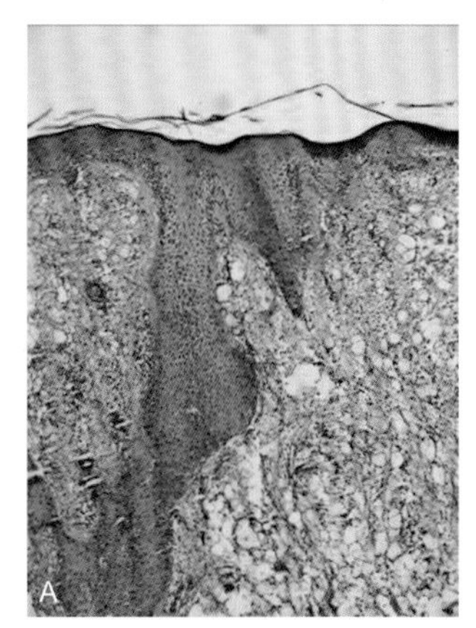
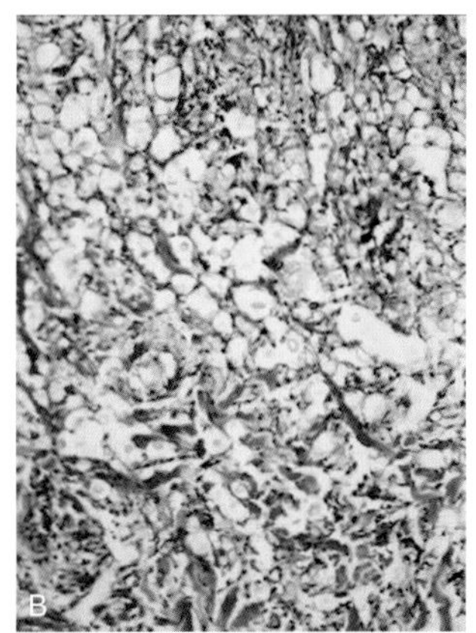
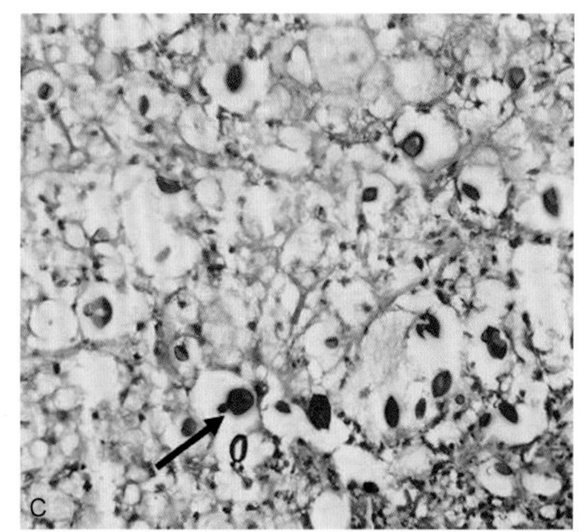

图6-2-17　A，B. HE染色。C. PAS染色

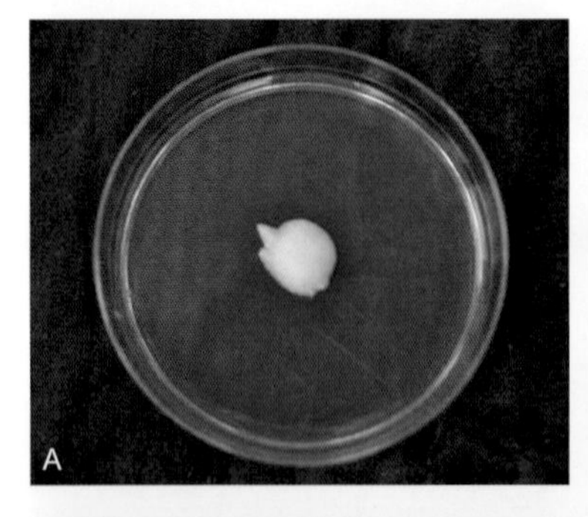

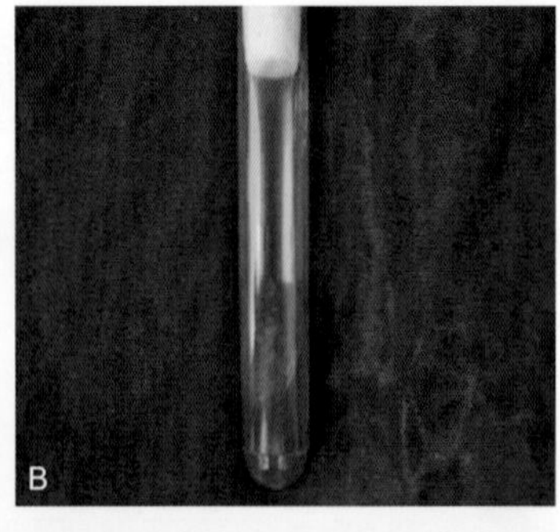

图6-2-18 A，B. 皮损组织在不含放线菌酮的沙堡弱培养基室温培养，3天后长出白色酵母样菌落；获得的菌株尿素酶试验阳性，培养基颜色变为葡萄酒样红色

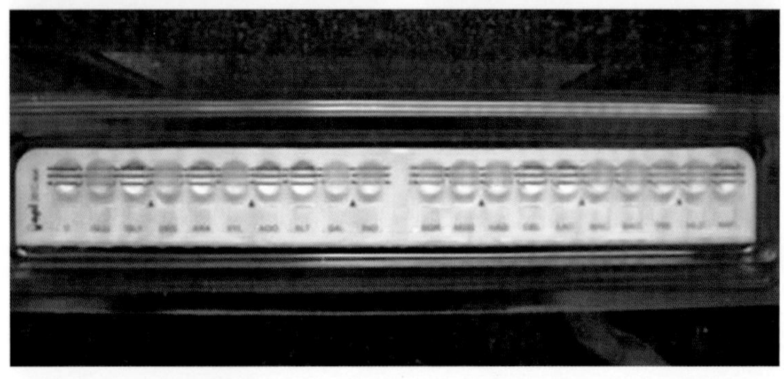

图6-2-19 AUX 20C api试验结果鉴定为新生隐球菌

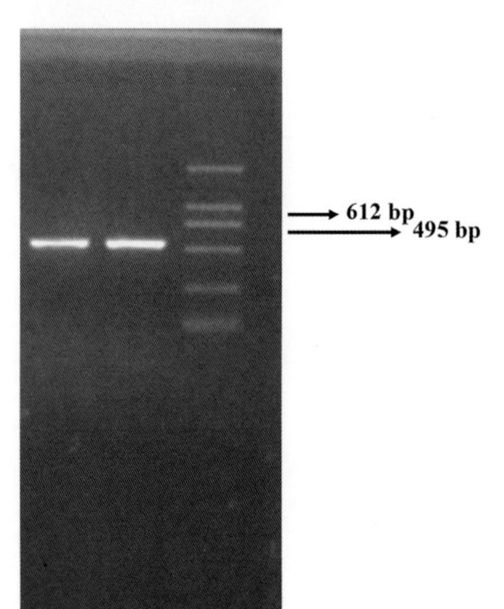

图6-2-20 PCR扩增结果。所用引物分别为ITS1、ITS4，扩增片段大小与预期一致

Blast库比对，鉴定为新生隐球菌grubii变种。显微切割后PCR扩增，序列分析，与组织培养获得菌株的PCR扩增产物序列一致，同样鉴定为新生隐球菌grubii变种（图6-2-21）。

【诊断与治疗】

诊断为播散性隐球菌病。给予两性霉素B脂质体150 mg/d和氟康唑100 mg/d，静脉滴注。治疗3个月后皮损逐渐消退，但患者一直处于昏迷状态，于2008年3月死亡。

【本例要点】

本例患者在肝移植术后发生多发性皮肤溃疡，伴昏迷；CT显示颅内多发高密度影；皮损组织病理中可见多数菌体；乳胶凝集试验显示血液和脑脊液中隐球菌抗原阳性；皮损组织培养可见白色酵母样菌落生长，培养所获得的菌株尿素酶试验阳性，API鉴定为新生隐球菌。提取菌株DNA，PCR扩增，序列分析鉴定为新生隐球菌grubii变种。显微切割技术可以应用于皮肤组织病毒、细菌、螺旋体、利什曼原虫感染的检测，之前未在真菌感染中应用。本例在显微镜下将组织切片中的隐球菌菌体切割下来，并对其进行PCR扩增和序列分析，证实其为新生隐球菌grubii变种感染，这是一种新

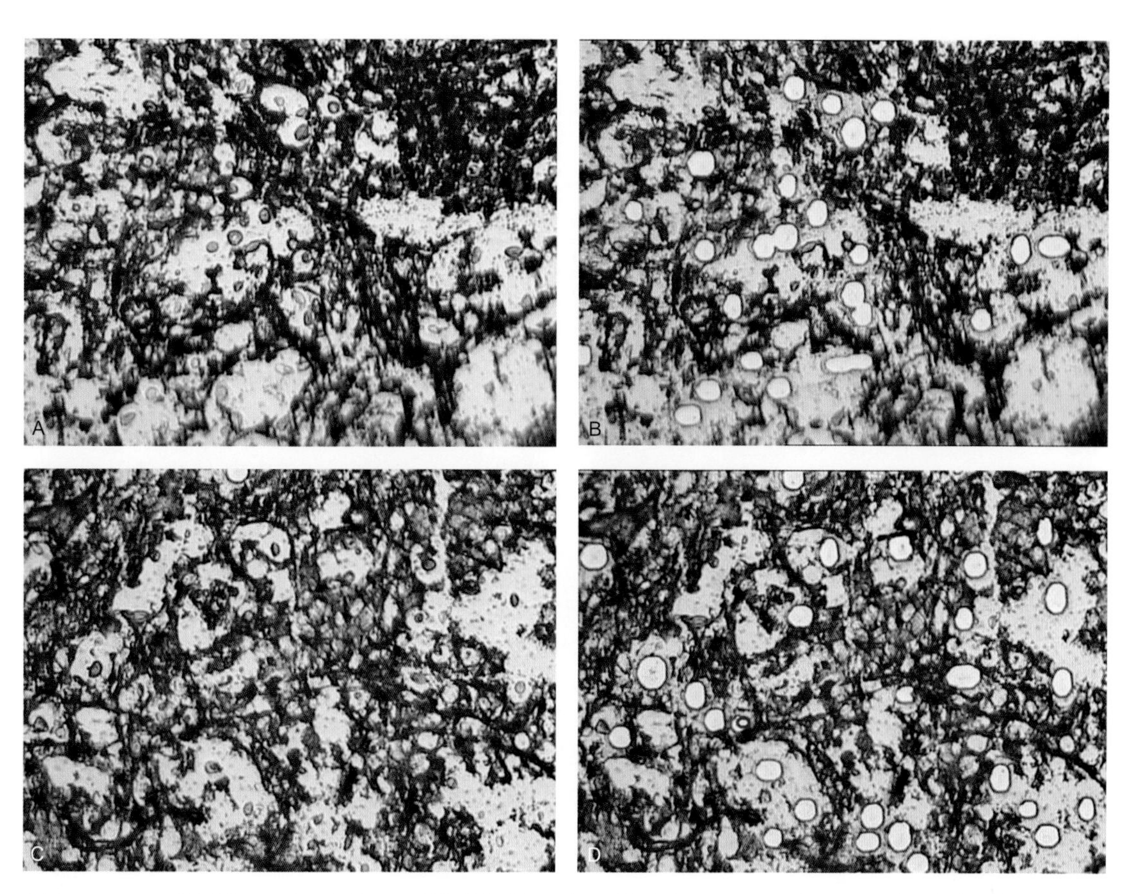

图6-2-21　显微切割。A，C. 分别为患者组织病理切片（PAS染色）。B，D. 为对图A和图C的红色菌体进行显微切割后的结果

技术在皮肤真菌感染诊断上的有益尝试。

（赵作涛）

病例10　以新生隐球菌脑膜脑炎及梅毒为首发的艾滋病

【临床资料】

患者，男，43岁，农民。主诉：头痛、头晕1周。头痛以头顶部及两颞叶为主，呈持续性加剧，伴恶心、呕吐，呕吐物为胃内容物，精神极差。于2007年1月4日入院。平素体健，否认有吸毒史、否认非婚性接触史，无毒物接触史，无血吸虫接触史，无烟酒嗜好，有外出打工史。入院查体：体温36.5℃，脉搏80次/分，血压130/70 mmHg，营养中等，无皮疹，浅表淋巴结无肿大。颈部软，稍抵抗，心、肺及腹部无阳性体征，双侧瞳孔等大、等圆，直径约为2.5 mm，对光反射敏感。肌张力正常，腱反射（++），Babinski征（－）。

血常规：白细胞 8.6×10^9/L，中性粒细胞百分比70.4%，淋巴细胞百分比14.4%。腰穿：脑脊液化验示无色、透明，有核细胞 6×10^6/L，潘氏试验阳性，压力400 mmH_2O，糖2.74 mmol/L，

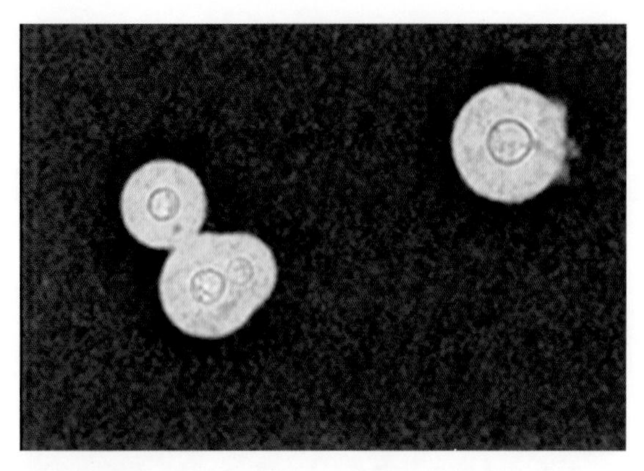

图6-2-22 墨汁染色结果，显微镜视野（10×40）。新生隐球菌经墨汁染色后，菌体周围可见清晰宽阔透亮荚膜，边缘整齐，可见单个菌体和出芽

氯化物122 mmol/L，蛋白0.658 g/L。常规镜检时，发现有许多大小不等的不明物，形态为圆形或椭圆形，直径与红细胞接近，无色，具有折光性。直接取脑脊液1滴，加印度墨汁1滴，加上盖片镜检，5分钟后，见菌体呈圆形或椭圆形的双层厚壁孢子，菌体周围可见清晰宽阔透亮荚膜，边缘整齐，可见单个菌体和出芽。真菌培养确定为新生隐球菌（图6-2-22）。未检出抗酸杆菌。梅毒螺旋体抗体阳性，无临床症状，HIV抗体也是阳性。门诊头颅CT及胸片未见异常。

【诊断与治疗】

最后诊断为艾滋病合并隐球菌性脑膜脑炎和梅毒螺旋体感染。患者转到上级定点医院治疗，4天后死亡。

【本例要点】

新生隐球菌是一种酵母样真菌，主要侵犯中枢神经系统，艾滋病的病原体具有亲神经性和亲淋巴性的特点。当HIV感染T淋巴细胞后，患者机体免疫功能急剧下降，尤其是细胞免疫，而细胞免疫在防御隐球菌感染中起主要作用。

新生隐球菌感染是艾滋病患者一种常见的机会性感染，已成为艾滋病患者死亡的主要原因之一。因此，我们在临床工作中需要警惕以隐球菌性脑膜脑炎、梅毒等其他疾病为首发表现的艾滋病患者，当发现患者有这一类型疾病时，就应该想到做HIV抗体检测，这样就可以大大提高艾滋病检出率，避免院内感染，降低工作人员职业暴露的危险。

（刘晓峰）

病例11 伴播散性皮肤感染的系统性隐球菌病

【临床资料】

患者，女，25岁，因“发热、咳嗽，全身皮肤丘疹、斑块、溃疡2个月”住院。患者2个月前无诱因下畏寒、发热，无寒战，体温39～40℃，为稽留热，继之出现咳嗽，伴少许黏液白痰，之后上唇及右手腕皮肤出现丘疹、斑块，渐形成溃疡，皮损无明显痒、痛，1个月后皮损泛发全身。无结核、肝炎等传染病史，无糖尿病病史。查体：体温39℃，脉搏128次/分，呼吸30次/分，一般情况尚可，发育欠佳，消瘦，颈部、腋窝及腹股沟可触及多个豌豆至蚕豆大小的肿大淋巴结，轻压痛。心、肺及腹无异常。皮肤科情况：全身皮肤尤以面、背部见花椒至枣大小的红斑、丘疹、结节和斑块，皮损淡红、暗红或紫红色，部分丘疹中央见脐凹样损害；部分斑块表面坏死结痂或形成溃疡；左上唇见一环状肉芽肿样损害；背部2块10 cm×6 cm和

8 cm × 5 cm大小的浸润性斑块，表面有细薄鳞屑，斑块上浅溃疡形成，溃疡表面呈乳头状增生（图6-2-23～图6-2-25）。

血、尿常规除轻度贫血（血红蛋白105 g/L）外均在正常范围内，肝肾功能正常，血糖正常，抗HIV抗体阴性，T细胞亚群：CD3 0.48（0.66 ± 0.1），CD4 0.30（0.43 ± 0.09），CD8 0.28（0.31 ± 0.07），骨髓涂片大致正常，心电图正常。背部皮损病理：表皮轻度厚薄不均，真皮全层广泛结节性炎症细胞浸润，浸润细胞以组织细胞、上皮样细胞及多核异物巨细胞为主，间有少许淋巴细胞、浆细胞及嗜酸性粒细胞，大多数多核巨细胞内可见真菌孢子样结构。PAS染色见大量厚壁孢子（图6-2-26）。淋巴结病理：弥漫性以多核异物巨细胞为主的炎症细胞浸润，多核异物巨细胞内数目不等的真菌孢子。支气管纤维镜检查：整个气管黏膜上可见散在、多个结节样突起，表面光滑，基底较宽，取结节活检并刷片查肿瘤细胞阴性，抗酸杆菌阴性，皮损组织液培养阳性，血培养阴性，骨髓培养阳性，淋巴结穿刺液培养阳性，培养基为改良沙堡弱培养基，37℃温箱培养。酵母样菌落经生化鉴定为新生隐球菌。

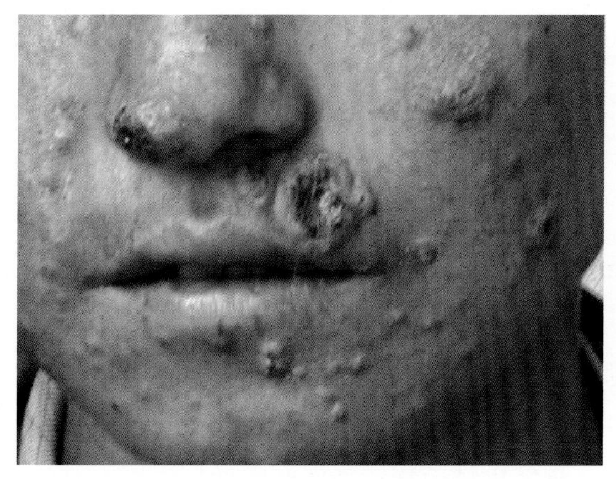

图6-2-23　面部环状肉芽肿样损害，脐凹样丘疹

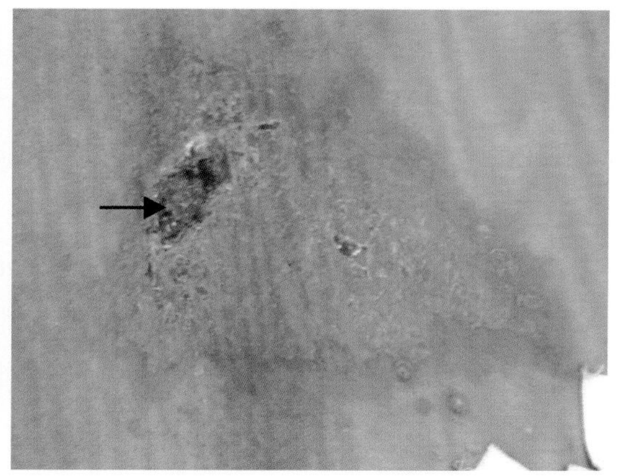

图6-2-24　背部斑块上浅溃疡，溃疡表面乳头状增生

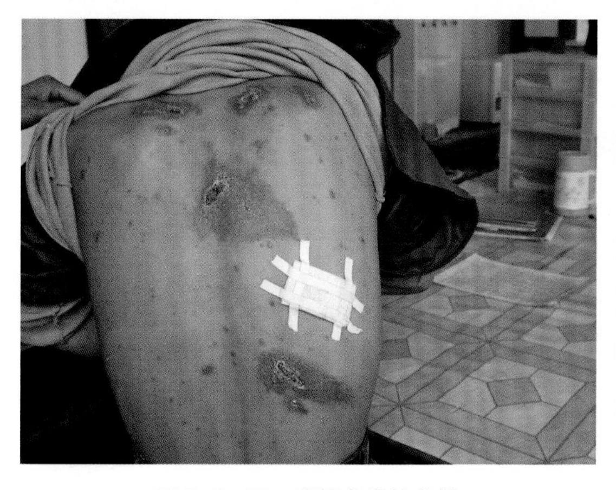

图6-2-25　背部多发性斑块

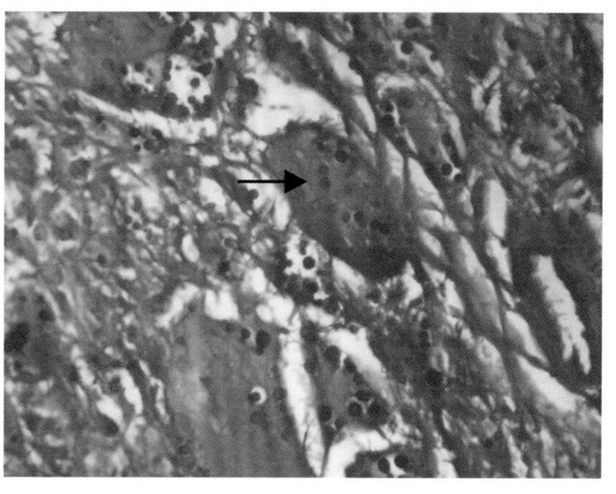

图6-2-26　多核巨细胞内大量孢子（PAS染色 ×400）

【诊断与治疗】

诊断为系统性隐球菌病。入院后给予氟康唑静脉滴注，0.2 g/d，3天后体温有所下降，因费用原因自动出院。

【本例要点】

新生隐球菌广泛存在于自然界，好侵犯艾滋病等免疫功能低下或缺陷者，往往经肺部入侵，可血液循环播散。肺和中枢神经系统是最为常见的感染部位，中枢神经系统感染大多有头痛、精神状态改变和神经系统症状，本病例无头痛等神经系统症状，但由于缺乏头颅影像学和脑脊液病原学支持（经济等原因未做相关检查），不能完全排除中枢神经系统感染。该病例首先出现肺部症状，继之出现皮损，肺部应为入侵门户，骨髓和淋巴结穿刺液真菌培养均阳性，皮损广泛、多发，因此皮损应为血液循环播散而来。该患者为年轻女性，平素健康，无糖尿病、结核史，HIV阴性，2个月内出现多系统、多器官严重播散性新生隐球菌感染，实属罕见。该患者T细胞亚群CD4低于正常对照，可能是新生隐球菌感染和播散的条件。

（付萍）

病例12 误诊为结核性脑膜脑炎的隐球菌性脑膜脑炎

【临床资料】

患者，女，49岁，因“间歇性头痛低热，伴视力、听力进行性下降3个月余”先后就诊于我院神经内科及胸科医院，常规检查未见明显异常。神经内科脑脊液（CSF）常规生化：白细胞计数187×10^6/L，葡萄糖1.00 mmol/L，氯114.2 mmol/L，微量总蛋白测定1.94 g/L。胸片示：陈旧性肺结核。头颅MRI提示小脑半球及小脑蚓部斑片状、斑点状长T1长T2信号，FLAIR及DWI呈高信号，增强后部分脑膜不均匀强化，脑内血管增多；双侧额叶、丘脑及大脑脚内见斑片状稍长T1长T2信号，各脑室、脑池大小形态正常，考虑脑膜炎，伴脑内多发梗死，部分急性期（图6-2-27），故诊断为结核性脑膜脑炎，于胸科医院接受抗痨治疗。入院时腰穿CSF压力升高，CSF相关检查：潘氏试验（+），白细胞计数167×10^6/L，葡萄糖2.10 mmol/L，氯116.9 mmol/L，微量总蛋白测定0.83 g/L；结核抗体（−）；结核分枝杆菌DNA定量＜500 copies/mL；抗酸染色找抗酸杆菌（−）；细菌培养结果（−）。血T-SPOT（−），红细胞沉降率32 mm/h；血结核分枝杆菌蛋白38 kDa抗体（+），脂阿拉伯甘露聚糖抗体（+）；头颅MRI提示：脑内多发异常信号，考虑结核球，伴结核性脑膜脑炎；常规检查均未见明显异常。行异烟肼+利福霉素+吡嗪酰胺3联抗结核治疗1个月余，患者症状缓解不明显，3天前体温骤升至39.4℃，伴剧烈头痛、呕吐，急查脑脊液隐球菌荚膜抗原乳胶凝集试验（+），隐球菌抗原滴度检测1∶80。脑脊液真菌培养+药敏：隐球菌对5-氟胞嘧啶、两性霉素B、氟康唑、伏立康唑敏感。脑脊液一般细菌培养结果（−），未检出抗酸杆菌。2016年4月5日以“隐球菌性脑膜脑炎，结核性脑膜脑炎？”转入我院感染科。既往史：8年前感染肺结核，邻居家常年饲养鸽子，余无特殊。

体格检查：体温39.5℃，神志模糊，精神差，双侧瞳孔不等大，左侧瞳孔3 mm，右侧瞳

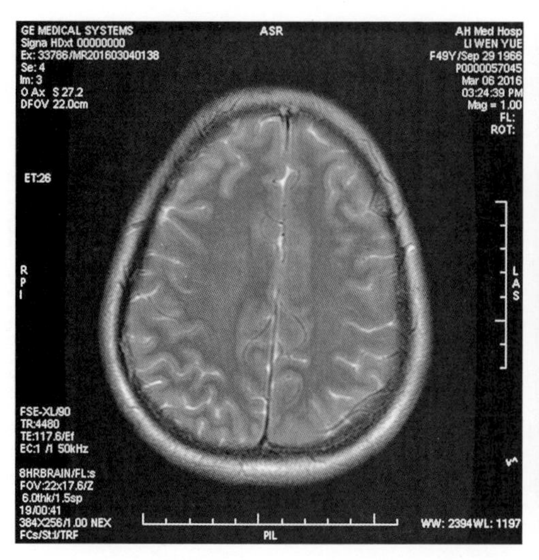

图6-2-27　2016年3月7日头颅MRI提示脑膜炎

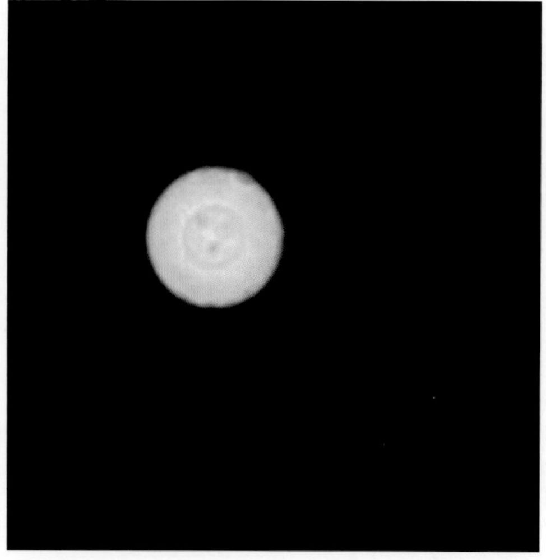

图6-2-28　脑脊液沉渣涂片见隐球菌(墨汁染色×100)

孔3.5 mm,左侧对光反射迟钝,右侧对光反射消失,听力减退。颈亢明显,Kernig征(+),Brudzinski征(+),余未见明显阳性体征。

实验室检查:入院后血常规、血生化、止/凝血、G试验、GM试验等筛查未见明显异常。腰穿脑脊液墨汁负染检测隐球菌阳性(图6-2-28),余结果见表6-2-1。

表6-2-1　定期脑脊液相关检查结果

腰穿日期(月/日)	CSF压力(80～180 mmH$_2$O)	CSF白细胞(0～8×10^6/L)	CSF氯化物(120～130 mmol/L)	CSF蛋白(0.15～0.45 g/L)	CSF葡萄糖(2.5～4.5 mmol/L)	CSF墨汁负染(阴性)	隐球菌抗原半滴度(阴性)	CSF抗酸染色(阴性)
04/06	300+	288	88.9	0.88	0.93	阳性	1∶320	阴性
04/13	195	99	107.2	1.91	1.00	阳性	1∶160	阴性
04/21	155	46	114.5	1.43	1.00	阳性	1∶80	阴性
05/05	160	18	119.8	0.70	3.00	阳性	1∶40	阴性
05/13	160	26	118.4	0.54	3.00	阳性	1∶40	阴性
06/14	未测	18	121.9	1.01	3.00	阴性	1∶5	阴性
07/18	未测	0	119.5	0.33	3.45	阴性	阴性	阴性
08/23	未测	5	127.8	0.38	2.80	阳性	1∶2	阴性
09/22	未测	0	129.1	1.06	2.32	阴性	阴性	阴性
11/25	未测	0	129.8	0.44	2.88	阴性	阴性	阴性

【诊断与治疗】

诊断为隐球菌性脑膜脑炎。予以甘露醇降颅压,两性霉素B联合5-氟胞嘧啶(4 g/d)抗真菌治疗,其中两性霉素B在治疗开始的1周内由1 mg/d逐步加量至25 mg/d,并以25 mg/d一直维持治疗,同时静脉加强营养,监测血常规、肝肾功能、电解质,以及时发现药物不良反应。

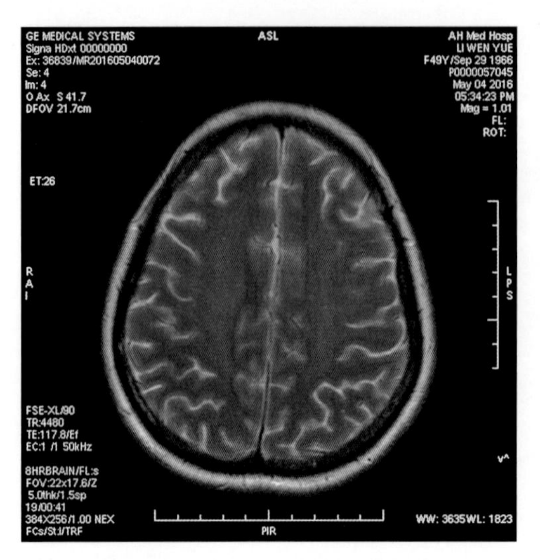

图6-2-29 2016年5月4日MRI提示脑膜炎较前好转

抗真菌治疗1个月后(2016年5月4日)复查头颅MRI(图6-2-29)提示小脑半球及小脑蚓部斑片状、斑点状长T1长T2信号,FLAIR呈高信号,增强后部分脑膜不均匀强化,脑内血管增多,双侧额、顶叶皮质下、侧脑室旁见斑点状稍长T1长T2信号,FLAIR呈稍高信号,DWI上右侧侧脑室旁病灶呈高信号;各脑室、脑池大小形态正常,考虑脑膜炎,伴脑内多发梗死,部分急性期,与治疗前MRI(2016年3月7日)相比好转。为评估治疗效果及调整治疗方案,治疗期间多次复查脑脊液,结果见表6-2-1。

6月14日肾功能监测提示肾功能受损,综合考虑后将治疗方案调整为两性霉素B 20 mg/d+5-氟胞嘧啶8 g/d维持治疗。考虑到长期使用两性霉素B的肾毒性,且患者脑脊液隐球菌荚膜抗原已转阴,7月18日调整治疗方案为氟康唑胶囊800 mg/d联合5-氟胞嘧啶8 g/d,继续巩固治疗;但7月18日至8月23日期间患者自行将氟康唑胶囊调整至400 mg/d联合5-氟胞嘧啶8 g/d口服1个月,8月23日脑脊液墨汁染色再次转阳,造成病情反复,予以调整至原方案治疗1个月后,复查脑脊液结果再次转阴。现患者无头痛,视力及听力恢复,脑膜刺激征(-),11月25日脑脊液墨汁负染检测隐球菌阴性。目前仍在口服氟康唑胶囊联合5-氟胞嘧啶治疗随访。

【本例要点】

对于隐球菌性脑膜脑炎(简称“隐脑”)的诊断,目前脑脊液真菌培养鉴定仍是唯一的“金标准”。临床上,由于隐脑的临床表现和实验室检查与结核性脑膜脑炎(简称“结脑”)颇相似,故临床常易误诊。然而,两者的治疗方案完全不同,且早期治疗效果明显优于晚期,故减少两者的误诊率,对两者的预后显得尤为重要。为总结经验教训,减少隐脑的误诊率,现分析本病例可能的误诊原因及防止误诊措施如下。

(1) 隐脑与结脑临床表现十分相似,不易鉴别。如接诊医生对隐脑的认识不足,警惕性不高,则易误诊。本病例中患者表现为长期的头痛伴低热,且既往有结核病史,往往先考虑结脑。所以提高医务人员的执业水平,特别对各种脑膜炎的特点深入掌握就显得尤为重要。对可疑脑膜炎患者,应仔细询问病史,同时反复行腰穿行脑脊液涂片或真菌培养找隐球菌,尤其对如本病例中病史较长、有颅内压高症状、腰穿证实颅内压高、脑脊液糖含量明显降低或拟诊为结核性脑膜炎者。

(2) 隐脑的影像学检查缺乏特异性。本病例中的MRI表现为脑膜炎。有临床研究证实隐脑病变部位多位于大脑基底节区、脑干、丘脑等部位,而结脑病变多位于鞍上池、基底池,炎性反应造成大脑局部脑膜变厚，部分伴有脑膜、脑实质粟粒样改变，这可以为我们鉴别两者提供参考。

（3）基层医院检查手段有限。隐脑确诊有赖于病原学检查，但临床上，尤其是部分基层医院，缺乏简单易行且阳性率高的检查手段，患者院外抗结核治疗过程中，一直未行脑脊液墨汁染色及真菌培养，直到抗痨治疗1个月无效。病情加重后，才考虑到隐脑可能，行相关检查。笔者认为，对临床上怀疑结脑患者，抗结核治疗半个月无效后，应高度怀疑隐脑可能，并完善脑脊液及血液墨汁染色、乳胶凝集试验及真菌培养等相关检查。

（陶露）

病例13　播散性隐球菌病（3）

【临床资料】

患者，女，16岁，因“咳嗽、发热10余天”入院。5年前因“卵黄囊瘤”行子宫、双附件切除术，术后化疗4个疗程。4个月前于外院诊断为“特发性血小板减少性紫癜”，长期口服激素治疗。家中未饲养鸽子等家禽。入院查体：体温37.1℃，脉搏96次/分，呼吸21次/分，血压118/85 mmHg。神志清楚，满月脸，全身皮肤见多发暗红色瘀斑，腹壁及下肢见紫纹，全身浅表淋巴结未触及肿大。颈软，双肺呼吸音稍弱，双肺未闻及干、湿性啰音。心、腹体检未见异常。病理反射未引出，脑膜刺激征阴性。入院诊断为“双肺多发结节性质待查：结核？转移瘤？感染性病变？”入院后反复低热，体温波动于37.5℃，查血常规：白细胞13.67 × 10^9/L，中性粒细胞89.9%；血结核抗体阳性，痰涂片检真菌阳性，红细胞沉降率、C反应蛋白及肿瘤血清学指标均正常，PPD（−），真菌（1−3）−β−D−葡聚糖、TORCH及自身免疫抗体全套均正常，痰检抗酸杆菌、痰结核DNA、痰液基找瘤细胞均阴性。

入院后行气管镜检查，镜下双侧支气管未见明显异常，查灌洗液TB−DNA阳性（1.89 × 10^3 copies/mL），灌洗液未检出抗酸杆菌、真菌、肿瘤细胞。气管镜术后第2天起出现高热，体温达39℃左右，午后为主，复查胸部CT示：双肺弥漫性病变，多数病灶内可见透亮影，较旧片明显增大、增多（图6−2−30）；颅脑增强CT未见明显异常，同日行腰穿术，测定颅内压为160 mmH_2O，脑脊液无色、清，白细胞32 × 10^6/L，潘氏试验阴性，葡萄糖3.11 mmol/L，蛋白458.3 mg/L，氯化物115.39 mmol/L，抗酸染色阴性，墨汁染色见大量隐球菌（图6−2−31）；脑脊液细胞学：以淋巴细胞为主的混合性细胞学反应（中性粒细胞比例明显增高），脑脊液离心涂片检出较多隐球菌。脑脊液培养隐球菌生长，另多次全血培养及骨穿骨髓液培养均见新生隐球菌生长，尿、粪培养未见致病菌生长。

【诊断与治疗】

诊断为播散性隐球菌病，予氟康唑、两性霉素B脂质体静脉滴注及氟胞嘧啶口服等抗真菌治疗后症状好转，体温降至正常。联合抗真菌治疗6周余后复查胸部CT见病灶较前吸收，部分空洞较前缩小。复查脑脊液涂片检出隐球菌3个/片，脑脊液及血培养多次均未见致病菌生

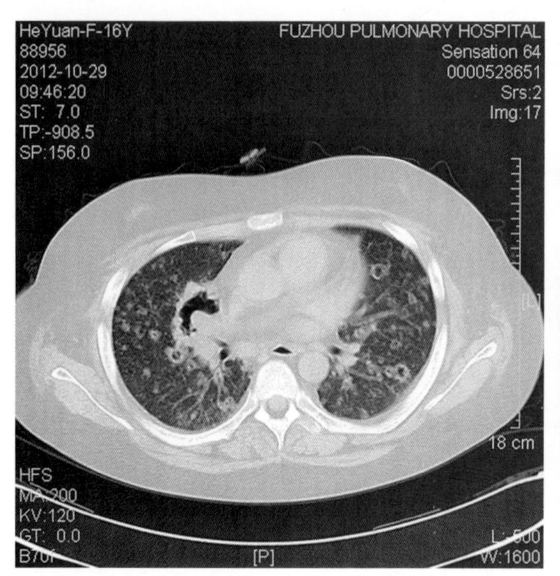

图6-2-30 胸部CT，双肺病灶增多、增大，多数病灶内见透亮影

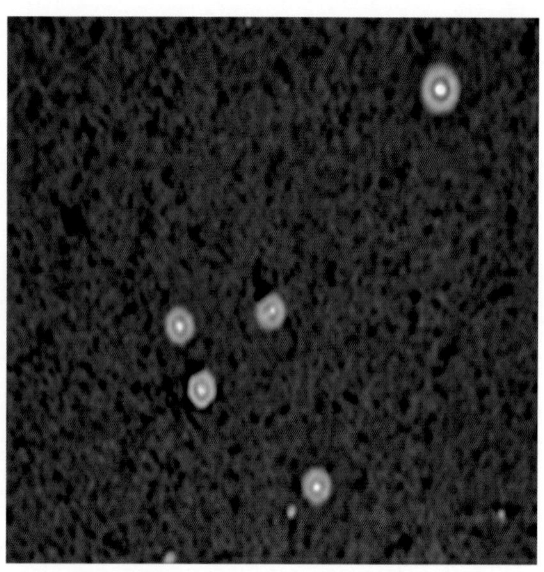

图6-2-31 脑脊液离心涂片墨汁染色，镜检见带有宽厚荚膜的较圆的菌体，初步判定为新生隐球菌

长。其间出现严重胃肠道反应，先后停用氟胞嘧啶、两性霉素B脂质体，予氟康唑序贯治疗约半年后连续复查腰穿3次，脑脊液涂片未检出隐球菌，复查胸部CT见病灶较前明显吸收，空洞基本闭合。

【本例要点】

近年来由于抗生素、免疫抑制剂、激素的广泛应用，致使条件致病菌的感染机会增多。本病例患者有“卵黄囊瘤”“血小板减少性紫癜”基础疾病并长期服用激素，机体免疫功能低下，临床症状无特异性，经血培养、腰椎穿刺术、骨髓穿刺术等检出新生隐球菌，考虑该病例新生隐球菌系经血传播感染全身多器官。结合患者肺部、脑部、血液、骨髓均有累及，从临床与病原学检出支持播散性隐球菌病的诊断。本病的确诊需病原学检查，其中墨汁染色最简便可靠。

该病例相比国内外报道的免疫功能低下人群发生隐球菌病，有其特殊性，中枢神经系统感染大多有头痛、精神状态改变和神经系统症状，该患者虽免疫功能低下，全身多器官受累，肺、血、脑、骨髓均被感染，且菌量大，但临床症状轻，主要表现为午后发热，咳嗽不重，无头痛、呕吐等神经系统症状及脑膜刺激征。该病例提示：① 不明原因发热者，特别是患免疫功能低下的各种疾病及长期使用广谱抗生素和糖皮质激素，排除其他疾病时，要考虑真菌感染可能。② 痰液、脑脊液等体液在早期检查时可能为阴性，容易造成漏诊，故考虑本病时应做真菌培养、抗原检测、墨汁染色等各种体液联合检查，反复多次以提高检出率；血培养无阳性结果时应适当延长血培养时间。③ 对于不明原因发热，腰穿不失为一项重要的检查手段。

（刘建清）

病例14　移植肾功能衰竭合并播散性新生隐球菌病

【临床资料】

患者，女，56岁。肾移植术后6年余，维持血透3个月，低热伴双下肢广泛皮下结节15天。患者6年前因“慢性肾功能不全尿毒症期”行同种异体肾移植术。3个月前因“感染性腹泻导致急性移植肾排异伴移植肾功能衰竭”开始行血液透析治疗。15天前无明显诱因下出现左下肢皮疹伴疼痛，其后于当地医院按照“丹毒”治疗，效果不佳，皮疹逐渐加重，并累及双侧下肢，伴发热，体温最高38.4℃。病程中，患者无咳嗽、咳痰，无头晕、呕吐，无腹痛、腹泻。血透期间患者继续维持免疫抑制治疗，抗排异方案：吗替麦考酚酯250 mg/12 h+他克莫司0.5 mg/12 h+泼尼松片10 mg/d。否认土壤、鸽子等接触史。入院查体：神清、精神尚可，体温37.4℃。心、肺、腹查体阴性，脑膜刺激征阴性，生理反射存在，病理反射未引出。皮肤科专科查体：双侧下肢可见红斑、结节分布，部分结节有融合倾向，结节质地韧，局部皮温升高，触痛明显，左腿皮疹显著，无溃疡，无中心坏死（图6-2-32）。

实验室检查：他克莫司谷浓度4.8 μg/L，$CD4^+$T细胞绝对值357/μL，HIV抗体阴性。血培养：新生隐球菌（SDA培养基，37℃培养1周）。皮下组织活检：HE染色提示表皮大致正常，真皮浅层可见血管周围炎，真皮深层及皮下组织可见空泡胶冻样反应伴淋巴细胞、组织细胞、浆细胞浸润（图6-2-33）。PAS染色可见真皮及皮下组织大量酵母样细胞（图6-2-34）。皮下组织SDA培养基37℃培养

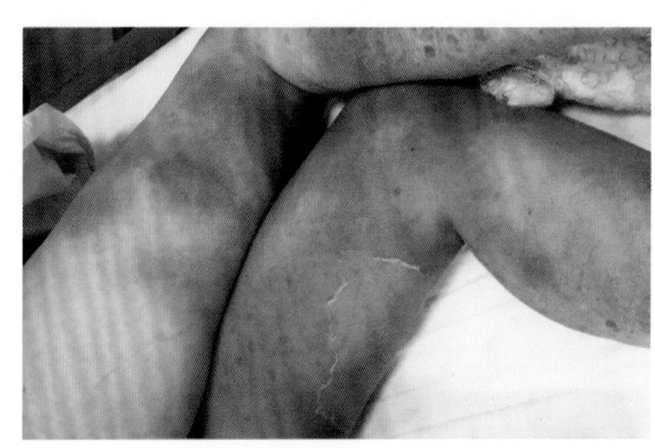

图6-2-32　双下肢可见多发红斑、结节，部分结节融合成块状，质地韧，局部皮温升高，触痛明显，左腿皮疹显著

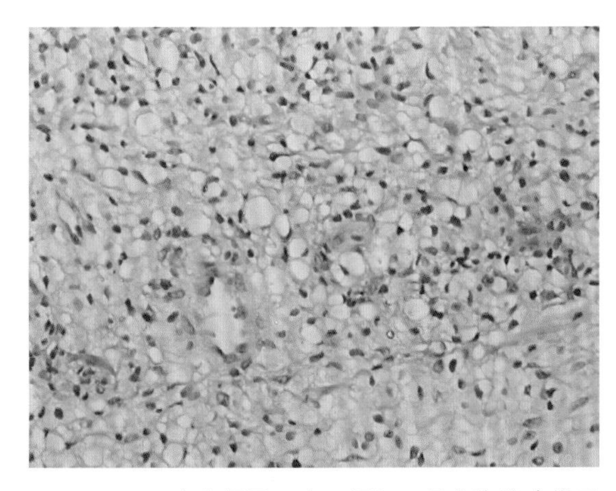

图6-2-33　真皮深层及皮下组织可见空泡胶冻样反应，伴淋巴细胞、组织细胞、浆细胞浸润（HE染色 ×40）

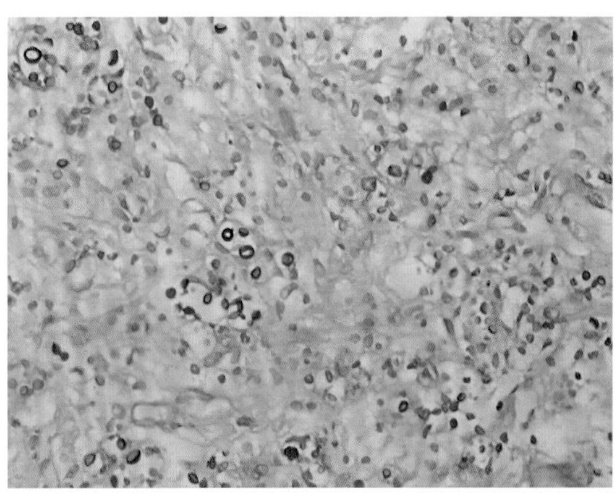

图6-2-34　真皮及皮下脂肪内可见大量PAS染色阳性的酵母样细胞分布（PAS染色 ×40）

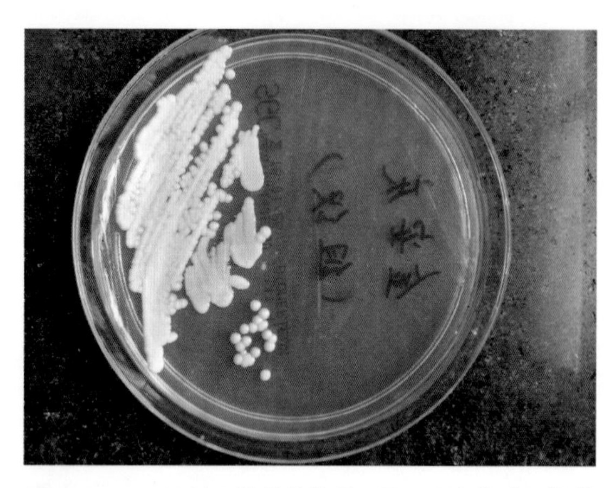

图6-2-35 沙堡弱培养基培养1周可见白色酵母样菌落生成

1周可见黄白色酵母菌落生产(图6-2-35)。内转录间隔区测序(引物为ITS4-ITS5)提示为新生隐球菌。脑脊液：新生隐球菌荚膜多糖ELASA抗原检验阳性。脑脊液常规及生化未查。G试验/GM试验均为阴性。影像学检查提示双肺未见异常结节、空洞等改变。

【诊断与治疗】

诊断为播散性隐球菌病、移植肾功能衰竭、血液透析。确诊播散性隐球菌感染后予以氟康唑注射液(400 mg/d),维持2个月,后续予以口服氟康唑胶囊(200 mg/d),维持6个月,血透当天透后用药。累计正规用药8个月,患者皮下结节消退痊愈,脑脊液、血液隐球菌抗原检测阴性。

【本例要点】

肾移植患者长期接受免疫抑制剂治疗后免疫力下降,成为真菌病的易感人群。其中最常见的致病菌依次为念珠菌、曲霉、隐球菌。尽管隐球菌感染的发病率较低,仅为0.3%～5%,但死亡率可达41%。本病为播散性隐球菌病,但以皮肤损害为主要表现,患者同时存在中枢神经系统和循环系统受累。隐球菌病的皮肤损害有多种形态表现,本例患者主要表现为皮肤广泛皮下结节,部分融合成斑块状,呈典型的蜂窝织炎样损害。本例患者隐球菌病发生于移植肾术后6年,移植肾失功能维持性血液透析阶段,发病时间均较国外文献报道更晚。

体外试验结果表明他克莫司(FK506)对隐球菌具有直接的毒性作用,能够干扰隐球菌的播散,而他克莫司的抑菌能力在低温环境下较低,故服用他克莫司的移植肾患者在皮肤、肺等温度相对较低处易感隐球菌,而中枢神经发生的感染则较为少见。本例患者以皮肤损害和低热为主要表现,虽然血液及脑脊液均提示存在新生隐球菌感染,提示为播散性隐球菌病,但患者未表现出中枢神经系统相关症状,相比于一般的播散性隐球菌病患者症状较轻,这可能与患者系统应用他克莫司抗排异药有关。

肾移植受者需要终身服用免疫抑制剂,免疫抑制剂在抗排异的同时,会严重抑制宿主的免疫功能。本例患者入院$CD4^{+}$T细胞绝对值水平为357/μL,明显低于正常水平,说明较低的细胞免疫功能容易诱发真菌感染。该患者入院后予以停止免疫抑制剂、单用泼尼松片维持基础免疫抑制治疗预防移植肾排异。2周后复查,$CD4^{+}$T细胞绝对值上升至1 055/μL,细胞免疫功能较入院时增强,与此同时患者体温恢复正常,皮损未出现进一步加重。

目前,有关器官移植患者新生隐球菌感染的治疗方案缺乏临床证据。由于两性霉素B脂质体具有肾毒性,且不能通过血液透析清除而导致药物积蓄,故美国感染病学会在2010年发布的《隐球菌病的临床实践指南》中不推荐将两性霉素B脂质体作为肾移植受者的一线用药。

国内有报道用氟康唑治疗肾移植术后隐球菌感染，治愈效果确切。本例患者处于移植肾失功能维持性血液透析阶段，发生血源播散性隐球菌病并以皮肤感染为主要临床表现，考虑到患者残余肾功能和对两性霉素B的耐受情况，本例患者全程使用氟康唑抗隐球菌治疗，治疗后脑脊液、血液隐球菌抗原转阴，皮肤结节消退。目前，患者仍在随访治疗中。

（朱伯成）

病例15　非霍奇金淋巴瘤伴播散性隐球菌感染

【临床资料】

患者，男，16岁，因“非霍奇金淋巴瘤5个月，发热1周”于2013年12月19日收入我科。5个月前患者颈部出现肿物，外院对肿物进行手术切除，术后组织病理诊断为T细胞淋巴瘤。于2013年7月23日入住肿瘤医院，先后给予VDLP方案及CAT方案化疗，化疗后出现骨髓抑制、发热，体温最高达38.5℃以上，予升白细胞及头孢曲松钠治疗后缓解。查PET/CT评效为CR，行大剂量MTX方案化疗、CHOP方案动员及VDLP方案。1周前患者在行腰穿及鞘注化疗后出现高热，体温最高40℃，后反复出现高热，伴有头痛，抗生素治疗未见好转。血常规及胸部CT未见明显异常，血培养结果见真菌生长，加用卡泊芬净治疗，菌种鉴定为新生隐球菌，改为氟康唑治疗。为进一步诊治，患者以“非霍奇金淋巴瘤，隐球菌感染”转入我科。发病以来，患者出现头痛、精神萎靡，入院当天出现腹泻、呕吐，饮食差、睡眠不佳，排尿未见异常，无咳嗽、咳痰、胸痛。否认其他系统疾病史。无养鸽史，否认接触禽类史。体格检查：体温39.5℃，呼吸22次/分，脉搏120次/分，血压120/80 mmHg。神志恍惚，精神差，可触及颈部淋巴结肿大，左侧颏下可见暗红色术后伤口。全身皮肤未见明显异常。心、肺、腹未见明显异常，神经系统检查未见颈项强直及病理体征。实验室检查：血白细胞3.34×10^9/L，中性粒细胞77.2%，淋巴细胞15.6%，血红蛋白 85 g/L，血小板 59×10^9/L，C反应蛋白170 mg/L，红细胞沉降率 150 mm/h，谷氨酸转肽酶 82 U/L，钙 2.05 mmol/L，感染筛查4项未见异常，余血生化及尿、便常规检查项目未见异常。G试验阴性，血清隐球菌荚膜多糖抗原乳胶凝集试验阳性（++++），血清隐球菌胶体金试验（+）。脑脊液检查显示：蛋白 0.7 g/L（0.15～0.45），糖 1.96 mmol/L（2.5～4.5），氯 116.1 mmol/L（111～128），脑脊液隐球菌胶体金试验（+）。脑脊液墨汁染色镜检可见少量隐球菌孢子（图6-2-36），但脑脊液真菌培养阴性。头颅磁共振平扫未见明显异常；胸部增强CT可见左肺下叶后基底段结节，感染可能性大（图6-2-37）；腹部增强CT可见腹腔及后腹膜多发淋巴结。将来自外

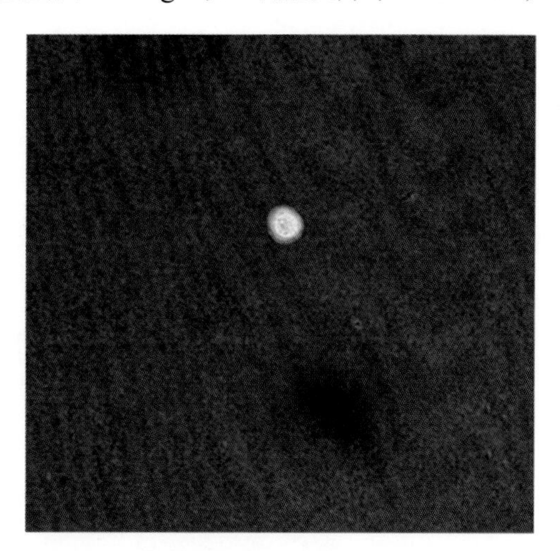

图6-2-36　脑脊液墨汁染色镜检可见少量隐球菌孢子

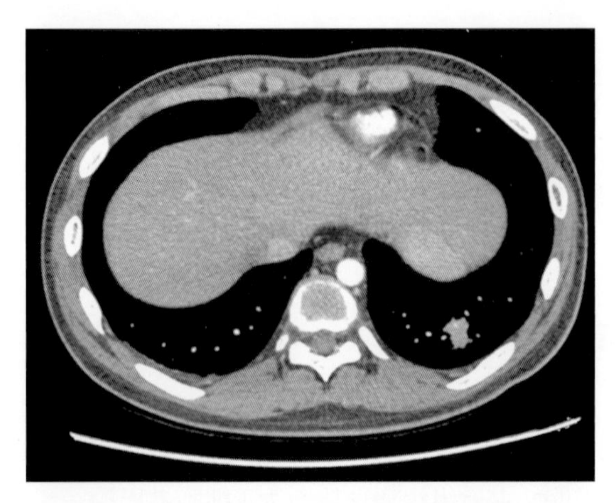

图6-2-37 胸部CT可见左肺下叶后基底段结节

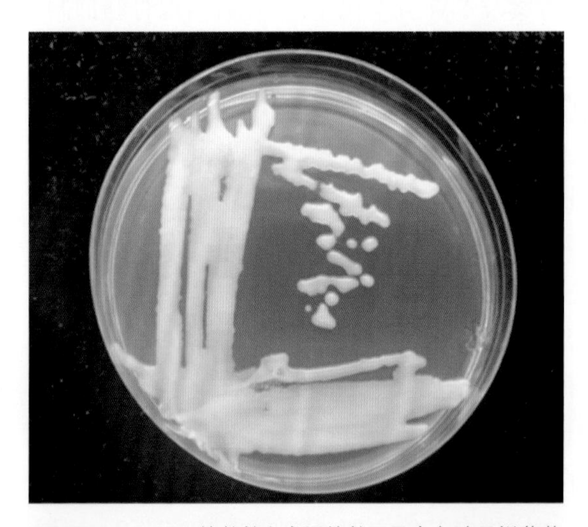

图6-2-38 SDA培养基上室温培养可见白色酵母样菌落

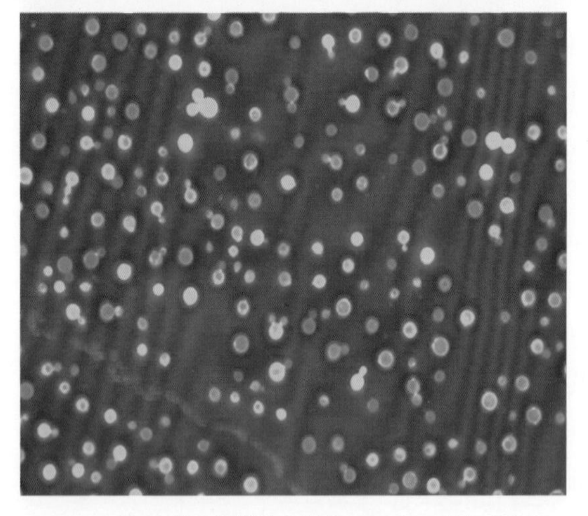

图6-2-39 荧光染料染色镜检可见孢子和芽生孢子

院的血培养所分离菌株划线接种于不含放线菌酮的沙堡弱培养基(SDA)上,3天后可见白色酵母样菌落生长(图6-2-38),荧光染色后于光学显微镜下观察可见多个圆形酵母样细胞,外周由荚膜包裹,部分菌体可见出芽(图6-2-39)。提取分离菌株的DNA,进行测序,经同源序列对比,鉴定为新生隐球菌新生变种(*Cryptococcus neoformans var. neoformans*, KY102879.1, CBS: 11255)。药敏试验显示氟康唑MIC为2 μg/mL,5-氟胞嘧啶为≤4 μg/mL,伊曲康唑为0.25 μg/mL,伏立康唑为0.125 μg/mL,两性霉素B为1 μg/mL。

【诊断与治疗】

诊断为播散性隐球菌感染,非霍奇金淋巴瘤。明确诊断后,给予患者两性霉素B治疗,首日1 mg静脉滴注,次日2.5 mg,后每天加量2.5～5 mg,至第8天增至25 mg并维持。后加口服氟胞嘧啶2 g/d治疗。2周后复查血清乳胶凝集试验阳性(+++),将氟胞嘧啶加量为3 g/d。4周后患者体温正常,头痛缓解,精神状态好转,复查脑脊液的蛋白及糖恢复正常,氯130.6 mmol/L(111～128);脑脊液真菌镜检及培养均阴性,脑脊液隐球菌胶体金试验(+)。因患者血钾频繁降低,补钾效果不佳,遂停用两性霉素B(累计用量723.5 mg)及氟胞嘧啶,给予氟康唑400 mg/d静脉滴注,6周后复查血清乳胶凝集试验(++),患者症状消退,准许患者出院,出院后继续氟康唑450 mg/d口服治疗,疗程12个月。患者在出院7个月后复查血清乳胶凝集试验(++);出院18个月后再复查血清乳胶凝集试验(+)。电话随访,近30个月患者未再复查血化验,隐球菌病无复发。且自患隐球菌病之后,亦未对淋巴瘤进行治疗,病情稳定。

【本例要点】

新生隐球菌感染可发生于免疫正常的宿主，而格特隐球菌好发于免疫抑制宿主，比如艾滋病、移植术后、血液肿瘤及其他T细胞免疫异常的患者。播散性隐球菌病起病隐匿，缺乏特异性的临床表现，早期不易发现，容易造成误诊。怀疑隐球菌感染后，可进一步进行影像学检查、脑脊液墨汁染色镜检、血清或体液的隐球菌荚膜多糖抗原检查、真菌培养以及分子诊断。

本例患者有非霍奇金淋巴瘤，在化疗期间出现高热，虽有头痛症状，但未出现神经系统的病理征。血培养发现新生隐球菌生长；脑脊液常规检查异常，墨汁染色可见少量隐球菌孢子；血液和脑脊液隐球菌荚膜多糖抗原检查均阳性。肺部有可疑感染灶，最终确诊为播散性隐球菌病。给予患者两性霉素B及氟胞嘧啶强化治疗4周，患者症状明显缓解，但出现了严重的低钾血症，采用氟康唑巩固及维持治疗1年，患者获得痊愈。随访4年隐球菌病无复发，淋巴瘤亦处于完全缓解状态。该患者有非霍奇金淋巴瘤，并行化疗，后出现高热且抗生素治疗无效，尽管患者头痛等症状比较轻，但当时医生及时考虑到真菌感染的可能性，予患者进行血真菌培养，使病情在很短时间内获得正确诊断，予患者合理的抗真菌药物治疗，使患者获得痊愈。隐球菌病患者在经过积极的抗真菌治疗后，直到18个月后复查血清隐球菌荚膜多糖抗原乳胶凝集试验仍为阳性，可能是死亡的隐球菌仍持续释放荚膜多糖抗原，而血液或脑脊液中清除此类抗原缓慢的缘故。

（王向熙）

病例16　表现为反复多发脓肿的播散性隐球菌病

【临床资料】

患者，男，68岁，因“全身反复多发性脓肿1年，伴低热2个月余”入院。患者于1年前偶然发现腰背部一蚕豆大小肿块，稍有压痛，1个月后肿块增至鸡蛋大小，遂于当地医院就诊，行腰背部CT示左侧腰背部肿块，位于筋膜内，不与胸腹腔相通（图6-2-40）；肺部CT示右上肺多发炎性病灶伴脓肿形成（图6-2-41）。然而，多次血培养及腰背部、肺部细针穿刺抽吸脓液培养均阴性。故予以脓肿切开引流以及多种抗菌药物经验性治疗，效果仍不佳。2个月后行肺部CT及全身PET-CT检查，结果示右上肺多发感染性病灶伴肺脓肿形成，多发椎体骨质破坏，以T_5及T_{11}椎体及附件为明显伴椎旁软组织肿胀。考虑全身多发播散性、化脓性骨髓炎，并累及T_5及T_{11}水平椎管可能较大。改用抗结核治疗2周，病情仍未见好转，并出现发热，体温波动在38.4℃左右，还伴有双下肢无力、尿潴留。脊柱MRI示胸、腰椎，以及肋骨多发骨质破坏，T_{11}～L_2层面椎旁异常信号，考虑椎旁脓肿可能，T_4、T_5相应节段骨质破坏，伴椎管狭窄、脊髓受压（图6-2-42）。为进一步诊治于2009年1月转入我院，患者既往有2型糖尿病1年余，否认有养鸽或鸽粪接触史。

体格检查：浅表淋巴结未及肿大，背部可见一大小约3 cm×4 cm的肿块，局部皮肤色泽偏

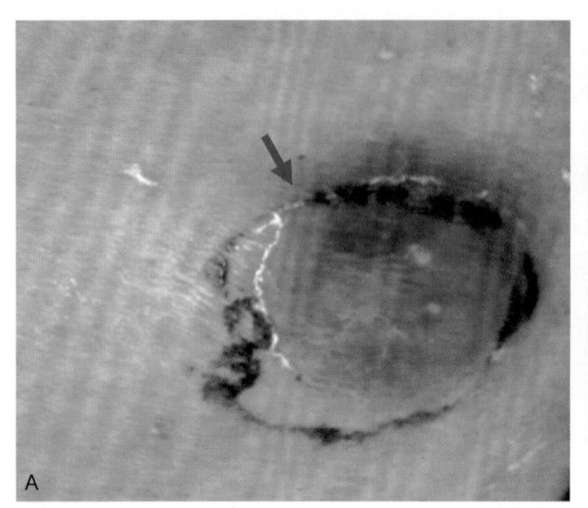

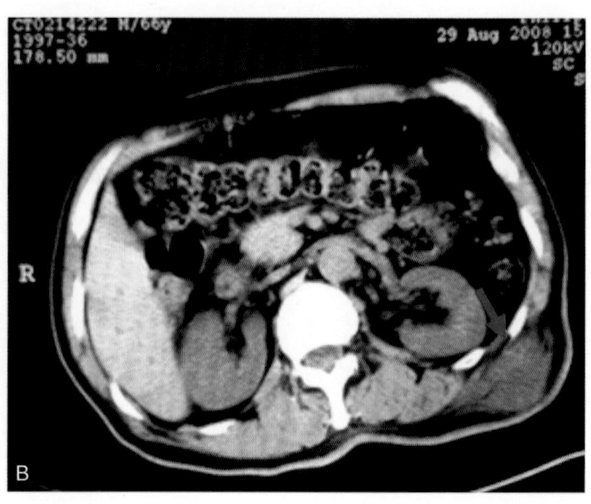

图6-2-40　背部皮肤脓肿。A. 脓肿灶（箭头所示）。B. 腹背部脓肿CT：向皮肤表面隆起（箭头所示）

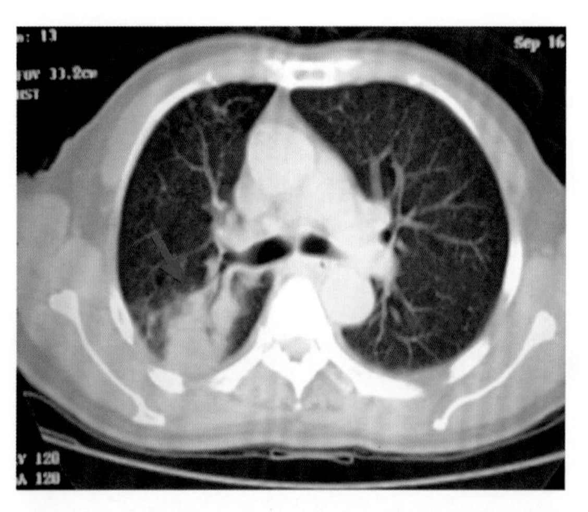

图6-2-41　肺部CT：右上肺多发炎性病灶伴脓肿形成（箭头所示）

红，高出皮面，皮温高，肿块质软、边缘清，活动度差，有轻度压痛。双侧瞳孔等大、等圆，对光反应正常，脑神经检查阴性。T_{10}～L_2椎体有轻度压痛，双上肢伸、屈肘肌力Ⅴ级，握力5级，双下肢肌力0级，脐以下感觉减退，肌张力稍高。入院后行血真菌葡聚糖试验阴性，$CD4^+$T淋巴细胞计数为370×10^6/L，多次查血隐球菌乳胶凝集试验均阴性。胸椎CT示T_4、T_5骨质破坏伴椎旁脓肿，转骨科行胸椎旁脓肿切除以及胸椎内固定术，组织活检仍为椎体急、慢性炎症，细菌、结核以及真菌培养阴性。再次给予抗结核治疗2周，效果不佳，体温仍在38℃波动，后加用抗生素治疗2周无效，又加用伊曲康唑抗感染治疗1周，体温仍在38℃左右而停用。改用SMZco注射液每次2支静脉滴注，2次/天；口服多西环素每次0.1 g，2次/天。体温逐渐降至正常，脓肿消退，出院后维持治疗，但2个月后右侧腹股沟又出现大小约5 cm×6 cm的肿块，局部皮肤色泽正常，肿块质韧、边缘欠清，有轻度压痛（图6-2-43），再次予以SMZco、夫西地酸钠、利奈唑胺、阿米卡星、左氧氟沙星静脉滴注，以及口服乙胺丁醇、克拉霉素治疗，效果不佳，且肿块较前增大，故转骨科行右髂部脓肿切开引流术，引流出约700 mL棕色脓液，引流物培养出新生隐球菌。

【诊断与治疗】

诊断为髋关节新生隐球菌感染。2009年9月24日起予两性霉素B脂质体（150 mg）联合伊曲康唑（首剂400 mg，后以200 mg/d维持）抗真菌治疗20余天，当两性霉素B脂质体累计剂

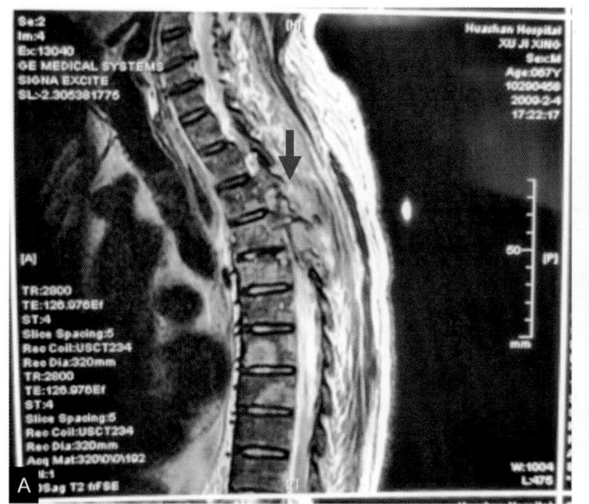

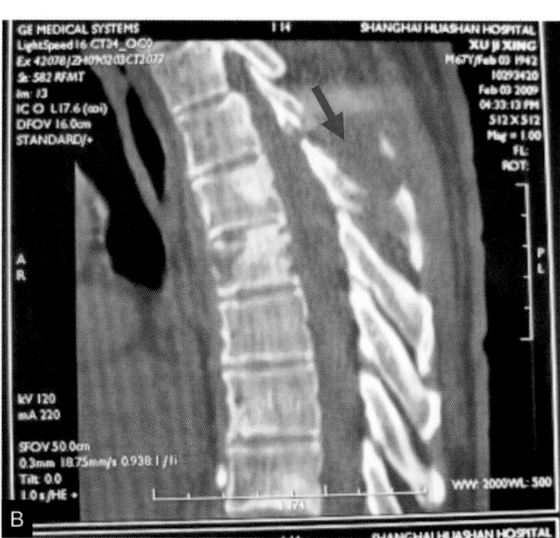

图6-2-42 腰椎部位脓肿。A. 椎旁脓肿(箭头所示)。B. 椎旁脓肿伴骨质破坏(箭头所示)

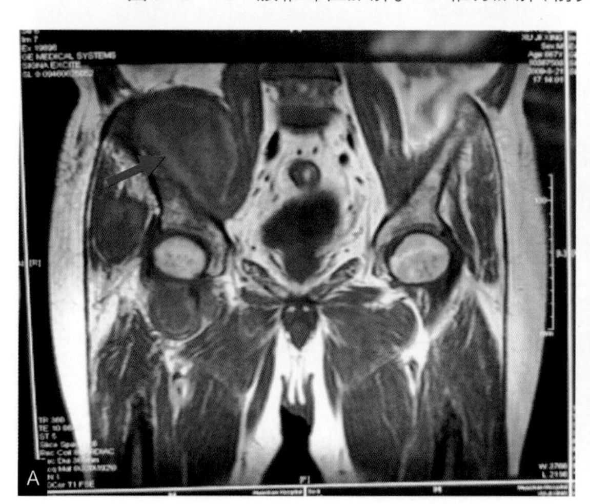

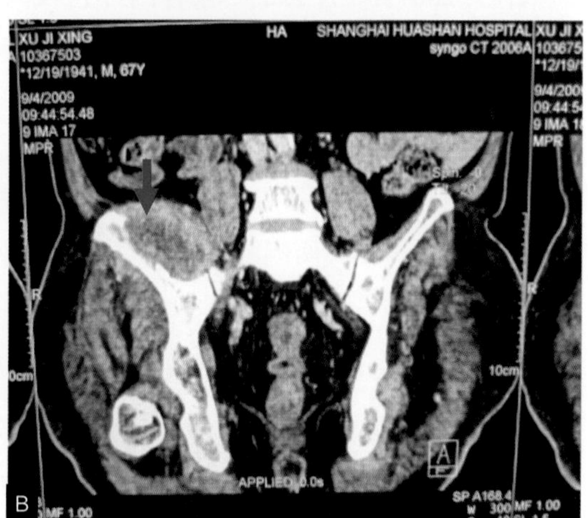

图6-2-43 髂窝脓肿。A. 髂窝脓肿(箭头所示)。B. 髂窝脓肿伴有骨质破坏(箭头所示)

量达2 500 mg时,患者体温恢复正常,后改用两性霉素B联合氟胞嘧啶治疗,两性霉素B累计剂量达3 g后停药,改用氟胞嘧啶每次1.5 g,4次/天,联合氟康唑400 mg/d,继续治疗4个月,并随访至今,患者体温正常,无新发脓肿出现,且能自行缓慢行走。

【本例要点】

本例患者慢性起病,表现为皮下脓肿、肺脓肿、椎旁脓肿、髋关节脓肿,多次细菌、真菌涂片、培养阴性,先后多种抗菌、抗结核治疗无效,但最终分泌物培养为隐球菌后,经两性霉素B、伊曲康唑等抗真菌药物治疗,病灶逐渐缩小,证实为播散性隐球菌病。本例患者全身多发脓肿,并伴有骨质破坏。多次检查颅脑MRI及CT均未见异常,患者无明显免疫低下基础疾病(有糖尿病史,但血糖控制较稳定;CD4淋巴细胞数轻度降低),在播散性隐球菌病患者中罕见。在诊断方面,虽然该患者早期多部位脓液中多次行细菌培养、真菌培养、乳胶凝集试验均为阴性，在病程长达1年后才培养到隐球菌，提示在早期分泌物中分离培养出隐球菌有时较为困难。有研究表明，血清隐球菌荚膜多糖抗原测定的敏感性和特异性均高达96%，而该患者血液隐球菌特异抗原检测多次检查均为阴性，说明在一些特殊的病例，敏感性很好的隐球菌荚膜多糖抗原检测也存在一定的假阴性，故多次、多部位真菌培养仍具有重要临床价值。在治疗方面，单纯病灶清除虽有一定作用，但会反复，联合长期抗真菌药物治疗是取得治疗成功的关键。

（史会连）

病例17 艾滋病合并肺部隐球菌性肉芽肿

【临床资料】

患者，男，38岁，因“体检发现右肺部结节2周，HIV抗体（+）1周”于2007年7月28日收治入院。2007年7月13日，患者因体检发现“右下肺部结节影”就诊于外院欲接受手术治疗。术前检查肝功能异常，凝血酶原时间延长，乙肝表面抗原、e抗原、e抗体阳性。B超示：肝硬化，脾肿大，少量腹腔积液。7月16日HIV抗体检查结果为阳性，7月17日被上海市疾病预防与控制中心确诊为HIV感染。至我院门诊行外周血T细胞亚群测定，结果$CD4^+$T淋巴细胞计数为113/mL（正常值400～1 000/mL）。查体：全身皮肤未见明显黄染，未见蜘蛛痣，肝掌（+），巩膜略有黄染，两侧肺活动度对称，双侧语音震颤正常，叩诊呈清音，两肺呼吸音粗，未闻及明显干、湿啰音及哮鸣音。腹平柔，无压痛、反跳痛及肌紧张。肝上界位于右锁骨中线第5肋间，肋下未及，脾脏肋下1指，质软，无触痛。移动性浊音（±）。入院诊断：① 右下肺部块影原因待查。② 艾滋病。③ 肝炎肝硬化，乙型，慢性，失代偿期。

入院后为明确患者右下肺块影（图6-2-44）性质，于8月5日在局麻、CT引导下行经皮肺穿刺。肺穿刺标本病理结果：镜下见肺泡腔及肺间质内肉芽肿形成，其内主要由嗜酸性粒细胞、类上皮细胞、多核巨细胞、淋巴细胞及浆细胞构成；另见小灶性脓肿。考虑艾滋病非特异性感染性肺炎；不排除嗜酸性肺炎的可能。肺穿刺标本真菌培养加药敏结果：新生隐球菌生长，对5-氟胞嘧啶、氟康唑、伏立康唑及两性霉素B均敏感。

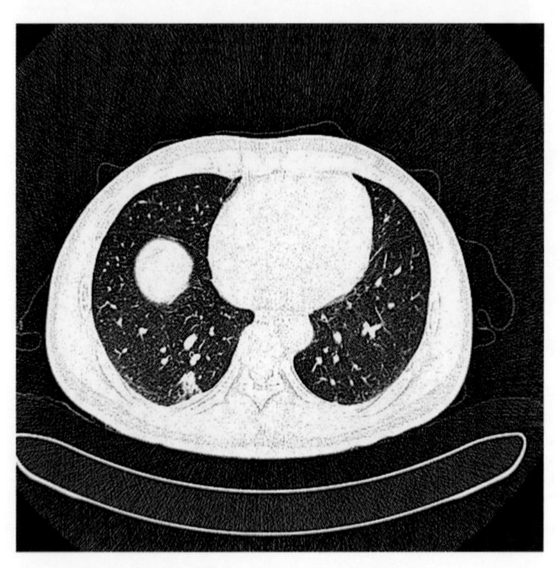

图6-2-44　7月30日胸部CT

【诊断与治疗】

诊断为隐球菌性肉芽肿。经保肝、降酶等治疗后患者的肝功能逐步恢复正常，于8月7日起给予抗反转录病毒治疗，方案为：齐多夫定（300 mg/12 h）+拉米夫定（300 mg/d）+

依非韦仑(600 mg/d)。8月11日起给予氟康唑抗隐球菌治疗,首剂负荷剂量400 mg顿服,之后200 mg/12 h口服。8月12日起患者出现发热,体温最高38.6℃,并自觉右侧胸部有刺痛感,为进一步控制病情,于8月15日改为伏立康唑静脉滴注,第1天给予负荷剂量,400 mg/12 h,第2天改为200 mg/12 h。患者体温恢复正常,且胸痛症状消失。8月21日复查胸部CT结果:右肺下叶和左肺上叶舌段炎症有明显吸收。考虑抗隐球菌治疗有效,于8月21日停用伏立康唑,继续氟康唑200 mg/12 h口服抗隐球菌治疗8周,之后给予氟康唑200 mg/d维持治疗。10月4日患者再次复查胸部CT:右下肺炎症基本吸收。

【本例要点】

本例艾滋病患者,发病时的$CD4^{+}$T淋巴细胞计数为113/mL。通过对患者肺部结节状病变行穿刺活检明确诊断为隐球菌感染,其肺部隐球菌感染的影像学表现以右下肺肉芽肿型病变为主,同时伴有多个肺叶的斑片状炎症渗出。

根据美国感染病学会隐球菌治疗指南:HIV感染者表现为孤立性的肺部隐球菌感染,推荐使用氟康唑抗真菌治疗;不能耐受氟康唑的患者可以给予伊曲康唑;若伴有更严重的疾病,可以联合氟康唑和氟胞嘧啶治疗,疗程10周,随后用氟康唑终身维持治疗。伏立康唑对新生隐球菌具有很强的抗菌活性,尤其对于免疫功能受到抑制的患者发生隐球菌感染时应用伏立康唑治疗可以在急性期达到更理想的控制病情的效果。HIV感染的患者中一旦发现肺部隐球菌感染,无论其是否合并有肺外器官以及中枢神经系统的感染,都应该给予积极有效的抗真菌治疗,治疗首选氟康唑400 mg/d。本例患者氟康唑治疗期间出现体温上升、胸痛等症状,改为伏立康唑治疗后患者症状得以控制,影像学检查肺部病变明显改善,之后再用氟康唑400 mg/d维持治疗直至患者的$CD4^{+}$T淋巴细胞计数达到200/mL以上,再根据患者的情况考虑是否停止预防用药。

伏立康唑在临床上的应用时间较短,对于它的不良反应以及与其他药物之间的相互影响尚未完全被掌握。就本例患者而言,在进行抗真菌治疗之前已经开始HAART治疗(齐多夫定+拉米夫定+依非韦仑)。其中依非韦仑与伏立康唑合用会使前者的血药浓度显著升高而后者的血药浓度显著降低。鉴于患者应用氟康唑治疗后效果不理想,我们选用伏立康唑进行急性期治疗,患者的各种临床症状很快得到有效控制,之后再应用氟康唑进行连续治疗,这样的治疗方案既使患者的隐球菌感染得到有效的控制,也避免了长期应用伏立康唑治疗造成的药物之间的相互作用。

(郑毓芳)

第七章
曲 霉 感 染

第一节　浅表曲霉感染

病例1　聚多曲霉引起的甲下出血样甲真菌病

【临床资料】

患者，男，48岁，仓库管理员，因“双足踇趾甲板红斑1年”就诊。患者1年前左足踇趾甲板出现红斑、不平，4个月后右足踇趾甲板亦出现红斑，甲远端变厚，无明显自觉症状。否认足甲外伤史。体格检查：双足踇趾甲甲板失光泽，外侧中部各有一紫红色斑，黄豆大小，甲表面见脱屑，左足踇趾甲甲板远端外侧1/5略增厚，粗糙，甲下角质堆积，有明显呈深紫红色碎屑，甲板与甲床部分分离，右足踇趾甲外侧中部可见甲下有深紫红色改变似甲下出血（图7-1-1）。触压无痛感。

实验室检查：刮取红斑处甲屑KOH直接涂片镜检可见菌丝（图7-1-2）；真菌培养：25℃沙堡弱培养基中可见菌落生长，表面呈白至青绿色绒毛样菌落，背面呈白至淡黄色。2周后复查甲下碎屑直接镜检仍可见大量的菌丝和孢子（图7-1-3），同时再次做真菌培养，培养出与第1次相同的菌落（图7-1-4）。转种察氏培养基进行菌种鉴定，27℃培养7天，菌落直径

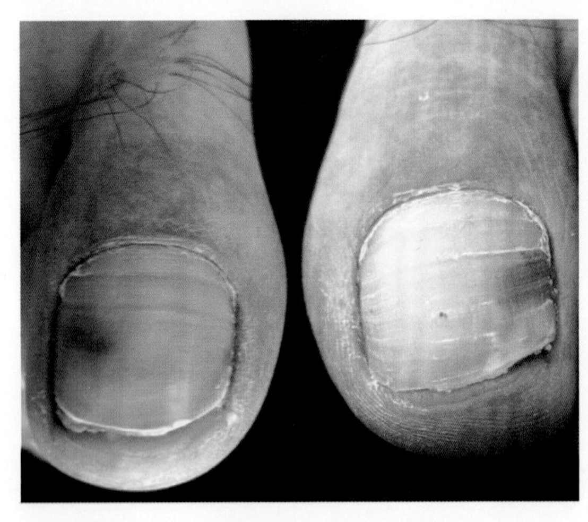

图7-1-1　双踇趾甲甲板出血样红斑改变

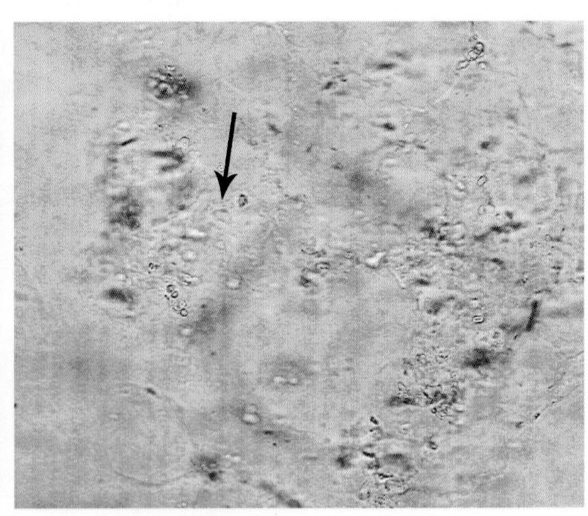

图7-1-2　直接镜检可见菌丝

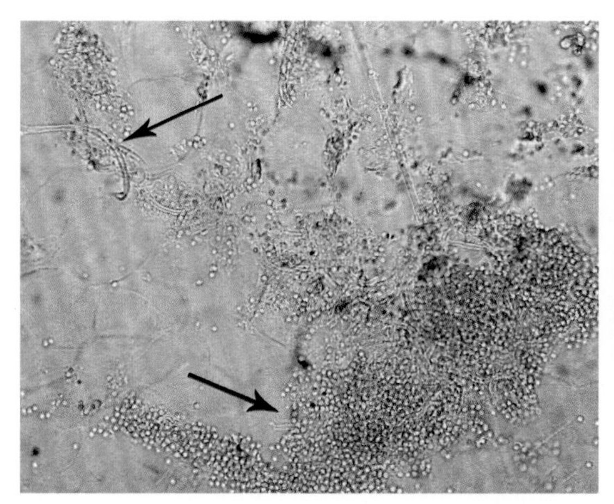

图7-1-3　直接镜检可见菌丝和孢子

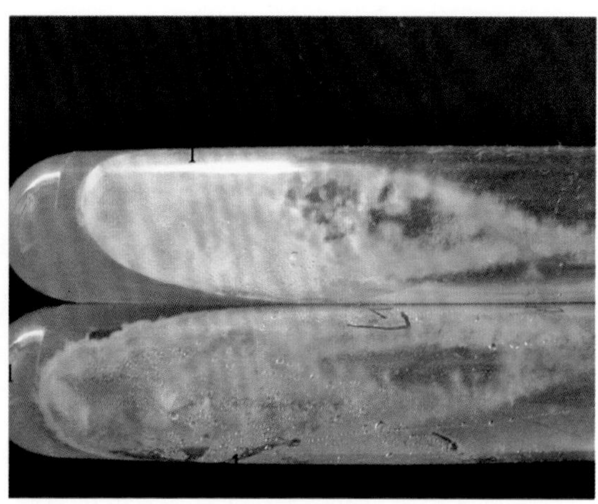

图7-1-4　两次真菌培养生长表面同样呈白色至青绿色绒毛样菌落（25℃沙堡弱培养基）

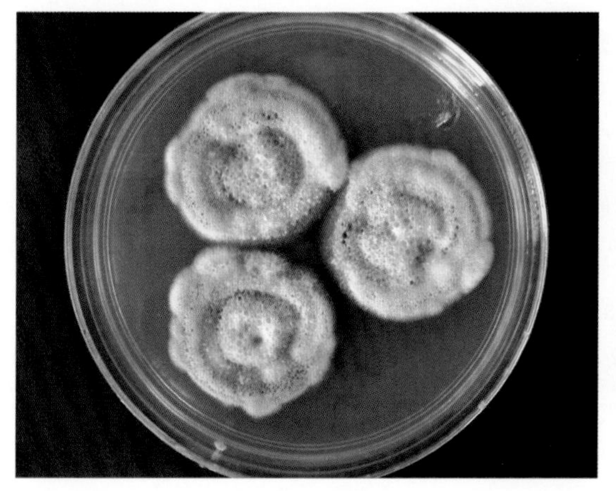

图7-1-5　在察氏培养基中菌落形态（27℃培养7天），菌落向外发散生长，表面青绿色至浅黄色，菌落表面有较多的棕红色渗液

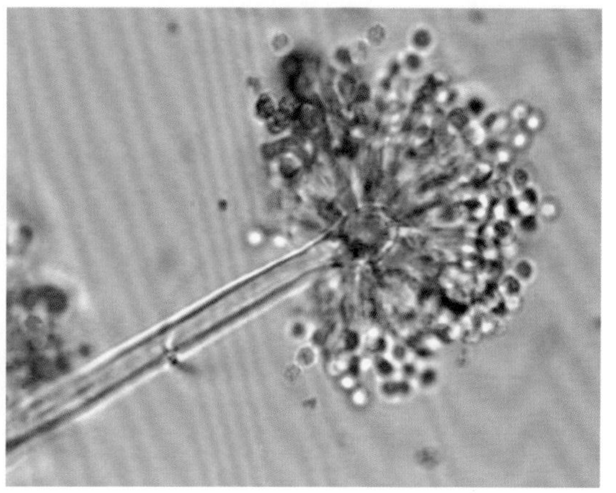

图7-1-6　显微镜下可见曲霉头顶囊较小，2.5～4 μm大小，近球形或稍呈椭圆形，产孢结构双层；分生孢子为球形或近球形，表面粗糙，具小棘

2～3 cm，表面由内向外依次为白色、淡褐色、淡青色，背面淡黄褐色绒毛样菌落，菌落表面可见辐射状沟纹，表面有黄褐色至深紫红色的渗出液（图7-1-5）。显微镜下可见曲霉头顶囊较小，2.5～4 μm大小，近球形或稍呈椭圆形，产孢结构双层；分生孢子为球形或近球形，表面粗糙，具小棘（图7-1-6）。初步鉴定为聚多曲霉。ITS1-ITS4间区序列鉴定符合*A. sydowii*。

【诊断与治疗】

根据临床表现及实验室检查，诊断为甲真菌病（聚多曲霉）。给予口服特比萘芬片0.25 g/d，4周；外用联苯苄唑溶液2次/天，4周。用药后红斑渐变淡，表面脱屑减少，3个月后痊愈。

【本例要点】

甲真菌病指由任何真菌所致的甲感染，临床以皮肤癣菌最为常见，其次为念珠菌、曲霉、帚霉、枝顶孢霉等。非皮肤癣菌性丝状真菌引起的甲真菌病多累及足趾甲，尤以第1、2趾甲常见，非皮肤癣菌性丝状真菌中引起甲真菌病以曲霉较为常见，此病可能与环境接触及甲外伤有一定关系。本例患者在甲发生改变前在陈旧的仓库里居住，甲病变前足部瘙痒，起小水疱，习惯用足趾甲去挠足部瘙痒部位，否认有甲外伤和受挤压史。患者如何感染此菌原因尚不明确，有可能是因为曾住的仓库里存在该菌的孢子，通过接触及用足趾甲搔挠足底的方式感染了足趾甲。

聚多曲霉可感染甲，并出现甲下出血样斑，临床应予以重视，以免误诊。本例出现的甲下出血样改变可能与聚多曲霉生长时产生的紫红色渗液有一定的相关性。

特比萘芬为广谱抗真菌药物，对曲霉感染具有较好的疗效。本例给予常规剂量，病程短于其他皮肤癣菌，说明该药对聚多曲霉也具有较好的抑制作用。

（尚盼盼）

病例2 下肢深静脉血栓形成继发溃疡性皮肤曲霉病

【临床资料】

患者，男，41岁。左小腿胫前外伤后溃烂、流脓、结痂5个月。5个月前，患者左小腿胫前被摩托车碰撞后，皮肤出现约1 cm × 2 cm大小破溃，轻微疼痛感，无其他不适，未做处理。之后破溃表面出现稀薄淡黄色脓液，周围红肿，皮损反复溢脓结痂不愈合。4个月前，溃疡面逐渐发展至约3 cm × 3 cm大小，表面所覆脓液少而黏稠，边缘高起呈堤状，溃疡周围皮肤组织呈暗紫红色，肿胀，自觉轻微胀痛。外院给予外敷中药、口服消炎药治疗3个月，仍无好转，溃疡面积进行性加深扩大。1个月前，皮损发展至7 cm × 7 cm大小，表面结黄绿色厚脓痂。患者患病以来，无发热、咳嗽等症状。11年前患者左大腿出现酸胀不适，随后局部肌肉萎缩。

体检：全身浅表淋巴结未触及肿大，系统检查无异常。左下肢较右下肢粗大，左大腿根部外侧皮肤肌肉萎缩，浅感觉存在，内侧沿腹股沟走向，见一20 cm × 3 cm大小的条索状隆起，质软，不活动，无压痛。左大腿上部皮肤质地较硬，其上毛发增多、增粗，可见色素沉着。左小腿外侧可见多处静脉曲张。左小腿胫前中段可见8 cm × 8 cm大小溃疡，中间覆黑色干痂，溃疡周围有少量黄绿色黏稠脓性分泌物，无异味，溃疡边缘高起呈堤状。周围组织暗红色，肿胀，浸润，可见两个卫星病灶（图7-1-7A，B）。

实验室检查：血甘油三酯（TG）4.77 mmol/L，谷氨酰转肽酶（GGT）78 U/L，羟丁酸脱氢酶（HBDH）186 U/L，其余肝肾功能及血、尿、粪常规无异常。溃疡分泌物细菌培养示产碱杆菌属。

影像学检查：X线片示左小腿下份外侧软组织团块，近腓骨骨膜反应性增厚，心、肺未见异常。左下肢彩色超声提示左侧腹股沟区淋巴结肿大，左下肢静脉彩超提示左侧股浅静脉以下深静脉血栓形成。

真菌学检查：取溃疡边缘组织和分泌物，将所取分泌物用10%KOH直接镜检示大量无

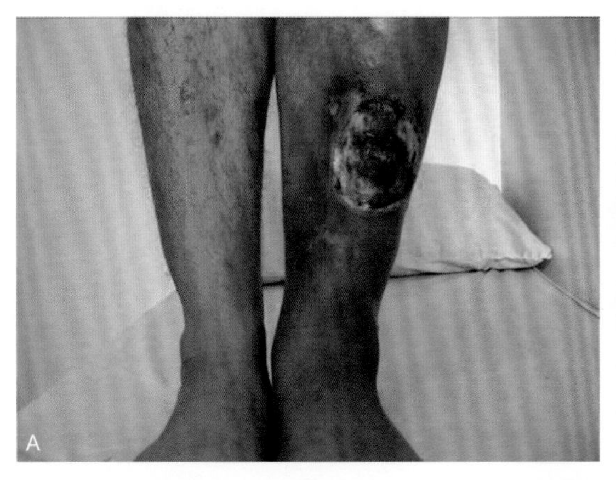

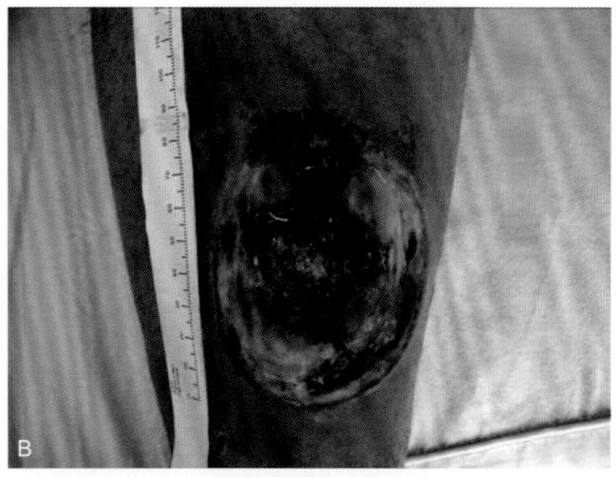

图7-1-7　A,B. 左小腿胫前中段可见8 cm×8 cm大小溃疡

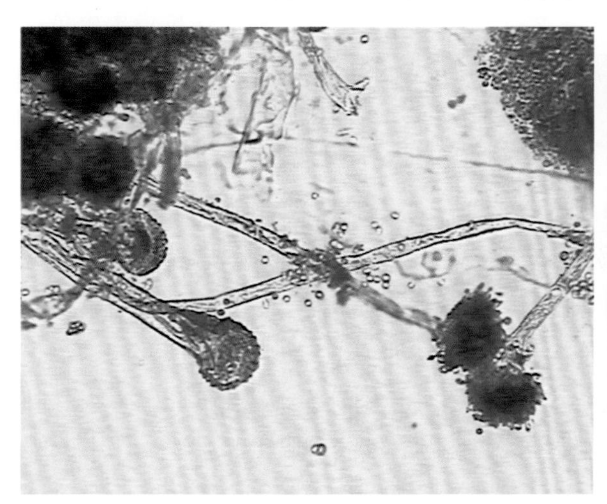

图7-1-8　10%KOH直接镜检示大量无色、分叉有隔菌丝、孢子和分生孢子头

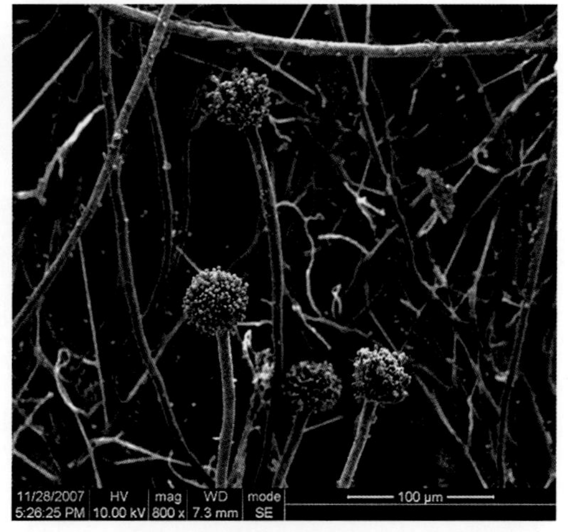

图7-1-9　扫描电镜标本见分生孢子头呈球形和部分菊花状,分生孢子多,呈球形

色、分叉、有隔菌丝,孢子和分生孢子头(图7-1-8)。1周后再次取分泌物镜检亦见菌丝和孢子。将所取组织接种于沙堡弱培养基27℃培养,菌落生长快,4天后黄绿色菌落充满培养基斜面,周围绕有白色绒毛状物质。背面呈乳黄色放射状。将菌接种到察氏培养基27℃培养,4天后菌落直径约3.6 cm,表面黄色,周围平坦,背面从中间向周围颜色由白色逐渐变为黄色。将菌落接种到马铃薯葡萄糖琼脂培养基(PDA)的钢圈内做小培养,27℃ 4天后镜下见分生孢子头呈放射状,分生孢子梗直立粗糙。顶囊近球形至烧瓶状,分生孢子呈黄色。将上述小培养标本制作成扫描电镜标本在AMRAY-1000B型扫描电镜下观察,见分生孢子头呈球形和部分菊花状,分生孢子多,呈球形(图7-1-9)。分生孢子梗厚壁光滑。根据以上特征鉴定为黄曲霉(*Aspergillus flavus*)。

DNA序列分析:测序结果在GenBank中进行Blast比对,显示该菌与黄曲霉*Aspergillus flavus* NRRL335718s rDNA部分序列、ITS全序列、28S rDNA部分序列碱基一致性达98%。

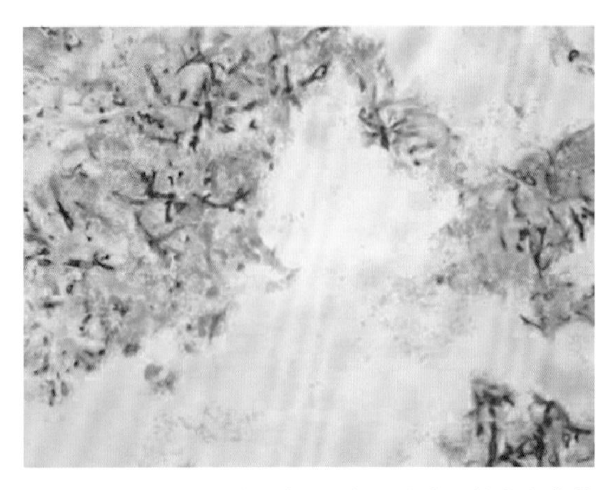
图7-1-10 PAS染色：在坏死组织内查见较多真菌菌丝和孢子，菌丝分隔，双分支呈45°角

组织病理：左小腿溃疡先后取材2次。病变组织经HE、PAS和氯氨银染色检查。第1次：左胫前表皮呈假上皮瘤样增生，真皮浅层小血管增生，大量淋巴细胞浸润和含铁血黄素沉积，可见部分小血管纤维素样坏死；PAS和氯氨银染色：阴性。第2次：左小腿表皮溃疡形成伴大量坏死组织，真皮胶原纤维玻璃样变性，较多淋巴细胞浸润；PAS和氯氨银染色：在坏死组织内查见较多真菌菌丝和孢子，菌丝分隔，双分支呈45°角（图7-1-10）。左大腿上部皮肤活检示表皮角化过度，真皮浅层小血管周围散在淋巴细胞浸润，真皮中层胶原纤维间大量空隙，真皮深部胶原纤维玻璃样变性；阿辛蓝染色：阴性。

【诊断与治疗】

诊断：① 皮肤曲霉病。② 左下肢深静脉血栓形成。③ 高甘油三酯血症。

治疗：给予伊曲康唑胶囊每次0.2 g，2次/天口服；左小腿溃疡去痂清创后局部外用0.2%两性霉素B溶液每天换药；左氧氟沙星静脉滴注抗感染。后根据细菌培养及药敏结果调整为头孢他啶静脉滴注，并口服降脂药物非诺贝特及对症支持处理。35天后患者左小腿溃疡表面分泌物少，边缘有新生肉芽组织生长，周围组织红肿消退，好转出院。出院后继续口服伊曲康唑及外用0.2%两性霉素B溶液治疗，共治疗13周后自行停药。停药2个月后复诊，左下肢仍肿胀，左胫前溃疡面缩小变平至1.5 cm × 1.5 cm大小，表面干燥无分泌物（图7-1-11）。

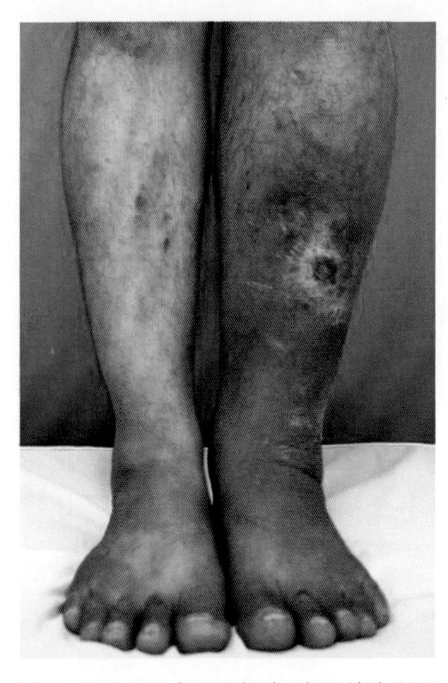
图7-1-11 2个月后复诊，左胫前溃疡面缩小变平至1.5 cm × 1.5 cm大小，表面干燥无分泌物

【本例要点】

下肢深静脉血栓形成为外科多发病，是由于血管壁损伤、血流异常、血液成分改变等主要因素而形成的。下肢深静脉血栓形成若干时间后由于患肢静脉系统处于瘀血和高压状态，往往出现浅静脉曲张、肿胀、胀痛，以及营养障碍症状，如湿疹、皮炎、色素沉着等，继而形成下肢局部皮肤慢性溃疡。本例患者有高甘油三酯血症，血液黏度增高，可能与左下肢深静脉血栓形成有关。

皮肤曲霉病的临床表现变化无常，故应根据直接真菌检查找45°分支菌丝加以多次反复培养出同一曲霉，结合临床症状才能确诊，有时还需配合病理检查发现组织中有肉芽改变、脓疡、坏死，并找到真菌菌丝才可确诊。由于曲霉倾向于侵犯真皮和皮下组织的血管，因而进行皮损活检时要有足够的深度和范围，同时取得的标本分送组织病理和真菌学检查，并常规做真菌特殊染色检查。本例患者病变部位溃疡大而深，伴大量坏死组织形成，第1次组织活检病理检查未能找到真菌菌丝，第2次加大了取材深度和范围，在坏死组织内查见较多真菌菌丝和孢子，经真菌学检查和DNA序列鉴定为黄曲霉感染。

两性霉素B和伊曲康唑是治疗曲霉病的主要药物，近年来伏立康唑、泊沙康唑、卡泊芬净等多种抗真菌药物的相继问世，为临床治疗疾病提供了多种选择。我们采用口服伊曲康唑胶囊及外用0.2%两性霉素B溶液治疗13周，患者溃疡缩小变平，周围组织红肿消退，皮损好转明显。

（尹斌）

病例3　皮肤曲霉病

【临床资料】

患者，男，68岁，因“右手皮疹8个月余”就诊。患者8个月前摘棉花时右手不慎被刺伤，未予处理。不久伤口处出现一黄豆大小丘疹，有刺痛感，且逐渐增大。患者有慢性支气管炎病史。

体格检查：患者一般情况良好。皮肤科检查：右手背合谷穴处有一约3 cm×4 cm表面疣样增生性斑块，周围有1 cm紫色边缘不清浸润性斑疹（图7-1-12）。实验室检查：血、尿、粪常规未见异常；C3 79 mg/dL（正常值78～152 mg/dL，以下同），C4 17 mg/dL（16～38 mg/dL），IgA 102 mg/dL（82～453 mg/dL），IgG 1 623 mg/dL（751～1 560 mg/dL），IgM 310 mg/dL（46～304 mg/dL）。

刮取病变部位边缘，将表皮除去，刮取深部皮损，一部分接种于沙堡弱培养基30℃培养，另一部分置于玻片上用10%KOH镜检。直接镜检见大量菌丝，其间可见数个圆形顶囊，顶囊上的小梗为单层、双层或单、双层同时着生，呈放射状排列（图7-1-13）。菌落生长快，5天即可见到菌落为丝绒状，显褐色色素，平板背面呈黄褐色（图7-1-14）。培养标本镜下观察，见

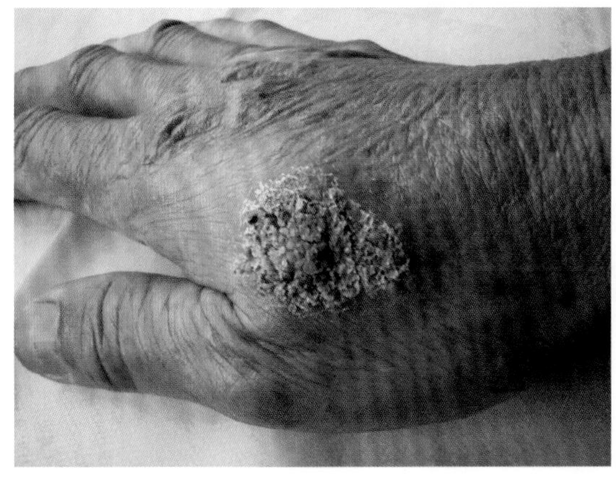

图7-1-12　首次就诊，约3 cm×4 cm表面疣样增生性斑块，周围有1 cm紫色边缘不清浸润性斑疹

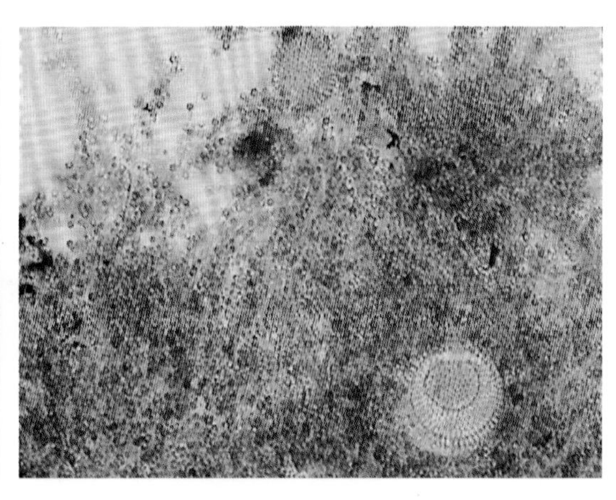

图7-1-13　直接镜检见大量菌丝，其间可见数个圆形顶囊

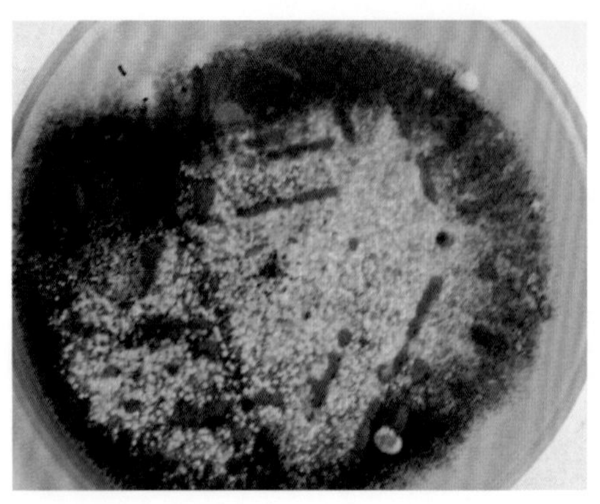

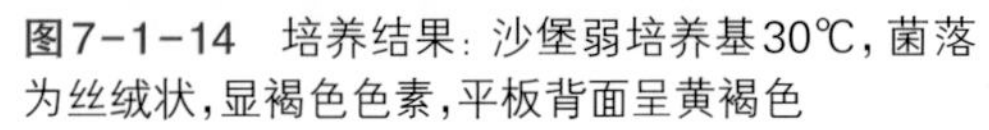

图7-1-14 培养结果：沙堡弱培养基30℃，菌落为丝绒状，显褐色色素，平板背面呈黄褐色

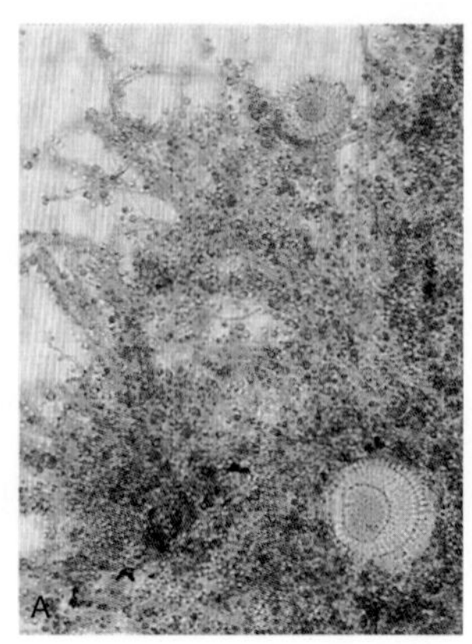

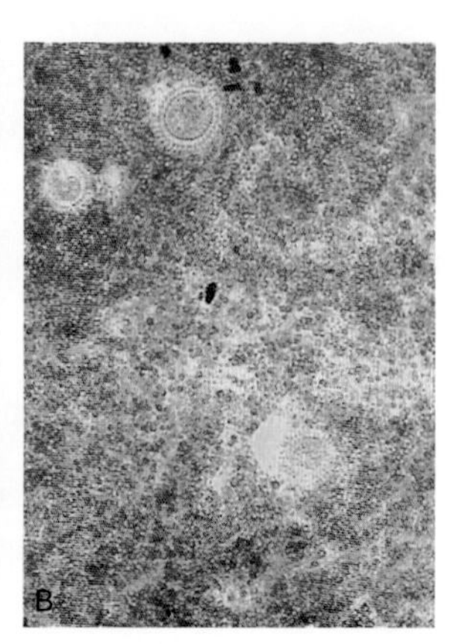

图7-1-15 A，B. 培养标本，镜下见大量菌丝并可见顶囊，顶囊上有放射状排列的单层和双层小梗

大量菌丝，并可见顶囊，顶囊上有放射状排列的单层和双层小梗（图7-1-15）。根据以上特征鉴定为黄曲霉。

【诊断与治疗】

诊断：皮肤曲霉病。

治疗：予伊曲康唑胶囊口服，每次100 mg，2次/天，28天；皮损处外用2%硝酸舍他康唑软膏，2次/天，28天。1个月后电话随访，自述皮疹缩小，继续治疗。

【本例要点】

本例患者平时体健，免疫功能正常，皮肤损伤后发病，皮疹为单发、结节性损害，皮肤增厚、水肿，带紫色。直接镜检和培养标本镜下观察均可见大量菌丝及数个圆形顶囊，顶囊上有呈放射状排列的单层和双层小梗。培养菌落为丝绒状，显褐色色素，平板背面呈黄褐色。由于患者急于治疗，直接镜检已见大量菌丝，故未对皮损进行病理活检及重复的镜检、培养。目前对于曲霉的分类鉴定主要依靠传统的表型分型和以分子生物学为基础的基因分型两大类。本例根据菌落形态、所产色素和镜下特点鉴定为黄曲霉感染，根据临床表现及真菌学检查诊断为皮肤曲霉病。选用伊曲康唑胶囊口服、硝酸舍他康唑软膏外用治疗有效。

（张英）

第二节 深部曲霉感染

病例4 肺曲霉病致免疫反应性支气管炎

【临床资料】

患者，男，25岁，因“咳嗽、咳痰伴低热2周”就诊。X线胸片及CT示：两肺为多发性炎症，以“肺部感染，肺结核待排”收入院。患者有慢性过敏性鼻炎病史，近6年常进食醉蟹。

查体：体温37.4℃，神清，皮肤、黏膜无黄染，左颈部可触及1枚约1.5 cm×1.5 cm大小淋巴结，无明显触痛，活动可，腹壁皮下可触及5个小结节，大小0.5～1.5 cm，上臂近肘关节处皮下触及0.6 cm×0.6 cm大小结节，质硬，活动度好，无压痛。胸廓无畸形，两肺呼吸音粗，可闻及干、湿性啰音，心率88次/分，心律齐，各瓣膜听诊区未闻及杂音，腹平软，无压痛，肝、脾未及，关节及四肢活动可，神经系统检查无异常。血常规示白细胞10.01×10^9/L，中性粒细胞50%，淋巴细胞24%，嗜酸性细胞26%。红细胞沉降率21 mm/h。痰找抗酸杆菌1次/天，3次均阴性，PPD试验阴性。予青霉素G每次400万单位，2次/天静脉滴注；丁胺卡那霉素0.4 g，1次/天静脉滴注，治疗10天。体温正常，咳嗽、咳痰好转，但X线胸片示两肺病变无明显改变。改用异烟肼、利福平、吡嗪酰胺、链霉素四联抗结核治疗，2个月后X线胸片提示两肺病灶扩大（图7-2-1），咳痰量增加，痰中可见棕色颗粒，并出现气急现象，即停抗结核药。查痰培养1次/天 ×3次，显示草绿色链球菌、干燥奈瑟菌生长等结果不一；痰找霉菌及培养1次/天 ×3次，均阴性；痰粪找虫卵1次/天 ×3次，均阴性。抽血送上海市寄生虫病研究所检查示：囊虫循环抗体弱阳性，肺吸虫抗体阴性，所有皮下结节均做活检病理报告示脂肪瘤，左颈部淋巴结活检示淋巴结反应性增生。

患者后经复旦大学附属中山医院肺科行支气管镜检查见支气管黏膜充血、水肿，右下叶管壁轻度狭窄，未见痰栓；支气管肺泡灌洗液普通培养草绿色链球菌+类酵母菌生长，真菌培养阳性，抗酸杆菌阴性，肿瘤细胞阴性，真菌涂片找到曲霉菌丝，病理报告示：支气管内较多中性粒细胞及大量嗜酸性粒细胞浸润，渗出物中以嗜酸性粒细胞为主，考虑“炎性病变，真菌感染可能”。并查IgE 2 760 ng/mL。

【诊断与治疗】

诊断为变态反应性支气管肺曲霉病。

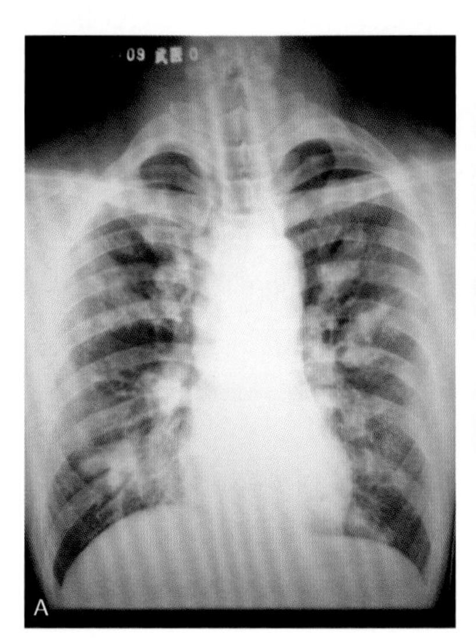

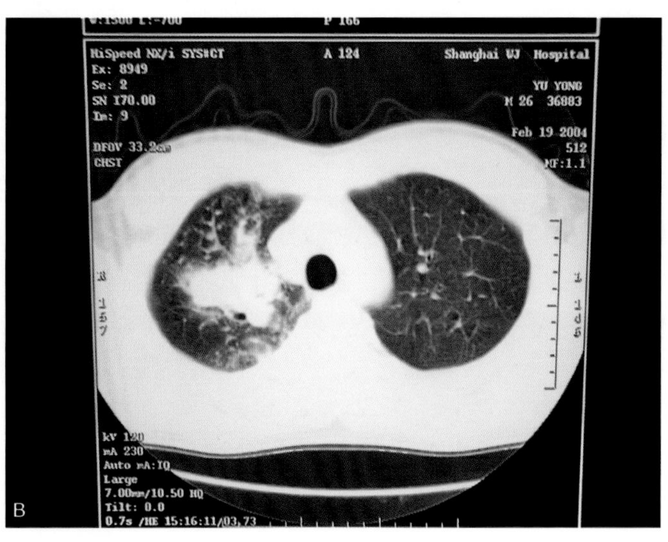

图7-2-1　A，B. X线胸片提示两肺病灶扩大

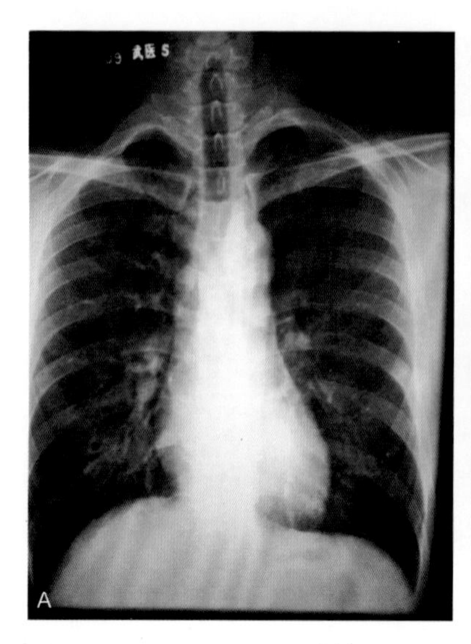

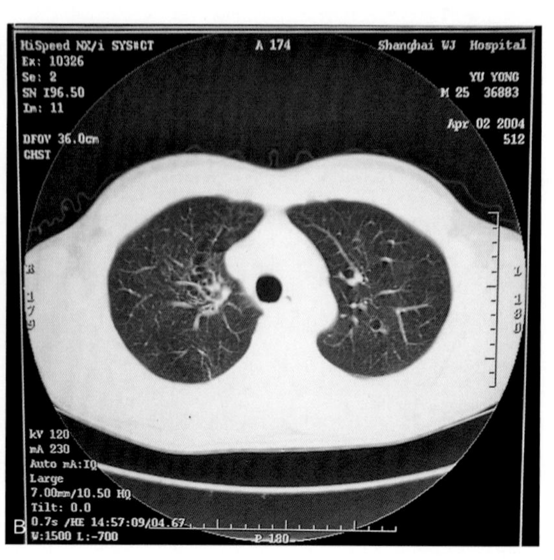

图7-2-2 A,B. 胸片示两肺病灶基本吸收

治疗：予泼尼松每次10 mg，3次/天口服；两性霉素B每次5 mg+生理盐水20 mL雾化吸入，2次/天。治疗第6天咳嗽、咳痰消失，治疗2周复摄胸片示两肺病灶基本吸收（图7-2-2），1个月后查白细胞9.3×10^9/L，中性粒细胞56.6%，嗜酸性细胞绝对计数0.1×10^9/L，IgE 2 760 ng/mL。停用两性霉素B；泼尼松减为每次10 mg，2次/天。3个月后复查X线胸片及CT示病灶吸收，嗜酸性细胞绝对计数为0.06×10^9/L，IgE 1 890 ng/mL。予再次泼尼松减量至每次5 mg，2次/天后出院。出院后3个月内逐渐停用泼尼松，随访2年未复发。

【本例要点】

免疫反应性支气管肺曲霉病系肺泡、肺间质和支气管对曲霉抗原（主要是烟曲霉）产生的免疫反应性炎症。发生机制主要与曲菌特异性IgE介导的Ⅰ型免疫反应及特异性IgG介导的Ⅲ型免疫反应有关。该病临床上比较少见，容易误诊、漏诊。其临床表现为喘息、咳嗽、咳棕色痰栓或痰血，血嗜酸性细胞增多，血清IgE浓度升高，肺部游走性浸润灶，慢性患者可见中央型支气管扩张。本例患者经纤维支气管镜吸出分泌物涂片有曲霉菌丝，可明确诊断。患者曾因颈部淋巴结肿大、抗菌治疗无效而考虑为肺结核，亦曾因有进食醉蟹史、发现皮下结节、嗜酸性细胞增多、抗菌治疗无效而考虑为肺吸虫病，从而忽视了针对肺曲霉病的相关检查。

本例患者采用泼尼松口服和雾化吸入两性霉素B治疗效果显著，且无肝损伤、低钾血症等不良反应，缓慢停药后未复发，提示该治疗方案安全有效。

（黄祝青）

病例5 伊曲康唑治疗肺曲霉球

【临床资料】

患者，男，46岁。主诉：咳嗽、咯痰、间断咯血3年。现病史：3年前患者出现咳嗽、咯黄白色痰、间断咯血，伴发热，偶尔咯出黄绿色块状物。既往病史：8年前曾患肺结核，治疗2年，结核治愈。

体格检查：体温36.5℃，心率85次/分，血压100/60 mmHg，呼吸18次/分。一般情况可，双肺呼吸音粗，未闻及干、湿啰音。心、腹检查无异常。血、尿、便常规无异常，生化检查无异常。

多次痰抗酸杆菌涂片及结核杆菌培养为阴性。胸部CT示：左肺上叶前段可见一含气空洞病灶，其内可见类圆形高密度影，密度不均匀，病灶边缘较清晰，呈空气半月征表现，类圆形高密度影内可见散在不规则含气影。空洞周边可见片状实性高密度影（图7-2-3A）。咯出的块状物经病理检查提示为曲霉球。

【诊断与治疗】

诊断：肺曲霉病。

治疗：先予氟康唑治疗半个月，发热好转，其余症状无改善。半年后痰培养为烟曲霉，药敏显示伊曲康唑敏感，给予口服伊曲康唑，200 mg/d。后复查痰培养仍为烟曲霉，药敏显示伊曲康唑耐药（MIC > 32 μg/mL），随后患者临床症状缓解自行停药，于2个月后复查痰培养仍可培养出烟曲霉，药敏显示对伊曲康唑敏感。继续以伊曲康唑200 mg/d口服治疗。4个月后复查痰培养仍可培养出烟曲霉，药敏显示伊曲康唑耐药（MIC > 4 μg/mL）。胸部X线示两肺上叶可见多发片状模糊影，边缘欠清晰，以左肺上叶为主，左肺上叶片状影内可见团片状高密度影，其周围可见环状低密度带。再以伊曲康唑静脉制剂治疗，开始2天为400 mg/d，后改为200 mg/d，治疗2周后改为口服伊曲康唑200～400 mg/d，服药1年。

经1年治疗，患者症状减轻，复查痰镜检，培养均为阴性，曲霉抗原检查阴性，胸部X线检查显示左肺上叶团片状高密度影消失，似可见一薄壁空洞形成。10个月后复查胸部CT示：左肺上叶肺大泡伴纤维结节灶（图7-2-3B），右肺下叶背段限局性支气管扩张。患者停用伊曲康唑，随访至今未复发。

【本例要点】

肺部曲霉感染可分为3类：过敏性支气管肺曲霉病、侵袭性曲霉病和曲霉瘤。曲霉球

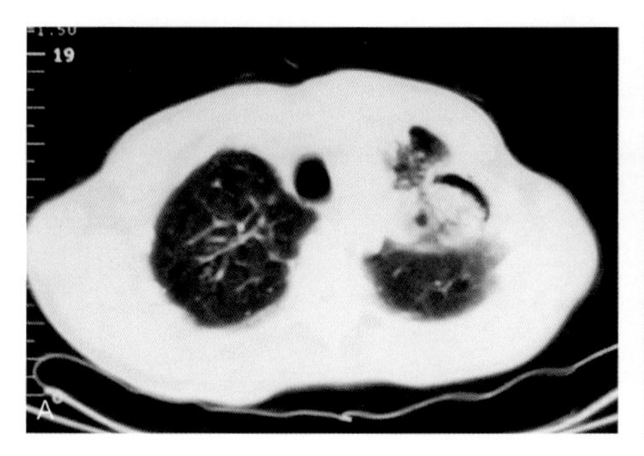

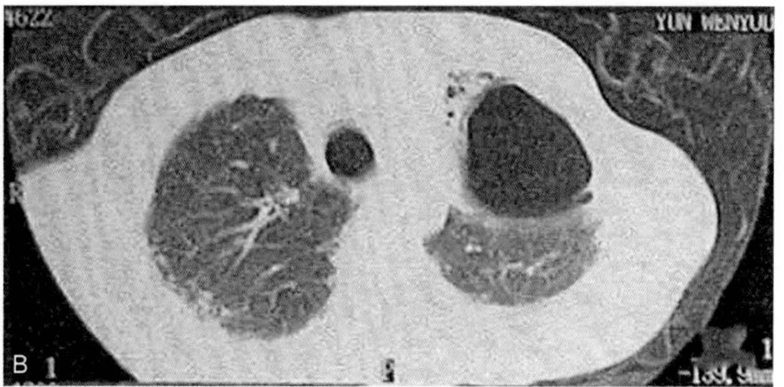

图7-2-3　患者治疗前、后胸部CT表现。A. 为治疗前。B. 为治疗后

是一种“真菌球”，通常继发于有肺内空洞形成的疾病，例如肺结核、结节病、囊性纤维化或肺大泡等。肺曲霉球的主要症状为咯血，也可以无明显临床症状，仅存在影像学检查的异常。

本例患者出现了临床疗效与体外药敏结果不符的情况，考虑可能有下列原因：① 患者体内存在大量敏感株，耐药株所占比例很小，持续用药可以抑制占多数的敏感株的生长，所以患者临床表现可以缓解，由于耐药株量很少，可能并不足以引起疾病状态或者可能通过患者自身的免疫系统将其清除。② 体外药敏结果并不能完全预测体内是否有效。体外药敏试验仅涉及真菌和药物，而体内的情况很复杂，涉及因素很多，所以体外药敏试验与临床疗效的关系是一个值得深入探讨的领域。

（余进）

病例6 声带曲霉病

【临床资料】

6例声带曲霉病患者，女性5例，男性1例；年龄21～79岁；病程7天至1个月。

全身情况：6例声带曲霉病患者均无糖尿病病史，均未接受放、化疗等病史。

临床表现：患者都曾因“声音嘶哑”就诊，其中3例起病初期有感冒史，曾经口服或静脉滴注抗生素、糖皮质激素1～2周，声音嘶哑无好转。

电子喉镜显示：一侧或双侧声带假膜覆盖、充血（图7-2-4）。

真菌学检查：真菌直接镜检镜下可见呈45°分支透明有隔菌丝（图7-2-5）；取声带病变组织，接种于改良沙堡弱葡萄糖琼脂培养基培养，4例为烟绿色絮状菌落，2例为黄绿色棉毛状菌落。经鉴定，烟曲霉4例（图7-2-6，图7-2-7），黄曲霉2例（图7-2-8，图7-2-9）。

病理检查：患者经电子喉镜下活检，均显示组织中大量中性粒细胞、浆细胞及淋巴细胞浸

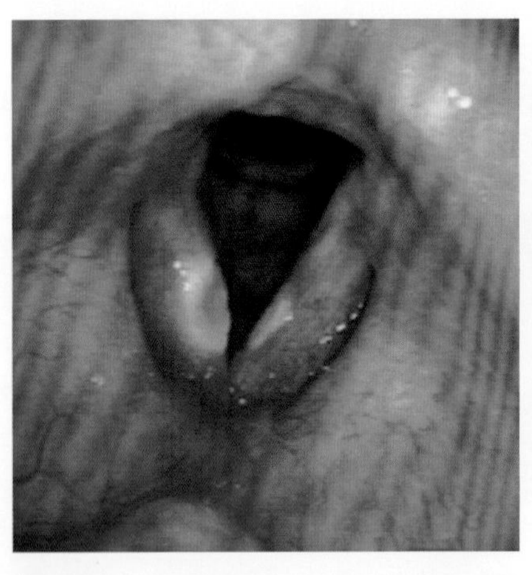

图7-2-4 电子喉镜示：双侧声带假膜覆盖、充血

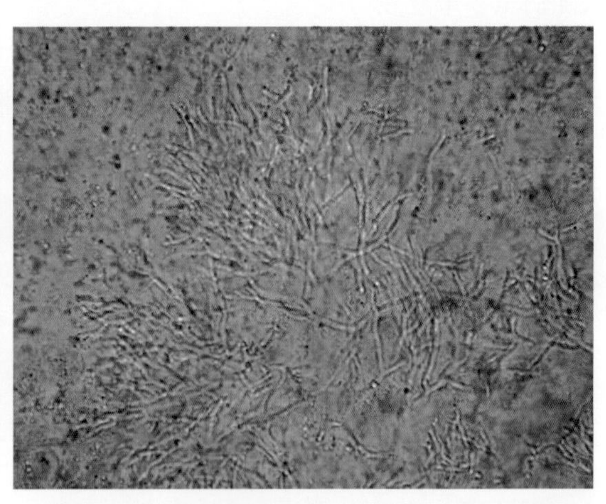

图7-2-5 真菌直接镜检镜下所示：45°分支菌丝

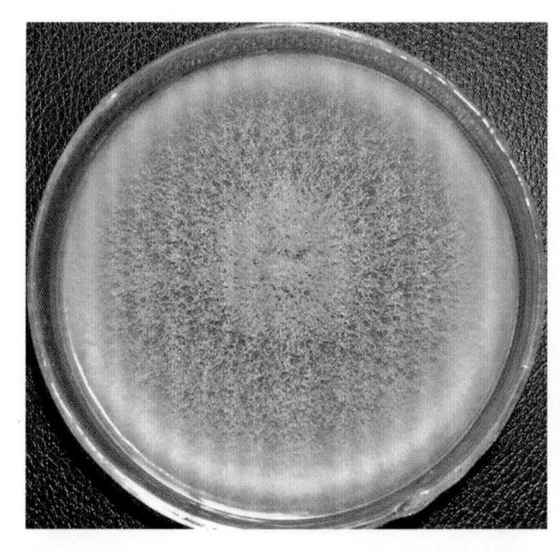

图7-2-6　烟曲霉在改良沙堡弱培养基中表现

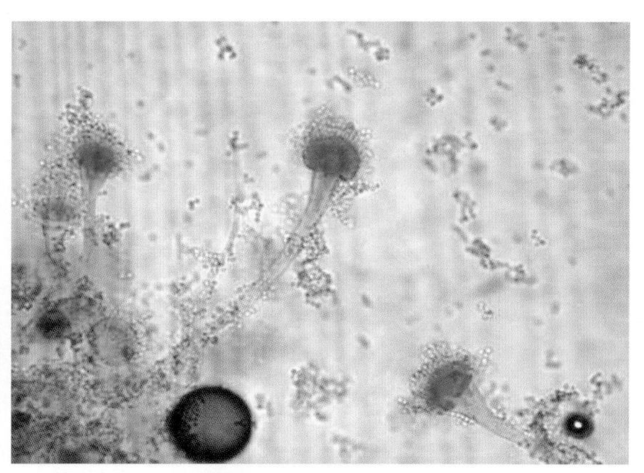

图7-2-7　烟曲霉乳酸酚棉蓝染色（×400）

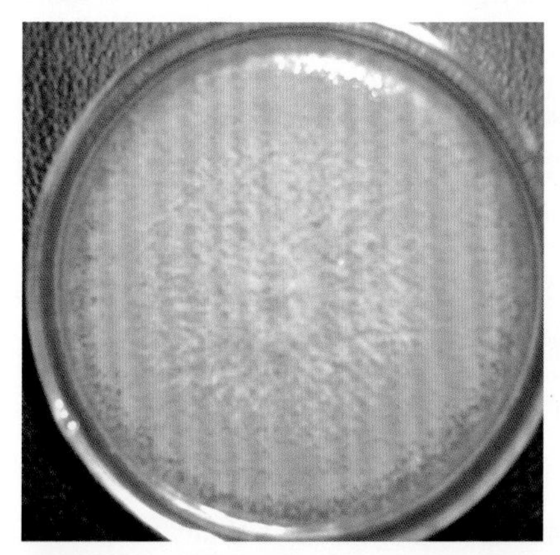

图7-2-8　黄曲霉在改良沙堡弱培养基中表现

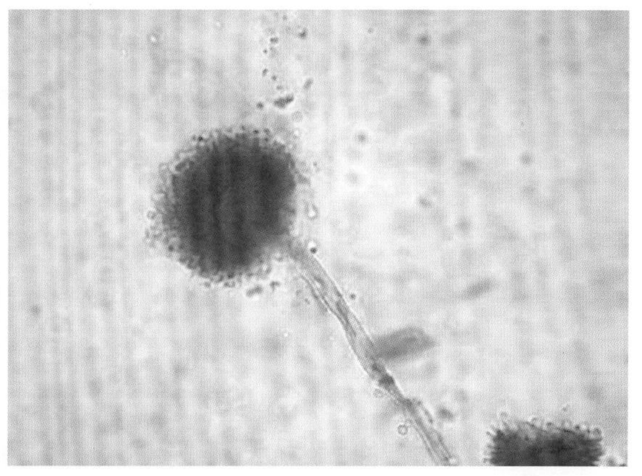

图7-2-9　黄曲霉乳酸酚棉蓝染色（×400）

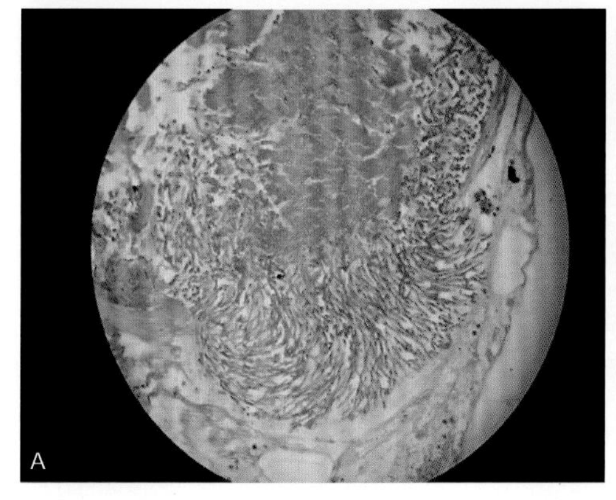

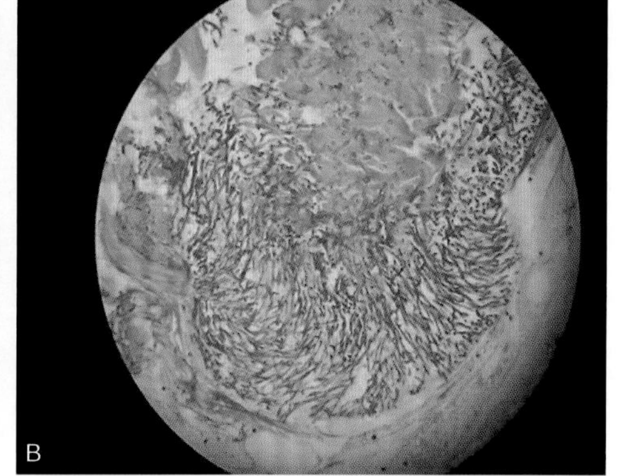

图7-2-10　A，B. 坏死组织中大量中性粒细胞、浆细胞及淋巴细胞浸润，可见呈45°分支菌丝。A. HE染色×400。B. PAS染色×400

润，可见呈45°分支透明有隔菌丝（图7-2-10）。

【诊断与治疗】

嘱所有患者禁声，停用抗生素。予伊曲康唑胶囊每次0.2 g口服，2次/天；14天后减量为

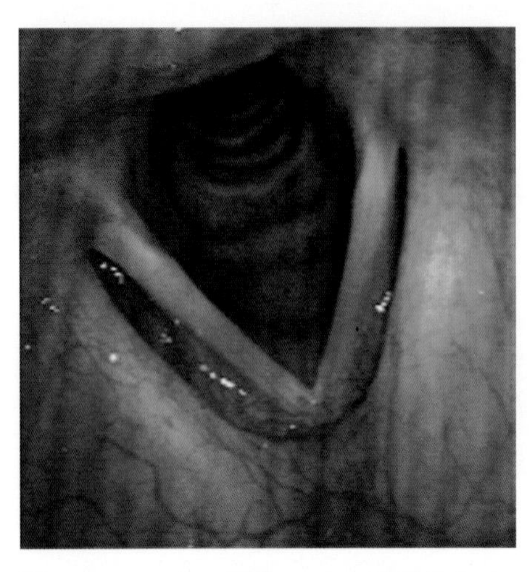

图7-2-11 电子喉镜示：2个月后复查，双侧声带光滑、声音正常

0.1 g口服，1次/天；7天后停药。患者服药3～4天后可以发声，10天后声音嘶哑症状消失。1～3个月后复查电子喉镜显示：假膜消失，声带光滑，闭合正常（图7-2-11）。随访1个月至1年半，所有患者完全恢复正常，声带光滑，声带无充血现象，无复发。

【本例要点】

曲霉原发感染声带者罕见，本文6例患者病变均仅局限于声带，其他部位未发现感染灶，可能与上呼吸道感染有关：① 感冒后，用声过度，声带充血水肿，表面有渗液、创伤，呼吸时空气尘埃中的曲霉孢子易吸附声带黏膜上并生长繁殖。② 因上呼吸道感染滥用抗生素，体内菌群失调导致真菌感染。

声带曲霉病主要表现为声音嘶哑，后期则因局部组织坏死脱落，引起剧咳、痰中带血等。电子喉镜下主要表现为一侧或双侧声带假膜覆盖、充血水肿表现，或边缘整齐的溃疡及肉芽肿等。声带曲霉病应注意与喉炎、喉结核、喉癌相鉴别。喉炎抗生素效果好，声带多无溃疡、肉芽肿等特殊表现。喉结核的临床表现和声带曲霉病相似，都可有声带黏膜充血、水肿及溃疡等表现，但声带曲霉病的溃疡灶边缘光滑，常覆有白色伪膜，而喉结核的溃疡边缘多不整齐，表面粗糙。喉癌亦可表现为肉芽肿和溃疡，故声带活检组织病理检查和真菌培养是明确诊断声带曲霉病及鉴别诊断的重要手段。因健康人体皮肤及黏膜亦可存在曲霉，故取材前需清洁口腔防止污染，多次培养阳性后应结合临床方能确诊。治疗采用伊曲康唑口服，效果好。

（钟白玉）

病例7 前交叉韧带重建术后黄曲霉感染

【临床资料】

患者，男，26岁，因“右膝关节术后感染”入院。患者因陈旧性交叉韧带断裂于外院行自体肌腱右膝前交叉韧带重建术。术后1周感觉右膝关节胀痛，且每天发热，体温37.8℃，怀疑并发手术部位术后感染，且抗生素应用无效。

入院查体：右膝关节肿胀，局部皮温高，右膝下方有一处1 cm的切口未愈合，稍有渗出；上方外侧有1根橡胶引流管保留，每天能引流出淡黄色黏液约100 mL，双侧膝眼处切口已愈合，浮髌试验阴性，McMurray征阴性，前抽屉试验阳性，后抽屉试验阴性，内、外侧方应力试验阴性，右膝关节活动疼痛受限。实验室检查：红细胞沉降率（ESR）80 mm/h，C反应蛋白（CRP）133.5 mg/L，纤维蛋白原（FIB）5.1 g/L。

【诊断与治疗】

无菌采集患者关节腔积液，分别注入BacT/ALERT SA和SN培养瓶后置BacT/ALERT

3D培养仪内。24小时后SA培养瓶报警阳性，直接涂片可见疑似丝状真菌，后转种到哥伦比亚血平板。培养3天后发现丝状真菌生长，菌落中央黄色，边缘白色绒毛状（图7-2-12）。菌株经压片镜检，可见顶囊呈球形或近球形，分生孢子梗壁粗糙，双层小梗，呈放射状排列。后经16S rRNA基因鉴定为黄曲霉。

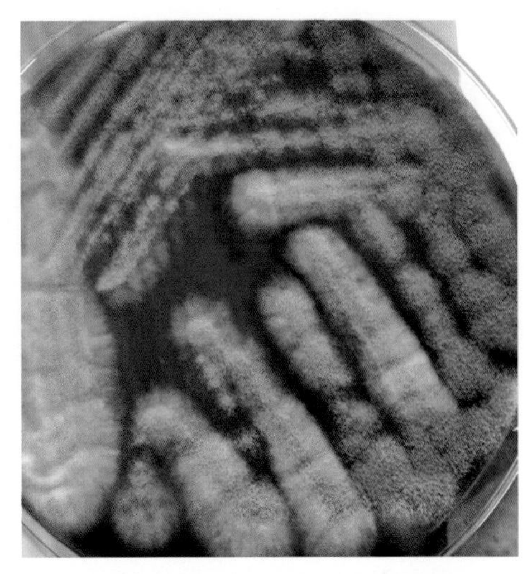

图7-2-12　黄曲霉血平板72小时培养图片

治疗：给予关节腔内5%碳酸氢钠溶液冲洗并关节腔内两性霉素B灌注给药（1%两性霉素B 20 mL，每天1次），联合伏立康唑口服（每次200 mg，每12小时1次）抗真菌治疗。经7天治疗后多次采集引流液和血液送微生物培养，结果均为阴性。监测患者CRP呈逐渐下降，病情好转后出院。出院时嘱咐患者继续抗真菌药物口服半个月并定期复查。

【本例要点】

前交叉韧带重建术后膝关节感染的发生率较低，但发生后若不能及时诊断并有效治疗，将会导致关节功能障碍、软骨破坏及韧带移植物失效等严重后果。手术工具或者韧带移植物污染是导致前交叉韧带重建术后感染的最常见原因。其临床表现为体温升高，膝关节肿胀、疼痛，局部皮温升高，关节活动度疼痛性受限。实验室检查以ESR、CRP和FIB显著升高为主要表现。本例患者兼具以上临床表现和实验室检查结果，提示手术部位术后感染。

本例患者连续2次的引流液培养结果均为黄曲霉，依据菌落形态及典型的顶囊小梗，结合16S rRNA基因分析最终得到明确鉴定。患者黄曲霉的来源，不排除手术器具的污染。当怀疑发生前交叉韧带重建术后感染时，不仅需要考虑细菌，还应重视真菌学检查，以能更早发现感染源，早期制订合理的治疗方案。本例患者在明确诊断后通过两性霉素B关节腔内灌注及口服伏立康唑联合抗真菌治疗，并坚持每天用5%碳酸氢钠冲洗关节腔。通过监测CRP呈下降趋势以及患者临床表现得到缓解来判断疗效。

（周万青）

病例8　黄曲霉感染致复发性肺不张

【临床资料】

患者，女，51岁。患者无诱因下出现咳嗽、少量白色黏痰，偶有低热，体温37.8℃，无畏寒、盗汗、胸痛、咯血等症状。外院给予抗生素治疗1周无好转，逐渐出现反复胸闷、气急，伴有右侧胸痛，但无发热。查胸部CT示右上肺不张（图7-2-13）。气管镜检查提示：右上支气管黏稠脓性分泌物完全堵塞管腔，不易清除，周围支气管黏膜充血、水肿（图7-2-14）。为进一步治疗收入院。患者6年前无明显诱因出现咳嗽、咳白色黏痰，胸片及胸部CT检查提示右上肺

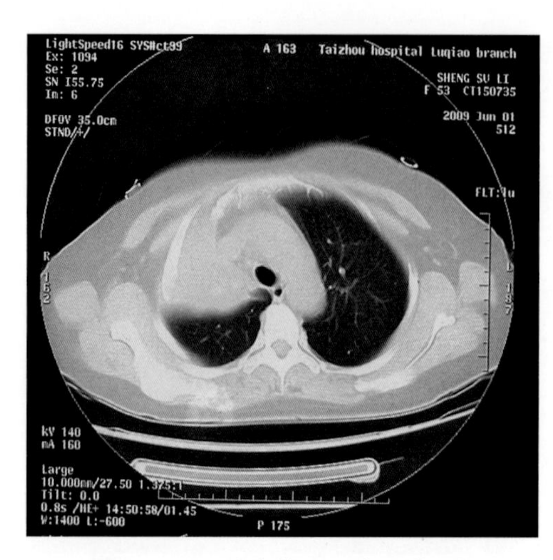

图7-2-13 治疗前CT示右上肺不张

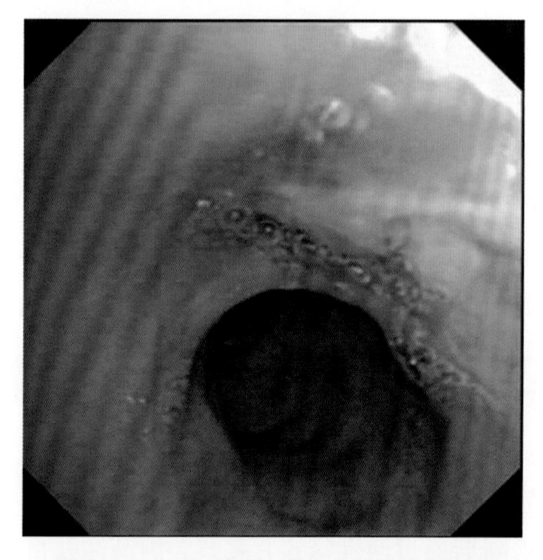
图7-2-14 气管镜示右上肺黏液堵塞管腔

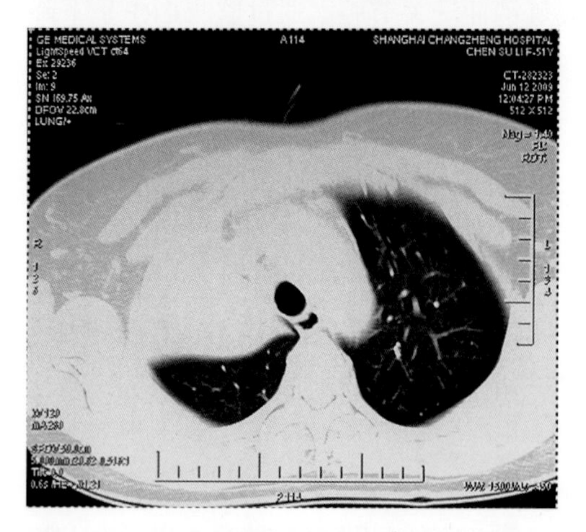

图7-2-15 头孢噻利及氟康唑治疗2周无好转

不张，气管镜检查示右上叶开口黏稠痰液栓堵塞管腔，行无菌毛刷采样，标本真菌直接镜检查见大量菌丝和芽孢，培养鉴定为“黄曲霉”。外院给予两性霉素B 40 mg静脉滴注，每天1次。治疗1个月后复查胸部CT示右上肺病变明显吸收，改口服伊曲康唑胶囊每次200 mg，每天2次，治疗1个月后自行停药。

入院查体：红细胞沉降率、C反应蛋白（CRP）、肝肾功能、肿瘤标志物（神经特异烯醇酯酶、CYFRA211、CEA、CA19-9、CA125、铁蛋白）均正常，隐球菌乳胶凝集试验（-）、抗结核抗体（-）、痰隐球菌墨汁涂片（-）、抗酸杆菌（-）、肺吸虫抗体（-）；血常规示嗜酸性粒细胞明显升高，绝对值（1.26～1.87）×10^9/L，百分比16%～20.3%，余指标正常。心电图及肝、胆、胰、脾、肾超声检查未见异常。多次行痰细菌、真菌培养鉴定，1次找到少量阴沟杆菌，2次培养到白念珠菌。

【诊断与治疗】

入院后即以头孢噻利每次1 g，2次/天，静脉滴注；氟康唑注射液静脉滴注（首日800 mg/d，此后改为400 mg/d）。10天后复查胸部CT无好转，仍示肺不张（图7-2-15）。4天后再次气管镜检查，示黏稠痰液仍完全堵塞右上叶管腔，气管活检提示气管黏膜淋巴细胞浸润，无菌毛刷采样，对活检物及毛刷采样标本行真菌直接涂片及培养。直接镜检均查见大量真菌菌丝和芽孢，培养鉴定为黄曲霉。即停用氟康唑改用伊曲康唑治疗，第1～2天每次200 mg静脉滴注，2次/天；第3～14天200 mg静脉滴注，1次/天；之后改用伊曲康唑口服液治疗，每次200 mg，2次/天。治疗2周后复查胸部CT示右上肺病变明显吸收，肺不张消失（图7-2-16）。

【本例要点】

阻塞性支气管曲霉病是肺曲霉病的一种少见类型，其临床表现无特异性，当病变位于气管及左、右主支气管或病变范围超过两叶以上的大气管时，可表现为进行性呼吸困难，而病变位于小的支气管则可仅有咳嗽、咯血。支气管镜下显示支气管黏膜充血水肿、表面粗糙、溃疡出血，腔内有大量褐色、黄绿色分泌物，气管表面可有白苔或黄绿色苔附着，致管腔明显狭窄，气管严重阻塞可出现肺不张及远端感染。栓子镜下为坏死组织纤维蛋白的凝聚物，镜检可查见大量真菌菌丝及孢子。影像学上也无特征性，部分患者胸片可正常，高分辨率CT可见病变部位管腔狭窄，大量黏液嵌塞可致细支气管扩张及区域性肺不张。本例患者临床表现、气管镜检查、影像学及真菌学检查均符合上述表现，故诊断为阻塞性支气管曲霉病。

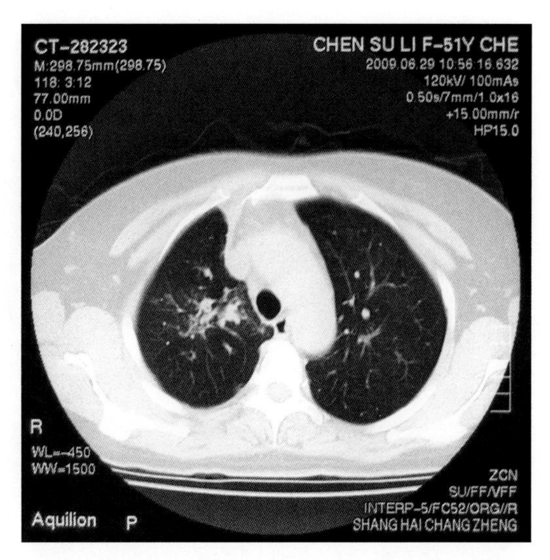

图7-2-16 伊曲康唑治疗2周后明显吸收好转

阻塞性支气管曲霉病的治疗包括抗真菌治疗、全身免疫支持治疗、局部腔内介入及手术治疗等。抗真菌治疗为主要治疗手段，可采用伊曲康唑、两性霉素B和伏立康唑等，必要时可联合用药。给药途径以静脉给药为佳。

本例患者为黄曲霉菌感染致右上肺反复肺不张，但该患者无明显的基础疾病，分析其肺部曲霉感染复发的原因，可能为早期治疗疗程不足、治疗不彻底所致，另外在同一部位反复发生曲霉感染可能与右上叶感染后炎症使管腔狭窄、引流不畅，导致局部对真菌的清除作用下降有关。

（陈吉泉）

病例9 黑曲霉致侵袭性肺曲霉病

【临床资料】

患者，女，36岁，因“咳嗽、咳痰2个月余”入院。患者2个月前无明显诱因出现咳嗽、咳痰，45天前突发神志不清，呼之不应，送当地医院诊治，测体温38.6℃，白细胞32.9×10^9/L，血气分析示pH 6.927、PO_2 95 mmHg、PCO_2 95 mmHg、HCO_3^- 36.5 mmol/L、Glu 45.57 mmol/L。考虑“糖尿病酮症酸中毒，肺部感染”，予胰岛素降糖、补液、维持电解质平衡、气管切开辅助呼吸，并给予多种抗生素抗感染治疗。意识恢复，体温恢复正常，但仍有咳嗽、咳痰。患者糖尿病病史2年。

入院查体：体温36.5℃，左上肺叩诊浊音，左肺可闻及干鸣音，右肺呼吸音清晰，无胸膜摩擦音，余无异常。

实验室检查：血常规、尿常规、肝肾功能、电解质、红细胞沉降率、C反应蛋白、肿瘤标志物、自身免疫抗体未见异常，结核菌抗体、肺炎支原体抗体、肺炎衣原体抗体、军团菌抗体、结

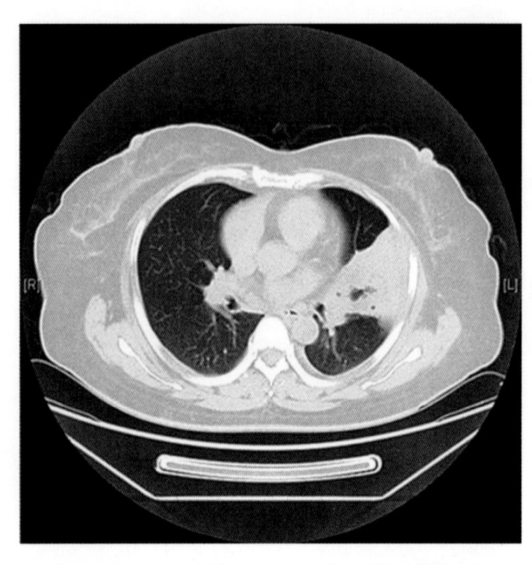

图7-2-17　肺部CT可见左上肺团状阴影

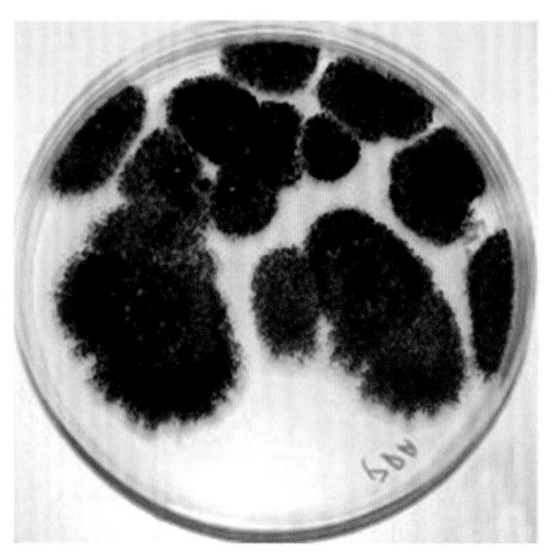

图7-2-18　支气管组织真菌培养可见黑色绒毛状菌落(PDA)

核感染T细胞斑点试验(T-SPOT)均阴性。空腹血糖5.8 mmol/L。

胸部CT:左肺上叶舌段支气管狭窄、中断;舌段内见团状阴影,下缘清晰为斜裂,余边界不清,内部密度不均匀,可见支气管充气征,并可见空洞影;周围多发斑片状磨玻璃密度影。左侧少量胸腔积液。纵隔及双肺门多发肿大淋巴结(图7-2-17)。

真菌学检查:G试验、GM试验均阴性,反复多次痰涂片未见真菌,支气管组织及多次痰液真菌培养:黑曲霉(图7-2-18,图7-2-19)。左上舌段支气管活检:送检炎性肉芽组织及纤维素性渗出物、小块支气管管壁平滑肌、纤维结缔组织,可见较多淋巴、单核和组织细胞浸润,小血管增生,部分小血管可见中性粒细胞浸润,可见非典型肉芽肿结构。PAS染色可见少数厚壁宽大菌丝,呈45°角分支(图7-2-20)。

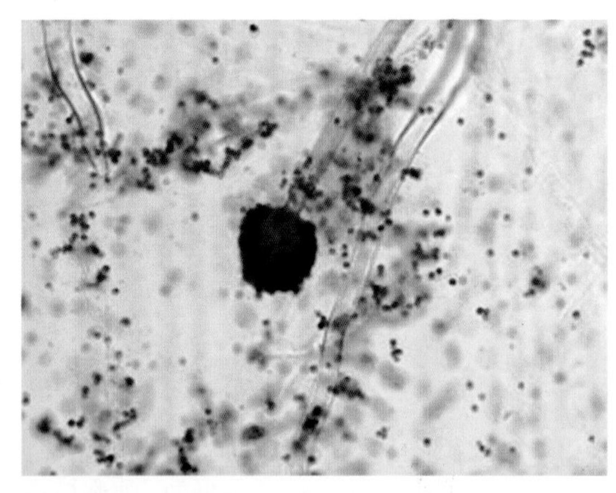

图7-2-19　菌落镜检可见棕色球形分生孢子(乳酸酚棉蓝染色 ×400)

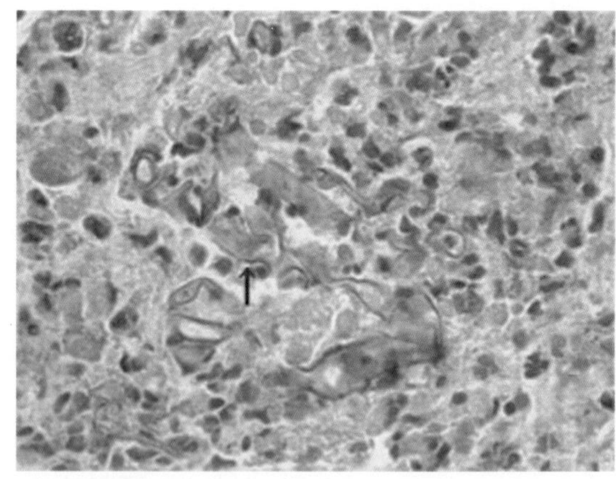

图7-2-20　支气管组织病理可见厚壁宽大菌丝(PAS染色 ×400)

分子生物学鉴定：取1 cm^2真菌培养物，按CTAB法提取真菌DNA，使用真菌通用引物ITS4（5′-TCCTCCGCTTATTGATATGC-3′）和ITS5（5′-GGAAGTAAAAGTCGTAACAAGG-3′）进行PCR，将PCR产物送北京华大基因公司进行碱基序列测定并进行ITS区序列比对，鉴定为黑曲霉，菌株编号：PKUTH 14111830，与标准株CBS 113.46的一致性为100%。

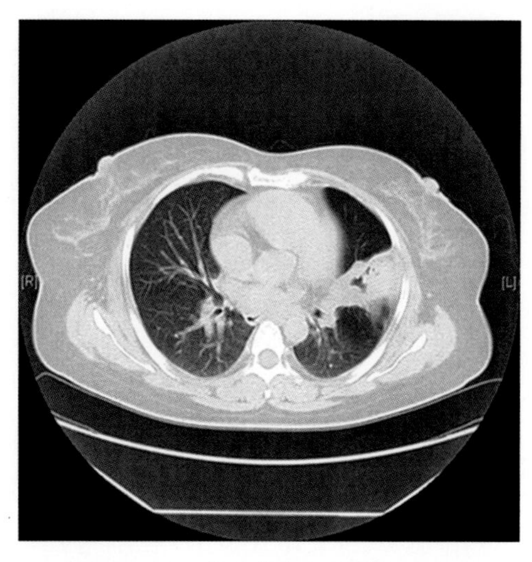

图7-2-21 抗真菌治疗后肺部CT改变

【诊断与治疗】

诊断为侵袭性肺曲霉病。

治疗：患者入院前予多种抗生素治疗效果均欠佳，入院后支气管镜下改变和肺实变考虑不能除外结核菌感染，遂予利福平、乙胺丁醇、异烟肼四联抗结核治疗，病理回报提示真菌感染先后予伏立康唑治疗2周及两性霉素B治疗2周，患者咳嗽、咳痰症状消失，复查CT左肺上叶病变较前明显缩小（图7-2-21）。患者出院后因发现妊娠未能继续抗真菌治疗。出院后随访，患者妊娠过程中未再出现咳嗽、咳痰等症状。

【本例要点】

侵袭性肺曲霉病的临床表现并无特征性，常表现为发热、咳嗽、咳痰、胸痛、呼吸困难、咯血等。典型的CT表现为感染早期可见胸膜下密度增高的结节影，病灶周围出现晕轮征，发病10～15天后，肺实变区液化、坏死，出现空腔阴影或新月征。G试验与GM试验是临床上最常用的协助诊断真菌感染的血清学试验，有研究发现G试验对诊断侵袭性肺曲霉病敏感度为88%、特异度为64%，GM试验对诊断IPA敏感度为72%、特异度为91%。

对于侵袭性肺曲霉病的治疗，首选药物为伏立康唑，首次给药时应予负荷剂量每12小时6 mg/kg，之后调整为每12小时4 mg/kg，二线治疗药物包括两性霉素B、泊沙康唑、伊曲康唑、卡泊芬净、米卡芬净等。早期合理地使用抗真菌药物可明显降低该病的病死率，改善患者的预后。

本例患者G试验、GM试验均阴性，且无侵袭性肺曲霉病特征性的影像学表现，给诊断造成很大困难。多种抗生素治疗无效提示侵袭性肺曲霉病的可能性，支气管活检组织病理发现真菌结构及真菌培养为黑曲霉最终确诊。本病例给临床工作提示主要有以下几点：① 对于有基础疾病的侵袭性肺曲霉病患者，不能忽视基础疾病的治疗。② 治疗肺部感染的患者，一定要积极寻找病原学证据，必要时可行组织病理学检查。③ G试验、GM试验均阴性，且无特征性的侵袭性肺曲霉病影像学表现，也不能排除侵袭性肺曲霉病的可能。

（周亚彬）

病例10 烟曲霉播散性感染

【临床资料】

患者，男，32岁。患者于2015年10月10日无明显诱因下出现发热，体温最高39.5℃，伴畏寒、盗汗，以下午、晚间为著，有咽痛，无咳嗽、咳黄色浓痰、肌肉酸痛、头昏、乏力、皮疹。社区医院给予抗感染治疗（具体不详），体温可降至正常，但体温反复，且逐渐出现左侧腰部酸胀，无肉眼血尿、下肢水肿。10月16日就诊于某院，查血常规示白细胞10.06×10^9/L、中性粒细胞69.7%、血红蛋白135 g/L、血小板132×10^9/L，尿常规示尿蛋白（+），肾脏超声提示左肾尿盐结晶，遂继续“抗感染”治疗。用药过程中自觉口唇发白伴口唇黏膜白斑，10月24日另一医院行咽拭子检查提示正常菌群。上述症状逐渐加重，后出现右侧腰部疼痛，10月30日查血常规示白细胞14.27×10^9/L、中性粒细胞72.4%、嗜酸性粒细胞6.3%、红细胞沉降率30 mm/h，甲状腺功能正常，尿常规示白细胞18.4/HP，蛋白质（+）；胃镜检查提示真菌性食管炎，浅表性胃炎。11月9日腹部CT提示腹膜后肿瘤，腹主动脉瘤伴血栓形成，为进一步治疗来我院血管外科，11月18日在局麻下行腹主动脉成形+夹层动脉瘤腔内栓塞术。11月19日为切除肿块并明确肿块性质，与患者及家属沟通后在全麻下行腹膜后肿物部分切除+活检术，术中冰冻病理考虑巨大淋巴结增生症（Castleman病），予以切除部分腹部肿物，未做培养。11月23日转入我科接受进一步治疗。

PET-CT：提示左腋窝、纵隔内、右肺门、左内乳、膈上、肝门部、小网膜囊、腹膜后、肠系膜区、右髂窝及盆壁、两侧腹股沟区多发大小不等高代谢淋巴结部分融合，SUV_{max}=21.8，脾脏体积增大，内散在大小不等FDG浓聚结节，SUV_{max}=8.8，肝左外叶腹侧包膜下见FDG浓聚灶，SUV_{max}=4.7；全身多发高代谢淋巴结，脾脏、肝包膜下高代谢考虑恶性淋巴瘤可能（图7-2-22）。病理：11月19日腹膜后包块及周围淋巴组织活检见弥漫性肉芽肿病灶形成，肉芽肿内见上皮样细胞及多核巨细胞、淋巴细胞增生浸润，肉芽肿内见小灶性圆形真菌孢子沉积，PAS染色（+）（图7-2-23A，B）；11月23日骨髓活检病理显示骨髓增生大致正常，未见明显肿瘤细胞；12月14日左侧胸壁淋巴结活检见淋巴结内肉芽肿性病灶形成，肉芽肿内见上皮样细胞及多核细胞、淋巴细胞增生浸润，可见大量菌丝（图7-2-23C，D）。细胞免疫表型流式检测报告骨髓中淋巴细胞群约占有核细胞的9.6%，其中B细胞约占有核细胞的2.54%，表型未见明显异常；T细胞约占有核细胞的6.47%，CD4/CD8=1.13；NK细胞约占有核细胞的0.65%，表型未见明显异常。G试验：11月19日真菌β-D-葡聚糖19 576.5 pg/mL，11月27日下降为4 847.5 pg/mL。乳胶凝集试验：血乳胶凝集试验（-）。血培养、腹腔积液培养未见真菌生长。分子鉴定：提取石蜡组织样本中的DNA。使用真菌通用引物ITS4（5′-TCCTCCGCTTATTGATATGC-3′）和ITS5（5′-GGAAGTAAAAGTCGTAACAAGG-3′）进行PCR。PCR产物送美吉生物科技有限公司测序，在NCBI Blast鉴定为烟曲霉，一致性为99%。

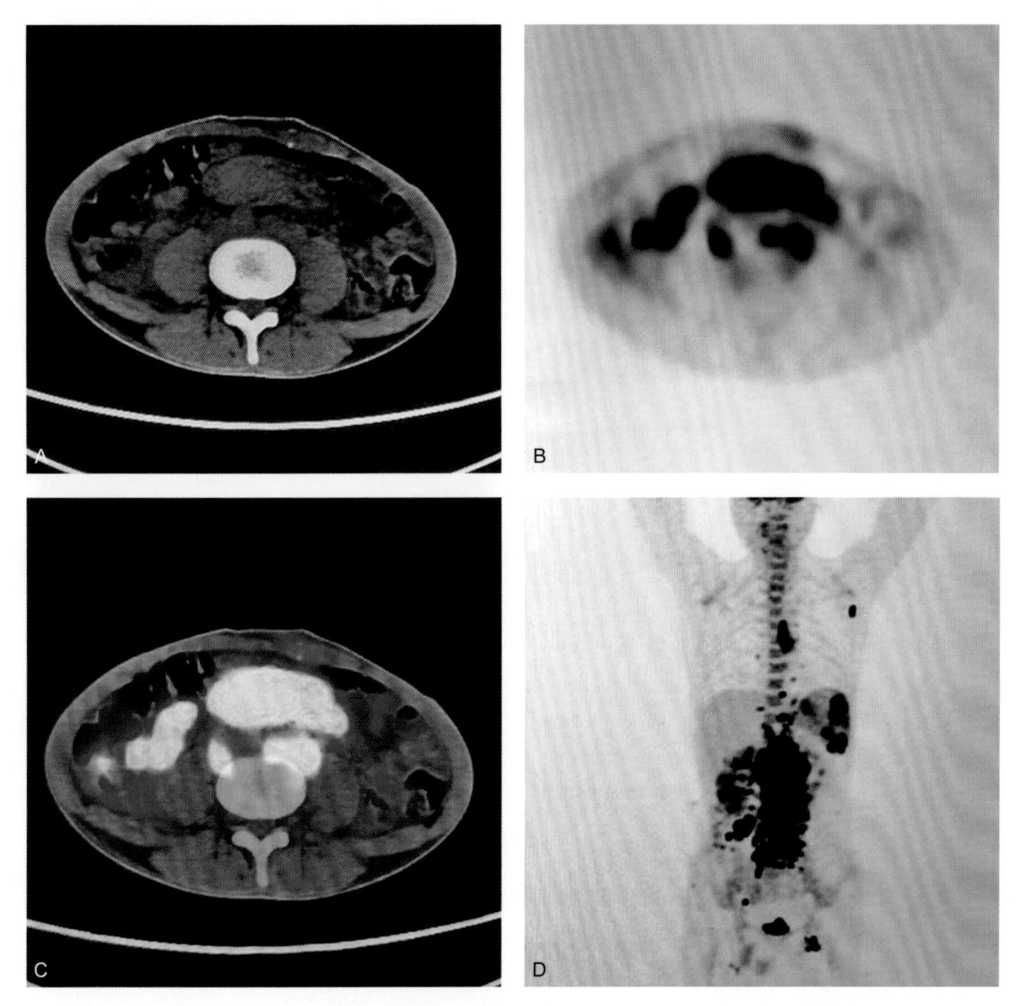

图7-2-22 A～D. PET-CT提示左腋窝、纵隔内、右肺门、左内乳、膈上、肝门部、小网膜囊、腹膜后、肠系膜区、右髂窝及盆壁、两侧腹股沟区多发大小不等高代谢淋巴结，部分融合，SUV_{max}=21.8，脾脏体积增大，内散在大小不等FDG浓聚结节，SUV_{max}=8.8，肝左外叶腹侧包膜下见FDG浓聚灶，SUV_{max}=4.7，考虑恶性淋巴瘤可能

【诊断与治疗】

前期患者反复高热，结合PET-CT结果考虑肿瘤负荷较重，予地塞米松10 mg预治疗。11月27日手术病理回报腹膜后肠系膜及周围淋巴结真菌感染性肉芽肿，考虑可能为念珠菌感染，遂加用氟康唑抗真菌治疗。11月29日患者出现胸闷、气促、血压升高，急查肾功能电解质及BNP提示急性肾衰竭、急性心力衰竭，遂予床旁血液透析支持，考虑播散性真菌感染，体温控制不佳。12月1日起予改用米卡芬净联合亚胺培南抗感染治疗。患者最终因为严重感染致全身器官功能衰竭死亡。后病理标本DNA ITS测序确诊为烟曲霉感染。最终诊断为侵袭性烟曲霉病。

【本例要点】

侵袭性曲霉感染的重要病理特征之一是侵袭血管。本例患者前期有发热及轻微上呼吸道感染症状，1个月后发现腹主动脉瘤及腹膜后占位，考虑腹主动脉瘤由感染肺部的烟曲霉侵

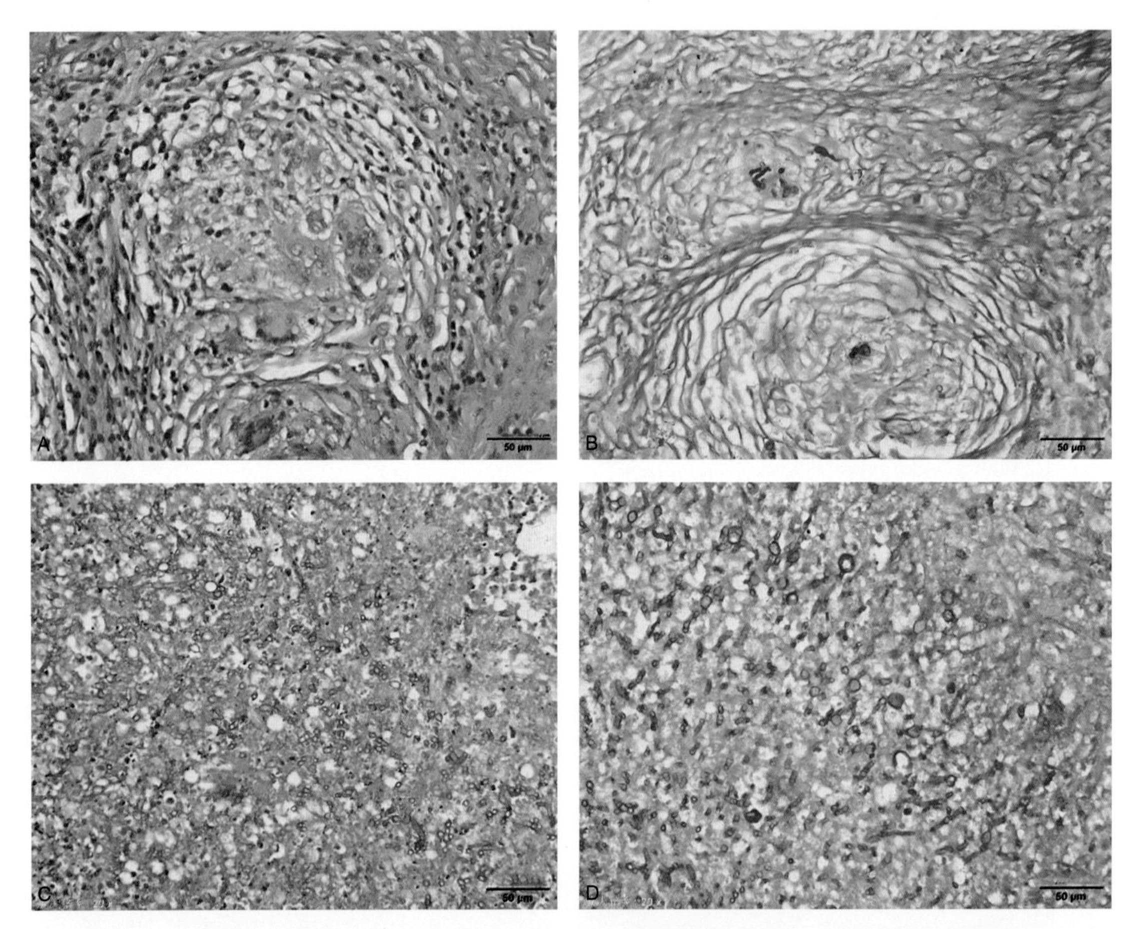

图7-2-23 A，B. 腹膜后包块及周围淋巴组织活检见弥漫性肉芽肿病灶形成，肉芽肿内见上皮样细胞及多核巨细胞、淋巴细胞增生浸润，肉芽肿内见小灶性圆形真菌孢子沉积。A. HE染色(×400)。B. PAS染色(×400)。C，D. 左侧胸壁淋巴结活检。淋巴结内见肉芽肿性病灶形成，可见组织中大量菌丝。C. HE染色(×400)。D. PAS染色(×400)

入肺毛细血管后血行播散到腹主动脉，黏附侵袭腹主动脉，导致部分血管壁破坏，形成腹主动脉瘤，菌丝继续生长出血管外形成腹膜后肿物及淋巴结炎症。

烟曲霉感染多发生于免疫抑制患者，主要表现为肺部感染或播散感染，导致血管瘤、腹部包块及全身淋巴结侵袭罕见。本例患者为青年男性，无明显免疫缺陷及免疫抑制剂服用史，早期呼吸道症状不明显，无宿主因素，早期症状不明显是前期误诊的原因之一。Castleman病是一种少见的淋巴组织增生症，病因不明，表现为全身任何部位的无痛性的淋巴结肿大，病理主要表现为明显的淋巴滤泡、血管及浆细胞呈不同程度的增生，PET-CT表现为组织高代谢。本例患者腹部包块及腋窝淋巴结肿大，在病理取样时若未取到真菌病灶，有可能只观察到淋巴结增生的表现，从而导致误诊。PET-CT在诊断肿瘤方面具有重要意义。患者PET-CT见腹部及全身淋巴结高代谢。大多数医生对PET-CT的诊断也局限在诊断肿瘤的印象上，但事实上感染病灶也会有类似于肿瘤高代谢的表现，对PET-CT在感染性疾病诊断中的认识不足也是误诊的原因之一。侵袭性曲霉感染应首选伏立康唑治疗，本例患者由于早期未明确真菌感染的种类，使用氟康唑及米卡芬净抗真菌感染。患者入院时已形成全身播散性感染，死亡原因主要与烟曲霉深部感染未早期发现、感染范围大、进展快相关，不排除该患者有潜在免疫缺陷的可能。

（郭凯）

病例11 急性NK细胞白血病合并肺曲霉病

【临床资料】

患者，女，52岁，因“乏力半个月”入院。入院前半个月感乏力、胸闷，无发热、咳嗽及出血倾向，无骨关节疼痛。患者既往无结核、肝炎病史。

入院查体：贫血貌，前胸、腹部、腰骶部及右大腿均可见约2 cm × 2 cm大小暗红色皮肤结节，双腹股沟可触及米粒至花生大小淋巴结，右下肢皮肤可见陈旧瘀斑，心、肺阴性，腹软，无压痛，肝肋下未及，脾肋下2 cm。血常规示血红蛋白 86 g/L，白细胞4.9×10^9/L，血小板33×10^9/L；分类：中性粒细胞0.14，淋巴细胞 0.36，单核细胞0.01，幼稚细胞0.49，考虑急性白血病可能。行骨髓穿刺，MIC分型：ALL−L_2型；免疫分型：CD45为95.8%，CD56为98.9%，HLA−DR为96.1%，髓系，T、B淋系未表达；染色体无异常核型。

【诊断与治疗】

诊断：急性NK细胞白血病，肺曲霉病。

行第1疗程长春新碱、柔红霉素、环磷酰胺、泼尼松（VDCP）方案化疗。CT示双肺渗出病灶呈毛玻璃样改变，考虑感染、肺出血待鉴别（图7−2−24）。化疗后第4天患者白细胞下降至0.71×10^9/L，给予抗生素、抗真菌药物及粒细胞集落刺激因子治疗，第7天血小板减至8×10^9/L，输血小板悬液无效，患者皮肤出现瘀点、瘀斑。第11天，白细胞0.08×10^9/L，血小板2×10^9/L。患者出现高热、干咳，胸部X线片示右肺中下野感染，即将抗生素改为泰能+万古霉素，将抗真菌药氟康唑改为伏立康唑片。第1天给予负荷量口服，400 mg/12 h，第2天改为200 mg/h。2天后体温下降。复查胸部X线片示双肺感染，结节影不除外；2天后示双肺感染左肺下野中外带结节状高密度影；5天后示右肺出现多个大小不一团块及结节影；11天后示双肺团块影及片状阴影明显缩小吸收，原块影呈囊状改变。因痰少，痰培养2次未检出致病菌。化疗第17天白细胞升至5.59×10^9/L。行骨髓穿刺提示：骨髓完全缓解。复查CT示双肺多发病灶呈典型空气新月征改变，符合肺曲霉病（图7−2−25）。患者血象恢复后即停用泰能、万古霉素。继续伏立康唑抗真菌治疗。患者

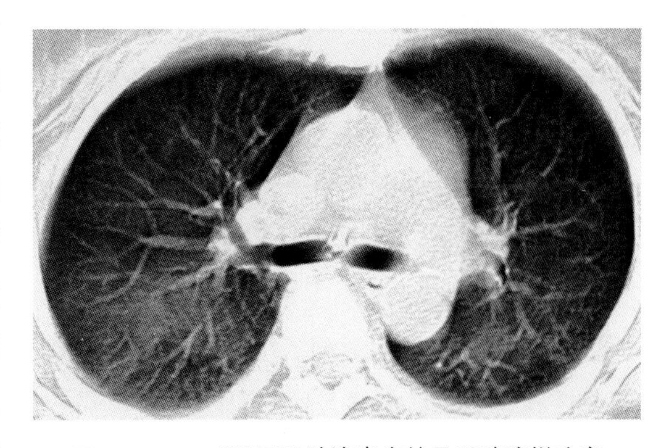

图7−2−24 CT示双肺渗出病灶呈毛玻璃样改变

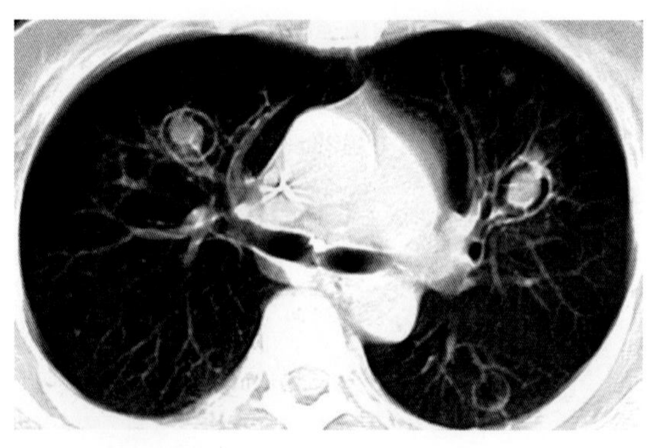

图7-2-25 CT示双肺多发病灶呈典型空气新月征改变，符合肺曲霉病

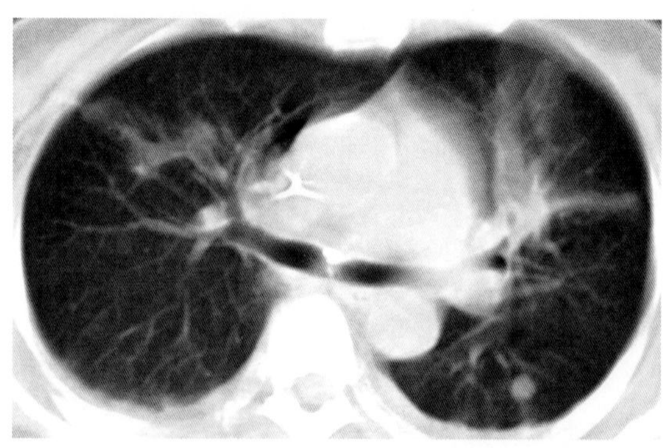

图7-2-26 CT示双肺多发小结节灶，以右肺稍多，较前缩小

进行第5疗程化疗时，伏立康唑治疗已持续2个多月。2个月后再次复查CT示双肺多发小结节灶，以右肺稍多，较前缩小（图7-2-26）。

【本例要点】

急性NK细胞白血病（acute NK leukemia, ANKL）是NK细胞系统增殖的恶性肿瘤，在临床上相对罕见。它具有高度侵袭性，病程短且预后差。侵袭性真菌感染（invasive fungal infection, IFI）目前成为导致恶性血液病患者死亡的重要病因之一。IFI最常见的致病真菌，包括曲霉菌和非白念珠菌。IFI的确诊，尤其是早期诊断很难，因此尽早的经验治疗至关重要。本例患者为初治的ANKL，化疗方案中应用了大量皮质激素，化疗后骨髓抑制严重。因痰量少，仅送2次标本，送检痰中未检出曲霉菌，但根据动态观察影像学典型改变和治疗反应，怀疑合并肺曲霉病可能。因此足量应用伏立康唑片控制了肺曲霉感染，使患者安全渡过了严重的骨髓抑制期。

（杨玲）

病例12 声带曲霉感染

【临床资料】

患者，女，21岁，因“声嘶2个月”入院。患者2个月前上呼吸道感染后出现发热、咳嗽，3天后出现声嘶，外院给予抗感染治疗和糖皮质激素治疗2个月无效，声嘶渐加重至失声。

入院查体、化验检查均未见异常。电子鼻咽喉镜检查示：双声带充血，前中部白色伪膜样物附着，左声带肥厚，声门闭合欠佳，动度正常（图7-2-27）。取伪膜行病理检查，结果示：组织中大量中性粒细胞、浆细胞及淋巴细胞浸润，可见曲霉菌丝，粗细均匀、有隔，锐角分支（图7-2-28）。取

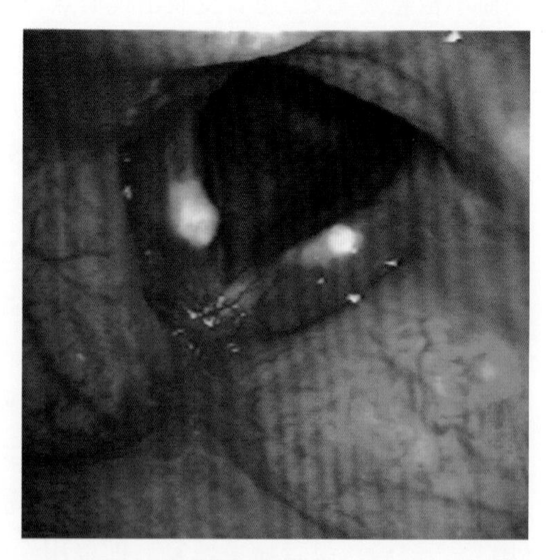

图7-2-27 电子鼻咽喉镜：双声带充血，前中部白色伪膜样物附着，左声带肥厚

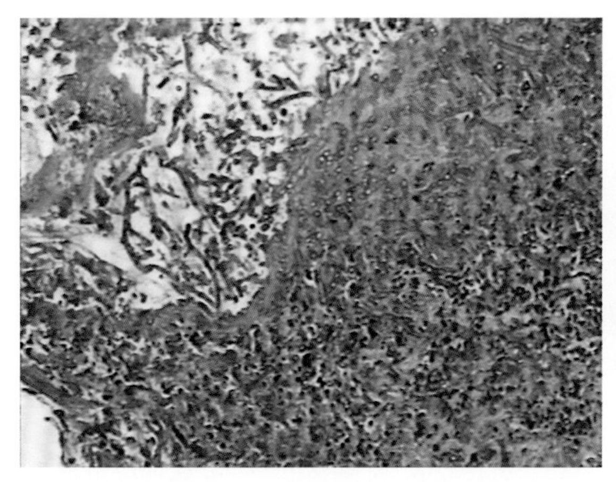

图7-2-28 组织中大量中性粒细胞、浆细胞及淋巴细胞浸润，可见曲霉菌菌丝，粗细均匀、有隔，锐角分支（HE染色 ×100）

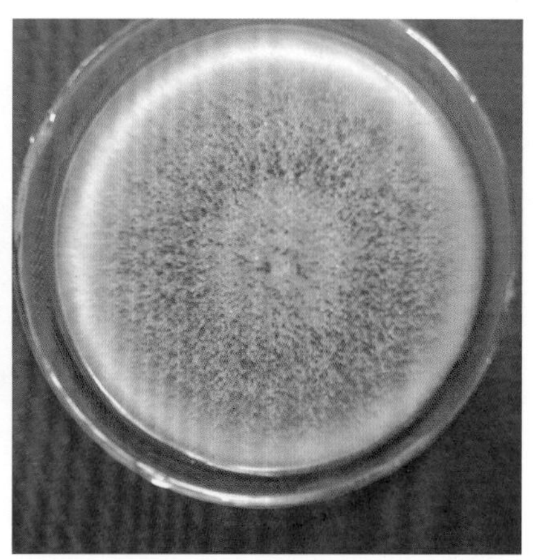

图7-2-29 烟曲霉在SDA上的菌落

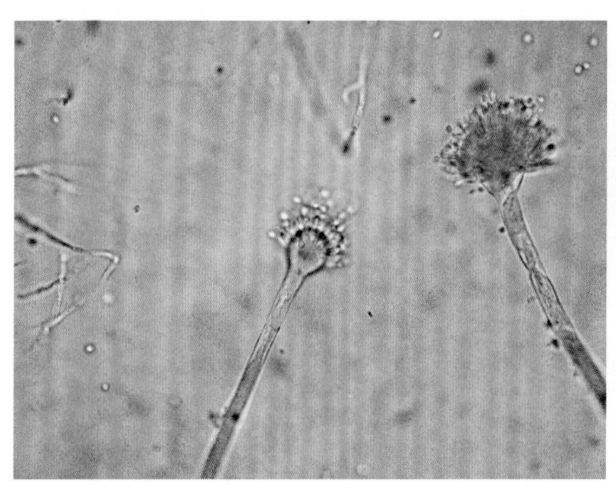

图7-2-30 烟曲霉在显微镜下（×400）

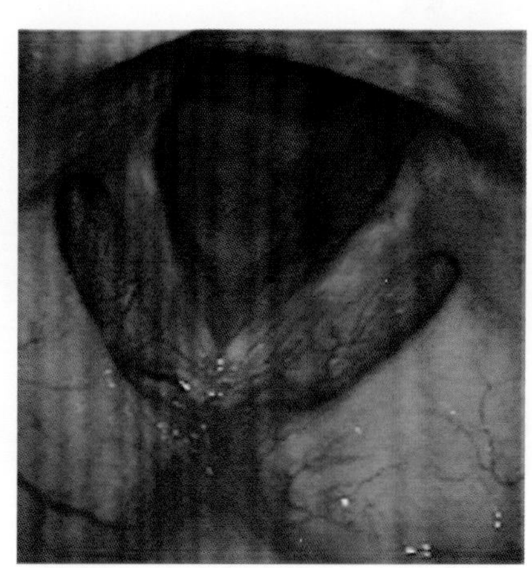

图7-2-31 电子鼻咽喉镜：伪膜消失，声带光滑

声带病变组织并接种于改良沙堡弱培养基，经鉴定为烟曲霉（图7-2-29，图7-2-30）。

【诊断与治疗】

诊断为声带曲霉感染。

治疗：给予伊曲康唑胶囊每次0.2 g，2次/天，口服；14天后减量为0.1 g，1次/天；7天后停药。患者服药3天后可以发声，10天后声嘶症状消失。1个月后复查电子喉镜示：假膜消失，声带光滑，闭合正常（图7-2-31）。2个月后电话随访，患者情况良好。

【本例要点】

声带曲霉感染较少见，多发生于免疫低下的患者或进行过气管插管、激光治疗、肿瘤放射治疗及不恰当的糖皮质激素或抗生素治疗的患者，烟曲霉为主要致病菌种。本例患者可能与上呼吸道感染后用声过度，声带充血、水肿，呼吸时空气尘埃中的曲霉孢子吸附于声带黏膜上并繁殖生长以及滥用抗生素和糖皮质激素导致体内菌群失调等因素有关。声带曲霉感染主要症状为声嘶，后期因局部组织坏死脱落，可引起剧咳、痰中带血等。病理表现为：肉芽肿性及坏死性炎症；PAS染色可在坏死组织中找到曲霉菌丝、孢子。治疗关键在于足量、及时、彻底应用抗真菌药，本例采用伊曲康唑胶囊口服，疗程21天，疗效好。

（葛兰）

病例13 伊曲康唑序贯治疗肺曲霉球

【临床资料】

患者，女，53岁，因“双手关节疼痛伴恶心、纳差、吞咽困难1周”收入院。患者20年前全身关节疼痛，外院诊断为“系统性红斑狼疮”，长期服用激素治疗。后患者逐渐出现双手手指、左肘关节、双膝关节肿胀畸形，外院以“系统性红斑狼疮合并类风湿关节炎”给予治疗。1年前患者因干咳于外院做肺部CT提示：肺间质纤维化，肺曲霉球。其间患者有2次少量咯血、低热。本次住院期间患者再次咯血，量约200 mL，继而出现发热，体温最高达39.2℃，肺部CT提示：肺间质纤维化，两下肺大疱形成，左下肺曲霉球并感染（图7-2-32）。

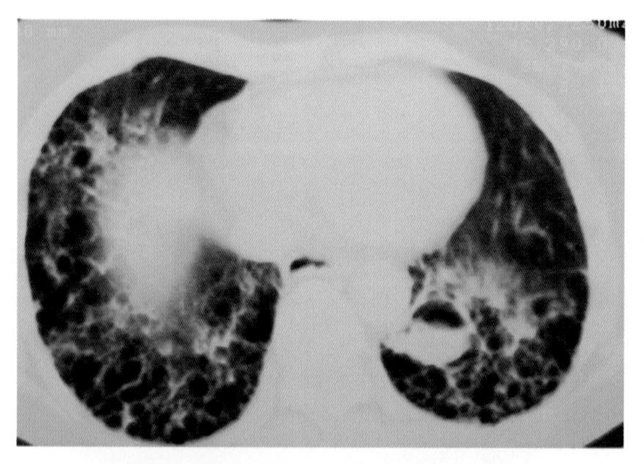

图7-2-32 患者治疗前肺部CT表现

体检：体温39.0℃，神志清楚，呼吸尚平稳，22次/分，两肺呼吸音粗，左肺底可闻及少量湿啰音，心率110次/分，律不齐，早搏5～6次/分，$A_2 > P_2$，双下肢无水肿。实验室检查：痰涂片找到孢子。半乳-甘露聚糖（GM）2.03。OT试验阴性，血结明试验（TB rapid test）阴性，痰真菌培养阴性。

【诊断与治疗】

诊断：左下肺曲霉感染。

治疗：患者拒绝手术治疗，遂给予伊曲康唑每次200 mg静脉滴注，2次/天；2天后改伊曲康唑200 mg静脉滴注，1次/天，12天；以后伊曲康唑口服液每次10 mL口服，2次/天，28天。静脉滴注伊曲康唑4天后，患者体温逐渐下降，咳嗽较前好转，仍有少量咯血。1周后体温恢复正常，咳嗽明显好转，无咯血。1个月后肺部CT示：左肺下叶病变符合曲霉感染后改变；两肺慢性肺间质改变伴大疱性肺气肿，右上及两下支气管扩张；慢性肺气肿（图7-2-33）。GM 0.81 ng/mL。出院后随访3个月，病情稳定。

【本例要点】

曲霉球大多寄生在肺结核、支气管扩张、肺囊肿、慢性肺脓肿、肺癌等的空洞或空腔内。肺曲霉球感染的主要症状为咯血，也可以无明显临床症状，仅存在影像学检查的异常。曲霉球感染患者痰涂片或痰培养检查阳性率很低，因此肺曲霉球的诊断主要依靠X线检查，特别是CT检查，其特征性表现为：菌球上方与空洞壁之间有新月形透亮区，往往无液平，体位摄影示透亮区可随体位改变而活动。本例患者肺部CT有肺曲霉球的典型征象“气新月征”，诊断可明确。

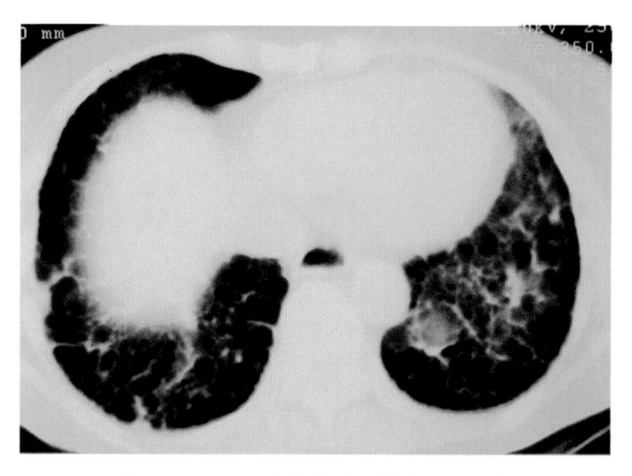

图7-2-33　患者治疗后肺部CT表现

肺曲霉球外科手术治疗疗效是肯定的，但临床中患者往往无手术条件或不能耐受手术，大多采用抗真菌药物治疗。本例患者采用伊曲康唑静脉注射和口服序贯治疗，取得明显的疗效。伊曲康唑可显著降低侵袭性真菌(包括酵母菌和曲霉)感染的发生率和死亡率。当临床考虑真菌感染时，给予伊曲康唑注射液和(或)口服液治疗均可迅速达到稳态血药浓度。

(熊旭东)

第八章
其他真菌感染

第一节 毛霉感染

病例1 鼻甲切除术后发生的鼻脑毛霉病

【临床资料】

患者，女，32岁，因“鼻、双颧皮肤红斑、结节伴痒、痛2年余，鼻部皮肤破溃2周，头痛5天”入院。2年前因鼻甲肥大在外院行下鼻甲切除术，术后第3天患者鼻中部皮肤出现一黄豆大小的淡红色斑，瘙痒。红斑逐渐扩大增多，并发展到双侧面颧部，形成结节，表面凹凸不平，部分红斑融合成片。本次就诊9个月前口腔出现破溃、糜烂，表面有白色分泌物，疼痛。经分泌物镜检发现粗大菌丝，培养有毛状菌落生长而诊断为皮肤毛霉菌病。患者在门诊间断接受伊曲康唑（每天2次，每次200 mg，共4个月）和氟康唑口服（每天2次，每次100 mg，共6天）及氟康唑静脉滴注（每天100 mg，共5天）治疗，口腔黏膜破溃和糜烂有所好转，鼻及双颧部红斑颜色变淡，患者自行停药。就诊半个月前鼻面部红斑再次增多，瘙痒加重，鼻部皮肤很快出现破溃、糜烂、结痂，外鼻破坏，有恶臭。近5天出现持续性头痛，夜间不能入睡。既往体健，无免疫低下及糖尿病史。

入院查体：体温37℃，脉搏68次/分，血压11/7 kPa，体重50 kg。急性痛苦病容，神志清楚，颈软无抵抗。皮肤科检查：鼻梁破坏塌陷，鼻根部至鼻背部见30～40 mm大小的皮肤缺损，表面附有大量黑褐色坏死物，味臭，鼻根及双侧颧部皮肤片状淡红色斑，表面凹凸不平，有丘疹、结节及少许皮屑，皮损边缘隆起呈堤状（图8-1-1）。口腔检查：上腭后部严重毁损，悬雍垂消失，咽后壁有明显炎症和黏稠附着物（图8-1-2）。

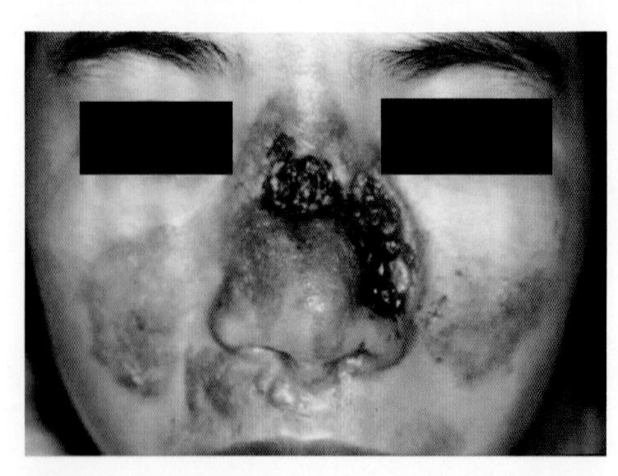

图8-1-1 鼻梁破坏塌陷，形成溃疡，表面覆盖黑色坏死性痂壳。溃疡周围及面部有边缘隆起呈堤状淡红斑、结节、斑块

影像学检查：副鼻窦X线片示双侧上颌窦炎，双侧筛窦炎（图8-1-3，图8-1-4）。颅脑计算机断层扫描（CT）示右侧基底节区低密度病变，考虑感染所致（图8-1-5）。胸部X线片示右下肺纹理增多，心膈无异常。实验室检查示肝肾功能正

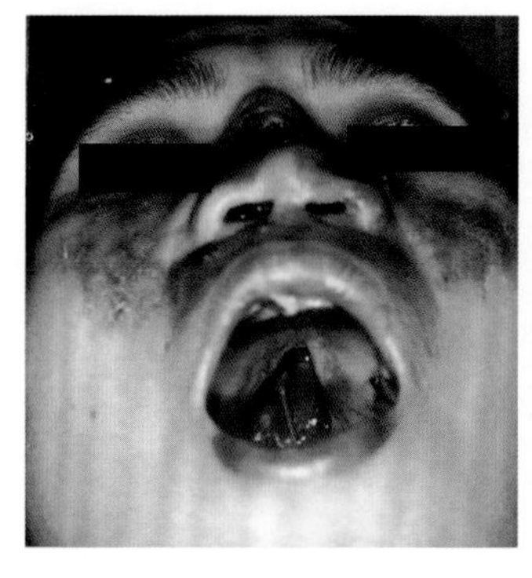
图8-1-2　口腔上腭后部严重毁损，悬雍垂消失。咽后壁有明显的炎症和黏稠分泌物

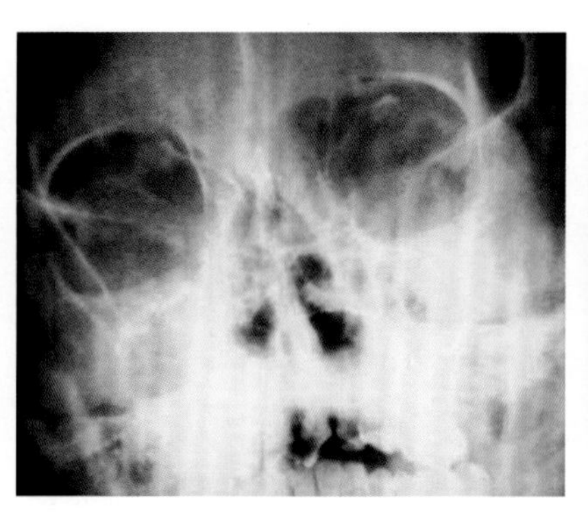
图8-1-3　X线正位片示双侧上颌窦炎

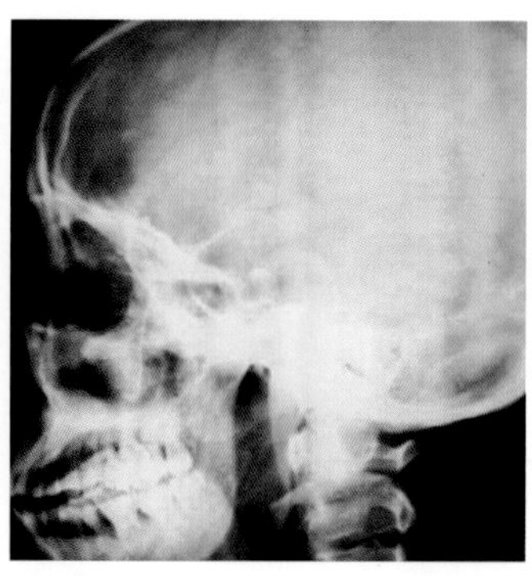
图8-1-4　副鼻窦X线侧位片示筛窦炎

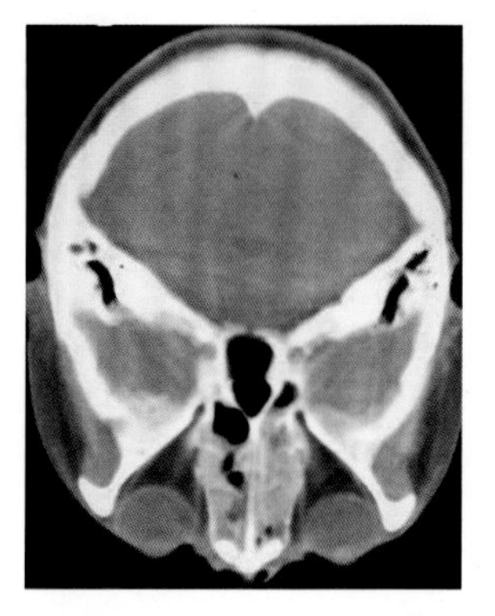
图8-1-5　颅脑CT示右侧基底区低密度病变，考虑感染所致

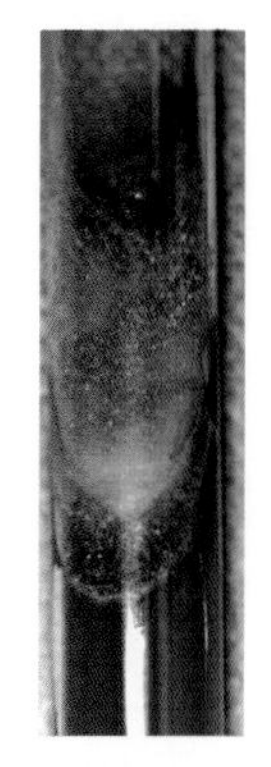
图8-1-6　分泌物接种于沙堡弱培养基25℃培养2天后长出棕褐色毛状菌落，充满整个斜面

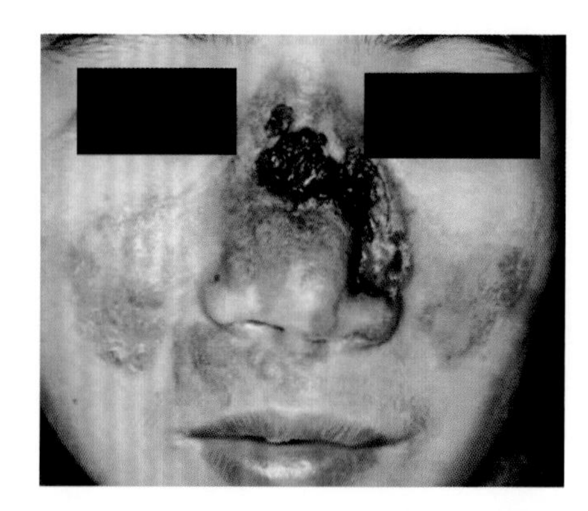
图8-1-7　两性霉素B治疗第5天面部皮损红斑减轻

常。电解质：血钾4.23 mmol/L，血钙2.28 mmol/L，血氯93 mmol/L，血钠131.3 mmol/L，血糖5.4 mmol/L。血常规：白细胞总数14.0×10^9/L，余正常。鼻部溃疡分泌物直接涂片多次见到宽大、无分隔菌丝，将分泌物接种于沙堡弱培养基斜面25℃培养2天后长出棕褐色毛状菌落，充满整个斜面（图8-1-6）。镜下见大型顶生孢子囊（直径70～200 μm），无囊托，孢囊梗直立无分支，无匍匐菌丝及假根，鉴定为毛霉属真菌。

【诊断与治疗】

诊断：鼻脑毛霉病。治疗：入院当天给予两性霉素B 6.5 mg加入5%葡萄糖水250 mL，每分钟15滴静脉滴注。入院后第2～4天，两性霉素B分别加至12.5 mg、25 mg和50 mg，葡萄糖水用量从第3天起加至500 mL。同时将两性霉素B 50 mg用10 mL蒸馏水稀释后湿敷皮损，每天2次。治疗第2天患者头痛症状减轻，夜间能入睡，面部皮损红斑逐日减轻（图8-1-7）。第5天复查血钾2.96 mmol/L，低于正常值。患者感胸闷，血压10/7 kPa，心率44次/分。停用两性霉素B，给予阿托品0.5 mg静脉推注、异丙肾上腺素1 mg加5%葡萄糖盐水500 mL静脉滴注以维持心率为50～70次/分，同时补钾。第7天患者放弃治疗出院。

【本例要点】

毛霉目属于接合菌亚门，是广泛存在于自然界的腐生菌，为条件致病菌。毛霉病又称接合菌病，在病灶中的特点是菌丝宽，不分隔或极少分隔，壁薄，好侵犯血管形成栓塞而致组织坏死。鼻脑毛霉病多有局部外伤史或患有糖尿病酸中毒史。本例患者没有糖尿病酸中毒的病史，而是鼻甲手术后3天外鼻皮肤出现红斑、结节并逐渐发展增多，经培养及镜检下见到宽大、无分隔菌丝，诊断为皮肤毛霉菌病无误，经伊曲康唑及氟康唑治疗后病情曾得到控制。但停药后症状迅速加重，双颧、鼻部红斑、结节增多，外鼻破坏塌陷、溃烂结痂，剧烈头痛提示病变已累及颅脑，经副鼻窦X线片和CT扫描得到证实，此时病情进展迅猛，头痛难忍，虽经静脉用两性霉素B治疗后已经显示有效，但由于药物严重的毒副作用而被迫终止治疗。本例提示：为减少两性霉素B的不良反应，其剂量递增速度不宜过快，幅度不宜过大。从皮肤毛霉病发展到鼻脑毛霉病有一个过程，早期积极稳妥的系统应用两性霉素B治疗至关重要，一旦病变突破鼻窦经颅底累及颅脑则会危及生命。

（冉玉平）

病例2 原发性皮肤毛霉病

【临床资料】

患者，男，44岁，因“颏部红肿疼痛20余天”入院。患者20余天前无明显诱因下颏部出现米粒大红色丘疹，周围组织轻度肿胀，伴疼痛，无畏寒、发热。患者自行外用抗真菌药，症状明显减轻。20余天后再次出现颏部红肿疼痛，范围较前明显扩大，局部皮温高，于当地诊所外用药敷贴并静脉滴注抗生素治疗5天后红肿范围扩大至面颊部，颏部皮肤发黑。患者既往有2型糖尿病病史，未经正规治疗。

查体：精神差，体温38.2℃，系统查体无异常。

皮肤科情况：面颈部显著弥漫性肿胀，颏部见约6 cm × 7 cm溃疡面，上有白色絮状物，周边见黑色坏死组织（图8-1-8）。全身浅表淋巴结未扪及。

实验室及辅助检查：空腹血糖38.2 mmol/L，白细胞20.64×10^9/L，中性粒细胞90.74%。血气分析：pH 7.16，BE为−17.3 mmol/L。溃疡面分泌物真菌涂片发现根毛霉菌属真菌，小培养为根霉生长（图8-1-9）。

【诊断与治疗】

诊断为原发性皮肤毛霉病。入院后给予胰岛素泵降糖治疗、清创及两性霉素B（1 mg/kg）静脉滴注等治疗，1个月后创面出现新鲜肉芽生长，真菌学检查转阴。继续给予两性霉素B，待行二期手术修复创面。

【本例要点】

毛霉病是指由接合菌纲毛霉目引起的机会性真菌感染，常见于免疫功能受损者。大多发生于糖尿病酮症酸中毒者。该病有5种主要的临床类型（鼻脑型、肺型、皮肤型、胃肠型和播散

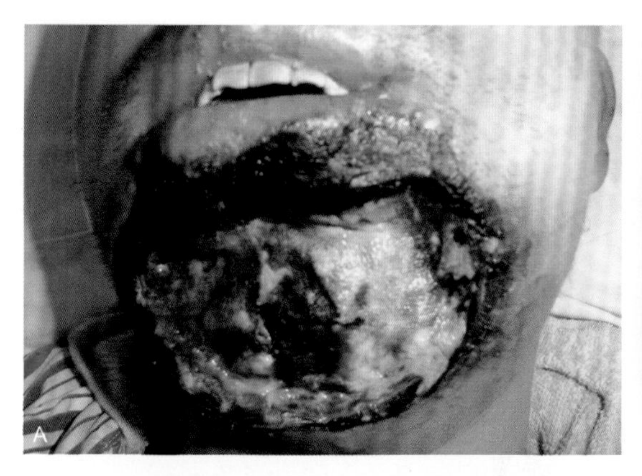

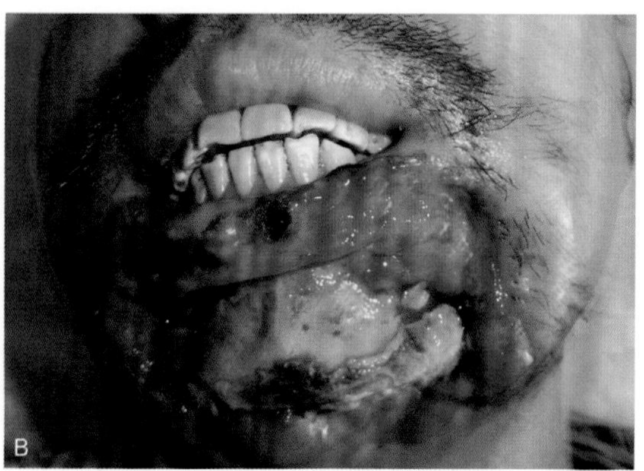

图8-1-8　患者临床照片。A. 治疗前面颈部显著弥漫性肿胀，颏部约6 cm×7 cm溃疡面，上有白色絮状物，周边见黑色坏死组织。B. 治疗后下颌骨外露，溃疡面清洁，有新鲜肉芽组织生长

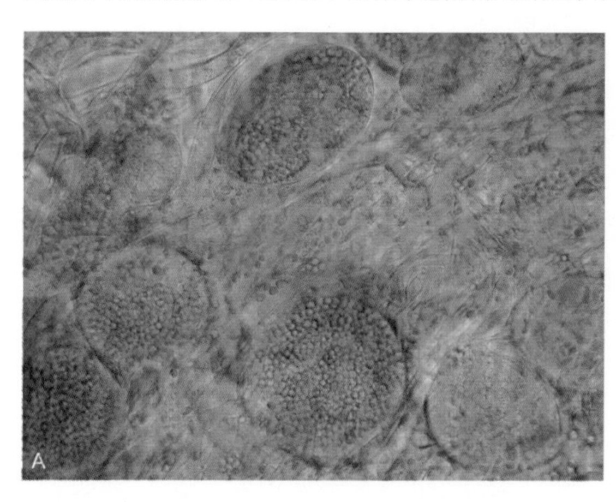

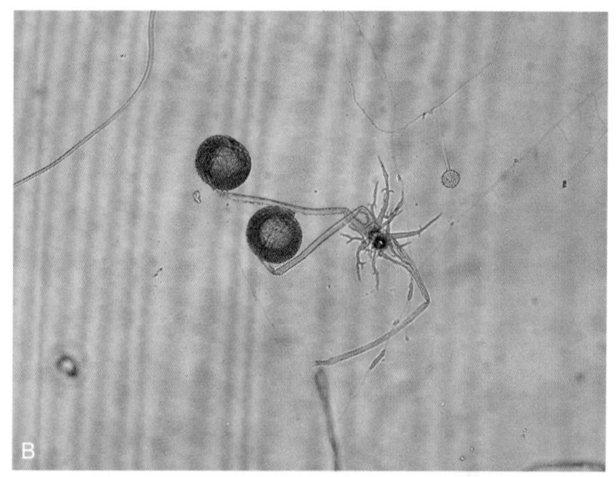

图8-1-9　真菌涂片和小培养。A. 直接镜检：20% KOH制片镜检，可见典型厚壁、具折光性的菌丝和孢子囊。B. 小培养：乳酸酚棉蓝染色见假根、匍匐菌丝及孢子囊

型）。它们共同的特点是：起病急，发展快，常常致命。病原菌侵犯血管壁，可导致梗死、坏疽、皮肤变黑和坏死化脓。溃疡、蜂窝织炎、坏疽性臁疮样损害和坏死性脓肿是常见的皮肤表现，可通过外伤性植入或血行播散而累及皮肤。对于这种快速致死性感染，早期诊断至关重要，而活检或刮除组织进行真菌培养则是明确诊断的关键。目前认为，两性霉素B及其脂质体可有效治疗毛霉病，推荐剂量为1～1.5 mg/kg，但是不同菌株对两性霉素B的敏感性差异很大。

本例患者在糖尿病酮症酸中毒的基础上发生了原因不明的皮肤毛霉病，经真菌学检查证实为根霉感染，经积极治疗原发病、手术清创联合两性霉素B治疗明显缓解。

（钟华）

病例3　多变根毛霉致面部皮肤毛霉病

【临床资料】

患者，男，65岁，因“面部结节斑块伴痒半年”就诊。患者于半年前额部出现一米粒大丘

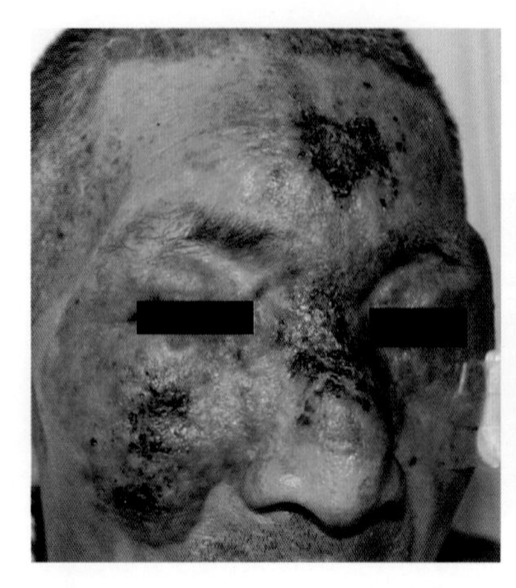

图8-1-10 治疗前皮损：面部弥漫性红色浸润斑块，部分中央坏死结痂

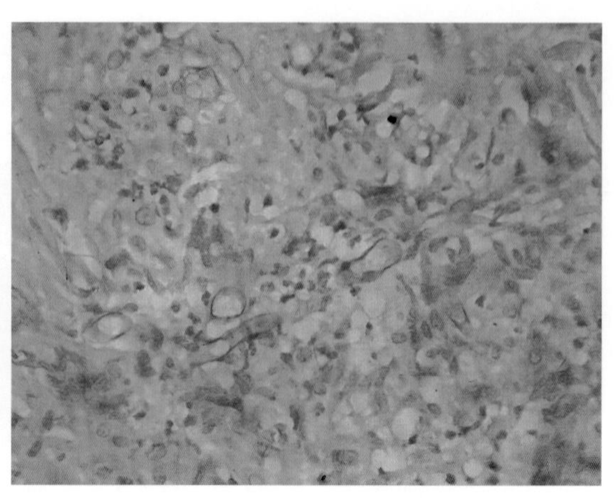

图8-1-11 组织病理：粗大、无隔、肿胀扭曲的菌丝（PAS染色 ×400）

疹，伴瘙痒，自行外用药无效后就诊于当地医院，按湿疹治疗仍无效，后皮损渐扩大，延至双侧面部，皮损中央出现坏死结痂。近2个月感鼻腔干燥，抠抓后少许流血。

体格检查：入院体温37.2℃，呼吸、血压正常，系统检查无异常。皮肤科检查：患者额部、眉间、上/下睑、颧部及周围见一弥漫性浸润性褐红色斑块，边界较清，边缘隆起，部分中央轻度坏死结痂，双上睑轻度肿胀，耳后、颌下未触及肿大淋巴结（图8-1-10）。

实验室检查：血、尿常规正常，血糖正常；胸部平片未见异常；电子喉镜检查：鼻腔黏膜干燥、点状浅表糜烂，左鼻腔略狭窄，右鼻腔少许血痂附着，难以清除，鼻咽无异常。头颅CT未见异常。

组织病理：HE染色示表皮增生，真皮呈肉芽肿性炎症浸润，其中见粗大、无隔、透明、肿胀扭曲的菌丝；PAS染色阳性（图8-1-11）。真菌培养：组织块接种于PDA（土豆培养基）斜面，25℃生长迅速，72小时后菌落长满培养基斜面，呈淡黄色绒毛状，菌落背面为亮黄色（图8-1-12）。小培养显微镜特点：菌丝粗大，丝带样，无色透明，偶有分隔，可见分支。匍匐菌丝不明显。假根丰富，可从菌丝体、孢囊梗或囊轴长出。孢子囊较大，孢子囊孢子圆形或椭圆形，大小不均（图8-1-13）。分离菌株经北京大学真菌和真菌病研究中心李若瑜教授等鉴定为多变根毛霉（*Rhizomucor variabilis*）。

【诊断与治疗】

诊断：多变根毛霉致面部皮肤毛霉病。

治疗：给予两性霉素B静脉滴注，5 mg/d开始，逐渐加大用量，至50 mg/d，共用量1 050 mg，治疗过程中定期复查血钾和心电图，及时补钾，患者无明显不良反应。出院时患者皮损炎性浸润减轻，肿胀基本消退（图8-1-14）。

【本例要点】

毛霉病常见于糖尿病、肿瘤及免疫功能低下或缺陷者，可侵犯皮肤、黏膜、鼻窦、肺、胃肠道、脑，甚至可经血行播散至全身各系统，病情常凶险，可危及患者生命。由于毛霉

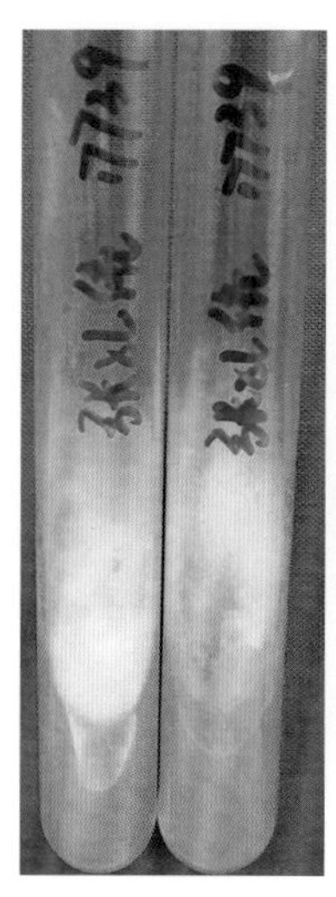

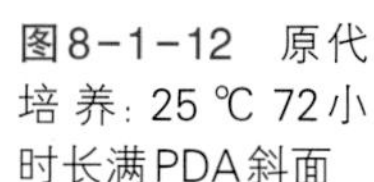

图8-1-12　原代培养：25 ℃ 72小时长满PDA斜面

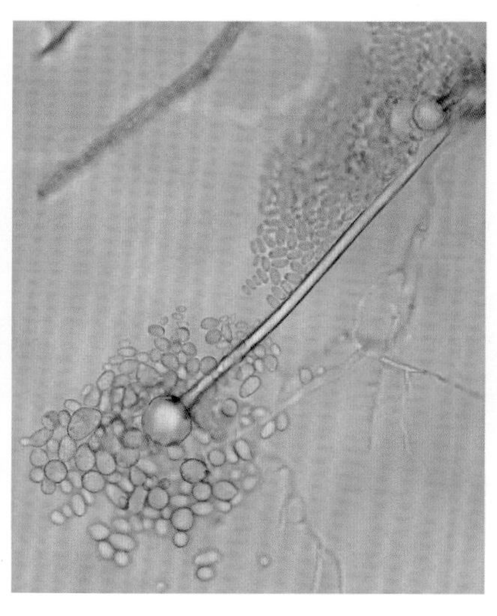

图8-1-13　小培养：孢子囊较大，孢子囊孢子圆形或椭圆形，大小不均一

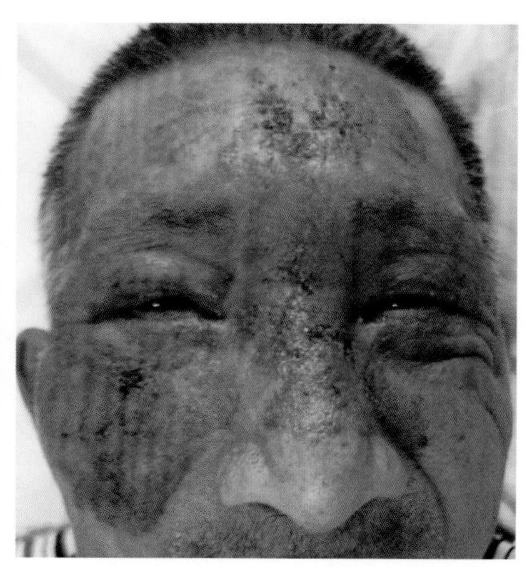

图8-1-14　治疗后皮损：浸润减轻，皮损变平，坏死结痂减少

菌在组织中易侵入血管壁，造成血栓，故常表现为感染处皮肤坏死、溃疡，此特点可作为与其他皮肤深部真菌病的临床鉴别要点。发生于面部的毛霉病常可侵犯鼻窦和颅内，很快致患者死亡，本例经头颅CT检查虽无异常改变，但电子喉镜发现鼻腔已出现肿胀和血痂，提示毛霉可能已向深部侵犯，如不及时治疗，极有可能向颅内发展危及患者生命。

多种抗真菌药物可用于毛霉病的治疗，如单用氟康唑或伊曲康唑治疗均有效，但易引起耐药的发生。目前对毛霉病的治疗仍然首选两性霉素B，但应注意用药的剂量及疗程。

（周村建）

病例4　多变根毛霉引起面部皮肤根毛霉病

【临床资料】

患者，女，40岁，因“右面部红色斑块伴溃疡逐渐扩大9年”就诊。皮损初发于9年前，因被蠓虫叮咬，局部出现一个红色丘疹，痒，搔抓挤压后，皮损形成斑块并逐渐向外蔓延，累及右面大部、下颌及耳垂。外院给予外涂药物，效果不佳，斑块逐渐向外扩展，表面出现溃疡。自觉轻度瘙痒，无疼痛。既往体健，无慢性传染病史，家族中亦无慢性病史。

查体：系统检查无异常。皮肤科检查：皮损约10 cm，红色斑块呈大三角形，累及右眼外眦至颧、耳前、下颌处，表面分布数处约1 cm大的表浅溃疡，上覆黄褐色痂皮，右耳垂处见红色斑块，耳垂至面颊部有增生性瘢痕（图8-1-15）。实验室检查：血、尿常规，红细胞沉降率，肝肾功能均正常。流式细胞仪检测T细胞亚群示$CD4^+$ 25.4%（正常值28%～58%），余无异常。

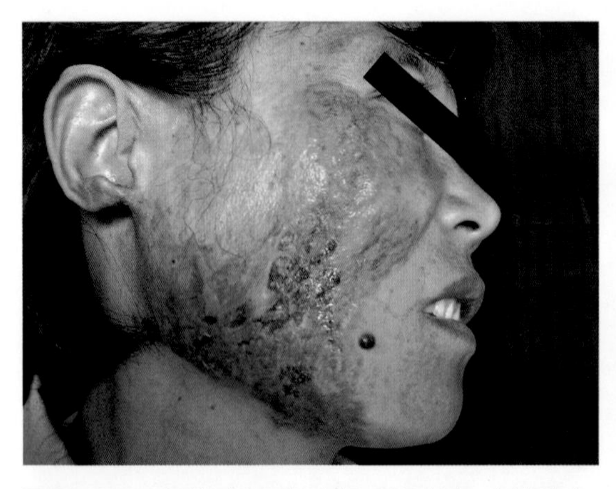

图8-1-15 初诊时右面颊皮损，可见红斑、表浅溃疡、黄褐色痂皮及增生性瘢痕

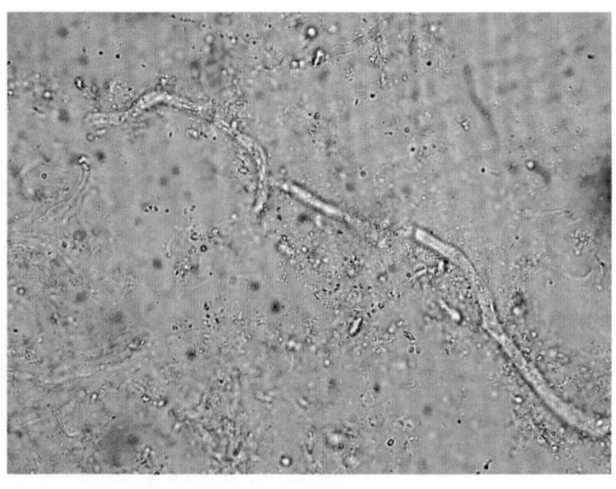

图8-1-16 10% KOH涂片直接镜检见粗大、透明、分支、偶见分隔的菌丝，伴大量圆形、椭圆形孢子（×400）

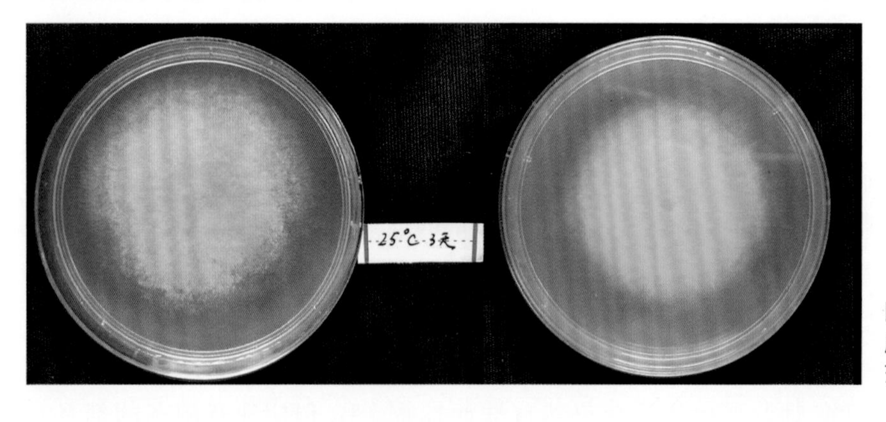

图8-1-17 马铃薯琼脂平皿25℃培养3天，菌落正面（左）与背面（右）

真菌学检查：取溃疡处皮损KOH涂片，直接镜检：见粗大、透明、分支菌丝，偶见分隔，同时见大量圆形、椭圆形孢子，壁薄，透明（图8-1-16）。皮损组织接种于沙堡弱琼脂和马铃薯琼脂平皿上25℃培养，生长迅速，3天时菌落直径达4 cm，呈淡黄色绒毛状，菌落背面为亮黄色（图8-1-17）。35℃亦生长，38℃不生长。小培养镜下形态：菌丝粗大，无色透明，有较多分支，偶见分隔。匍匐菌丝不明显，假根较丰富，自气生菌丝和匍匐菌丝上长出，孢囊梗、孢子囊及囊轴处未见假根。孢囊梗多数不分支，囊轴形状不规则，孢子囊为大型孢子囊，无囊托，孢囊孢子呈圆形或椭圆形，大小均匀（图8-1-18）。组织病理：HE染色示表皮增生，真皮呈肉芽肿性炎症浸润，其中见粗大、无隔、透明、肿胀扭曲的菌丝，有的菌丝分支近直角。PAS染色阳性（图8-1-19）。

根据形态学特点和生理、生化特点，菌种鉴定为多变根毛霉规则变种（*Rhizomucor variabilis* var. *regularior*）。

【诊断与治疗】

诊断：原发性皮肤毛霉病。

治疗：给予两性霉素B静脉滴注，局部外用布替萘芬软膏。两性霉素B首剂5 mg（0.1 mg/kg），

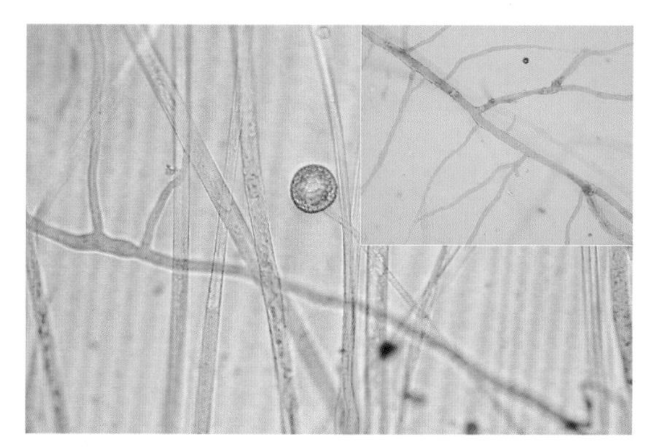

图8-1-18　马铃薯琼脂25℃小培养3天，匍匐菌丝、假根、孢囊梗、孢子囊等镜下形态（×400）

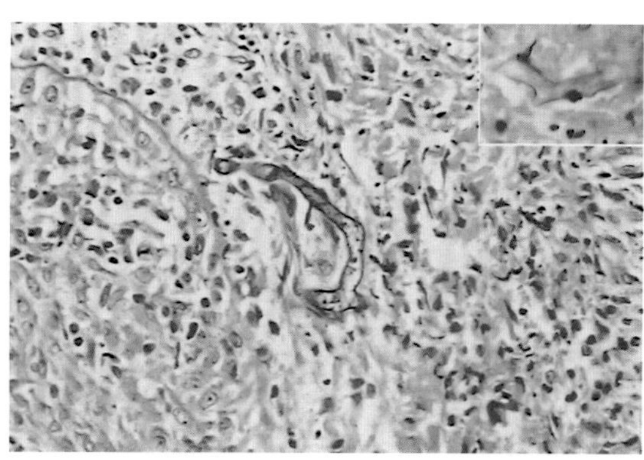

图8-1-19　组织病理见粗大、无隔、透明、肿胀扭曲的菌丝（PAS染色×400）

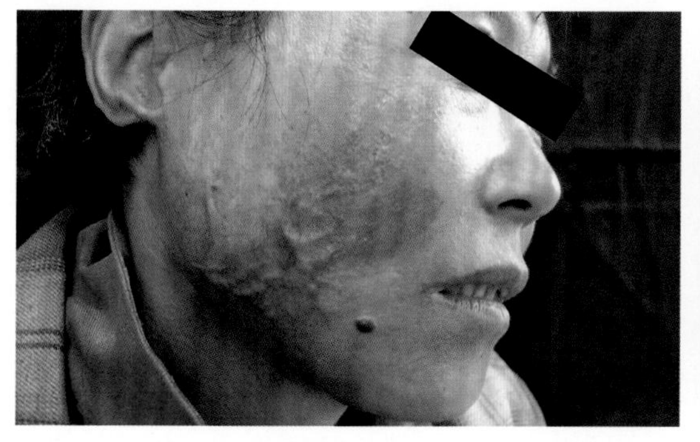

图8-1-20　治疗结束时原有皮损消失，仅留有条索状瘢痕

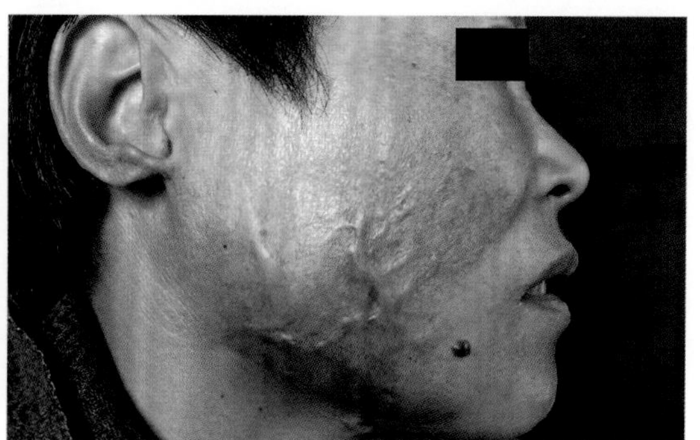

图8-1-21　停药后3个月随访无复发

逐渐加量，第10天时剂量为20 mg，患者出现厌食、恶心、呕吐等不良反应，因而停止用药。此时皮损好转，溃疡已愈合，但红斑块仍明显。改用伊曲康唑口服治疗，每次200 mg，2次/天；连服7天后改为200 mg，1次/天。局部继续外用布替萘芬软膏，3周后复查。皮损已消失，留有条索状瘢痕，真菌镜检和培养均阴性。继续用药2周，皮损消失（图8-1-20），真菌学检查阴性。停止治疗，随访3个月无复发（图8-1-21）。

【本例要点】

毛霉病是由毛霉目中的某些菌种引起的皮肤深部真菌病。毛霉目真菌广泛存在于自然界，属腐物寄生菌，少数作为条件致病菌，引起人类毛霉病。毛霉病常见于糖尿病、肿瘤及免疫功能低下或缺陷者，可侵犯皮肤、黏膜、鼻窦、肺、胃肠道、脑，甚至可经血行播散至全身各系统。由于毛霉菌在组织中易侵入血管壁，造成血栓，故常表现为感染处皮肤坏死、溃疡，此特点可作为与其他皮肤深部真菌病的临床鉴别要点。

两性霉素B为治疗本病的首选药，用药剂量及疗程应个体化。与5-氟胞嘧啶联合可提高疗效，减少两性霉素B的用量和不良反应。

（李春阳）

病例5 肺毛霉病

【临床资料】

患者，男，61岁，因“咳嗽、咯铁锈色脓性痰伴有乏力、发热2周”入院。病程中患者体温波动于38.0～38.5℃。外院给予抗感染治疗6天，效果不佳，继而出现咯鲜血，每天50～100 mL。病程中无胸痛、胸闷、气急和盗汗等症状。5年前因胆囊结石行胆囊切除术，否认糖尿病病史。有吸烟史，无饮酒嗜好。

入院后查体：体温37.2℃，神清，皮肤、黏膜无黄染。全身浅表淋巴结未触及。头颅、五官无异常。胸廓无畸形。右上肺呼吸音低，未闻及支气管呼吸音。双肺未闻及干、湿性啰音。心率78次/分，心律齐，各瓣膜听诊区未闻及杂音。腹平软，无压痛。肝、脾肋下未及。四肢、关节无畸形，活动可。神经系统检查无异常。血常规检查：白细胞6.8×10^9/L，中性粒细胞64.6%，淋巴细胞23.5%，嗜酸性细胞4.1%，单核细胞7.2%。红细胞沉降率35 mm/h，血糖9.1 mmol/L。结核抗体测定阴性。痰找抗酸杆菌 ×3次，均阴性；痰真菌培养 ×3次，均阴性；痰细菌培养 ×2次，提示铜绿假单胞菌生长。入院后胸片和胸部CT（图8-1-22，图8-1-23）示右上肺圆形阴影伴空洞形成。入院后纤维支气管镜检查：右主支气管下端及右上叶前段支气管黏膜明显充血、水肿，表面呈结节状不光整。管腔内可见较多灰黑色黏液性分泌物，极黏稠，部分阻塞管腔。经纤维支气管镜进行局部反复冲洗，将管腔内坏死物完全吸出，吸出物呈灰黑色膜状物，拨开后似呈纤维状物，吸出分泌物和纤维支气管镜活检病理均示：光镜下见宽的无隔菌丝及大量炎症细胞浸润（图8-1-24）。

【诊断与治疗】

诊断：肺毛霉病。

治疗：给予两性霉素B脂质体50 mg，每天1次，静脉注射治疗28天；同时给予两性霉素B每次12.5 mg加入20 mL生理盐水，氧气驱动雾化吸入，每天2次，疗程28天。治疗过程

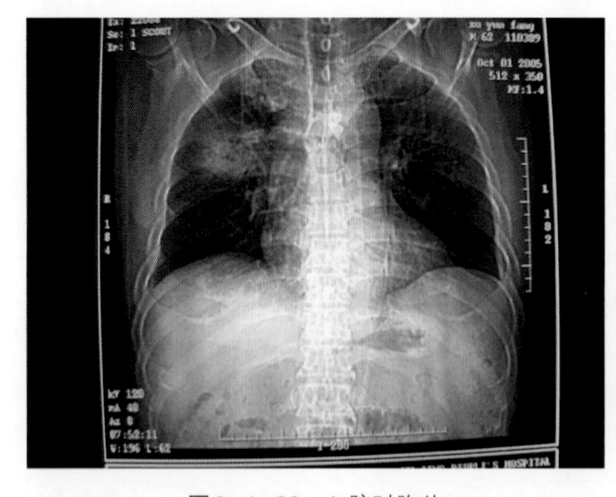

图8-1-22　入院时胸片

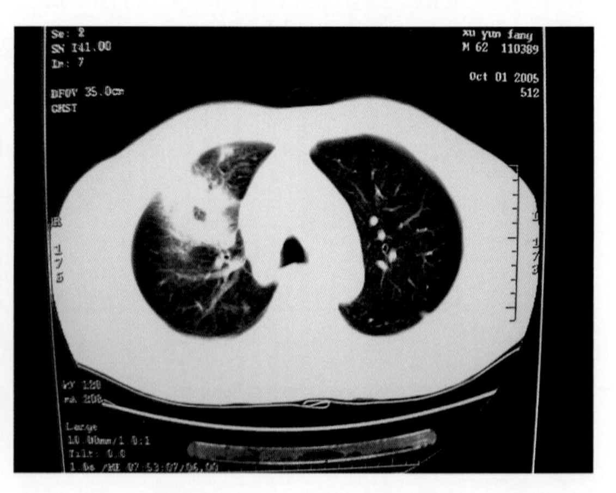

图8-1-23　入院时胸部CT

中，患者无明显不适，间断咳出铁锈色脓性痰，以晨起为多，每天3～5口。28天后复查胸片，右上叶病灶较前吸收，再次经纤维支气管镜下治疗，见右主支气管下端及右上叶段支气管黏膜水肿较前减轻。于前段开口处见到黑色黏脓性分泌物，分泌物量较前明显减少，极黏稠，经纤维支气管镜下反复冲洗，将分泌物完全吸除，分泌物肉眼观仍为灰黑色膜状物，拨开后呈纤维状。1周后再经气管镜治疗，于右上叶前段反复冲洗，吸出少许灰黑色条状物（图8-1-25），再次送病理检查仍见大量宽的无隔菌丝，支持毛霉菌诊断。2个月后复查胸部CT病灶明显吸收。1个月后随访复查胸部CT（图8-1-26），右上叶病灶基本吸收，患者情况良好。

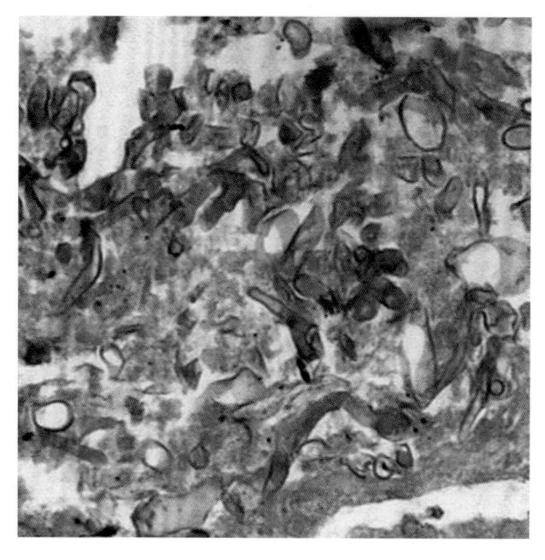
图8-1-24　纤维支气管镜黏膜活检病理

【本例要点】

肺毛霉病是由病原菌通过呼吸道直接侵入气管、支气管和肺引起由血管栓塞的肺梗死现象，最终可引起空洞。患者可有胸闷、咳嗽、咯血、发热等症状，如侵犯大血管，可发生致死性咯血。本例影像学和临床表现均与其相符。

毛霉菌在病灶中的特点是菌丝宽，不分隔。肺毛霉病诊断的确立依赖于组织学检查和感染组织的培养，但后者阳性率较低。本例经纤维支气管镜检查，镜下直接见到黏膜增生呈结节状病变，并可见灰黑色黏稠分泌物，组织病理检查，见到典型的不分隔的宽大菌丝。

肺毛霉病治疗的关键是控制原发病、早期诊断、抗真菌药物治疗及外科手术去除坏死组织，因为两性霉素B不能透入无血管分布的区域去杀灭残留的真菌，手术治疗是根治本病的重要方法。本例患者病变累及右主支气管下端和右上叶支气管，如行手术需全肺切除，肺功能

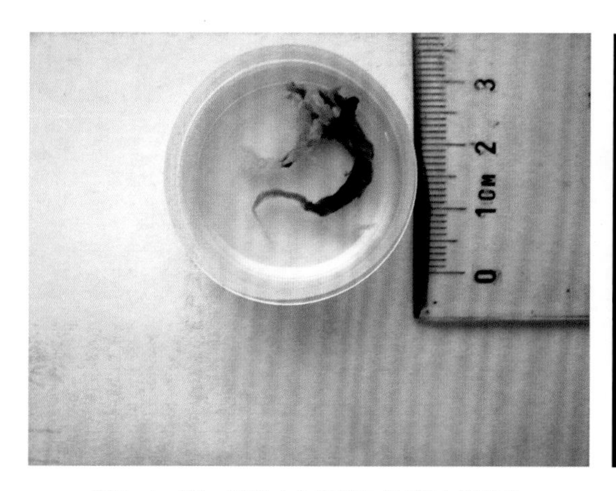

图8-1-25　纤维支气管镜下气管内吸出物

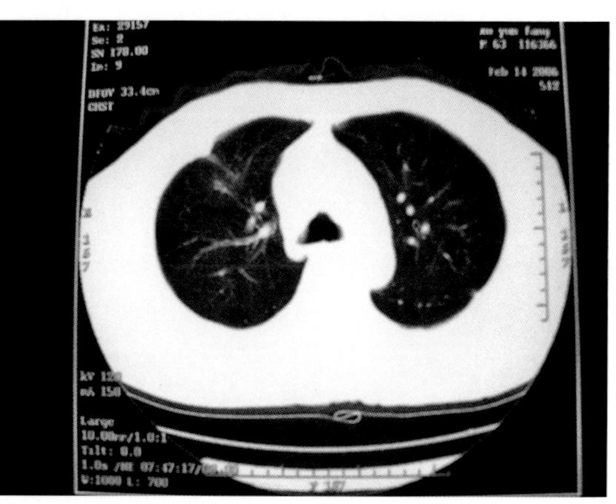

图8-1-26　治疗后胸部CT

受损较大，会严重影响患者的生活质量。本例以两性霉素B脂质体全身化疗，辅以雾化吸入两性霉素B，同时采用纤维支气管镜介入治疗，将支气管管腔内的夹杂大量病原体的坏死组织和肉芽组织完全清除，促进了病灶的吸收愈合，同时使患者避免了较大的手术创伤。

（黄海）

病例6 播散型毛霉病

【临床资料】

患者，女，44岁，因“咳嗽、咳痰、头痛伴发热10余天”入院。患者10余天前受凉后发热，体温38.3℃，伴头痛、乏力、咳嗽、咳痰。患病以来，神志清，精神差，饮食、睡眠差，体重无明显变化，二便正常。既往有“免疫性血小板减少症”病史2年，长期服用甲基泼尼松龙片维持治疗，无糖尿病病史。

体格检查：体温36.4℃，心率66次/分，呼吸19次/分，血压136/86 mmHg，一般情况欠佳，意识清醒。颈部抵抗，脑膜刺激征阳性；双肺呼吸音粗，可闻及湿啰音；心前区无隆起，无抬举样心尖搏动，心率66次/分，律齐，心音有力，未闻及杂音；腹部平坦，软，无压痛、反跳痛，肝、脾未触及；四肢无畸形，肌力、肌张力可，关节活动自如，双下肢无水肿。

入院查体：血常规示白细胞11.46×10^9/L，中性粒细胞比例87.54%；C反应蛋白35.0 mg/L，红细胞沉降率98 mm/h；尿常规及生化全检未见异常；痰细菌、抗酸杆菌及真菌镜检阴性（–），细菌、抗酸杆菌及真菌培养（–）。G试验（–），GM试验（–），隐球菌乳胶凝集试验（–）；结核菌素试验（–）。胸部CT示双肺纹理增强、紊乱，双肺内见多发大小不等的圆形结节、空洞，边界清楚，其中最大空洞直径约1.8 cm，部分空洞内见软组织密度影（图8–1–27）。颅脑MRI示双额叶、左颞叶、左顶、枕叶病灶及脑室内病灶呈环状、片状强化（图8–1–28）。

结合患者查体发现脑膜刺激征阳性，提示患者有颅内感染。遂行腰椎穿刺检查，脑压

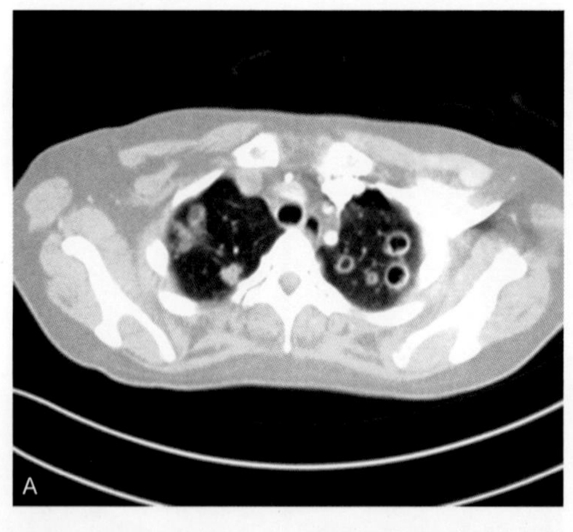

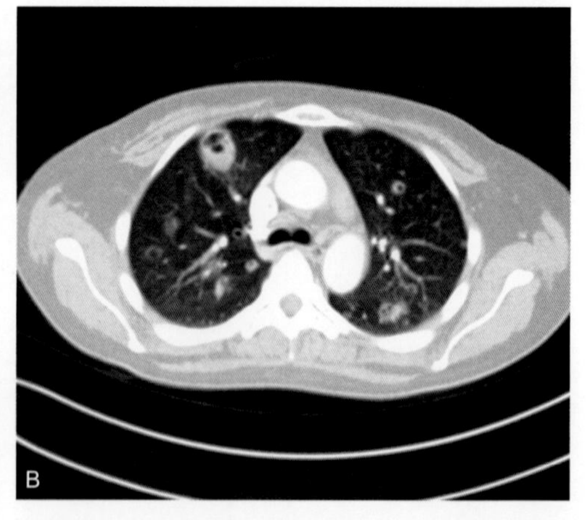

图8–1–27 A，B. 胸部CT示双肺纹理增强、紊乱，双肺内见多发大小不等的圆形结节、空洞，边界清楚，其中最大空洞直径约1.8 cm，部分空洞内见软组织密度影

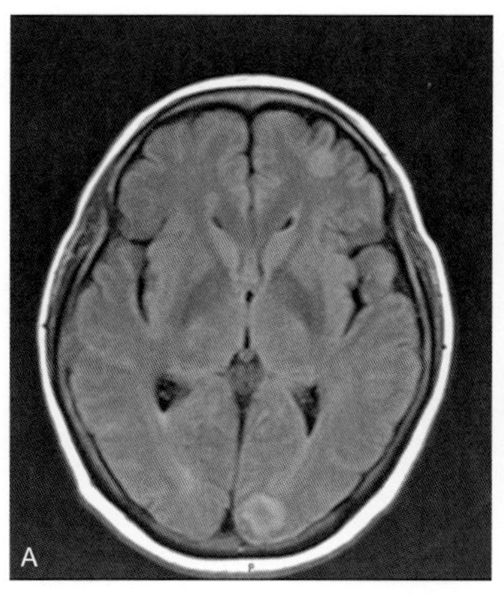
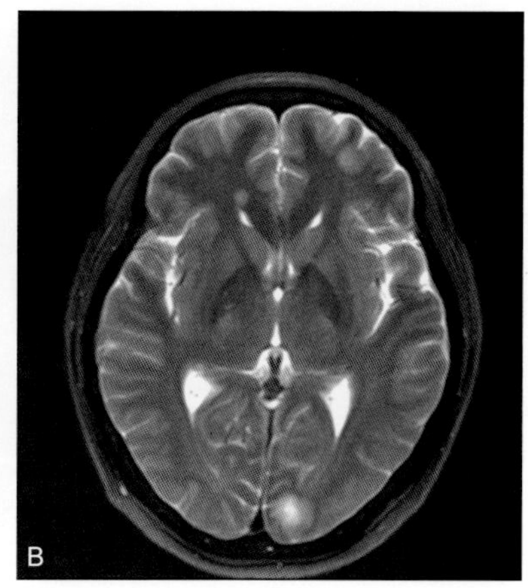

图8-1-28　A,B. 颅脑MRI平扫+增强：双额叶、左颞叶、左顶枕叶病灶及脑室内病灶呈环状、片状强化

231 mmH_2O，脑脊液检查：呈白色米汤样；常规：潘氏试验(++)，见细小凝块，白细胞计数 $3\,180\times10^6/L$。脑脊液真菌涂片(−)、细菌涂片(−)、脑脊液真菌培养(−)、细菌培养(−)。行CT引导下肺穿刺，病理结果(图8-1-29)示大部分为坏死性肉芽组织，其中见粗大无分隔菌丝，符合毛霉菌感染。

【诊断与治疗】

诊断：播散型毛霉病。

治疗：给予两性霉素B 治疗，首次给予5 mg两性霉素B 避光静脉滴注，以后每天两性霉素B加量5 mg，每天1次，治疗1周后，维持两性霉素B 35 mg/d治疗3天。复查肝肾功能无异常，复查电解质，血钾2.7 mmol/L，给予氯化钾补钾治疗。复查胸部CT示：双肺内多发结节、空洞，较前吸收(图8-1-30)；但是患者仍头痛，间断恶心、呕吐，复查颅脑MRI示：双额叶、左颞叶、左顶、枕叶病灶及脑室内多发异常信号影(图8-1-31)，与图8-1-28比较病变水肿较前明显。说明给予两性霉素B治疗，肺内病灶好转，但颅脑病变较前加重。考虑到两性霉素B

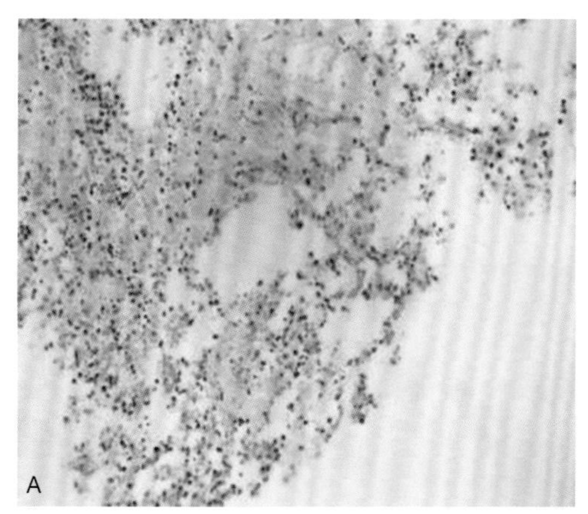
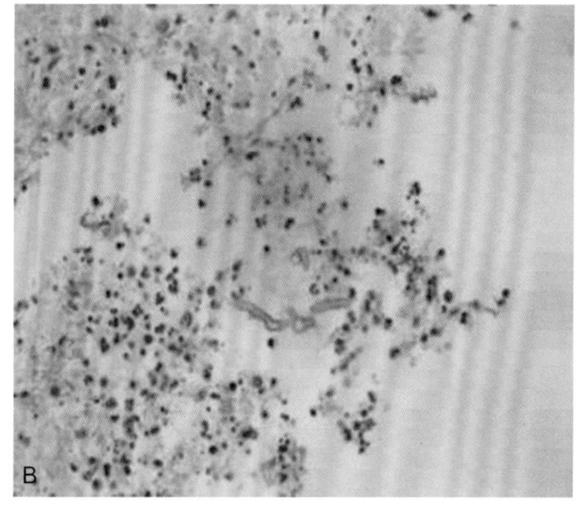

图8-1-29　A,B. 肺活检病理组织：大部分为坏死性肉芽组织，其中见宽大菌丝，符合毛霉菌感染

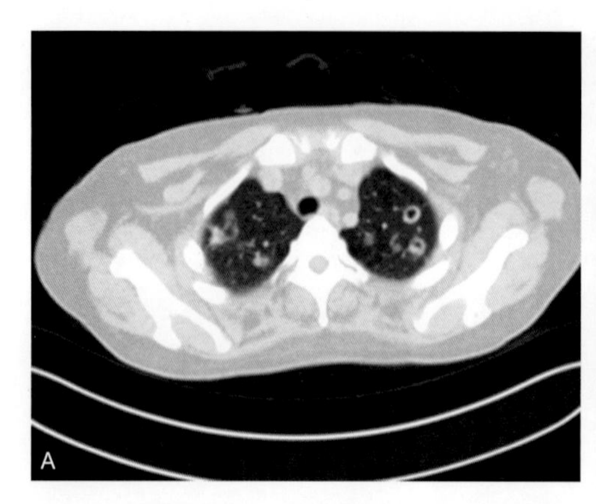

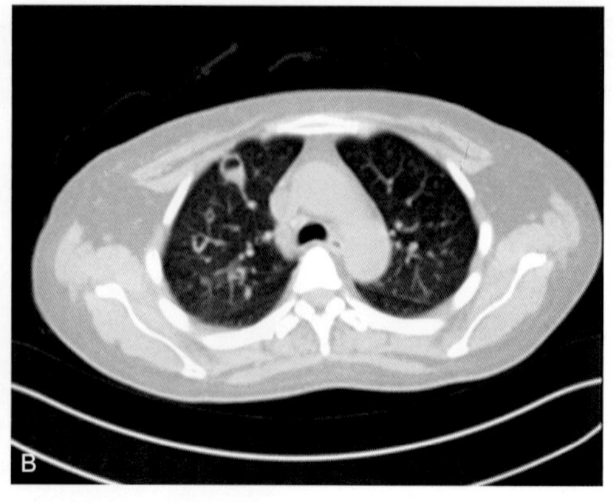

图8-1-30 复查胸部CT示：双肺内多发结节、空洞，较前吸收（与图8-1-27比较）

通过血脑屏障差，故停用两性霉素B，给予泊沙康唑治疗，口服泊沙康唑每次10 mL，每天2次。1周后，患者头痛较前减轻，间断出现恶心、呕吐、癫痫发作，复查颅脑MRI示（图8-1-32）：双额叶、左颞叶、左顶/枕叶病灶及脑室内多发异常信号影（与图8-1-31比较，病变较前缩小，右侧侧脑室较前扩大）。病灶较前缩小提示泊沙康唑治疗有效，但患者右侧侧脑室扩大，考虑与颅内感染所致脑脊液的循环通路发生阻塞，导致脑室内压力升高有关。给予泊沙康唑治疗后，颅脑病灶较前好转，结合毛霉病特点及患者的影像学资料，考虑颅内为毛霉菌血行播散所致，考虑为播散型毛霉病。患者因经济原因放弃治疗。

【本例要点】

毛霉病是一种罕见的条件致病性真菌病，主要是由毛霉目的根霉属、毛霉属、根毛霉属、横梗霉属等引起的侵袭性的机会致病真菌感染。主要的危险因素有糖尿病酮症酸中毒、长期糖皮质激素治疗、器官移植、自身免疫性疾病、持续性中性粒细胞减少等。本例患者系长期口服糖皮质激素，机体抵抗力低。播散型毛霉病的病死率非常高，本例患者经积极抗真菌治疗3周，已有一定疗效，但因经济原因，放弃继续院内治疗，出院后1周死亡。

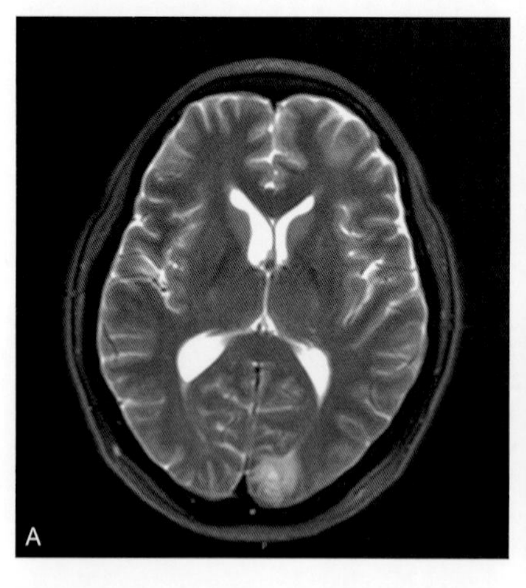

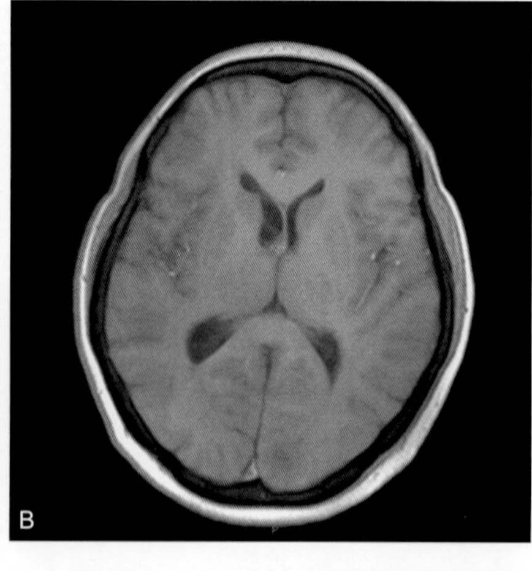

图8-1-31 A，B. 复查颅脑MRI示：双额叶、左颞叶、左顶/枕叶病灶及脑室内多发异常信号影，与图8-1-28比较，病变水肿较前明显

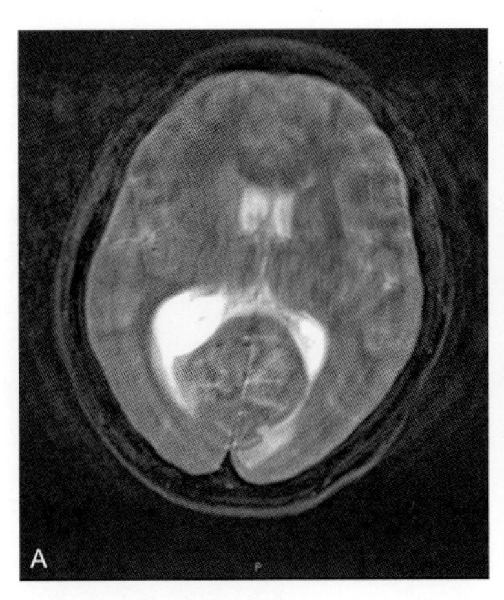

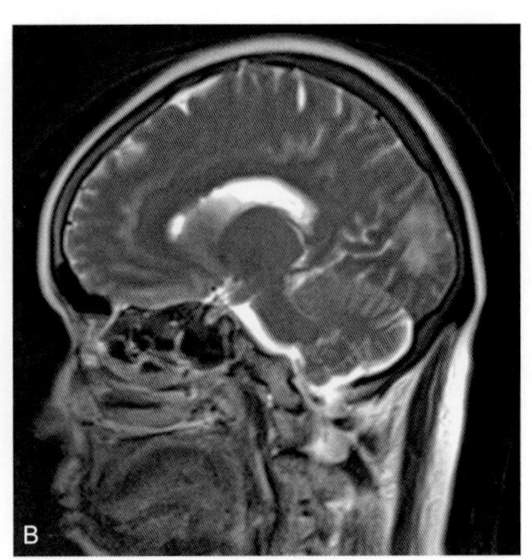

图8-1-32　A,B. 复查颅脑MRI示：双额叶、左颞叶、左顶/枕叶病灶及脑室内多发异常信号影（与图8-1-31比较，病变较前缩小，右侧侧脑室较前扩大）

播散型毛霉病可累及2个或2个以上器官，临床表现没有特征性，没有特异的血清学检验指标，血培养阳性率低，临床少见，诊断困难。早期行侵入性检查，获取病理学组织，有助于早期诊断。本例患者痰、脑脊液真菌涂片及培养、G试验、GM试验均阴性。行影像学检查怀疑真菌感染，遂经皮肺穿刺活检组织病理检查提示毛霉菌感染。经验性抗毛霉菌治疗有效，诊断为播散型毛霉病。

早期积极治疗基础病，及时加强全身抗真菌治疗是提高播散型毛霉病治愈率的关键。临床上抗毛霉菌的一线药物是两性霉素B，但是该药肾毒性较大，需从小剂量开始，逐渐加量，用药过程中密切监测肝肾功能，注意预防并发症。本例患者应用两性霉素B后，肺内病灶较前好转，颅内病灶较前进展，改用泊沙康唑治疗1周后颅内病灶及相应临床症状好转，说明泊沙康唑抗中枢神经系统毛霉感染有效。

（宋敏）

第二节　镰刀菌感染

病例7　茄病镰刀菌致小腿慢性溃疡

【临床资料】

患者，男，55岁，因“右小腿溃疡4个月余”就诊。患者4个月前右小腿内踝前上方出现一黄豆大红色丘疹，伴瘙痒，抓破后有黄色液体流出，未予处理。约1周后出现2处溃烂，有黄白色或血性渗液，伴疼痛。外院给予中药制剂外敷创面，症状无改善，皮损面积逐渐增大。既往体健，否认其他内科疾病史。

查体：内科情况无特殊，双小腿静脉显著曲张。右小腿内踝前上方2处近圆形溃疡，溃疡直径分别为2 cm和3 cm，深约0.5 cm，基底平、暗红色，上覆黄白色分泌物和褐色痂壳，边缘隆

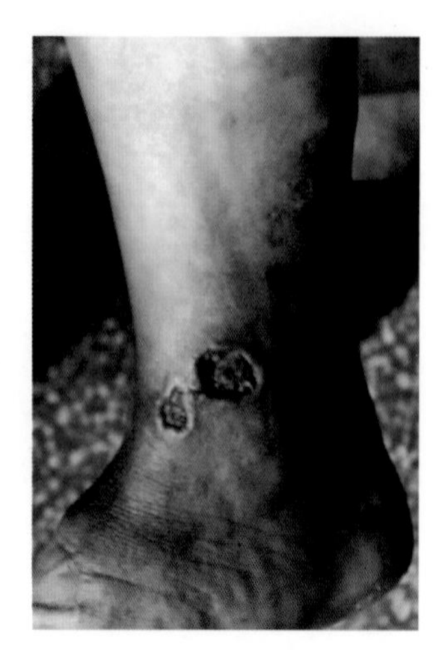

图8-2-1 皮损：右小腿内踝前上方2处溃疡，直径分别为3 cm和2 cm，深约0.5 cm，基底平、暗红色，上覆黄白色分泌物和褐色痂壳，边缘隆起呈堤状

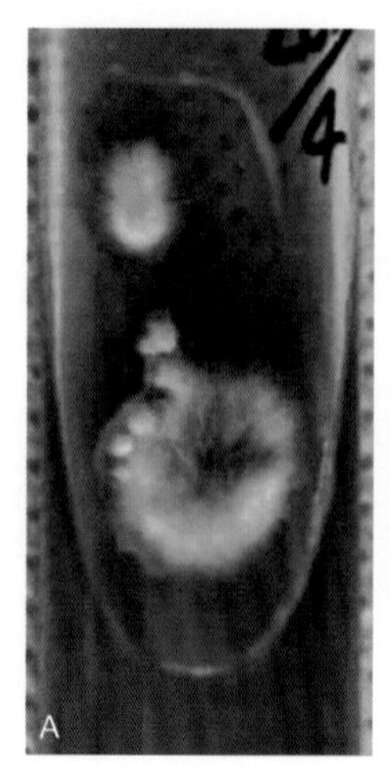

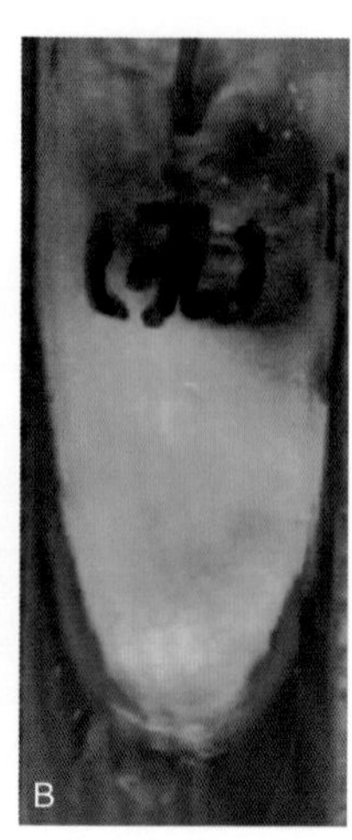

图8-2-2 A，B．初代分离：将溃疡组织分别接种在含氯霉素和放线菌酮（图A）及不含氯霉素和放线菌酮（图B）的沙堡弱培养基斜面27℃ 4天菌落生长情况

起呈堤状，周围有色素沉着，小腿内侧还有散在褐色丘疹（图8-2-1）。

真菌培养及鉴定：将患处活检组织分成2份，分别接种在含氯霉素、放线菌酮（图8-2-2A）和不含氯霉素、放线菌酮的沙堡弱培养基（图8-2-2B）27℃培养。2天后长出白色棉絮状菌落生长，而在不含氯霉素、放线菌酮的沙堡弱培养基中菌落生长更多，覆盖整个斜面。将其转种于平板中培养，8天时见菌落呈同心圆样靶状：中心为灰白色，其外侧为紫红色，最外侧为灰白色（图8-2-3A），背面为深褐色（图8-2-3B）。转种到马铃薯培养基（PDA）上生长迅速，第2天即有白色棉絮状菌落长出，第3天直径达1.5 cm，第12天直径7.5 cm（图8-2-4A），培养基背面淡褐色（图8-2-4B）。镜下观察发现透明分隔状菌丝，有顶生、间生的厚壁孢子和较多肾形小分生孢子，呈头状着生于不分支的分生孢子梗上，0～1个分隔，也可见呈褐色（图8-2-5A，B）。大分生孢子多见，呈镰刀状，两头尖，2～4个分隔，无足细胞或顶端突起（图8-2-6A）。转种到米粉培养基未见分生孢子座和黏孢团，无色素产生。菌落经2.5%戊二醛固定后按常规方法制成扫描电镜观察标本，在AMRAY-1000B型扫描电镜下观察：见

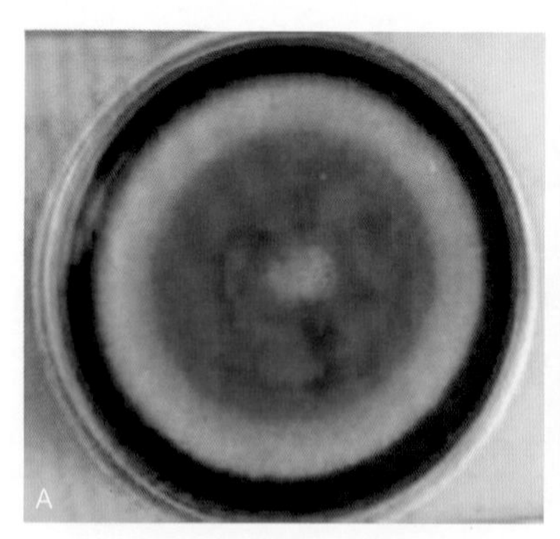

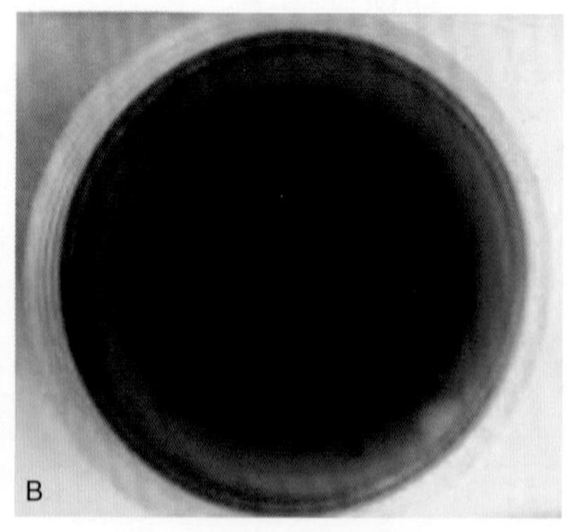

图8-2-3 次代培养：将菌转种到不含氯霉素和放线菌酮的沙堡弱培养基平板27℃ 8天菌落生长情况。A．正面。B．背面

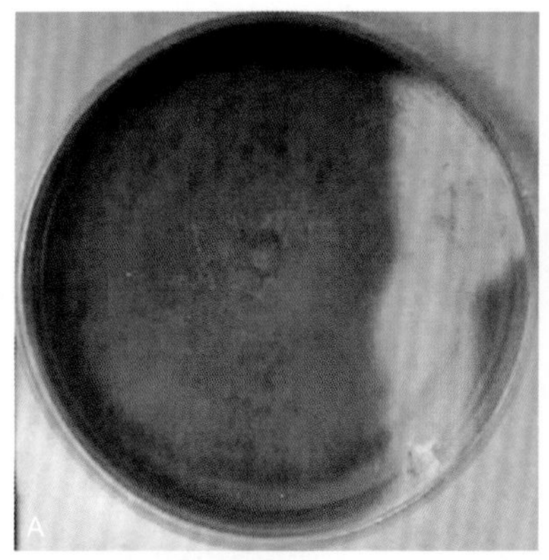

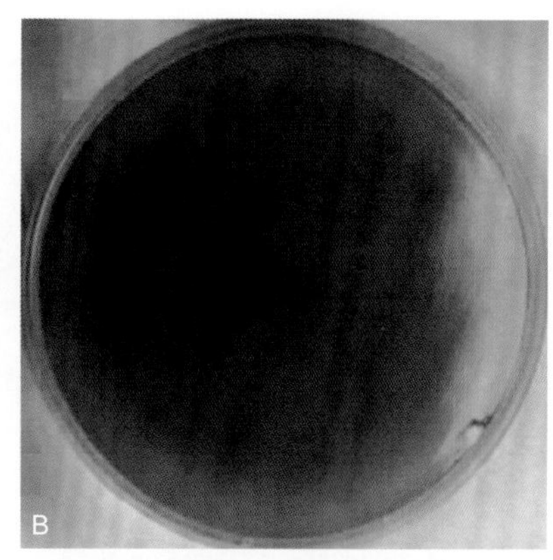

图8-2-4　将菌转种到马铃薯培养基平板27℃ 12天菌落生长情况。A. 正面。B. 背面

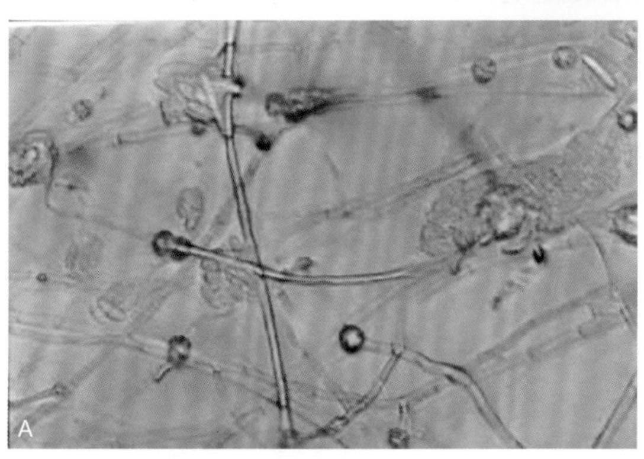

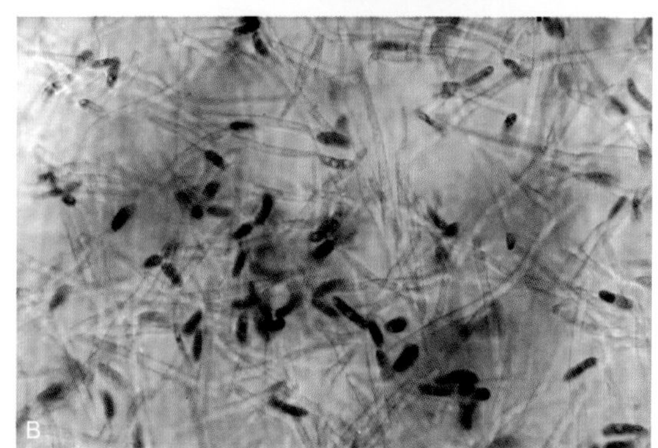

图8-2-5　A. 在马铃薯培养基27℃ 12天显微镜下所见的顶生或侧生厚壁孢子（×400）。B. 大量无色或棕褐色肾形小分生孢子，0～1个分隔（×400）

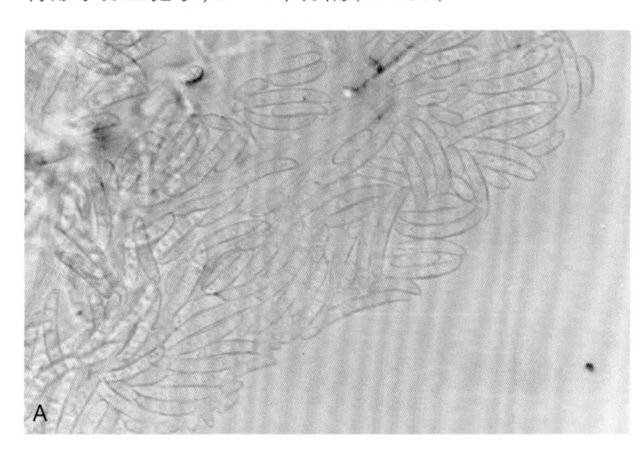

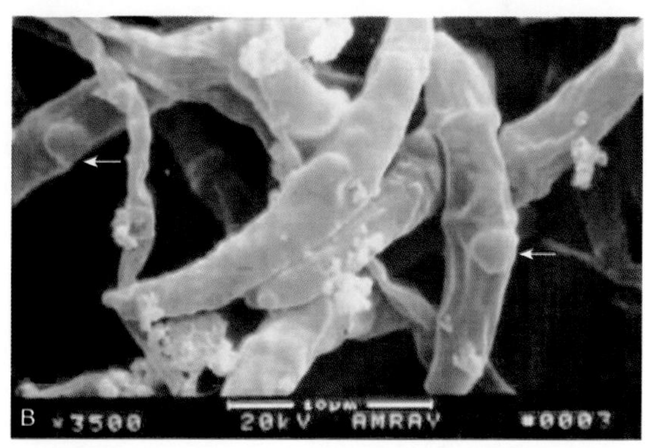

图8-2-6　A. 在马铃薯培养基27℃ 12天所见的大分生孢子（×400）。B. 扫描电镜下所见的大分生孢子呈镰刀状，2～4个分隔，有钝的尖端，从大分生孢子侧壁可见出芽（箭头所示）（×3 500）

镰刀状大分生孢子，有2～4个环状竹节样膨隆，并可见大分生孢子侧壁出芽（图8-2-6B）。经鉴定为茄病镰刀菌。

病理检查：将活检组织置于2.5%戊二醛内固定24小时后制成普通病理切片。经HE染色观察见表皮缺损，皮下大片坏死区，伴出血，真皮深部小血管壁增厚，管腔狭窄，未见真菌成分。经六胺银染色在组织中多处发现菌丝：黑色，宽窄不一，有膨隆和分隔，呈念珠样

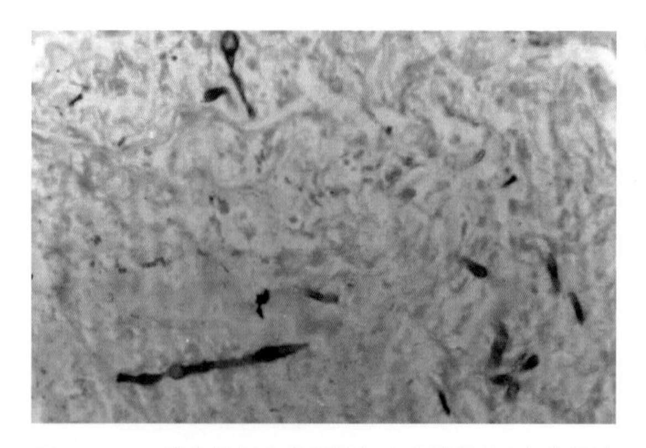

图8-2-7 溃疡组织内发现黑色念珠样菌丝（六胺银染色×400）

（图8-2-7）。

透射电镜观察：按常规制作透射电镜观察标本。在JEM-100SX型透射电镜下观察到病变组织内真菌的超微结构：菌丝宽窄不一致，细胞壁外侧缘密度较高，边界较清楚，而内侧缘边界较模糊，细胞壁厚薄不均一，可见细胞壁向内凹陷形成皱褶。细胞壁内侧的细胞膜结构不清楚。未见细胞核，细胞质内可见低电子密度的膜状物分隔或包绕成囊状物，可见不同大小、透明的空泡，位于细胞一侧，与细胞壁相邻或相连。菌丝周围的病灶细胞质电子密度不均匀（图8-2-8）。还发现形态不规则、呈花瓣样的2种菌丝相邻如板栗状（图8-2-9）。

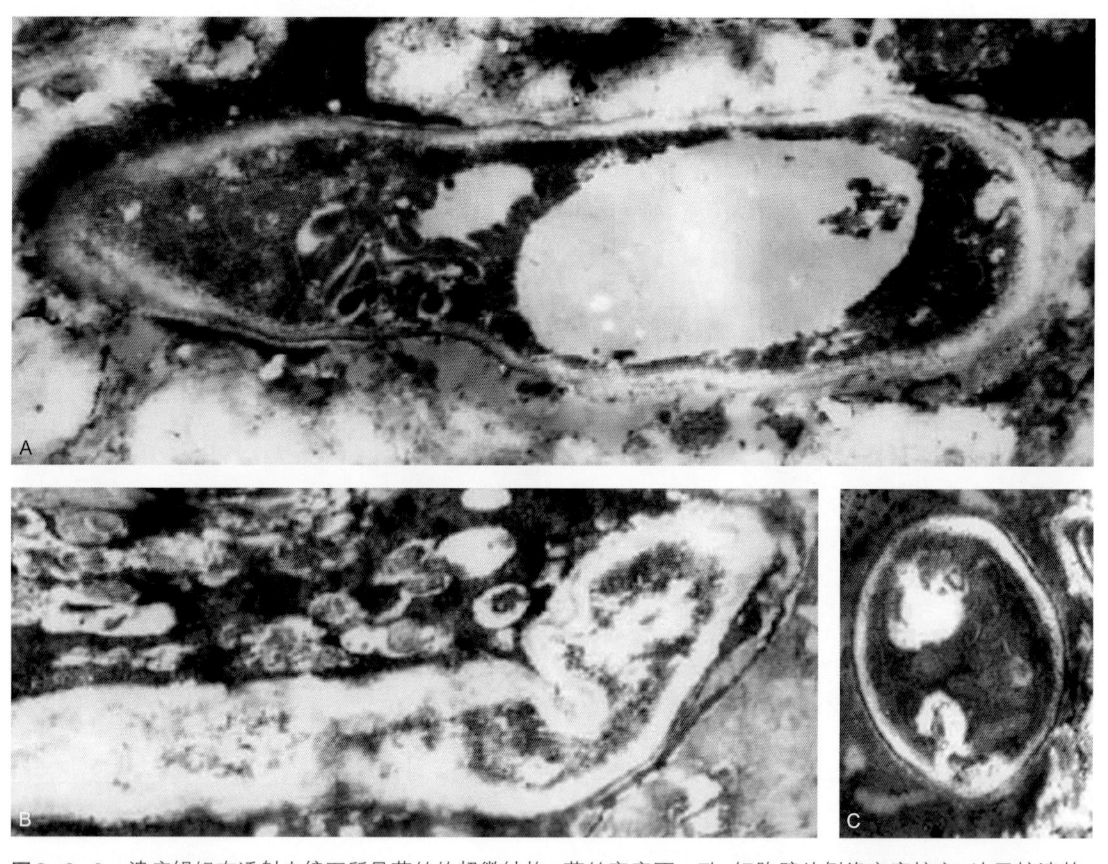

图8-2-8 溃疡组织在透射电镜下所见菌丝的超微结构：菌丝宽窄不一致，细胞壁外侧缘密度较高，边界较清楚，而内侧缘边界较模糊，细胞壁厚薄不均一，可见细胞壁向内凹陷形成皱褶。细胞壁内侧的细胞膜结构不清楚。未见细胞核，细胞质内可见低电子密度的膜状物分隔或包绕成囊状物，可见不同大小、透明的空泡，位于细胞一侧，与细胞壁相邻或相连。A，B. 菌丝纵切面（×10 000）。C. 菌丝横断面（×15 000）

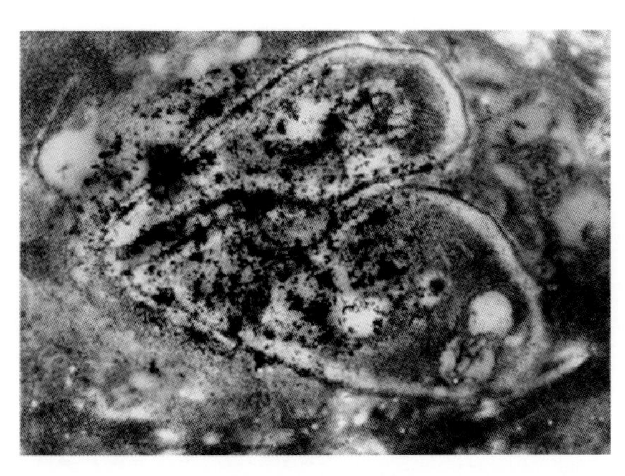

图8-2-9　溃疡组织在透射电镜下所见菌丝的超微结构：菌体形态不规则，呈花瓣样，2种菌丝相邻如板栗状（×15 000）（此图见到的弥散分布菌丝内、外电子密度较高的颗粒可能为制片过程中的人工因素所致，考虑到此图所示菌丝形态很特别，仅供同行参考）

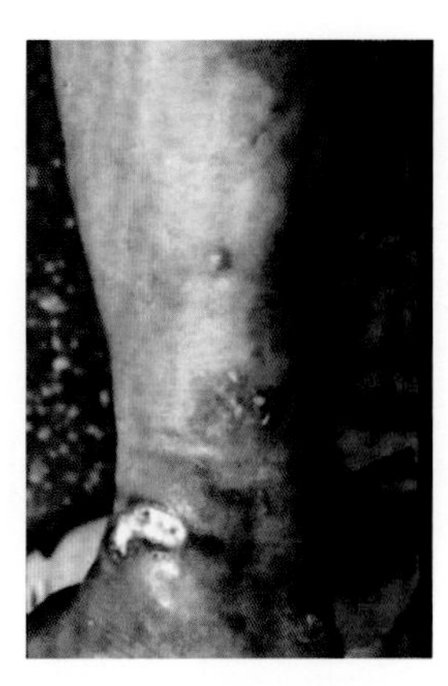

图8-2-10　皮损处取活检后局部外用10%聚维酮碘湿敷8天复诊皮损炎症有所减轻，分泌物减少。再次刮取溃疡组织培养第3天有白色棉絮状菌落生长，经鉴定仍为茄病镰刀菌

【诊断与治疗】

诊断：茄病镰刀菌致小腿慢性溃疡。

治疗：患者于活检术后8天复诊，见皮损炎症有所减轻，分泌物减少（图8-2-10）。此时因培养已长出真菌，病理检查已发现菌丝，予伊曲康唑口服，每次200 mg，2次/天。

【本例要点】

镰刀菌病现归入透明丝孢霉病（hyalohyphomycosis），指在常规HE染色看不清或表现为透明的、有分隔、分支或不分支，偶呈念珠样，而细胞壁不呈暗色的条件致病菌（除外曲霉）进入组织所引起的感染。用PAS或银染色则可以清楚地染出红色或黑色菌丝。

本例患者表现为皮肤慢性溃疡，常规HE染色未发现菌丝，银染色发现黑色呈念珠样分隔菌丝，经反复取材培养为同一真菌，经鉴定为茄病镰刀菌。除对此菌培养条件下的大分生孢子做了扫描电镜观察，发现大分生孢子侧壁出芽外，我们还采用透射电镜对病变组织中的菌体形态进行观察，此在文献中尚未见描述。发现组织内的茄病镰刀菌菌丝的细胞壁厚薄不一，可能为菌丝的各部位生长速度不一致所致，可以解释病理片在光镜下见到的菌丝呈念珠状。

（冉玉平）

病例8　茄病镰刀菌感染致角膜溃疡

【临床资料】

患者，男，40岁，木工，因“左眼红、痛、流泪、视力下降10天”入院。10天前患者洗发后自觉左眼有异物感、眼红，后用竹子叶搔刮眼部，病情加重，角膜出现白点，外院给予氯霉素眼药水滴左眼，口服阿莫西林1周，效果不佳，症状加重。

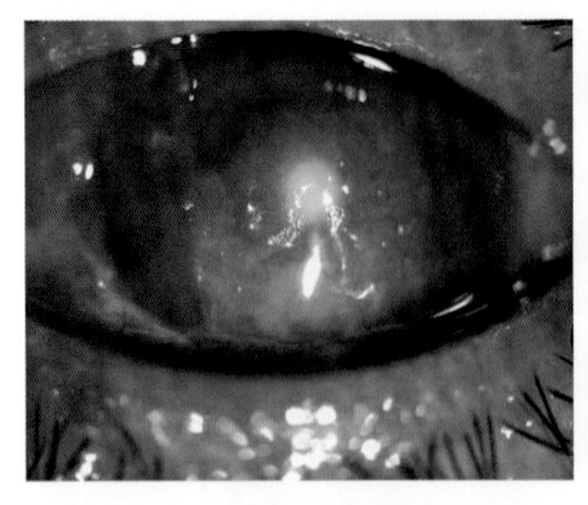

图8-2-11 治疗前，角膜中央灰白色混浊，约占角膜2/3

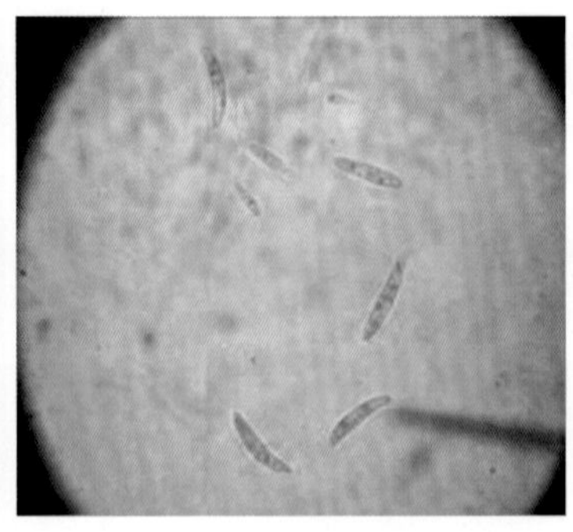

图8-2-12 乳酸酚棉蓝染色：大分生孢子（×400）

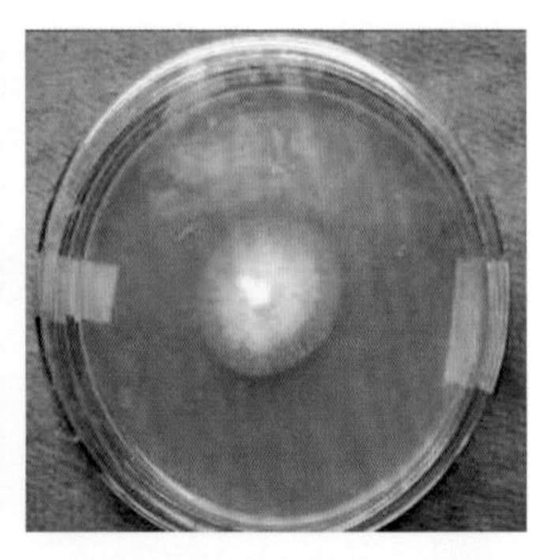

图8-2-13 SDA真菌培养3天（白色或乳白色气生菌丝生长迅速）

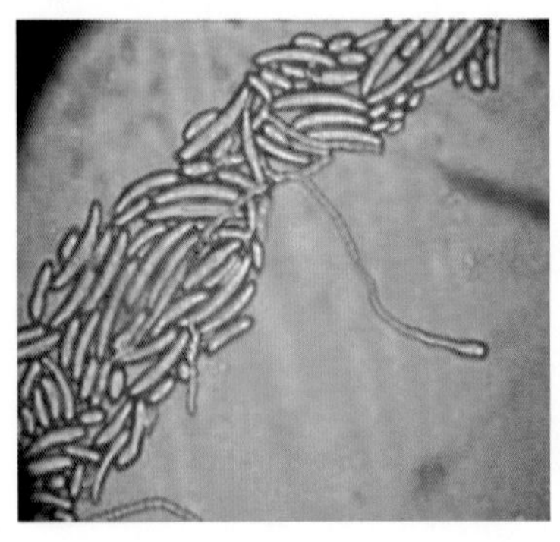

图8-2-14 小培养：大分生孢子（×400）

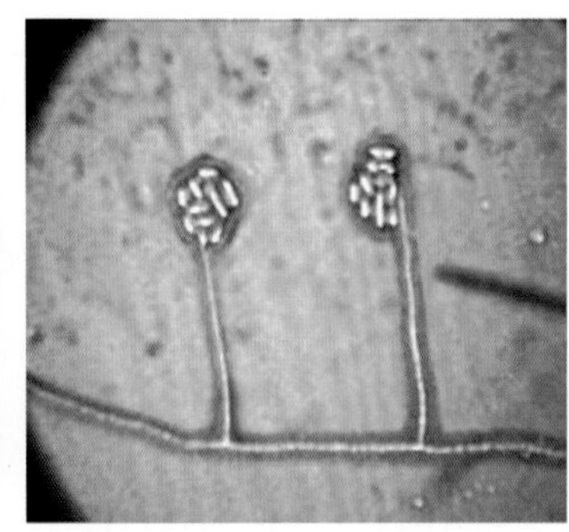

图8-2-15 小培养：瓶梗及假头状小分生孢子（×100）

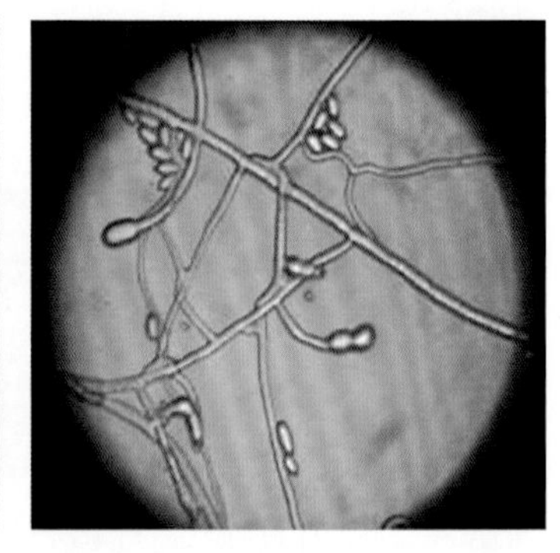

图8-2-16 小培养：1周后可见厚壁孢子（×400）

患者既往体健，无明显外伤史及异物史。眼科检查：右眼视力0.6，左眼视力指数/眼前。左眼睑肿胀，结膜混合性充血，角膜水肿，中央灰白色混浊，约占角膜2/3，表面不光滑，呈苔垢样外观，其周边可见卫星灶，前房6点积脓，瞳孔及眼内组织窥视不清。眼压为Tn（眼压正常）。冲洗泪道：通畅。初步诊断：左眼角膜溃疡（图8-2-11）。

实验室检查：将角膜溃疡处进行组织刮片。直接镜检：可见粗大菌丝。酚棉蓝染色：见较粗壮的大分生孢子，有顶细胞及足细胞，2～5个隔（图8-2-12）。取角膜溃疡处组织及分泌物接种于沙堡弱培养基（SDA）25℃培养，3天后即有棉絮状菌落，直径2.5 cm，正面白色，背面淡黄色（图8-2-13）。挑取PDA中培养物在显微镜下可见：产孢细胞为简单瓶梗，瓶梗较长，多在25 μm以上；大分生孢子有大有小，比较粗壮，有顶细胞及足细胞，有2～5个隔；小分生孢子数量多，呈假头状着生，有卵圆形、椭圆形，0～1个隔；培养一段时间后，产生顶生或间生的厚壁孢子（图8-2-14～图8-2-16）。经真菌学检查鉴定为茄病镰刀菌。

【诊断与治疗】

诊断：茄病镰刀菌致真菌角膜溃疡。

治疗：角膜溃疡清创（刮除表面坏死组织和菌苔，用3%碘酊烧灼后再用生理盐水冲洗），1次/天。5%氟康唑眼药水滴左眼1次/2小时，0.25%两性霉素B眼药水滴左眼1次/2小时，

0.3%妥布霉素眼药水滴左眼4次/天，1%阿托品眼凝胶涂左眼1次/天。两性霉素B 0.1 mg左眼结膜下注射。氟康唑针剂0.1 g静脉滴注1次/天，免疫增强剂香菇多糖1 mg静脉滴注1次/天。以上治疗1周后行左眼结膜瓣遮盖术，病情好转，患者眼部疼痛减轻，浸润范围缩小，卫星灶消失，前房积脓吸收，患者出院。出院2周后门诊复查：左眼视力0.06，左眼结膜轻度充血，角膜溃疡部分愈合，鼻侧角膜深层新生血管，可见瞳孔（图8-2-17）。

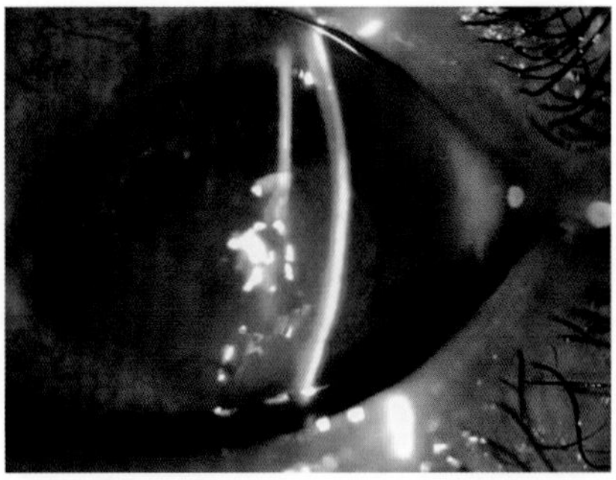

图8-2-17　治疗1个月后角膜溃疡部分愈合，可见瞳孔

【本例要点】

茄病镰刀菌属于镰刀菌属的一种，是较常见的真菌。镰刀菌属于半知菌亚门、丝孢菌纲、丝孢菌目、瘤痤孢科的有丝分裂孢子真菌，常寄生在稻谷、小麦、植物茎叶及尘土中，属于条件致病菌，当角膜上皮受损时，真菌可接种在角膜上，引起发病。临床上根据角膜损伤后感染史，结合病灶特征，可做出初步诊断，但实验室检查找到真菌和菌丝是确诊依据。本例无眼外伤史，也无农作物划伤史，但有竹叶刮眼史及其工作环境（木工）尘土较多等病史。

丝状真菌穿透性强，菌丝能穿透深层基质侵犯角膜后弹力层，甚至进入前房侵犯虹膜和眼内组织，故真菌性角膜炎治疗必须从速。溃疡阶段是真菌生长繁殖的旺盛期，治疗应首选真菌敏感性药物，其次真菌侵入角膜组织后十分顽固，即使诊断明确、用药及时，但仍有15%～27%患者病情难以控制。本例患者在用药同时，每天行清创术，早期施行病灶清创术可促进药物进入角膜基质，提高病灶中的药物浓度和清除病原体；结膜瓣遮盖术可清除角膜真菌，同时利用结膜瓣供血充分的特点，提高药物的渗透性，使角膜局部的药物浓度增高，达到消灭真菌的目的，但常引起病理性愈合，遗留明显的角膜瘢痕。角膜溃疡接近或已经穿孔者，可考虑行角膜移植术，以穿透性角膜移植术为宜。

（袁乃芬）

病例9　多器官损伤继发茄病镰刀菌血症

【临床资料】

患者，男，21岁。1个月前因车祸在当地医院治疗，诊断为多器官损伤合并发热和昏迷。予心肺复苏，联合抗感染、彻底外科清创以及输血、止血、营养神经等对症支持治疗。1个月后病情逐渐加重，相继出现呼吸衰竭、循环衰竭、肾功能衰竭等并发症。

入院查体：体温40.5℃，心率140次/分，血压89/70 mmHg。深昏迷，双侧瞳孔散大，对光反射无，呼吸机辅助呼吸，双肺呼吸音粗，可闻及广泛干、湿啰音，全身重度凹陷性水肿，双膝腱反射消失，双侧Babinski征阴性。实验室检查：血常规示白细胞计数为21.56×10^9/L，中性粒细胞为94%，淋巴细胞为4%，单核细胞为2%，红细胞数为2.06×10^{12}/L，血红蛋白为60 g/L，血小板计数为93×10^9/L。血生化示低蛋白血症、肾功能衰竭、高钾血症、低钙血症、高磷血症。

血清肌钙蛋白升高，降钙素显著升高至100 ng/mL（≥2.0 ng/mL提示高风险的败血症），C反应蛋白为204 mg/L。由于病情恶化，其家人最终放弃治疗，于入院当天自动出院，出院后死亡。

真菌培养及镜下特征：先后3次颈内静脉置管取患者静脉血，分别行血细菌及真菌培养。3次血细菌培养结果均为阴性，但3次真菌培养均见丝状真菌生长，进一步将分离的菌株培养2天后即有菌落生长，初起平坦，生长快速，5天后培养基表面产生众多棉絮状、平坦、蔓延的菌落，呈白色和奶油色，培养基背面，菌落的颜色呈淡黄色（图8-2-18A，B）。乳酚棉蓝染色，光学显微镜下观察到特征性的透明分隔、具有厚壁孢子的菌丝，大分生孢子呈镰刀状，弯曲，形似新月，2～5个分隔。小分生孢子似肾形，假头状着生，聚集在头部（图8-2-18C～F）。

分子鉴定：3次深静脉采血获得的菌株同源性一致，SSU rDNA序列的目标区域为311 bp。根据Blast的结果，待测菌株DNA序列和茄病镰刀菌菌株的ITS2区序列一致，与标准株ATCC 36031（HQ026747.1）的一致性为100%。

E-test真菌药敏试验结果提示该菌株对两性霉素和伏立康唑敏感，对伊曲康唑、卡泊芬净和氟康唑耐药。

【本例要点】

镰刀菌病是一组由镰刀菌导致浅表性和侵袭播散性感染性疾病。宿主的免疫状态和镰刀菌的侵入部位决定了镰刀菌病的临床表现，浅表感染大多发生在免疫功能正常的患者，如角膜炎和甲癣患者，而播散性感染常见于免疫功能低下的患者，如器官和骨髓移植接受者、恶

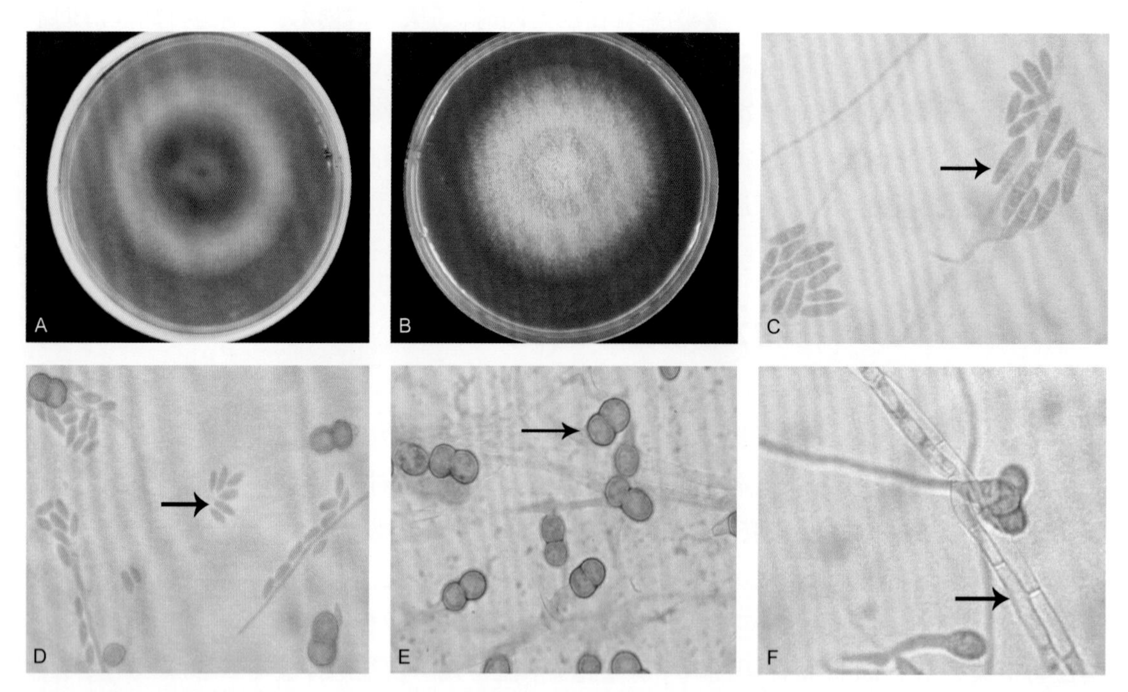

图8-2-18　沙堡弱培养基上37℃培养5天，典型茄病镰刀菌菌落。A. 后位观。B. 前位观。C～F. 乳酚棉蓝染色（×400）。C. 大型分生孢子，较多，粗壮，形似镰刀，有2～5个间隔。D. 圆形和卵圆形的小分生孢子，形成于气生菌丝上，着生方式有单生、串生，假头状着生。E. 厚壁孢子，有光滑的外壁。F. 透明分隔菌丝

性造血系统疾病等粒细胞减少症患者和重度烧伤患者。

长期严重的中性粒细胞减少（$< 0.5 \times 10^9$/L）和（或）严重T细胞免疫缺陷，糖皮质激素、广谱抗生素、免疫抑制剂和细胞毒类药物的使用，静脉导管留置等都是造成镰刀菌播散性感染重要的危险因素。研究发现，由于镰刀菌对异物（如血管内或腹腔内的各种导管）有很强的黏附力，接受中心静脉置管、持续性腹膜透析、胃肠管留置是继发镰刀菌病的高危因素。移除导管并辅以抗真菌治疗后，镰刀菌感染可得到有效缓解。因此，为了避免镰刀菌感染，对体内置管的护理非常重要。

本例患者车祸致开放性损伤及多发性脏器损伤，继而出现皮肤免疫屏障的破坏、严重的多器官功能衰竭及静脉导管留置。造成该患者真菌菌血症的直接原因尚不确定，猜测可能是上述多种高危因素相互作用的结果。该病的预后主要取决于患者免疫抑制的持久程度、感染的严重程度、合并症以及基础情况。本例患者中性粒细胞为20.27×10^9/L，因此无法明确患者的直接死亡原因是镰刀菌感染导致的真菌血症还是创伤导致的多脏器功能衰竭。该病例中，如果能早期行真菌培养，及时移除深静脉置管并予敏感的抗真菌药物，或可阻止真菌血症的进展。

镰刀菌血症是一种罕见、致命的侵袭性真菌病，可引起人体局限性或播散性感染，对多种抗真菌药物呈现耐药，常危及生命。可通过真菌培养，应用表型及分子生物学等方法对镰刀菌进行鉴定，并行体外药敏试验。尤其是临床上对于多脏器功能衰竭、基础免疫力低下或各种侵入性导管留置的患者，更应警惕一些少见的真菌感染，细菌培养的同时应常规行真菌培养及药敏，确定致病真菌及体外药敏试验对临床用药有指导意义。对怀疑有导管相关的镰刀菌感染的患者，应该及时给予移除导管，给予相应抗真菌药物治疗。

（康俞莉）

病例10　茄病镰刀菌致足部感染

【临床资料】

患者，男，53岁，因“左足部红斑、结节、压痛14年”就诊。自述14年前，足底摩擦后局部发红，轻微疼痛，未处理。以后逐渐、缓慢地在足底及足内侧、踝部出现米粒至莲子大小的结节。

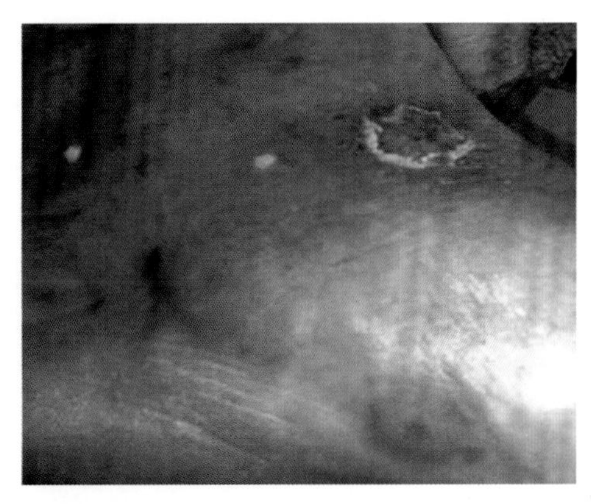

图8-2-19　左足内侧多个紫红色结节和浸润性斑块（治疗前）

体格检查：一般状况良好。左足内踝、足侧缘及足弓处见多个散在分布的莲子大小的紫红色结节和浸润性斑块，质地如鼻尖，部分皮损表面有围领状鳞屑（图8-2-19）。皮损病理检查：HE染色见小血管内均匀红染的团块样物质（图8-2-20），PAS染色见紫红色较粗的菌丝，有分隔及锐角分支（图

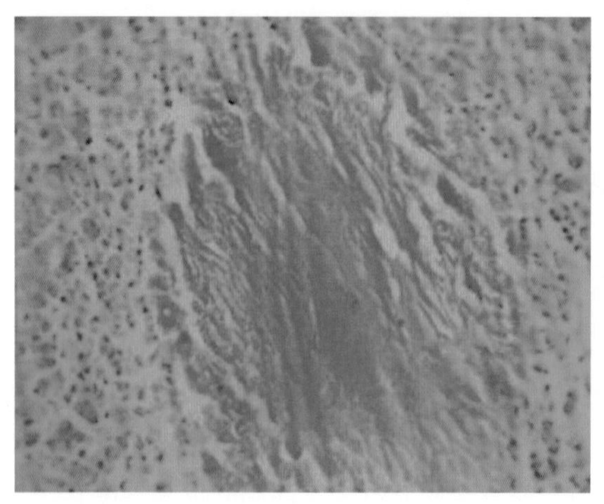

图8-2-20 组织病理：小血管内见均匀红染的团块样物质（HE染色 ×100）

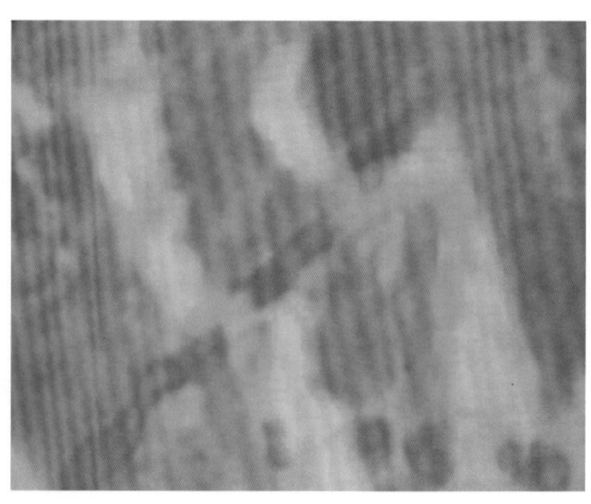

图8-2-21 组织病理：粗大分隔的菌丝（PAS染色 ×200）

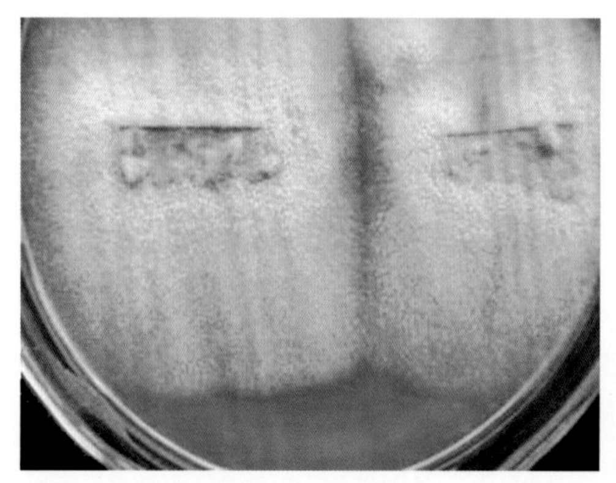

图8-2-22 PDA 25℃培养10天，见乳白色绒粉状菌落，直径50 mm

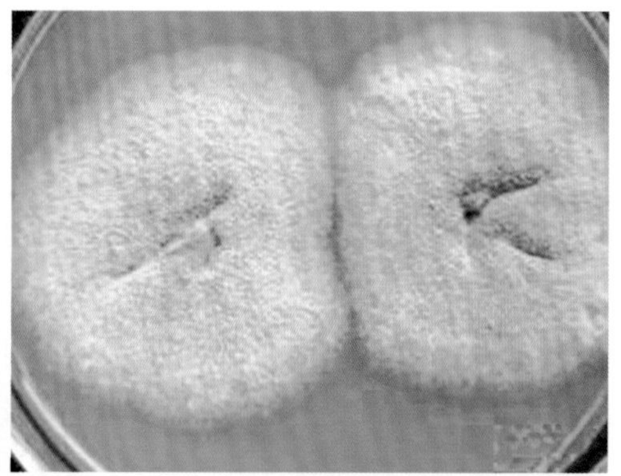

图8-2-23 察氏琼脂25℃培养10天，见白色至淡灰绿色细绒状菌落，边缘较整齐，直径50 mm

8-2-21）。取内踝处结节行真菌培养，37℃和25℃均在4天时见菌落生长，37℃生长的菌落为直径1～2 mm白色光滑的球形，25℃生长的菌落为直径10～35 mm，表面有放射状排列的白色绒毛、中央有白色粉状颗粒聚集，底部呈橘黄色。小培养观察，为同一种菌。25℃培养10天观察，在PDA培养基上，菌落直径50 mm，乳白色，绒粉状，较疏松，平展，中央有小凸起，边缘不整齐，菌落背面呈乳黄色（图8-2-22）；在察氏琼脂培养基上，菌落直径50 mm，白色至淡灰绿色，平坦，繁茂，细绒状，边缘较整齐，菌落背面略呈现淡蓝绿色放射线及轮纹（图8-2-23）；在麦芽汁培养基上，菌落直径55 mm，菌落乳白色，短绒毛状，较疏松，平展，中央有小凸起，边缘整齐，菌落背面乳黄色（图8-2-24）。

显微形态特征观察采用插片法。培养温度25℃，培养基为PDA培养基。7天观察，菌丝无色，有隔膜，不规则分支，产孢梗直、较长、不分支，分生孢子散生或生于假头状体中，大型分生孢子纺锤形，稍弯曲，两端钝圆，有隔膜3～5个，3个隔膜的大小（23.67～36.82）μm × 5.26 μm；小型分生孢子为椭圆形，大小（7.89～13.15）μm ×（2.63～5.26）μm；双细胞短杆状，大小

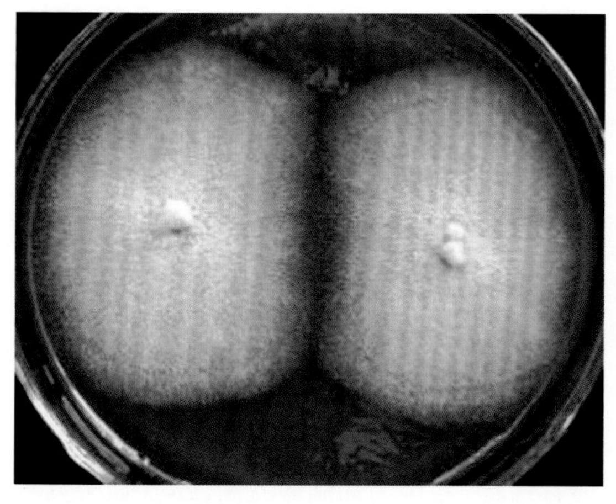

图8-2-24　麦芽汁琼脂25℃培养10天，见乳白色短绒毛状菌落，直径55 mm

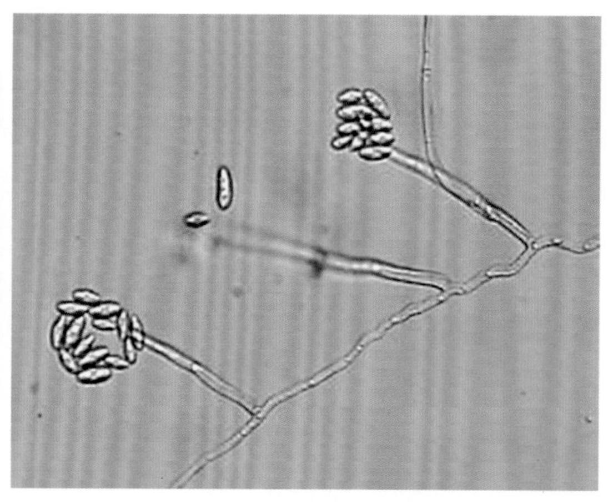

图8-2-25　分生孢子梗及分生孢子头(×200)

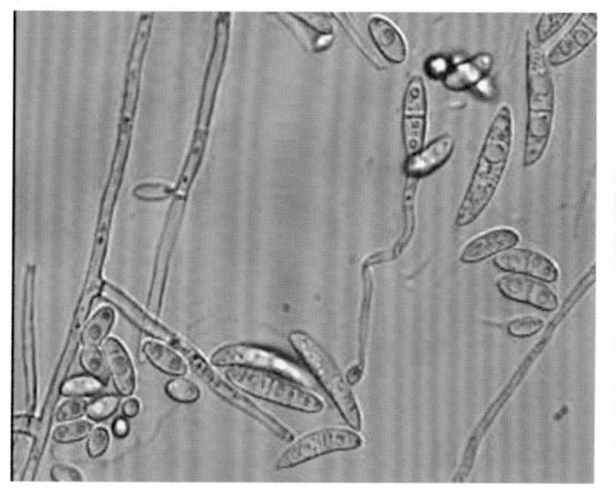

图8-2-26　大分生孢子及小分生孢子(×400)

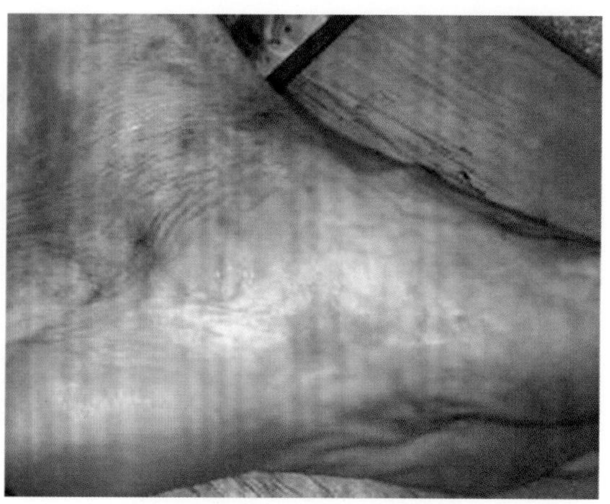

图8-2-27　治疗3个月后，原有皮损缩小或消退

(9.0～16)μm×(4.26～5.12)μm。未观察到有性世代。结合其菌落形态特征和显微形态观察(图8-2-25，图8-2-26)，最终鉴定为茄病镰刀菌(*Fusarium solani*)。

【诊断与治疗】

诊断：茄病镰刀菌引起足部感染。

治疗：给予伊曲康唑胶囊每次200 mg，2次/天治疗，两处较大结节予手术切除。3个月后复诊，皮损消退80%(图8-2-27)，无消化道不适症状及肝肾功能异常，疗效佳。患者目前仍在继续治疗随访中。

【本例要点】

透明丝孢霉病是一组由非暗色真菌引起的组织学上以透明菌丝为特征的感染性疾病，致病菌包括27个属中的近70个种，包括较为常见的青霉、镰孢、地霉假阿利什霉以及镰孢霉、拟青霉、帚霉、柱顶孢霉等。一般HE染色看不到，仅在PAS或银染色才能见到红色或黑色菌丝。

本病任何器官均可受累，但最常见的受累部位是皮肤，可呈红斑、水疱、脓疱、皮下结节、浸润性斑块、脓肿、溃疡和肉芽肿损害等。本病病程慢，一般不易发展为侵袭性疾病。透明丝孢霉病的诊断主要依靠临床症状和体征、受累组织中病原体的分离培养、组织病理活检、肺及鼻窦的放射线检查以及其他分子生物学技术。

本例为一免疫健全患者，无慢性病史。14年前左足底有摩擦外伤史，逐渐形成丘疹、结节及浸润性斑块，进展缓慢。皮损组织病理：HE染色在小血管内见均匀红染的团块样物质。考虑到真菌，包括镰刀菌、枝顶孢霉与曲霉等，容易侵入血管引起血栓形成，造成组织梗死和坏死。进一步行PAS染色，见紫红色较粗的菌丝，有分隔及锐角分支。再次行受累组织真菌培养，分离出病原菌，结合其菌落形态特征和显微形态观察，鉴定为茄病镰刀菌，结合临床及实验室检查，可诊断为透明丝孢霉病。

（郭芸）

病例11 红斑肢痛症继发尖孢镰刀菌感染

【临床资料】

患儿，男，9岁，因“双小腿、双足间歇性红、肿、热、痛2年，双下肢起脓疱、溃疡20天”入院。患者2年前无明显诱因下出现双足发热伴有灼痛，左足明显，夜间症状重，晨起略缓解，用冷水冲洗或赤足可暂时缓解。曾在外院按“红斑狼疮”“血管炎”“红斑肢痛症”治疗，症状无缓解。行中医艾灸治疗后双下肢出现散在黄豆大小的水疱，中心迅速破溃形成溃疡，并不断扩大，向深层发展，无发热及关节痛。在当地医院用抗生素治疗无效，病情加重，皮损渐累及外阴、阴囊、腹股沟内侧及下腹部。患者既往性格偏执，无传染病史，无手术、输血史，否认家族遗传病史。

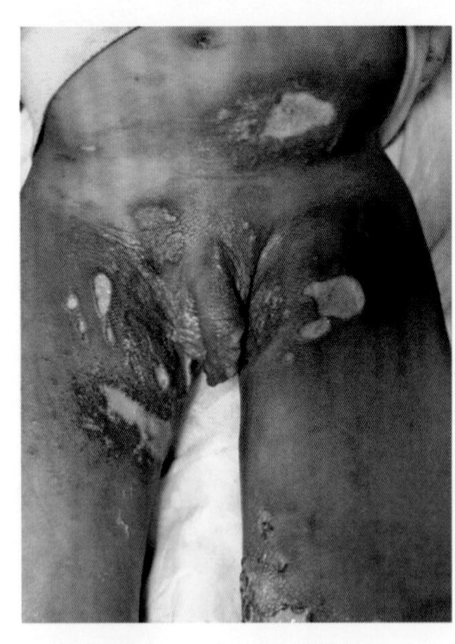

图8-2-28 治疗前表现

入院查体：精神欠佳，稍烦躁，喜坐位。系统查体未见明显异常。皮肤科检查见下腹、外阴、阴囊、双下肢及左足底大片剥蚀状深在性溃疡，溃疡底为肉芽组织，表面坏死、溢脓，部分溃疡边缘呈浸润性红斑，周边散在分布米粒大小脓丘疱疹。双小腿及双足弥漫红肿，局部皮温高。水肿呈非凹陷性（图8-2-28）。

实验室检查：血常规示白细胞11.6×10^9/L，红细胞沉降率56 mm/h。风湿系列示C反应蛋白14.5 mg/L（正常0～8 mg/L）。超声心动图示先天性心脏病（房间隔缺损）。粪、尿常规无异常。溃疡处脓液细菌培养为金黄色葡萄球菌。

真菌学检查：下肢溃疡面脓液标本直接镜检，见

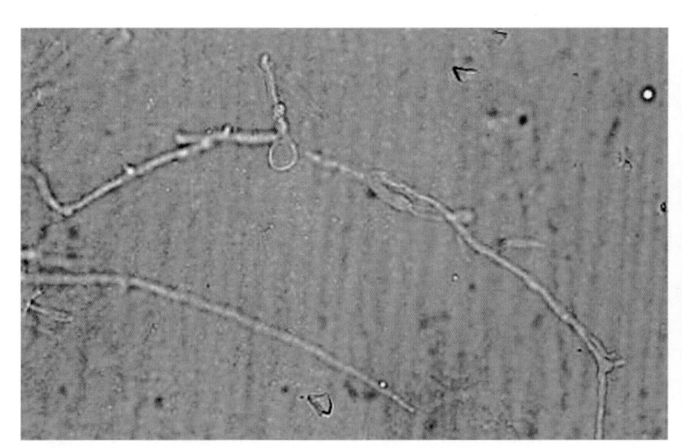

图8-2-29　脓液直接镜检可见分支、分隔的菌丝（×400）

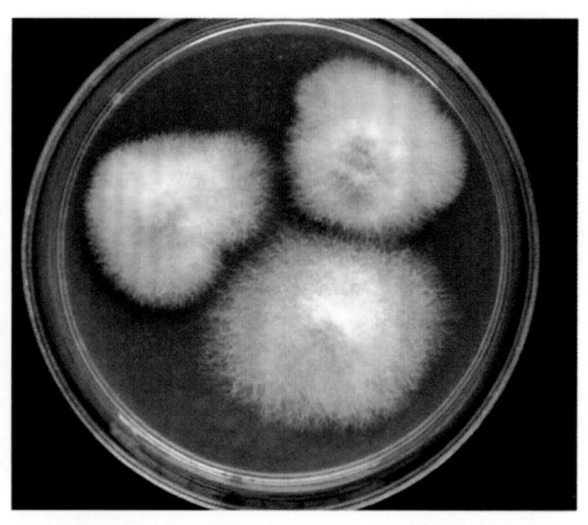

图8-2-30　PDA平板上25℃培养5天见淡紫色、棉絮状菌落

大量分支、分隔菌丝（图8-2-29）。将标本接种于SDA和PDA平板上25℃培养，生长快，5天菌落直径达5.5 cm，10天铺满培养皿。菌落呈棉絮状，正面初为白色，随后中央开始变为淡紫色，背面为黄色。小培养10天棉蓝染色示：菌丝粗大、分支、分隔、透明；产孢细胞为简单瓶梗，瓶梗较短；大量大分生孢子，呈镰刀形、纺锤形，有2～5个分隔，顶细胞似喙状，偶见脚孢；小分生孢子较少，呈椭圆形、卵圆形，无分隔。根据菌落及镜下孢子形态和产孢方式，鉴定为尖孢镰刀菌（图8-2-30，图8-2-31）。Rosco药片法药敏试验初步显示对特比萘芬、制霉菌素敏感。

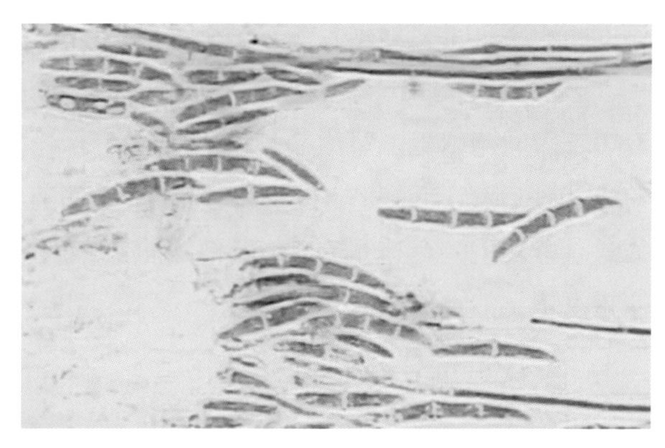

图8-2-31　小培养棉蓝染色见镰刀形大分生孢子，有2～5个分隔（×400）

皮肤组织病理：溃疡边缘皮损HE染色示表皮下灶状纤维素物质沉积，真皮浅、中层血管扩张，血管周围少量淋巴细胞及嗜中性粒细胞浸润。未发现菌丝及孢子。

【诊断与治疗】

诊断：红斑肢痛症继发尖孢镰刀菌感染。

治疗：口服特比萘芬（250 mg/d）、维生素C和芦丁；每晚口服安定2.5 mg（改善患者烦躁症状）；0.1‰高锰酸钾溶液浴疗隔日1次；外用制霉菌素霜。患者改变坐立体位，尽量抬高患肢。治疗11天，患者红、肿、热减轻，溃疡干燥、结痂。停止浴疗，继续口服药和外用药，3周后溃疡基本愈合（图8-2-32），真菌镜检和培养阴性，停用抗真菌药2周后复诊，真菌学检查阴性。

【本例要点】

红斑肢痛症是一种少见的以阵发性皮肤潮红、灼痛、皮温升高为特点的疾病，通常分为原

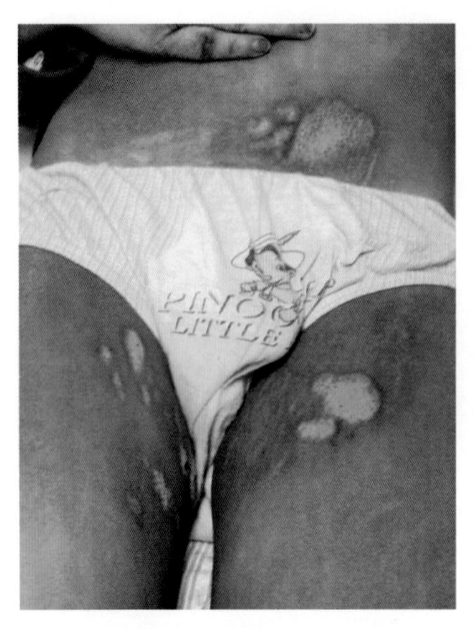
图8-2-32 治疗3周后表现

发性和继发性两类：① 原发性红斑肢痛症是一种常染色体显性遗传病；多发于儿童及青年人。依据临床典型症状，排除继发原因便可诊断。组织病理无特异性。② 继发性红斑肢痛症通常伴有其他疾病，如骨髓增生性疾病、血小板增多症、系统性红斑狼疮等，并且大部分在成年后出现。本例患儿应属于原发性红斑肢痛症。

镰刀菌属于条件致病真菌，是人类真菌性角膜炎、角膜溃疡的主要致病菌，还可引起皮肤镰刀菌病、骨髓炎、甲真菌病、足菌肿等原发感染，关于红斑肢痛症继发尖孢镰刀菌感染的病例尚未见报道。

本病例特点：自患红斑肢痛症后，患者受心理暗示而强迫保持日夜坐立体位，使下肢血液循环障碍、缺氧，继而导致局部出现营养不良，加之艾灸热损伤，进而继发尖孢镰刀菌感染。对该患儿在治疗抗真菌感染的同时，加强心理疏导使其改变坐立体位对治疗和预后起了重要作用。对镰刀菌感染的药物选择一般认为静脉应用两性霉素B脂质体为最佳疗法。本例采用Rosco药片法根据最初出现的抑菌圈选择特比萘芬，加之局部治疗，获得真菌学治愈的满意效果。

（李春阳）

病例12 伏立康唑联合手术治愈小腿镰刀菌感染

【临床资料】

患者，男，35岁，农民，因“右小腿红肿、溃烂、结痂1个月余”入院。患者1个月前无明显诱因下左小腿出现4～5个红肿、触痛皮损，类似“粉刺”，自行外用激素药膏后皮疹消退。2天后右小腿又出现1个“粉刺”，伴局部肿胀。3天后患者在玉米地劳作后自觉右小腿红肿加重，外院给予激素乳膏，外涂后即在用药处出现黄豆大小水疱，遂停药。后右小腿肿胀逐渐加重伴渗出，先后系统应用头孢类药物（具体药名不详）及中药湿敷局部无效。

自发病以来，患者无发热等症状。8年前确诊神经性皮炎，间断外用药物治疗。否认糖尿病及其他慢性病史。

体格检查：各系统检查未见明显异常。皮肤科情况：右小腿明显肿胀，呈暗红色，有可凹性水肿，伴糜烂、渗出。肿胀的皮肤高低不平，突起处皮下可触及大小不等结节，质中，部分结节内有液化。右小腿伸侧可见约25 cm × 15 cm、10 cm × 7 cm大小的溃疡，边缘隆起呈堤状，溃疡表面覆盖黑褐色较厚的硬痂，压之痂下有黄白色分泌物渗出（图8-2-33）。

实验室检查：血常规示白细胞6.4×10^9/L，中性粒细胞64.2%；红细胞沉降率35 mm/h；胸部X线片、腹部B超未见异常。右小腿正、侧位片显示右胫腓骨骨质结构未见异常，小腿软组织较肿胀，肌间结构较模糊。双下肢静脉、动脉检查显示双下肢动脉无缺血，左下肢深静脉回流通畅，右胫后静脉自然信号、周期性血流增强信号轻度减弱；T细胞亚群测定基本正常。

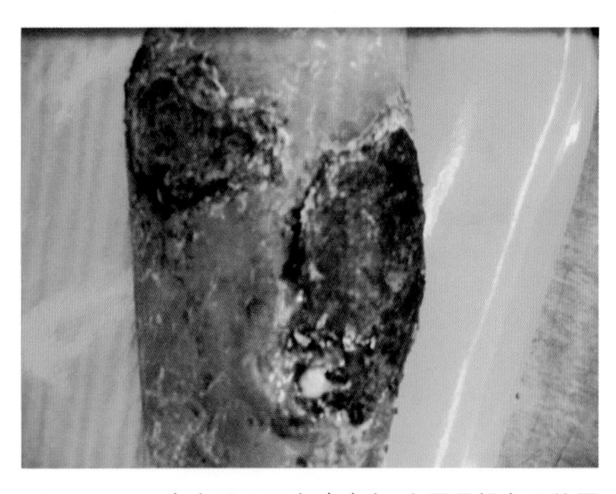

图8-2-33　右小腿可见皮肤溃疡，上覆黑褐色硬的厚痂，有脓液外溢

取溃疡分泌物及无菌条件下抽取结节脓血性液体进行真菌涂片直接镜检，可见圆形、椭圆形孢子，未见菌丝。无菌条件下抽取结节内脓血性液体（3次以上）接种于马铃薯葡萄糖琼脂培养基（PDA）上，25℃恒温培养，3天后即有白色棉絮状菌落长出，7天后菌落铺满平皿（图8-2-34A），培养基背面为橘黄色（图8-2-34B）。挑取菌落进行小培养，镜下可见分支、分隔、透明菌丝；分生孢子梗为简单瓶梗；小分生孢子链生和假头状着生并存，可见小分生孢子呈椭圆形、纺锤形、卵圆形、腊肠形，透明，单细胞或有1个隔，直或稍弯曲（图8-2-35A）；大分生孢子有3～6个隔，呈纺锤形、镰刀形、棍棒形、线形，壁薄，孢子两端窄细，有的呈楔形（图8-2-35B）。将菌落转种2 管，分别置25℃和37℃沙堡弱培养基培养，均生长良好。将生长10天的菌落挑入2.5%戊二醛中固定，在扫描电镜下观察，可见小分生孢子呈串珠状（图8-2-36A）；瓶梗及假头状小分生孢子（图8-2-36B）。鉴定为串珠镰刀菌。

体外药敏试验显示该菌对伏立康唑和特比萘芬敏感；对氟康唑、伊曲康唑、两性霉素B和卡泊芬净耐药。

无菌条件下取患者溃疡组织（共取3次，其中溃疡边缘组织2次，溃疡中央组织1次）进行组织病理学检查，结果示：溃疡处表皮缺如，溃疡周边表皮大致正常；真皮浅层高度水肿，可

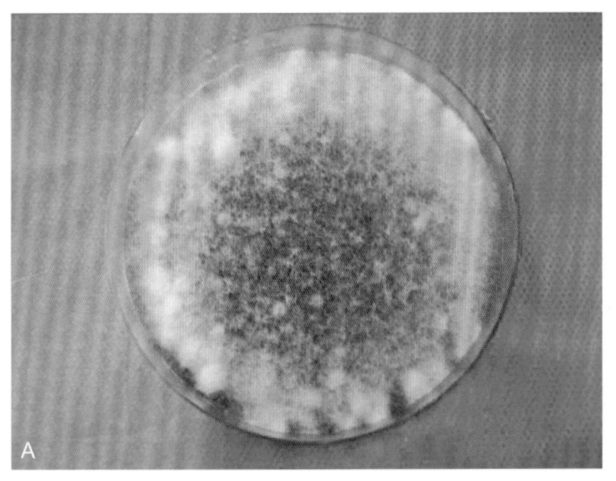

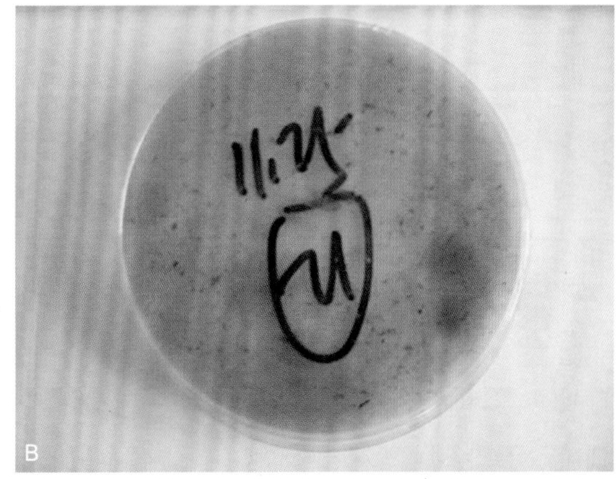

图8-2-34　在PDA上25℃培养7天时菌落生长情况。A. 正面。B. 背面

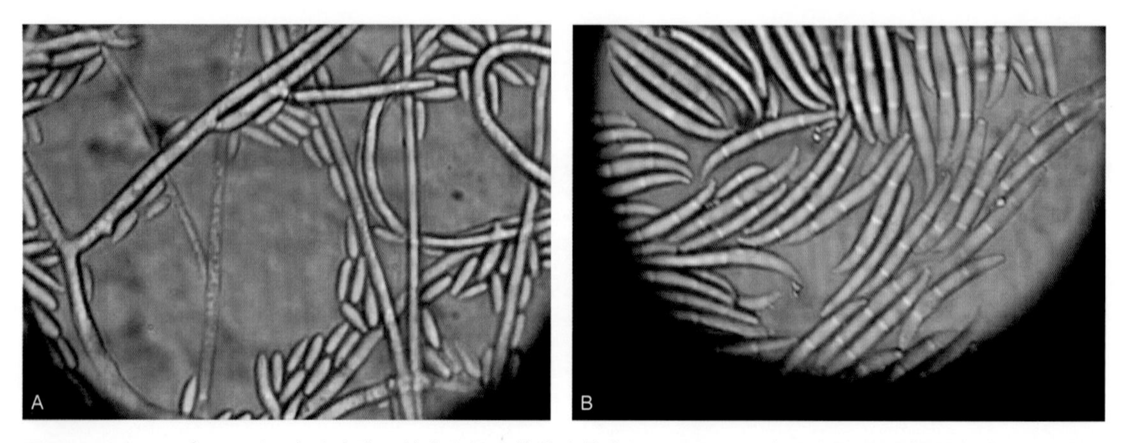

图8-2-35 A. 在PDA上，小分生孢子链生和假头状着生并存（×400）。B. 大分生孢子呈镰刀形，有3～6个隔（×400）

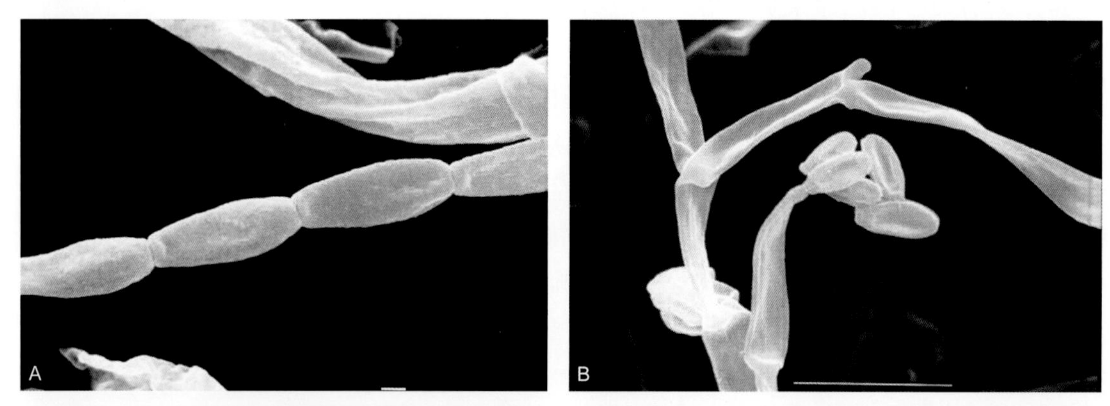

图8-2-36 扫描电镜观察。A. 小分生孢子呈串珠状（×3 500）。B. 瓶梗及假头状小分生孢子（×3 000）

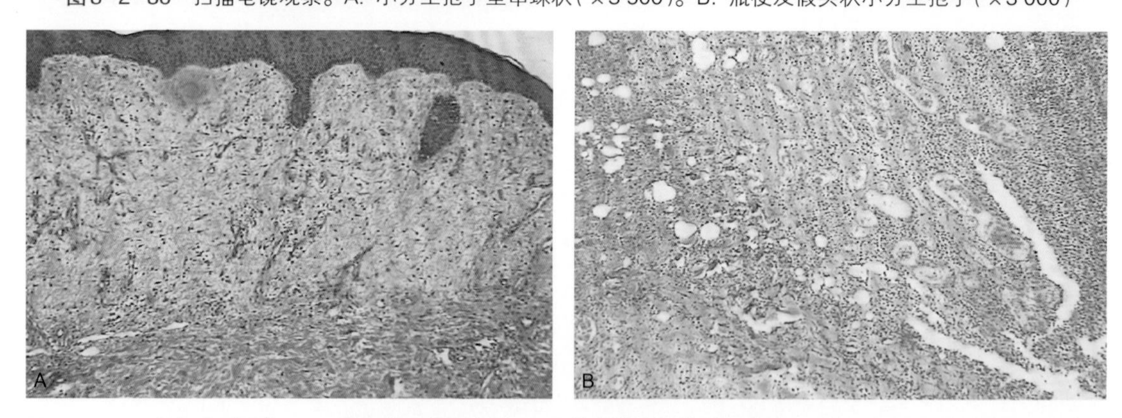

图8-2-37 组织病理图像。A. 真皮浅层高度水肿，可见较多新生血管（HE染色 ×100）。B. 血管腔扩张，真皮全层可见大量以中性粒细胞、组织细胞、多核巨细胞、浆细胞为主的炎症细胞浸润（HE染色 ×100）

见较多新生血管（图8-2-37A），血管腔扩张，血管内皮细胞肿胀，真皮全层可见大量以中性粒细胞、组织细胞、多核巨细胞、浆细胞为主的炎症细胞浸润（图8-2-37B），符合慢性炎性肉芽肿组织图像。反复多次PAS及六胺银染色均未见真菌成分。

【诊断与治疗】

诊断：串珠镰刀菌引起皮肤溃疡。

治疗：给予伏立康唑200 mg/12 h静脉滴注；皮损处3%硼酸溶液冷湿敷，1次/天；外涂特比萘芬乳膏，2次/天；并配合红光治疗。伏立康唑静脉滴注30天后，给予口服伏立康唑片每次200 mg，2次/天，特比萘芬片每天250 mg，连服60天。经治疗，红肿、结节明显消退，溃疡缩小，分泌物减少。取痂皮下分泌物培养3次均未见菌落生长，转整形科行右小腿清创植皮术，术后创面生长良好（图8-2-38）。治疗过程中未见药物不良反应。术后随访6个月，患者一般情况及右下肢皮肤均未见异常。

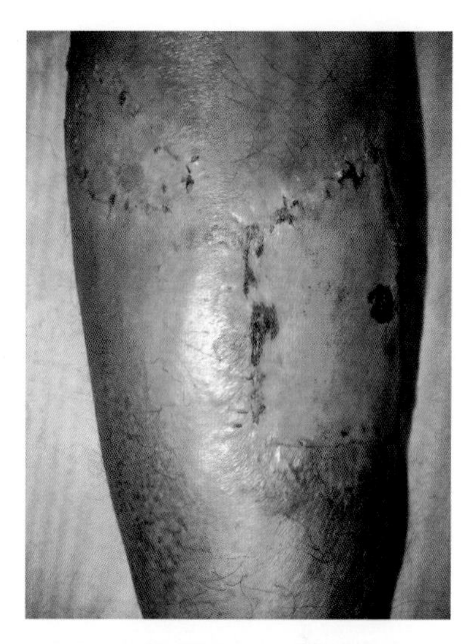

图8-2-38　抗真菌治疗3个月后，行右小腿清创植皮术

【本例要点】

本例患者临床表现为皮肤溃疡，真菌镜检可见孢子，多次在无菌条件下抽取结节内脓血性液体进行真菌培养阳性，且为同一种菌生长，菌种鉴定为串珠镰刀菌。真菌病的组织病理反应早期为炎症反应，晚期多为组织增生呈肉芽肿样反应。镰刀菌感染组织病理可见到粗长、分隔、呈锐角分支的菌丝，用PAS或银染色则可以清楚地染出红色或黑色菌丝。本例患者组织病理特征为慢性炎性肉芽肿，可见大量多核巨细胞、浆细胞，符合深部真菌病的特点。但溃疡周边及溃疡中心组织3次病理检查PAS及六胺银染色均未见到真菌成分。这种情况可能与感染菌种的特性或标本取材部位等有关，目前国内外对镰刀菌的临床病例研究甚少，尚需更多临床观察。

镰刀菌病包括局限性镰刀菌病和播散性镰刀菌病。局限性皮肤感染可继发于最初的定植、局部过于潮湿或外伤后。本病例患者在小腿原有皮损的基础上，在玉米地劳作后病情加重，有接触镰刀菌的可能性。皮肤损害表现多样，包括肉芽肿、溃疡、结节、坏死、脂膜炎等。镰刀菌病的诊断有赖于临床可疑的症状和体征，并从临床获得标本做真菌的分离培养及组织病理活检。

本例患者采用伏立康唑静脉滴注及口服特比萘芬治疗，取得较好疗效，且未见药物的副作用。另外，局部清除处理镰刀菌滋生的条件亦非常重要。本例患者右小腿局部形成较大、较厚的痂，造成镰刀菌滋生的条件，经整形科行右小腿清创植皮术，改善局部条件，清除真菌易滋生的环境，这对疾病的治疗及预后也起到重要作用。

（宋红娟）

病例13　茄病镰刀菌致皮肤透明丝孢霉病

【临床资料】

患者，女，36岁，因“面部、腹部红斑伴疼痛，渐成糜烂结痂5个月余”入院。患者染发后自

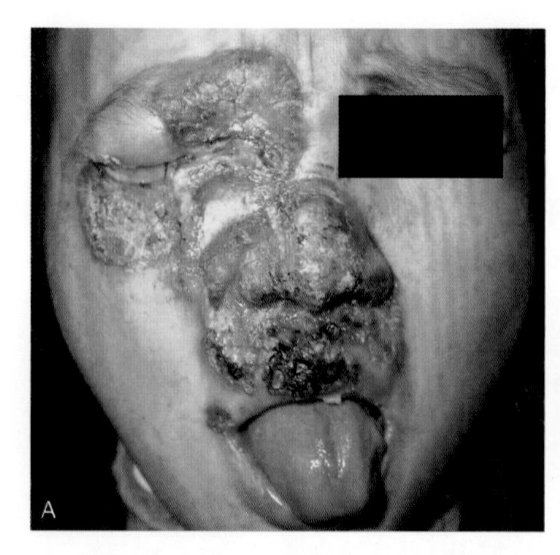
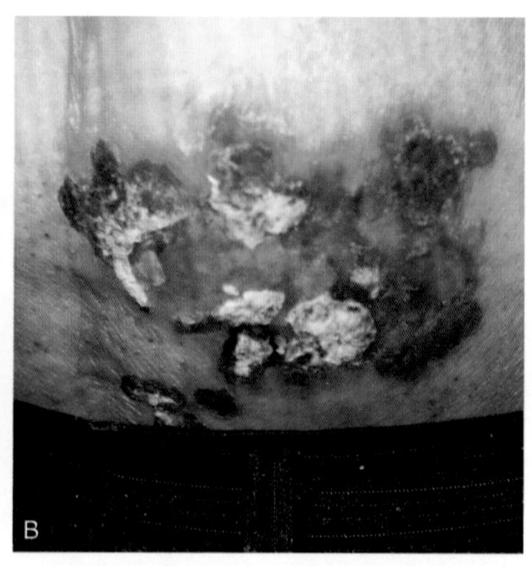

图8-2-39 A. 面部浸润性红斑溃疡,表面覆有黄黑色脓痂。B. 腹部皮损表现

觉眼部胀痛不适,而后头顶部脱屑、脱发,面部起红疹,外院予抗过敏及外用皮质类固醇激素药物治疗,头部脱屑、脱发症状好转。4个月后患者鼻唇沟处出现一红色丘疹伴疼痛,并渐扩大。外用皮质类固醇激素后皮损面积扩大至双侧鼻翼及同侧眼眶,并出现糜烂结痂。1个月后左腹部出现类似症状和皮损,并融合成片,周围红肿,疼痛明显,痂皮脱落后形成溃疡。患者既往体健,否认内科病史及家族史,否认外伤、手术史及食物、药物过敏史。

查体:体温37.8℃,呼吸21次/分,脉搏82次/分,血压120/90 mmHg;内科检查未见异常。皮肤科检查:右侧眼部肿胀,可见水肿性红斑,不能睁开。鼻部、鼻唇沟及右侧面颊部多处浸润性红斑,表面可见糜烂结痂及黄白色脓性分泌物(图8-2-39A),右侧腹部可见数个浸润性红斑,融合成片,表面溃烂并有分泌物渗出(图8-2-39B)。

实验室检查:分泌物细菌培养为金黄色葡萄球菌,对庆大霉素、氯霉素、替考拉林、万古霉素敏感,其余抗生素耐药。分泌物抗酸染色阴性。血常规示白细胞2.9×10^9/L,其中淋巴细胞百分数55.6%,中间细胞百分数14.9%,嗜中性粒细胞百分数29.5%,血红蛋白98 g/L,血小板422×10^9/L。尿、粪常规正常。嗜中性粒细胞:杆核19%、二叶核10%、三叶核10%;嗜酸性粒细胞4%,单核细胞4%,大淋巴细胞12%,小淋巴细胞41%。嗜酸性粒细胞计数0.198×10^9/L。HIV、RPR阴性。血清抗链球菌溶血素"O"试验小于500 U。类风湿因子阴性。红细胞沉降率22 mm/h。C反应蛋白12.1 mg/L。血糖,肝、肾功能正常。CT检查:面骨正、侧位片未见异常。组织病理学检查示表皮角化不良、角化过度,在表皮内可见分隔菌丝(图8-2-40A,B)。

先后3次取眼部分泌物、面部和腹部溃疡面分泌物及痂皮,用10%KOH涂片直接镜检均发现大量微弯曲、透明的有隔菌丝(图8-2-41A,B)。先后3次取溃疡面分泌物及活检组织标本接种于2管PDA上,25℃培养均生长出同一种菌。3天后即有菌落生长,初起平坦,6天左右菌落呈棉絮状,表面白色,背面浅黄色(图8-2-42)。用PDA做钢圈小培养,镜下可见大分生孢子呈镰刀形,2～5隔,多数3隔,基部细胞短,钝圆形或稍弯曲。大量小分生孢子,短腊肠形或稍弯曲,大多为1隔。位于较长且分隔的分生孢子梗上,呈假头状着生

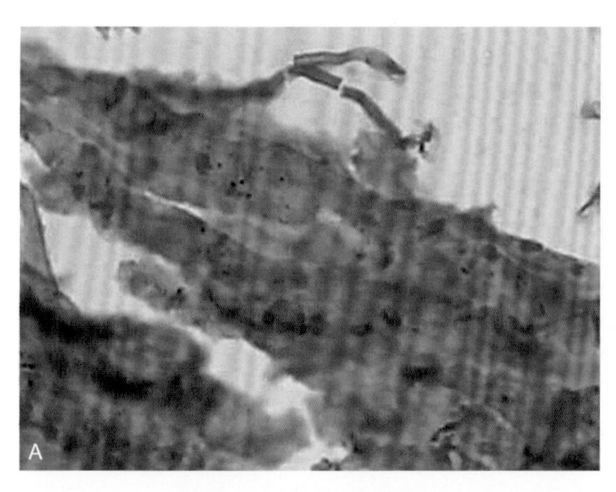

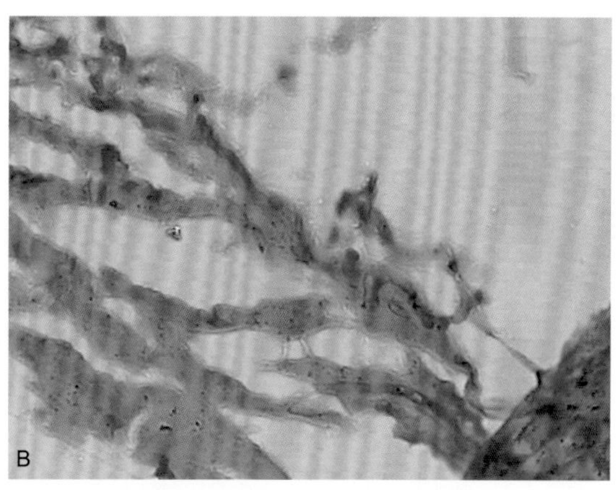

图8-2-40　A. 面部组织病理示表皮内可见菌丝及孢子（×400）。B. 腹部组织病理示表皮内可见菌丝及孢子（×400）

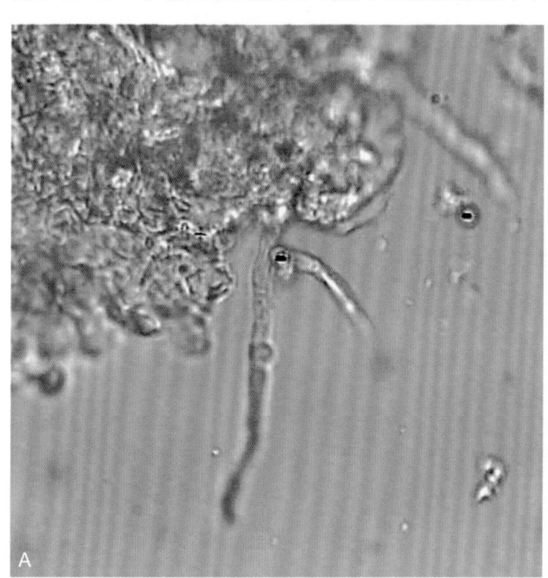

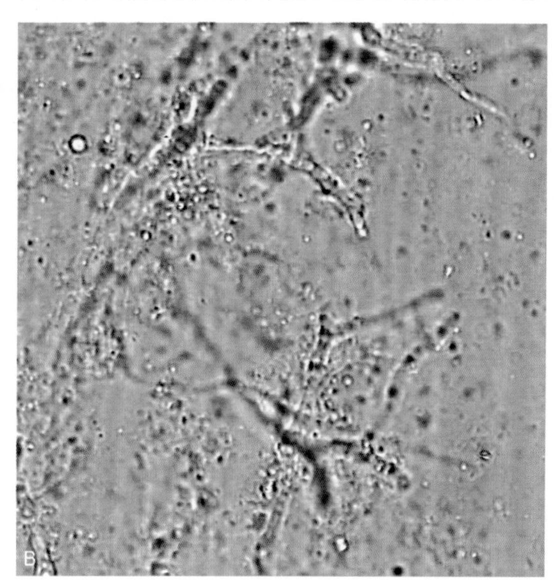

图8-2-41　A. 面部和腹部皮损20%KOH涂片可见大量透明菌丝（×400）。B. 面部和腹部皮损20%KOH涂片可见大量透明菌丝（×400）

（图8-2-43A，B）。可见厚壁孢子，顶生或间生。鉴定为茄病镰刀菌。

体外药物敏感试验测得其MIC结果为氟康唑64 μg/mL，伊曲康唑16 μg/mL，特比萘芬4 μg/mL，两性霉素B 16 μg/mL。

【诊断与治疗】

诊断：茄病镰刀菌致皮肤透明丝孢霉病。

治疗：外用莫匹罗星软膏。每天静脉滴注青霉素钠1 600万U、庆大霉素针24万U，连用3天。口服伊曲康唑400 mg/d，连用14天后改为200 mg/d，续用12天。治疗过

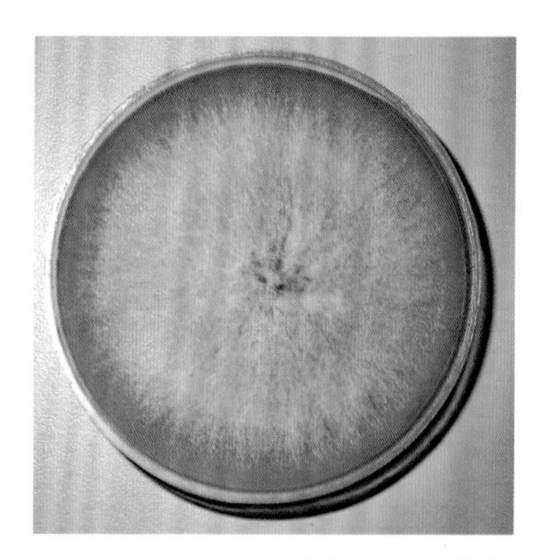

图8-2-42　PDA上培养7天后的菌落

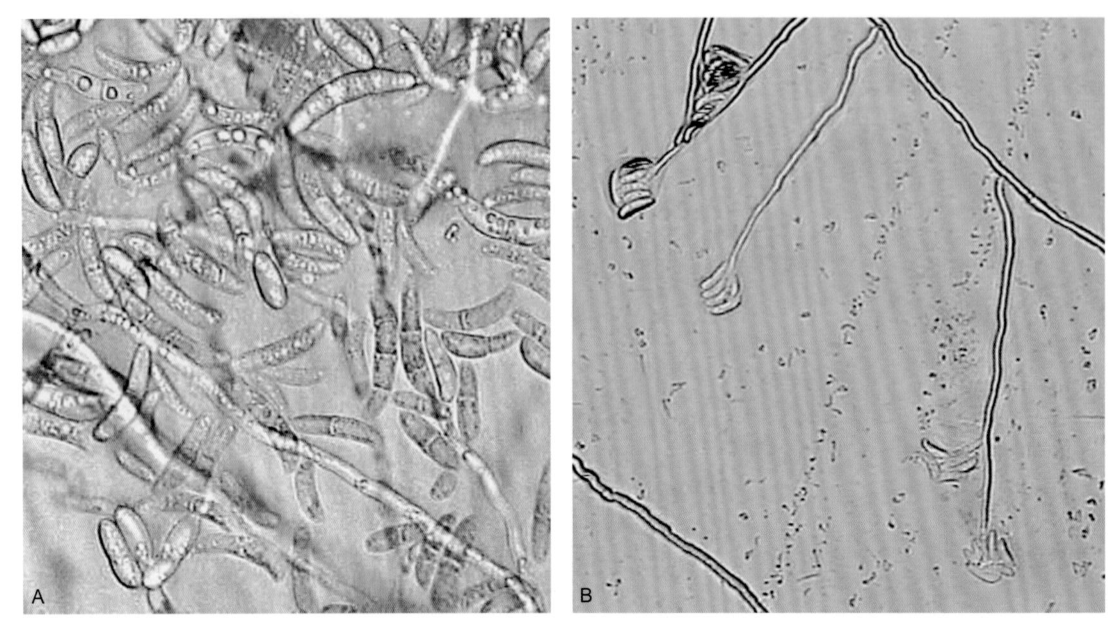

图8-2-43 A. 镜下可见两端钝圆的大分生孢子(×400)。B. 位于长的分生孢子梗上呈假头状着生的小分生孢子(×200)

程中未见药物不良反应。半年后随访，患者由于高热在外院行骨髓细胞学检查，诊断为急性白血病，不久后死亡。

【本例要点】

镰刀菌属广泛存在于自然界的土壤中，在植物的枝叶、稻谷的种子和动物的毛皮上常见，属于条件致病真菌。镰刀菌引起的皮肤感染中，免疫功能正常患者的外伤史比免疫缺陷患者更为多见，但前者主要为局限性受累，进展缓慢，对治疗反应较好，而后者进展迅速，对抗真菌药物反应较差，易形成播散性感染。播散性镰刀菌感染少见，最常见于器官和骨髓移植接受者、恶性造血系统疾病等粒细胞减少症患者和重度烧伤患者等免疫功能受损个体，预后差，粒细胞减少如不恢复，致死率可达100%。

本例患者经骨髓细胞学检查确诊为恶性造血系统疾病，外周血粒细胞维持低位水平(2.9×10^9/L)是导致患者感染镰刀菌的主要因素。在发病初期应用皮质类固醇激素也可能是导致镰刀菌感染的诱发因素之一。此类播散性镰刀菌感染皮损初时表现为局部疼痛性红斑或丘疹，中心苍白，镰刀菌属中76%的菌株会产生镰孢菌酸、念珠菌毒素或烟曲霉毒素B_1；毒素的作用导致炎症加重和脓液的产生，进一步发展为黑色坏死性溃疡，形成坏死性臁疮样损害。

镰刀菌是最常见的对多种抗真菌药物耐药的真菌之一，对5-氟胞嘧啶、氟康唑的敏感性较低，对两性霉素B、伊曲康唑、伏立康唑的敏感性变化较大。确定致病真菌及体外药敏试验对临床用药有指导意义，本例患者口服伊曲康唑治疗并未见明显疗效，此后我们通过CLSI制订的M38-A方案进行体外抗真菌敏感性试验证实该株茄病镰刀菌对伊曲康唑耐药，对特比萘芬敏感。由此可见，早期快速地进行标准化体外药敏试验对该病的治疗具有较好的指导作用。

（胡志敏）

第三节　毛孢子菌感染

病例14　阿萨希毛孢子菌致足部感染

【临床资料】

患者，男，44岁，以“双足第3、4趾间皮肤溃疡5个月余”入院。5个月前患者左足第3、4趾间出现小水疱及浸渍糜烂，伴轻度瘙痒，未予诊治。约1周后右足对称部位出现同样皮损。后就诊于多家医院，给予多种外用抗真菌药物、红光治疗、口服雷公藤片等，均无明显疗效。

患者患病以来，精神食欲正常，体力正常，睡眠良好，体重无明显变化，二便正常。无外伤史，无冶游史，平素体健。

体格检查：体温36.5℃，脉搏80次/分，呼吸20次/分，血压130/80 mmHg，体重63 kg。全身浅表淋巴结未触及，系统检查无异常。

病理检查：左足皮损行病理检查见第3、4趾间皮肤组织溃疡，全层坏死达皮下脂肪层，见小动脉内皮增生，管腔明显狭窄，不排除坏疽性脓皮病。

专科检查：双足第3、4趾间对称分布约5 cm × 2 cm大小溃疡创面（图8-3-1A），创基见灰黄色坏死组织，质韧，趾缝处见暗红色肌肉组织外露，无明显渗出物，创周皮肤无明显红肿。

血常规、尿常规及生化全检，均无明显异常；抗HIV抗体阴性，快速血浆反应素试验（RPR）阴性，梅毒螺旋体颗粒凝集试验（TPPA）阴性，溃疡面分泌物行微生物学检查（细菌、真菌涂片及培养）均阴性。

术中切除的病变组织行病理及真菌学检查。病理结果：皮肤组织上皮增生，角化过度，皮下大量增生肉芽组织伴大片坏死。特殊染色：PAS（－），PAM（－）。皮肤组织真菌镜检及培养结果初步鉴定为阿萨希毛孢子菌（图8-3-2）。

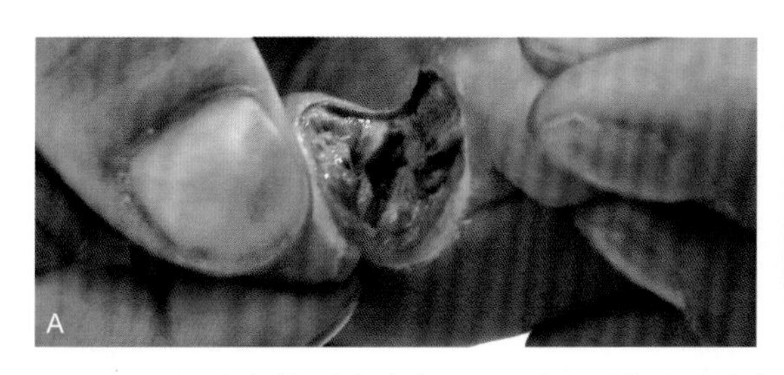

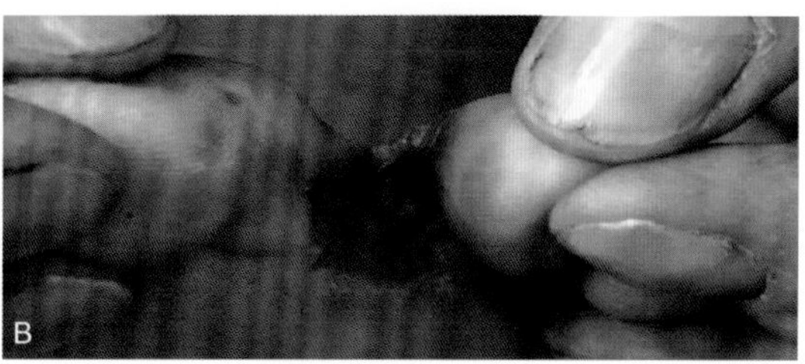

图8-3-1　治疗前、后皮肤外观。A. 左足趾间皮肤溃疡（治疗前）。B. 左足趾间皮肤创面愈合（治疗后第10天）

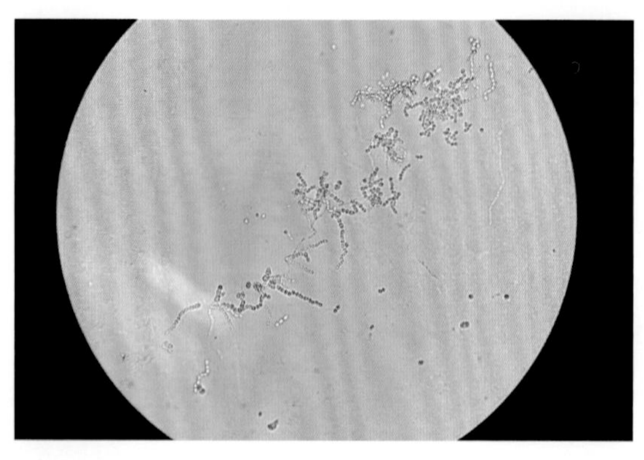
图8-3-2 真菌显微镜下形态特点：可见圆形或卵圆形孢子（×40）

该菌株经ITS5序列测序（扩增引物为V9G和LS266），Blast进一步证实为阿萨希毛孢子菌。

【诊断与治疗】

诊断：阿萨希毛孢子菌致足部感染。

治疗：入院后创面给予双氧水及磺胺嘧啶银霜换药，坏死组织未脱落，创面无明显变化。入院后第4天行手术清创自体皮移植封闭创面，术后第10天创面愈合拆线出院（图8-3-1B）。

【本例要点】

毛孢子菌可在人体的不同部位定植和繁殖，可引起深部、黏膜结合部及浅表感染。浅表感染主要为皮肤损害及毛发感染。皮肤损害主要表现为浸润性红斑、丘疹、结节、斑丘疹、丘脓疱疹、血疱、鳞屑等，较为常见的是紫癜性丘疹和结节，中心坏死、结痂或形成溃疡。

本例患者的特殊之处在于，健康成年男性的阿萨希毛孢子菌所致浅表感染。皮损表现为起初水疱、浸渍糜烂，后形成溃疡，经多种外用抗真菌药物治疗无效。最终手术彻底切除溃疡后自体皮移植封闭创面（手术期未行任何抗真菌治疗），为治疗慢性顽固性抗真菌治疗无效的浅表真菌感染提供了可参考的治疗方法。

（周南）

病例15 黏膜毛孢子菌致足部感染

【临床资料】

患者，女，26岁，因“双足趾间及足底脱屑伴瘙痒6个月”就诊。6个月前无明显诱因双足趾间及足底出现白色脱屑，伴瘙痒，自行局部外用药物（具体不详）无明显好转。患者双足有多汗症，平素体健，职业为导游，喜穿运动鞋。家族及同事中无类似病史。

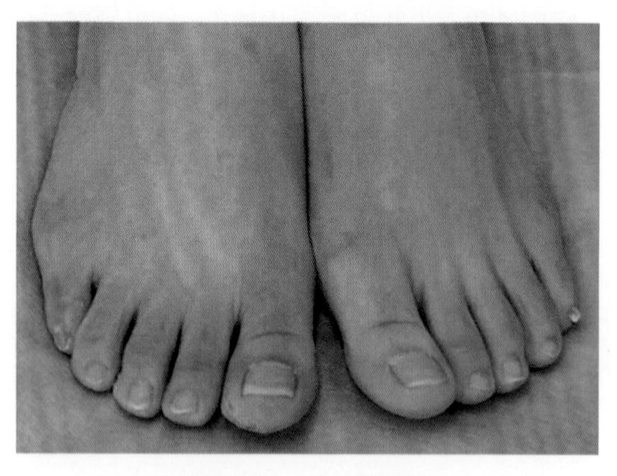
图8-3-3 治疗前皮损

体格检查：双足趾间及足底见白色脱屑，双足趾间潮湿，右足大蹞趾见数个跖疣（图8-3-3）。皮肤镜检查：双足趾间红斑及脱屑明显（图8-3-4）。实验室检查：刮取趾间鳞屑涂片，经亚甲蓝染色后在显微镜下观察见分隔菌丝（图8-3-5）。将鳞屑接种于含氯霉素及放线菌酮的沙堡弱培养基中，32℃培养，6天后可见少量白色酵母样菌落生长（图

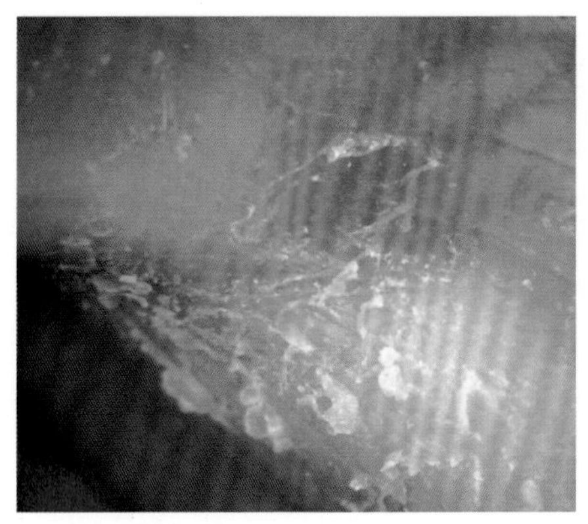

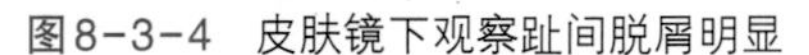

图8-3-4　皮肤镜下观察趾间脱屑明显

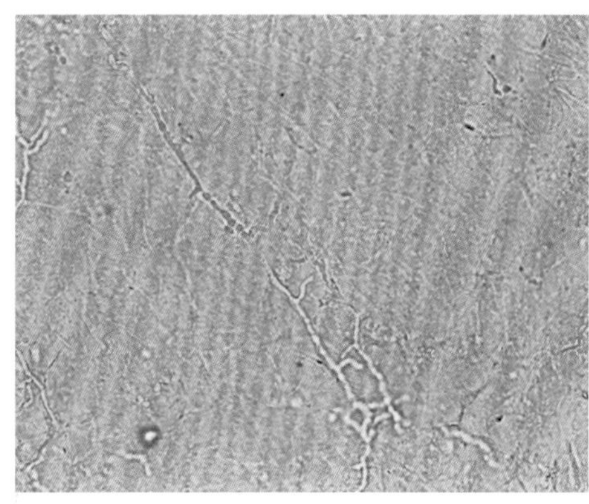

图8-3-5　皮屑内菌丝（亚甲蓝染色 ×400）

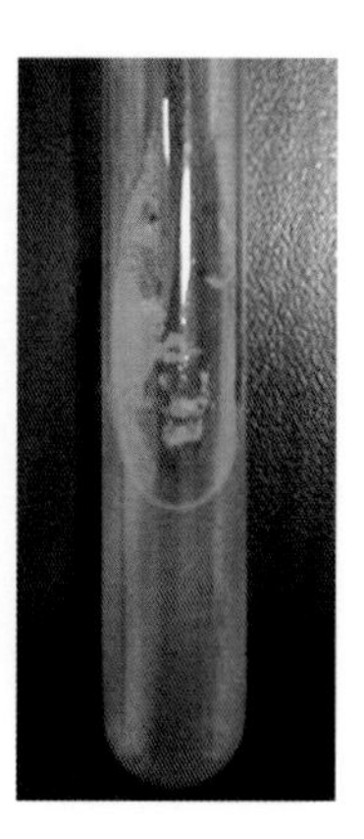

图8-3-6　沙堡弱培养基6天

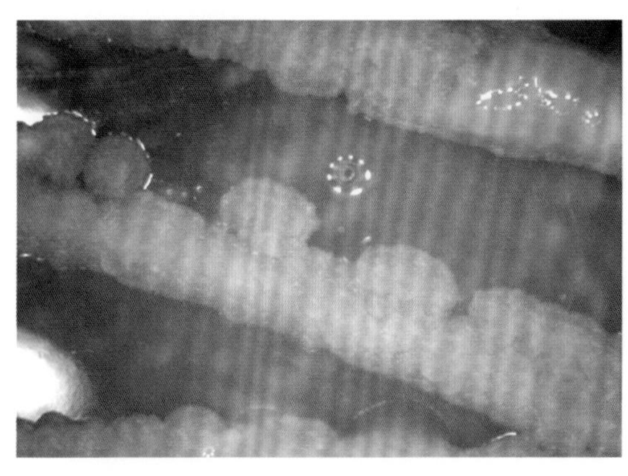

图8-3-7　将菌种接种于马铃薯培养基，32°C培养14天，皮肤镜下见潮湿放射状黄白色酵母样菌落（在皮肤镜下放大观察）

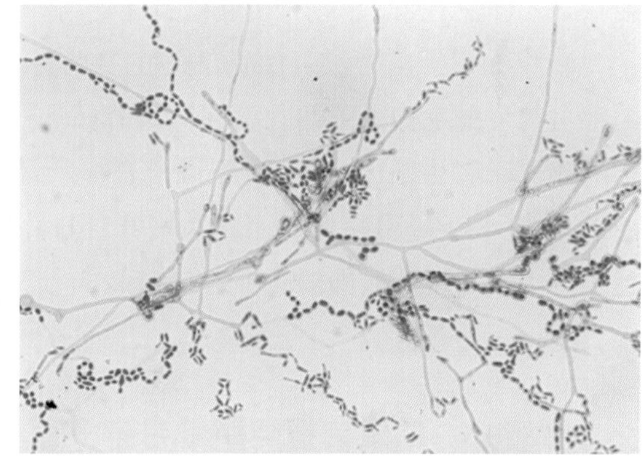

图8-3-8　小培养镜下见典型关节菌丝（棉蓝染色 ×400）

8-3-6）。将菌株转种至含氯霉素及放线菌酮的马铃薯培养基中，14天后在皮肤镜下观察见潮湿放射状黄白色酵母样菌落（图8-3-7）。小培养（棉蓝染色）见毛孢子菌典型的分隔及关节菌丝结构（图8-3-8）。提取培养菌落的DNA，测序结果为黏膜毛孢子菌（*Trichosporon mucoides*）。

【诊断与治疗】

诊断：足癣，跖疣。

治疗：镜检阳性后予口服盐酸特比萘芬250 mg，1次/天；10%聚维酮碘溶液泡足后外用1%萘替芬-0.25%酮康唑乳膏。跖疣予冷冻治疗及咪喹莫特乳膏外用。培养阳性并鉴定为黏膜毛孢子菌后将盐酸特比萘芬更换为伊曲康唑胶囊每次200 mg，2次/天，口服（牛奶送服）2周。患者自行停药3个月后复诊时双足趾间及足底已无脱屑（图8-3-9，图8-3-10），瘙痒减轻。镜检及培养均为阴性。继续服药3周后停药。随访半年无复发。

【本例要点】

毛孢子菌在自然界分布较广，部分毛孢子菌参与皮肤及黏膜定植。临床上以非洲裔人群为

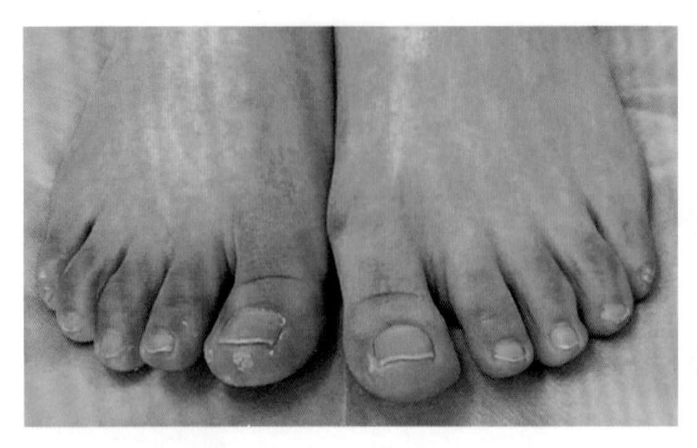

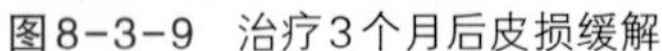
图8-3-9 治疗3个月后皮损缓解

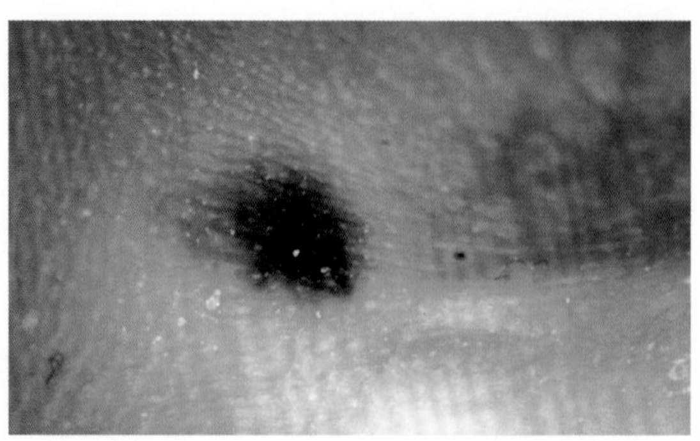
图8-3-10 皮肤镜下观察趾间脱屑消失

主的毛结节病是毛孢子菌所致代表性浅部感染。而在恶性肿瘤、HIV感染、使用免疫抑制剂等免疫缺陷人群中毛孢子菌则可引起侵袭性感染。日本报道毛孢子菌还与夏季超敏型肺炎相关。

黏膜毛孢子菌为侵袭性感染的主要菌种之一，引起浅表感染非常少见，此外黏膜毛孢子菌还可与皮瘤毛孢子菌共同引起毛结节病。

本例患者由临床表现、皮肤镜检查提示及真菌镜检初诊为“足癣”，因足癣是由皮肤癣菌所致，故予特比萘芬口服。当真菌培养、PDA小培养及分子测序确认为黏膜毛孢子菌后，将特比萘芬更换为伊曲康唑口服，效果良好。

（胡文英）

病例16 阴道定植阿萨希毛孢子菌

【临床资料】

患者，女，25岁，因婚前体检就诊。平素身体健康，偶有阴道分泌物稍增多及轻微瘙痒，无长期服用抗生素、激素或免疫抑制剂病史。该患者及性伴侣无性病史，采用避孕套避孕7年。

妇科检查：外阴皮肤正常，阴道无明显充血，可见少量淡黄色均质化分泌物附着于阴道黏膜，伴有轻度宫颈肥大和糜烂，子宫及附件未见异常。阴道分泌物检查鳞状上皮细胞(+)，Nugent评分3分，pH 3.8，氨味试验阴性，未见芽生孢子及假菌丝。阴道分泌物接种在2支含有氯霉素沙堡弱葡萄糖琼脂培养基（SDA）上27℃培养14天，可见土黄色、表面皱褶的酵母样菌落生长。血常规、肝肾功能检查无异常。

由于临床症状不明显，患者未予治疗。3个月后随访，患者仍无明显症状。复查阴道分泌物镜检结果Nugent评分3分，pH 4.4，氨味试验阴性。革兰染色镜检发现2个革兰阳性长柱形关节孢子黏附于鳞状上皮细胞上，细胞外少量革兰阴性短杆菌（图8-3-11）。真菌培养结果与前次相同。

菌落形态学观察：由于首次分离菌株（ZJ199）和第二次分离菌株（ZJ199-2）相同，故真菌学研究仅用ZJ199菌株，阿萨希毛孢子菌（CBS2479）作为对照菌株。菌株分别接种于大平皿SDA、玉米粉琼脂培养基（CMA）、酵母菌形态琼脂培养基（YMA）27℃培养14天。本菌株在SDA上3天即有淡黄色菌落生长，直径6 mm，表面不光滑；7天菌落直径11 mm，奶黄色，表面粗糙，中央隆起、皱褶，周边呈粉末状（图8-3-12A）；9天菌落直径15 mm，菌落形态与7天时相似，背面平坦呈淡黄色。CMA和YMA上菌落形态大致相同，但菌落生长较慢。

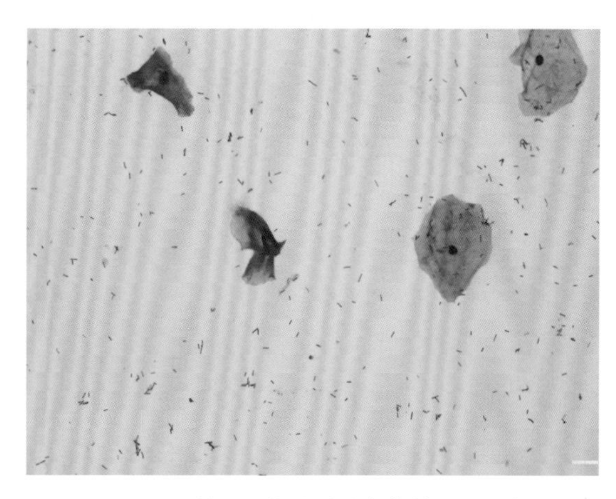

图8-3-11 阴道分泌物革兰染色镜检显示2个革兰阳性长柱形关节孢子黏附于鳞状上皮细胞，细胞外少量革兰阴性短杆菌（×1 000）

微量培养：本菌株接种于小钢圈SDA、CMA 27℃和37℃培养，显示不同培养基上生长差异较大。CMA 27℃培养5天，可见真菌丝与假菌丝形成混合菌丝（图8-3-12B）；37℃培养6天，可见关节菌丝由长方形、矩形关节孢子连接而成，其上着生侧生孢子（图8-3-12C）。SDA 37℃培养6天，可见卵圆形或椭圆形孢子形成假菌丝，偶见假头状分生孢子着生于孢梗上（图8-3-12D）。

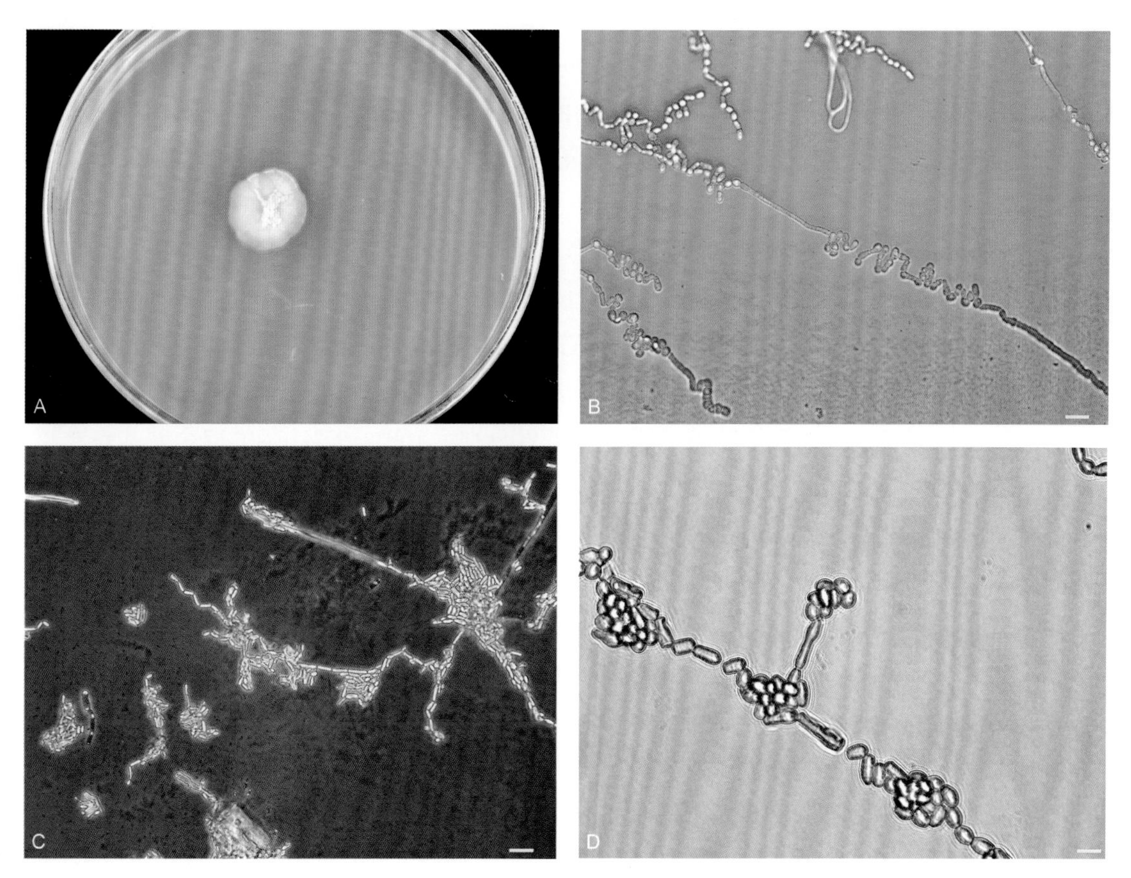

图8-3-12 阿萨希毛孢子菌培养。A. 27℃ SDA培养7 天，奶黄色菌落直径11 mm，表面粗糙，中央隆起、皱褶，周边呈粉末状。B. 混合菌丝（CMA，27℃，5天）（×400）。C. 关节菌丝及其侧生孢子（CMA，37℃，6天）（×400）。D. 假菌丝及孢梗上着生假头状分生孢子（SDA，37℃，6天）（×1 000）

温度试验：本菌株接种于试管SDA上，分别置于4℃、8℃、25℃、27℃、37℃、42℃、44℃培养2周。结果显示，27℃生长最佳，菌落直径14 mm；25℃、37℃生长良好，菌落直径11 mm；42℃生长一般，菌落直径7 mm；4℃、8℃、44℃均无菌落生长，但将其转至27℃培养1周后仍有菌落生长。

尿素酶试验：本菌株和对照菌株分别接种于尿素培养基试管中，27℃培养2周。结果显示2个菌株均能使培养基变为红色，呈阳性反应。

0.1%放线菌酮和20% NaCl耐受试验：本菌株和对照菌株分别接种于含0.1%放线菌酮SDA培养基试管、含20% NaCl MEA培养基试管上，27℃培养2周。结果显示2个菌株均有菌落生长，说明两者均可耐受0.1%放线菌酮、20% NaCl。

药敏试验：采用NeoSensitabs纸片和E-test药敏条进行体外药敏试验。NeoSensitabs纸片法提示本菌株对伏立康唑敏感，对两性霉素B和咪康唑中度敏感，对伊曲康唑、氟康唑、卡泊芬净和特比萘芬耐药。E-test药敏结果显示本菌株对伏立康唑、氟康唑、伊曲康唑、两性霉素B、卡泊芬净的MIC分别为0.25 mg/L、64 mg/L、>32 mg/L、>32 mg/L、>32 mg/L，提示其仅对伏立康唑敏感。

基因测序：用真菌DNA试剂盒提取ZJ199、ZJ199-2、ZJ3063、CBS2479菌株DNA，其中ZJ3063菌株是从1例疑为股癣患者皮损中分离的阿萨希毛孢子菌。真菌引物ITS1/ITS4、NL1/NL4、26SF/5SR分别用于扩增rDNA内转录间隔区（ITS）、D1/D2区、基因间隔区1（IGS1）。测序结果与GenBank上有关序列进行Blast分析。本试验所测的CBS2479 ITS、IGS1、D1/D2区序列，与GenBank上该菌株相应序列完全一致。由于ZJ199、ZJ199-2菌株具有相同序列，故仅将ZJ199菌株ITS（485 bp）、IGS1（582 bp）、D1/D2区（571 bp）序列提交至GenBank。序列比对结果：本菌株ITS、IGS1、D1/D2区序列与GenBank中部分阿萨希毛孢子菌同源性达100%（ITS：FJ943429、KC127676；IGS1：JX111988、EU934811；D1/D2区：FJ463632、EU559350）。然而，本菌株与CBS2479 IGS1序列覆盖率和同源性分别为100%、97%，存在17个碱基差异。

RAPD分析：25个随机引物（OPF-01～OPF-20、ATGS、OPAO-15、OPI-03、OPI-14、OPK-20）由上海生工生物工程股份有限公司合成，预试验结果发现OPAO-15（5′-GAAGGCTCCC-3′）和OPI-14（5′-TGACGGCGGT-3′）可获得清晰、稳定、重复性好的特异性条带。RAPD反应体积15 μL，其中模板DNA 2 μL，5 pmol/L引物1 μL，2.5 mmol/L dNTP 1 μL，25 mmol/L $MgCl_2$ 1 μL，5 U/μL *Taq*聚合酶（Takara公司）0.2 μL，10×缓冲液1.5 μL，双蒸水8.3 μL。反应条件：预变性94℃ 2分钟；变性94℃ 1分钟，退火38℃ 1分钟，延伸72℃ 1分钟，共循环36次；最后延伸72℃ 10分钟。上述反应产物中加入6×加样缓冲液1 μL，取混合液8 μL于1.2%琼脂糖凝胶上电泳100分钟，4S Green核酸染料染色，紫外线凝胶成像系统观察结果。

OPAO-15和OPI-14引物的RAPD结果显示菌株ZJ199与ZJ199-2的电泳条带一致，但其与对照菌株（CBS2479、ZJ3063）电泳条带有明显不同（图8-3-13），提示两次分离的阿萨希毛孢子菌可能为同一菌株。

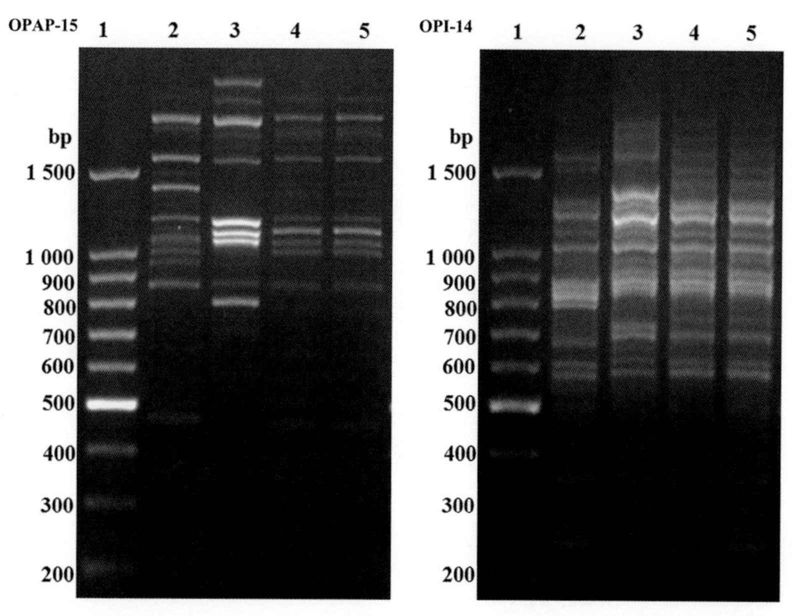

图8-3-13 阿萨希毛孢子菌RAPD分析(1,marker;2,CBS 2479;3,ZJ3063;4,ZJ199;5,ZJ199-2):OPAO-15、OPI-14显示2个阴道分离菌株(ZJ199、ZJ199-2)电泳条带一致,但与对照菌株(CBS2479、ZJ3063)电泳条带有明显不同

【本例要点】

阿萨希毛孢子菌是深部毛孢子菌病的最常见病原菌,但其是否引起阴道炎尚不清楚。本例患者具有正常阴道pH(3.8~4.4)和菌群(Nugent评分3分),未见白细胞;虽然间隔3个月阴道分泌物中两次分离出阿萨希毛孢子菌,但仅在第2次涂片发现少量关节孢子附着于鳞状上皮细胞,且无菌丝出现;在未予治疗的情况下,随访3个月仍然缺乏阴道炎症状。这些结果表明本例患者阴道内阿萨希毛孢子菌处于定植状态。

传统真菌鉴定方法不能有效区别毛孢子菌种,至少需要同时应用2个rDNA基因才能准确鉴定至种的水平。本菌株的ITS和D1/D2区序列与CBS2479完全一致,但两者的IGS1序列有17个碱基差异,说明IGS1适用于鉴别毛孢子菌。随机引物OPAO-15已用于确定阿萨希毛孢子菌种内差异。本研究筛选了25个随机引物,发现OPAO-15和OPI-14可有效鉴别阿萨希毛孢子菌。OPAO-15和OPI-14的RAPD结果显示菌株ZJ199与ZJ199-2的电泳条带一致,但与对照菌株有明显差异。根据3个rDNA基因测序和RAPD分析,提示患者的两次分离菌株为同一菌株。

本文的E-test和NeoSensitabs纸片法发现本菌株对伏立康唑敏感,提示伏立康唑可能是外阴阴道毛孢子菌病最有效药物。此外,与M27-A2微量肉汤稀释法相比,NeoSensitabs纸片法不能区别两性霉素B耐药酵母菌。本菌株用E-test显示对两性霉素B耐药,而NeoSensitabs纸片法为中度敏感,提示纸片法可能不适用于判断阿萨希毛孢子菌对两性霉素B敏感性。

(杨艳平)

第四节 马尔尼菲篮状菌感染

病例17 艾滋病并发马尔尼菲青霉败血症

【临床资料】

患者，男，39岁，建筑工人，未婚，因“发热、淋巴结肿大1个月”就诊。患者1个月前无明显诱因下出现发热，伴轻度咳嗽、无痰。表现为稽留热，不伴寒战，体温最高40℃，在当地医院以“上呼吸道感染”予抗生素治疗后咳嗽消失，体温曾降至正常。数天后上述症状加重，表现为持续高热，伴恶心、呕吐、轻度腹泻等消化道症状，并渐出现多发浅表淋巴结肿大。患者曾就诊于多家医院，检查发现白细胞、红细胞及血小板进行性减少，因骨髓涂片见可疑真菌孢子转入我科。患者既往体健，有冶游史。发病以来体重减轻约2 kg。

体格检查：体温40℃，呼吸21次/分，脉搏90次/分，血压110/70 mmHg。急性病容，神志清楚。双侧腹股沟可及多个绿豆至蚕豆大肿大淋巴结，质韧，境界清楚，活动度可，无压痛，余淋巴结未触及肿大。腹软，无压痛及反跳痛，肝肋下未触及，脾肋下约2 cm。专科查体未见皮疹。

辅助检查：B超示肝区未见明显异常，脾脏稍大，双侧腹股沟多发肿大淋巴结。血常规示白细胞1.76×10^9/L，中性粒细胞百分比89.8%，淋巴细胞百分比4.5%，红细胞2.88×10^9/L，血红蛋白96 g/L，血小板43×10^9/L；尿常规示潜血(++)，尿蛋白(++)；红细胞沉降率43 mm/h；C反应蛋白9.26 mg/dL；肝功能示ALT 57 U/L，AST 132 U/L，γ-GT 306 U/L，白蛋白27 g/L；肾功能示BUN 21.2 mmol/L，Cr 192 mmol/L；血钾4.87 mmol/L；免疫球蛋白示IgG 16.4 g/L，IgA 6.76 g/L，IgE 1 078 U/mL；凝血功能示PT 15.3秒，INR 1.33，Fib 1.61 g/L，D-dimer 0.56 μg/mL；血利士曼原虫抗体阴性，疟原虫阴性；抗ENA、ANA、ds-DNA及ANCA相关抗体阴性。抗HIV抗体初筛及确认试验阳性。

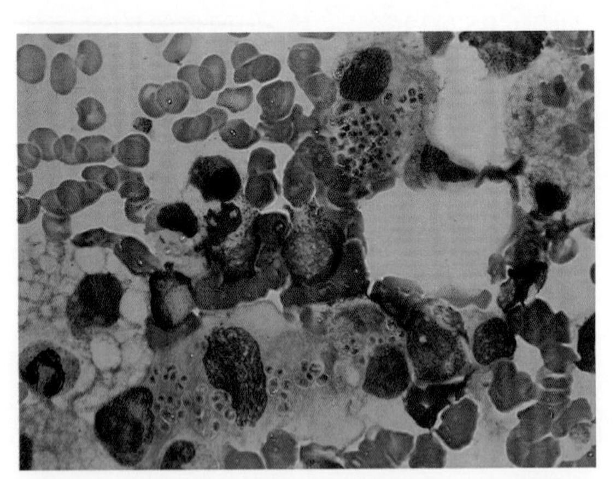

图8-4-1 骨髓涂片可见巨噬细胞内圆形和卵圆形有明显分隔的孢子(瑞氏染色 ×100)

进行骨髓穿刺并行骨髓涂片检查(瑞氏染色)，可见厚壁分隔真菌孢子(图8-4-1)。

血液培养瓶培养：取患者外周血行需氧及厌氧血培养。培养结果为真菌生长。

真菌学检查：患者外周静脉血标本分别无菌接种于沙堡弱培养基(SDA)和脑心浸液培养基(BHI)27℃培养，48小时后可见SDA培养基上有细小丝状真菌菌落生长。挑取菌落转种马铃薯葡萄糖培养基(PDA)27℃培养5天，可见菌种表面呈黄色粉末状，该菌产

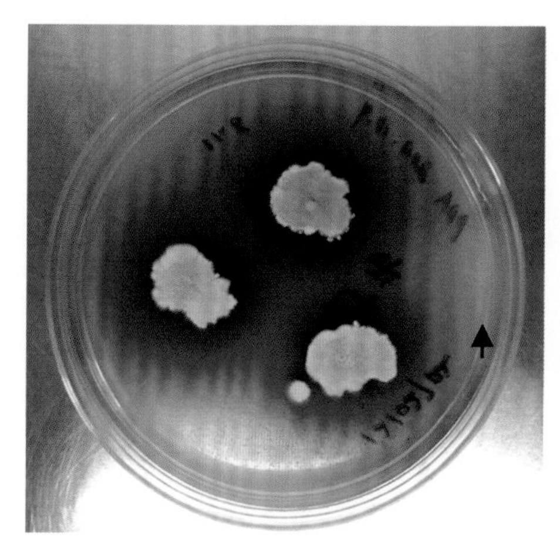

图8-4-2　菌种表面呈黄色粉末状，产生大量酒红色色素（27℃）

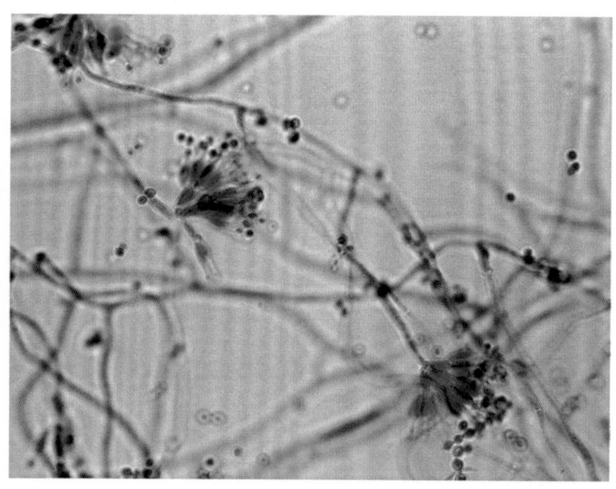

图8-4-3　小培养可见典型帚状枝（乳酸酚棉蓝染色x100）

生大量红色色素将培养基染成深红色（图8-4-2），显微镜下可见典型的帚状枝（图8-4-3）。脑心浸液培养基（BHI）37℃培养1周，菌落呈酵母样。初步鉴定为马尔尼菲青霉，菌株代号为PUTH12102702（北京大学第三医院）。

PCR扩增及测序鉴定：PCR扩增产物经1%琼脂糖凝胶电泳检查得到预期的1条约501 bp的DNA片段（图8-4-4）。对PCR产物直接测序并进行ITS区序列比对，鉴定为*Penicillium marneffei*，与标准株CBS 101038（1例来自印度的艾滋病患者）及ATCC 201699（1例来自泰国的患者）的一致性为100%。

【诊断与治疗】

诊断：艾滋病合并马尔尼菲青霉败血症。

治疗：给予氟康唑150 mg口服，每天1次。用药2次后再次行血培养，结果仍为阳性。患者转入传染病医院治疗数天后因病情迅速恶化死亡。

【本例要点】

马尔尼菲青霉病为马尔尼菲青霉（*Penicillium marneffei*, PM）感染引起的系统性真菌病，为HIV合并症之一。PM可致多系统感染，真菌败血症为其经血播散的主要途径。马尔尼菲感染临床分局限型及播散型两种，艾滋病患者多为播散型感染。本例患者为青年男性，有冶游史，抗HIV抗体初筛及确认试验阳性，有系统性机会致病菌感染的临床表

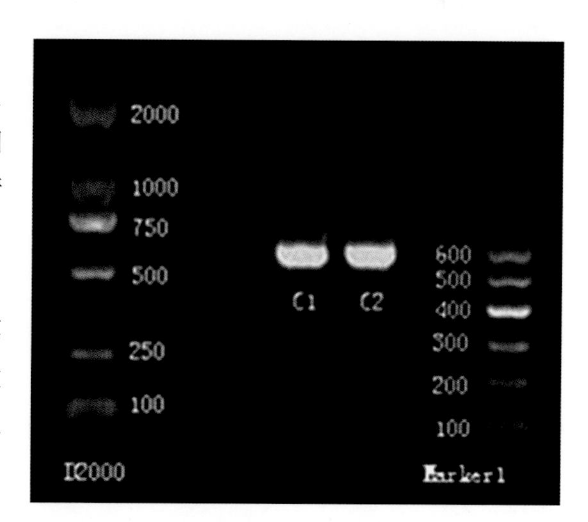

图8-4-4　PCR扩增结果：所用引物分别为ITS4及ITS5，扩增片段大小为501 bp（C1、C2样本提取自培养物菌悬液；D2000从下到上依次为100 bp、250 bp、500 bp、700 bp、1 000 bp、2 500 bp；marker从下到上依次为100 bp、200 bp、300 bp、400 bp、500 bp、600 bp）

现及实验室依据，艾滋病合并马尔尼菲青霉败血症诊断成立。马尔尼菲感染途径尚不清楚，但作为艾滋病的并发症，考虑与性接触或血液感染有关。本例患者血液细胞中大量的真菌孢子表明该病具有极强的传染性。在临床诊断中怀疑马尔尼菲感染时应尽快做HIV检测，及时做出诊断，无论对于阻止其艾滋病病毒的传播，还是对于阻止马尔尼菲青霉病的传播都具有十分重要的意义。

（黄芩）

病例18 艾滋病合并马尔尼菲青霉病误诊为亚急性重症肝炎

【临床资料】

患者，男，28岁。因“腹胀、纳差、皮肤及尿色发黄、进行性消瘦1个月，全身皮疹10天”入院。入院前1个月患者无明显诱因下出现纳差、乏力、皮肤及尿色发黄，外院考虑急性肝炎予以治疗，效果欠佳，体重进行性下降，并出现腹胀、尿色发黄；大便稀，每天2～4次，可见少许黏液，无脓血；偶咳嗽、咳少许白色黏痰。外院以“亚急性重型肝炎”予以积极抗感染、保肝治疗，病情无改善，进行性消瘦，且于入院前10天，患者出现全身性皮疹。患者发病前2年曾有冶游史。

入院查体：体温36.4℃，脉搏78次/分，呼吸21次/分，血压126/70 mmHg（1 mmHg=0.133 kPa），神清，烦躁不安，贫血外观，消瘦体型，全身皮肤轻度黄染，左颈后三角区及双侧腹股沟区均可触及3个以上肿大淋巴结，无触痛，巩膜黄染，睑结膜稍苍白，颈软，双肺未闻及干、湿啰音。腹部膨隆，无压痛及反跳痛，肝右肋缘下4.5 cm，剑突下7 cm可触及，脾左肋缘下4 cm可触及，移动性浊音阳性。皮肤科检查：面部、躯干、四肢均见散在的丘疹，皮损中央呈脐凹状，部分可见黑色坏死痂皮，口腔及舌部可见散在溃疡（图8-4-5～图8-4-7），双上肢有两处瘀斑。胸片提示双肺未见明显异常；B超提示肝、脾肿大，腹腔中等量积液。血常规示白细胞4.78 × 10^9/L，中性粒细胞75.8%，淋巴细胞0.25%，单核细胞0.24%，血红蛋白89.30 g/L，血小板147 × 10^9/L；尿素氮17.6 mmol/L，肌酐294 μmol/L，白蛋白23.8 g/L，球蛋白34.5 g/L，总胆红素326.4 μmol/L，

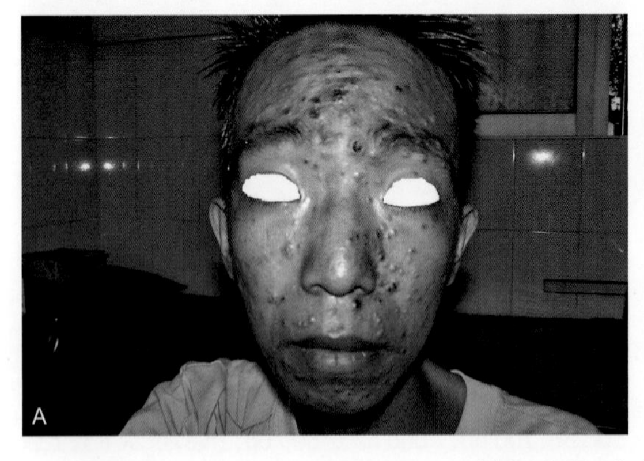
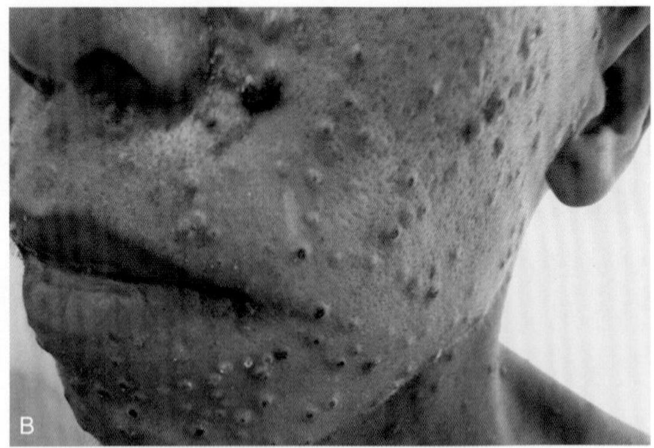

图8-4-5 A，B. 颜面部皮疹

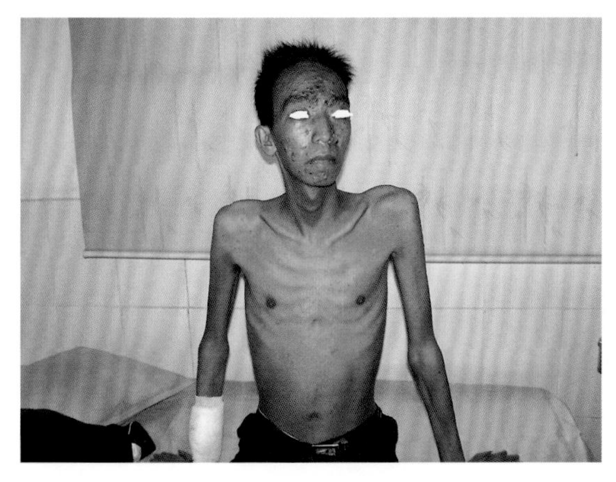

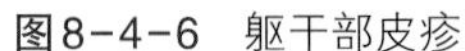
图8-4-6　躯干部皮疹

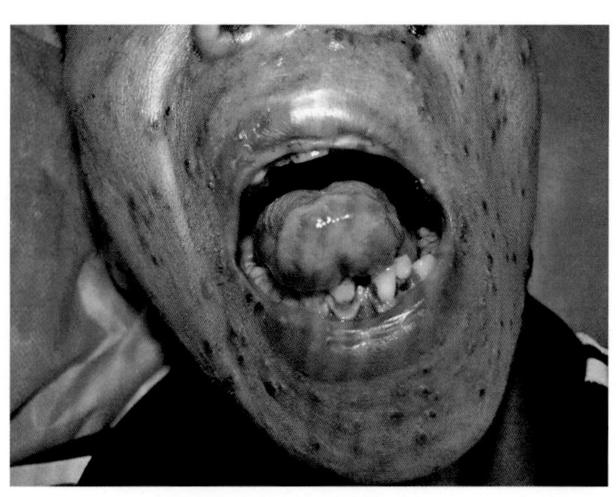

图8-4-7　舌尖部溃疡

结合胆红素432.2 μmol/L，非结合胆红素435.7 μmol/L，丙氨酸转氨酶586.1 U/L，天冬氨酸转氨酶601.6 U/L，碱性磷酸酶1 290.1 U/L，γ-谷氨酰转移酶501.6 U/L，PTA 41.2%，葡萄糖8.5 mmol/L；凝血酶原时间28.9秒、凝血酶原时间活动度40%、部分活化凝血酶原时间54秒、纤维蛋白原1.6 g/L、凝血酶时间48.4秒，HBV-DNA-PCR < 200 copies/mL；皮损病理提示真皮内大量组织细胞和真菌孢子围绕血管及皮肤附件周围分布，真菌孢子呈圆形或卵圆形。

【诊断与治疗】

患者住院2天后自动出院，出院1天后死亡。患者死后第7天血培养及皮肤组织培养结果提示马尔尼菲青霉生长。菌落镜下可发现特征性的帚状枝（图8-4-8），沙堡弱培养25℃ 3天后产生水溶性玫瑰色素（图8-4-9A，B）；PAS染色可见菌体呈圆形、椭圆形。患者死亡1周后经省疾控中心检查证实HIV抗体阳性。

诊断：艾滋病，马尔尼菲青霉病，多器官功能衰竭。

【本例要点】

马尔尼菲青霉菌（PM）是迄今所发现的极少数能使人体致病的青霉菌之一，可引起局限性或播散性感染。马尔尼菲青霉菌感染常发生于艾滋病患者等免疫力低下人群，感染可累及多个器官，多见于肺、肝和皮肤。本例患者主要表现有纳差、体重减轻、贫血、淋巴结及肝、脾肿大和皮损，没有发热表现。艾滋病合并马尔尼菲青霉病临床罕见，临床医生对其认识不够，且艾滋病合并马尔尼菲青霉病因个体的不同、疾病阶段的不

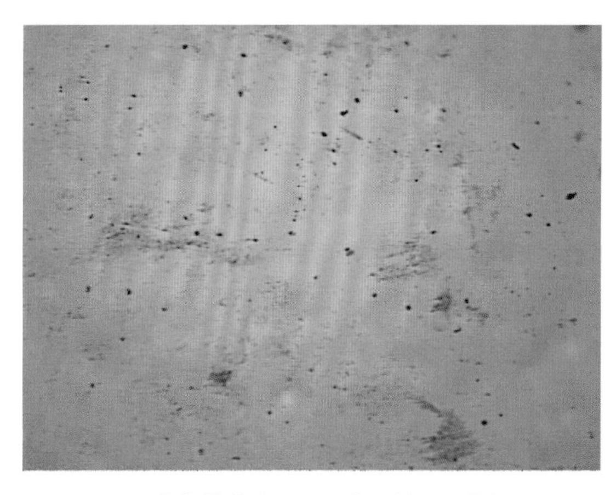

图8-4-8　真菌菌落涂片可见特征性的帚状枝（×100）

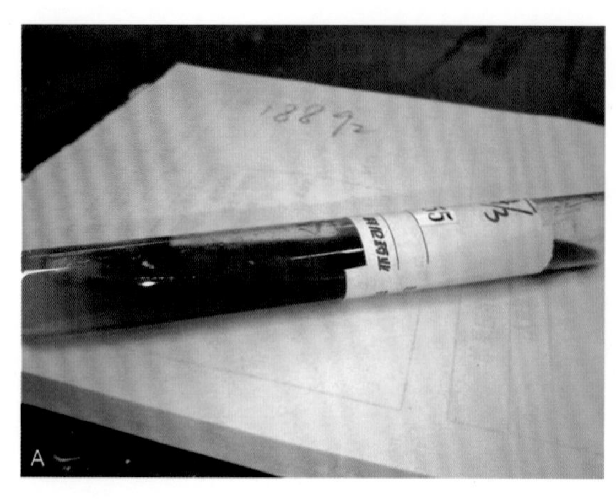

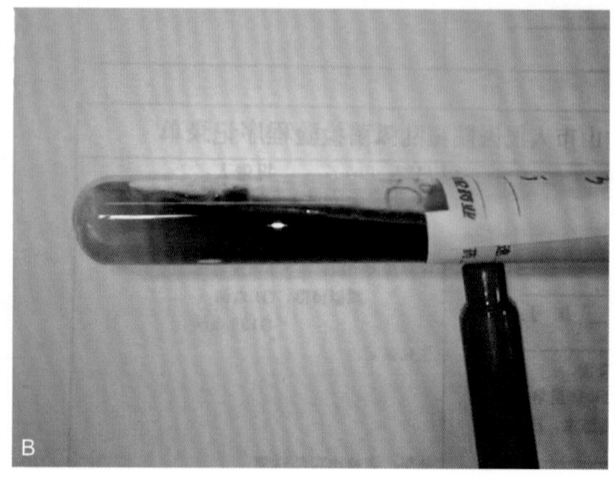

图8-4-9 A,B. 沙堡弱培养25℃ 3天后产生水溶性玫瑰色素

同及侵犯器官的不同而临床表现各异，并且以发热、厌食、体重减轻、贫血、淋巴结炎、肝/脾肿大和皮肤传染性软疣样皮损及肺炎等非特异性表现为主，临床上容易漏诊或误诊为亚急性肝炎、组织胞浆菌病。

马尔尼菲青霉病治疗上主要是抗真菌治疗，有报道伊曲康唑和酮康唑是治疗轻、中度马尔尼菲青霉菌感染的首选药物，静脉滴注两性霉素B可有效治疗严重的马尔尼菲青霉菌感染。本例患者的药敏试验结果为对氟胞嘧啶、咪康唑，两性霉素B、制霉菌素、酮康唑、伊曲康唑、氟康唑均敏感。

（何仁亮）

第五节　肺孢子菌感染

病例19　艾滋病合并肺孢子菌肺炎

【临床资料】

患者，男，26岁，软件工程师，因“反复发热、咳嗽4周伴气促，HIV抗体初筛阳性1天”入院。患者自发病来，饮食、睡眠差，体重下降10 kg。既往体健，无输血史，有不洁性生活史，无烟酒嗜好。外院胸部CT（2天前）示：双肺弥漫性间质炎症，呈毛玻璃样（图8-5-1）。

入院查体：体温38.2℃，脉搏88次/分，呼吸22次/分，浅表淋巴结未触及肿大，口唇无发绀，两肺呼吸音清，未闻及明显干、湿啰音。心、腹部无阳性体征，双下肢无水肿。

实验室检查：入院血常规示血红蛋白110.00 g/L，白细胞计数4.68×10^9/L，中性粒细胞73.8%，血小板总数124×10^9/L。血气分析示酸碱度7.429，剩余碱0.60 mmol/L，碳酸氢根24.90 mmol/L，氧饱和度94.2%，氧分压9.10 kPa，二氧化碳分压5.13 kPa，红细胞沉降率

97 mm/h。T细胞亚群示$CD4^+$T淋巴细胞43×10^6/L，$CD8^+$T淋巴细胞454×10^6/L，CD4/CD8 0.10。

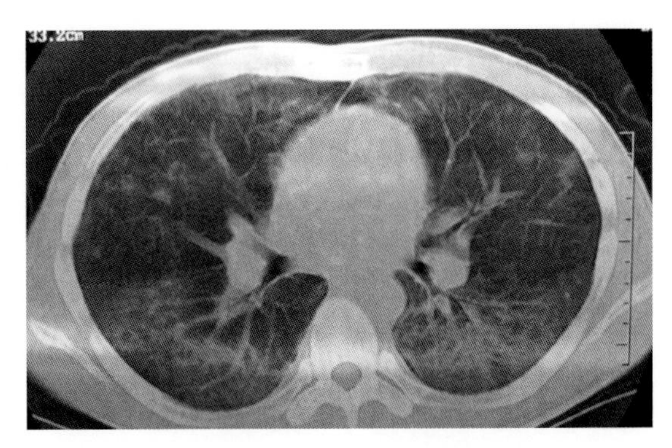

图8-5-1　治疗前胸部CT

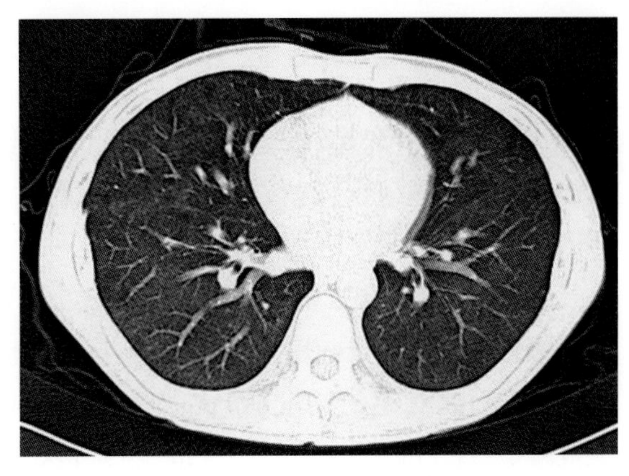

图8-5-2　治疗后胸部CT

【诊断与治疗】

经上海市疾病预防与控制中心确诊HIV阳性，诊断为艾滋病。从呼吸道或肺组织标本中检出含有8个子孢子的包囊确诊为肺孢子菌感染，予复方磺胺甲噁唑每次1.5 g，1次/8小时静脉滴注。治疗3天后患者体温恢复正常，气促好转。开始同时给予HAART治疗，方案为拉米夫定（3TC 300 mg，1次/天）+齐多夫定（AZT 300 mg，1次/12小时）+施多宁（EFV 600 mg，1次/天）。复方磺胺甲噁唑治疗10天后，患者出现发热，体温上升，胃肠道不适。血常规示血红蛋白133.00 g/L，白细胞计数3.73×10^9/L，中性粒细胞 78.7%，血小板总数65.60×10^9/L。治疗11天，血常规示血红蛋白106.00 g/L，白细胞计数2.19×10^9/L，中性粒细胞77.0%，血小板总数86.60×10^9/L。患者出现精神抑郁，有自杀倾向，考虑EFV药物副作用，换用克力芝（洛匹那韦/利托那韦）每次750 mg，2次/天。患者仍有发热，血红蛋白、白细胞、血小板下降，考虑复方磺胺甲噁唑药物不良反应，故换卡泊芬净（caspofungin）治疗，首日剂量70 mg，之后50 mg/d，治疗2天体温正常。5天后复查血常规示血红蛋白 97.00 g/L，白细胞计数6.88×10^9/L，中性粒细胞 76.4%，血小板总数135.00×10^9/L。卡泊芬净治疗10天后，胸部CT示炎症明显吸收（图8-5-2）。复方磺胺甲噁唑加卡泊芬净治疗前、后总疗程21天，肺部感染治愈，故停止卡泊芬净治疗，继续HAART治疗。因患者$CD4^+$T淋巴细胞小于200×10^6/L，所以停止卡泊芬净治疗后，继续试用复方磺胺甲噁唑1 g/d口服预防肺孢子菌肺炎复发，未再出现白细胞计数下降等不良反应。

【本例要点】

本例患者为男性，在患有艾滋病基础上伴发肺孢子菌感染。先后应用复方磺胺甲噁唑（TMP-SMZ）和卡泊芬净治疗有效。卡泊芬净主要通过抑制许多丝状真菌和酵母菌细胞壁的一种基本成分——β(1，3)-D-葡聚糖的合成，干扰孢子菌囊壁的形成，杀灭孢子菌。人类及哺乳类动物的细胞中不存在β(1，3)-D-葡聚糖，故无明显毒副作用。此例患者应用卡泊芬净治疗后，效果好，不良反应少，尤其对艾滋病合并其他真菌感染者（除隐球菌外），为安全有效的方法。卡泊芬净治疗肺孢子菌肺炎成功病例已有报道，但本例患者在艾滋病基础上合并肺孢子菌肺炎，因$CD4^+$T淋巴细胞低，抗PCP的同时需进行HAART治疗，药物毒副作用风险有累加的可能，风险较大。为了使HAART治疗能正常进行，抗PCP在首选药物复方磺胺甲噁唑出现明显不良反应时，选择了效果好、但不良反应少的卡泊芬净，保证了患者治疗的成功。

（张仁芳）

病例20 肺孢子菌肺炎

【临床资料】

患者，男，36岁，因“间断发热伴活动后气短1个月余”就诊。患者1个月前上呼吸道感染后出现胸闷、活动后喘憋，休息后缓解，伴间断发热，当地医院给予头孢哌酮（先锋必）和阿奇霉素静滴20余天，效果不佳。10余天前咳嗽、咳痰加重，痰色白，量少，不黏，易咳出，无咳血；伴双肋部胸痛，与咳嗽有关。仍间断发热，体温最高39.7℃，伴膝关节、后背部游走性疼痛。

既往史：1998年肾活检确诊为慢性肾小球肾炎，膜性增生性肾小球肾炎，IgA肾病（Ⅳ～Ⅴ级），慢性肾功能不全（代偿期）。2004年因尿蛋白复现给予泼尼松（起始剂量60 mg，1次/天）、环磷酰胺（CTX，起始剂量100 mg，1次/天）；半年后换用硫唑嘌呤（依木兰，50 mg/d），泼尼松规范减量，现5 mg隔天1次与25 mg隔天1次交替使用。

查体：指测氧饱和度（SpO_2）91%，Cushing面容，口唇略有发绀，双肺未闻及干、湿啰音，心、腹查体未见异常，无杵状指。

实验室检查：血常规示白细胞6.36×10^9/L，中性粒细胞85.2%；肾功能示尿素氮6.43 mmol/L，肌酐174.15 μmol/L；动脉血气分析（吸空气）示pH 7.44，二氧化碳分压5.07 kPa（38 mmHg），氧分压8.13 kPa（61 mmHg）。外周血T细胞亚群示$CD4^+$T细胞比例减低，$CD4^+$T细胞绝对值116/μL，$CD8^+$T细胞比例显著增加且存在轻度异常激活，$CD4^+$/$CD8^+$T倒置，$CD4^+$T细胞第二信号受体（CD28）表达比例明显减低。痰查肺孢子菌为阴性。

X线胸片：双肺广泛散在斑片状高密度影，分布不均，大小均匀；胸部CT（图8-5-3A）：双肺野见弥漫性多发小斑点影及小斑片影，局部见网状间隔影。纤维支气管镜检：镜下正常，支气管灌洗液、毛刷细菌培养、抗酸染色均阴性。支气管灌洗液 T细胞亚群：T4 33.7%，T8 47.3%，T4/T8=0.7；经支气管镜肺活检病理：部分肺泡腔内可见泡沫状蛋白样物，部分肺泡腔内可见机化物沿小气管伸延。特染：六胺银染色阳性，PAS阴性，AE_1/AE_3阴性，Actin（血管平滑肌）阳性（图8-5-4）。

【诊断与治疗】

诊断：肺孢子菌感染及机化性肺炎。

治疗：应用复方新诺明3片/次，4次/天，共3天。由于患者血肌酐有所上升，将复方新诺

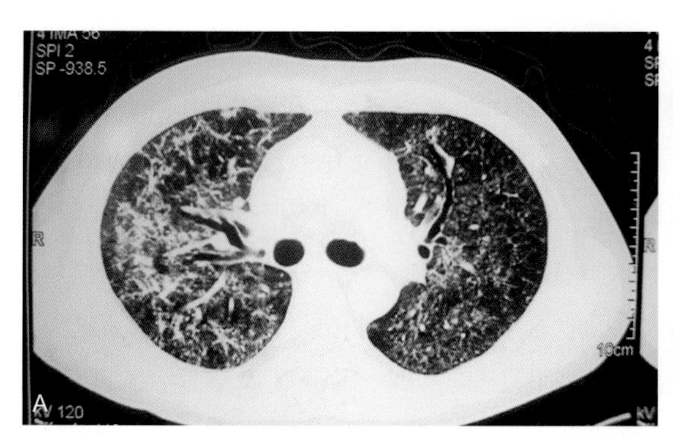

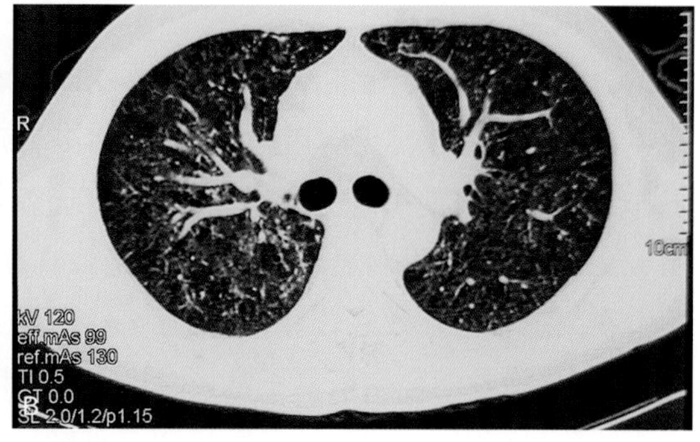

图8-5-3 患者治疗前、后胸部HR CT表现。A. 治疗前。B. 治疗后

明减量至2片/次,3次/天治疗。3天后由于患者肌酐明显升高至243.1 μmol/L而停药。待血肌酐降至176.8 μmol/L(入院时水平),再次加用复方新诺明2片/次,隔天1次治疗,共2周;同时将泼尼松加量到25 mg,1次/天;2周后减量至25 mg,隔天1次。

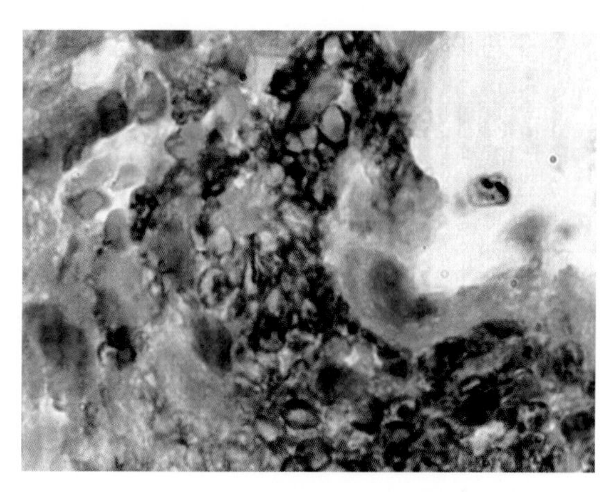

图8-5-4 患者经支气管镜肺活检病理,特染:六胺银阳性

使用复方新诺明治疗5天后复查动脉血气分析(吸空气):pH 7.43,二氧化碳分压4.4 kPa(33 mmHg),氧分压11.9 kPa(88.8 mmHg)。复查胸部高分辨CT:病变较前吸收(图8-5-3B)。治疗结束后复查胸片:完全恢复正常。外周血T细胞亚群:CD4细胞绝对值315/μL。

【本例要点】

人肺孢子菌肺炎(Pneumocystis pneumonia, PCP)多发生于免疫功能缺陷或长期接受糖皮质激素、免疫抑制剂治疗的患者。应用糖皮质激素在PCP发病中的机制目前尚不明确,但其所致的细胞免疫抑制造成机体内潜伏感染的再激活可能是其发病机制之一。本例患者既往有长期应用糖皮质激素、免疫抑制剂病史,发病初测CD4细胞绝对值为116/μL,属于患PCP的高危人群。

临床上对于大剂量应用糖皮质激素超过2周,同时伴有发热、气短、进行性呼吸困难、有肺部改变的患者应该考虑有无PCP。胸部高分辨CT对于PCP的诊断具有较好的提示价值,典型的PCP表现为两上肺弥漫毛玻璃样改变,伴或不伴网格或小囊样改变。PCP的诊断需要靠痰、支气管灌洗液或肺组织内找到肺孢子菌。对于临床上怀疑PCP的患者除多次留取诱导痰标本外,应积极行肺组织活检(经支气管镜或开胸肺组织活检),行六胺银染色或Giemsa染色以明确诊断。本例患者住院期间多次痰找肺孢子菌阴性,并且高分辨CT胸部呈非典型PCP表现,在行支气管镜前未能确诊。在经支气管镜肺活检后通过六胺银染色证实了PCP。

对于PCP的治疗，推荐应用复方新诺明，TMP 15～20 mg/kg，SMZ 75～100 mg/kg静脉滴注或口服用药（4次/天应用）。非艾滋病患者疗程为2周，而艾滋病患者则为3周。通常情况下非艾滋病患者使用复方新诺明后4～5天就有一定疗效，因此若怀疑PCP，但应用复方新诺明4～5天后病情无明显改善，应考虑是否有其他疾病的可能。

本例患者治疗效果较好，在治疗4～5天后动脉血气、高分辨CT胸部有显著改善，治疗满2周后X线胸片示完全恢复正常。考虑以下原因：① 诊断比较及时，属于疾病早期，患者体内病原体数目相对少。② 患者发病初有可疑病毒感染为诱因，去除诱因自身免疫力得以恢复，在病程后期复查CD4细胞数目明显上升得到证实。③ 患者有肾功能不全，即使减量应用复方新诺明也可达到有效治疗血药浓度。因此，早诊断、早治疗以及恢复机体本身的细胞免疫功能对于PCP的预后至关重要。

（曹欣欣）

第六节　其他真菌感染

病例21　Graves眼病合并真菌性角膜感染

【临床资料】

患者，女，31岁，因“双眼外突伴甲状腺肿大7个月余”入院。

入院体检：体温37.5℃，脉搏80次/分，呼吸16次/分。头颅正常，有脱发，前额散在色素沉着。类满月脸，双眼睑闭合不全伴水肿，双眼内眦部球结膜部分突出睑裂外，眼球突出（左眼23 mm，右眼22 mm）。球结膜充血水肿，角膜外缘结膜下可见白色渗出物，右眼角膜可见数点浅表溃疡面，光反应消失（图8-6-1）。甲状腺Ⅲ度肿大，未及血管杂音。

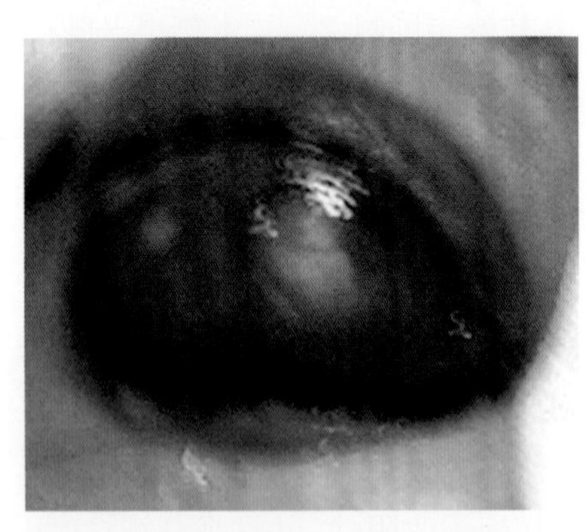

图8-6-1　球结膜充血水肿，角膜外缘结膜下可见白色渗出物，角膜可见数点浅表溃疡面

甲状腺B超：双侧甲状腺可见多个囊实性占位，左侧较大为11 mm × 7 mm，右侧较大为17 mm × 12 mm。

实验室检查：血常规示白细胞7.3 × 10^9/L，中性粒细胞83.5%，淋巴细胞8.5%，单核细胞7.0%。肝肾功能检查示白蛋白30 g/L，余项目未见明显异常。电解质未见异常。尿常规示白细胞酯酶（+）/uIH。

细菌培养：角膜溃疡表面分泌物细菌培养阴性。

真菌学检查：角膜溃疡表面分泌物涂片镜检阳性，镜下可见菌丝及芽孢（图8-6-2，图8-6-3）；真菌培养阴性。

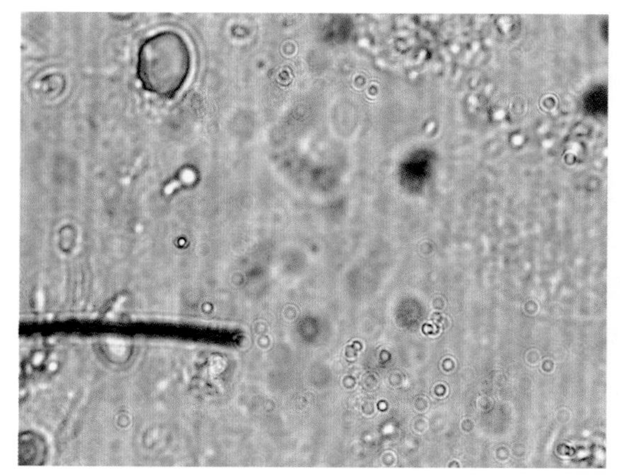
图8-6-2　分泌物涂片(可见芽孢)

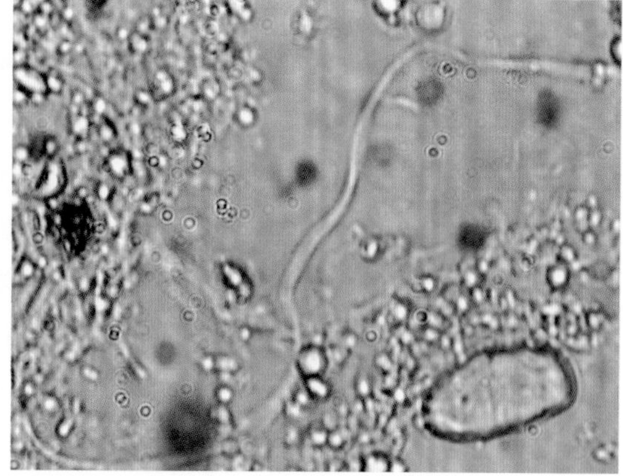
图8-6-3　分泌物涂片(可见菌丝)

【诊断与治疗】

根据相关病史及临床表现,诊断明确:甲状腺功能亢进Graves病;甲状腺相关性眼病;真菌性角膜溃疡。

予甲巯咪唑10 mg,1次/天;泼尼松10 mg,1次/天,治疗Graves病。

予氟康唑150 mg抗真菌治疗。用药2周后改用伊曲康唑100 mg,1次/天口服;两性霉素B滴眼液滴双眼。

予左氧氟沙星1 g,1次/天抗细菌感染,2周为1个疗程。

经过抗甲状腺功能亢进、抗真菌、抗感染等治疗1个月后,全身状况较前好转,体温降至正常,体检可见头发生长,双眼睑水肿减轻,角膜溃疡面缩小,角膜外缘球结膜下白色渗出物减少,双眼已有光感。

【本例要点】

临床资料提示大约有50%的Graves患者可能同时并发眼部疾患。本例患者为年轻女性,在患有甲状腺功能亢进的情况下,出现浸润性突眼,可诊断甲状腺功能亢进和Graves眼病。

分析患者出现真菌性角膜感染的原因,与长期大剂量糖皮质激素治疗有关。

各国医生对真菌性角膜溃疡的处理方法不一,抗真菌药物的应用也不尽相同。我们治疗本例患者的经验显示,口服联合局部应用抗真菌药物如伊曲康唑、两性霉素B等治疗,疗效显著。

对于确诊为突眼甲亢合并真菌性角膜炎的患者或疑诊真菌感染病例,建议首先应预防性使用物理遮盖物(如墨镜、眼部润滑软膏、减少复视的棱镜)以控制较轻的症状和体征;其次,监测眼压、定期检查眼部分泌物;第三,在怀疑存在真菌感染、抗生素治疗欠佳的情况下,可进行预防性抗真菌治疗。

(张兰予)

病例22 以红皮病和口腔念珠菌感染为突出表现的艾滋病

【临床资料】

患者，男，64岁，因“全身发疹2个月，伴发热1周”入院。

患者2010年5月突然全身发疹，表现为躯干四肢泛发红色斑片，粟粒大小丘疹伴瘙痒，我院门诊考虑“过敏性皮炎”，给予复方倍他米松注射液1支肌内注射，酮替芬口服，外用复方炉甘石呋喃西林、地塞米松霜后稍缓解。随后皮疹复发并逐渐加重。7月10日门诊给予甲泼尼龙16 mg/d口服10天。7月20日患者出现高热，体温39℃，全身弥漫暗红色斑片，伴大量痂皮脱屑。于7月27日门诊拟“红皮病”收入院。患者发病以来胃纳差，近2个月体重下降10 kg。

入院查体：体温37.6℃，营养差，消瘦，系统检查未见异常。专科检查：双睑结膜充血，口腔上颚、颊黏膜密集点滴状白色伪膜，头面部、躯干、双上肢弥漫暗红色斑片，伴有褐色痂皮脱屑，未见正常皮肤；双下肢散在钱币大小暗红色斑疹，褐色痂皮脱屑（图8-6-4）。

实验室检查：血常规示白细胞4.5×10^9/L，中性粒细胞82.2%，淋巴细胞14.8%，红细胞3.65×10^{12}/L；红细胞沉降率84 mm/h；尿常规示尿蛋白（+）；粪常规（－）。肝肾功能、电解质、

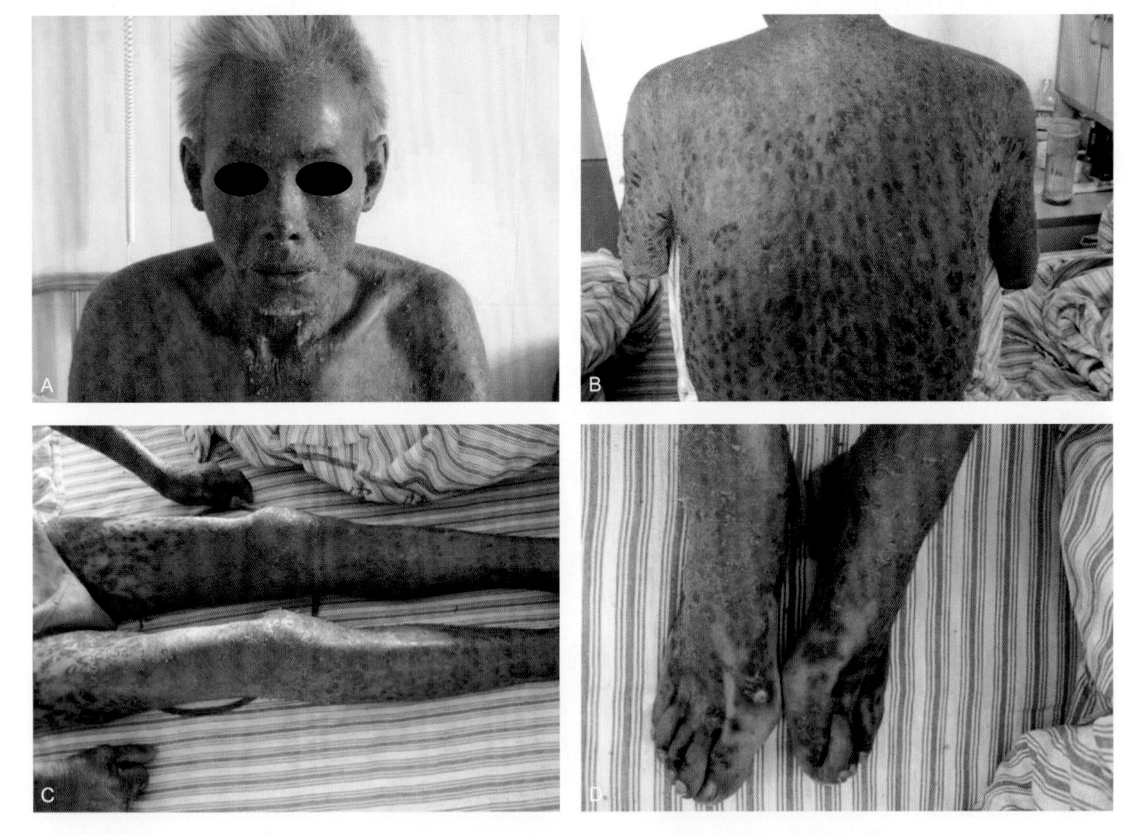

图8-6-4 A～D. 患者全身弥漫暗红色斑片，表面褐色结痂脱屑

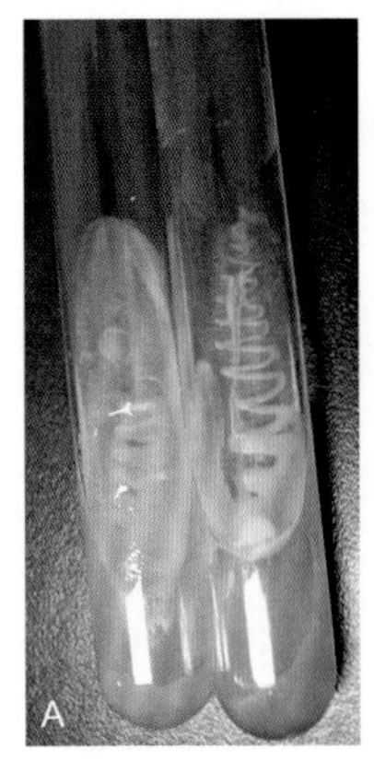

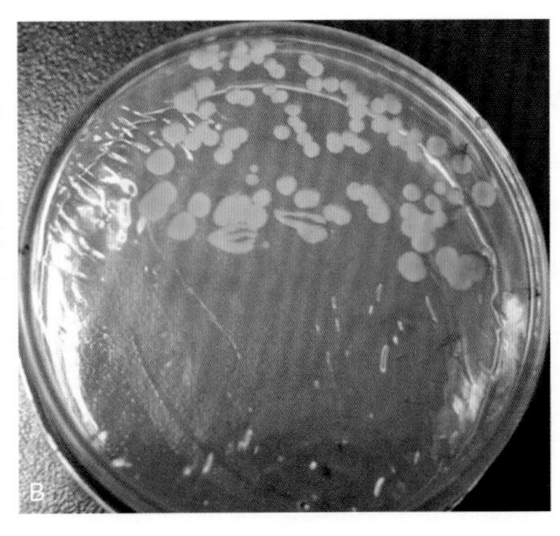

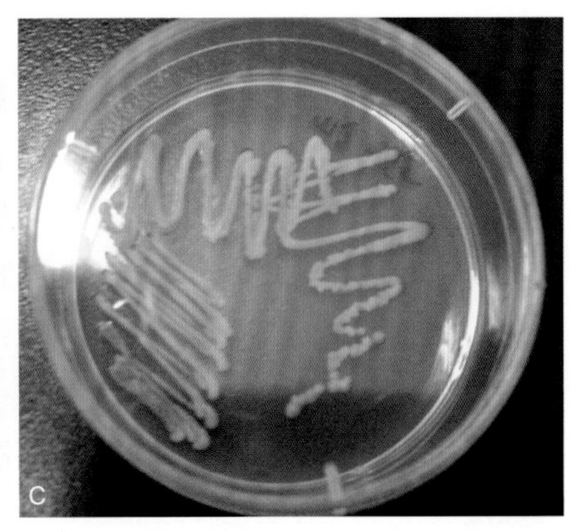

图8-6-5　A～C. 口腔真菌培养示：在葡萄糖蛋白胨琼脂培养基上呈奶油色光滑菌落生长，在科玛嘉显色培养基上呈草绿色菌落，菌种鉴定为白念珠菌

血糖正常，AFP、CEA、CA199、CA125、CA153、PSA正常。RPR（−）。B超示右叶肝内胆管钙化，胆、胰、脾、肾未及异常；心电图示偶发房早；胸片示两下肺纹理增深，紊乱模糊，呈网状改变。

口腔黏膜真菌涂片（+），培养：在葡萄糖蛋白胨琼脂培养基上呈奶油色光滑菌落生长；在科玛嘉显色培养基上呈草绿色菌落，菌种鉴定为白念珠菌（图8-6-5）。痰真菌涂片（−）。

【诊断与治疗】

诊断：红皮病，口腔念珠菌感染。

治疗：予以甲基泼尼松龙40 mg/d静脉滴注；头孢拉定每次2 g，2次/天静脉滴注；伊曲康唑每次100 mg，2次/天口服。

治疗随访发现口腔密集白色伪膜，结合患者近期体重明显下降、有非婚性伴史，即以酶联免疫吸附试验（ELISA）做初筛HIV抗体阳性，再用蛋白印迹试验确证HIV-1（+），确诊为艾滋病。患者拒绝进一步检查和治疗，1周后口腔黏膜皮疹消退，躯干四肢皮疹好转，激素规则减量后自动出院。电话随访停用激素后皮疹反复发作疗效欠佳，半年后肺部感染死亡。

【本例要点】

艾滋病是一种获得性免疫缺陷综合征，它本身不致病，造成艾滋病患者死亡的原因主要是HIV感染造成的人体免疫能力下降所致的各种并发症。各种皮肤并发症在HIV感染者中非常常见，发病率高达90%以上。皮炎、湿疹类皮肤病最为常见，其次为口腔念珠菌感染和浅部真菌病，但以红皮病为突出表现者并不多见。本例患者出现了口腔黏膜的白念珠菌感染，但其睑结膜充血，全身弥漫暗红色斑片，伴褐色痂皮脱屑符合红皮病诊断标准。

HIV感染/艾滋病患者相关的皮肤病通常表现为反复发作、严重、皮损不典型或治疗困难。皮疹分为HIV感染急性期的皮肤表现和HIV感染后免疫缺陷和免疫紊乱而引起的皮肤表现。HIV感染急性期主要表现为非特异性病毒疹，在HIV感染无症状期和艾滋病期主要表现包括感染性皮肤疾病、非感染性皮肤疾病和皮肤肿瘤三类。艾滋病患者皮肤病的种类及严重程度与其细胞免疫功能受损程度密切相关。研究显示，HIV阳性患者出现皮肤病的种类数及严重程度与$CD4^+$细胞计数呈负相关。患者$CD4^+$细胞计数越低，患者免疫功能受损越严重。当患者出现2种或2种以上皮肤黏膜表现时提示疾病进入艾滋病期。本例患者拒绝$CD4^+$细胞计数检查，但患者反复出现毛囊炎、红皮病和念珠菌感染可推测患者免疫功能受损严重。

本例艾滋病患者初期表现为过敏性皮炎，2个月后逐渐发展为红皮病，且随访得知患者皮疹反复发作疗效欠佳，半年后死亡。对于这种全身状况差、疗效不佳的红皮病患者，其主要病因除考虑银屑病、药物过敏、恶性肿瘤、湿疹-皮炎继发和原发性红皮病变外，应高度警惕有无艾滋病病毒感染可能，以免延误诊治，甚至造成HIV医源性感染的可能。

（易雪梅）

病例23 尖端赛多孢子菌引起的真菌性鼻窦炎

【临床资料】

患者，男，46岁。5年前无明显诱因下左侧鼻塞，近1年持续性加重。无脓涕、无头痛、无鼻出血、无嗅觉下降等症状。

专科检查：鼻外形正，鼻中隔无偏曲，下鼻甲无肥大，左侧鼻腔见淡红色黏膜光滑触之不易出血的新生物。鼻窦区无压痛。鼻骨螺旋CT扫描见左侧鼻腔，上颌窦口处及上颌窦内可见一软组织密度肿块影，邻近结构受压改变，左侧上颌窦窦壁骨质增生。右侧上颌窦、双侧筛窦黏膜增厚。提示：左侧鼻腔、上颌窦口处及上颌窦占位性病变可能性大。

实验室检查：血、尿、粪常规正常；肝肾功能、血糖正常；HIV（-），TPPA（-），RPR（-）。

患者于2009年7月全麻下行鼻内镜下左上颌窦筛窦开放、左上颌窦囊肿切除术。鼻内镜下见左侧鼻腔外侧壁内移，钩突及筛泡增生息肉样变。切除钩突，切除息肉样组织，见上颌窦口及窦内有灰褐色、干酪样团块，考虑为真菌。开放筛泡，见窦内为囊肿样组织，附着于上颌窦内侧壁。吸切钻给予切除，分别送病理和真菌培养。

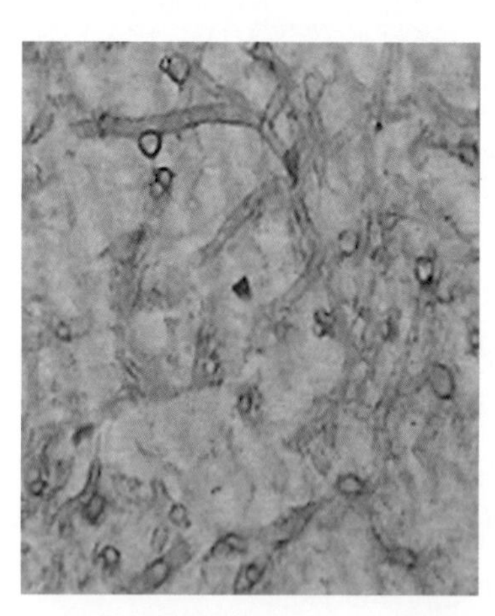

图8-6-6 薄壁较粗分支、分隔菌丝团，菌丝直径3～5 μm并见卵圆形分生孢子（×400）

病理结果：组织被纤毛柱上皮，其下炎症细胞浸润，见真菌菌丝团（图8-6-6）。

真菌直接镜检：取干酪样团块经10% KOH压片镜检，可见透明较粗分隔菌丝；涂片革兰染色镜检，镜下见红色粗大、分隔、分支菌丝，末端和侧壁具有卵圆形的分生孢子（图8-6-7），疑是丝状真菌。

真菌培养及镜下特征：取干酪样团块磨碎后接种于改良沙堡弱培养基28℃培养，2天见有丝状物生长，5天长成3 cm直径，灰白色棉花状，背面黄褐色中心变黑，随时间延长菌落逐渐变烟灰色（图8-6-8A～C）。用PDA培养基做小培养，棉蓝染色显微镜下见菌丝较粗，分隔，45°分支，分生孢子梗有长有短，分生孢子卵圆形，单个着生于分生孢子梗顶端，环痕产孢（图8-6-9A～D）。沙堡弱培养基培养15天菌落背面中心和边缘黑色加深（图8-6-10）。转种马铃薯培养基（PDA）72小时开始生长，白色棉絮状菌落，气生菌丝多，背面不变黑色（图8-6-11）。PDA培养15天透明胶带粘取，显微镜下未见闭囊壳。根据直接涂片染色特点、培养菌落特点和

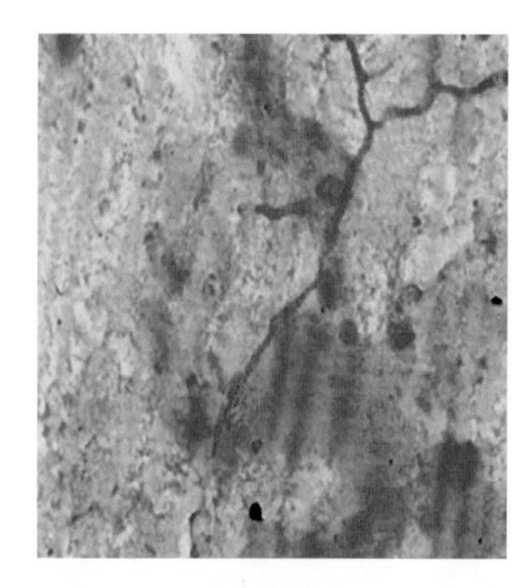

图8-6-7　肿物直接涂片革兰染色见一红色粗大菌丝45°分支，侧壁和末端见分生孢子（×400）

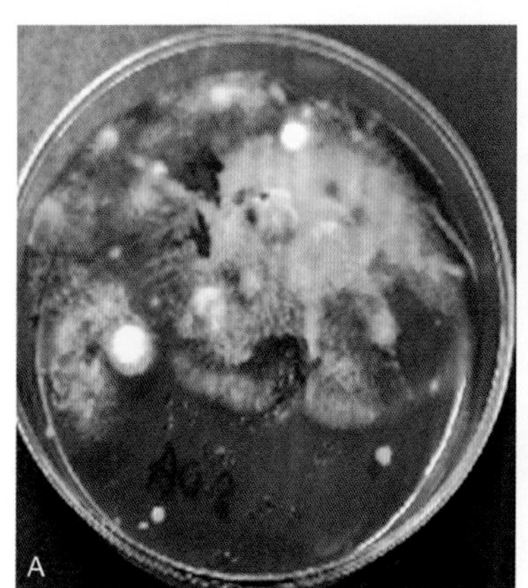

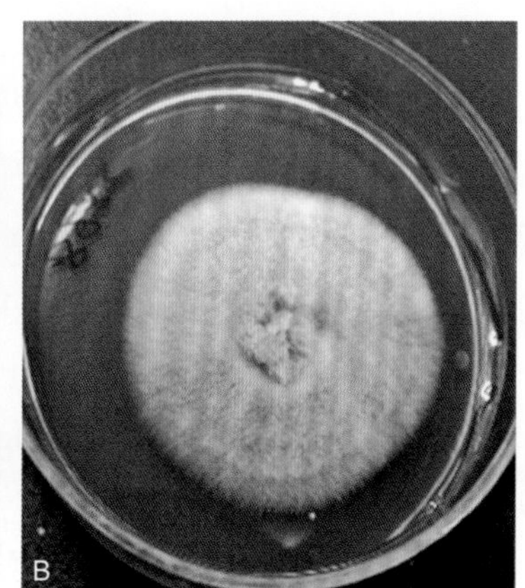

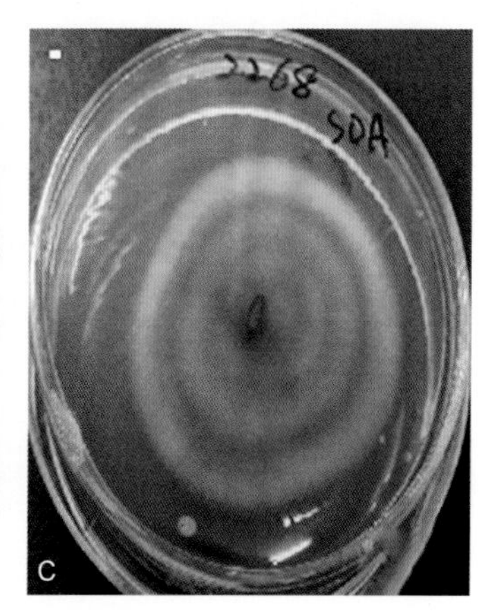

图8-6-8　A～C. SDA培养7天正面灰白色羊毛状，反面年轮状

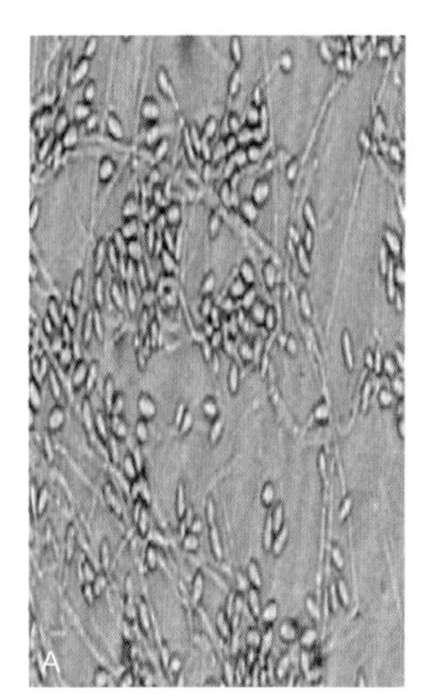

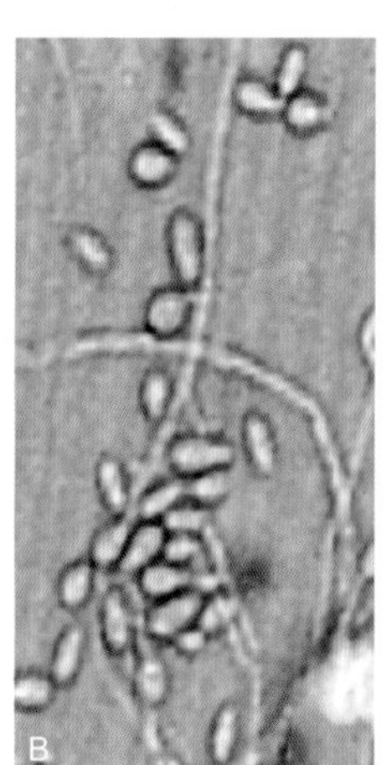

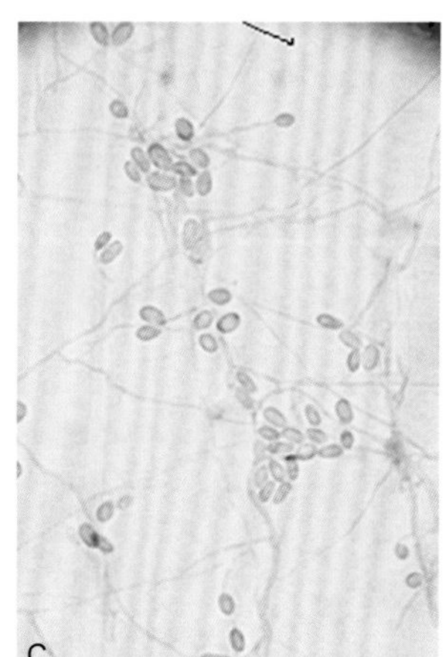

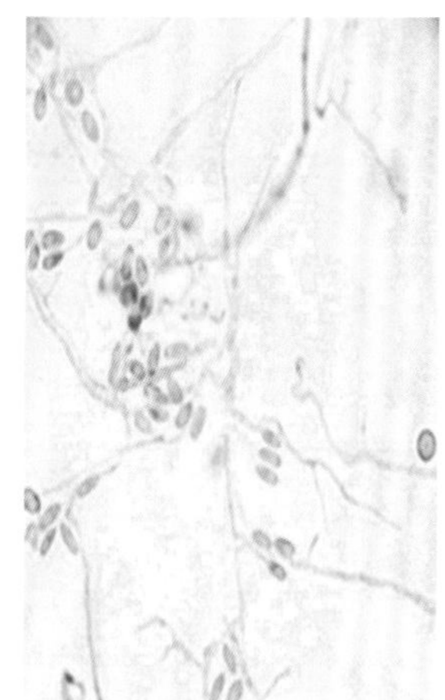

图8-6-9　A～D. 小培养棉蓝染色，45°分支、分隔菌丝，分生孢子梗可长可短，卵圆形分生孢子单个或数个着生于分生孢子梗顶端（×400）

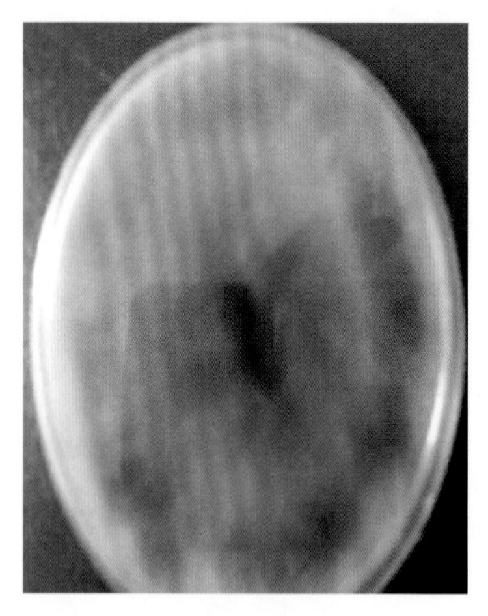

图8-6-10 SDA培养15天背面中心和四周黑色加深

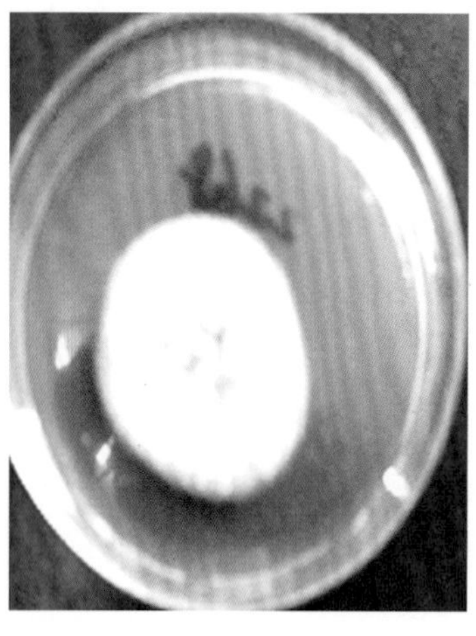

图8-6-11 PDA培养7天白色棉花状

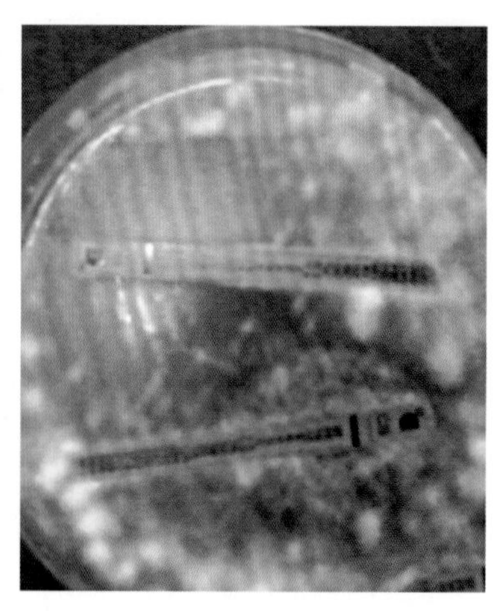

图8-6-12 氟康唑MIC 16.0 μg/mL，卡泊芬净MIC 1.5 μg/mL

镜下观察菌丝及孢子特点鉴定为尖端赛多孢子菌。

分子生物学结果：用真菌通用引物ITS1（5′-TCCGTAGGTGAACCTGCGG-3′）、ITS4（5′-TCCTCCGCTTATTGATATGC-3′）扩增该菌rDNA基因ITS并测其序列，扩增片段为ITS1-5.8S rRNA-ITS2。测序结果在GenBank核酸序列数据库中做Blast对比发现，100%与尖端赛多孢子菌（登录号：HQ185353.1，AB480226.1，HQ316144.1）同源。

体外药敏试验（E-test法）结果：氟康唑MIC 16.0 μg/mL，5-氟胞嘧啶MIC＞32 μg/mL，两性霉素B MIC＞32.0 μg/mL，伏立康唑0.064 μg/mL，卡泊芬净1.5 μg/mL（图8-6-12～图8-6-14）。

【诊断与治疗】

根据组织病理、真菌形态学和分子生物学鉴定结果最终诊断为尖端赛多孢子菌引起的鼻

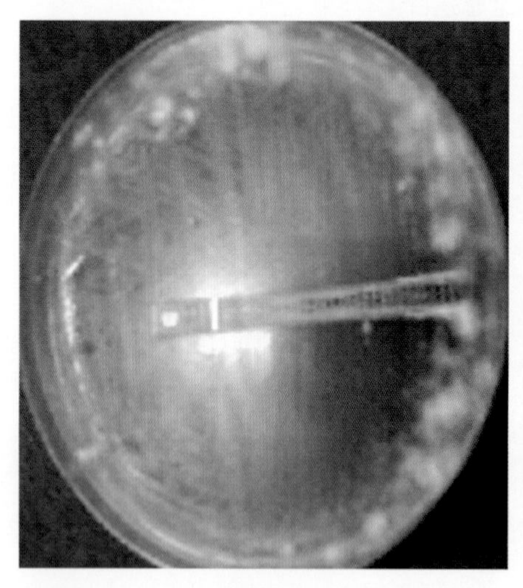

图8-6-13 伏立康唑MIC 0.064 μg/mL

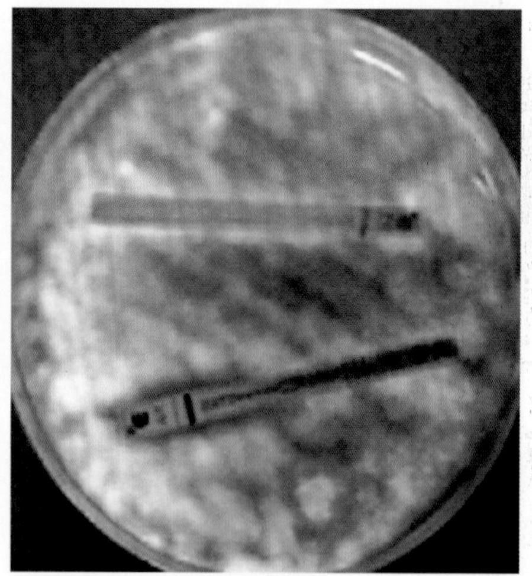

图8-6-14 5-氟胞嘧啶MIC > 32 μg/mL，两性霉素B MIC > 32.0 μg/mL

窦炎。采用鼻内腔镜下手术治疗，由于真菌被一层坚实的囊壁包裹，手术取出完整真菌球，未扩散，且患者免疫功能正常，未用抗真菌药，术后恢复良好。

【本例要点】

在真菌性鼻窦炎患者中，由尖端赛多孢子菌引起的鼻窦炎并疑似颌窦占位性病变国内少见报道，本例提示易与肿瘤相混淆；真菌性鼻窦炎患者标本培养经常是阴性，仅有23%～50%的培养结果是阳性，常见致病菌为曲霉菌。有报道称CT成像将窦混浊和高度变薄区域的存在作为真菌球的诊断标准，但无法判断是哪一种真菌，且一些非真菌性鼻窦炎也可有类似的结果。而组织病理结果可以从有隔菌丝和45°分支判断该菌存在，但与曲霉菌、镰刀菌及许多其他真菌结果相似。只有培养可以明确真菌种类，对正确诊断起决定性作用。因此提醒临床和检验人员重视真菌的培养，应加深对少见真菌病的认识，提高诊治水平。

本例患者临床症状只是长期鼻塞逐渐加重，无其他特异性的症状，发病部位是真菌性鼻窦炎好发部位上颌窦，属非侵袭性窦部定植。目前针对非侵袭性真菌性鼻窦炎，经鼻内镜行鼻窦手术，彻底清除窦内真菌块是最有效的治疗手段，可包括钩突切除术，上颌窦自然口扩大术，开放或切除筛窦、蝶窦，必要时联合下鼻道开窗术等。鼻内镜鼻窦手术能维持鼻腔正常生理功能，创伤小，恢复快，窦口开放满意，治愈率高，复发率低，是治疗该病较为理想的方法。然而对于尖端赛多孢子菌窦真菌球发生在免疫功能不全的患者时则需要辅助的全身性抗真菌治疗，并依据病情决定可否应用内镜下手术治疗。

（王艳玲）

病例24　多育赛多孢菌性鼻窦炎

【临床资料】

患者，男，66岁，因“上呼吸道感染后反复鼻塞、流涕、头晕”入院。

入院检查：右鼻腔黏膜苍白，中鼻道可见大量黏稠、混浊分泌物。左鼻腔内充填大量息肉样肿物，亦见分泌物。鼻窦结合CT结果临床诊断：① 双侧上颌窦炎。② 左侧鼻息肉。鼻内镜下观察右侧黏稠分泌物来源于上颌窦，行左侧息肉切除术，同时取左上颌窦分泌物真菌培养，息肉组织病理检查。

真菌学检查：第1次术中分泌物真菌直接镜检阳性，37℃菌落生长缓慢，PDA培养基上培养1周菌落为橄榄绿色逐渐变深绿色，网状气生菌丝（图8-6-15）。小培养见花瓶状膨大的产孢细胞沿菌丝生长（箭头标示），分生孢子卵圆形、顶端尖、表面光滑（图8-6-16）。第2次术后3天分泌物真菌直接镜检阴性，培养出与第1次相同的菌落，第3次术后2周分泌物真菌直接镜检和培养均阴性。息肉组织病理PAS染色，真菌阴性。

β-球蛋白、rDNA ITS区域的序列测定：β-球蛋白、rDNA ITS间区序列在基因库核酸序列同源性搜索，结果多育赛多孢菌AJ889591株和AY882364株同源性达100%。

抗真菌药体外药敏试验MIC结果显示：两性霉素B 4 μg/mL，5-氟胞嘧啶＞64 μg/mL，氟

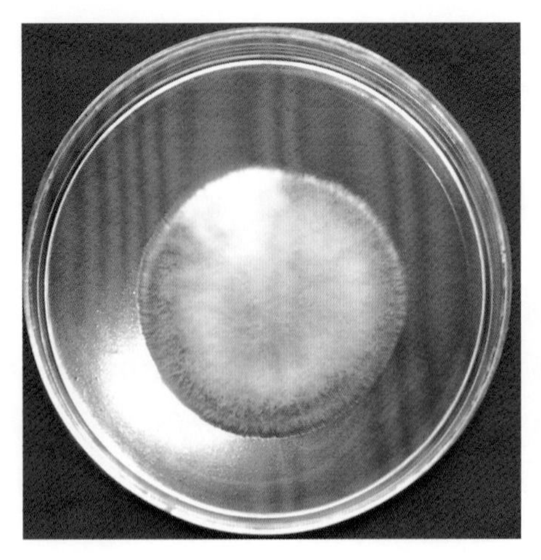

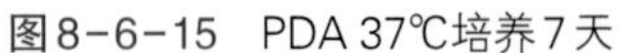

图8-6-15 PDA 37℃培养7天

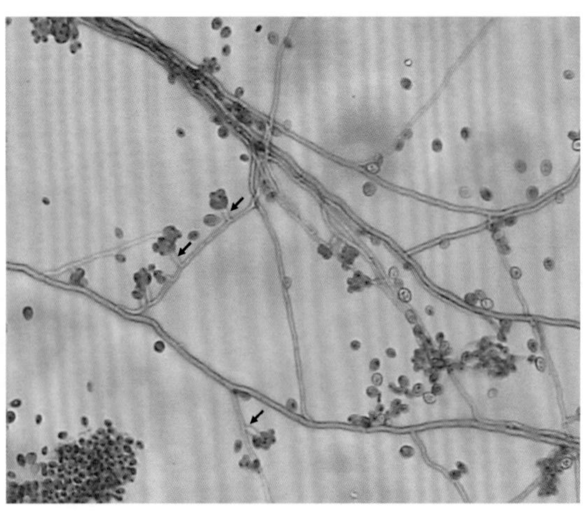

图8-6-16 PDA 37℃培养7天（×400）

康唑＞64 μg/mL，咪康唑＞16 μg/mL，伊曲康唑＞8 μg/mL，伏立康唑＞4 μg/mL，米卡芬净＞16 μg/mL。

【诊断与治疗】

根据菌株的形态学特点和基因序列结果鉴定为多育赛多孢菌鼻窦炎。给予生理盐水（0.9%NaCl）经上颌窦冲洗治疗后症状完全消失，半年后随访症状未见复发。

【本例要点】

多育赛多孢菌是条件致病菌，可从温暖土壤和植物中分离，常引起皮肤和皮下组织的感染。在恶性肿瘤、器官移植、长期应用激素或免疫抑制剂等免疫力低下患者可引起严重的感染或感染扩散。多育赛多孢子菌与顶端赛多孢子菌虽然在形态学特征上有各自的特点，但形态学和生理学特征存在株间差异，缺乏特异性。以往研究证明多育赛多孢菌ITS 间区具有高度序列同源性，因此ITS 间区序列可作为鉴定该菌的有力手段。β-球蛋白基因序列结合ITS 间区序列分析该菌鉴定为多育赛多孢菌。该菌的鉴定依靠形态学特征结合分子生物学鉴定技术达到准确鉴定的目的。

本例患者为免疫力正常个体，真菌在上颌窦定植引起临床症状，未导致侵袭性感染，因此未用抗真菌药，仅用生理盐水（0.9%NaCl）冲洗疗法即治愈。多育赛多孢菌导致的感染虽然少见，但对抗生素或抗真菌药治疗无效的慢性感染应及时做真菌培养及体外药敏试验，早期诊治。

（帕丽达·阿布利孜）

病例25 肺涎沫假丝酵母菌感染

【临床资料】

患者，男，39岁，因“发热、咳嗽1个月”于2004年12月8日入院。2004年11月10日受凉后发热，体温37.6～38.5℃，伴胸部不适、咳嗽，以干咳为主，偶有少量黄稠痰。外院11月30日X线胸片示两肺感染，肺间质纤维化。予以抗生素治疗无效。起病以来无畏寒、寒战，无盗汗，体重无明显下降。既往体健，无外伤、手术史。病前1周有家鸽和鸽粪接触史。

查体：体温37.6℃，营养良好，全身皮肤无破损、皮疹、充血等改变，浅表淋巴结不肿大，两下肺呼吸音稍低，肝、脾未扪及，无股癣、甲癣。

实验室检查：胸部CT示两下肺炎症（图8-6-17，图8-6-18），肺功能检查示轻度限制通气功能障碍，红细胞沉降率41 mm/h，铁蛋白351.8 ng/mL，免疫球蛋白正常，外周血白细胞9.3×10^9/L、中性粒细胞77.9%、淋巴细胞11.8%，HIV阴性，PPD阴性。流式细胞术：T细胞51.92%（正常参考值61.1%～77%），T辅助诱导细胞（$CD4^+$）29.89%（正常参考值15.8%～41.6%），T抑制杀伤细胞（$CD8^+$）21.72%（正常参考值18.1%～29.6%），$CD4^+$/$CD8^+$=1.38（正常参考值0.98～1.94），提示免疫功能正常。眼底检查正常。

2004年12月9日行经皮右下肺穿刺活检术，病理检查：右下肺间质性炎症，PAS染色和过碘酸环六亚甲基四胺银（PAM）染色均见大量阳性反应的圆形或卵圆形酵母细胞，呈团状聚集，其周围可见上皮样细胞包绕；菌体有出芽，未见荚膜（图8-6-19，图8-6-20）。经皮右下肺穿刺活检标本科玛嘉假丝酵母菌显色培养基和沙堡弱培养基培养均见酵母菌落，法国生物梅里埃微生物自动分析仪Vitek32 YBC卡鉴定为涎沫假丝酵母菌（图8-6-21～图8-6-23）。

【诊断与治疗】

诊断：肺涎沫假丝酵母菌感染。

治疗：12月8日用哌拉西林/他唑巴坦4.5 g，静脉滴注，每8小时1次，仍低热、咳嗽。12月15日改用氟康唑静脉滴注0.4 g/d，2天后症状基本消失。12月30日胸部CT示病灶仅少部

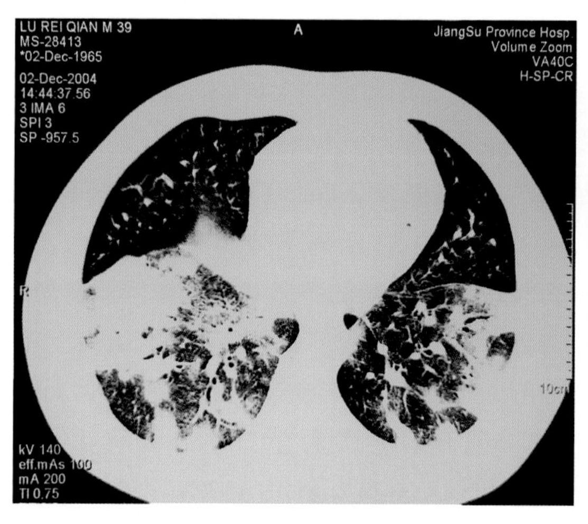

图8-6-17　治疗前胸部CT（肺窗）

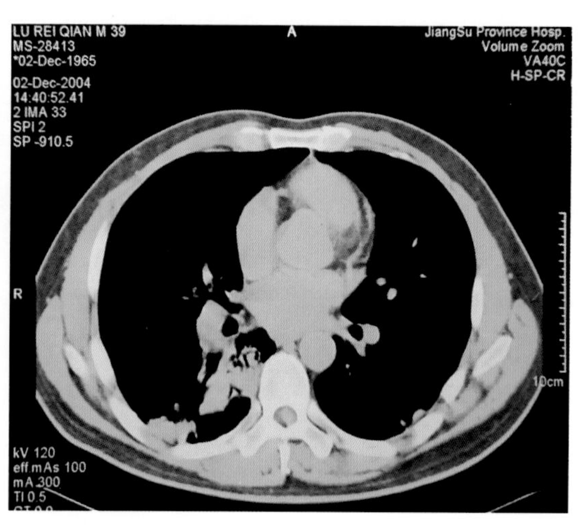

图8-6-18　治疗前胸部CT（纵隔窗）

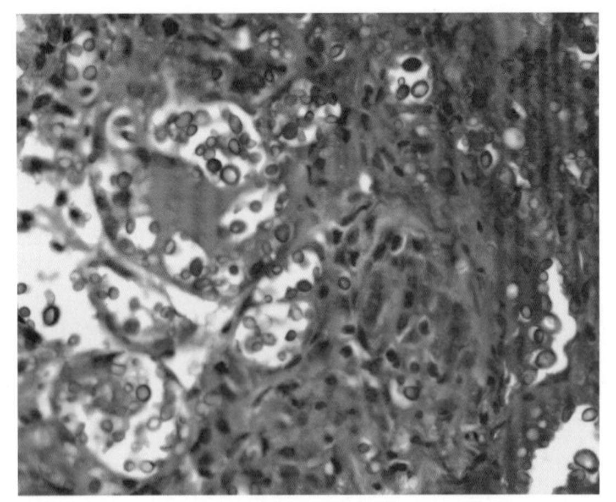
图8-6-19 肺穿刺物病理(PAS染色)

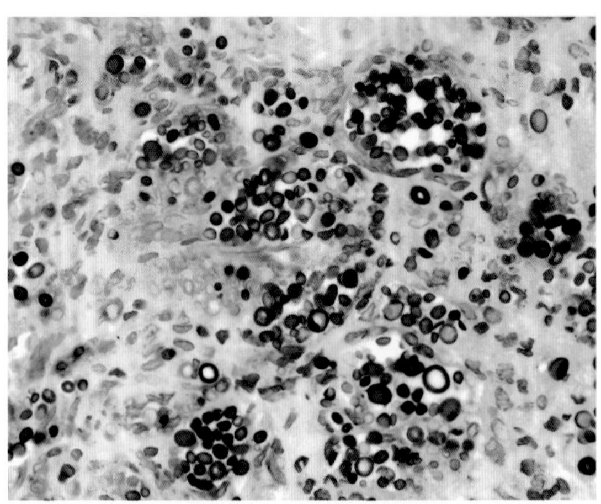
图8-6-20 肺穿刺物病理(PAM染色)

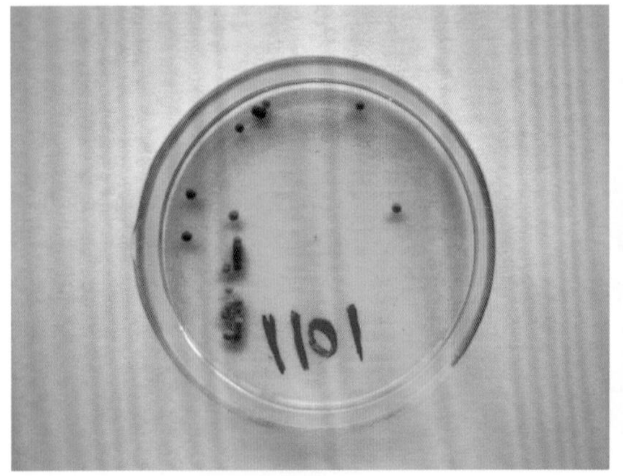

图8-6-21 科玛嘉假丝酵母菌显色培养基

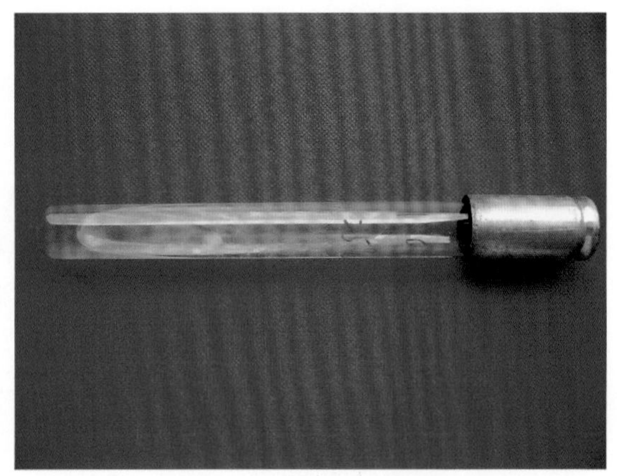
图8-6-22 沙堡弱培养基

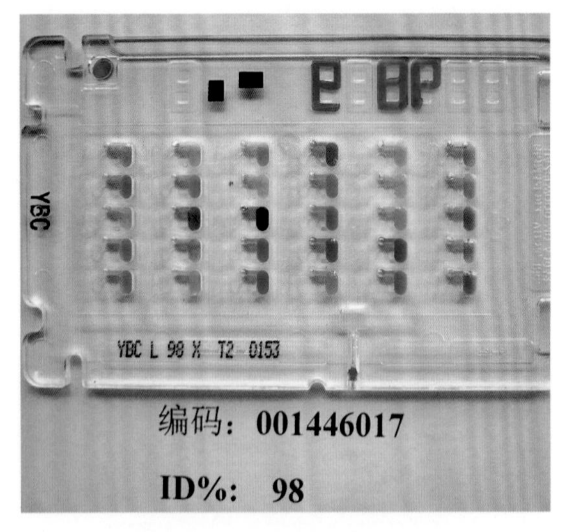

图8-6-23 Vitek32 YBC卡鉴定

分吸收，考虑氟康唑效果不佳，改用伊曲康唑注射剂，0.2 g/d（第1、2天剂量加倍），用药45天病灶才明显吸收，改为伊曲康唑口服液（0.4 g/d）。自12月15日以后，除了抗真菌药物治疗外，患者未同时使用任何其他药物。3月25日复查CT示两下肺病灶基本吸收，残留少许边界模糊的条索状影。继续服药至5月20日，患者出现肝脏损害（ALT、AST升高3倍以上），复查CT肺部病灶无变化，停药随访。6月16日再次复查CT示肺部病灶仍无变化（图8-6-24），ALT、AST恢复正常，继续随访。

【本例要点】

涎沫假丝酵母菌是一种不常见的条件致病性真菌，可引起股部感染和甲真菌病，但导致系统性感染者罕见。本例为中年男性，既往体健，无基础疾病，病前未使用过抗生素和糖皮质激素，免疫学检查正常，考虑患者曾有过鸽和鸽粪接触史，因大量吸入真菌而致病。

肺部真菌感染的诊断较为困难，具备真菌侵入肺组织的证据方可确诊。本例肺穿刺物病理检查发现肺组织内有酵母细胞，经培养证实为涎沫假丝酵母菌，诊断依据充分。

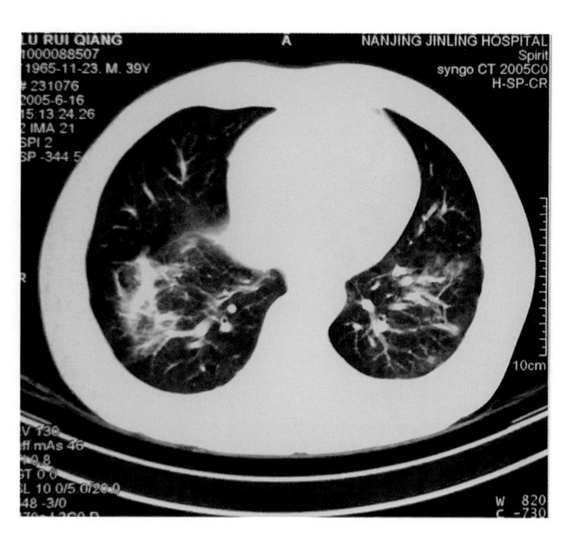

图8-6-24　治疗后胸部CT（肺窗）

（赵蓓蕾）

病例26　尖端赛多孢子菌致肺部感染

【临床资料】

患者，男，49岁，因“跌入化粪池后呼吸困难6小时”入我院呼吸科。患者于化粪池工作时不慎跌入池中，被人救起后有显著呼吸困难，咳出、呕出大量黑色伴恶臭粪水。入院时血气分析（吸氧3 L/min）示：pH 7.287，PCO_2 50.6 mmHg，PO_2 42 mmHg，HCO_3^- 24.2 mmol/L，$SO_2$70.9%；胸片示：右上肺散在淡薄片状高密度影，诊断为右肺肺炎。当天血常规示：白细胞6.3×10^9/L，血红蛋白138 g/L，血小板230×10^9/L；肾功能示：血钾3.41 mmol/L，血钠133.10 mmol/L，血尿素、血肌酐正常；凝血三项正常；尿常规正常。结合上述检查诊断为吸入性肺炎合并Ⅱ型呼吸衰竭，收入我院呼吸科。既往体健，家中无同类疾病史。

入院查体：生命体征平稳；口唇明显发绀，球结膜充血，咽部充血，全身皮肤未见皮疹，浅表淋巴结未扪及肿大；双肺呼吸音清晰，右上肺可闻及少量中、细湿啰音，未闻及哮鸣音；心、腹查体未见异常。

入院后予无创呼吸机辅助呼吸；盐酸莫西沙星抗感染；十味龙胆花颗粒口服祛痰、平喘；甲强龙40 mg静脉推注，3次/天，减轻全身反应。患者于3天后发热，体温最高达39.4℃，并出现胸痛、咳嗽、咳痰，痰多为黄白色黏痰，其中混有黑色颗粒及少量血丝，1周后开始呈嗜睡状，意识模糊。查体：浅昏迷，球结膜稍充血，双肺可闻及中、细湿啰音及哮鸣音，右下肺呼吸音稍低，双上肢肌力增高，Babinski征阳性。血气分析示：pH 7.499，PCO_2 30.9 mmHg，PO_2 65 mmHg，HCO_3^- 24 mmol/L，SO_2 94.4%（吸氧4 L/min）；胸片示：双肺散在点片状高密度影，右肺门密度增高（图8-6-25）。诊断为：① 双肺肺炎。② 右肺门密度增高。③ 右侧胸腔积液。纤维支气管镜检查及吸痰，支气管镜下见气管内，左、右主支气管及分支均有较多棕黄色

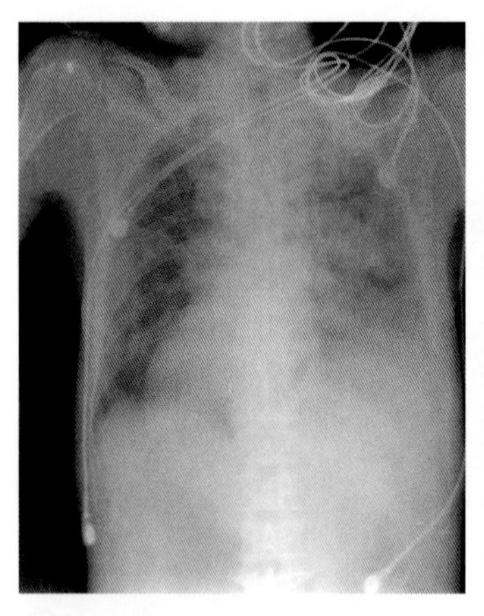

图8-6-25 胸片示双肺散在点片状高密度影，右肺门密度增高

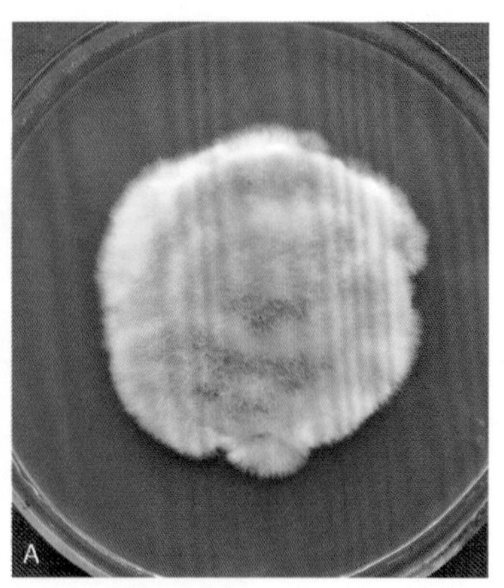

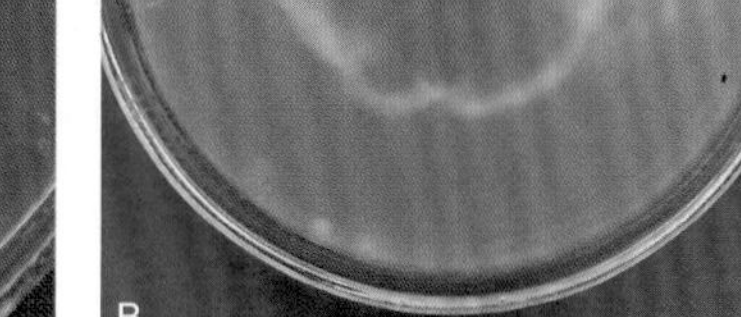

图8-6-26 A，B. SDA 27℃培养，白色羊毛状，背面黄褐色

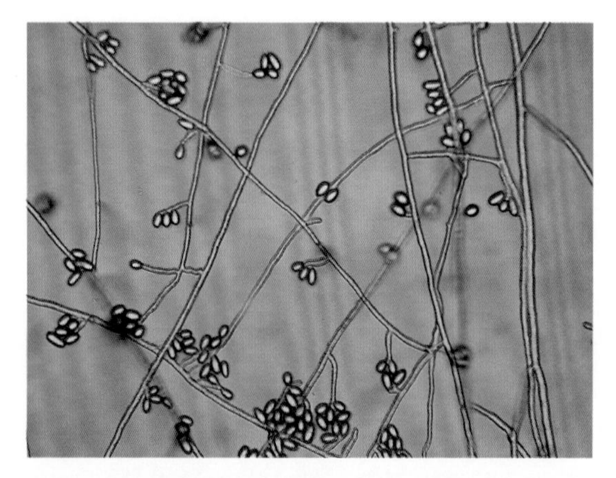

图8-6-27 27℃小培养见菌丝较粗、分隔，分生孢子梗可长可短，末端着生单细胞，梨形环痕孢子（×400）

及灰黑色黏稠分泌物，反复予生理盐水冲洗、吸痰。痰液分别送真菌和细菌学检查。

痰初次真菌涂片阴性，后两次阳性；将痰和支气管灌洗液（各3次）分别接种于改良沙堡弱培养基平皿，27℃培养，生长迅速，充满整个培养基，日久变为烟灰色，背面变为黄褐色（图8-6-26）。小培养显微镜下见菌丝较粗、分隔，分生孢子梗可长可短，分生孢子卵圆形，单个着生于分生孢子梗顶端，环痕产孢，有时可以产生数个孢子（图8-6-27）。经小培养及镜下观察鉴定为尖端赛多孢子菌。细菌培养示大肠埃希菌生长。

【诊断与治疗】

诊断：尖端赛多孢子菌致肺部感染。

治疗：发现尖端赛多孢子菌感染后，予注射用醋酸卡泊芬净静脉滴注抗真菌治疗，治疗2天后患者因呼吸衰竭抢救无效死亡。

【本例要点】

尖端赛多孢子菌普遍存在于自然界中，如土壤、污水、腐物等，其有性期是波氏假性阿利什霉，它和多育赛多孢一样都是足菌肿的病原菌，可导致暗色丝孢霉病，也可在肺囊性纤维化、艾滋病和移植患者的呼吸道内定植。近年来，该菌引起的各种感染已呈上升趋势，医学界也已逐渐认识到该菌是一种新出现的侵袭性真菌感染的病原菌，且在器官移植患者、血液系统恶性疾病和免疫缺陷的人群中感染病例有所增加。

目前诊断尖端赛多孢子菌感染非常困难，因为其临床特征和组织病理学与曲霉病、镰刀菌病以及其他相对常见的真菌感染非常相似，真菌的分离培养是必要的。本病的诊断依赖于真菌培养及在感染的组织中找见菌丝。本例患者掉入化粪池后，吸入大量粪水，病原菌经呼吸道迅速吸附于肺部并生长繁殖，同时有吸入性肺炎和Ⅱ型呼吸衰竭，大量抗生素的应用以及患者此时的抵抗力差，真菌易感染肺部甚至导致全身性的感染。

（徐艳）

病例27 棕黑腐质霉致真菌性腹膜炎

【临床资料】

患者，男，84岁。2007年底无明显诱因下出现乏力并进行性加重，2008年7月开始出现双踝、足背可凹性水肿。2008年9月诊断为慢性肾功能衰竭，尿毒症期（CKD5期），肾性贫血。开始规律腹膜透析，1年后，腹透液混浊，并出现腹部疼痛。脚踝及小腿肿胀，无发热、咳嗽等其他不适。腹透液细胞总数400×10^6/L，白细胞为390×10^6/L，单核细胞占40%，多核细胞占60%，后腹透液中陆续加用头孢呋辛、万古霉素及美罗培南，曾一度好转，但后又因发热及腹透液混浊入院。患者患糖尿病2年，后停药，血糖控制在正常范围，近期查出便血，直肠活检显示患有直肠癌。

真菌学检查：腹腔积液混浊，直接接种于BD BACTEC Myco/F-Lytic培养瓶，培养52小时后仪器报警阳性；培养瓶肉汤直接涂片镜检可见丝状真菌。

培养：转种于沙堡弱葡萄糖琼脂培养基（SDA）、马铃薯葡萄糖琼脂培养基（PDA）、察氏培养基（CZA）、玉米培养基（CEA）观察菌落形态。同时进行小培养，观察镜下形态。28℃培养6天，SDA上菌落絮状，羊毛状白色到浅灰色，生长快，菌落直径可达4.0 cm（图8-6-28A）。随着菌龄的增长，培养基反面浅灰色到浅茶色和浅黑色。PDA、CZA、CEA菌落生长更蓬松，羊毛状，絮状（图8-6-28B～D）。

镜检：采用小培养法进行产孢过程的观察，有末端生的厚壁孢子，大小为（5.0～6.0）μm×（6.0～8.0）μm。孢子幼稚时无色，成熟后变为浅茶色到暗棕色。间生的厚壁孢子见图8-6-29A～D。间生的厚壁孢子与末端生的厚壁孢子大小类似。

分子测序：引物：ITS1（5′-TCCGTAGGTGAACCTGCGG-3′）、ITS4（5′-TCCTCCGCTTATTGATATGC-3′）。反应条件：预变性95℃ 5分钟，变性95℃ 30秒，退火50℃ 30秒，延伸72℃ 1分钟。30个循环。72℃ 7分钟，经过电泳PCR产物为560 bp。将测序结果与GenBank核酸数据库Blast比对，与棕黑腐质霉同源性为99%。结合其形态学特点鉴定此菌为棕黑腐质霉（*Humicola fuscoatra*）。

体外抗真菌敏感性试验：E-test法伊曲康唑MIC为0.008 μg/mL，伏立康唑的MIC为0.016 μg/mL，两性霉素B的MIC为1.5 μg/mL。

【诊断与治疗】

诊断：棕黑腐质霉致真菌性腹膜炎。

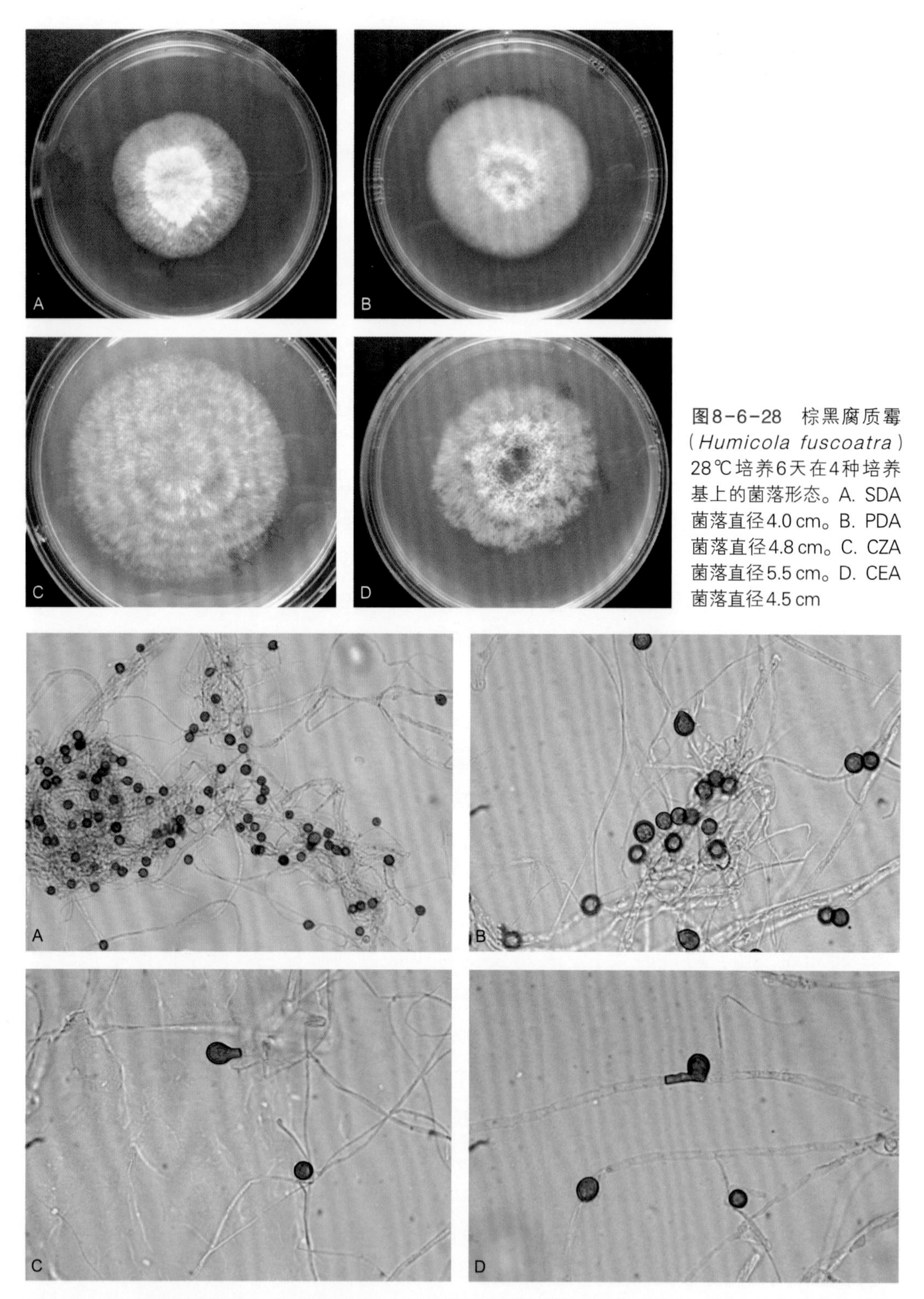

图8-6-28 棕黑腐质霉(*Humicola fuscoatra*)28℃培养6天在4种培养基上的菌落形态。A. SDA菌落直径4.0 cm。B. PDA菌落直径4.8 cm。C. CZA菌落直径5.5 cm。D. CEA菌落直径4.5 cm

图8-6-29 棕黑腐质霉(*Humicola fuscoatra*)SDA培养后镜下形态，孢子球形或亚球形，细胞壁光滑，常孤立生出。A. 镜检可见菌丝透明分隔，产生暗棕色的粉孢子，成串间生的厚壁孢子(×200)。B. 暗棕色成串间生的厚壁孢子(×400)。C. 在菌丝的末端着生的暗棕色粉孢子(×400)。D. 在中间着生的暗棕色的间生的厚壁孢子(×400)

治疗：口服伊曲康唑每次0.1 g，2次/天；停止腹膜透析改为血液透析。28天后患者病情逐渐改善，出院。

【本例要点】

棕黑腐质霉（*Humicola fuscoatra*）是一种腐生真菌，在自然界广泛分布，存在于中性或碱性土壤中，记载已有59个种及亚种，属丝裂孢子囊菌，透明丝状真菌。温度耐受试验是这个属中种的鉴别的重要试验之一。能够在40～45℃生长有2个种，灰色腐质霉嗜高温变种和特异腐质霉。前者生成暗棕色粉孢子，8～16 μm，且常呈链状；后者带有黄棕色的分生孢子，7～13 μm，有时也呈链状排列，然而准确的鉴定还是要依靠分子鉴定。

近年来，陆续有长期腹膜透析患者继发真菌感染的报道。患者免疫力低下，长期留置腹透管，是发生感染的高危人群。腹膜透析的真菌性腹膜炎，分为酵母样菌和丝状真菌。常见的酵母菌感染主要包括念珠菌属，少见的还有毛孢子菌属，丝状真菌引起的腹膜炎罕见。临床表现难以辨别是念珠菌腹膜炎还是丝状真菌腹膜炎，真菌培养阳性是确诊的依据。棕黑腐质霉引起的人类感染罕见，也无可靠的治疗参考依据，本例患者移除透析管改为血液透析以及口服伊曲康唑获得良好疗效。

（王澎）

病例28 胶红酵母致真菌血症

【临床资料】

患者，女，38岁，因“反复出现右乳腺肿块5个月”收入我院乳腺外科。患者入院时体温正常。入院后第2天行右乳腺肿块穿刺活检术。术后患者即出现发热，体温达38.5℃，予头孢西丁钠每次3 g，2次/天静脉滴注，但每天仍有发热。5天后行右乳腺巨大肿块切除术，术程顺利，术后病理示：右乳腺急、慢性炎症伴肉芽肿性反应。术后，患者仍然高热，当夜体温达39.7℃，即行血细菌、真菌培养2次。改予去甲万古霉素每次1 g，2次/天静脉滴注，患者因出现“严重的头晕、头痛、恶心”而拒绝再次用药。3天后体温有所下降。血真菌培养5天见酵母样菌落，血细菌培养3天及5天均无细菌生长。

患者平时体健，无慢性疾病史，否认家族遗传性疾病史。入院前未使用抗生素、肾上腺皮质激素、免疫抑制剂及其他药物。

实验室检查：血常规示白细胞9.67×10^9/L，中性粒细胞88.2%，血红蛋白104 g/L，余正常。尿常规示白细胞、红细胞、蛋白均阴性。RPR、HIV均阴性。辅助检查：胸片、腹部B超、心电图等均无异常。

血真菌培养：患者高热时（体温＞39℃）2次查血真菌培养，5天后均见菌落生长，将菌落移至沙堡弱培养基上，37℃培养，3天后见珊瑚红色、湿润、光滑、发亮菌落（图8-6-30）。菌落镜检可见圆形和卵圆形孢子（图8-6-31）。

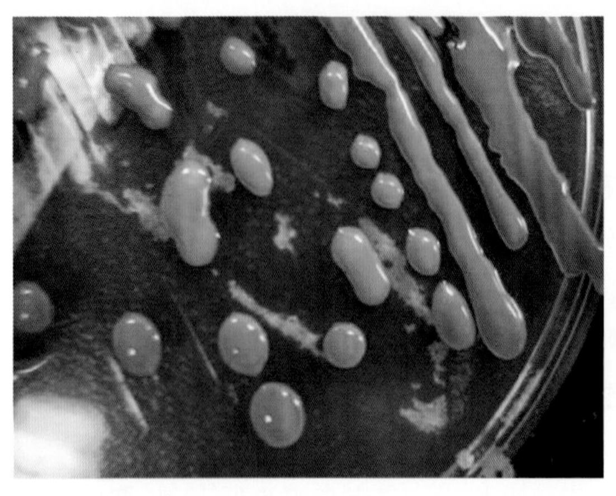

图8-6-30 血中分离出的致病菌在沙堡弱培养基37℃培养3天后长出珊瑚红色、湿润、光滑、发亮菌落

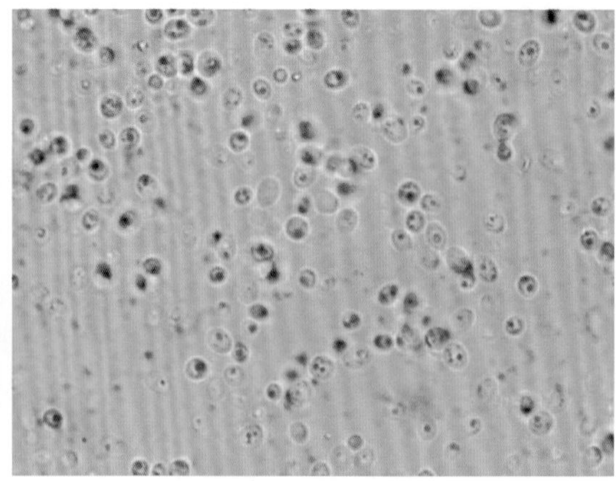

图8-6-31 菌落镜下可见圆形和卵圆形孢子(×1 000)

API 20C AUX鉴定：30℃培养72小时后读取结果，编码6662073，为胶红酵母。

DNA(rDNA)序列测定：将菌株在沙堡弱培养基上25℃培养7天。引物1(ITS3)序列为5′-GCATCGATGAAGAACGCAGC-3′，引物2(ITS4)序列为5′-TCCTCCGCTTATTGATATGC-3′。循环条件：95℃预变性5分钟，94℃变性30秒，56℃退火30秒，72℃延伸30秒，扩增35个循环，最后于72℃延伸10分钟。PCR产物经自动测序仪进行双向测序，测序结果在NCBI的GenBank中查询，与基因库中的胶红酵母参考菌株ATCC66034同源性为99%。

体外药敏试验结果显示：此株胶红酵母对两性霉素B敏感，而对伊曲康唑、氟康唑、伏立康唑均耐药(图8-6-32)。

【诊断与治疗】

诊断：胶红酵母致真菌血症。患者拒绝抗真菌药物治疗，5天后自行要求出院。出院后随访，患者除乳房切口处外敷中药，未予其他治疗，出院5天后体温恢复正常。

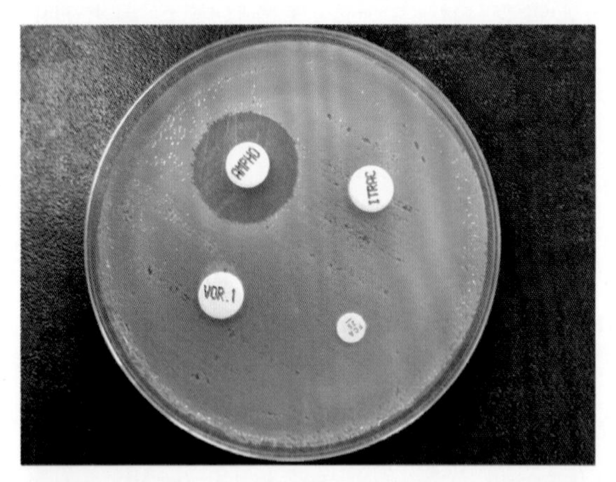

图8-6-32 96小时药敏结果：对两性霉素B敏感，对伊曲康唑、氟康唑、伏立康唑耐药

【本例要点】

红酵母可从自然环境、食物以及人体皮肤、排泄物中分离出，由于其产类胡萝卜素的特性，菌落颜色呈淡红至珊瑚红色。近20年来，由于广谱抗生素、糖皮质激素、免疫抑制剂的长期应用以及器官移植、中心静脉导管(central venous catheter, CVC)使用的增多，红酵母引起人类致病的病例在世界范围内越来越多。

红酵母与念珠菌或毛孢子菌属等其他条件致病性酵母菌相比，活性及毒力相对较低。

其生长相对缓慢，本例在真菌培养、药敏等试验中也发现了此现象。虽然红酵母菌血症患者死亡率接近15%，但往往是因为合并其他严重的疾病而死亡，如艾滋病、恶性肿瘤等。部分患者在去除CVC等危险因素后，即使没有接受特异性的抗真菌治疗也可痊愈，充分提示了红酵母在免疫功能正常者中毒力相对低。本例患者未经过任何抗真菌药物治疗而自愈，也可能因为菌株毒力较低，且患者既往体健、无潜在的疾病及免疫抑制因素之故。造成该患者红酵母菌血症的原因可能为乳腺穿刺活检术中感染所致，并进一步进入血行播散。

多数红酵母对两性霉素B最敏感，其次为伊曲康唑和伏立康唑，而对氟康唑和棘球白素类抗真菌药物耐药。本患者虽未经抗真菌药物治疗，但其体外药敏试验显示对两性霉素B敏感，而对伊曲康唑、氟康唑、伏立康唑均耐药。可见，两性霉素B是大多数红酵母感染者的首选药物。

（朱敏）

病例29 组织胞浆菌感染

【临床资料】

患者，男，58岁。1个月前出现不明原因的发热、畏寒、咳嗽、白色泡沫样痰、气喘、多汗、乏力，无咯血。经当地医院对症治疗，症状有所减轻。近2周上述症状加重，收治入院。

查体：体温39℃。纳差，乏力，颈部、下颌等多处淋巴结肿大，质软，无压痛，无融合。

血常规检查：红细胞4.1×10^{12}/L，血红蛋白129 g/L，白细胞5.3×10^{9}/L，中性粒细胞0.76，淋巴细胞0.21，中值细胞0.03，血小板99×10^{9}/L，红细胞沉降率72 mm/h。

肝肾功能基本正常，肥达反应阴性，HIV阴性。B超提示脾大，心电图正常，CT提示胸腔积液。

骨髓涂片检查：骨髓增生活跃，粒红巨三系增生活跃，吞噬细胞胞浆可见成簇小而卵圆形病原体，疑似组织胞浆菌。PAS染色可见吞噬细胞胞浆中有成簇小而卵圆形孢体，直径2～4 μm，大小较一致，胞浆淡红色，胞壁红色，胞内内容物见不易着色的病原体（图8-6-33，图8-6-34）。

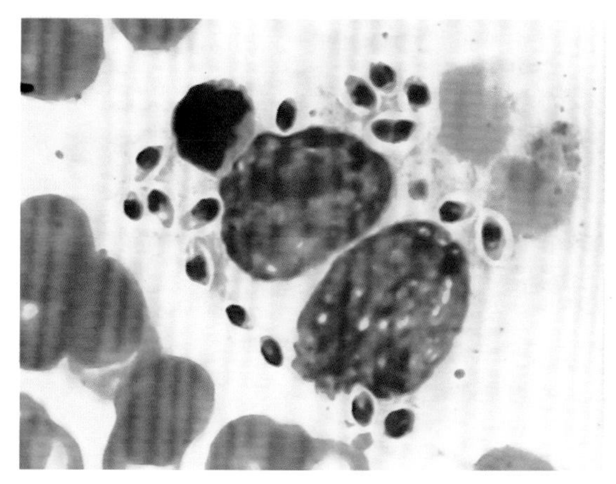

图8-6-33 组织胞浆菌瑞氏染色（×1 000）

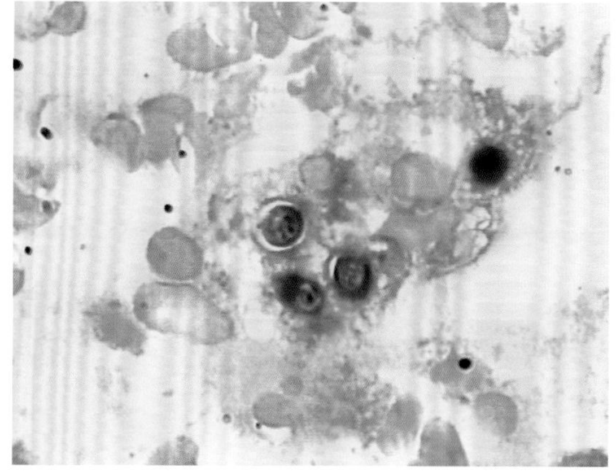

图8-6-34 组织胞浆菌PAS染色（×1 000）

【诊断与治疗】

骨髓病理活检提示组织胞浆菌，故诊断为组织胞浆菌病。予两性霉素B及对症治疗3周后患者上述症状消失出院。

【本例要点】

组织胞浆菌病在我国少见，常与机体免疫功能低下有关。该菌传播途径主要是呼吸道吸入感染。患者表现为全身症状，常有发热、畏寒、咳嗽、淋巴结肿大。通过骨髓病理活检或真菌培养可确诊。本例患者经骨髓涂片检查、PAS染色和骨髓病理活检确诊。建议对长期有发热、畏寒、咳嗽、淋巴结肿大的患者应考虑组织胞浆菌病感染的可能，可进行骨髓涂片检查，进行瑞氏染色、PAS染色和骨髓病理活检，以便尽早明确诊断。

（卢其明）

病例30 面部皮肤擦伤后真菌感染

【临床资料】

患儿，男，11岁，体重35 kg，因“面部红斑、疼痛、结痂4天”就诊。患儿4天前练习头顶足球，当晚于额部、左眼角出现红斑。第2天继续练习头顶足球，当晚于两颊部出现红斑，以湿巾敷擦，无好转。2天前出现面部疼痛，在外院诊断为“过敏”，给予马来酸氯苯那敏、氯雷他定、维生素C片，用药后面部红斑有好转，但有较多结痂出现。来我院就诊自述面部疼痛已不明显，仍感面部紧绷感，无明显瘙痒。既往体健，无手、足癣病史，无免疫抑制相关病史。

查体：一般情况好，神志清，精神好，头颈、心肺、腰腹、四肢未见异常。

皮肤科检查：额部、两侧面部见淡红斑，红斑区及边缘见较多淡褐色薄层结痂。结痂约芝麻大至指甲大小不等，不规则形。右侧面部见数处轻微点状糜烂面，左外眦外侧皮肤见轻微皲裂（图8-6-35A，C，E）。

实验室检查：血常规示单核细胞$0.6 \times 10^9/L$，中性粒细胞百分比44.7%，淋巴细胞百分比41.5%，其余各项正常。肝肾功能正常。

刮取面部结痂及少许鳞屑，滴加亚甲蓝染液1滴，高倍镜（×400）下可见真菌菌丝（图8-6-36A）及孢子（图8-6-36B）。菌丝较粗大有分隔，孢子壁厚有分隔。形态不同于常见皮肤癣菌菌丝及孢子。此涂片之玻片于室温放置3天后再次观察，见真菌孢子出现出芽繁殖，形成多个孢子及菌丝体（图8-6-36C）。在患儿足球训练场草坪采集泥土标本少许，接种沙堡弱培养基，室温培养。6天后观察培养基斜面见多个灰黑色菌落（图8-6-36D），菌落直径约5 mm，稀疏灰黑色纤细菌丝放射状生长。挑取菌落涂片，亚甲蓝染液染色，见粗大分隔菌丝及纤细菌丝并存（图8-6-36E）。

【诊断与治疗】

诊断：面部真菌感染。

治疗：伊曲康唑胶囊100 mg口服，1次/天，共7天。萘替芬酮康唑乳膏外用，2次/天，共7

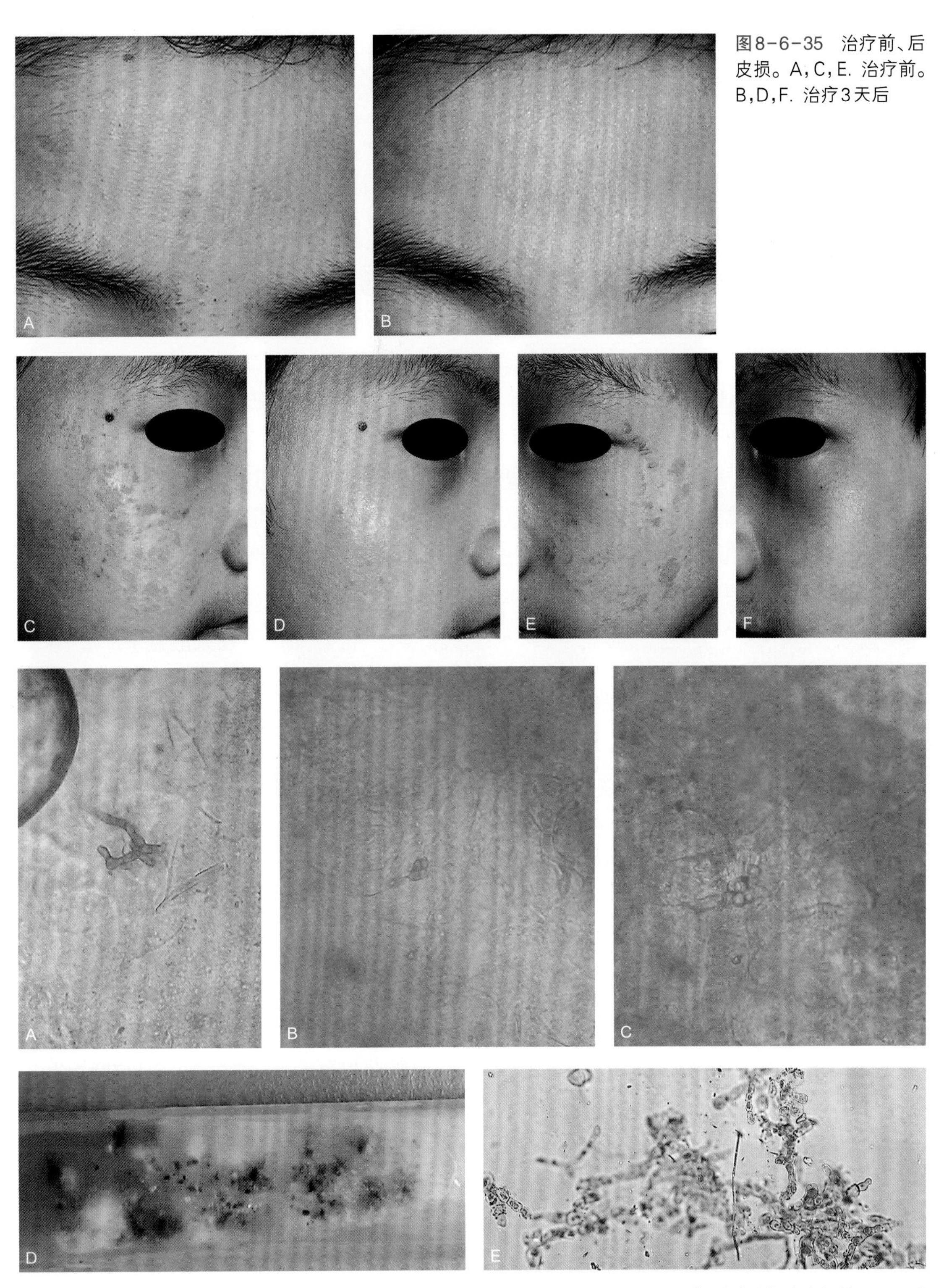

图8-6-35　治疗前、后皮损。A,C,E. 治疗前。B,D,F. 治疗3天后

图8-6-36　A,B. 初诊皮屑标本直接镜检见菌丝(图A)及孢子(图B)(×400)。C. 初诊涂片标本室温放置3天后见原有孢子形成多个孢子及菌丝体(×400)。D. 泥土标本接种入沙堡弱培养基,室温培养6天,见多个灰黑色菌落生长。E. 菌落涂片粗大分隔菌丝及纤细菌丝并存(×400)

天。用药3天后复诊，患儿额面部皮损明显好转，淡褐色结痂均已消失，右侧面部点状糜烂面愈合，左外眦部皲裂愈合，两侧面部可见隐约淡红斑（图8-6-35B，D，F）。患儿自述面部已无不适感。嘱其继续原方案用药至1周。1周后电话随访患儿面部皮损已完全愈合，无红斑、结痂及鳞屑。继续随访1个月无复发。

【本例要点】

初诊取皮损处结痂及鳞屑做涂片见真菌菌丝及孢子，即可依此进行抗真菌治疗。直接镜检所见菌丝较粗大，有分隔；孢子壁厚，直径与菌丝宽度相当，不同于常见皮肤癣菌菌丝及孢子，有可能为某种暗色真菌，为了避免抗真菌治疗不充分导致病程迁延，所以给予伊曲康唑胶囊口服加萘替芬酮康唑乳膏外用。两药联合使用3天，患者皮损基本消退，1周后完全治愈。

初诊涂片标本只滴加亚甲蓝染液1滴，室温放置3天，标本中孢子分裂增多并生长出菌丝，提示此菌生命力旺盛，营养要求低。考虑到患儿参加足球训练，练习头部顶球时足球多次触及面部，面部有汗且足球较脏，真菌来源应为足球所沾染的泥土中所含。经取样培养证实患儿所接触泥土中含有真菌。本病例提示：土壤中存在的真菌在一定条件下亦可导致免疫正常人群患病。土壤真菌所致皮损可与典型皮肤癣菌病皮损不同，本例患者未感明显瘙痒。真菌镜检是确诊的重要依据。抗真菌治疗可取得良好疗效。

（张瑞峰）

病例31 三角孢小囊菌致心内膜炎

【临床资料】

患者，男，46岁，“起搏器植入术后3年，反复咳嗽半年，胸闷晕厥1天”。患者3年前于外院行起搏器植入术。半年前无明显诱因下出现反复咳嗽、咳痰，痰量不多，色白，伴有发热，心率较前明显增快，无晕厥、心慌、憋气等不适。1天前患者无明显诱因下出现胸闷，后晕厥，伴有乏力、头晕，遂来我院就诊。超声心动图提示右心内起搏器电极表面形成赘生物，右心比例稍小，三尖瓣口梗阻（赘生物所致）。为进一步治疗收入院。

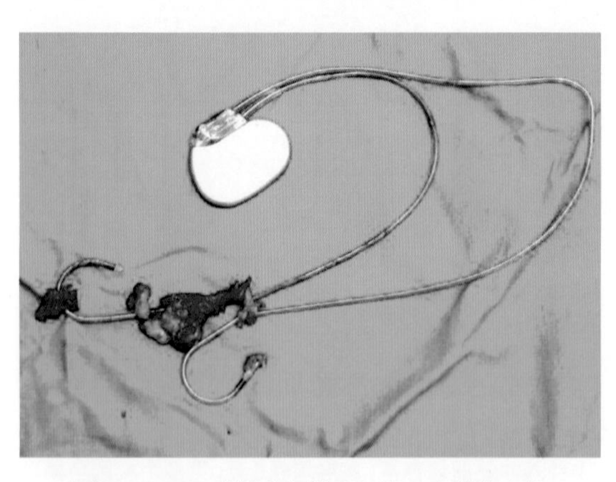

图8-6-37 附着在起搏器上的心内膜赘生物

在全麻深低温体外循环下行手术治疗。手术中见赘生物包绕起搏电极，从上腔静脉向内延伸至右心室（图8-6-37）清除右心内赘生物，由于右心室起搏电极无法拔除，因此在心室面钳断电极，取出右心起搏器，植入心外膜起搏电板。

真菌学检查：赘生物组织经过研磨后接种于5% 羊血平皿和沙堡弱琼脂（SDA）。培养7 天后SDA上生长灰白色菌落，光滑，质地坚韧，蜡皮样（图8-6-38A）。生长20天

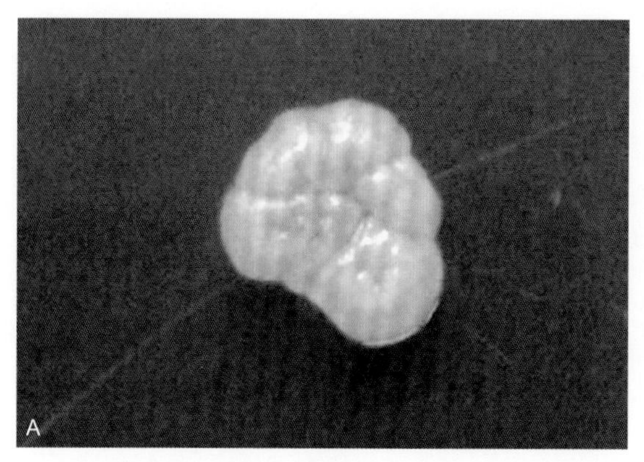
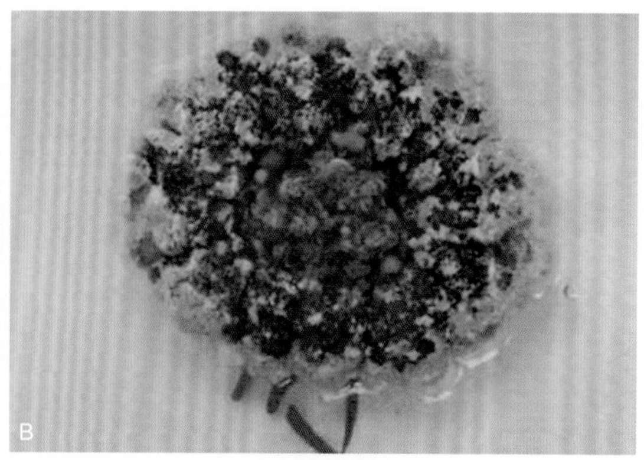

图8-6-38　A. 三角孢小囊菌在SDA上生长3～5天的菌落光滑无毛，有折叠及不规则的沟纹。B. 三角孢小囊菌在SDA上生长30天左右，菌落疣状，黑色，有短绒

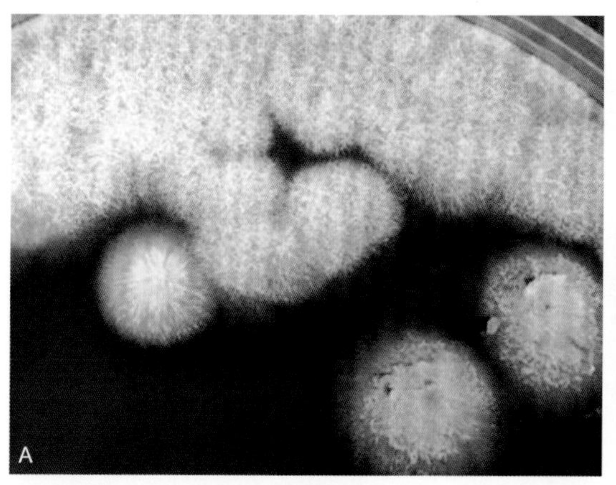
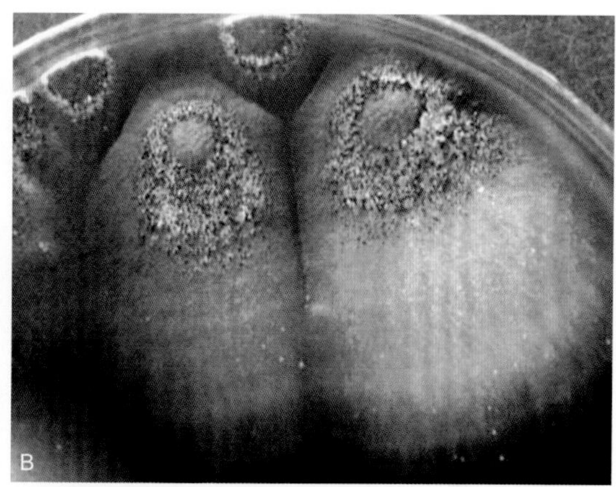

图8-6-39　A. 三角孢小囊菌在普通血培养皿上生长3～5天的菌落暗灰色，短绒状，有气生菌丝。B. 三角孢小囊菌在血培养皿上生长30天左右，菌落生长暗灰色，菌落中央有肉眼可见的黑色颗粒

后SDA上菌落呈疣状，灰黑色，表面不平整（图8-6-38B）。菌落特点：生长快速，菌落生长局限，在血平皿上是短绒状菌落，2周后，菌落中央出现黑色细颗粒。在SDA上开始是光滑的蜡样菌落，培养1个月后呈暗黑色疣状菌落，此时说明有丰富的子囊果形成（图8-6-39）。镜下特点：子囊果呈球形，带有柱形的、短或长的颈，暗棕色；子囊壳，暗棕色，厚壁。子囊倒卵形、枪筒形或球形，内含8个子囊孢子。孢子梗细胞呈柱形，顶端变窄，（6～13）μm×（2.0～3.5）μm大小，环痕产孢。分生孢子浅黄色或浅棕色，随着菌龄的增长部分细胞膨大，分生孢子连续生出呈链状排列，倒卵形，（3.5～5.0）μm×（3～4）μm大小，基部平切。在瓶梗产孢的同时形成子囊果（图8-6-40），图8-6-40B示幼稚的子囊果正在形成。

组织病理学检查：心内膜组织病理切片六胺银染色可见大量黑色深染的菌丝（图8-6-41）。

分子鉴定：对ITS区进行扩增。引物序列：ITS1（5′-TCCGTAGGTGAACCTGCGG-3′）；ITS4（5′-TCCTCCGCTTATTGATATGC-3′）。反应条件：预变性95℃ 5分钟；变性95℃ 30秒，退火，50℃ 30秒，延伸，72℃ 1分钟，30个循环；72℃ 7分钟，PCR产物为560 bp。将测序结

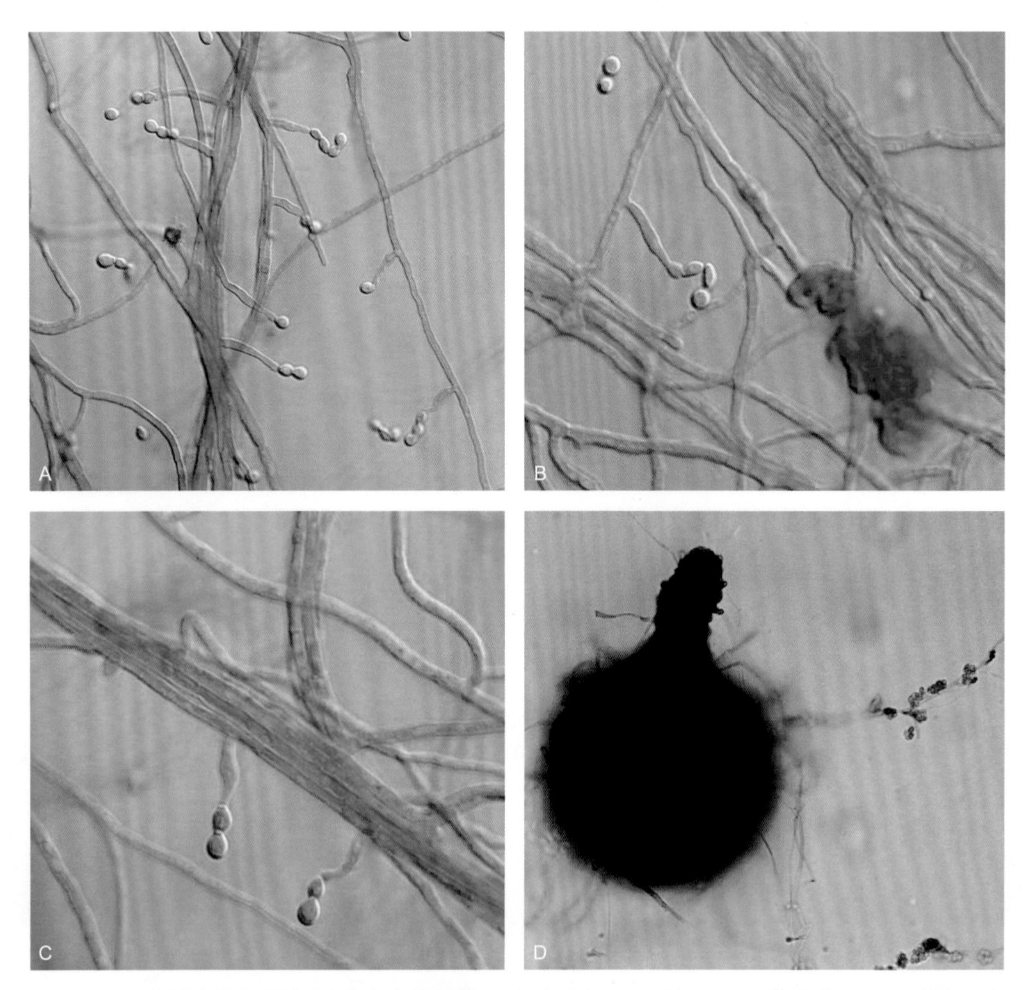

图8-6-40 A. 典型的基部平切以及产生成链的环痕孢子(×1 000)。B. 环痕产孢以及子囊果开始形成(×1 000)。C. 典型的环痕孢子(×1 000)。D. 成熟的子囊果形成(×100)

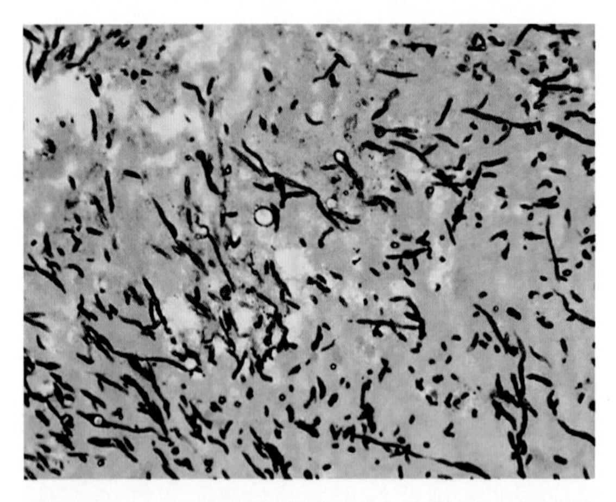

图8-6-41 心内膜组织病理切片六胺银染色可见大量黑色深染菌丝

果与GenBank核酸数据库Blast比对，与三角孢小囊菌同源性为99%。结合其形态学特点将此菌鉴定为三角孢小囊菌。

体外药敏试验结果：伊曲康唑的MIC为≥32 μg/mL，伏立康唑的MIC为4 μg/mL，两性霉素B的MIC为≥32 μg/mL。

【诊断与治疗】

诊断：三角孢小囊菌导致的心内膜炎。

治疗：采用伏立康唑首剂6 mg/kg，给予400 mg/d静脉点滴，患者仍有发热。血培养为苯唑西林耐药的表皮葡萄球菌，考虑赘生物较大，可能存在混合感染，继续用哌拉西林/他唑巴坦联合万古霉素治疗，患者体温降至正常。1周后将哌拉西林/他唑巴坦改为依替米星。患者出院后继续伏立康唑 200 mg/d治疗。半年后随访，患者状况良好。

【本例要点】

三角孢小囊菌（*M. trigonosporus*）是小囊菌属（*Microascus*）14个已经描述的种之一。小囊菌属广泛分布在自然界，可分离自土壤、谷物等。小囊菌属是子囊菌类真菌，主要依据梗基的大小、形状以及有性阶段子囊果和子囊孢子的特点进行鉴定。小囊菌属有几个种有帚霉属的有性形态。根据基部平切、环痕孢子的形成很容易被鉴定为帚霉。但要注意与拟青霉或青霉区别，它们均是瓶梗产孢。常见的小囊菌属是帚霉菌的有性形态包括：灰小囊菌，硬变小囊菌和三角孢小囊菌。

本例真菌性心内膜炎，发现得比较晚，分析病史，2006年有持续半年的咳嗽时可能就已经存在肺部的真菌感染，由于起搏器植入，存在伤口，给真菌的生长繁殖创造了机会。直到出现喘憋、晕厥等情况才通过超声心动图提示心脏有赘生物存在。分析病例，栓塞和梗死是重要的并发症，手术清除赘生物是治疗的重要手段。患者半年前无明显诱因下出现反复咳嗽、咳痰，伴有发热，心率较前明显增快，憋气、胸闷，后晕厥，也是赘生物以及肺栓塞引起的肺部和心脏表现。

本研究中的这株小囊菌，对两性霉素B和伊曲康唑高度耐药，用伏立康唑治疗有效。由于帚霉为小囊菌的无性阶段，而体外研究显示帚霉对多种抗真菌药物耐药。本例为罕见的起搏器相关的真菌性心内膜炎，由于起搏器尖端仍留在心脏内，因此患者手术后仍然需要长时间的抗真菌治疗。

（王澎）

病例32　暗孢节菱孢菌引起面部感染

【临床资料】

患者，女，29岁，面部红斑、结痂10年。初发时表现为左面部反复红斑，钱币大小，上附有黄色结痂。病情反复，月经前加重，5年后发展至右侧面部，其后病情反复，其间曾外院间断口服伊曲康唑、特比萘芬、雷公藤、烟酰胺、西替利嗪，外用0.1%他克莫司软膏、丁氢化可的松软膏，行自血疗法、激素针等治疗。目前皮损由钱币大小发展至双侧面颊大面积边界清楚的红斑伴结痂、隆起、瘙痒来我院就诊。

专科查体：双侧面部可见对称浸润性红斑（图8-6-42A，B）。

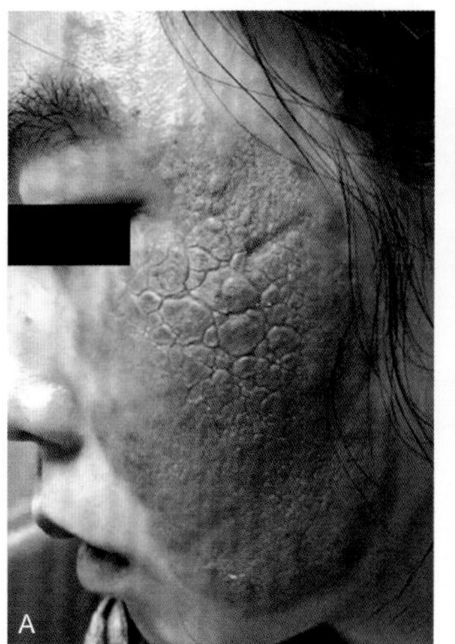

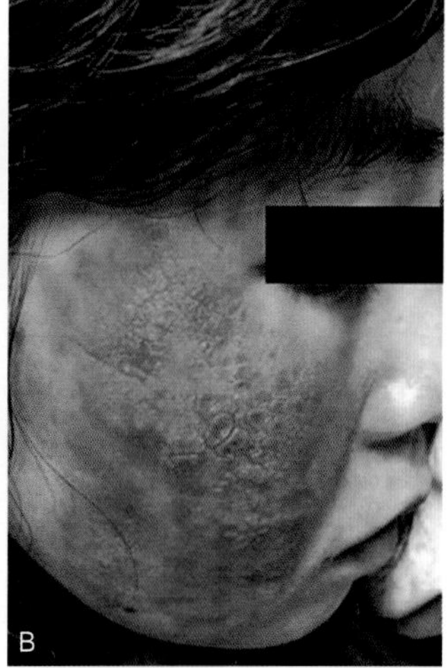

图8-6-42　A，B. 患者初次就诊临床照片

红斑边界清楚伴隆起、高出皮面，油腻感，表面呈黄色多角形结痂，触之略硬，皮温升高，无明显压痛感。查血常规、肝肾功能，免疫指标未见异常。

2次皮损边缘及痂皮直接镜检，用10%KOH制片均未见明显菌丝。

真菌培养：沙堡弱培养基，1周可见菌落（图8-6-43A）。将其转种于SDA、PDA、OA分别置于28℃、30℃、35℃、37℃培养。1天萌发，初为丝状白色菌落，1周左右可见橙黄色色素产生（图8-6-43B，C为PDA培养1周结果；图8-6-44A，B为不同温度下该菌株在SDA培养1周结果）。

棉蓝染色镜下可见透明管状分隔菌丝（图8-6-45A，B），90°侧支。分生孢子从葫芦形母细胞上单个产生，垂直于菌丝生长。棉蓝染色及小培养均可见暗棕色椭圆形晶状体样孢子，中间可见赤道痕，可见出芽时从该处向两端凸起（图8-6-45C，D）。扫描显微镜下亦可见垂直分支的分隔菌丝及特征性孢子：分生孢子呈双凸透镜样，(8～12) μm × (5～7) μm，可见赤道部位发芽裂隙，鉴定为暗孢节菱孢菌（图8-6-46A～C）。ITS区测序结果提示：*Arthrinium phaeospermum*。

体外药敏试验提示：该菌对卡泊芬净、米卡芬净、泊沙康唑、雷夫康唑、伏立康唑、特比萘芬敏感，对伊曲康唑、氟康唑耐药。

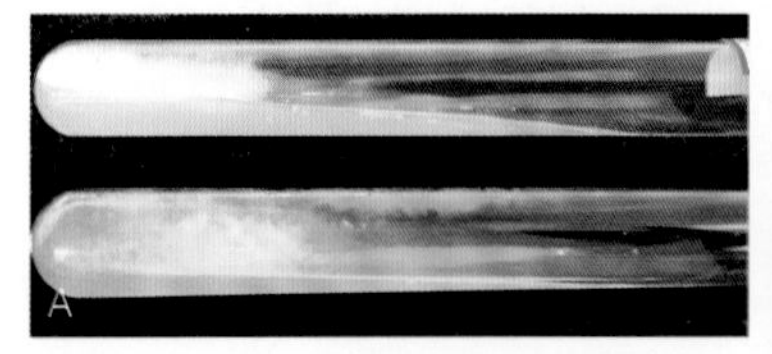

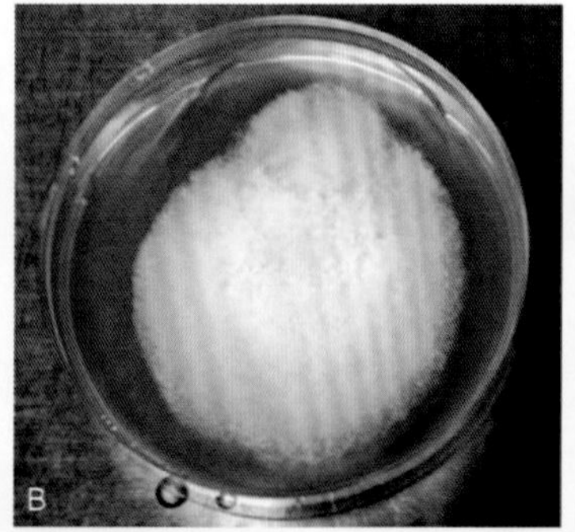

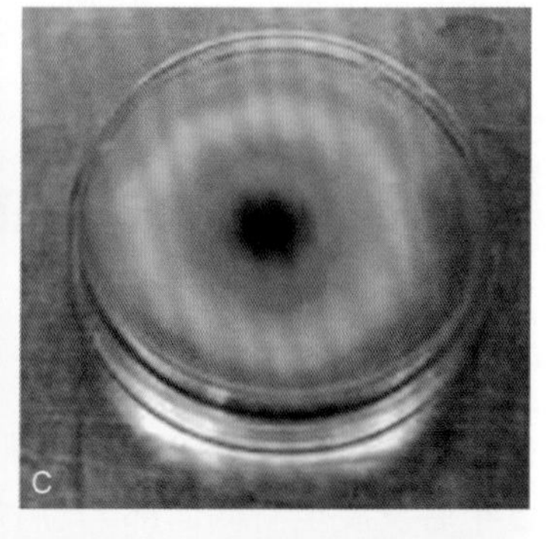

图8-6-43 A. 将皮损接种于SDA在28℃培养7天，可见两管为同一种菌。B，C. 将菌株接种于PDA培养28℃ 7天，可见白色絮状菌丝和橙黄色色素

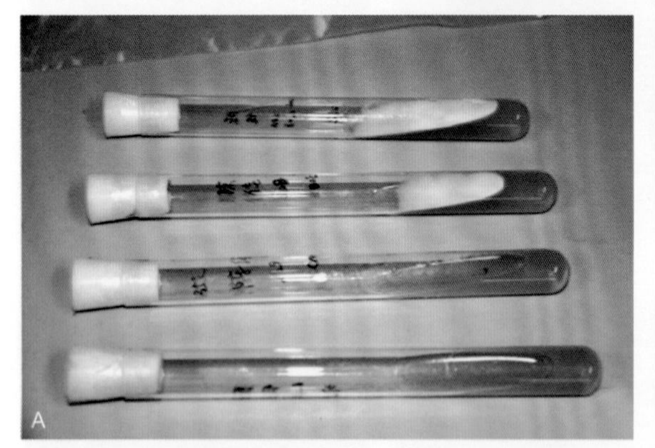

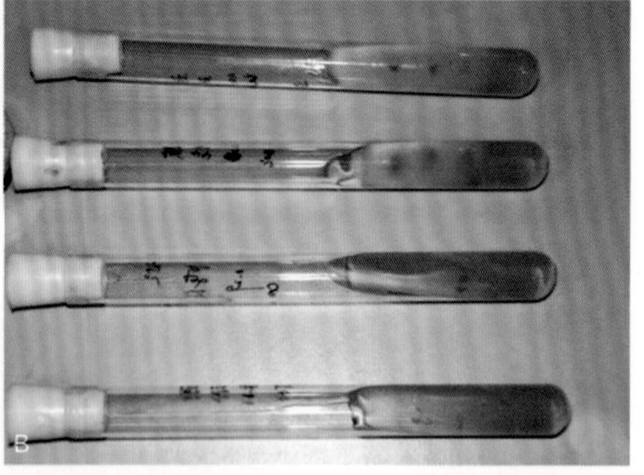

图8-6-44 A，B. 28℃、30℃、35℃、37℃下，该菌株在SDA培养1周结果，该菌在28℃、30℃生长良好，并能产橙色色素，而在35℃、37℃不生长

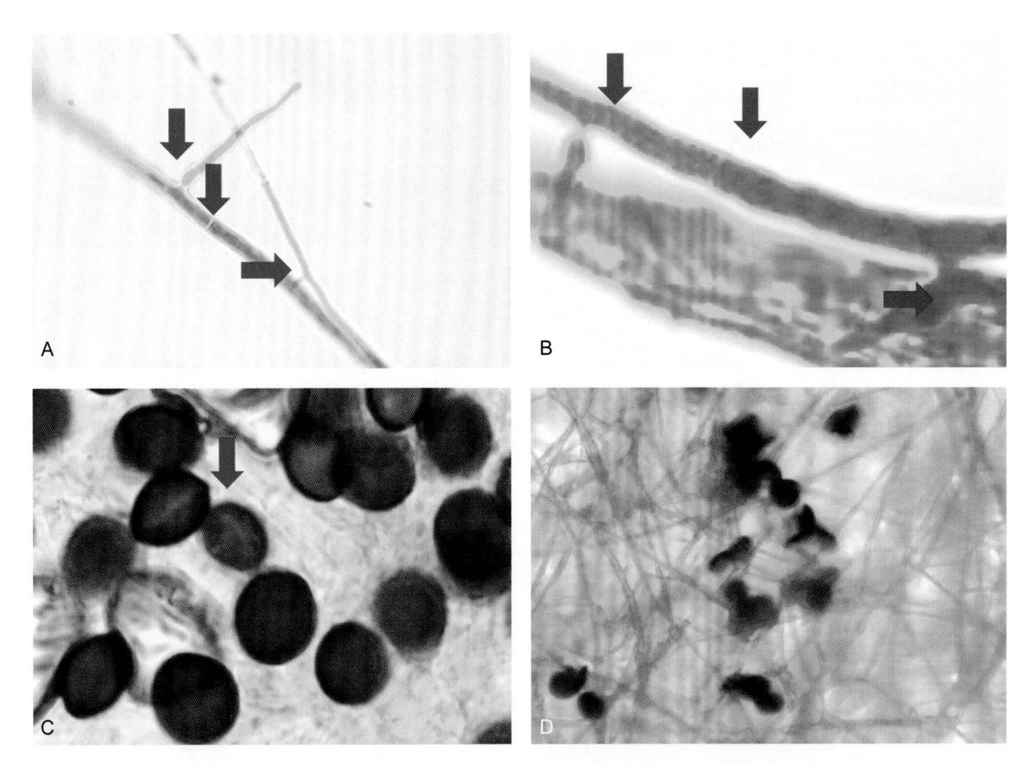

图8-6-45　A，B. 棉蓝染色后，可见透明管状分隔菌丝由烧瓶状母细胞垂直长出（×100）。C，D. 可见暗棕色晶状体样孢子，簇状分布，中央可见色泽较浅的赤道裂稍突出表面（×100，×40）

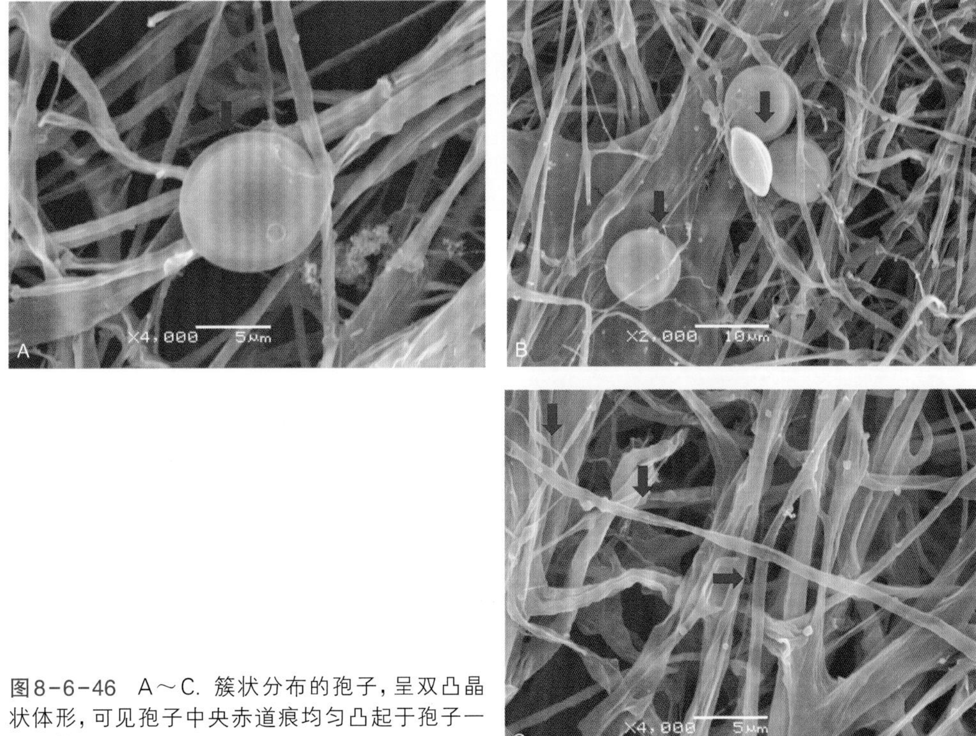

图8-6-46　A～C. 簇状分布的孢子，呈双凸晶状体形，可见孢子中央赤道痕均匀凸起于孢子一周。菌丝分隔，且垂直于主干分支

动物实验：选健康豚鼠18只，450～500 g，雌雄不限，均分为2组。A组为对照组，不做预处理；B组为处理组，实验前4天和前2天用倍他米松注射液7 mg/(kg・d)股部肌内注射；且接种后，给予地塞米松注射液7.5 mg/kg腹腔注射，隔天1次，共4次。实验开始当天，背部备皮，做好自体处理区域划分。常规消毒后，右侧用无菌胶布粘贴撕去，重复4次至肉眼可见点状出血为宜，涂布菌悬液，空白对照组涂以生理盐水；左侧4处实验区，间隔皮下注射真菌孢子、无菌生理盐水。将培养的菌株用0.9%的无菌生理盐水配制成菌悬液，皮下注射、表皮涂布2种方法每处接种108/mL菌悬液100 μL于豚鼠背部上皮。于感染后第12天、第21天处死动物，取材，组织切片(HE染色、PAS染色)。实验结果示：处理组和对照组均可见皮损。表皮涂菌处：免疫抑制组以脱屑为主，对照组以红斑丘疹为主(图8-6-47A，B)。皮下注射处(图8-6-47C～F)：均表现

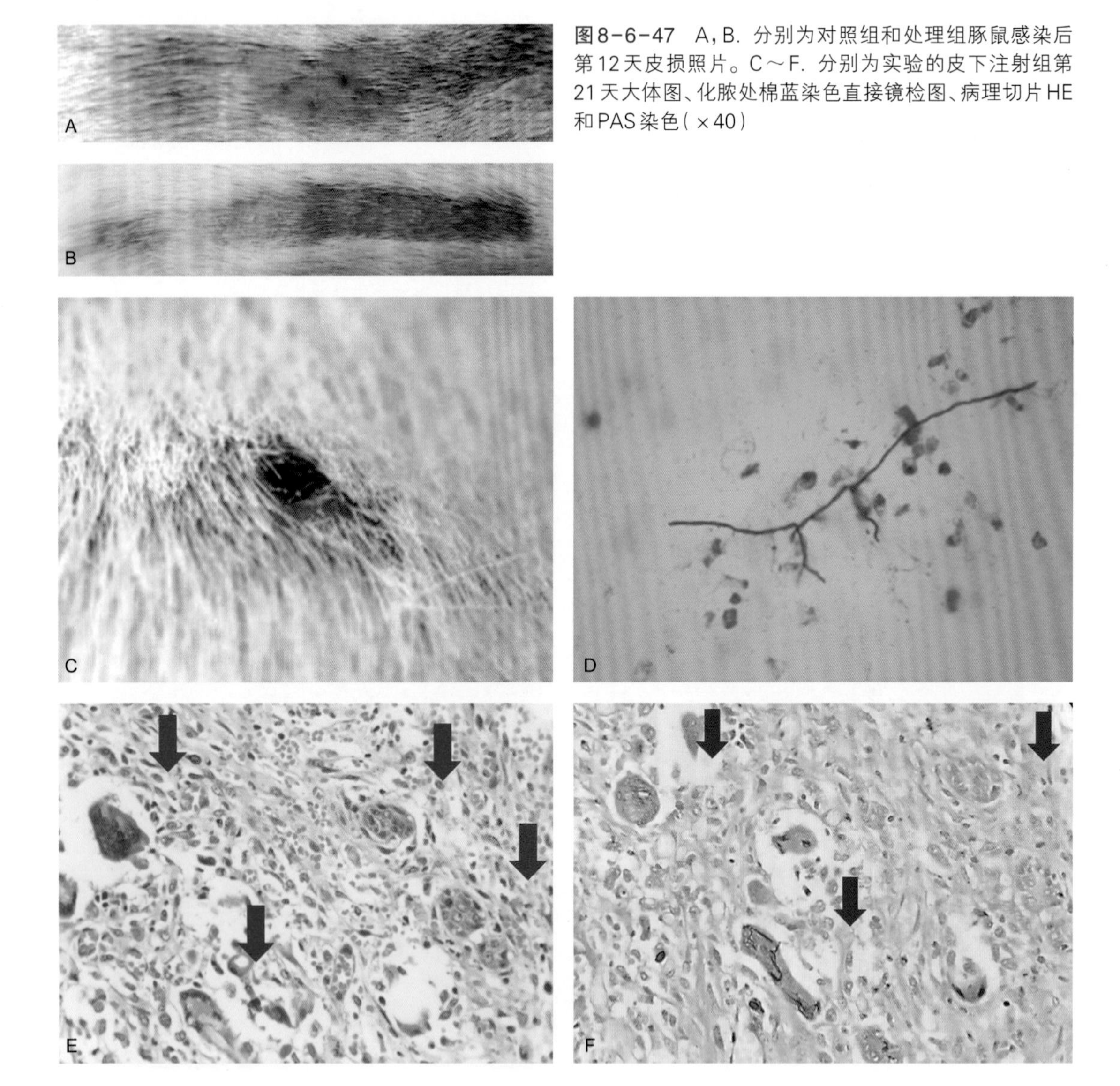

图8-6-47 A，B. 分别为对照组和处理组豚鼠感染后第12天皮损照片。C～F. 分别为实验的皮下注射组第21天大体图、化脓处棉蓝染色直接镜检图、病理切片HE和PAS染色(×40)

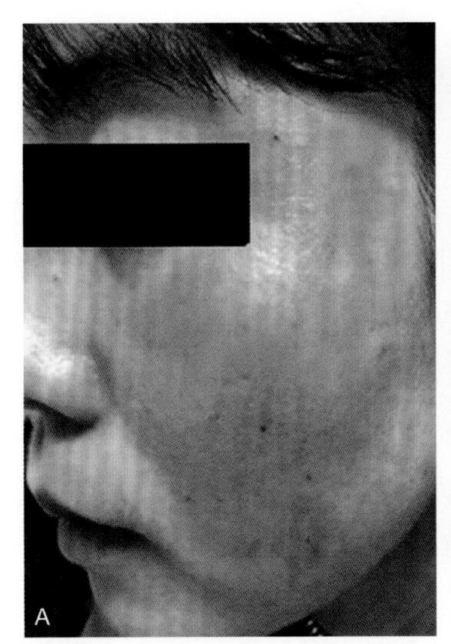

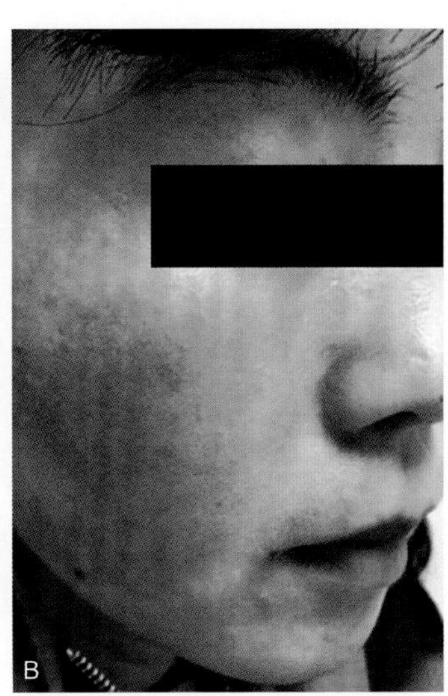

图8-6-48 A,B. 口服伊曲康唑每次200 mg,2次/天,7天/月。5个月后皮损明显好转

为浸润性红斑、脱毛、小结节、灰白色皮下脓肿,处理组较对照组皮损持续时间久、脓肿较大、触之浸润更明显。病理结果提示两组都有病理性浸润,PAS染色可见紫红色分隔菌丝、椭圆球形棕褐色孢子,可见大量组织细胞、多核巨细胞、中性粒细胞和淋巴细胞浸润。

【诊断与治疗】

诊断:暗孢节菱孢菌致面部感染。

治疗:患者在药敏试验前给予伊曲康唑治疗。临床疗效明显,药敏显示伊曲康唑耐药,故没有换药。具体疗程:口服伊曲康唑每次200 mg,2次/天,7天/月。5个月后效果如图8-6-48A,B。此后随访9个月,多次真菌镜检和真菌培养,未见阳性结果。

【本例要点】

暗孢节菱孢菌(*Arthrinium phaeospermum*)是一种植物寄生菌,目前植物致病报道多见,而人种致病报道极少。

本例患者5次皮损镜检都未见菌丝,笔者认为与以下因素有关:① 患者病史时间长,可能与皮肤屏障结构改变有关,如表皮萎缩。② 患者一直间断服用特比萘芬或者伊曲康唑,也曾用雷公藤,外用激素软膏,导致表皮真菌难以查出。③ 有文献报道其破坏毛囊皮脂腺,该暗孢节菱孢菌可能亲脂,入侵后在皮肤较深层,考虑体表为反应性表现可能,最好结合病理学依据。

暗孢节菱孢菌在三种培养基中28℃生长状态最好,在OA生长速度最快,在PDA产色素最早。35℃、37℃培养1周后菌落几乎不生长,不产色素。由此可推测该菌可能不引起深部感染。根据目前报道的案例表明,该菌主要引起浅表感染,表现不一。结合本例,目前常用的抗真菌药物治疗作用明显,但易反复,考虑与患者前期多次间断使用各种药物包括抗真菌药物有关,也与机体免疫状态、药物剂量、使用方法等有关,不排除目前国内抗真菌药物的人群暴露较广,出现耐药情况。临床医生应对一些少见菌株致病提高警惕,积极深入研究、治疗、随访。

(陈雪雯)

病例33 万博节皮菌致误诊的儿童面癣

【临床资料】

患儿，女，9岁，因“面部大片红斑肿胀、脱屑伴瘙痒7个月”就诊。患儿于7个月前左手背出现丘疹样皮损，随后左面部下眼睑处出现红斑，伴瘙痒，外用民间软膏，面部皮疹逐渐扩大，瘙痒明显。2个月前至当地诊所就诊，给予氯雷他定治疗1周，无明显好转，次月至当地医院就诊，诊断为“多形红斑”，口服激素3周，停药后皮损面积迅速扩大，伴鳞屑，瘙痒。遂就诊于我院。经询问，患者与家中宠物猫亲密接触后出现皮疹，诉猫皮毛未见任何异常。

查体：一般情况良好，系统查体未见异常。辅助检查：血、尿常规，肝肾功能等正常。皮肤科检查示面部可见约10 cm×8 cm边界清楚的环形红斑，边缘隆起，表面附着大量鳞屑，中央无消退改变。左面部眉毛处可见大块痂皮，未见眉毛脱落。鼻部可见脓疱及痂（图8-6-49A）。左手背示指掌指关节处可见约2 cm×2 cm不规则红色斑块，上覆少量鳞屑，局部出现点簇状脓疱，手背可见斑片状色素沉着（图8-6-49B）。

刮取面部皮损边缘鳞屑和左手皮损处鳞屑，加1滴10%KOH后显微镜下观察均见大量菌丝（图8-6-50A）。25℃下氯霉素沙堡弱培养基（SDA）培养10天后见白色粉末状菌落生长，背面呈淡棕黄色（图8-6-50B）。用接种钩将菌种接种于PDA上进行小培养，25℃，10天后乳酸酚棉蓝染色观察见较多有葡萄串状小分生孢子及螺旋菌丝，未见棒状大分生孢子（图8-6-50C）。对两例菌株的ITS区域进行序列分析，测序结果在GenBank中通过Blast进行同源序列比对，两临床分离株基因序列一致，与万博节皮菌（趾间毛癣菌有性期）（*Arthroderma vanbreuseghemii*，EU683892.1）同源性为99%。

【诊断与治疗】

诊断：万博节皮菌致面癣和手癣。

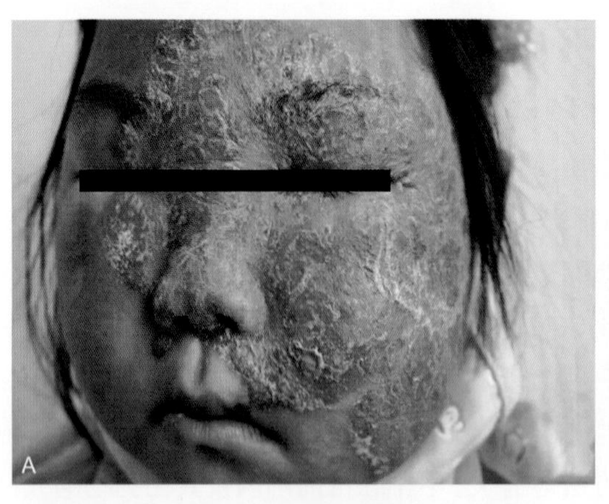

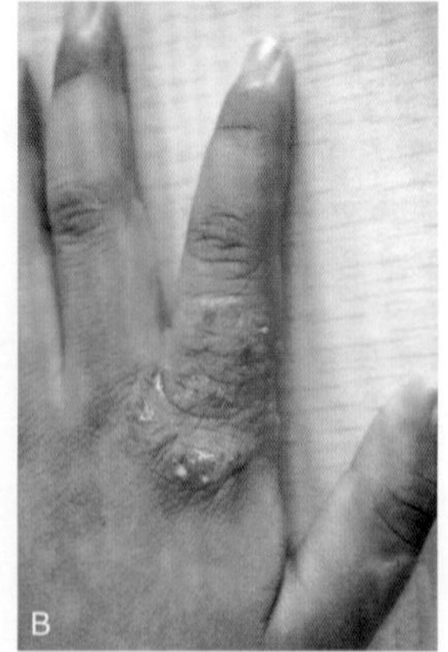

图8-6-49 A. 面部可见约10 cm×8 cm边界清楚的环形红斑，边缘隆起，表面附着大量鳞屑，中央无消退改变。左面部眉毛处可见大块痂皮，未见眉毛脱落。鼻部可见脓疱及痂。B. 左手背示指掌指关节处可见约2 cm×2 cm不规则红色斑块，上覆少量鳞屑，局部出现点簇状脓疱，手背可见斑片状色素沉着

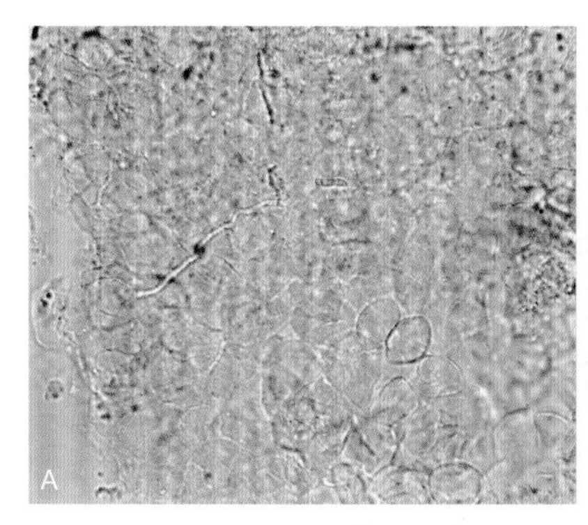
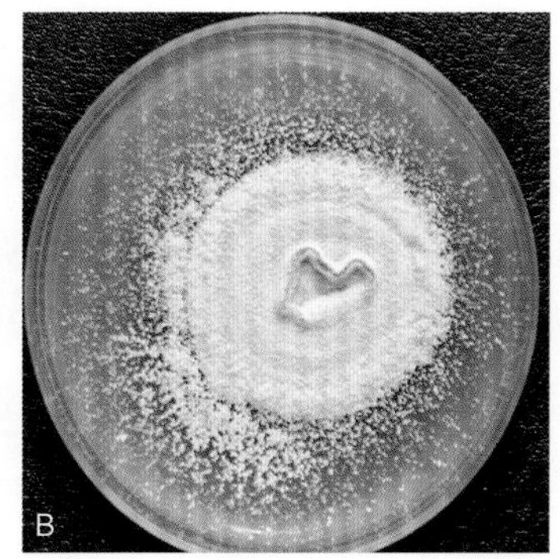
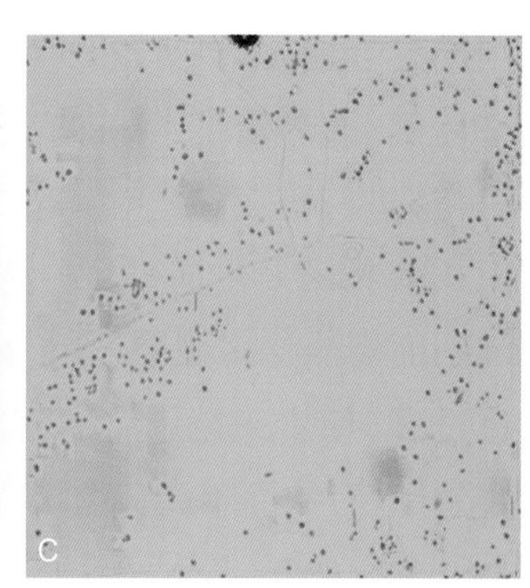

图8-6-50　A. 面部皮屑直接镜检示细长菌丝。B. 培养10天后见白色粉末状菌落生长，背面呈淡棕黄色。C. 较多有葡萄串状小分生孢子及螺旋菌丝，未见棒状大分生孢子（HE染色 ×400）

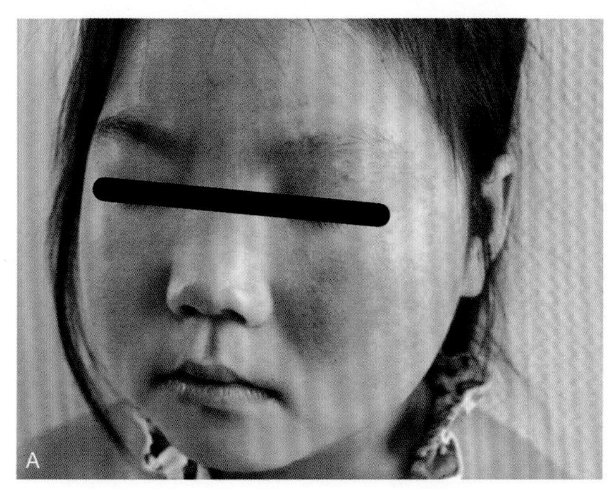
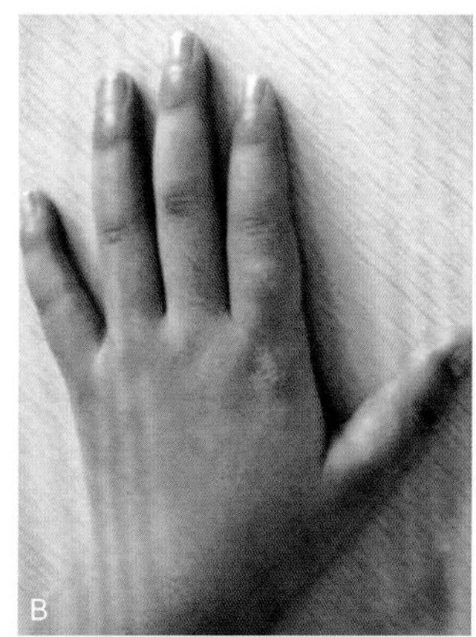

图8-6-51　A,B. 治疗1个月后皮损已消退，面部和手部皮屑真菌镜检阴性

治疗：给予伊曲康唑胶囊100 mg/d，复方甘草酸苷每次25 mg，3次/天，口服；外用特比萘芬乳膏，1次/天。2天后患者复诊诉外用药膏皮损处瘙痒疼痛，遂停止外用乳膏，单用口服药物。2周后复诊，患者面部和手部皮屑真菌镜检阴性。继续口服伊曲康唑胶囊为100 mg/d；复方甘草酸苷每次25 mg，3次/天。2周后复诊，患者皮损基本痊愈，面部和手部皮屑真菌镜检阴性。伊曲康唑胶囊减量为每2天 100 mg；外用特比萘芬乳膏，1次/天。2周后停药，继续单用特比萘芬乳膏巩固治疗2周（图8-6-51）。随访1个月未复发。

【本例要点】

万博节皮菌是趾间毛癣菌有性期，属于须癣毛癣菌复合体。有报道在儿童面癣中最常见致病菌为须癣毛癣菌，这可能与儿童直接或间接接触动物有关。本例患儿与猫亲密接触后，手出现丘疹样皮损，随后用手揉眼睛可能是导致面部感染的主要途径，根据PCR结果，手部和面部来自同一菌种，考虑为皮肤癣菌的自体接种。

须癣毛癣菌为亲动物性皮肤癣菌，其引起的人类体癣常不具有典型的体癣表现，多表现为严重湿疹样皮损，或表现为脓疱样皮损，还可引起皮肤肉芽肿。面癣患者容易被误诊而使

用激素治疗，本例被误诊为"多形红斑"，而口服激素导致面癣面积扩大。本例患者面部皮损呈环形，边界清楚，中间虽无消退改变，结合患者手上皮疹和动物接触史，仍应考虑皮肤真菌病，应进行真菌镜检和培养来明确诊断。当镜检和培养结果阴性但又怀疑真菌感染时，可利用PCR技术对皮屑进行检测，PCR的结果准确快速，可为临床诊断提供明确依据。

面癣治疗多采用外用、内服联用，但治疗过程中可能因外用抗真菌药物剂型不适、用药次数过多，使本来就敏感的面部皮损处发生接触性皮炎，本例患儿就因为面部皮损敏感而不适合外用药，从而单用口服抗真菌药物，效果较好。

（黄苏扬）

病例34 诺卡菌致颈胸部感染

【临床资料】

患者，女，37岁，茶农，因"上胸部红斑、丘脓疱疹、窦道、结节、斑块20余年"入院。患者20年前右锁骨中段出现一红色丘疹，无明显皮肤外伤史，未诊治。以后皮损逐渐缓慢增多，形成破溃后有少量黄白色分泌物流出，主观感觉除偶有轻微疼痛感或局部不适外，无全身性症状。皮损一边愈合结疤，一边向外围扩散，重复结节、化脓和纤维化的过程。病程中无发热、盗汗和体重的明显变化，自觉不影响日常生活。

体格检查：系统检查未发现异常。专科检查：颈下部、上胸部区域有宽约15 cm的大片红斑块，其上分布有丘脓疱疹、结节、窦道和结痂；丘脓疱疹和结节间有条索状隆起。整个累及区域皮损质地坚实，似象皮，不能捏起（图8-6-52）。

皮损病理检查：棘层肥厚，真皮全层不均匀分布的致密的炎症细胞浸润，浸润细胞有淋巴细胞、上皮样细胞、中性粒细胞、浆细胞和少许多核巨细胞，部分区域胶原水肿，脓肿形成，见硫黄颗粒（图8-6-53）。

分泌物细菌培养：为表皮葡萄球菌。组织碎块及组织液培养：在厌氧环境，血琼脂培养基上27℃及35℃培养5天，均长出直径约1 cm大小、奶酪样的乳白色菌落，边缘有宽的放射状纹路（图8-6-54）；给予分纯后见两种菌落：菌株1，菌落表面光滑，不透明，凸起，边缘整齐，灰白色，3～6 mm大小（图8-6-55）。菌株2，菌落较小，表面干燥，多皱，边缘不整齐，基丝发达，棕黄色，气丝较少，黄白色，0.5～1 mm大小（图8-6-56）。组织碎块及组织液在含氯霉素的SDA上培养无生长，在不含氯霉素的SDA上用透明胶带密封管口，27℃培养5天，长出直径约1 mm大小、半球形淡棕黄色菌落，质地较硬，紧紧附着在培养基表面，不向下生长，菌落背面呈棕黄色（图8-6-57）。

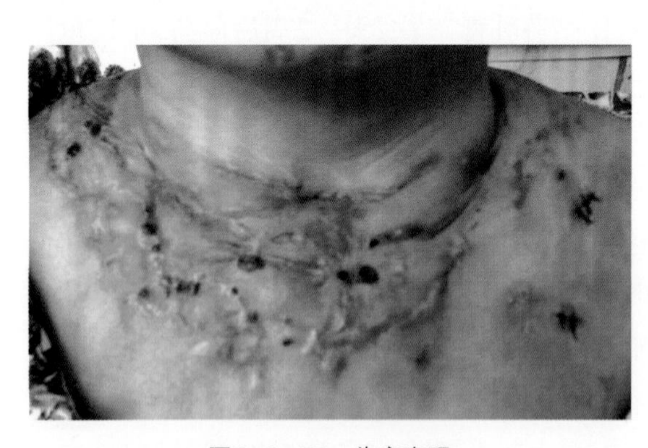

图8-6-52 临床表现

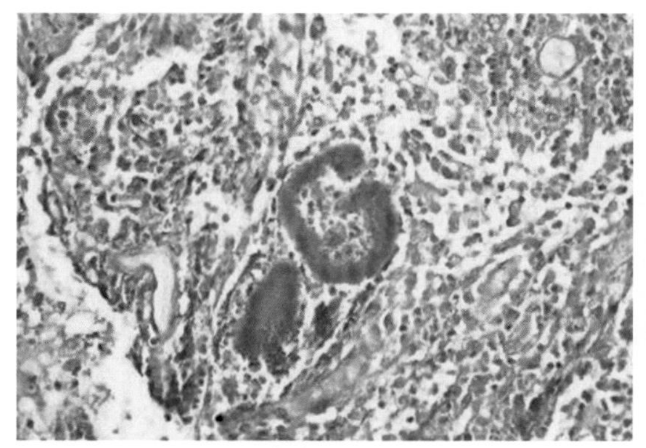

图8-6-53　硫黄颗粒（HE染色10×10）

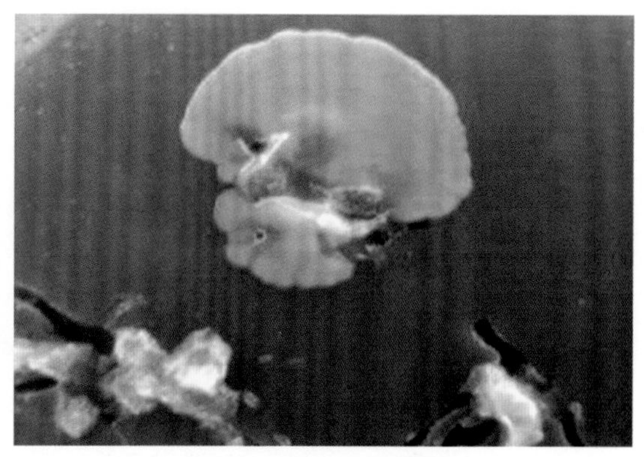

图8-6-54　血琼脂培养

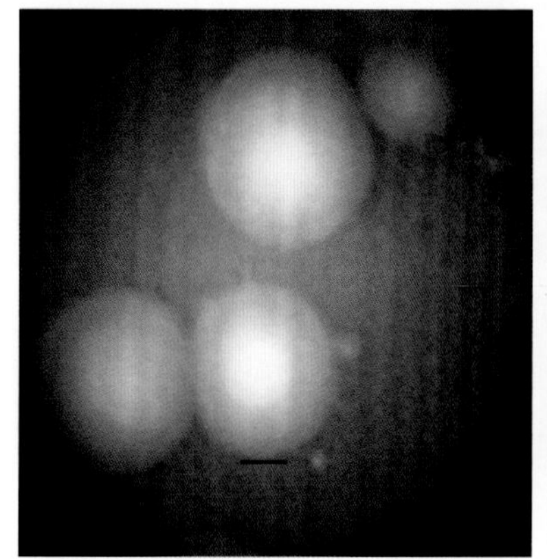

图8-6-55　菌株1。1 mm标尺：—

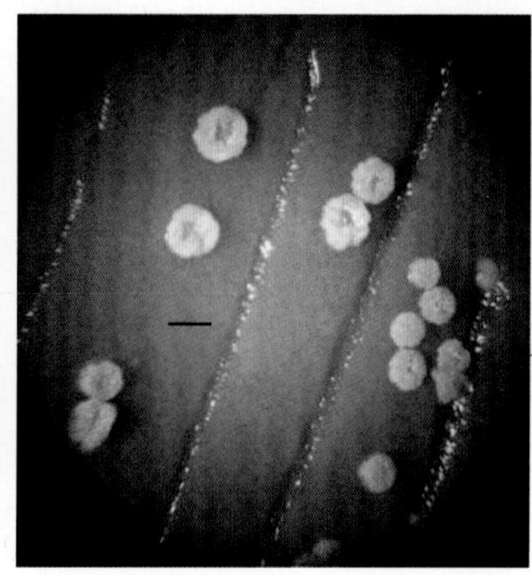

图8-6-56　菌落2。1 mm标尺：—

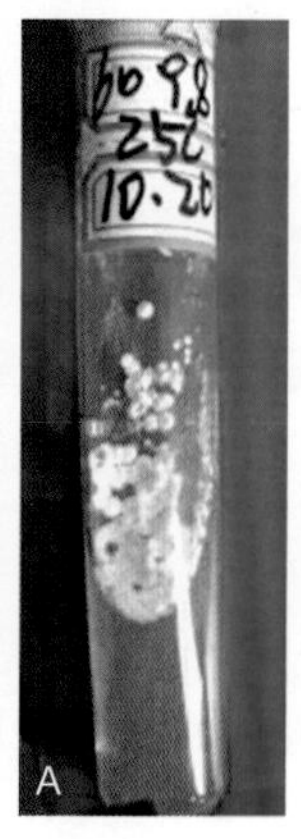

图8-6-57　A，B. SDA培养

两株菌DNA提取，PCR扩增（图8-6-58），G1为1 443 bp，G2为1 433 bp。16S rRNA基因全序列测序（测序引物：27f 5′-AGAGTTTGATCC TGGCTCAG-3′和1 492r 5′-TACCTTGTTACGACTT-3′）。2株菌的16S rRNA基因全序列通过在线Blast比对检索，菌株1（G1）属于葡萄球菌属，与典型菌株*Staphylococcus epidermidis* ATCC 14990^{T}系统进化关系近，相似性为99.9%，可认为是表皮葡萄球菌。菌株2（G2）属于诺卡菌，与典型菌株*Nocardia ninae* OFN 02.72^{T}系统进化关系较近，相似性为98.1%。

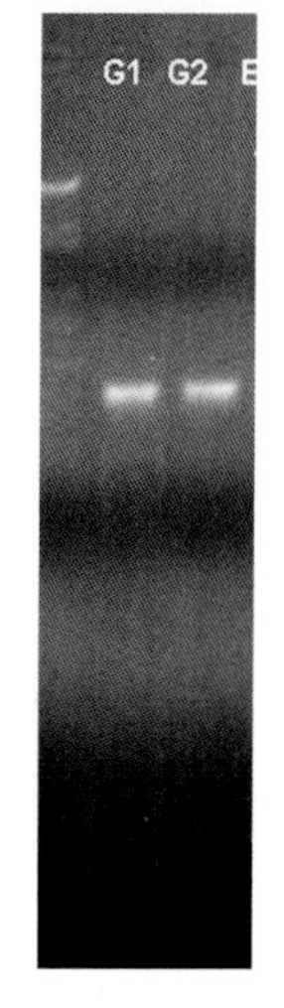

图8-6-58　PCR

【诊断与治疗】

诊断：*Nocardia ninae*致颈胸部感染，继发表皮葡萄球菌感染。

治疗：患者入院后，首先考虑是感染性皮肤病，分泌物培养为表皮葡萄球菌，第1、2次组织液培养均为阴性。第1次组织病理：为感染性肉芽肿表现，即给予头孢派酮/舒巴坦针9 g/d治疗，1周后改为甲磺酸帕珠沙星针0.6 g/d，治疗1个月，疗效不佳。第2次组织病理：见到硫黄颗粒，考虑为真菌或放线菌感染。再次行第3次组织碎块及组织液的培养，培养基中不加氯霉素，有菌生长，且考虑不是真菌，为放线菌，治疗改为青霉素针每次800万单位，2次/天，以及复方磺胺异肟唑片每次0.96 g，2次/天治疗，1周后皮损稍好转出院。

【本例要点】

诺卡菌为足菌肿的常见致病菌，其引起颈胸部感染极为少见。足菌肿为一种皮肤和皮下组织的慢性化脓性肉芽肿性疾病，好发于热带、潮湿和多雨的地区和季节。根据病原菌的不同，分为真菌性足菌肿和放线菌性足菌肿。常见于足部，亦有发生于小腿、臀部、颈、胸壁等。诊断的关键是要在脓液中或组织切片中找到颗粒，并做真菌及放线菌的病原学检查。

放线菌性足菌肿，有内源性和外源性两种。后者主要由土壤和植物中的厌氧放线菌引起，常通过外伤伤口而发病，本例患者为一茶农，在采茶的过程中易被树枝刮擦皮肤造成轻微损伤，而无自觉症状，植物中的放线菌有接种的机会，而造成感染。

本例患者在诊断的过程中，有一些方法值得总结。首先是找寻硫黄颗粒，由于脓液很少，加上颗粒又小，特别是又存在继发感染，因此不易被发现。反复多次的病灶切除，病理检查和病原学培养发现：初起损害，特别是尚未破溃又无继发感染时，容易找到有价值的证据。如病理检查见到皮肤和皮下组织的化脓性肉芽肿及典型硫黄颗粒，病原学检查培养出病原菌有助于诊断。在病原学培养时，尽量同时行沙堡弱琼脂（SDA）及血琼脂培养基的27℃、35℃的需氧及厌氧培养。含抗生素的培养基不宜放线菌生长，故同时要行含氯霉素和不含氯霉素的SDA培养，待生长后，鉴定菌种。本次检出的诺卡菌，是在血琼脂培养基上、厌氧环境中生长良好。放线菌的鉴定，采用DNA提取、PCR扩增、16S rRNA基因全序列测序，通过在线Blast比对检索，能较快得到准确结果。

（郭芸）

病例35 急性早幼粒细胞白血病患者小孢根霉变种感染

【临床资料】

患者，女，30岁，因“发热，体温39.8℃，伴咽痛，咳嗽、咳痰，肺部CT检查显示‘双中、下肺炎’”入院。患者2个月前无明显诱因下反复出现四肢皮肤瘀点、瘀斑伴牙龈出血，面色惨白和乏力，因咯血经外院诊断为急性早幼粒细胞白血病，予维甲酸、吡柔吡星化疗，症状缓解。

入院查体：体温38.8℃，心率102次/分，呼吸20次/分，血压12.5/7.6 kPa（1 kPa=7.5 mmHg），贫血貌，咽部充血，右侧扁桃体肿大伴脓点，口腔黏膜可见多处溃疡，右侧颜面部隆起伴压痛，皮肤张力大。外周血涂片：幼粒细胞占14%，易见柴束样奥氏小体，白细胞17.97×10^9/L、红细胞2.92×10^{12}/L、血红蛋白76 g/L、血小板58×10^9/L；肺部CT：双下叶支气管扩张伴感染，双肺散发性小叶中央型肺气肿。

伤口坏死组织革兰染色镜检可见宽而不规则、无隔菌丝，分支呈直角（图8-6-59A）。坏死组织接种马铃薯葡萄糖琼脂培养基（PDA）上，37℃培养，3天菌落为白色稀疏绒毛状，5天后菌落呈灰褐色绒毛状且扩散性生长充满平皿，顶端有黑色小点为孢子囊（图8-6-59B）。挑

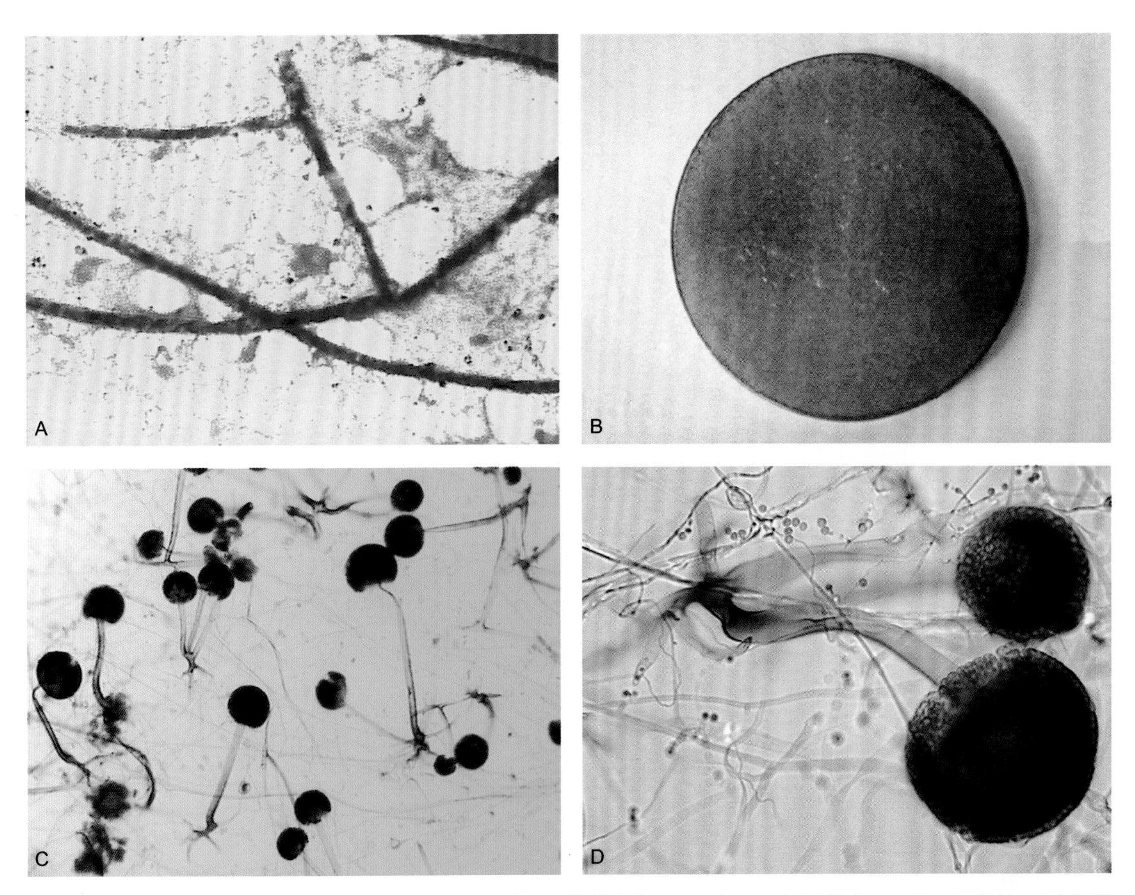

图8-6-59 A. 坏死组织镜检见宽而不规则、无隔菌丝（棉蓝染色 ×400）。B. 根霉菌在FDA（37℃培养5天）上菌落特征。C. 根霉菌纯培养的镜下形态（棉蓝染色 ×100）。D. 根霉菌纯培养的镜下形态（棉蓝染色 ×400）

取少量菌落棉蓝染色镜检（图8-6-59C，D）可见菌丝不发达，孢囊梗直立或弯曲，浅褐色，呈单或双束自匍匐菌丝长出，假根指状不分支。孢子囊直径40～1 000 μm，囊轴近球形或长形，孢子囊孢子近球形，直径为2.5～7.5 μm，具有棱角及线状条纹。

分子生物学检测：经PCR扩增后，得到650 bp左右的产物，经测序及与GenBank和CBS上的已知序列比对后，结果为小孢根霉变种中国株（同源性分别为99.0%和99.846%）。

患者入院后化疗的同时给予头孢孟多、美罗培南、替硝唑和替考拉宁抗感染治疗。3次咽拭子细菌培养和血培养均阴性。但患者仍持续发热，伴咽痛，右侧颊黏膜表面可见2 cm × 3 cm黏膜糜烂、增生、水肿，并附有白色假膜，颜面肿痛呈进行性加重，逐渐累及右侧颈部及右下颌，颌角处可见一疖，表面已破溃和焦痂，开口中度受限，约两横指（图8-6-60A）。3天后行右侧颌面部间隙感染切开引流术，留置引流管，可见暗红色脓血性液体，细菌、真菌培养均阴性。予头孢哌酮/舒巴坦、克林霉素和去甲万古霉素抗感染。患者仍反复高热，右侧术区伤口无典型脓液形成，中央呈现溃疡、干性坏死，以面颊部、颌下区为中心肿胀明显，周围区域组织炎性水肿，皮肤张力大，红肿且皮温较高，中心区域有波动感形成，颌面部左右不对称

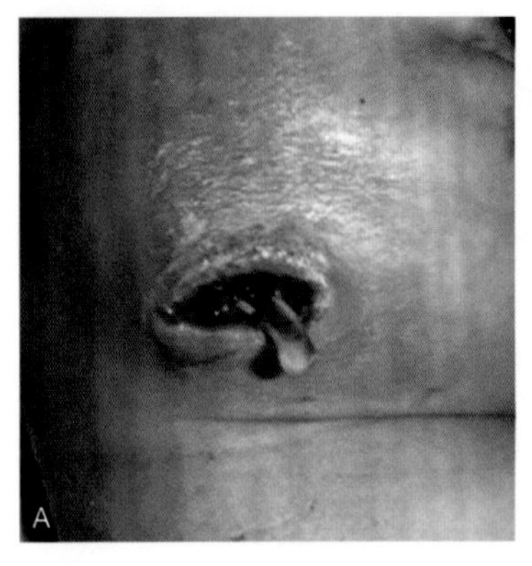

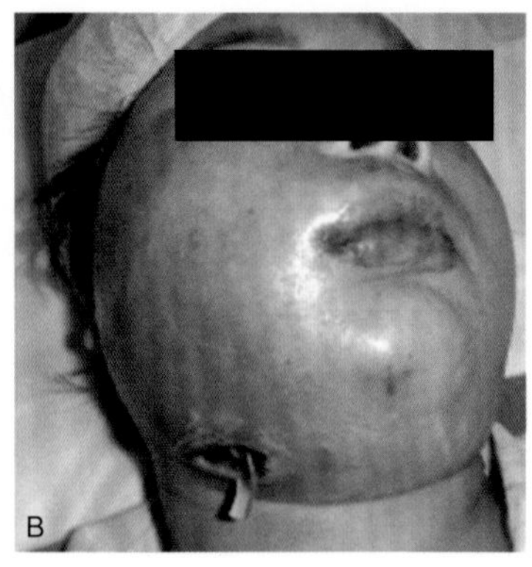

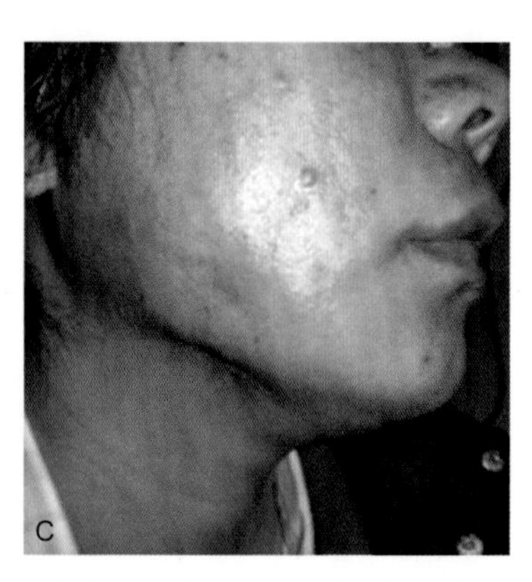

图8-6-60 A. 患者伤口破溃、焦痂。B. 面颊部、颌下区为中心明显肿胀，颌面部左右不对称。C. 患者伤口结痂愈合

（图8-6-60B）。6天后经引流口再次深入探查、分离、引流，伤口坏死组织细菌和真菌培养。考虑患者粒细胞缺乏继发真菌感染可能性，予氟康唑、哌拉西林/他唑巴坦、亚胺培南和利奈唑胺治疗，并每天多次给予制霉菌素和碘甘油涂抹患处，但患者症状仍无好转，感染波及眶下，眶周、上下唇肿胀，口腔内磨牙后区及颊黏膜处可见明显水肿，体温38.5～40.2℃。4天后再行坏死组织清除术，并将坏死组织涂片及真菌培养，两次培养结果均提示小孢根霉菌，且对伊曲康唑和两性霉素B敏感。

【诊断与治疗】

诊断：急性早幼粒细胞白血病合并小孢根霉变种感染。

治疗：给予伊曲康唑静脉滴注（每次250 mg，1次/天，疗程2周）与外科手术清创联合治疗，并伤口两性霉素B局部外用，6天后患者体温恢复正常，面部肿胀逐渐消退。2天后患者再次出现发热，体温37.8℃，面部肿胀，以右眼睑处明显，给予两性霉素B静脉滴注，从5 mg/d逐日加量至10 mg/d、20 mg/d、25 mg/d，维持25 mg/d疗程1个月，6天后改为口服伊曲康唑治疗（每次200 mg，2次/天，疗程1个月），抗生素降阶梯减停，颌面部伤口清创、换药，坏死组织连续3次真菌培养均未培养出小孢根霉变种，患者体温逐渐恢复正常，治疗2周后颌面部肿胀明显减退，浅表淋巴结未及肿大，4周后额部及右眼睑肿胀已完全消退，伤口结痂愈合（图8-6-60C）。2年随访中未见皮肤毛霉病复发。

【本例要点】

本例患者为急性早幼粒细胞白血病继发感染口腔颌面部小孢根霉变种感染，化疗后免疫力下降、粒细胞减少是发病的主要原因。其临床症状表现为发热、皮肤蜂窝织炎、溃疡、组织肿胀坏死、焦痂等，进展快。

患者入院后经多次采集标本进行培养，从无菌生长到最后分离到小孢根霉变种的过程中有以下几点启示：① 取材部位和取材频率对提高阳性检出率非常重要。在感染初期考虑急性化脓性扁桃体炎，疑为细菌感染，分别连续3次咽拭子细菌培养，结果阴性，脓血性液体细菌和真菌培养仍为阴性，直到采集坏死组织标本真菌培养，才发现有小孢根霉菌生长。提示对

于培养阴性的标本，应选择多个感染部位多次采集，以提高阳性检出率。② 涂片镜检是病原学快速诊断的有效手段。临床医生考虑感染时，只关注标本细菌培养，而不注重标本的真菌涂片镜检，忽略病理学检查，往往造成诊断的延误。③ 坏死组织培养阳性检出率明显高于伤口分泌物和血性液体。④ 对于长期使用免疫抑制剂和粒细胞缺乏患者，在预防真菌感染经验性用药时不仅要考虑念珠菌、曲霉感染，还要考虑毛霉菌感染。

本例给予两性霉素B、伊曲康唑和手术清创，患者体温逐渐恢复正常，伤口结痂愈合。

（王露霞）

病例36　重度烫伤创面米根霉感染

【临床资料】

患者，男，50岁，因“全身大面积热水烫伤4天伴创面异味，散在霉斑”入院。患者于4天前工作时在水槽中被大量冲出热水烫伤。

体格检查：入院体温38.2℃，脉搏105次/分，呼吸25次/分，血压184/82 mmHg。专科检查：除部分头皮、腹部条状及双足为正常皮肤外，均为Ⅱ～Ⅲ度烫伤创面，总面积达95%。四肢、躯干敷料潮湿，异味明显，打开创面为软痂覆盖，创面潮湿，腥臭味，有破溃，前后躯干、枕部、颈部及四肢可见散在黑色霉斑，边界不清，最大直径约3 cm（图8-6-61）。

实验室检查：血常规示白细胞34.4×10^9/L，中性粒细胞97%，血小板13×10^9/L。尿常规示血红蛋白333/μL，红细胞130/HP。胸片：斑片状高密度影，两肺炎症。

黑斑分泌物直接涂片镜检可见大量粗大菌丝，不分隔，分支成直角（图8-6-62）。病变组织PDA培养菌落生长快，初为白色，72小时后变为灰褐色菌落（图8-6-63）。皮损组织病理检查（HE染色）示：粗大较短无隔菌丝（图8-6-64）。钢圈小培养见孢囊梗单生，从假根对侧生出，细长，孢囊孢子圆形、椭圆形或扁形，无刺。初步鉴定为米根霉（图8-6-65）。

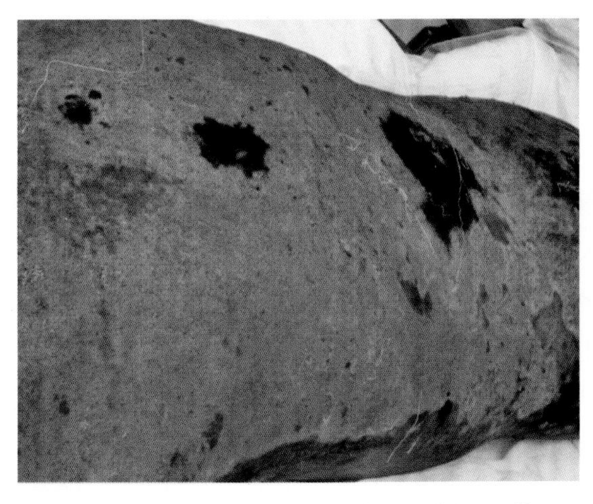

图8-6-61　烫伤后皮损：躯干部广泛烫伤创面，其上可见散在黑色霉斑，边界不清

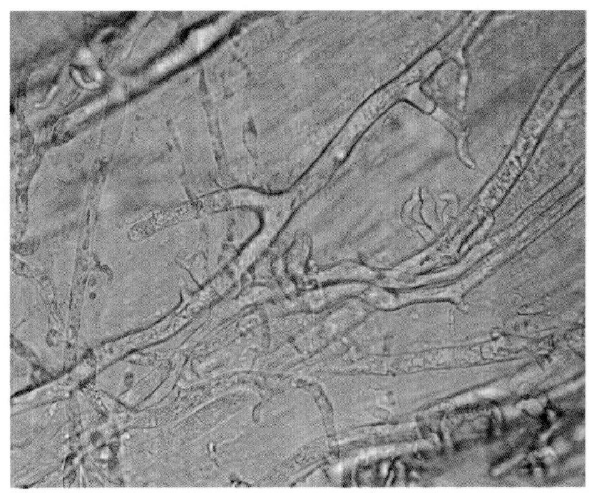

图8-6-62　分泌物直接镜检见大量粗菌丝，不分隔，分支成直角

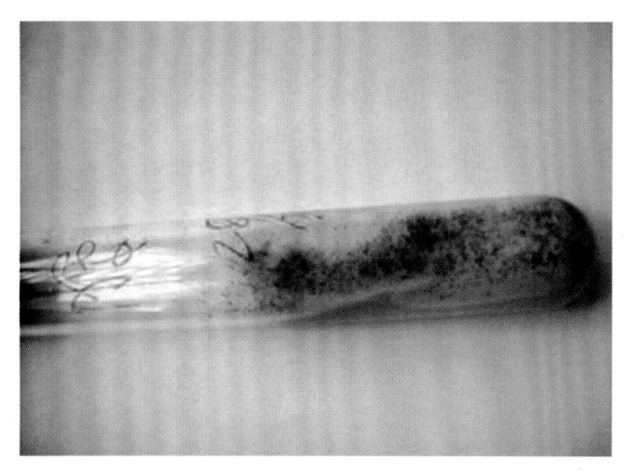

图8-6-63 PDA培养：25℃ 72小时菌落长满斜面，呈灰褐色菌落

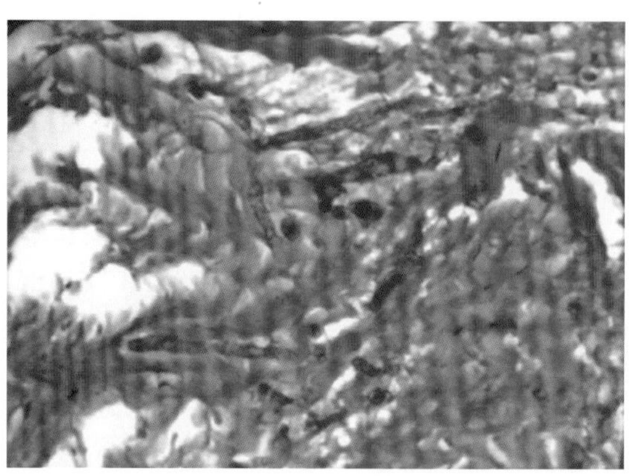

图8-6-64 皮损组织病理检查(HE染色)示：粗大较短无隔菌丝

【诊断与治疗】

诊断：重度烫伤创面米根霉感染。

治疗：积极抗烫伤抢救的同时给予抗真菌治疗。予以伏立康唑0.2 g/d静脉滴注，创面予碘酊外用后暴露，3天后行四肢躯干切痂术。术后2天左小指霉斑开始扩大，近端指间关节远端出现干性坏疽。痰、尿真菌培养(−)，创面细菌培养结果为铜绿假单胞菌，可疑真菌灶培养阴性。术后10天枕后坏死灶明显扩展，红斑基础上出现黑色坏死灶，右小腿及躯干部霉斑有扩散趋势，腓肠肌大量坏死，组织坏死处可见霉斑生长，创面真菌培养提示：根霉感染，换用两性霉素B 25 mg，1次/天静脉滴注，创面用制霉菌素湿敷，半暴露灯烤避免潮湿。因患者创面继续扩大，右小腿肌肉坏死区扩大，将两性霉素逐渐加量至40 mg，1次/天静脉滴注。5天后患者出现肾衰竭及消化道出血等症状，经积极抢救无效死亡。

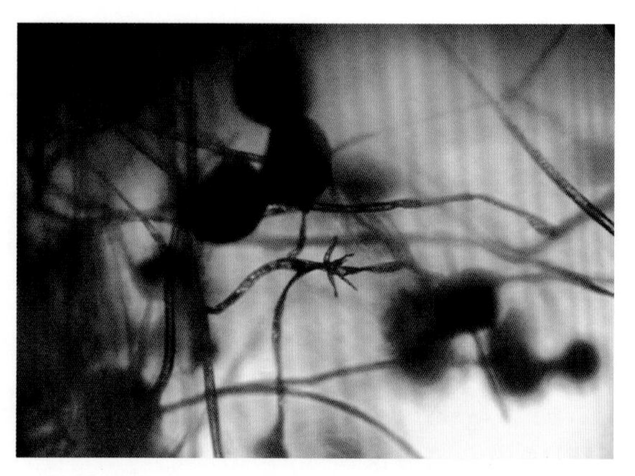

图8-6-65 钢圈小培养见孢囊梗单生，细长

【本例要点】

米根霉为毛霉目根霉属的一个种，毛霉目真菌广泛存在于自然界，属腐物寄生菌，较常见的有毛霉属、根霉属、根毛霉属等。糖尿病、长期广谱抗生素的使用、大面积烧伤后、中性粒细胞缺乏等被认为是导致毛霉菌感染的危险因素。本例患者为大面积烧伤患者，免疫功能明显削弱，加上长期应用广谱强效抗生素，更加剧了感染根霉菌的危险。米根霉具有嗜血管性，易侵犯血管内皮，且进展迅速，轻者导致小血管的血栓形成，出现局部组织的肿胀和坏死，病检可见组织内有真菌菌丝，合并有组织内小血管内真菌性血栓，重者可致播散性感染，病死率高。本例患者入院初期，即出现左小指近端指间关节远端干性坏疽，可能为米根霉侵蚀血管，导致真菌性血栓形成。

根霉菌感染早期缺乏典型的临床症状和体征，故早期诊断困难，最终诊断依赖于病理发现并经培养证实，一般于沙堡弱培养基内培养可提高阳性检测率，但培养的假阴性多。本例患者在病程中将可疑真菌灶做培养：未见真菌生长，提示真菌培养敏感性低。

治疗的关键包括：早期诊断、去除诱因、适当的外科清创和选择恰当的抗真菌药物。目前认为两性霉素B及其脂质体是治疗根霉菌感染的首选药物。本例患者发病早期选用伏立康唑抗真菌治疗，效果不佳，如果能早期选用两性霉素B联合外科彻底清创治疗，也许能收到较好的疗效。

（赵静）

病例37　子宫内膜放线菌病

【临床资料】

患者，女，66岁，因“绝经13年，阴道流血6个月余”入院。患者1975年行宫内置环术，20年后因“不规则阴道流血”行取环加诊刮术，诊刮病理示：宫内膜增生期改变。2011年6月出现阴道流血，量少，淋漓不净，无自觉症状。11月3日因阴道流血增多就诊，B超提示：子宫大小约29 mm × 31 mm × 38 mm，宫腔回声不均匀，内膜单层厚度约6 mm。拒绝行诊刮术，给予外用药置阴道，无明显效果。后因阴道流血持续未止，再次就诊。无明显消瘦，白带正常。患者有2型糖尿病及原发性胆汁性肝硬化。

查体：体温36.0℃。全身浅表淋巴结无肿大，心、肺听诊无特殊，腹部未触及包块，无压痛及反跳痛，肝肋下未触及，脾肋下3 cm，质韧，无明显触痛。妇科检查：阴道畅，见少量淡红色血性分泌物；宫颈略萎缩，表面光滑，无举痛；子宫：中位，较正常略小，外形尚规则，质中，无压痛，活动度好；附件：双附件未及异常。B超检查示：子宫大小约44 mm × 28 mm × 30 mm，包膜规则，肌层回声均匀，未见团块回声，子宫内膜厚11 mm，回声不均匀，内见多个小囊样回声，彩色多普勒血流图（CDFI）：未见明显血流信号。盆腔探及大量液性暗区，范围约65 mm × 22 mm（图8-6-66）。

【诊断与治疗】

入院后行分段诊刮术，病理回报宫腔刮出物示：慢性子宫内膜炎伴坏死，放线菌感染（图8-6-67）。术后阴道少量淡红色流血，经青霉素320万单位/8小时治疗4天后出院，当地继续治疗1个月。1个月后复查B超示：宫腔内膜线分离约0.3 cm，内见液性暗区，3个月、6个月复查B超无明显异常。

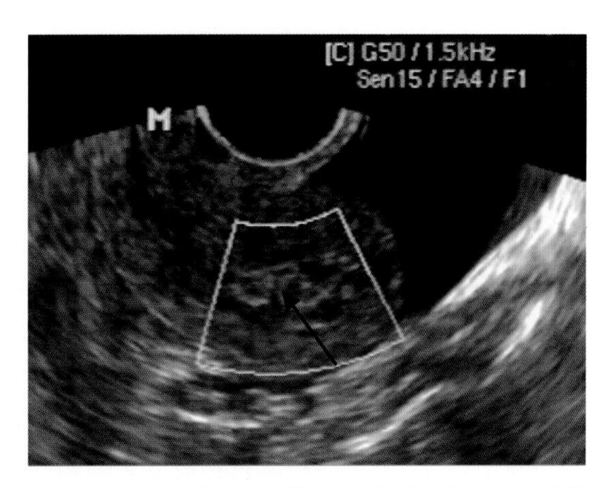

图8-6-66　子宫纵切声像图（箭头指内膜内的小囊样回声）

【本例要点】

放线菌病由伊氏放线菌感染引起，隐匿起病，呈渐进性、化脓性、肉芽肿性病变。可通

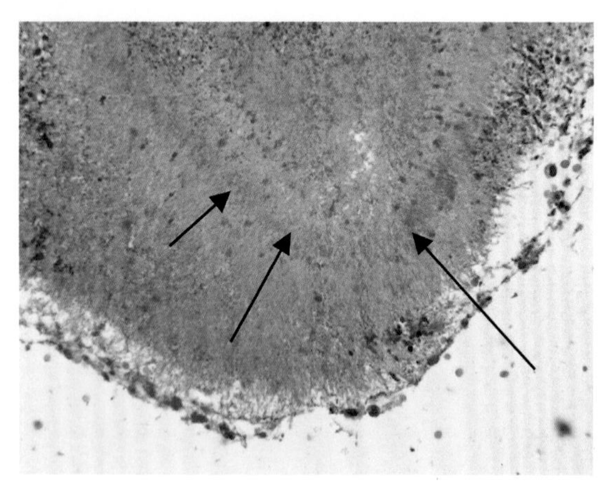

图8-6-67 宫腔刮出物病理：箭头指密集的革兰染色阳性菌丝，放线菌样棒状聚集物中心致密（HE染色×400）

过消化道和气管传播，极少数是通过血行播散。放线菌感染好发于面颈部及胸腹部，同时激起化脓性和伴有剧烈纤维化的肉芽肿性炎症反应损害，感染发展穿越筋膜，最终形成引流窦道，特别是在盆腔和腹部感染时。发现硫黄结节是诊断放线菌病相对特异性的指标。

本病发病率低，症状及体征均无特异性，易误诊为卵巢肿瘤。本病影像学表现多为盆腔包块，无特异性；虽然放线菌感染导致的慢性炎症包块较大，但放线菌菌落病灶较小，故B超或CT引导下穿刺检测率并不高，且放线菌培养困难，最终需病理确诊。此外，本病可伴发其他病变，如卵泡膜细胞增生、子宫颈原位癌等，本例宫颈管内膜伴腺上皮鳞化。提示临床医生应提高对该病的认识，对于放置宫内节育器（intrauterine contraceptive device, IUD）的年轻患者，盆腔包块除了肿瘤，还应考虑感染性疾病的可能。

盆腔放线菌病是在一侧或双侧卵巢脓肿的基础上发展为广泛的盆腔脓肿和粘连压迫，脓肿壁厚，肿块类似于晚期卵巢癌。由于临床医生缺乏认识，术前、术中诊断率低，常常出现手术范围过大或过小现象。目前观点认为，在术前、术中正确诊断的基础上，手术可以缩小病灶范围，增加药物的穿透能力，从而缩短药物的疗程并减少药物剂量，增加疗效，降低复发率。放线菌对多种抗生素敏感，所以盆腔放线菌病首选药物治疗：青霉素为首选，但应剂量大。本例病灶较为浅表，诊断及时，经诊刮后阴道流血减少，经青霉素治疗1个月后症状消失，复查B超无明显异常。

盆腔放线菌病与IUD的使用关系密切，对于长期放置IUD者应定期检查宫颈刮片，而对于免疫抑制人群，出现阴道流血及盆、腹腔包块等症状时，应考虑有无放线菌感染的可能。

（申玉英）

病例38 胃部真菌感染

【临床资料】

患者，男，70岁，因“剑突下疼痛1个月伴腹胀”以“冠心病”“胃窦炎”收入院。患者3年前因“清晨突发心前区疼痛，伴胸闷、心悸、大汗”确诊为“急性前壁心肌梗死”，经治疗好转。回家后每于劳累后，出现心前区闷痛，休息或含硝酸甘油1～2分钟后缓解，平时常服硝酸异山梨醇酯（消心痛）、阿替洛尔（氨酰心安）。1个月前无明显诱因下出现剑突下疼痛，伴反酸、腹胀，食欲差。疼痛呈烧灼样，饭前、饭后均有发作，无恶心、呕吐、黑便、便秘及腹泻，自服胃药症状无好转，在我院门诊行胃肠X线造影示：幽门通过不畅、有反流，入院治疗。病程中无发热等不适。

既往有陈旧性心肌梗死3年，脑梗死史6个月，糖尿病史3个月，无结核、肝炎等传染病史，无手术外伤史，无消化系统疾病史。

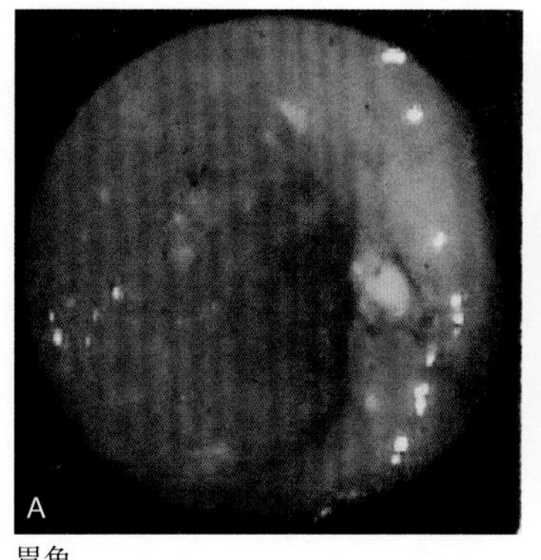

胃角

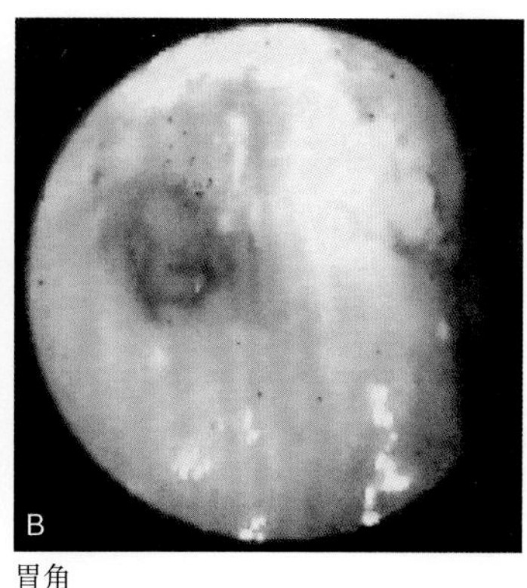

胃角

图8-6-68　A,B. 胃镜检查

查体：腹部平软、仅剑突下有压痛，无反跳痛及肌紧张。实验室检查：血、尿、便常规及肝肾功能正常，血糖6.46 mmol/L，碱性磷酸酶(ATP)68.59 U/L(45～132 U/L)及C反应蛋白(CRP)10 μg/L(10 μg/L以下)。辅助检查：心电图示陈旧性前壁心肌梗死；胃肠造影、腹部B超及CT均未见异常。胃镜检查示胃角体侧见形状不规则溃疡，大小约2.5 cm×2.0 cm，表面覆脓秽苔、白苔及血痂，边界欠清晰，质脆，触碰易出血；周边质韧，黏膜充血、水肿显著(图8-6-68)。

毛刷涂片(HE染色)：见大量上皮细胞和真菌假菌丝及孢子，真菌HE染色呈嗜伊红色，假菌丝直径为3～7 μm，由长形芽孢组成，沿其纵轴有缩窄；孢子形态大小一致，周围有空晕。未见核异质细胞及癌细胞(图8-6-69)。

组织切片(HE染色)：慢性溃疡，边缘部分腺体肠上皮广泛化生，可见多量真菌孢子及假菌丝(形态与毛刷涂片一致)和炎性坏死组织及肉芽组织(图8-6-70，图8-6-71)。

【诊断与治疗】

诊断：① 胃溃疡，胃黏膜真菌感染，Bromman Ⅱ期癌待排。② 冠状动脉粥样硬化性心脏病。③ 陈旧性心肌梗死(前壁)。

治疗：予以胃三联、制酸治疗，同时给予伊曲康唑每次200 mg，2次/天，餐后即服。用药2

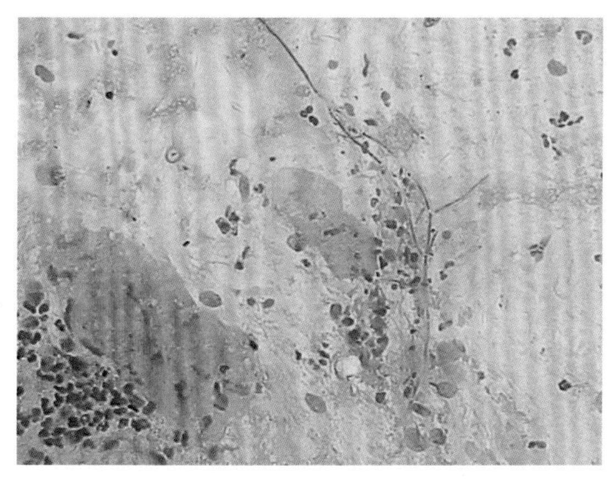

图8-6-69　毛刷涂片(HE染色 ×400)

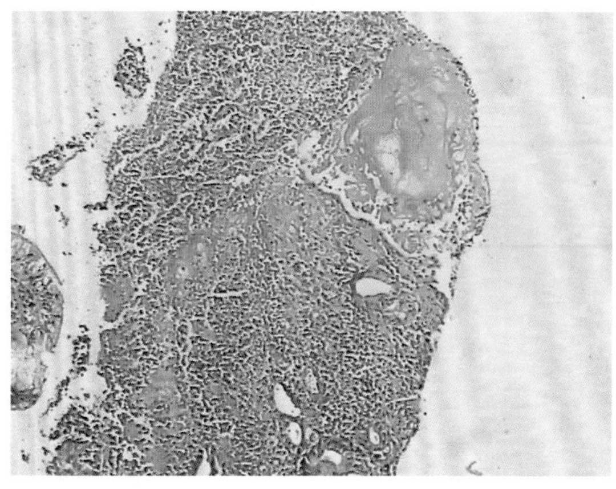

图8-6-70　组织切片(HE染色 ×100)

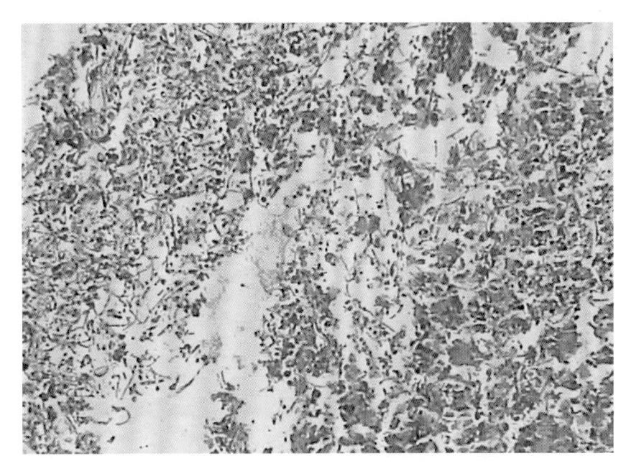

图8-6-71 组织切片(HE染色 ×400)

天后反酸及腹胀明显缓解。2周后腹部症状完全消失，胃三联停用。伊曲康唑及制酸药继用1周后停用并出院。1个月后再行胃镜检查提示：胃角体侧溃疡仅存红色瘢痕，胃角及窦部充血不明显，余无异常。

【本例要点】

念珠菌、毛霉菌等可引起胃肠道真菌病，成人感染可继发于糖尿病，应用抗生素、皮质类固醇及放疗后等，也可见于各种肿瘤、血液病、内分泌疾患及其他消耗病。本例患者患陈旧性心肌梗死及脑梗死，长期服药，易造成胃黏膜损伤，加之同时合并糖尿病，使胃部真菌感染成为可能。结合临床及病理，诊断为胃部真菌感染，予伊曲康唑治疗，取得满意的临床疗效。随访2年无不适，胃癌可排除。

通过本病例所述提示在临床工作中应注意胃部真菌感染的存在，尤其患糖尿病、大量应用广谱抗生素及其他对胃黏膜有刺激的药物时，更应引起注意。

(吴斌)

病例39 淡紫拟青霉致真菌性角膜溃疡

【临床资料】

患者，女，74岁，因"左眼疼痛伴视力差1个月余并伴有眼红、流泪不适"入院。外院给予左氧氟沙星和那他霉素滴眼液抗炎、抗感染治疗，无明显好转。自述眼部疼痛主要诱因是大风将沙尘、泥土吹进眼睛后发病。

查体：左眼视力0.01；眼内压Tn；左眼球运动正常。裂隙灯检查：左眼结膜混合充血，巩膜睫状区压痛，左眼角膜中央角膜变薄，可见一盘状溃疡形成(图8-6-72)，周边新生血管形成，2%荧光素染色(FL)(+)。左前房深，Tyndall征(++)，见少量积脓，虹膜纹理较清，瞳孔圆形，直径3 mm，对光反应迟钝，左晶状体在位，呈皮质型混浊，核颜色棕黄，网膜面平伏，左眼底不可见。眼前节光学相干断层扫描(OCT)：左眼角膜中央变薄；左眼共焦：左眼角膜病灶处组织结构溶解坏死，可见炎症细胞浸润，深层信号遮挡灶周边角膜上皮水肿，内皮下大量炎症细胞。右眼视力0.25，眼压15 mmHg，右眼结膜无充血，视盘色界可，视盘C/D

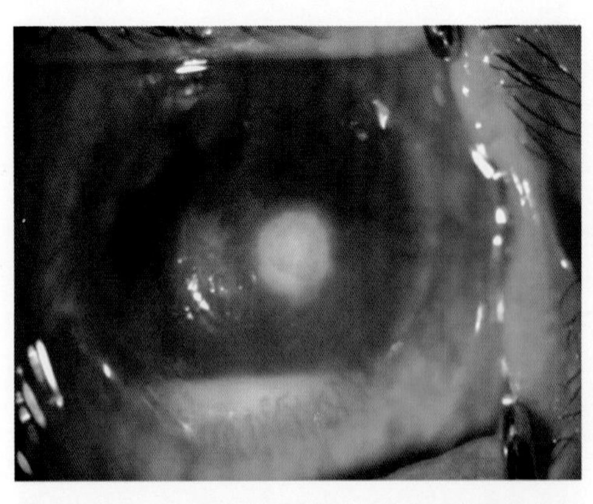

图8-6-72 角膜浸润灶白色，致密，表面由菌丝和坏死组织形成边界清楚的灰白色隆起病灶(菌丝苔被)，白色苔垢样物覆盖，无光泽

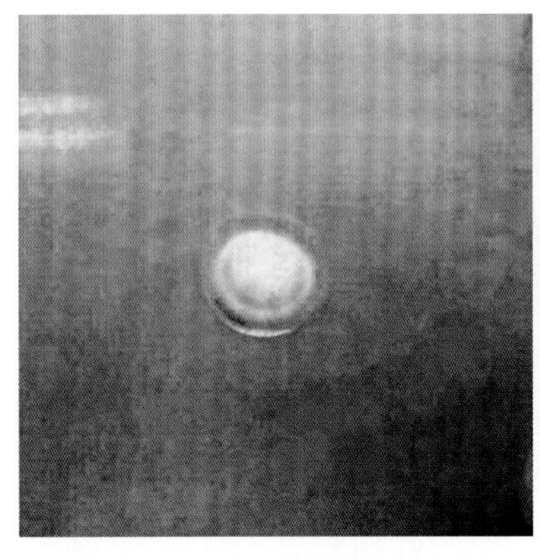

图8-6-73　淡紫拟青霉在SDA(26℃培养2天)上正面菌落特征

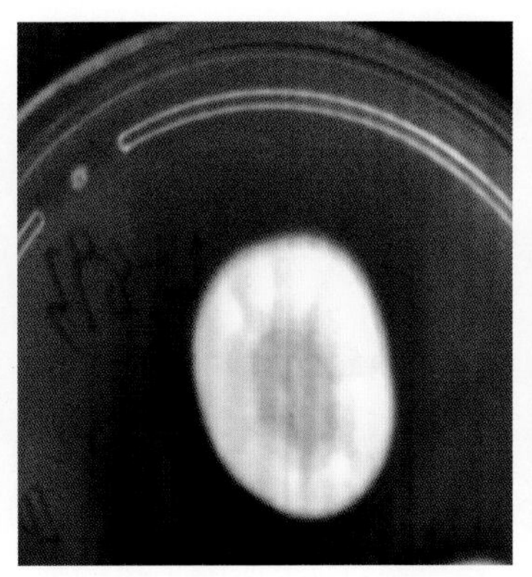

图8-6-74　淡紫拟青霉在SDA(26℃培养4天)上正面菌落特征

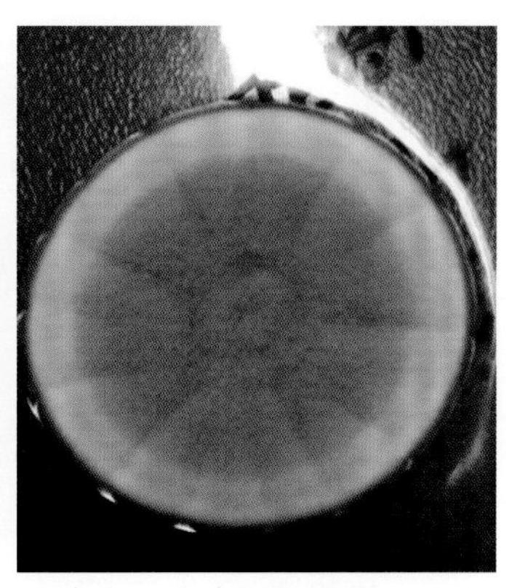

图8-6-75　淡紫拟青霉在SDA(26℃培养8天)上正面菌落特征

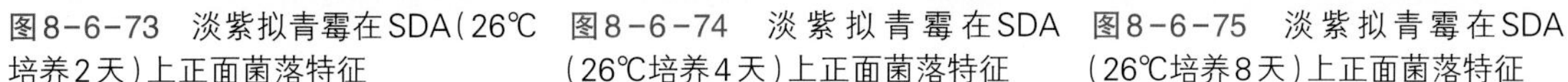

(杯盘比)= 0.3,右角膜透明,KP(-)。B超回报示:双眼玻璃体轻度混浊;角膜溃疡组织培养:淡紫拟青霉生长。

将患者眼部角膜溃疡组织直接接种于沙堡弱平板上进行真菌培养,普通温箱26℃培养生长速度快,2天后沙堡弱平板上可见清晰白色柔软羊毛样菌落(图8-6-73),棉蓝染色显微镜下为有横隔的透明菌丝,未见瓶梗样结构,4天后菌落中间逐渐出现淡紫色(图8-6-74),菌落平坦扩展,表明布满绒毛状气生菌丝,其表面有似蛛网状纹理,1周左右菌落内侧周边均为淡紫色(图8-6-75),棉蓝染色镜下可见稀疏的帚状枝,分生孢子椭圆形,长链状排列。

在马铃薯葡萄糖琼脂平板上挖出1个矩形区域接种菌落盖上玻片进行小培养,48小时后取出玻片棉蓝染色。棉蓝染色镜下可清晰地观察到有隔透明菌丝,分生孢子梗直立,其顶端为稀疏扫帚状。小梗基部膨大,顶端尖细,形成细长的产分生孢子的管状小体,是鉴定该菌的重要依据(图8-6-76A,B)。

分子生物学鉴定结果:该菌株扩增的片段大小为571 bp,将测序结果通过Blast查询并通过对比综合分析。与基因库中淡紫拟青霉序列同源性为99%。

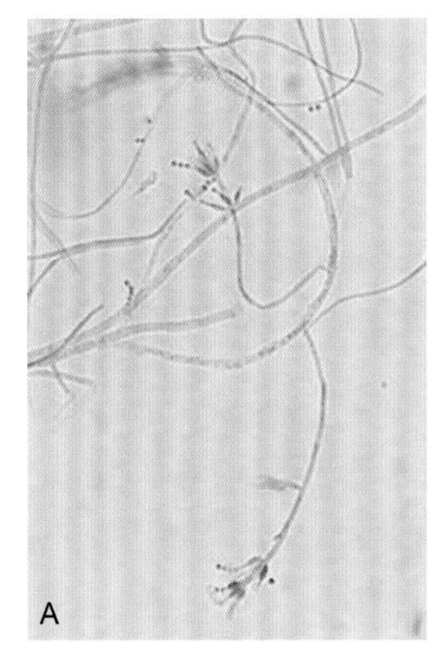

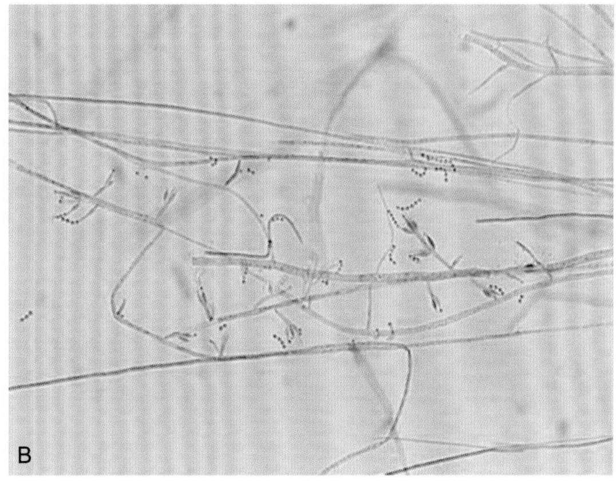

图8-6-76　A,B. 淡紫拟青霉小培养镜下形态(棉蓝染色 ×400),显微镜下可见疏松的帚状分生孢子梗,分生孢子椭圆形,长链状排列

【诊断与治疗】

诊断：淡紫拟青霉性角膜炎。

治疗：患者局麻下行左眼角膜清创，结膜瓣遮盖，角膜板层注药手术，术后采用左氧氟沙星、那他霉素滴眼液抗炎、抗感染，口服伏立康唑抗真菌等治疗，患者情况好转出院。电话随访无复发。

【本例要点】

本例老年人真菌性角膜溃疡的病例，主要依据淡紫拟青霉的菌落颜色、镜下特征等形态学特征结合该菌的ITS区的DNA测序结果，最终鉴定为淡紫拟青霉。本例患者来自农村，自述因大风将泥沙、泥土吹入眼睛导致感染，主要因为淡紫拟青霉多存在植物界，是土壤和植物中普遍存在的腐生菌，分布广泛，极有可能是风将沙尘、土壤内的淡紫拟青霉孢子吹入并定植于眼内。患者年纪较大，免疫力相对较低，从而引起真菌的机会感染。其左眼反复红肿、疼痛症状严重，患者应用那他霉素抗真菌滴眼液及左氧氟沙星滴眼液抗感染，病情未能有效控制，后行左眼角膜移植清创+结膜瓣遮盖术，手术顺利，无手术并发症。随诊康复良好，无复发。由此可见，穿透性角膜移植术是治疗真菌性角膜溃疡比较有效的方法。

真菌性角膜溃疡的临床诊断主要依据典型的角膜溃疡特征，有明确的角膜外伤史可以协助诊断。但是临床病例常常不典型，不同真菌感染后的表现也不一致，发病初期症状与病毒性角膜炎、细菌性角膜炎难以鉴别，以致延误治疗时机。所以，实验室病原学检查对于临床早期诊断、及时治疗具有较大指导意义，是提高真菌性角膜溃疡治疗成功率的关键。

（梁好）

病例40 *posadasii*球孢子菌国内首例报告

【临床资料】

患者，男，29岁，学生。3年前去美国亚利桑那州（Arizona）留学，后反复咳嗽、咳痰，偶有血痰。胸部CT检查显示右下肺空洞性病变，薄层空洞，病变周围有少许渗出性改变。

痰液检查：痰液呈黏稠白色，间杂黄绿色胶冻块，涂片染色检查：见少许革兰阳性无荚膜的球菌，未检出抗酸菌。痰液10% KOH直接镜检未见菌丝与孢子。

真菌学检查：对患者进行4次痰培养，1次显示为细菌生长，3次均为真菌生长。① 真菌培养：痰液接种于含放线菌酮和不含放线菌酮SDA培养基26℃培养，2～3天表现为白色绒毛菌落，基底产色素不明显；7～10天时表现为蓝灰色菌落，并可见淡粉色色素渗透入培养基；痰液于PDA培养基26℃培养，4～5天可见明显红色色素产生，镜下见帚状枝，单轮生，进行形态学观察并分子学鉴定，最后鉴定为鲜红青霉（图8-6-77，图8-6-78）。② 将痰液接种于大试管含放线菌酮和不含放线菌酮SDA培养基35℃培养，3～4天可见白色膜状菌落形成，紧贴培养基表面，并于边缘生出菌丝，7天后发现菌落呈灰白色绒毛改变，14天发展为灰白棉花样菌落（图8-6-79），菌落甲醛熏蒸灭活并挑去适量进行镜检，发现大量关节孢子（图

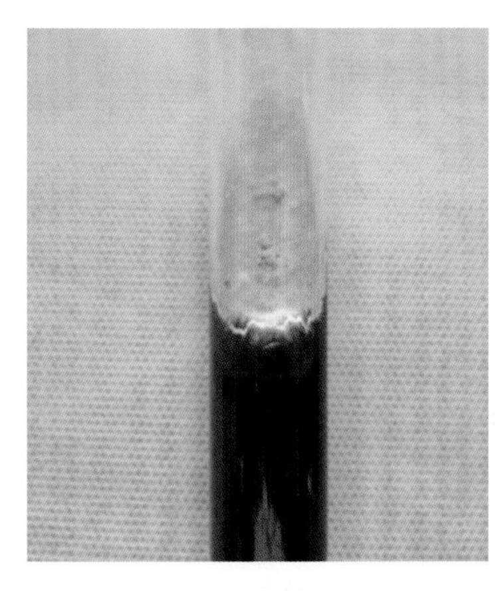

图8-6-77　SDA培养基26℃培养10天，灰色菌落，深红色素渗入培养基

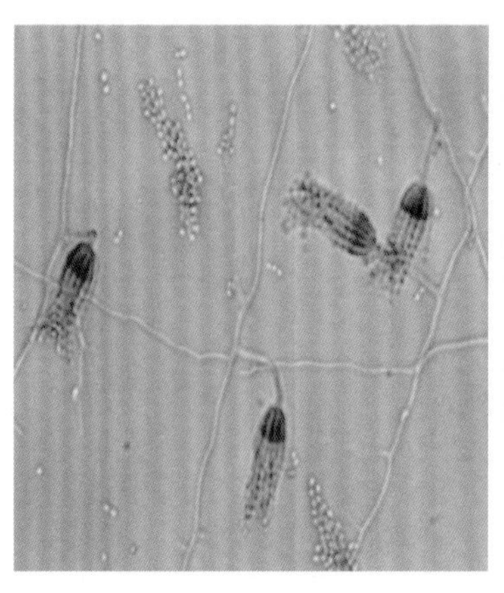

图8-6-78　PDA培养基26℃培养4～5天，镜下见帚状枝，单轮生，仅有瓶梗，无梗基，孢子椭圆形（×400）

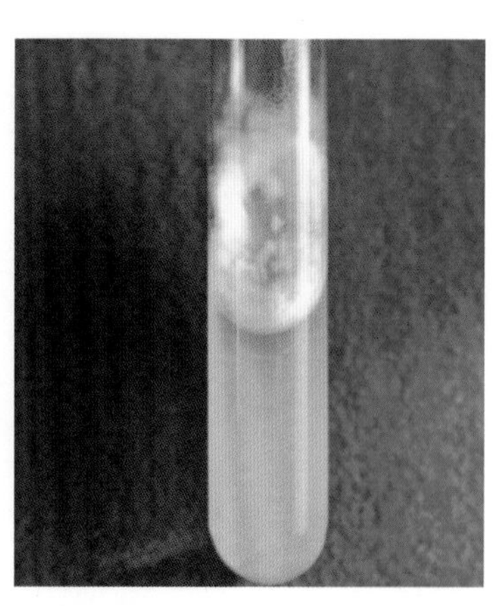

图8-6-79　灰白棉花样菌落

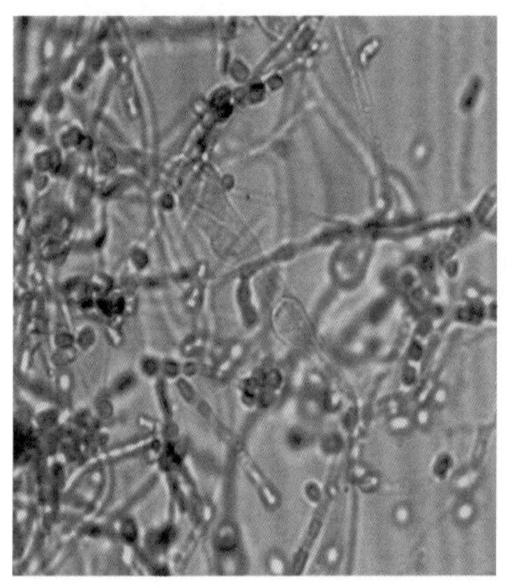

图8-6-80　镜检见分节菌丝及关节孢子（×400）

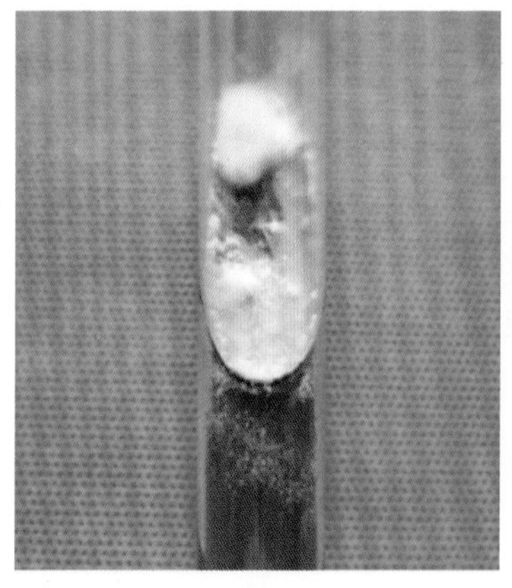

图8-6-81　PDA培养基26℃培养2周，棉花样菌落较35℃更明显

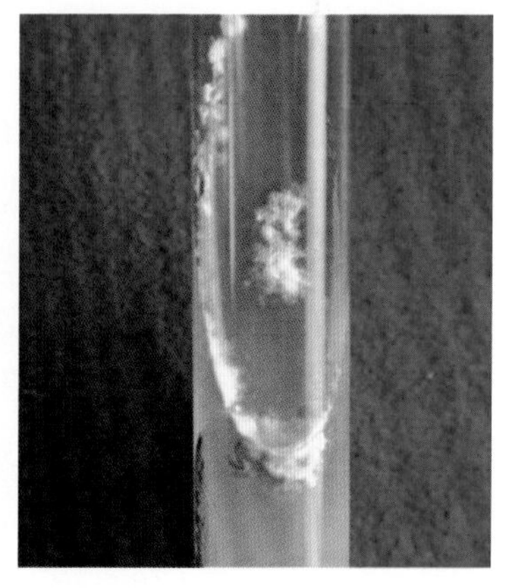

图8-6-82　菌株接种于球囊转化培养基35℃培养，见灰色毛刺状菌落

8-6-80)；菌株纯化并接种于大试管PDA培养基，26℃培养约2周，发现棉花样菌落较35℃时更为明显（图8-6-81）。

球囊转化试验：菌株接种于球囊培养基，分别置于37℃普通培养箱（图8-6-82）和37℃ 10% CO_2培养箱（图8-6-83），培养2周，发现该菌在两种环境均可生长，但37℃ 10% CO_2培养条件下趋向于酵母样菌落，镜下可见大量球囊（图8-6-84），球囊内见大量内孢子（图8-6-85）。

分子生物学鉴定：菌株灭活并提取的DNA，对核糖体内转录间隔区（ITS）和大亚基（26S）rRNA D1/D2的可变区序列进行扩增并测序，序列在GenBank及CBS数据库中通过Blast进行同源序列对比：① 结果与登录号为KJ767051.1的鲜红青霉（*Penicillium chermesinum*）同源性均为99%。根据形态学特点及分子生物学，该菌鉴定为*posadasii*球孢子菌。② 结果与登录号为ATCC KC469983.1的*Coccidioides posadasii*同源性均为100%。根据形态学特点及分子生物学，该菌鉴定为*posadasii*球孢子菌。

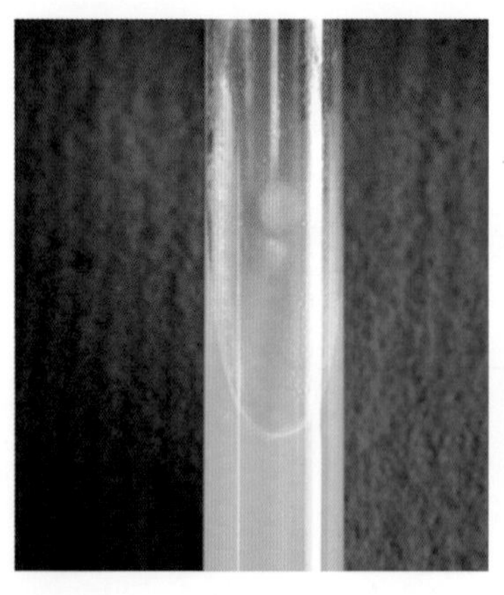

图8-6-83 菌株接种于球囊培养基35℃于10% CO_2条件培养，见酵母样菌落

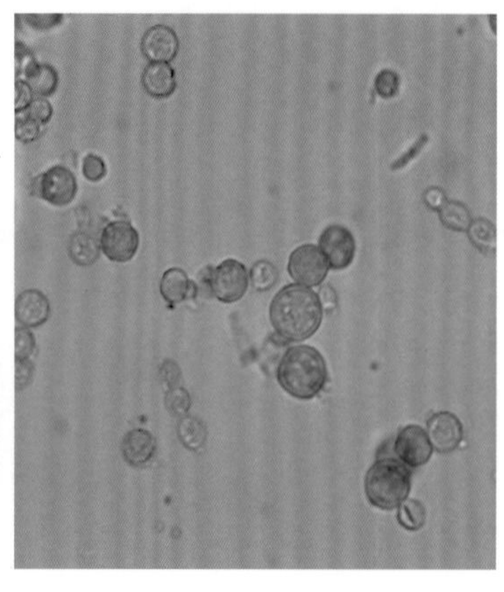

图8-6-84 酵母样菌落进行直接镜检，见大量球囊（×200）

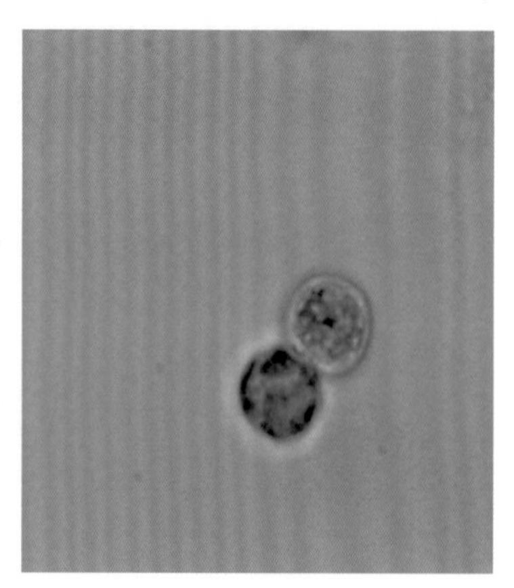

图8-6-85 球囊内可见大量内孢子（×400）

【本例要点】

球孢子菌为双相真菌，其在自然界腐生阶段以菌丝相、关节孢子形式存在；侵入人体（或动物体）后以球囊、内孢子形式存在。球孢子菌在自然界适宜温度和湿度条件下，以菌丝型生长，并分支、分隔；当环境干燥，湿度降低后，生长条件恶劣，形成厚壁关节孢子（2～8 μm），关节孢子是球孢子菌的主要致病相，其传染性很强，可通过风或泥土传播。

球孢子菌为非人体常驻菌群，如果分离出该菌，结合临床即可诊断球孢子菌病。本例鉴定过程较为复杂。① 无放线菌酮和有放线菌酮SDA培养基26℃培养：均显示青霉生长，最初产红色色素不明显，据镜下结构考虑“青霉”；随着培养时间推移，发现红色色素渗透入培养基，将该菌在35℃进行培养，发现其生长缓慢，并无发生酵母相转化，经分子生物学鉴定为鲜红青霉，判断为环境污染真菌。② SDA培养基35℃培养：发现灰白色绒毛/棉花样菌落生长，此时培养基并无红色色素渗入，其生长良好。③ 提示我们：35℃生长的致病真菌为数众多，常见有双相真菌。④ 结合菌落形态特点及临床致病特点，我们怀疑为球孢子菌。⑤ 由普通实验操作平台转移至Ⅲ级生物安全操作台，甲醛熏蒸灭活，镜检发现大量关节孢子，我们使用球囊培养基进行双相转化试验，并结合分子生物学信息，鉴定为posadasii球孢子菌。⑥ 本例进行痰液直接镜检，并未发现球囊或孢子，因痰液直接镜检具有局限性，痰液中菌量较少或无典型结构时很难发现。常规真菌多在26℃进行培养，但此时环境菌（青霉属等）会占有明显优势，致病菌（球孢子菌病）生长竞争处于劣势，这对培养鉴定造成极大干扰；35℃培养，环境菌生长受到明显抑制，致病菌（球孢子菌）生长逐渐处于优势，并形成特征菌落，因此35℃培养条件应该得到重视，并得到及时应用；我们深入分析并结合临床，认为鲜红青霉为环境菌（污染菌），不是致病菌，对致病菌的准确判断对于真菌鉴定至关重要。⑦ 实验室和临床紧密结合有助于真菌及时准确鉴定。⑧ 形态学鉴定和分子生物鉴定要紧密结合。

（梁官钊）

病例41　小型无绿藻致皮肤感染

【临床资料】

患者，女，54岁，因"右手背肿块待查"入院。患者4个多月前无明显诱因下发现右手背触及一个花生大小质韧肿物并逐渐增大，于外院行"小针刀"治疗，无明显外伤史。

入院查体：右手背可触及一约3 cm×3 cm×1 cm大小椭圆形质韧肿物，Tinel征(+)，肿块边界欠清，活动度较差。实验室检查：HIV-ab(－)，TRUST(－)，白细胞10.62×10^9/L，中性粒细胞74%，淋巴细胞16.1%，单核细胞7.2%，嗜酸性粒细胞2.5%。红细胞沉降率54.0 mm/h，C反应蛋白14.45 mg/L，降钙素原0.075 ng/mL。

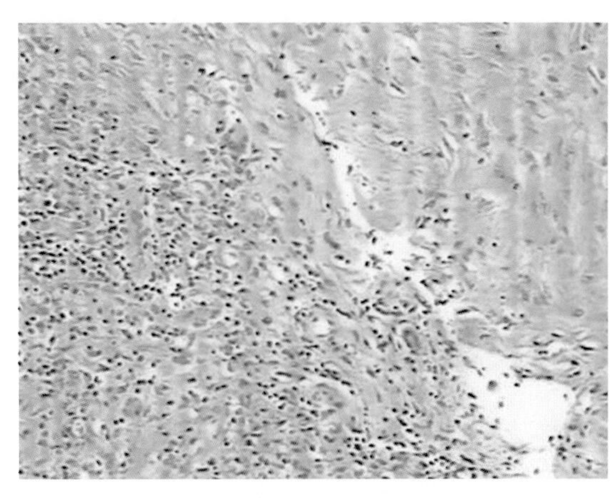

图8-6-86　HE染色(×400)

在臂丛麻醉下行右手肿物切除活检术，术中组织标本送细菌、真菌涂片及培养和病理检查，病理检查显示肉芽肿性炎，可见坏死，不除外结核。病理组织切片HE染色未见真菌，如图8-6-86。PAS染色阳性，可见无绿藻孢子囊，考虑为真菌感染，如图8-6-87。术后手部情况如图8-6-88。

组织标本直接镜检为阴性，细菌及真菌培养第2天可见生长针尖样细小、白色干燥菌落(图8-6-89，图8-6-90)，涂片镜下可见大小不一的圆形酵母样真菌孢子，孢子着色不均，厚壁，孢子囊内含数量不等的内生孢子，呈桑葚样，无芽生孢子及菌丝(图8-6-91)。

平板继续孵育至72小时，可见血平板上大小不一干燥样菌落，菌落中心凹陷，边缘有皱褶(图8-6-92)。SDA平板上为乳白色、圆形、表面光滑、边缘不齐的菌落形态，菌落较第1天湿

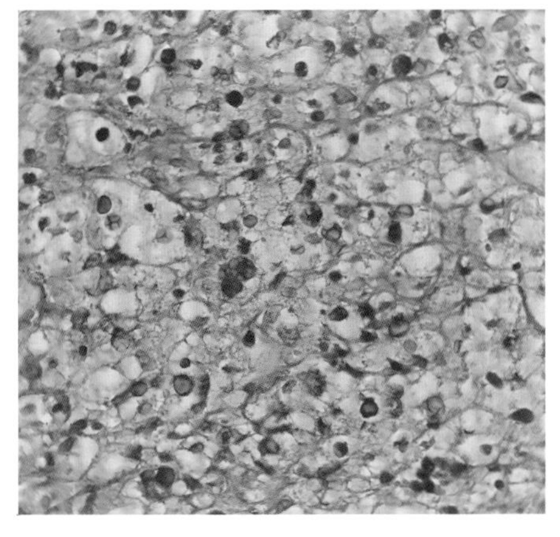

图8-6-87　PAS染色(×1 000)

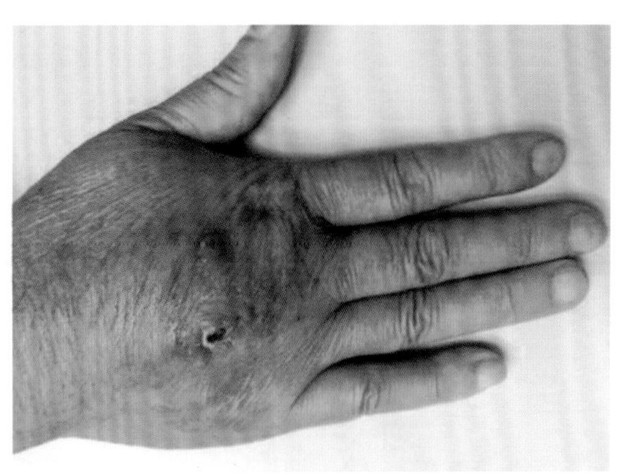

图8-6-88　手部活检术后

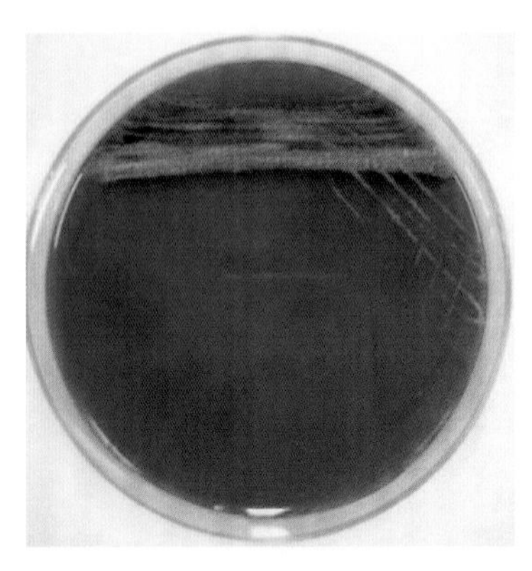

图8-6-89 血平板35℃培养24小时

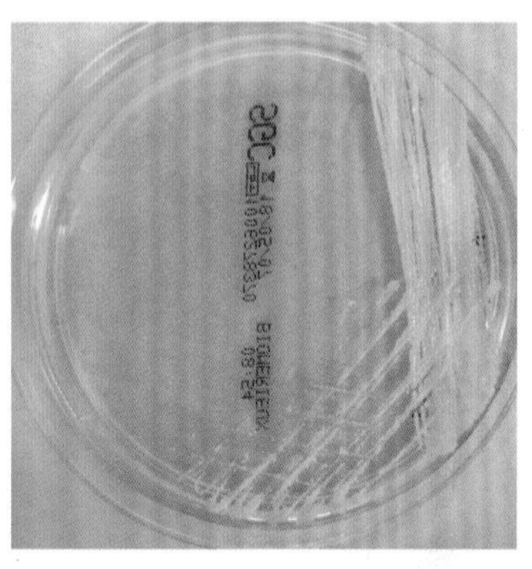

图8-6-90 SDA 28℃培养24小时

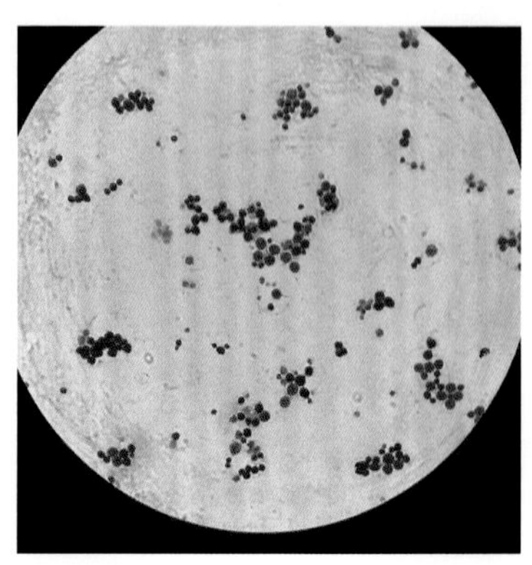

图8-6-91 镜下形态(革兰染色×1 000)

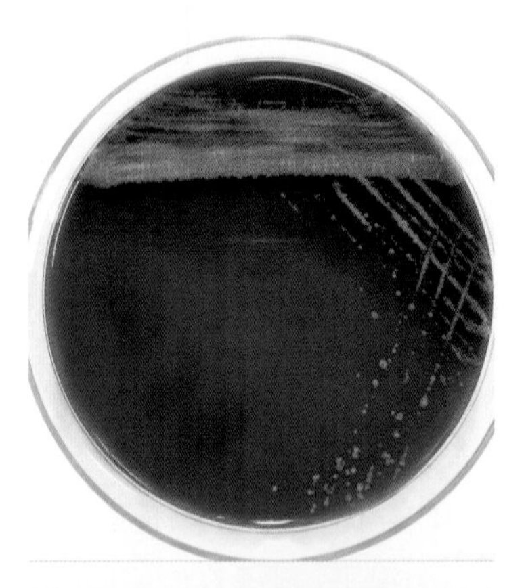

图8-6-92 血平板35℃培养72小时

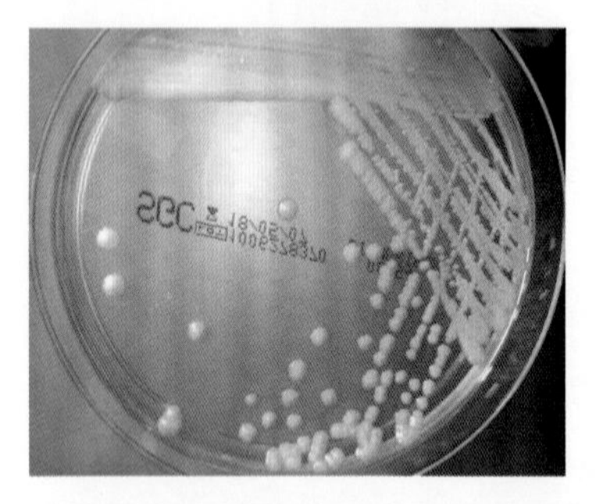

图8-6-93 SDA 28℃培养72小时

润(图8-6-93)。

【诊断与治疗】

使用法国梅里埃VITEK2-Compact全自动微生物鉴定分析系统及其配套YST真菌鉴定卡进行鉴定,显示为*Prototheca wickerhamii*(小型无绿藻菌),菌落形态及涂片镜下检查、同化试验均符合小型无绿藻菌的生物学特性。

使用法国梅里埃酵母样真菌药敏试剂盒(微量稀释法)ATB FUNGUS 3进行药敏试验结果:MIC分别为两性霉素B≤0.5 mg/L,伊曲康唑2 mg/L,氟康唑>128 mg/L,5-氟胞嘧啶>16 mg/L,伏立康唑0.5 mg/L。提示两性霉素B及伏立康唑对该菌株具有良好的抗菌活性。

【本例要点】

无绿藻普遍存在于我们生活的环境中,一般情况下不致病,但是当遭受外伤或者机体免疫力低下时可引起人类疾病,对于无绿藻病的确诊多依靠标本的组织病理学和病原菌培养。

本例患者首次发现肿块时不明诱因,入院前诊疗过程不详,故无法准确评估病原菌的入侵途径,但通过组织病理及培养检查可明确病原学诊断。此病例也提示我们在临床微生物检验工作中应加强组织标本的涂片镜检,通过组织研磨后离心涂片可提高阳性率,需加深对无绿藻的菌落及镜下形态认识,重视无绿藻的感染,避免漏诊及误诊,为临床诊治提供有力依据。

(罗柳春)